... in der Arztpraxis

Prüfungsvorbereitung

Medizinische Fachangestellte

Autorinnen und Autoren
Dr. Bernhard Alfter
Verena Griesinger
Dr. Axel Mosler
Susanne Schubert
Dr. Rebecca Traurig

In Zusammenarbeit mit der
Verlagsredaktion

Cornelsen

Beratung:
Dr. Uta Groger

Redaktion:
Dr. Franz Schaller

Außenredaktion:
Stefan Schiefer

Rechte und Lizenzen:
Sascha Haddad, Marlene Moser

Umschlaggestaltung und Produktmarke:
Rosendahl Berlin – Agentur für Markendesign

Coverfoto:
Werner Krüper, Steinhagen

Layoutkonzept und Layout:
vitaledesign, Berlin

Satz:
Straive, Chennai

Begleitmaterialien für Lernende:
Zusatzmaterialien in Form weiterer Prüfungsfälle finden Sie auf den Internetseiten des Cornelsen-Verlags unter dem Webcode **titere**.

www.cornelsen.de

1. Auflage, 2. Druck 2025

Druck: Mohn Media Mohndruck, Gütersloh

ISBN 978-3-06-451885-8

PEFC
PEFC/04-31-1033

PEFC-zertifiziert
Dieses Produkt stammt aus nachhaltig bewirtschafteten Wäldern und kontrollierten Quellen
www.pefc.de

Vorwort

Liebe angehende Medizinische Fachangestellte,

Sie werden in absehbarer Zeit Ihre Ausbildung zur bzw. zum Medizinischen Fachangestellten beenden und nach der Prüfung Ihren Beruf dann voll verantwortlich ausüben. Bis zum jetzigen Zeitpunkt haben Sie drei Jahre Ausbildungszeit in Praxis und Berufsschule gut absolviert und müssen nun als letzten Schritt die Abschlussprüfung ebenso erfolgreich bestehen. Dafür ist es notwendig, dass Sie das gesamte erforderliche Fachwissen aller Tätigkeitsbereiche noch einmal in kurzer Zeit und konzentrierter Form festigen.

Dieses Buch soll Sie in Ihrer Vorbereitungszeit unterstützen und bis zur schriftlichen und praktischen Prüfung begleiten. Seine Konzeption folgt den Anforderungen, die an beide Prüfungsanteile gestellt werden, und wird Ihnen durch seinen systematischen Aufbau helfen, die prüfungsrelevanten Inhalte in konzentrierter Form aufzuarbeiten.

Als Teil der Prüfungsvorbereitung hilft Ihnen dieses Buch auch bei der Erstellung Ihres individuellen Lernplans und unterstützt auf diese Weise den letzten Abschnitt Ihrer Ausbildung.

Wenn Sie sich das Buch schon früher gekauft haben, können Sie es ebenso für die Vorbereitung der Zwischenprüfung verwenden.

Gern dürfen Sie uns Verbesserungsvorschläge und Anregungen zusenden:
service@cornelsen.de

Wir wünschen Ihnen viel Energie für die Vorbereitung, viel Erfolg für die Prüfung und einen glücklichen Start ins Berufsleben.

August 2022 für das Autorenteam: Dr. Bernhard Alfter, Dr. Axel Mosler

Inhaltsverzeichnis

II. Praktische Prüfung: Prüfungsfälle

Einführung: Tipps zur Prüfungsvorbereitung

Sie werden Ihre Ausbildung zum/zur Medizinischen Fachangestellten mit einer schriftlichen und praktischen Abschlussprüfung beenden. Beide Prüfungsanteile stellen unterschiedliche Anforderungen an Sie und erfordern daher auch eine besondere Vorbereitung.

Die **schriftliche Abschlussprüfung** umfasst eine große Stofffülle aus allen fachlichen Bereichen, die Sie aus der Berufsschule kennen: Behandlungsassistenz, Leistungsabrechnung, Praxisorganisation und Verwaltung sowie Wirtschafts- und Sozialkunde. Die besondere Herausforderung der Abschlussprüfung besteht darin, dass Sie für eine erfolgreiche Prüfung das gesamte Prüfungswissen aller „Fächer" für einen Prüfungstag vorbereiten müssen.

Hier finden Sie Tipps, um diese Aufgabe gut zu lösen:

(!)
- Erstellen Sie sich einen **Lernplan**, der die Inhalte aller Fächer und den Zeitbedarf des Vorbereitens und Lernens umfasst (weitere Informationen zum Lernplan Seite 11).
- Berücksichtigen Sie während der Vorbereitung alle Lerninhalte, auch die Inhalte, die nicht in Ihrer Ausbildungspraxis Routine sind.
- Verwenden Sie auch die **Lernmaterialien**, die Sie während der Ausbildungszeit bereits durchgearbeitet haben.
- Üben Sie die in Ihrer Prüfung verwendeten **Fragearten** in der Vorbereitung (z. B. Multiple-Choice-Fragen und/oder freie Fragen).
- Beachten Sie die Tipps zu Ihrem Verhalten vor dem Prüfungstag und am Prüfungstag.

Bei Ihrer **praktischen Abschlussprüfung** müssen Sie Ihr Handeln in einer bestimmten Handlungssituation in der Praxis präsentieren. Eine wichtige Voraussetzung für eine gute Präsentation ist die vollständige und angemessene Erfassung der in den geschilderten Handlungssituationen beschriebenen Tätigkeiten. Sie müssen also dem Text der Aufgabenstellung entnehmen, was genau unter den beschriebenen Praxisbedingungen bearbeitet werden muss und diese Tätigkeiten dann in einer sachlogischen Reihenfolge präsentieren. Die Darstellung Ihrer sozialen und kommunikativen Kompetenzen besonders im Hinblick auf die Betreuung der Patienten ist ein wichtiger Aspekt Ihrer Präsentation.

Auch im Hinblick auf die praktische Prüfung können Ihnen einige Tipps helfen:

(!)
- Erstellen Sie für jeden inhaltlichen Aspekt ein **Moderationskärtchen** mit den wichtigsten Informationen (z. B. zu Patientenempfang, Blutdruckmessung, Blutentnahme). Schreiben Sie deutlich und nur in Stichpunkten!
- Nummerieren Sie die Kärtchen in der richtigen **Reihenfolge**.
- Verwenden Sie eine **situationsgerechte Sprache** (keine Umgangssprache) und sprechen Sie ausreichend laut.
- **Üben Sie gemeinsam**, z. B. mit anderen Prüflingen aus Ihrer Klasse. Vielleicht ist das gemeinsame Üben für die praktische Prüfung auch in einer der Ausbildungspraxen möglich.
- Organisieren Sie, falls Sie Ihre Ausbildung in einer fachlich spezialisierten Praxis absolvieren, ein Praktikum in einer allgemeinärztlichen Praxis. Vielleicht können Sie für eine gewisse Zeit Ihre Ausbildungspraxis mit einem anderen Prüfling Ihrer Klasse „tauschen" und so wichtige **praktische Tätigkeiten**, wie z. B. das Schreiben von EKGs oder die venöse Blutentnahme besser kennenlernen und **üben**.

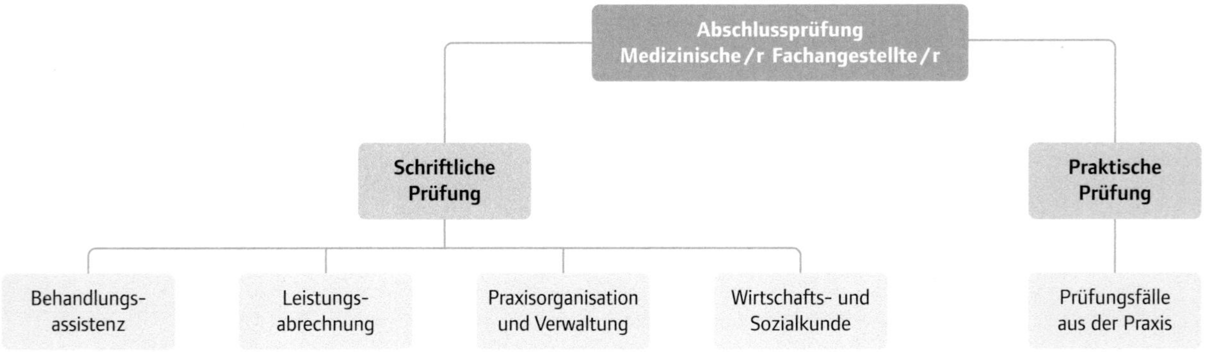

1 Die Wochen vor der Prüfung: Strukturierung des Lernens

Was können Sie beitragen?

Die erfolgreiche Vorbereitung Ihrer Prüfung fordert von Ihnen ein hohes Maß an Selbstverantwortung.

Eigenständiges und selbstorganisiertes Arbeiten wird Ihnen vor der Prüfung helfen, da Sie sich in dieser Zeit relativ viel Stoff in relativ kurzer Zeit aneignen müssen.

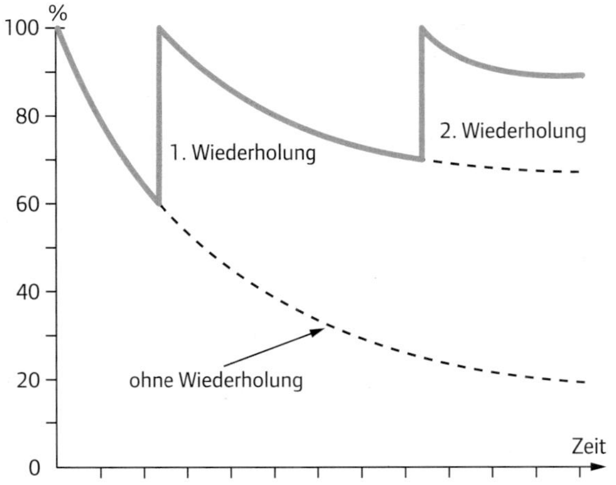

Um der Vergessenskurve entgegenzuwirken, sollten Wiederholungsphasen regelmäßig und häufig eingeplant werden.

Genau deshalb ist es von besonderer Bedeutung, dass Sie der Vorbereitungszeit eine Struktur geben, die Ihnen erstens die **Aneignung neuer Inhalte** ermöglicht, zweitens aber auch genügend Raum für die **Wiederholung** des bereits Gelernten lässt.

Diese Struktur erhalten Sie durch einen einfachen **Lernplan:**

(!)
- Der **Lernplan** berücksichtigt Zeiten für die Aneignung des Stoffs und Zeiten der Wiederholung, um den gesamten Stoff stressfrei bewältigen zu können.
- Planen Sie ausreichend **Pausen** ein. Niemand kann konzentriert 10 Stunden am Stück lernen.
- Setzen Sie sich nur **realistische Ziele**. Der Lernplan muss abzuarbeiten sein, sonst droht Frustration. Berücksichtigen Sie also auch Tage, an denen Sie aus privaten oder beruflichen Gründen vielleicht nicht so viel schaffen können.
- Setzen Sie sich erreichbare **Zwischenziele** – damit verlieren Sie die Angst, nicht bis zum Termin fertig zu werden.
- Im Idealfall sind Sie so rechtzeitig fertig, dass Sie vor der Prüfung **noch eine Woche Zeit** haben, in der Sie nur wiederholen müssen.

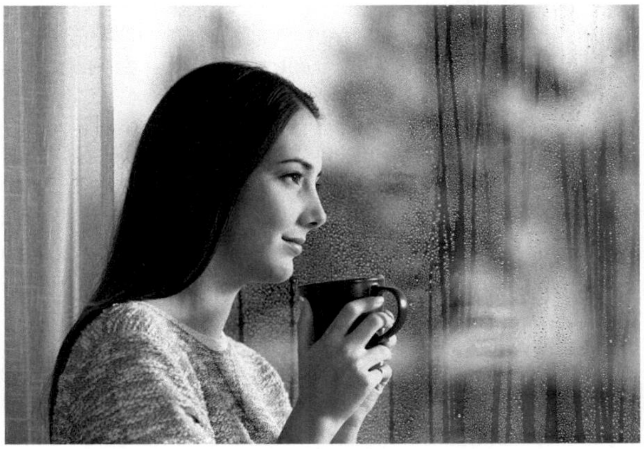

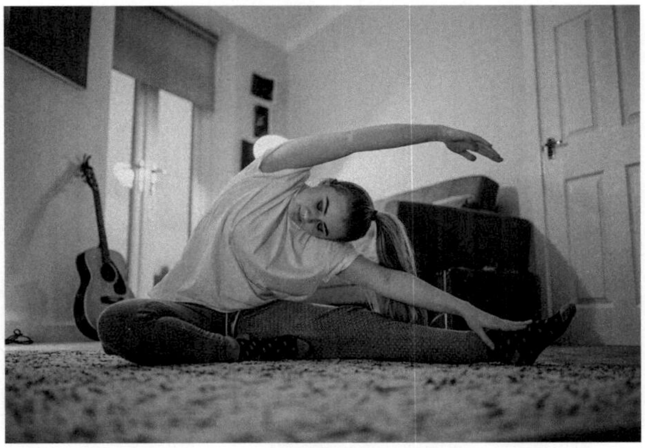

Ein Teil der Lernzeit sollte für Pausen verwendet werden. Pausen können eher ruhig gestaltet werden oder auch mit körperlicher Aktivität verbunden sein.

Der Lernplan

Ihr individueller Lernplan sollte Zeiten für die Aneignung neuen Stoffes sowie für die Wiederholung des bereits Gelernten einräumen. Gleichzeitig kann er Ihnen bildlich verdeutlichen, was Sie bereits geschafft haben und wo Sie sich noch bemühen müssen. Deshalb ist es sinnvoll, einen Plan schriftlich darzulegen und ihn nicht einfach nur zu „denken".

(!)
- Die **Phasen der Aneignung** neuen Stoffes sollten möglichst **nach Einzelthemen** gegliedert verlaufen können.
- **Schließen Sie ein Thema ab**, bevor Sie ein neues beginnen – es sei denn, die verschiedenen Bereiche sind inhaltlich so unterschiedlich, dass sie sich gegenseitig nicht „stören".

Es ist erwiesen, dass Lernende dazu neigen, verschiedene Sachverhalte zu vergessen, wenn sie eine starke Verbindung zueinander aufweisen. Verknüpfen Sie also eher möglichst unterschiedliche Bereiche miteinander, wenn es sich aufgrund zeitlicher Enge nicht vermeiden lässt, mehrere Themen parallel zu bearbeiten: Lernen Sie nach dem Herz-Kreislauf-System lieber ein Thema aus dem WiSo-Bereich als z. B. das Atmungssystem.

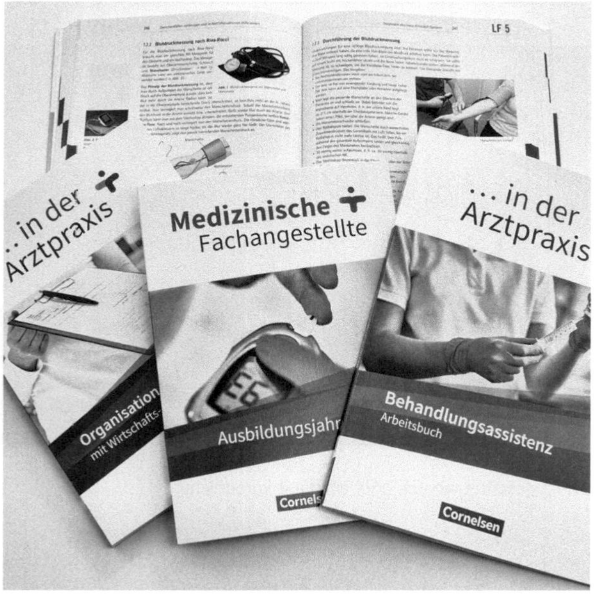

Ihre Bücher enthalten alle wichtigen Lerninhalte, die Sie für die Prüfung brauchen.

Ein Lernplan wie der Beispiel-Lernplan auf Seite 11 gibt Ihnen die Möglichkeit, solche Hindernisse im Vorfeld zu vermeiden, indem Sie zu Beginn der gesamten Lernphase festlegen können, in welcher Reihenfolge Sie welche Themen bearbeiten. Außerdem: Ein weiterer Effekt der systematischen Auflistung ist, dass Sie den benötigten gesamten Zeitaufwand für die Vorbereitung genau abschätzen und gegebenenfalls rechtzeitig Korrekturen im Ablauf vornehmen können.

(!)
- Die **Wiederholungsphasen** sollten regelmäßig und häufig eingeplant werden. Auch wenn Sie in Ihrer Selbsteinschätzung ein Thema als „erledigt" abgehakt haben, heißt das auf keinen Fall, dass Sie sich nach einigen Wochen noch an die Inhalte erinnern. Auswendig gelerntes Wissen verblasst schnell, wenn man es nicht ständig anwendet, oder es wird von neuen Inhalten überlagert.
- **Wiederholen Sie das bereits Gelernte** immer wieder – wenigstens einmal pro Woche –, sonst droht die Gefahr, dass Sie das zu Beginn oder in der Mitte Ihrer Vorbereitungsphase Angeeignete kurz vor der Prüfung annähernd vergessen haben.

Zeiten für die Wiederholung sollten Sie für die Phasen einplanen, wenn Sie das Tagespensum an neuem Stoff bereits abgearbeitet haben. Für den Abruf von bereits gelerntem Stoff benötigen Sie nicht ganz so viel Konzentration wie für das Verstehen von neuem.

Für die Erstellung Ihres individuellen Lernplanes heißt das: Je weiter Sie in der Vorbereitungsphase voranschreiten, desto mehr Zeit benötigen Sie für die Wiederholung. Denn: Der zu wiederholende Stoff wird durch die Menge an vorher Gelerntem mit jedem Tag umfangreicher. Bedenken Sie dies also bei der Berechnung von Lernzeiten!

Selbst kontrollieren und motivieren können Sie sich, indem Sie einzelne Wiederholungen **zu zweit oder in Gruppen** vornehmen. Hier kann zum Beispiel ein Prüfling den anderen abfragen.

Das hat den Vorteil, dass Sie sich im Vorfeld verpflichten, bis zu einem bestimmten Termin mit einem gemeinsam vereinbarten Thema fertig zu sein. Außerdem kann es mehr Spaß machen, als immer nur allein zu lernen.

Wenn Sie einzelne Themen wiederholen, erhöhen Sie den Lerneffekt, indem Sie nicht einfach nur in einem Fachbuch lesen oder auch dieses Buch lediglich durchlesen, sondern aktiv mit den Büchern arbeiten. Sie können etwa während Ihrer Bearbeitung der Fragen und Aufgaben die Lösungsbox z. B. mit einer passenden Karteikarte abdecken und erst in einem zweiten Schritt Ihre Antworten mit den Lösungen vergleichen.

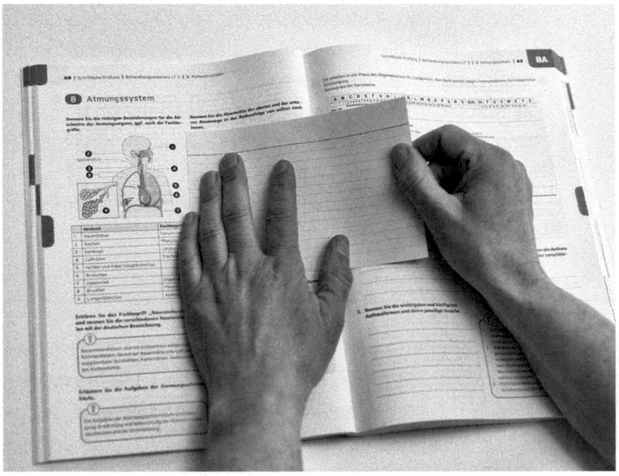

Lösungsvorschläge zunächst abzudecken und erst später mit den eigenen Antworten zu vergleichen ist eine Variante selbstgesteuerten aktiven Lernens und verbessert den Behaltenseffekt.

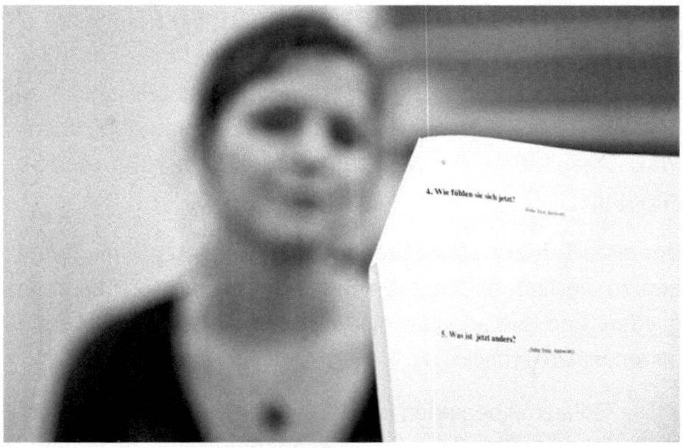

Gegenseitiges Abfragen hilft bei der Kontrolle des Kenntnisstandes.

Nachstehend sehen Sie, wie ein **individueller Lernplan** aussehen kann. Diese Abbildung ist aber lediglich ein beispielhafter Ausschnitt! Die Abfolge der Inhalte, die Menge der Wiederholungen sowie die insgesamt veranschlagte Zeit sind von Prüfling zu Prüfling verschieden – sonst wäre es kein individueller Lernplan. Sie müssen ehrlich für sich selbst entscheiden, wie Sie die Vorbereitungsphase nach Ihren Bedürfnissen gestalten. Nicht zuletzt hängt das auch davon ab, wie viel tägliche Lernzeit Sie erübrigen können, wie schnell Sie neue Inhalte erfassen und wie viele Wiederholungen Sie benötigen.

	Montag	Dienstag	Mittwoch	Donnerstag	Freitag	Samstag	Sonntag
Vormittag		Schule Nadine u. Lara wg. Lerngruppe fragen					
Nachmittag		Schule				14:00–16:00 Wiederholung LF 5 bis einschließlich Immunsystem	15:00–17:00 Wiederholung LF 5 Blutgerinnung + Blutgruppen Check: Wo stehe ich? Nächste Lernwoche planen!
Abend	19:00–20:30 LF 5: Zusammensetzung des Blutes	18:30–20:00 LF 5: großes und kleines Blutbild	19:00–19:30 LF 5: Immunsystem	19:00–20:30 LF 5: Blutgerinnung	19:00–20:30 LF 5: Blutgruppen		

Beispiel für einen Wochenplan

Was kann das Buch beitragen?

In diesem Buch finden Sie die prüfungsrelevanten Inhalte aus den Bereichen Behandlungsassistenz, Leistungsabrechnung, Praxisorganisation und Verwaltung sowie Wirtschafts- und Sozialkunde.

Der erste **Teil zur schriftlichen Prüfung** bietet Ihnen Aufgaben zu diesen Inhalten, die den Lernfeldern entsprechend gegliedert sind. Sie arbeiten hier in jedem Abschnitt mit Lerninhalten im Dreierpack:

- Die Teilkapitel beginnen jeweils mit Seiten, auf denen wichtige Fragestellungen mit **„Wissenspaketen"** beantwortet werden. An dieser Stelle werden elementare Inhalte für Sie in konzentrierter Form wiederholt, die Sie sich im Rahmen der Prüfungsvorbereitung einprägen sollten.
- Auf den folgenden Seiten sind Sie gefragt: Typische **Prüfungsfragen**, die Sie schriftlich beantworten sollen, ergänzen den Wissensschatz des betreffenden Themas. Mit diesen Aufgaben können Sie zeigen, was Sie über das Basiswissen hinaus schon beherrschen. Darüber hinaus werden Inhalte über die Fächergrenzen hinweg verknüpft, wenn z. B. im Kapitel zur Leistungsabrechnung die im Bereich Behandlungsassistenz dargestellten Behandlungsfälle abgerechnet werden. Zur Selbstkontrolle finden Sie die entsprechenden Antworten in einer Lösungsbox auf jeder Seite rechts unten.
- Bedecken Sie während Ihrer Bearbeitung der Fragen und Aufgaben die Lösungsbox z. B. mit einer passenden Karteikarte und vergleichen Sie erst dann Ihre Antworten.
- Ihr bereits vorhandenes Wissen überprüfen Sie anschließend mit verschiedenen Formen von **Multiple-Choice-Aufgaben:** programmierte Aufgaben mit zwei richtigen Lösungen aus sechs oder einer richtigen Lösung aus fünf alternativen Aussagen, Zuordnungen oder Reihenfolgen. Lesen Sie jeweils alle Antwortmöglichkeiten aufmerksam durch, bevor Sie Ihr Kreuz setzen, und beachten Sie, ob richtige oder falsche Antworten gesucht sind. Auch hier finden Sie zur Kontrolle auf jeder Seite eine Lösungsbox.

Bedecken Sie auch hier während Ihrer Bearbeitung der Fragen und Aufgaben die Lösungsbox z. B. mit einer passenden Karteikarte und vergleichen Sie erst dann Ihre Antworten.

(!) Lernen und wiederholen Sie mit dem Buch an **unterschiedlichen Orten**, z. B. im Wohnzimmer, im Schlafzimmer, in der Praxis, im Klassenraum, im Park, in der Bibliothek.
- Gelernte Inhalte können in der Prüfung besser abgerufen werden, wenn die vorherige Lernumgebung der Prüfungsumgebung ähnelt. Da dies selten der Fall ist, verbessern Sie durch Lernen an verschiedenen Orten die Abrufleistung, weil Sie Ihr Gehirn damit „unabhängig" von einer einheitlichen Umgebung machen.
- Finden Sie für sich heraus, wie Ihr **optimaler Lernplatz** aussieht. Ein Zuviel an störenden Reizen ist lernhinderlich.

Die **Prüfungsfälle** am Ende des Buches schildern Handlungssituationen zur Vorbereitung auf **die praktische Abschlussprüfung**. Die dargestellten Handlungssituationen sollten Sie zunächst für sich selbst bearbeiten: Lesen Sie die Fälle aufmerksam durch und markieren Sie im Text die Einzelschritte, die in dieser Situation von der/dem MFA durchgeführt werden müssen. Zur Kontrolle finden Sie unmittelbar nach der jeweiligen Handlungssituation die entsprechenden Inhalte, die Sie bei Ihrer Präsentation darstellen müssten. Diese Inhalte sind in **Module** gegliedert, die jeweils einen Handlungsschritt umfassen. Am Schluss der fachpraktischen Abschlussprüfung steht das **Fachgespräch**. Sie finden hier im Buch zum Abschluss jedes Prüfungsfalls einige mögliche Fragen, die im Fachgespräch zur praktischen Prüfung gestellt werden könnten.

Wichtig ist das Training! Die Prüfungsfälle sollten Sie z. B. auch mit anderen Auszubildenden Ihrer Klasse entsprechend den Prüfungsmodalitäten Ihres Kammerbereichs üben.

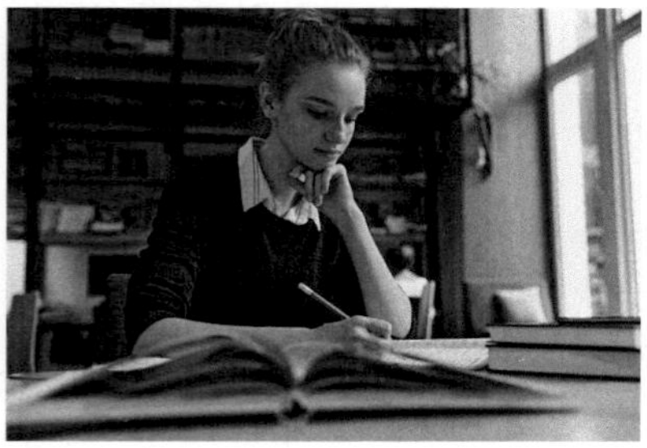
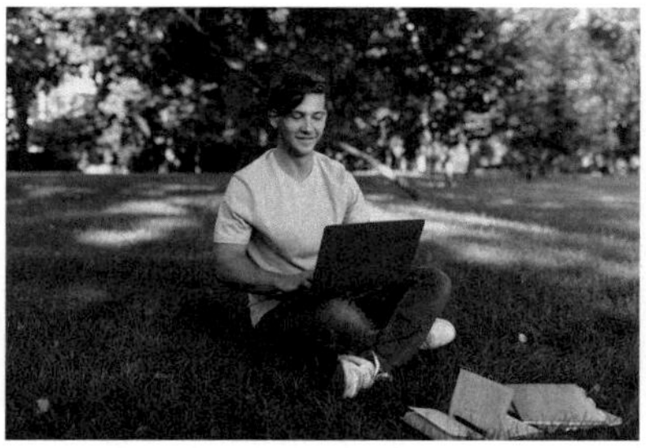
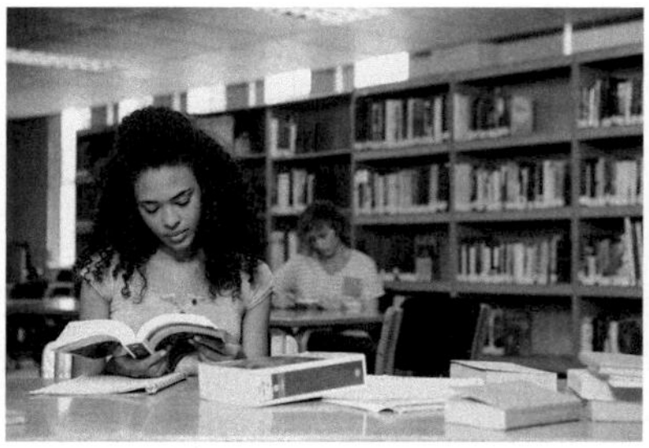

Lernen in verschiedenen Situationen und an unterschiedlichen Orten

2 Der Tag vor der Prüfung: Organisatorische Vorbereitung

Am Tag vor der Prüfung werden Sie aus Nervositätsgründen vermutlich nicht dazu in der Lage sein, sich neue Inhalte anzueignen. Dafür ist es dann ehrlicherweise auch zu spät.

Wenn es Ihnen Sicherheit gibt, können Sie das, was Sie in den letzten Wochen gelernt haben, noch ein letztes Mal wiederholen.

Was Sie aber auf jeden Fall tun sollten, ist, sich organisatorisch auf die Prüfungstage vorzubereiten.

Dazu gehört erstens, dass Sie bereitlegen, was Sie mitbringen sollen oder wollen:

(!)
- Personalausweis
- Einladungsschreiben zur Prüfung
- Taschenrechner
- Uhr (das Mobiltelefon ist kein Ersatz!)
- satt machendes Essen (lieber Brot als Schokolade!)
- durstlöschende Getränke (lieber Wasser als Kaffee!)

Zweitens sollten Sie planen, auf welchem Weg und wie Sie zum Prüfungsort gelangen und wie viel Zeit die Anfahrt kosten wird:

Nutzen Sie einen PKW und wenn ja, fahren Sie allein oder müssen Sie sich noch einmal mit anderen absprechen? Nutzen Sie öffentliche Verkehrsmittel und wenn ja, sind im Vorfeld mögliche Verzögerungen durch Baustellen oder die Umlegung von Haltestellen bekannt?

Rechnen Sie in jedem Fall – egal, wie Sie anreisen – genügend „Pufferzeit" ein.

Wenn Sie soweit auch organisatorisch vorbereitet sind, haben Sie alles getan, um positiv in den Prüfungstag zu starten. Nutzen Sie die verbleibende Zeit, um sich noch ein wenig zu entspannen. Vermeiden Sie dabei aber Aktivitäten, die Ihre Nervosität „hochschaukeln" – es ist nicht unbedingt sinnvoll, kurz vor dem Zubettgehen noch einmal mit der Mitschülerin zu telefonieren, um abzugleichen, was man alles kann (oder eben nicht). Ebenso vermeiden sollten Sie an diesem Abend allzu exzessives Fernsehen: Es ist erwiesen, dass gelernte Inhalte davon eher überlagert werden. Gönnen Sie sich stattdessen ein wenig Ruhe und versuchen Sie, genügend Schlaf zu bekommen.

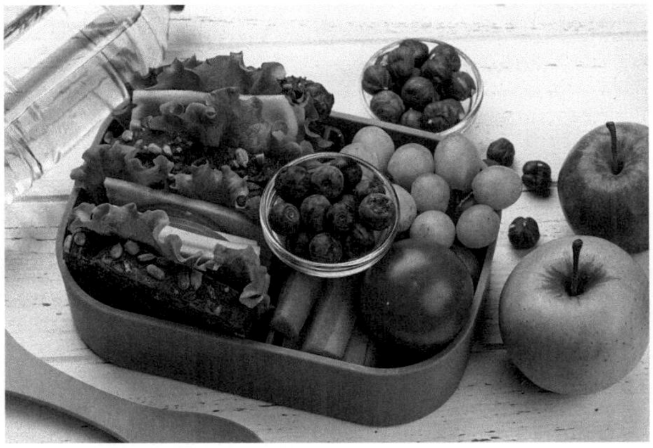

Ein gesunder Snack gibt Ihnen Energie für die Prüfung.

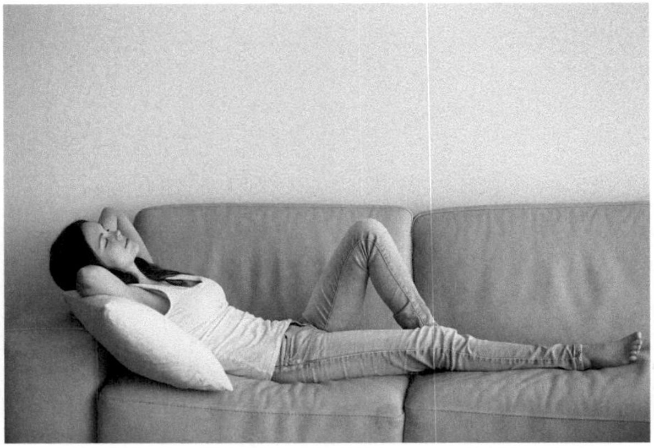

Der Vorabend zur Prüfung gehört der Entspannung.

3 Bereit für die Prüfung: Sich informieren und organisieren

Ein gesundes Maß an Lampenfieber hilft dabei, das Gehirn zu Höchstleistungen zu motivieren – ein Zuviel an Nervosität bewirkt aber genau das Gegenteil. Letzteres können Sie vermeiden, indem Sie versuchen, alle Unsicherheitsfaktoren, die Sie selbst beeinflussen können, auszuschalten. Dazu gehört erstens, dass Sie sich bereits im Vorfeld möglichst umfassend über den Ablauf der eigentlichen Prüfung **informieren**.

(!)
- Verschaffen Sie sich Kenntnis über die verschiedenen Arten der Aufgabenstellung. Dann müssen Sie in der Prüfungssituation nicht noch zusätzlich darüber nachdenken, was mit einer Frage eigentlich gemeint sein könnte.
- Informieren Sie sich über die zeitlichen Abfolgen. Welches Fach wird zuerst geprüft? Wann sind Pausen angesetzt?

So wissen Sie, welche Rahmenbedingungen Sie erwarten, und werden „nur noch" von den geforderten Prüfungsinhalten überrascht. Man hat feststellen können, dass Prüfungsängste wesentlich geringer ausfallen, wenn die Prüflinge über den Ablauf und die Rahmenbedingungen der Prüfungstage informiert sind.

Ein Ausschalten der Unsicherheitsfaktoren bedeutet zweitens aber auch, dass Sie jegliche Hektik am jeweiligen Prüfungsmorgen vermeiden und **organisiert** in den Tag starten sollten.

(!)
- Stehen Sie rechtzeitig auf, sodass Sie genügend Zeit für ein Frühstück haben.
- Gehen Sie nicht ohne gegessen zu haben aus dem Haus!
- Gehen Sie rechtzeitig aus dem Haus, sodass Sie auf dem Weg zum Prüfungsort nicht in Stress geraten, wenn Ihnen ein Stau oder eine Baustelle dazwischenkommt.

Ganz wichtig ist: Schalten Sie rechtzeitig Ihr Mobiltelefon aus, am besten bereits zu Hause, damit Sie ganz sichergehen können, dass Sie dies später in der Aufregung nicht doch vergessen. Ein klingelndes Handy wird als Täuschungsversuch gewertet. Im Ernstfall droht der Ausschluss von der Prüfung, wenigstens aber kommt es zu Diskussionen mit den Aufsichtspersonen während der Prüfungszeit. Es ist ebenso nicht erlaubt, das Mobiltelefon als Uhr zu verwenden!

Wenn Sie die Tipps für alle drei Zeitabschnitte der Prüfung – die Lernphase, den Vortag und die eigentlichen Prüfungstermine – berücksichtigen, werden Sie diese Zeit nicht nur mit einem fundierten Wissen, sondern auch gelassener durchlaufen. Beides ist unabdingbar für eine erfolgreiche Prüfung.

Und jetzt sind Sie dran. Viel Erfolg!

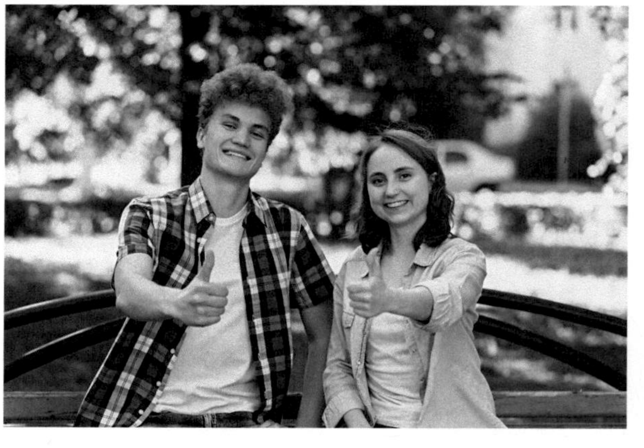

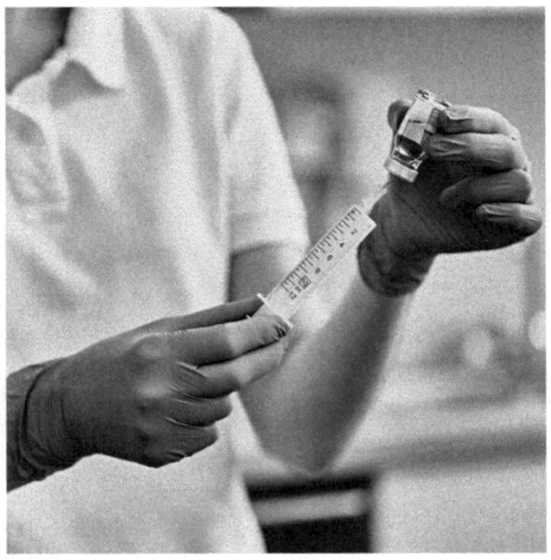

Schriftliche Prüfung
Behandlungsassistenz

1 Mikrobiologie

In welche vier großen Gruppen werden die krank machenden Mikroorganismen eingeteilt?

- Bakterien
- Viren
- Pilze
- Protozoen

Pathogenität ist die Fähigkeit von Mikroorganismen, Krankheiten hervorzurufen. Definieren Sie drei Stufen.

- apathogen: nicht krank machend
- fakultativ pathogen: unter Umständen krank machend
- obligat pathogen: in jedem Falle krank machend

Benennen Sie die in der Abbildung bezeichneten Anteile eines Bakteriums und deren Funktionen.

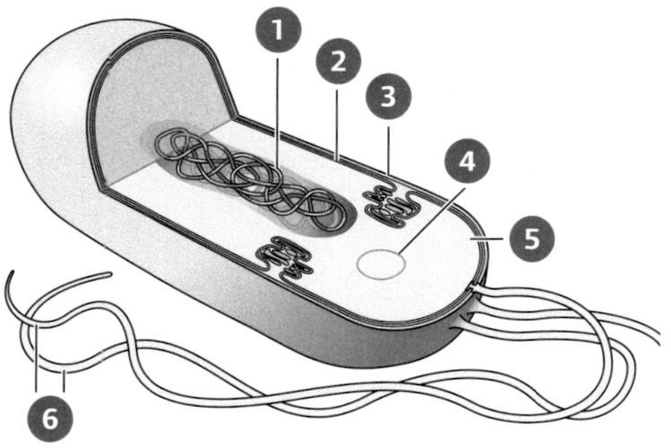

	Anteil	Funktion
1	DNA	Erbsubstanz
2	Zellmembran	Umhüllung des Zytoplasmas
3	Zellwand	Schutz
4	Plasmid	zusätzliche ringförmige DNA
5	Zytoplasma	enthält Nährstoffe und Wasser
6	Geißeln	Fortbewegung

Erklären Sie die Fachbegriffe aerob und anaerob.

Die Fähigkeit von Bakterien, nur mit Sauerstoff leben zu können, nennt man aerobe Lebensweise.
Die Fähigkeit von Bakterien, nur ohne Sauerstoff leben zu können, nennt man anaerobe Lebensweise.

Nennen Sie die wichtigsten Bakterienformen.

- Stäbchen (stäbchenförmig)
- Kokken (kugelförmig)
  - Staphylokokken (traubenförmig angeordnet)
  - Streptokokken (kettenartig angeordnet)
  - Diplokokken (paarweise angeordnet)
- Spirochäten (spiralförmig)

Benennen Sie die bezeichneten Strukturen eines Virus.

1	Außenhülle
2	Eiweißfortsätze
3	Matrixprotein
4	Kapsid (Eiweißkapsel für die Erbsubstanz)
5	RNA bzw. DNA

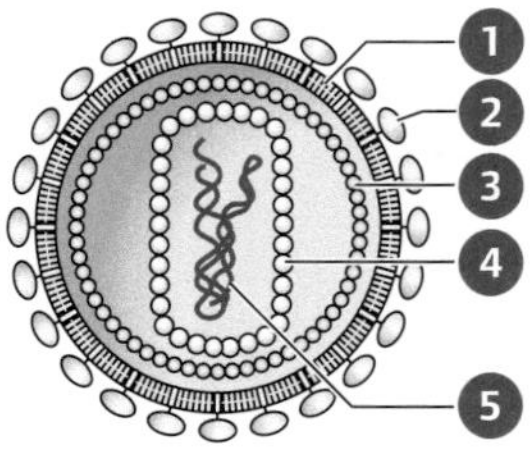

Nennen und erklären Sie die wichtigsten Phasen einer Infektionskrankheit in der richtigen Reihenfolge.

- Infektion: Eindringen und Vermehrung von Krankheitserregern in einem Organismus
- Inkubationszeit: Zeit zwischen der Infektion und dem Auftreten der ersten Symptome
- Infektionskrankheit: Symptome durch Gegenwehr des Immunsystems bzw. durch Schädigung des Körpers
- Rekonvaleszenz: Gesundungsphase

Nennen Sie wichtige Infektionswege.

- Lebensmittelinfektion
- perkutane Infektion
- Kontaktinfektion
  - Tröpfcheninfektion
  - direkte Kontaktinfektion
  - indirekte Kontaktinfektion
  - sexuelle Übertragung
  - vertikale Infektion

Sie arbeiten in der Allgemeinarztpraxis von Dr. Müller. Frau Meier betritt mit ihrer zehnjährigen Tochter Marion, die in der Schule über starke Halsschmerzen klagte, die Praxis.
Auszug aus der Karteikarte:

A	B	C	D	E	F	G	H	I	J	K	L	M	N	O	P	Q	R	S	Sch	St	T	U	W	X	Y	Z

1 2 3 4 5 6 7 8 9 10 11 12 13 14 15 16 17 18 19 20 21 22 23 24 25 26 27 28 29 30 31 — I II III IV V VI VII VIII IX X XI XII

Geb. frei ☐ — Krankenkasse bwz. Kostenträger: AOK

Nachts ☐ — Name Vorname des Versicherten:
Meier
Marion
Tulpenstr. 12
64291 Darmstadt

Sonstige ☐

geb. am: 24.08.20xx

EA:
10-jährige Patientin
altersgerecht entwickelt
2018 Sinusitis maxillaris

Unfall ☐

Kasse-Nr.	Versicherten-Nr.	Status
1234567	M897654321	3000000

Arbeits-unfall* ☐

Betriebsstätten-Nr.	Arzt-Nr.	Datum
987654321	123456789	14.10.20xx

Risiken

14.10.20xx	Anamnese: Unwohlsein und Abgeschlagenheit, Temperatur rektal 38,3 °C, starke Schluckbeschwerden
	Befund: beidseits eitrige Tonsillenbeläge, Pharyngitis mit fleckigem tiefrotem Ausschlag am Gaumen, regionäre Lymphknoten druckdolent,
	Streptokokken-Schnelltest: positiv
	Diagnose: Scharlach (Streptokokkenangina)
	Therapie: alle 8 h 6 mL Penicillin V-ratiopharm® TS für 10 Tage, Bettruhe

1. Erklären Sie den Begriff Prodromalsymptome.

2. Zu welcher Gruppe von Krankheitserregern zählt man die Erreger von Scharlach?

3. Über welchen Infektionsweg erfolgt eine Infektion mit dem Scharlacherreger?

4. Nennen Sie typische Krankheitssymptome der Infektionskrankheit Scharlach.

1. kaum mehr gebräuchlicher Begriff für unspezifische Krankheitszeichen, die vor den charakteristischen Krankheitszeichen einer Erkrankung auftreten (Vorläufersymptome); z. B. Übelkeit, Fieber, Kopfschmerzen, Abgeschlagenheit
2. Bakterien/Streptokokken
3. Tröpfcheninfektion bzw. aerogene Infektion
4. starke Schluckbeschwerden, Himbeerzunge, eitrige Entzündung (Tonsillitis) der Gaumenmandeln, Rachenentzündung (Pharyngitis), geschwollene Lymphknoten, feinfleckiger Ausschlag

5. **Nennen Sie die allgemeinen Hauptsymptome einer Entzündung mit den deutschen und lateinischen Fachbegriffen.**

6. **Was versteht man bei einer Entzündung unter einer Hyperämie?**

7. **Was bedeutet die Wortendung -itis? Nennen Sie Beispiele.**

8. **Fieber kann an verschiedenen Körperstellen gemessen werden. Erklären Sie die entsprechenden Begriffe rektal, axillar und oral.**

9. **Definieren Sie die folgenden Fachbegriffe: Analgetikum, Antipyretikum und Antibiotikum.**

10. **Welche Blutwerte sind bei einer bakteriellen Infektion im Rahmen der Entzündungsdiagnostik oft erhöht?**

11. **Was versteht man unter einem Antibiogramm?**

12. **Welche Komplikationen treten selten nach einer Scharlacherkrankung auf?**

5. Rubor – Rötung; Dolor – Schmerzen; Calor – Wärme; Tumor – Schwellung; Functio laesa – eingeschränkte Funktion
6. vermehrte Durchblutung des Gewebes
7. Es handelt sich um eine Entzündung des entsprechenden Organs bzw. Organteils, z. B. Bronchitis – Entzündung der Bronchien, Dermatitis – Entzündung der Haut.
8. rektal – Messung im After; axillar – Messung unter der Achsel; oral – Messung im Mund unter der Zunge
9. Analgetikum – Schmerzmittel; Antipyretikum – fiebersenkendes Mittel; Antibiotikum – Mittel gegen bakterielle Infektion
10. erhöhte Leukozytenzahl (Leukozytose); erhöhte Blut(körperchen)senkungsgeschwindigkeit; erhöhter CRP-Wert; erhöhter Procalcitonin-Wert
11. Resistenzprüfung der Bakterien mit verschiedenen Antibiotika
12. Herzklappenentzündung, Nierenkörperchenentzündung (Niereninsuffizienz), rheumatisches Fieber

1. Welche Aussage ist richtig?

A) ☐ Apathogene Mikroorganismen machen krank.
B) ☐ Parasiten sind Lebewesen, die einem anderen Lebewesen nutzen.
C) ☐ Pilze werden auch als Protozoen bezeichnet.
D) ☐ Grampositive Bakterien werden bei der Färbung nach Gram blau angefärbt.
E) ☐ Staphylokokken werden auch als Kettenkokken bezeichnet.

2. Welche Aussage über Mikroorganismen ist richtig?

A) ☐ Bakterien benötigen immer Sauerstoff.
B) ☐ Tetanus wird durch Protozoen übertragen.
C) ☐ Bakterien sind immer pathogen.
D) ☐ Pilze sind immer apathogen.
E) ☐ Viren benötigen zur Vermehrung eine Wirtszelle.

3. Welche beiden Aussagen sind richtig?

A) ☐ Bakterien können Sporen bilden.
B) ☐ Bakterien sind nur unter dem Elektronenmikroskop sichtbar.
C) ☐ Bakterien, die Sauerstoff zum Leben benötigen, nennt man pathogen.
D) ☐ Anaerobe Bakterien benötigen Sauerstoff zum Leben.
E) ☐ Spiralförmige Bakterien nennt man Spirochäten.
F) ☐ Obligat pathogene Bakterien machen unter Umständen krank.

4. Welche Aussagekombination ist richtig?

1 Viren besitzen einen eigenen Stoffwechsel.
2 Virusinfektionen können auch mit Antibiotika behandelt werden.
3 Viren sind für manche Lebewesen nützlich.
4 Viren vermehren sich in Wirtszellen.
5 Viren sind kleiner als Bakterien.

A) ☐ Alle Aussagen sind richtig.
B) ☐ Nur die Aussagen 1, 2, 4 und 5 sind richtig.
C) ☐ Nur die Aussagen 2 und 3 sind richtig.
D) ☐ Nur die Aussagen 3 und 4 sind richtig.
E) ☐ Nur die Aussagen 4 und 5 sind richtig.

5. Welche Aussage ist falsch?

A) ☐ Ein Parasit schadet dem Lebewesen, in welchem er lebt.
B) ☐ Fakultative Aerobier können notfalls auch mit Sauerstoff leben.
C) ☐ Grampositive Bakterien werden bei der Färbung nach Gram rot angefärbt.
D) ☐ Gramnegative Bakterien werden bei der Färbung nach Gram rot angefärbt.
E) ☐ Mit Antimykotika können Pilzerkrankungen behandelt werden.

6. Welche beiden Aussagen sind richtig?

A) ☐ Als Antipyretikum bezeichnet man ein Arzneimittel gegen Pilzinfektionen.
B) ☐ Sporen sind widerstandsfähige Dauerformen von Viren.
C) ☐ Streptokokken sind traubenartig angeordnet.
D) ☐ Kettenartig angeordnete Protozoen nennt man auch Streptokokken.
E) ☐ Bakterien sind größer als Viren.
F) ☐ Spirochäten sind spiralförmige Bakterien.

7. Welche Aussagekombination zu den Infektionswegen ist richtig?

1 Die Ursache einer perkutanen Infektion sind Bakterien in der Luft.
2 Bei einer vertikalen Infektion erfolgt die Übertragung von Tier zu Mensch.
3 Hepatitis A wird durch kontaminierte Lebensmittel übertragen.
4 Bei einer indirekten Kontaktinfektion werden Erreger über einen kontaminierten Gegenstand übertragen.
5 Bei einer Tröpfcheninfektion werden die Krankheitserreger durch flüssige Lebensmittel übertragen.

A) ☐ Alle Aussagen sind richtig.
B) ☐ Nur die Aussagen 1, 2, 4 und 5 sind richtig.
C) ☐ Nur die Aussagen 2 und 3 sind richtig.
D) ☐ Nur die Aussagen 3 und 4 sind richtig.
E) ☐ Nur die Aussagen 4 und 5 sind richtig.

8. Stellen Sie die richtige Reihenfolge der Abschnitte einer Infektionskrankheit her.

A) ☐ unspezifische Allgemeinsymptome
B) ☐ Rekonvaleszenz
C) ☐ Inkubationszeit
D) ☐ Infektionskrankheit
E) ☐ Infektion

9. Welche Aussage ist richtig?

A) ☐ Ein unvollständiger Heilungsverlauf führt zu einer Defektheilung.
B) ☐ Prodromalsymptome sind typisch für eine bestimmte Infektionskrankheit.
C) ☐ Immunität fördert das erneute Auftreten einer Infektion mit dem gleichen Erreger.
D) ☐ Pathologie bezeichnet die Lehre der Lebensvorgänge des gesunden Organismus.
E) ☐ Organsymptome kommen erst nach der Rekonvaleszenz vor.

---

1. D	2. E	3. A, E
4. E	5. C	6. E, F
7. D	8. E, C, A, D, B	9. A

10. Welche Zuordnung bezüglich der Hauptsymptome einer Entzündung ist richtig?

A) ☐ Rubor → Schmerzen
B) ☐ Dolor → Wärme
C) ☐ Tumor → Schwellung
D) ☐ Calor → Rötung
E) ☐ Functio laesa → Schwellung

11. Welche beiden Aussagen zum Krankheitsverlauf sind richtig?

A) ☐ Eine akute Erkrankung tritt plötzlich auf und verläuft heftig.
B) ☐ Bei einer akuten Erkrankung treten nur Prodromalsymptome auf.
C) ☐ Eine rezidivierende Erkrankung führt zu einer lebenslangen Immunität.
D) ☐ Eine chronische Erkrankung verläuft weniger heftig, aber kurz.
E) ☐ Eine chronische Erkrankung verläuft meist sehr schnell.
F) ☐ Bei einem Rezidiv tritt eine Erkrankung erneut auf.

12. Welche Aussage ist richtig?

A) ☐ Zecken zählt man zu den Mikroorganismen.
B) ☐ Mikroorganismen, die Krankheiten hervorrufen, sind apathogene Lebewesen.
C) ☐ Die pathogene Bakterienbesiedlung im Darm bezeichnet man als Flora.
D) ☐ Protozoen zählt man zu den Makroorganismen.
E) ☐ Ein Parasit schädigt seinen Wirt.

13. Welche Aussage zu den Infektionskrankheiten ist richtig?

A) ☐ Bei einer Infektion dringen Makroorganismen in den Körper ein.
B) ☐ Die Zeit zwischen Infektion und dem Auftreten der ersten Symptome nennt man Rekonvaleszenz.
C) ☐ Sporen können keine Infektionen hervorrufen.
D) ☐ Scharlach wird durch eine bestimmte Streptokokkenart hervorgerufen.
E) ☐ Unter einer Defektheilung versteht man die vollständige Heilung einer Infektionskrankheit.

14. Welche Aussage ist falsch?

A) ☐ Eine Körpertemperatur von 37,5 °C bezeichnet man als erhöhte Temperatur.
B) ☐ Bei der oralen Temperaturmessung erfolgt die Messung unter der Zunge.
C) ☐ Fieber steigert die Abwehrleistung des Immunsystems.
D) ☐ Die Körpertemperatur kann auch im äußeren Gehörgang gemessen werden.
E) ☐ Die axillare Fiebermessung ist als Routinemessung zu empfehlen.

15. Welche Aussagekombination zu den Prodromalsymptomen ist richtig?

1 Prodromalsymptome sind typisch für bestimmte Erkrankungen.
2 Fieber und Abgeschlagenheit sind Beispiele von Prodromalsymptomen.
3 Prodromalsymptome werden auch als Vorläufersymptome bezeichnet.
4 Prodromalsymptome treten vor einer Infektion auf.
5 Während einer Infektion zeigen die Erreger typische Prodromalsymptome.

A) ☐ Alle Aussagen sind richtig.
B) ☐ Nur die Aussagen 1, 2, 4 und 5 sind richtig.
C) ☐ Nur die Aussagen 2 und 3 sind richtig.
D) ☐ Nur die Aussagen 3 und 4 sind richtig.
E) ☐ Nur die Aussagen 4 und 5 sind richtig.

16. Welche Aussage zu den abgebildeten Krankheitserregern trifft zu?

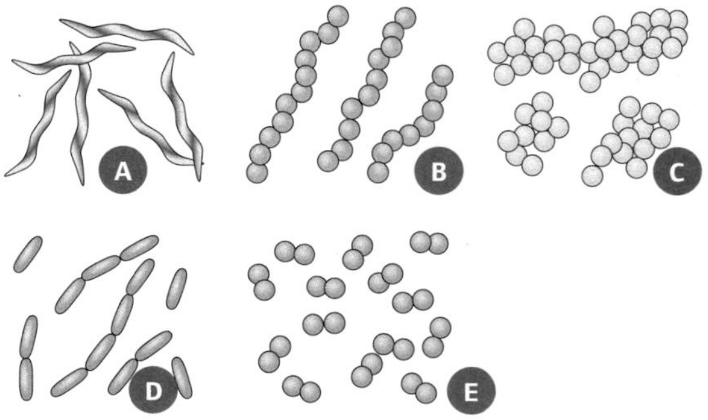

A) ☐ Buchstabe A kennzeichnet Spirochäten.
B) ☐ Buchstabe B kennzeichnet Stäbchen.
C) ☐ Buchstabe C kennzeichnet Streptokokken.
D) ☐ Buchstabe D kennzeichnet Diplokokken.
E) ☐ Buchstabe E kennzeichnet Staphylokokken.

17. Welche Aussage zur Symbiose ist richtig?

A) ☐ Bei einem Zusammenleben in Symbiose hat der Wirt den größten Vorteil.
B) ☐ Symbiose findet man nur zwischen Mikroorganismen.
C) ☐ Ein Parasit nutzt dem befallenen Organismus.
D) ☐ Das Zusammenleben zu beiderseitigem Nutzen ist eine Symbiose.
E) ☐ Symbiose beschreibt das Zusammenleben von Menschen mit pathogenen Mikroorganismen.

10. C	11. A, F	12. E
13. D	14. E	15. C
16. A	17. D	

18. Welche Aussage zur Infektionskrankheit Scharlach ist richtig? ×✎

A) ☐ Scharlach wird durch Viren hervorgerufen.
B) ☐ Scharlach wird mit Virustatika behandelt.
C) ☐ Bei einer unbehandelten Scharlacherkrankung kann es zu einer Herzklappenentzündung kommen.
D) ☐ Scharlach wird durch eine perkutane Infektion hervorgerufen.
E) ☐ Die Inkubationszeit bei Scharlach beträgt 14 bis 21 Tage.

19. Welche Zuordnung ist richtig? ×✎

A) ☐ CRP → Polymerase-Kettenreaktion
B) ☐ BSG → basophile segmentkernige Granulozyten
C) ☐ Epidemie → weltweiter Ausbruch einer Erkrankung
D) ☐ Antibiogramm → Resistenzprüfung mit Antibiotika
E) ☐ PCR → C-reaktives Protein

20. Welche Aussage ist falsch? ×✎

A) ☐ Apathogen bedeutet nicht krank machend.
B) ☐ Symbiose ist das Zusammenleben zu beiderseitigem Nutzen.
C) ☐ Mikrobiologie ist die Lehre von den Parasiten.
D) ☐ Virulenz beschreibt die Infektionskraft eines Erregers.
E) ☐ Als Wirt bezeichnet man einen von einem Mikroorganismus befallenen Organismus.

21. Welche beiden Aussagen sind richtig? ××✎

A) ☐ Eine Leukozytose ist eine verminderte Leukozytenzahl im Blut.
B) ☐ Durch eine erhöhte Eisenzufuhr kann eine Leukozytose entstehen.
C) ☐ Die erhöhte Anzahl der Leukozyten über 10 000 pro Mikroliter nennt man Leukozytose.
D) ☐ Bei einer Leukozytose ist nur die Anzahl der Lymphozyten erhöht.
E) ☐ Bei einer Entzündung kommt es zu einer Verminderung der Leukozytenzahl.
F) ☐ Die Leukozytose ist ein Hinweis für eine Entzündung im Organismus.

22. Borreliose wird über den Stich von Zecken übertragen. Über welchen Übertragungsweg erfolgt eine solche Infektion? ×✎

A) ☐ Kontaktinfektion
B) ☐ fäkal-orale Infektion
C) ☐ Tröpfcheninfektion
D) ☐ perkutane Infektion
E) ☐ vertikale Infektion

23. Welche beiden Aussagen zu der Vermehrung von Bakterien sind richtig? ××✎

A) ☐ Bakterien vermehren sich durch Zellteilung.
B) ☐ Bakterien benötigen zur Vermehrung eine Wirtszelle.
C) ☐ Die Vermehrung von Bakterien ist abhängig von der Temperatur.
D) ☐ Bakterien vermehren sich nur auf Nährböden.
E) ☐ Bakterien vermehren sich nur in Zellkulturen.
F) ☐ Die Vermehrung von Bakterien ist unabhängig vom pH-Wert.

24. Welche Aussagekombination zu den Krankheitserregern ist richtig? ×✎

1 Prionen sind Bakterien.
2 Sporen sind widerstandsfähige Dauerformen von Viren.
3 Spirochäten zählt man zu den Protozoen.
4 Die Zellwand von grampositiven Bakterien ist nach der Gram-Färbung blau angefärbt.
5 Staphylokokken sind traubenartig angeordnet.

A) ☐ Alle Aussagen sind richtig.
B) ☐ Nur die Aussagen 1, 2, 4 und 5 sind richtig.
C) ☐ Nur die Aussagen 2 und 3 sind richtig.
D) ☐ Nur die Aussagen 3 und 4 sind richtig.
E) ☐ Nur die Aussagen 4 und 5 sind richtig.

25. Ordnen Sie zu. ×✎

A	Virulenz	1	Krankheitslehre
B	Kontamination	2	Infektionskraft
C	Infektion	3	Verunreinigung
D	Pathologie	4	Ansteckung

A) ☐ A2, B1, C4, D3
B) ☐ A2, B4, C3, D1
C) ☐ A3, B2, C1, D4
D) ☐ A4, B3, C2, D1
E) ☐ A2, B3, C4, D1

26. Welche Aussage ist falsch? ×✎

A) ☐ Eine erhöhte Leukozytenzahl nennt man Leukozytose.
B) ☐ Der CRP-Wert ist oft bei bakteriellen Infektionen erhöht.
C) ☐ Mit einem Antibiogramm wird die Empfindlichkeit der Erreger auf Antimykotika getestet.
D) ☐ Einen Krankheitsrückfall nennt man Rezidiv.
E) ☐ Als Immunologie bezeichnet man die Lehre von der Funktion des Immunsystems.

---

18. C	19. D	20. C
21. C, F	22. D	23. A, C
24. E	25. E	26. C

27. Welche beiden Aussagen sind richtig? XX

A) ☐ Den weltweiten Ausbruch einer Erkrankung nennt man Pandemie.
B) ☐ Die erhöhte Leukozytenzahl nennt man Leukopenie.
C) ☐ Einen lokal begrenzten Krankheitsausbruch nennt man Endemie.
D) ☐ Unter Resistenz versteht man die Sensibilität eines Bakteriums gegen ein Antibiotikum.
E) ☐ Die Blut(körperchen)senkungsgeschwindigkeit ist bei einer Entzündung vermindert.
F) ☐ Beim Differenzialblutbild werden die Leukozytenarten unterschieden und deren Zahl in Prozent angegeben.

28. Ordnen Sie zu. X

A	Diplokokken	1	spiralförmige Bakterien
B	Prionen	2	tierische Einzeller
C	Spirochäten	3	Doppelkokken
D	Protozoen	4	infektiöse Eiweißteilchen

A) ☐ A2, B1, C3, D4
B) ☐ A3, B4, C1, D2
C) ☐ A3, B2, C4, D1
D) ☐ A2, B3, C2, D4
E) ☐ A4, B2, C1, D3

29. Welche Aussage ist richtig? X

A) ☐ Protozoen sind spiralförmig angeordnete Staphylokokken.
B) ☐ Kokken sind stäbchenförmige Bakterien.
C) ☐ Prionen sind pathogene Pilze.
D) ☐ Eine Pilzerkrankung wird als Mykose bezeichnet.
E) ☐ Sporen können mit Virustatika behandelt werden.

30. Welche Aussagekombination zur Entzündungspathologie und zum Fieber ist richtig? X

1 Bei einer Gewebsschädigung reagiert der Körper mit einer Entzündung.
2 Fieber steigert bei Infektionskrankheiten die Abwehrleistung des Körpers.
3 Während einer Entzündung kommt es in der betroffenen Region zu einer Engstellung der Blutgefäße.
4 Eine Leukozytose ist ein unspezifisches Entzündungszeichen.
5 Die rektale Fiebermessung gibt die Temperatur im Körperinneren wieder.

A) ☐ Alle Aussagen sind richtig.
B) ☐ Nur die Aussagen 1, 2, 4 und 5 sind richtig.
C) ☐ Nur die Aussagen 2 und 3 sind richtig.
D) ☐ Nur die Aussagen 3 und 4 sind richtig.
E) ☐ Nur die Aussagen 4 und 5 sind richtig.

31. Welche Aussagekombination zu den Krankheitserregern ist richtig? X

1 Prionen gehören zu den Protozoen.
2 Spirochäten sind Kettenkokken.
3 Anaerobier benötigen zum Leben Sauerstoff.
4 Stäbchen sind die häufigste Bakterienform.
5 Viren sind obligate Zellparasiten.

A) ☐ Alle Aussagen sind richtig.
B) ☐ Nur die Aussagen 1, 2, 4 und 5 sind richtig.
C) ☐ Nur die Aussagen 2 und 3 sind richtig.
D) ☐ Nur die Aussagen 3 und 4 sind richtig.
E) ☐ Nur die Aussagen 4 und 5 sind richtig.

32. Welche Aussage ist falsch? X

A) ☐ Sprosspilze vermehren sich durch Sprossung.
B) ☐ Ein Pilzgeflecht wird auch als Myzel bezeichnet.
C) ☐ Pilzerkrankungen treten häufig bei einer Immunschwäche auf.
D) ☐ Backhefe ist ein typischer Sprosspilz.
E) ☐ Bei einem intakten Immunsystem entstehen durch Pilze vermehrt opportunistische Infektionen.

33. Welche beiden Aussagen sind richtig? XX

A) ☐ Sporen sind obligate Zellparasiten.
B) ☐ Sporen sind widerstandsfähige Dauerformen von Bakterien.
C) ☐ Sporen benötigen zur Vermehrung eine Wirtszelle.
D) ☐ Sporen zählt man zu den Protozoen.
E) ☐ Sporen sind widerstandsfähige Viren.
F) ☐ Sporen sind die Vermehrungsformen von Sporenpilzen.

34. Welche Aussagekombination zur Entzündung ist richtig? X

1 Bei einer Entzündung kommt es zu einer verminderten Durchblutung.
2 Bei einer lokalen Entzündung treten im gesamten Körper typische Entzündungszeichen auf.
3 Bei einer Entzündung werden die Erreger durch rote Blutkörperchen bekämpft.
4 Rötung und Schmerzen gehören zu den Leitsymptomen einer Entzündung.
5 Die Durchblutung der entzündeten Region wird durch die Weitstellung der Gefäße erhöht.

A) ☐ Alle Aussagen sind richtig.
B) ☐ Nur die Aussagen 1, 2, 4 und 5 sind richtig.
C) ☐ Nur die Aussagen 2 und 3 sind richtig.
D) ☐ Nur die Aussagen 3 und 4 sind richtig.
E) ☐ Nur die Aussagen 4 und 5 sind richtig.

---

27. A, F	28. B	29. D
30. B	31. E	32. E
33. B, F	34. E	

35. Welche Aussagekombination zur Entzündungsdiagnostik ist richtig? X

1 Bei einer Entzündungsreaktion kommt es häufig zu einer Vermehrung der weißen Blutkörperchen.
2 Die Erhöhung der Blutsenkungsgeschwindigkeit ist ein Hinweis auf eine Entzündung.
3 Bei einer akuten Entzündung ist auch die Erythrozytenzahl erhöht.
4 Die Erhöhung des C-reaktiven Proteins erfolgt bei Entzündungen innerhalb von 12 bis 24 Stunden.
5 Eine Vermehrung der Leukozytenzahl über 10 000 pro Mikroliter bezeichnet man als Leukozytose.

A) ☐ Alle Aussagen sind richtig
B) ☐ Nur die Aussagen 1, 2, 4 und 5 sind richtig.
C) ☐ Nur die Aussagen 2 und 3 sind richtig.
D) ☐ Nur die Aussagen 3 und 4 sind richtig.
E) ☐ Nur Die Aussagen 4 und 5 sind richtig.

36. Ordnen Sie zu. X

A	Titer	1	C-reaktives Protein
B	BSG	2	Immunglobulin M
C	IgM	3	Blutsenkungsgeschwindigkeit
D	CRP	4	Verdünnungsstufe

A) ☐ A2, B1, C3, D4
B) ☐ A1, B2, C3, D4
C) ☐ A3, B2, C1, D4
D) ☐ A4, B3, C2, D1
E) ☐ A4, B2, C1, D3

37. Welche beiden Aussagen sind falsch? XX

A) ☐ Im kleinen Blutbild wird der Anteil der Leukozyten-Untergruppen in Prozent angegeben.
B) ☐ Die normale Leukozytenzahl liegt zwischen 4 000 und 10 000 pro Mikroliter.
C) ☐ Serologie ist ein Teilgebiet der Immunologie.
D) ☐ Eine verringerte Blutsenkungsgeschwindigkeit ist ein Zeichen für eine Entzündung im Körper.
E) ☐ Bei einem Abstrich wird erregerhaltiges Material mit einem sterilen Wattetupfer aufgenommen.
F) ☐ Im Blutserum können Antikörper gegen einzelne Erreger gefunden werden.

38. Welche Aussage zu Infektionskrankheiten ist richtig? X

A) ☐ Bei einer Entzündungsreaktion kommt es immer zu einer verminderten Durchblutung.
B) ☐ Einen vollständigen Heilungsverlauf bezeichnet man als Defektheilung.
C) ☐ Die Zeit zwischen Infektion und der Rekonvaleszenz bezeichnet man als Inkubationszeit.
D) ☐ Bei einer Entzündung gelangen Blutplättchen aus den Blutgefäßen in das geschädigte Gewebe.
E) ☐ Die Pathophysiologie beschreibt die Lebensvorgänge, die bei Erkrankungen ablaufen.

39. Welche Zuordnung zu den Arzneimitteln ist richtig? X

A) ☐ Antibiotikum → Mittel gegen Pilzinfektionen
B) ☐ Analgetikum → Mittel gegen Entzündungen
C) ☐ Antimykotikum → Mittel gegen virale Infektionen
D) ☐ Antipyretikum → fiebersenkendes Mittel
E) ☐ Antiphlogistikum → Mittel gegen bakterielle Infektionen

40. Welche Aussage ist richtig? X

A) ☐ Die Leukozytose ist ein spezifisches Entzündungszeichen.
B) ☐ Der CRP-Wert kann durch eine Untersuchung der Blutsenkungsgeschwindigkeit bestimmt werden.
C) ☐ Die rektale Fiebermessung erfolgt unter dem Arm.
D) ☐ Unspezifische Allgemeinsymptome treten erst nach der Rekonvaleszenz auf.
E) ☐ Segmentkernige Granulozyten bilden die größte Gruppe innerhalb der Leukozyten.

41. Welche beiden Aussagen sind richtig? XX

A) ☐ Die Funktionsstörung ist ein typisches Symptom der Entzündung.
B) ☐ Beim kleinen Blutbild wird die Anzahl der basophilen Granulozyten bestimmt.
C) ☐ Sporen sind widerstandsfähige Dauerformen von Viren.
D) ☐ Eine chronische Entzündung tritt plötzlich auf und verläuft heftig.
E) ☐ Die BSG dient der Titerbestimmung.
F) ☐ Als Virulenz wird die Infektionskraft eines Erregers bezeichnet.

42. Welche Aussage ist richtig? X

A) ☐ Krankheitserreger können mit einem ELISA-Test nachgewiesen werden.
B) ☐ Bei einem CRP-Test wird die Menge der Antikörper bestimmt.
C) ☐ Bei einem Menschen, der Antikörper gegen HI-Viren gebildet hat, ist der HIV-Test positiv.
D) ☐ Mit einem Antibiogramm kann die Wirksamkeit von Virustatika eingeschätzt werden.
E) ☐ Bei einem Streptokokken-Schnelltest werden Antikörper im Blut bestimmt.

---

35. B	36. D	37. A, D
38. E	39. D	40. E
41. A, F	42. C	

2 Infektionskrankheiten und Impfungen

Nennen Sie jeweils Beispiele von Infektionskrankheiten, die durch Bakterien, Viren, Pilzen oder Protozoen hervorgerufen werden.

- Bakterielle Infektionskrankheiten
  - Scharlach
  - Infektion durch Haemophilus influenzae
  - Diphtherie
  - Keuchhusten (Pertussis)
  - Wundstarrkrampf (Tetanus)
  - bakterielle Gastroenteritis
  - Borreliose
  - Tuberkulose (Tbc)
  - Chlamydieninfektionen
  - Infektionen durch Klinikkeime (MRSA)
- Virale Infektionskrankheiten
  - viraler Infekt
  - Grippe (Influenza)
  - Pfeiffersches Drüsenfieber (Mononukleose)
  - Masern
  - Mumps (Parotitis epidemica)
  - Röteln (Rubeola)
  - Windpocken (Varizellen)
  - spinale Kinderlähmung (Poliomyelitis)
  - Aids
  - Virushepatitis
- Pilzinfektionen
  - Soor
  - Fußpilz (Interdigitalmykose)
  - Nagelpilz (Onychomykose)
- Erkrankungen durch Protozoen
  - Toxoplasmose
  - Malaria
  - Amöbenruhr

Erklären Sie die Pilzerkrankung Soor und nennen Sie Faktoren, die eine solche Infektion begünstigen.

Soor ist ein Hefepilzbefall der Schleimhäute, der häufig im Mundraum vorkommt. Typisch sind weiße wegwischbare Beläge.

Begünstigende Faktoren:

- Antibiotikatherapie
- falsch durchgeführte Cortisoninhalation bei Asthma
- altersbedingte Immunschwäche bei Säuglingen und alten Menschen, Immunschwäche durch Medikamente
- Aids-Erkrankung

Erklären Sie den Übertragungsweg der Frühsommer-Meningoenzephalitis (FSME).

Die Infektion erfolgt durch den Stich einer von dem Virus befallenen Zecke. Viren, die sich im Speichel der Zecken befinden, dringen perkutan in den Organismus ein.

Erklären Sie, unter welchen Umständen eine Erstinfektion mit Toxoplasmen gefährlich ist.

Bei Schwangeren, die nicht gegenüber Toxoplasmen immun sind, kommt es zu einer Übertragung von der Schwangeren auf das ungeborene Kind. Mögliche Folgen sind Fehlgeburt, Gehirn-, Augen- und Herzfehlbildungen.

Erklären Sie den Fachbegriff Immunisierung.

Immunisierung (Impfung) ist die künstliche Erzeugung einer Immunität durch Zuführen von ungefährlichen Antigenen oder von Antikörpern.

Nennen Sie die verschiedenen Arten von Impfungen und beschreiben Sie deren Vorgänge.

- aktive Impfung: Nach der Injektion mit ungefährlichen Antigenen bildet der Organismus aktiv eigene spezifische Antikörper und Abwehrzellen. Die Immunität gegen die echten Erreger besteht lange, ggf. lebenslang.
- passive Impfung: Nach einer wahrscheinlichen Infektion werden fremde Antikörper, d. h. Antikörper aus Plasmaspenden, injiziert. Die Immunität besteht sofort gegen die eingedrungenen Erreger, allerdings nur so lange, bis die fremden Antikörper wieder abgebaut worden sind.
- Simultanimpfung: Dies ist die gleichzeitige Durchführung von aktiver und passiver Impfung an verschiedenen Körperstellen.

Sie arbeiten in der Allgemeinarztpraxis von Dr. Müller. Frau Schneider kommt mit starkem Husten und Schnupfen ohne Termin in die Praxis. Zwei ihrer Freundinnen haben sich in den vergangenen Wochen mit Keuchhusten angesteckt.
Auszug aus der Karteikarte:

A | B | C | D | E | F | G | H | I | J | K | L | M | N | O | P | Q | R | S | Sch | St | T | U | W | X | Y | Z

1 2 3 4 5 6 7 8 9 10 11 12 13 14 15 16 17 18 19 20 21 22 23 24 25 26 27 28 29 30 31 I II III IV V VI VII VIII IX X XI XII

Geb. frei ☐ Krankenkasse bzw. Kostenträger
TK

Nachts ☐ Name Vorname des Versicherten
Schneider
Bettina
Frankfurter Straße 20
35392 Gießen

Sonstige ☐

geb. am
08.09.19xx

EA:
38-jährige Patientin
2002 Pneumonie
2013 Sinusitis maxillaris
2018 Otitis media
Tdap-Impfung vor 10 Jahren

Unfall ☐

Kasse-Nr.	Versicherten-Nr.	Status
1234567	S897654321	1000000

Arbeits-unfall* ☐

Betriebsstätten-Nr.	Arzt-Nr.	Datum
987654321	123456789	28.11.20xx

Risiken

28.11.20xx	Anamnese: seit fünf Tagen Schnupfen mit zunehmendem Reizhusten, Temperatur: 37,8 °C, Kopf- und Gliederschmerzen Befund: Nasenabstrich (zum Erregernachweis im Sekret), kleines Blutbild (zur Abklärung einer Leukozytose) Diagnose: V. a. Keuchhusten Therapie: Azithromycin Hexal® 500 Filmtabletten (N1); 1. Tag: 1 Tbl. (500 mg) in einer Dosis; 2.–5. Tag: 1/2 Tbl. (250 mg), reichliche Flüssigkeitszufuhr

a 1. **Nennen Sie den Erreger der Infektionskrankheit Keuchhusten und geben Sie an, zu welcher Gruppe von Krankheitserregern dieser gehört.**

2. **Keuchhusten wird aerogen übertragen. Erläutern Sie diesen Infektionsweg.**

3. **Zu den Komplikationen bei Keuchhusten zählen die Otitis media und die Pneumonie. Nennen Sie die deutschen Bezeichnungen.**

1. Bordetella pertussis aus der Gruppe der Bakterien
2. Die Krankheitserreger werden von einem Organismus (Infektionsquelle) über die Luft auf einen anderen Organismus (Wirt) übertragen. Dieser Infektionsweg wird häufig auch als Tröpfcheninfektion oder aerogene Infektion bezeichnet.
3. Otitis media: Mittelohrentzündung; Pneumonie: Lungenentzündung

5. Erklären Sie, unter welchen Umständen eine Antibiotikatherapie den Verlauf der Krankheit Keuchhusten mildert.

6. Hustenmittel sind bei Keuchhusten nicht wirksam. Wie werden sie in der Fachsprache bezeichnet?

7. Erläutern Sie den Begriff Grundimmunisierung und erklären Sie, in welchem Alter die Grundimmunisierung gegen Keuchhusten bei Kindern abgeschlossen ist.

8. Wann erfolgt die erste Auffrischimpfung gegen Keuchhusten?

9. Welche Kommission empfiehlt eine Vielzahl von Impfungen ab dem Säuglingsalter?

10. Geben Sie an, wie oft diese Empfehlungen aktualisiert werden.

11. Wie kann man feststellen, ob ein Patient eine Standardimpfung benötigt?

12. Keuchhusten ist eine meldepflichtige Erkrankung. Erklären Sie, wer die Meldung geben und wem gegenüber sie erfolgen muss.

5. Die antibiotische Therapie beeinflusst die Dauer und die Heftigkeit der Hustenattacken nur dann, wenn diese vor dem Beginn oder innerhalb der 1. bis 2. Woche ab Beginn des Hustens durchgeführt wird.
6. Hustenmittel: Antitussiva
7. Als Grundimmunisierung bezeichnet man alle Impfungen, die zur Erzeugung einer Immunität erforderlich sind. Die Grundimmunisierung gegen Keuchhusten ist (bei korrekter Umsetzung der STIKO-Empfehlungen) zwischen dem 11. und 14. Lebensmonat abgeschlossen.
8. zwischen dem 5. und 6. Lebensjahr
9. die Ständige Impfkommission am Robert Koch-Institut (STIKO)
10. Die Empfehlungen der STIKO werden mindestens einmal jährlich aktualisiert.
11. durch einen Vergleich der Eintragungen des Impfpasses des Patienten mit dem STIKO-Impfplan oder der STIKO-App
12. Die namentliche Meldung erfolgt von dem feststellenden Arzt bei Verdacht, Erkrankung oder Tod an das zuständige Gesundheitsamt.

1. Welche Aussage ist richtig?

A) ☐ Bordetella pertussis ist der Erreger des Keuchhustens.
B) ☐ Diphtherie wird über kontaminierte Lebensmittel übertragen.
C) ☐ Als Superinfektion bezeichnet man eine besonders schwere Infektion.
D) ☐ Röteln werden durch das Varicella-zoster-Virus hervorgerufen.
E) ☐ Mumps kann mit einem Breitbandantibiotikum behandelt werden.

2. Welche Aussagekombination zu den Infektionskrankheiten ist richtig?

1 FSME wird durch Stechmücken übertragen.
2 Eine aktive Impfung schützt vor Borreliose.
3 Hepatitis B wird durch kontaminierte Lebensmittel übertragen.
4 Der Infektionsweg der Mononukleose ist die Tröpfcheninfektion.
5 Der Erreger des Pfeifferschen Drüsenfiebers ist das Epstein-Barr-Virus.

A) ☐ Alle Aussagen sind richtig.
B) ☐ Nur die Aussagen 1, 2, 4 und 5 sind richtig.
C) ☐ Nur die Aussagen 2 und 3 sind richtig.
D) ☐ Nur die Aussagen 3 und 4 sind richtig.
E) ☐ Nur die Aussagen 4 und 5 sind richtig.

3. Welche beiden Aussagen zur Impfung sind richtig?

A) ☐ Bei einer passiven Impfung werden Antikörper geimpft.
B) ☐ Eine aktive Impfung dient dem Sofortschutz nach einer wahrscheinlichen Infektion.
C) ☐ Eine passive Impfung muss regelmäßig aufgefrischt werden.
D) ☐ Die gleichzeitige aktive und passive Impfung wird als Simultanimpfung bezeichnet.
E) ☐ Die passive Impfung erzeugt einen Langzeitschutz.
F) ☐ Impfungen schützen nur gegen Virusinfektionen.

4. Ordnen Sie zu.

A Enteritis	1 Hirnhautentzündung
B Pneumonie	2 Lungenentzündung
C Meningitis	3 Mittelohrentzündung
D Otitis media	4 Darmentzündung

A) ☐ A2, B1, C3, D4
B) ☐ A1, B2, C3, D4
C) ☐ A3, B2, C1, D4
D) ☐ A4, B3, C2, D1
E) ☐ A4, B2, C1, D3

5. Welche Zuordnung ist richtig?

A) ☐ Poliomyelitis → Windpocken
B) ☐ Varizellen → Wundstarrkrampf
C) ☐ Rubeola → Keuchhusten
D) ☐ Mononukleose → Pfeiffersches Drüsenfieber
E) ☐ Parotitis epidemica → Röteln

6. Welche Aussage ist falsch?

A) ☐ Bei der Lungentuberkulose handelt es sich um eine aerogene Infektion.
B) ☐ Herpes zoster und Varizellen werden durch das gleiche Virus hervorgerufen.
C) ☐ Das typische Symptom bei Masern ist das Exanthem.
D) ☐ Eine Entzündung der Leber wird als Hepatitis bezeichnet.
E) ☐ Klinikkeime (MRSA) sind besonders gegen Penicillin empfindlich.

7. Welche beiden Infektionskrankheiten werden durch Bakterien hervorgerufen?

A) ☐ Mumps
B) ☐ Tuberkulose
C) ☐ Toxoplasmose
D) ☐ Pertussis
E) ☐ Masern
F) ☐ Malaria

8. Welche Aussagekombination zu den Schutzimpfungen ist richtig?

1 Eine Impfung führt zu einer Immunisierung des Organismus.
2 Die Impfung mit Antigenen führt zu einer Aktivierung des Immunsystems.
3 Bei der aktiven Impfung gegen Tetanus wird ein Lebendimpfstoff verwendet.
4 Antikörper werden auch als Immunglobuline bezeichnet.
5 Eine Auffrischimpfung erfolgt zum Erhalt des Langzeit-Impfschutzes.

A) ☐ Alle Aussagen sind richtig.
B) ☐ Nur die Aussagen 1, 2, 4 und 5 sind richtig.
C) ☐ Nur die Aussagen 2 und 3 sind richtig.
D) ☐ Nur die Aussagen 3 und 4 sind richtig.
E) ☐ Nur die Aussagen 4 und 5 sind richtig.

---

1. A 2. E 3. A, D
4. E 5. D 6. E
7. B, D 8. B

9. Für welche beiden Infektionskrankheiten besteht eine ärztliche Meldepflicht?

A) ☐ Scharlach
B) ☐ Diphtherie
C) ☐ Borreliose
D) ☐ Mononukleose
E) ☐ Mumps
F) ☐ Soor

10. Welche Aussage zu HIV-Infektion und Aids ist falsch?

A) ☐ Küssen oder Mückenstiche führen nicht zu einer HIV-Infektion.
B) ☐ Bei einem positiven HIV-Test wurden Antikörper gegen das HI-Virus nachgewiesen.
C) ☐ Die Therapie von HIV-Infektionen erfolgt mit Virustatika.
D) ☐ Es existieren mehrere unterschiedliche HI-Virus-Typen.
E) ☐ Die Diagnose HIV-positiv hängt davon ab, wie viele HI-Viren nachgewiesen werden können.

11. Welche beiden Infektionskrankheiten werden durch Viren hervorgerufen?

A) ☐ Scharlach
B) ☐ Tuberkulose
C) ☐ Amöbenruhr
D) ☐ Pertussis
E) ☐ Poliomyelitis
F) ☐ Influenza

12. Ordnen Sie zu.

A Orchitis	1 Ohrspeicheldrüsenentzündung
B Parotitis	2 Bindehautentzündung
C Konjunktivitis	3 Gehirn- und Hirnhautentzündung
D Meningoenzephalitis	4 Hodenentzündung

A) ☐ A2, B1, C4, D3
B) ☐ A4, B1, C2, D3
C) ☐ A3, B2, C1, D4
D) ☐ A4, B3, C2, D1
E) ☐ A1, B3, C4, D2

13. Welche Aussage zur Infektionskrankheit Tetanus ist richtig?

A) ☐ Tetanus wird aerogen übertragen.
B) ☐ Der Tetanuserreger ist ein anaerobes Virus.
C) ☐ Bei Tetanus führt die Erschlaffung der Atemmuskulatur zum Tod.
D) ☐ Die Prävention einer Tetanusinfektion besteht in einer Immunisierung mit regelmäßiger Auffrischung.
E) ☐ Eine Tetanusinfektion wird nur mit Antibiotika behandelt.

14. Ordnen Sie zu

A Enteritis	1 Gelenkentzündung
B Myokarditis	2 Rachenentzündung
C Pharyngitis	3 Herzmuskelentzündung
D Arthritis	4 Darmentzündung

A) ☐ A2, B1, C4, D3
B) ☐ A2, B4, C3, D1
C) ☐ A3, B2, C1, D4
D) ☐ A4, B3, C2, D1
E) ☐ A2, B3, C4, D1

15. Welche beiden Aussagen zu Infektionen mit Hospitalkeimen sind richtig?

A) ☐ Diabetiker und Dialysepatienten zählen nicht zu den Risikogruppen.
B) ☐ Ein häufig auftretender Erreger ist der methicillinresistente Staphylococcus aureus (MRSA).
C) ☐ Hospitalkeime werden mit Virustatika behandelt.
D) ☐ Der häufigste Infektionsweg ist die Wasser- und Nahrungsmittelinfektion.
E) ☐ Die Behandlung von Hospitalkeimen erfolgt mit Antimykotika.
F) ☐ Infektionen mit MRSA können zu Pneumonie und Sepsis führen.

16. Welche Aussage zu den Masern ist richtig?

A) ☐ Masern treten meist in der Kindheit als bakterielle Infektion auf.
B) ☐ Masern werden perkutan übertragen.
C) ☐ Eine gefährliche Komplikation der Masern ist die Enzephalitis.
D) ☐ Gegen Masern gibt es derzeit noch keine Impfstoffe.
E) ☐ Die Inkubationszeit bei Masern beträgt wenige Stunden.

17. Welche Aussage ist falsch?

A) ☐ Die Chargen-Bezeichnung des Impfstoffs muss im Impfpass eingetragen werden.
B) ☐ Eine Impfung darf nur nach ärztlicher Indikation durchgeführt werden.
C) ☐ Bei jeder aktiven Impfung kann es zu lokalen Nebenwirkungen kommen.
D) ☐ Die vom Gesundheitsamt empfohlenen Impfungen werden mindestens einmal jährlich aktualisiert.
E) ☐ Nach einer Hepatitis-B-Immunisierung kann der Impferfolg serologisch überprüft werden.

---

9. B, E	10. E	11. E, F
12. B	13. D	14. D
15. B, F	16. C	17. D

18. Welche beiden Infektionskrankheiten werden durch Protozoen hervorgerufen?

A) ☐ Soor
B) ☐ Mumps
C) ☐ Amöbenruhr
D) ☐ Mononukleose
E) ☐ Toxoplasmose
F) ☐ Borreliose

19. Welche Aussagekombination zur Frühsommer-Meningoenzephalitis (FSME) ist richtig?

1 FSME wird durch eine Mücke übertragen.
2 Der Infektionsweg einer FSME-Infektion ist die Tröpfcheninfektion.
3 Zecken können mit dem FSME-Virus befallen sein.
4 Gegen FSME ist keine spezifische Therapie möglich.
5 Gegen FSME kann nicht geimpft werden.

A) ☐ Alle Aussagen sind richtig.
B) ☐ Nur die Aussagen 1, 2, 4 und 5 sind richtig.
C) ☐ Nur die Aussagen 2 und 3 sind richtig.
D) ☐ Nur die Aussagen 3 und 4 sind richtig.
E) ☐ Nur die Aussagen 4 und 5 sind richtig.

20. Welche Aussage zur Postexpositionsprophylaxe (PEP) ist richtig?

A) ☐ Sie erfolgt vor einer möglichen Infektion.
B) ☐ Die Einnahme antiviraler Medikamente unmittelbar nach wahrscheinlich erfolgter HIV-Infektion ist eine Maßnahme der Postexpositionsprophylaxe.
C) ☐ Nach dem Eindringen von Krankheitserregern in den Organismus sind prophylaktische Maßnahmen nicht mehr möglich.
D) ☐ Nach jedem Patientenkontakt erfolgt eine Postexpositionsprophylaxe.
E) ☐ Die Postexpositionsprophylaxe muss innerhalb von zwei Wochen erfolgen.

21. Welche Aussagekombination zum Varicella-zoster-Virus ist richtig?

1 Varizellen sind die Erreger der Windpocken.
2 Herpes zoster ist die Fachbezeichnung für die Erkrankung Gürtelrose.
3 Eine überstandene Windpockeninfektion schützt vor Gürtelrose.
4. Das Varicella-zoster-Virus verbleibt lebenslang in Nervenknoten nahe dem Rückenmark.
5 Varizellen sind hochinfektiös und werden aerogen übertragen.

A) ☐ Alle Aussagen sind richtig.
B) ☐ Nur die Aussagen 1, 2, 4 und 5 sind richtig.
C) ☐ Nur die Aussagen 2 und 3 sind richtig.
D) ☐ Nur die Aussagen 3 und 4 sind richtig.
E) ☐ Nur die Aussagen 4 und 5 sind richtig.

22. Welche Zuordnung ist richtig?

A) ☐ Tonsillitis → Rachenentzündung
B) ☐ Gastroenteritis → Mittelohrentzündung
C) ☐ Poliomyelitis → spinale Kinderlähmung
D) ☐ Sepsis → Mandelentzündung
E) ☐ Meningitis → Gehirnentzündung

23. Welche Aussagekombination zur Infektionskrankheit Mumps (Parotitis epidemica) ist richtig?

1 Mumps ist eine bakterielle Infektionskrankheit.
2 Mumps wird perkutan übertragen.
3 Eine Komplikation bei Mumps ist die Orchitis.
4 Bei Mumps kommt es zu einer schmerzhaften Entzündung der Ohrspeicheldrüsen (Parotitis).
5 Mumps wird mit Virustatika behandelt.

A) ☐ Alle Aussagen sind richtig.
B) ☐ Nur die Aussagen 1, 2, 4 und 5 sind richtig.
C) ☐ Nur die Aussagen 2 und 3 sind richtig.
D) ☐ Nur die Aussagen 3 und 4 sind richtig.
E) ☐ Nur die Aussagen 4 und 5 sind richtig.

24. Ordnen Sie zu.

A	Epstein-Barr-Virus	1	Windpocken
B	Varicella-zoster-Virus	2	Mononukleose
C	Candida albicans	3	Malaria
D	Plasmodien	4	Soor

A) ☐ A2, B1, C4, D3
B) ☐ A2, B4, C3, D1
C) ☐ A3, B2, C1, D4
D) ☐ A4, B3, C2, D1
E) ☐ A2, B3, C4, D1

25. Welche Aussage ist falsch?

A) ☐ Pilze vermehren sich optimal bei Wärme und Feuchtigkeit.
B) ☐ Pilzerkrankungen werden in der Fachsprache als Mykosen bezeichnet.
C) ☐ Bei schlechter Immunfunktion treten Pilzerkrankungen häufiger und ausgedehnter auf.
D) ☐ Die Hormone der Schwangerschaft können Vaginalmykosen begünstigen.
E) ☐ Die antimykotische Therapie erfolgt je nach Ausdehnung des Befalls mit geeigneten Antibiotika.

---

18. C, E | 19. D | 20. B
21. B | 22. C | 23. D
24. A | 25. E

26. Die Infektionserkrankung Covid-19 wird durch SARS-CoV-2, ein Corona-Virus, hervorgerufen. Über welchen Übertragungsweg erfolgt in den meisten Fällen die Infektion?

A) ☐ Lebensmittelinfektion
B) ☐ Kontaktinfektion
C) ☐ vertikale Infektion
D) ☐ aerogene Infektion
E) ☐ perkutane Infektion

27. Welche Aussagekombination zum Infektionserreger SARS-CoV-2 ist richtig?

1 Der Erreger gehört zur Gruppe der Protozoen.
2 Der Erreger lässt sich mit der Färbung nach Gram blau anfärben.
3 SARS-CoV-2 gehört zu den Mikroorganismen, die unter ungünstigen Umweltbedingungen Sporen bilden können.
4 Der Infektionserreger gehört zur Gruppe der Corona-Viren.
5 Der Erreger kann auch das Nervensystem befallen und zu einem Geschmacks- und Geruchsverlust führen.

A) ☐ Alle Aussagen sind richtig.
B) ☐ Nur die Aussagen 1, 2 und 5 sind richtig.
C) ☐ Nur die Aussagen 2, 3 und 4 sind richtig.
D) ☐ Nur die Aussagen 2, 4 und 5 sind richtig.
E) ☐ Nur die Aussagen 4 und 5 sind richtig.

28. Welche Aussage zur Erkrankung Covid-19 ist falsch?

A) ☐ Viele Infizierte haben keine Krankheitssymptome.
B) ☐ Die Inkubationszeit beträgt drei bis vier Wochen.
C) ☐ Häufige Symptome sind Husten, Fieber und Schnupfen.
D) ☐ Grundschulkinder haben meist einen milden Krankheitsverlauf.
E) ☐ Das SARS-CoV-2-Virus wurde im Dezember 2019 entdeckt und ist die Ursache der Erkrankung Covid-19.

29. Welche Aussagekombination zur Prävention von Covid-19 ist richtig?

1 Das Tragen einer FFP2-Maske verringert deutlich das Infektionsrisiko.
2 Durch regelmäßiges Lüften von Innenräumen sinkt das Infektionsrisiko.
3 Durch Abstandhalten vermindert sich das Risiko einer Tröpfcheninfektion.
4 Eine dreimalige Impfung dient dem Schutz vor einem schweren Verlauf.
5 Die hygienische Händedesinfektion ist ein Teil der allgemeinen Infektionsschutzmaßnahmen gegen Covid-19.

A) ☐ Alle Aussagen sind richtig.
B) ☐ Nur die Aussagen 1, 2, 4 und 5 sind richtig.
C) ☐ Nur die Aussagen 2, 3 und 4 sind richtig.
D) ☐ Nur die Aussagen 2, 4 und 5 sind richtig.
E) ☐ nur die Aussagen 4 und 5 sind richtig.

30. Welche Aussage zur Impfung gegen Covid-19 ist falsch?

A) ☐ Kinder zwischen fünf und elf Jahren können gegen Covid-19 geimpft werden.
B) ☐ Im Impfstoff sind Antikörper gegen die verschiedenen Virusvarianten enthalten.
C) ☐ Die Wahrscheinlichkeit schwer zu erkranken ist bei Geimpften geringer.
D) ☐ Die Impfung gegen Covid-19 ist eine aktive Impfung.
E) ☐ Die Impfung gegen Covid-19 erfolgt in der Regel mehrfach.

31. Welche Aussagekombination ist richtig?

1 Mit einem PCR-Test kann Genmaterial des Erregers SARS-CoV-2 nachgewiesen werden.
2 Der PCR-Test basiert auf der Polymerase-Kettenreaktion.
3 Durch einen PCR-Test lassen sich Antikörper nachweisen.
4 Mit einem PCR-Test kann die Ansteckungsfähigkeit eines mit dem Corona-Virus Infizierten beurteilt werden.
5 Bei chronischen Virusinfektionen kann mit der Polymerase-Kettenreaktion die Viruslast gemessen werden.

A) ☐ Alle Aussagen sind richtig.
B) ☐ Nur die Aussagen 1 und 3 sind richtig.
C) ☐ Nur die Aussagen 1 und 4 sind richtig.
D) ☐ Nur die Aussagen 1, 2 und 5 sind richtig.
E) ☐ nur die Aussagen 1, 2, 4 und 5 sind richtig.

32. Welche Aussage zur Corona-Pandemie ist falsch?

A) ☐ Durch die Isolierung von Erkrankten wird die Ausbreitung des SARS-CoV-2-Virus verlangsamt.
B) ☐ Als Pandemie bezeichnet man die weltweite Verbreitung einer Krankheit.
C) ☐ Am 11. März 2020 erklärte die WHO die Erkrankung Covid-19 zu einer Pandemie.
D) ☐ Die Corona-Pandemie fördert die seelische Gesundheit der Bevölkerung.
E) ☐ Durch Mutationen des Erregers entstehen neue Infektionswellen.

33. Welche beiden Erkrankungen werden nicht durch Viren hervorgerufen?

A) ☐ Frühsommer-Meningoenzephalitis
B) ☐ Borreliose
C) ☐ Poliomyelitis
D) ☐ Mumps
E) ☐ Covid-19
F) ☐ Pertussis

---

26. D	27. E	28. B
29. A	30. B	31. E
32. D	33. B, F	

3 Hygiene

Nennen Sie Beispiele von Infektionsquellen in der Praxis.

- Hände
- Flächen (Tische, Untersuchungsliege, Türklinken)
- Untersuchungsmaterialien (Blut, Urin, Stuhl, Abstriche)
- spitze bzw. schneidende Instrumente und Materialien (Kanülen, Skalpellklingen)

Erklären Sie die Begriffe Desinfektion und Sterilisation.

- Desinfektion: Abtötung, Entfernung und/oder Inaktivierung pathogener Mikroorganismen durch chemische und/oder physikalische Verfahren
- Sterilisation: Abtötung aller Mikroorganismen und ihrer Dauerformen (Sporen) durch chemische und/oder physikalische Verfahren

Erklären Sie die Fachbegriffe bakterizid, viruzid und fungizid.

Diese Bezeichnungen werden zur Beschreibung des Wirkspektrums von Desinfektionsmitteln verwendet:
- bakterizid – Bakterien abtötend
- viruzid – Viren inaktivierend
- fungizid – Pilze abtötend

Definieren Sie die Gruppen der Risikoeinstufung von Medizinprodukten nach der Europäischen Medizinprodukteverordnung und dem Medizinprodukterecht-Durchführungsgesetz (MPDG).

- unkritisch: Medizinprodukte/Instrumente nach Kontakt mit intakter Haut
- semikritisch: Medizinprodukte/Instrumente nach Kontakt mit Schleimhaut oder erkrankter Haut
- kritisch: Medizinprodukte/Instrumente nach Kontakt mit Blut, Gewebe, Wunden und/oder Durchdringung der Haut bzw. Schleimhaut

Nennen Sie verschiedene Sterilisationsverfahren.

- Dampfsterilisation
- Gassterilisation
- Sterilfiltration
- Bestrahlung
- Verbrennung

Aus welchen Arbeitsphasen besteht die Chargenzeit des Dampfsterilisators?

- Entlüftungszeit
- Steigzeit
- Sterilisationszeit (mit Ausgleichszeit)
- Trocknungszeit
- Belüftungszeit

Wie lange (reine Sterilisations- bzw. Abtötungszeit) und bei welcher Temperatur erfolgt die Sterilisation im Dampfsterilisator (Autoklav)?

- 20 Min. bei 121 °C
- 5 Min. bei 134 °C

Beschreiben Sie, woraus ein Helixtest besteht und was mit diesem überprüft wird.

Der Helix-Prüfkörper besteht aus einem Spiralschlauch, an dessen Ende sich ein Indikator-Teststreifen befindet. Dieser zeigt eine Farbänderung, wenn er von Dampf durchdrungen wird (Helixtest = Dampfdurchdringungstest). Zeigt der Indikator den typischen Farbumschlag, geht man davon aus, dass der Autoklav auch schwer durchdringbares Sterilisiergut effektiv entkeimt hat.

Erklären Sie, wie das Sterilgut nach der Freigabe der Charge gelagert wird.

Das Sterilgut wird in Schrankfächern trocken, dunkel, kühl und staubfrei gelagert.

Sie arbeiten in der Allgemeinarztpraxis von Dr. Frankenberg. Nachdem der Patient Jonas Klein die Praxis verlassen hat, sollen Sie das Behandlungszimmer für den nächsten Patienten vorbereiten.
Auszug aus der Karteikarte:

A	B	C	D	E	F	G	H	I	J	K	L	M	N	O	P	Q	R	S	Sch	St	T	U	W	X	Y	Z

1 2 3 4 5 6 7 8 9 10 11 12 13 14 15 16 17 18 19 20 21 22 23 24 25 26 27 28 29 30 31 — I II III IV V VI VII VIII IX X XI XII

Geb. frei ☐ — Krankenkasse bwz. Kostenträger: Barmer

Nachts ☐ — Name Vorname des Versicherten: Klein Jonas, Kaiserallee 20, 60329 Frankfurt

Sonstige ☐

geb. am: 08.09.19xx

EA:
2014 Furunkel linker Oberschenkel
2018 Lymphangitis

Unfall ☐

Kasse-Nr.	Versicherten-Nr.	Status
1234567	K898654921	1000000

Arbeitsunfall* ☐

Betriebsstätten-Nr.	Arzt-Nr.	Datum
987654321	123456789	14.06.20xx

☎

Risiken

14.06.20xx	Anamnese: seit drei Tagen Rötung und Schwellung der Haut an rechter Schulter, Schmerzen bei Armbewegungen
	Befund: eitrige Schwellung, ca. 3 cm Durchmesser; Körpertemperatur: 37,9 °C
	Diagnose: oberflächlicher Abszess
	Therapie: Inzision

1. Was versteht man unter einem Abszess?

2. Welche Faktoren sind für eine erfolgreiche chemische Instrumentendesinfektion wichtig?

3. Nennen Sie Maßnahmen, die Sie vor Verletzungen während der Aufbereitung benutzter Instrumente schützen können.

1. Abszess: Eiteransammlung im Gewebe, d. h. in einer nicht vorgebildeten Höhle
2. Wirkspektrum des Desinfektionsmittels, Konzentration der Desinfektionslösung, Beachtung der Standzeit der Lösung, Einwirkzeit des Desinfektionsmittels, Temperatur der Desinfektionslösung, vollständiges Bedecken der Instrumente in der Wanne
3. Tragen dickwandiger Schutzhandschuhe, Schutzbrille, Kittel, sorgsames Arbeiten in Ruhe

1. Welche Aussage zur persönlichen Hygiene ist richtig?

A) ☐ Piercings sind seitens der Berufsgenossenschaft (BGW) verboten.
B) ☐ Das Tragen von Arbeitskleidung zählt zur persönlichen Hygiene.
C) ☐ Das Ablegen von Ringen gehört zur persönlichen Hygiene.
D) ☐ Die Berufsgenossenschaft (BGW) erlaubt ausdrücklich das Tragen von Nagellack.
E) ☐ Ein kurzer Haarschnitt ist als Teil der persönlichen Hygiene im medizinischen Bereich vorgeschrieben.

2. Welche beiden Aussagen zu Schutzhandschuhen sind richtig?

A) ☐ Je länger Handschuhe getragen werden, desto weniger Keime vermehren sich dort.
B) ☐ Dickwandige Schutzhandschuhe weisen schlechte Tasteigenschaften auf.
C) ☐ Nitrilhandschuhe können mehrmals sterilisiert werden.
D) ☐ Latexhandschuhe werden bei Kontakt mit Ölen (z. B. aus Cremes oder Salben) durchlässig.
E) ☐ Vinylhandschuhe sind für operative Eingriffe geeignet.
F) ☐ Sterile Handschuhe dienen vorwiegend dem Schutz des Behandlers.

3. Welche Aussagen zur Desinfektion sind falsch?

A) ☐ Das Reinigungs- und Desinfektionsgerät desinfiziert mit einer Wassertemperatur von 121 °C.
B) ☐ Die chemische Desinfektion kann mit Alkoholen erfolgen.
C) ☐ Bei der chirurgischen Händedesinfektion werden die Unterarme bis zu den Ellenbogen desinfiziert.
D) ☐ Die Einwirkzeit kann bei einer frisch angesetzten Desinfektionslösung halbiert werden.
E) ☐ Wird die Vermehrung von Bakterien gehemmt, bezeichnet man diese Wirkung als bakteriostatisch.
F) ☐ Beim Ansetzen einer Desinfektionslösung muss das Mischungsverhältnis von Konzentrat und Wasser exakt nach den Herstellerangaben erfolgen.

4. Ordnen Sie den Medizinprodukten A bis F die Risikostufen 1 (unkritisch), 2 (semikritisch) und 3 (kritisch) zu.

A) ☐ Spekula
B) ☐ Wundhaken
C) ☐ Blutdruckmessgerät
D) ☐ HNO-Spiegel
E) ☐ Biopsiezangen
F) ☐ EKG-Elektrode (ohne Rasur)

5. Welche Aussagekombination zur Desinfektion und zur Sterilisation ist richtig?

1 Scheren müssen bei der chemischen Desinfektion geöffnet werden.
2 Die Sterilisation im Autoklav erfolgt bei 121 °C oder 134 °C.
3 Der Helixtest ist ein Dampfdurchdringungstest.
4 Unkritische Medizinprodukte haben nur Kontakt mit intakter Haut.
5 Bei allen Desinfektionsmaßnahmen muss die Einwirkzeit nach den Herstellerangaben erfolgen.

A) ☐ Alle Aussagen sind richtig.
B) ☐ Nur die Aussagen 1, 2, 4 und 5 sind richtig.
C) ☐ Nur die Aussagen 2 und 3 sind richtig.
D) ☐ Nur die Aussagen 3 und 4 sind richtig.
E) ☐ Nur die Aussagen 4 und 5 sind richtig.

6. Ordnen Sie zu.

A Sterilisation	1 Abtötung aller pathogenen Mikroorganismen
B Antisepsis	2 Infektionsverhütung durch Keimarmut (Desinfektion)
C Desinfektion	3 Infektionsverhütung durch Keimfreiheit (Sterilität)
D Asepsis	4 Abtötung aller Mikroorganismen einschließlich ihrer Dauerformen

A) ☐ A2, B1, C3, D4
B) ☐ A1, B2, C3, D4
C) ☐ A3, B2, C1, D4
D) ☐ A4, B3, C2, D1
E) ☐ A4, B2, C1, D3

7. Welche beiden Aussagen sind richtig?

A) ☐ Mit einem Helixtest kann Helicobacter pylori nachgewiesen werden.
B) ☐ Unter Hygiene versteht man alle Maßnahmen zur Gesunderhaltung und Infektionsvorbeugung.
C) ☐ Instrumente, die mit wenig Blut kontaminiert sind, werden in der Risikoeinstufung als semikritisch bewertet.
D) ☐ Eine chirurgische Händedesinfektion sollte vor einem und am Ende eines Arbeitstages erfolgen.
E) ☐ Bei der chemischen Instrumentendesinfektion müssen keine Handschuhe getragen werden.
F) ☐ Thermostabilität bedeutet Hitzebeständigkeit.

---

1. C 2. B, D 3. A, D
4. A2, B3, C1, D2, E3, F1 5. A 6. E
7. B, F

8. Welche Aussagekombination zur Desinfektion ist richtig?

1 Desinfektionsmittel mit dem Wirkspektrum viruzid und fungizid inaktivieren Viren und Pilze.
2 Bei der chemischen Instrumentendesinfektion müssen Scheren geöffnet werden.
3 2 Liter einer 1,5-prozentigen Desinfektionslösung enthalten 30 mL Desinfektionsmittelkonzentrat.
4 Die Standzeit einer Desinfektionslösung ist begrenzt.
5 Eine physikalische Desinfektion kann mit Gammastrahlen erfolgen.

A) ☐ Alle Aussagen sind richtig.
B) ☐ Nur die Aussagen 1, 2, 4 und 5 sind richtig.
C) ☐ Nur die Aussagen 2 und 3 sind richtig.
D) ☐ Nur die Aussagen 3 und 4 sind richtig.
E) ☐ Nur die Aussagen 4 und 5 sind richtig.

9. Stellen Sie die richtige Reihenfolge der Arbeitsphasen eines Dampfsterilisators her.

A) ☐ Steigzeit
B) ☐ Belüftungszeit
C) ☐ Trocknungszeit
D) ☐ Sterilisationszeit
E) ☐ Entlüftungszeit

10. Welche beiden Aussagen sind falsch?

A) ☐ Die Dampfsterilisation erfolgt bei 180 °C.
B) ☐ Eine Desinfektion bewirkt eine Keimreduktion um bis zu 99,999%.
C) ☐ Verpacktes Sterilgut kann bei geschützter Lagerung in einem Zeitraum von 6 Monaten verwendet werden.
D) ☐ Das Reinigungs- und Desinfektionsgerät (RDG) arbeitet mit 93 °C heißem Wasser.
E) ☐ Die Desinfektion mit Chlor ist ein physikalisches Desinfektionsverfahren.
F) ☐ Unkritische Medizinprodukte haben nur Kontakt mit intakter Haut.

11. Welche beiden Aussagen sind richtig?

A) ☐ Der Hygieneplan wird vom Gesundheitsamt erstellt.
B) ☐ Der Hygieneplan muss für das gesamte Personal zugänglich sein.
C) ☐ Der Hygieneplan beschreibt für alle Mitarbeiterinnen der Praxis die Maßnahmen der persönlichen Hygiene.
D) ☐ In jeder Arztpraxis muss ein den Erfordernissen angepasster Hygieneplan vorhanden sein.
E) ☐ Das Robert Koch-Institut überwacht regelmäßig die Einhaltung der Hygienepläne.
F) ☐ Der Hygieneplan gilt nicht für Auszubildende.

12. Welche Aussagekombination zu den Sterilisationsverfahren ist richtig?

1 Die Sterilisation im Dampfsterilisator erfolgt bei zweifachem Luftdruck und 134 °C.
2 Die Sterilfiltration geht mit der Vernichtung des Sterilisierguts einher.
3 Bei der Dampfsterilisation zerstören Gase die Mikroorganismen und Sporen.
4 Im Autoklav erfolgt die Sterilisation mit gesättigtem und gespanntem Wasserdampf.
5 Einmalspritzen können vom Hersteller mit Ethylenoxid sterilisiert werden.

A) ☐ Alle Aussagen sind richtig.
B) ☐ Nur die Aussagen 1, 2, 4 und 5 sind richtig.
C) ☐ Nur die Aussagen 2 und 3 sind richtig.
D) ☐ Nur die Aussagen 3 und 4 sind richtig.
E) ☐ Nur die Aussagen 4 und 5 sind richtig.

13. Welche Aussagekombination zur Dampfsterilisation ist richtig?

1 Während der Belüftungszeit entweicht die Luft aus dem Autoklav und es entsteht ein Vakuum.
2 Die Dampfsterilisation erfolgt mit doppeltem oder dreifachem Luftdruck.
3 In einem Autoklav können auch Textilien sterilisiert werden.
4 Die Sterilisierzeit beträgt bei 121 °C 20 Minuten und bei 134 °C 10 Minuten.
5 Instrumente mit Hohlräumen können im Autoklav nicht sterilisiert werden.

A) ☐ Alle Aussagen sind richtig.
B) ☐ Nur die Aussagen 1, 2, 4 und 5 sind richtig.
C) ☐ Nur die Aussagen 2 und 3 sind richtig.
D) ☐ Nur die Aussagen 3 und 4 sind richtig.
E) ☐ Nur die Aussagen 4 und 5 sind richtig.

14. Welche Zuordnungen sind falsch?

A) ☐ bakteriostatisch → Bakterien abtötend
B) ☐ Prozessindikator → Test zur Überprüfung von Arbeitsabläufen im Autoklav
C) ☐ Standzeit → Zeitspanne, während der eine Desinfektionslösung wirksam ist
D) ☐ thermolabil → hitzebeständig
E) ☐ Wirkspektrum → Mikroorganismen, gegen die ein Desinfektionsmittel wirkt
F) ☐ Autoklav → Dampfsterilisator

8. A 9. A2, B5, C4, D3, E1 10. A, E
11. B, D 12. E 13. C
14. A, D

15. Welche Aussage zur Überprüfung der Sterilisation ist falsch? ✗✎

A) ☐ Der Bowie-Dick-Test ist ein Dampfdurchdringungstest.
B) ☐ Mit einem Bioindikator (Bakteriensporen) kann die Wirksamkeit der Sterilisation überprüft werden.
C) ☐ Das Indikatorklebeband der Folienschlauchverpackung zeigt an, ob der verpackte Inhalt steril ist.
D) ☐ Der Helixtest ist ein Dampfdurchdringungstest aus Spiralschlauch und Farbtest.
E) ☐ Mit einem Prozessindikator werden Arbeitsabläufe im Autoklav überprüft.

16. Welche Aussage zum Ansetzen von 2 Litern einer 3,5-prozentigen Desinfektionslösung ist richtig? ✗✎

A) ☐ Man benötigt 35 mL Desinfektionsmittelkonzentrat und 2 000 mL Wasser.
B) ☐ Es werden 70 mL Desinfektionsmittelkonzentrat mit 1 965 mL Wasser vermischt.
C) ☐ Die Desinfektionslösung besteht aus 70 mL Desinfektionsmittelkonzentrat und 1,930 L Wasser.
D) ☐ Man benötigt 35 mL Desinfektionsmittelkonzentrat und 1,965 L Wasser.
E) ☐ Es werden 70 mL Desinfektionsmittelkonzentrat mit 2 L Wasser vermischt.

17. Welche Aussage zur chemischen Instrumentendesinfektion ist richtig? ✗✎

A) ☐ Das Einlegeverfahren erfolgt mit dem Reinigungs- und Desinfektionsgerät (RDG).
B) ☐ Nach der Pflege erfolgt die Desinfektion.
C) ☐ Beim Umgang mit spitzen Instrumenten schützen Latexhandschuhe vor Verletzungen.
D) ☐ Instrumente können aus der Desinfektionslösung herausragen, wenn diese danach sterilisiert werden.
E) ☐ Aufgrund der Spritzgefahr ist eine Schutzbrille zu tragen.

18. Welche Aussage zum Infektionsschutz ist richtig? ✗✎

A) ☐ Der Behandler wird durch sterile Handschuhe besser vor Infektionen geschützt.
B) ☐ Bei Arbeiten mit Kontaminationsgefahr sind dickwandige Schutzhandschuhe zu tragen.
C) ☐ Unsterile Schutzhandschuhe dienen vor allem dem Schutz des Anwenders.
D) ☐ Bereichskleidung muss im Arbeitsbereich der Anmeldung getragen werden.
E) ☐ Bereichskleidung wird wöchentlich gewechselt.

19. Welche beiden Aussagen zur Abfallentsorgung sind richtig? ✗✗✎

A) ☐ Scharfe und spitze Gegenstände gehören zur Abfallkategorie 180104.
B) ☐ Zytostatika werden als Sondermüll durch Fachunternehmen entsorgt.
C) ☐ Abfälle mit meldepflichtigen Erregern werden vor der Entsorgung mit dem Restmüll desinfiziert.
D) ☐ Organabfälle werden in durchsichtigen Spezialbehältern gesammelt.
E) ☐ Chemikalien gehören zur Abfallkategorie 180108.
F) ☐ Kanülen werden in durchstichsicheren Behältern mit Abstreifvorrichtung gesammelt.

20. Ordnen Sie zu. ✗✎

A Charge	1 Materialien und Instrumente, die sterilisiert werden sollen
B Indikator	2 Überprüfung der Wirksamkeit und Gültigkeit eines Verfahrens
C Validierung	3 Anzeiger, z. B. für erfolgreichen Arbeitsgang
D Sterilgut	4 Beladung, z. B. des Autoklavs

A) ☐ A2, B1, C3, D4
B) ☐ A1, B2, C3, D4
C) ☐ A3, B2, C1, D4
D) ☐ A4, B3, C2, D1
E) ☐ A4, B2, C1, D3

21. Welche Aussagekombination zum Reinigungs- und Desinfektionsgerät (RDG) ist richtig? ✗✎

1 Das RDG ist für thermolabile Materialien und Instrumente ungeeignet.
2 Das RDG ist zur Desinfektion von Hohlinstrumenten ungeeignet.
3 Medizinprodukte aus Kunststoff können nicht im RDG desinfiziert werden.
4 Im RDG erfolgt die Desinfektion chemisch und thermisch.
5 Beim RDG erfolgt die Reinigung und die Desinfektion von Medizinprodukten in einem Arbeitsablauf.

A) ☐ Alle Aussagen sind richtig.
B) ☐ Nur die Aussagen 1, 2, 4 und 5 sind richtig.
C) ☐ Nur die Aussagen 2 und 3 sind richtig.
D) ☐ Nur die Aussagen 3 und 4 sind richtig.
E) ☐ Nur die Aussagen 4 und 5 sind richtig.

---

15. C 16. C 17. E
18. C 19. B, F 20. D
21. E

22. Welche Aussagekombination zur Sterilisation ist richtig?

1 Kritische Medizinprodukte müssen sterilisiert oder entsorgt werden.
2 Vor der Benutzung von chirurgischen Instrumenten erfolgt die Freigabe der sterilisierten Charge.
3 Die fünf Arbeitsphasen des Autoklavs bilden zusammen die Chargenzeit.
4 Bei Typ-B-Autoklaven wird während der Entlüftungszeit mehrmals ein Vakuum erzeugt.
5 Während der Abtötungszeit ist die gewünschte Temperatur überall im Sterilisiergut erreicht.

A) ☐ Alle Aussagen sind richtig.
B) ☐ Nur die Aussagen 1, 2, 4 und 5 sind richtig.
C) ☐ Nur die Aussagen 2 und 3 sind richtig.
D) ☐ Nur die Aussagen 3 und 4 sind richtig.
E) ☐ Nur die Aussagen 4 und 5 sind richtig.

23. Stellen Sie die richtige Reihenfolge bei der chirurgischen Händedesinfektion her.

A) ☐ Hände trocknen lassen
B) ☐ Desinfektionsmittel auf Hände und Unterarme auftragen und verreiben
C) ☐ Hände abtrocknen
D) ☐ Hände waschen
E) ☐ Desinfektionsmittel nur auf die Hände auftragen und verreiben

24. Welche Zuordnung ist richtig?

A) ☐ Sepsis → Infektionsverhütung durch Keimfreiheit
B) ☐ Antisepsis → Infektionsverhütung durch Keimarmut
C) ☐ Sterilisation → Abtötung aller apathogenen Mikroorganismen
D) ☐ Desinfektion → Abtötung aller pathogenen Mikroorganismen
E) ☐ Asepsis → Infektionsverhütung durch Keimarmut

25. Welche beiden Aussagen zur Sterilisation sind falsch?

A) ☐ Vakuumtests dienen der Maschinenkontrolle.
B) ☐ Die Validierung eines Autoklavs wird jährlich wiederholt.
C) ☐ Mit Bioindikatoren wird arbeitstäglich die Charge kontrolliert.
D) ☐ Die Validierung des Autoklavs erfolgt arbeitstäglich durch ausgelernte Praxismitarbeiterinnen.
E) ☐ Thermolabile Einmalmaterialien können durch Bestrahlung mit Gammastrahlen sterilisiert werden.
F) ☐ Die Entlüftungszeit ist die erste Arbeitsphase der Dampfsterilisation.

26. Welche Aussage zum Sterilisiergut ist richtig?

A) ☐ Vor dem Autoklavieren kann eine Desinfektion des Sterilisierguts entfallen.
B) ☐ Vor der Freigabe muss auch die Verpackung des Sterilisiergutes überprüft werden.
C) ☐ Als Sterilisiergut bezeichnet man Medizinprodukte, die gut sterilisiert werden können.
D) ☐ Verpacktes Sterilisiergut kann bis zu einem Jahr gelagert werden.
E) ☐ Das Sterilisiergut kann zur Sterilisation in dampfundurchlässige Folienschläuche eingeschweißt werden.

27. Welche beiden Aussagen zur Händedesinfektion sind richtig?

A) ☐ Das Händedesinfektionsmittel wird auf die trockenen Hände gegeben und verrieben.
B) ☐ Nach der Desinfektion erfolgt die gründliche Reinigung der Hände mit Wasser und Seife.
C) ☐ Eine Handpflege ist nur bei rissiger Haut wirksam.
D) ☐ Bei der chirurgischen Händedesinfektion werden zusätzlich die Ellenbogen und Oberarme desinfiziert.
E) ☐ Bei intensiver Kontamination der Hände ist die chirurgische Händedesinfektion wirksamer.
F) ☐ Die Entnahme des Desinfektionsmittels erfolgt aus einem Wandspender mit Ellenbogenbetätigung.

28. Welche Aussagekombination zur Aufbereitung von Medizinprodukten ist richtig?

1 Die maximale Standzeit einer Desinfektionslösung ist auf dem Hygieneplan angegeben.
2 Während der Steigzeit erhöht sich der Druck innerhalb des Autoklavs um den zweifachen oder dreifachen Luftdruck.
3 Die Pflege von Medizinprodukten erfolgt nach der Sterilisation.
4 Thermolabile Materialien können z. B. mit Ethylenoxid sterilisiert werden.
5 Unkritische Medizinprodukte werden arbeitstäglich gereinigt und ggf. desinfiziert.

A) ☐ Alle Aussagen sind richtig.
B) ☐ Nur die Aussagen 1, 2, 4 und 5 sind richtig.
C) ☐ Nur die Aussagen 2 und 3 sind richtig.
D) ☐ Nur die Aussagen 3 und 4 sind richtig.
E) ☐ Nur die Aussagen 4 und 5 sind richtig.

22. A 23. A5, B3, C2, D1, E4 24. B
25. C, D 26. B 27. A, F
28. B

29. Welche Aussagenkombination zur Risikoeinstufung von Medizinprodukten trifft zu?

1 Medizinprodukte der Risikoeinstufung „semikritisch A" haben bei ihrer Verwendung Kontakt mit Blut.
2 Zu den unkritischen Medizinprodukten gehört das Blutdruckmessgerät.
3 Die Einstufung „B" bedeutet, dass besonders hohe Anforderungen an die Aufbereitung bestehen.
4 Unkritische Medizinprodukte können unverpackt sterilisiert werden.
5 Zu den Medizinprodukten der Risikoeinstufung „kritisch A" gehören der Wundhaken und das Skalpell.

A) ☐ Alle Aussagen sind richtig.
B) ☐ Nur die Aussagen 1, 2 und 5 sind richtig.
C) ☐ Nur die Aussagen 1, 3 und 4 sind richtig.
D) ☐ Nur die Aussagen 2, 3 und 5 sind richtig.
E) ☐ Nur die Aussagen 2, 4 und 5 sind richtig.

30. Welche Aussagenkombination zum Hygieneplan ist richtig?

1 Der Hygieneplan umfasst alle Maßnahmen zur Reinigung, Desinfektion und Sterilisation.
2 Der Hygieneplan ist für alle Mitarbeiter der Praxis eine verbindliche Dienstanweisung.
3 Der Hygieneplan gilt nicht für das Reinigungspersonal.
4 Der Hygieneplan wird nach den besonderen Gegebenheiten der Praxis erstellt.
5 Die Bundesärztekammer stellt den Praxen einen einheitlichen Hygieneplan zur Verfügung.

A) ☐ Alle Aussagen sind richtig.
B) ☐ Nur die Aussagen 1, 2 und 3 sind richtig.
C) ☐ Nur die Aussagen 1, 2 und 4 sind richtig.
D) ☐ Nur die Aussagen 1 und 4 sind richtig.
E) ☐ Nur die Aussagen 2, 4 und 5 sind richtig.

31. Welche Zuordnung für die Dosierung von 2,5 Liter einer 1,5-prozentigen Desinfektionslösung ist richtig?

A) ☐ 150 mL Desinfektionsmittelkonzentrat – 2350 mL Leitungswasser
B) ☐ 45 mL Desinfektionsmittelkonzentrat – 2,5 L Leitungswasser
C) ☐ 1,5 L Desinfektionsmittelkonzentrat – 1000 mL Leitungswasser
D) ☐ 37,5 mL Desinfektionsmittelkonzentrat – 2462,5 mL Leitungswasser
E) ☐ 7,5 mL Desinfektionsmittelkonzentrat – 2492,5 mL Leitungswasser

32. Welche Aussage zur Aufbereitung von kontaminierten Instrumenten ist richtig?

A) ☐ Unkritische Medizinprodukte müssen nach Gebrauch mit einem Reinigungs- und Desinfektionsgerät (RDG) aufbereitet werden.
B) ☐ Instrumente, die während einer Behandlung Kontakt zu krankhaft veränderter Haut hatten, müssen vor der Desinfektion verpackt werden.
C) ☐ Die Reinigung und Desinfektion von kontaminierten Medizinprodukten mit der Risikoeinstufung „kritisch B" muss durch ein Reinigungs- und Desinfektionsgerät (RDG) erfolgen.
D) ☐ Instrumente, die während einer Behandlung Kontakt mit intakter Haut hatten, müssen sterilisiert werden.
E) ☐ Kontaminierte Instrumente mit der Risikoeinstufung „semikritisch A" oder „semikritisch B" müssen arbeitstäglich gereinigt werden.

33. Welche Aussagenkombination zum Sterilgut ist richtig?

1 Verpacktes Sterilgut, das offen gelagert wird, ist sechs Wochen haltbar.
2 Sterilgut muss trocken und staubfrei gelagert werden.
3 Bei Feuchtigkeit in der Verpackung werden die sterilen Instrumente vor der Verwendung mit einem Einmaltuch getrocknet.
4 Sterilisierte Instrumente, bei denen die Verpackung beschädigt ist, müssen erneut sterilisiert werden.
5 Ist die Lagerungszeit überschritten, wird das Sterilgut zum Sterilisiergut.

A) ☐ Alle Aussagen sind richtig.
B) ☐ Nur die Aussagen 1, 2 und 3 sind richtig.
C) ☐ Nur die Aussagen 1, 2 und 4 sind richtig.
D) ☐ Nur die Aussagen 2, 3 und 5 sind richtig.
E) ☐ Nur die Aussagen 2, 4 und 5 sind richtig.

34. Welche beiden Aussagen zum Dampfsterilisator sind richtig?

A) ☐ Die Sterilisation erfolgt im Dampfsterilisator mit 100 °C heißem Wasserdampf.
B) ☐ Der Dampfsterilisator wird auch als Autoklav bezeichnet.
C) ☐ Der Dampfsterilisator ist für thermolabile Materialien geeignet.
D) ☐ Während der Sterilisationszeit herrscht im Dampfsterilisator ein Vakuum.
E) ☐ Die Abtötung aller Mikroorganismen erfolgt im Dampfsterilisator mit heißer Luft.
F) ☐ Bei einem dreifachen Luftdruck (3 bar) beträgt in einem Dampfsterilisator die Temperatur des Wasserdampfes 134 °C.

29. D 30. C 31. D
32. C 33. E 34. B, F

4 Bewegungsapparat

Wie lauten die lateinischen Fachbegriffe für die deutschen Lage- und Richtungsbezeichnungen auf der folgenden Abbildung?

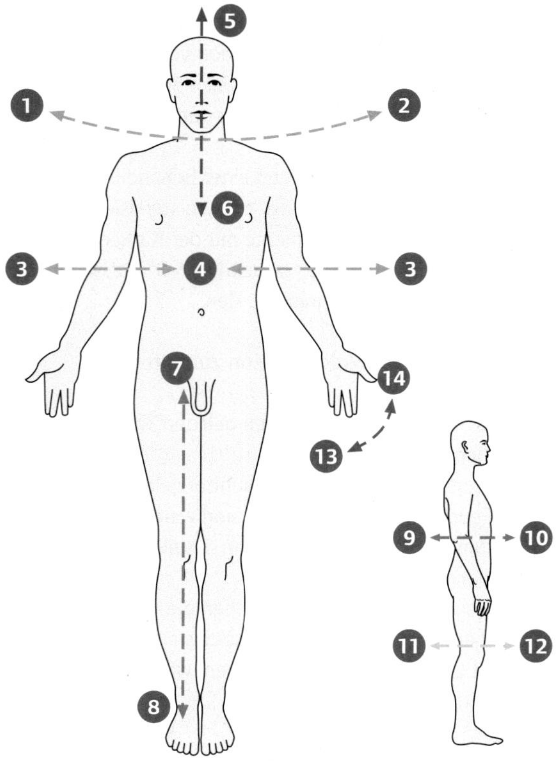

	Deutsch	Fachbegriff
1	rechts	dexter
2	links	sinister
3	seitwärts	lateral
4	zur Mitte hin	medial
5	kopfwärts	kranial
6	steißwärts	kaudal
7	zur Körpermitte hin	proximal
8	von der Körpermitte weg	distal
9	zum Rücken hin	dorsal
10	bauchwärts	ventral
11	hinten	posterior
12	vorne	anterior
13	zur Elle hin	ulnar
14	zur Speiche hin	radial

Beschreiben Sie mithilfe der folgenden Abbildung Aufbau und Funktion der Teile eines Gelenks.

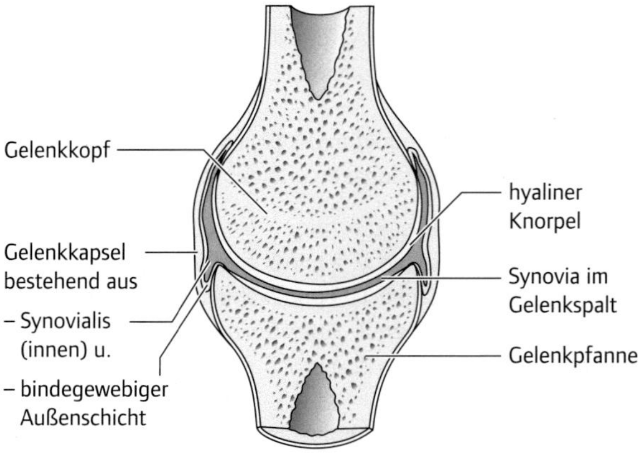

Der Gelenkkopf und die Gelenkpfanne …
- gehören zu den Knochen, die an einem Gelenk beteiligt sind,
- sind nicht immer wie Kopf und Pfanne geformt, sondern können verschiedene Gelenkarten bilden,
- sind mit hyalinem Knorpel überzogen.

Der hyaline Knorpel …
- sieht glasartig aus,
- hat eine sehr glatte und gleitfähige Oberfläche, federt Stöße ab und schützt den Knochen vor Abnutzung,
- wird von der Synovia im Gelenkspalt ernährt.

Die Synovia …
- wird auch als Gelenkschmiere bezeichnet und ermöglicht dadurch den Gelenkflächen ein fast reibungsloses Gleiten,
- versorgt den hyalinen Knorpel auf Gelenkkopf und Gelenkpfanne mit Nährstoffen,
- wird von der Synovialis gebildet.

Die Synovialis …
- bildet die innere Schicht der Gelenkkapsel,
- gibt die Synovia in den Gelenkspalt ab,
- regeneriert (erneuert) die Synovia und hält sie frisch.

Die Gelenkkapsel …
- hat auch eine äußere Schicht aus straffem Bindegewebe,
- umschließt und schützt das Gelenk,
- macht zusammen mit dem darüberliegenden Bandapparat das Gelenk stabil.

Welche Knochen entsprechen den Zahlen auf der nachfolgenden Abbildung? Geben Sie die deutschen Bezeichnungen und, wo immer möglich, auch die lateinischen Fachbegriffe an.

	Deutsch	Fachbegriff
1	Schädel	Cranium
2	Augenhöhle	Orbita
3	Oberkiefer	Maxilla
4	Unterkiefer	Mandibula
5	Halswirbelsäule (HWS)	
6	Brustbein	Sternum
7	Rippen	Costae, Einzahl: Costa
8	Brustwirbelsäule (BWS)	
9	Hüftbein	Os coxae
10	Darmbein	Os ilium
11	Kreuzbein	Os sacrum
12	Handwurzelknochen	
13	Mittelhandknochen	
14	Fingerendglieder	
15	Fußwurzelknochen	
16	Mittelfußknochen	
17	Zehenendglieder	
18	Schlüsselbein	Clavicula
19	Schulterblatt	Scapula
20	Oberarmknochen	Humerus
21	Wirbelsäule	Columna vertebralis
22	Lendenwirbelsäule (LWS)	
23	Speiche	Radius
24	Elle	Ulna
25	Steißbein	Os coccygis
26	Sitzbein	Os ischii
27	Schambein	Os pubis
28	Oberschenkelknochen	Femur
29	Kniescheibe	Patella
30	Wadenbein	Fibula
31	Schienbein	Tibia

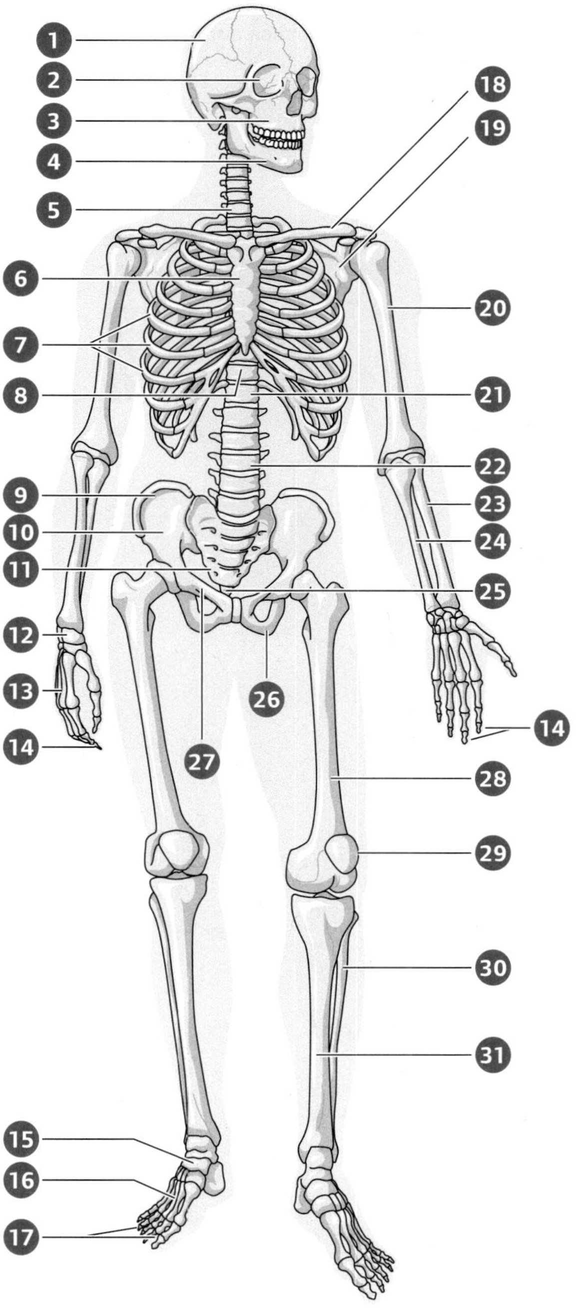

1. Nennen Sie die deutschen und lateinischen Bezeichnungen der Schädelknochen auf den folgenden zwei Abbildungen.

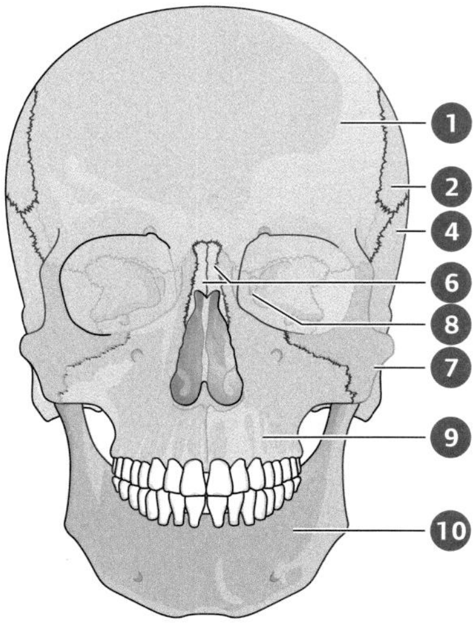

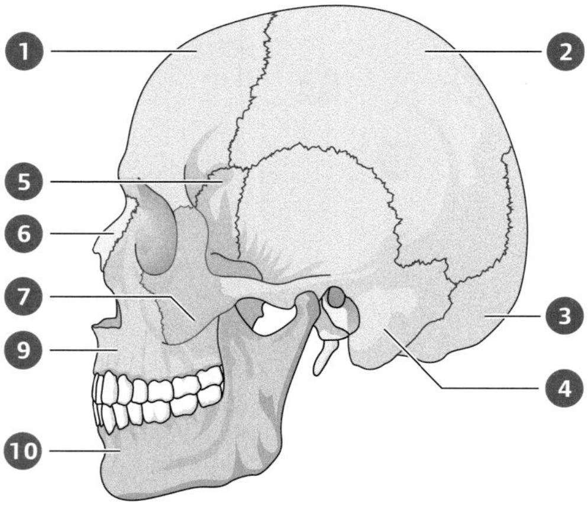

1) ______________________

2) ______________________

3) ______________________

4) ______________________

5) ______________________

6) ______________________

7) ______________________

8) ______________________

9) ______________________

10) ______________________

2. Welche fünf Abschnitte hat die Wirbelsäule und wie viele Wirbel befinden sich jeweils in ihnen?

1) ______________________

2) ______________________

3) ______________________

4) ______________________

5) ______________________

3. Beschreiben Sie die geschwungene Form der Wirbelsäule. Nennen Sie die zwei Aufgaben, die diese Form erfüllt.

____

____

____

____

____

____

____

1. 1) Stirnbein (Os frontale), 2) Scheitelbein (Os parietale), 3) Hinterhauptbein (Os occipitale), 4) Schläfenbein (Os temporale), 5) Keilbein (Os sphenoidale), 6) Nasenbein (Os nasale), 7) Jochbein (Os zygomaticum), 8) Siebbein (Os ethmoidale), 9) Oberkiefer (Maxilla), 10) Unterkiefer (Mandibula)
2. 1) Halswirbelsäule (HWS): sieben Wirbel
   2) Brustwirbelsäule (BWS): zwölf Wirbel
   3) Lendenwirbelsäule (LWS): fünf Wirbel
   4) Kreuzbein: mehrere miteinander verwachsene Wirbel
   5) Steißbein: mehrere zusammengewachsene Wirbel
3. Geschwungene Doppel-S-Form: Diese entsteht durch Biegung der Wirbelsäule im Bereich der HWS und der LWS nach vorne (physiologische HWS-Lordose bzw. LWS-Lordose), im Bereich der BWS und des Kreuzbeins ist sie nach hinten gebogen (physiologische BWS-Kyphose bzw. Sakralkyphose). Aufgaben: Abfangen von Stößen und Erhöhung der Wirbelsäulenbelastbarkeit

4. Wo befinden sich die Bandscheiben, wie sind sie aufgebaut und welche Aufgaben haben sie?

____

____

____

5. Abgebildet ist ein Brustwirbel von oben und von der Seite. Für welche anatomischen Strukturen stehen die Zahlen?

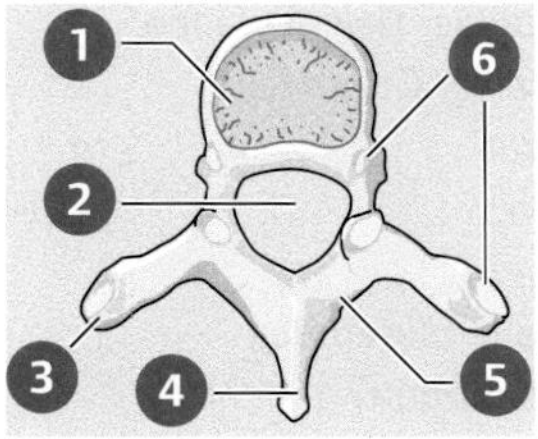

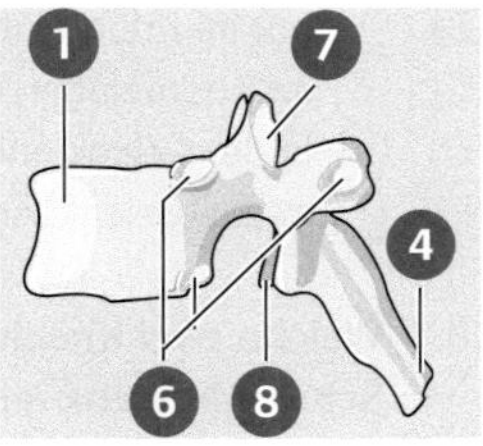

1) ______________________________

2) ______________________________

3) ______________________________

4) ______________________________

5) ______________________________

6) ______________________________

7) ______________________________

8) ______________________________

6. Nennen Sie die richtigen deutschen Bezeichnungen für die Teile des Beckengürtels und der Hüfte, wenn möglich auch die lateinischen Namen.

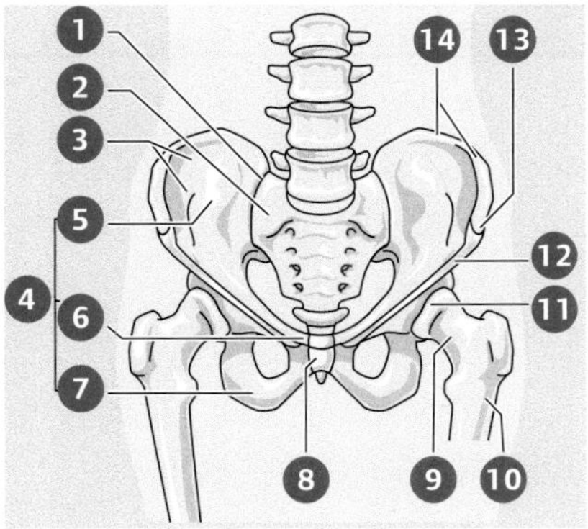

1) ______________________________

2) ______________________________

3) ______________________________

4) ______________________________

5) ______________________________

6) ______________________________

7) ______________________________

8) ______________________________

9) ______________________________

10) ______________________________

11) ______________________________

12) ______________________________

13) ______________________________

14) ______________________________

4. Lage: jeweils zwischen zwei Wirbelkörpern (Ausnahme: 1. und 2. Halswirbelkörper); Aufbau: harter Fasermantel umgibt elastischen, wasserreichen Gallertkern; Aufgaben: federn Stöße ab und ermöglichen Bewegungen der Wirbelsäule
5. 1) Wirbelkörper, 2) Wirbelloch, 3) Querfortsatz, 4) Dornfortsatz, 5) Wirbelbogen, 6) Gelenkflächen für die Rippen, 7) oberer Gelenkfortsatz, 8) unterer Gelenkfortsatz
6. 1) Iliosakralgelenk, 2) Kreuzbein, 3) Darmbeinschaufel, 4) Hüftbein (Os coxae), 5) Darmbein (Os ilium), 6) Schambein (Os pubis), 7) Sitzbein (Os ischii), 8) Schambeinfuge (Symphyse), 9) Oberschenkelhals, 10) Oberschenkelknochen (Femur), 11) Hüftgelenk, 12) Leistenband, 13) vorderer oberer Darmbeinstachel, 14) Beckenkamm

1. Welche Aussage ist richtig? Das Hüftgelenk und das Schultergelenk sind ...

A) ☐ Sattelgelenke.
B) ☐ Radgelenke.
C) ☐ Eigelenke.
D) ☐ Kugelgelenke.
E) ☐ Scharniergelenke.

2. Welche beiden Aussagen zum Kniegelenk treffen zu?

A) ☐ Der vierköpfige Oberschenkelmuskel kann über das Kniegelenk zu einer Beugung des Unterschenkels führen.
B) ☐ Es hat vier Kreuzbänder.
C) ☐ Es hat Innenbänder, aber keine Außenbänder.
D) ☐ Je ein Innen- und ein Außenmeniskus dämpfen Stöße ab.
E) ☐ Distaler Femur, proximale Tibia und die Rückseite der Patella sind am Kniegelenk beteiligt.
F) ☐ Es ist nach allen Seiten gleich gut beweglich.

3. Welche Aussage zu den Lage- und Richtungsbezeichnungen ist richtig?

A) ☐ Adduktion bedeutet Abspreizen.
B) ☐ Pronation ist gegeben, wenn die Handfläche vom eigenen Gesicht weggedreht wird.
C) ☐ Supination ist gegeben, wenn die Fußsohle nach außen gedreht wird.
D) ☐ Die Sagittalebene entspricht der Transversalebene.
E) ☐ Die Frontalebene geht waagerecht durch den Körper.

4. Welche beiden Aussagen zum Röhrenknochen sind richtig?

A) ☐ Die Spongiosa füllt die Gelenkenden aus.
B) ☐ Die Knochenenden werden auch Diaphysen genannt.
C) ☐ In der Markhöhle befindet sich das Rückenmark.
D) ☐ Der Knochenschaft wird auch Epiphyse genannt.
E) ☐ Röhrenknochen haben bei Kindern spaltartige Wachstumszonen.
F) ☐ Osteoklasten bauen Knochen auf, Osteoblasten bauen Knochen ab.

5. Welche Aussage zu den Synarthrosen ist richtig?

A) ☐ Synarthrosen sind immer behandlungsbedürftig.
B) ☐ Knöcherne Synarthrosen sind z. B. die Bandscheiben, die die Wirbelkörper miteinander verbinden.
C) ☐ Knorpelige Synarthrosen sind z. B. die kindlichen Schädelnähte.
D) ☐ Bindegewebige Synarthrosen bilden z. B. die miteinander verwachsenen Kreuzbeinwirbel.
E) ☐ Synarthrosen sind Knochenverbindungen ohne Gelenkspalt.

6. Ordnen Sie den Gelenkarten die dazu passende Anzahl der Bewegungsachsen zu: eine 1 für eine Bewegungsachse, eine 2 für zwei Bewegungsachsen und eine 3 für drei Bewegungsachsen.

A) ☐ Scharniergelenk
B) ☐ Kugelgelenk
C) ☐ Eigelenk
D) ☐ Radgelenk
E) ☐ Sattelgelenk

7. Wo wird die Synovia gebildet?

A) ☐ nur im Knorpelüberzug des Gelenkkopfes
B) ☐ nur im Knorpelüberzug der Gelenkpfanne
C) ☐ im Knorpelüberzug beider Gelenkteile
D) ☐ in der Gelenkinnenhaut
E) ☐ in den Gelenkbändern

8. Welche zwei Knochenteile bilden das Scharniergelenk im Ellenbogen?

A) ☐ proximaler Humerus und distaler Radius
B) ☐ distale Ulna und lateraler Radius
C) ☐ proximale Ulna und distaler Humerus
D) ☐ distale Ulna und proximaler Radius
E) ☐ distale Ulna und distaler Humerus

9. Wie nennt man die Wachstumszone bei wachsenden Knochen von Kindern und Jugendlichen?

A) ☐ Metaphyse
B) ☐ Periost
C) ☐ Spongiosa
D) ☐ Kompakta
E) ☐ Epiphysenfuge

10. Welches Begriffspaar zur ärztlichen Untersuchung passt zusammen?

A) ☐ Anschauen → Palpation
B) ☐ Anamnese → Tastuntersuchung
C) ☐ Perkussion → Erhebung der Krankengeschichte
D) ☐ Inspektion → Anschauen
E) ☐ Auskultation → Reflexe prüfen

---

1. D	2. D, E	3. B
4. A, E	5. E	6. A1, B3, C2, D1, E2
7. D	8. C	9. E
10. D		

11. Welche Aussage ist richtig? Aktin und Myosin bilden ... ✗✎

A) ☐ die Sehnen.
B) ☐ die Myofibrillen.
C) ☐ die Muskelfasern.
D) ☐ den Knorpel.
E) ☐ den Knochen.

12. Welche beiden Aussagen treffen zu? ✗✗✎

A) ☐ Knochen wird beim Gesunden lebenslang auf- und abgebaut.
B) ☐ Die Knochenmasse eines Menschen bleibt bis zum 60. Lebensjahr immer gleich.
C) ☐ Etwa bis zum 25. Lebensjahr nimmt die Knochenmasse beim Gesunden zu.
D) ☐ Der wichtigste Mineralstoff für den Knochenaufbau ist Natrium.
E) ☐ Das wichtigste Vitamin für den Knochenaufbau ist Vitamin K.
F) ☐ Das Skelettgewicht entspricht beim Erwachsenen etwa 30% des Körpergewichts.

13. Welche Aussage ist nicht richtig? ✗✎

A) ☐ Die Stirnhöhle ist eine Nasennebenhöhle.
B) ☐ Die Kieferhöhle gehört zu den Nasennebenhöhlen.
C) ☐ Die Siebbeinzellen und die Keilbeinhöhle zählen zu den Nasennebenhöhlen.
D) ☐ Einige Nasennebenhöhlen verkleinern sich bei Kindern mit steigendem Lebensalter.
E) ☐ Der Klang der Stimme wird durch die Nasennebenhöhlen beeinflusst.

14. Wie viele Knochen hat ein gesunder Erwachsener? ✗✎

A) ☐ etwa 60
B) ☐ etwa 130
C) ☐ etwa 210
D) ☐ etwa 520
E) ☐ etwa 1 060

15. Welche beiden Aussagen zu den Rippen sind richtig? ✗✗✎

A) ☐ Die Rippen gehören zum knöchernen Thorax.
B) ☐ Der Fachausdruck für eine Rippe ist Corda.
C) ☐ Je drei Rippen auf jeder Seite haben keinen Kontakt zum Brustbein.
D) ☐ Der Raum zwischen zwei Rippen wird in Arztbriefen mit ICC abgekürzt.
E) ☐ Ein Mensch hat insgesamt 24 Rippen.
F) ☐ Die Rippen schützen Herz, Lunge und Schilddrüse.

16. Welche beiden Aussagen treffen zu? ✗✗✎

A) ☐ Bei der Halswirbelsäule wird der oberste Wirbel Axis genannt.
B) ☐ Das Fachwort für den zweitobersten Wirbel der Halswirbelsäule ist Atlas.
C) ☐ Zwischen den obersten zwei Wirbelkörpern befindet sich keine Bandscheibe.
D) ☐ Die Halswirbelsäule hat insgesamt acht Wirbel.
E) ☐ Die Querfortsätze der Halswirbel haben die gleiche Form wie die Querfortsätze der Brust- und Lendenwirbel.
F) ☐ Ein Knochenzahn (Dens), der vom zweitobersten Halswirbel ins Wirbelloch des obersten Halswirbels zieht, erleichtert Drehungen des Kopfes.

17. Welche Aussage zur BWS ist nicht richtig? ✗✎

A) ☐ Sie hat zwölf Brustwirbel.
B) ☐ Sie macht normalerweise einen Bogen nach vorne.
C) ☐ Ihre Wirbel besitzen Gelenkflächen für die Rippen.
D) ☐ Durch ihre Wirbellöcher zieht das Rückenmark.
E) ☐ Durch ihre Zwischenwirbellöcher treten die Spinalnerven aus.

18. Welche beiden Aussagen zur Lendenwirbelsäule treffen zu? ✗✗✎

A) ☐ Sie hat keine Bandscheiben.
B) ☐ Sie ist normalerweise völlig gerade.
C) ☐ Sie befindet sich zwischen Kreuzbein und Steißbein.
D) ☐ Zu ihr gehören fünf Lendenwirbel.
E) ☐ Ihre Wirbelkörper sind größer als die der Halswirbelsäule.
F) ☐ Sie ist am Morgen kürzer als am Abend.

19. Welche beiden Aussagen zum Kreuzbein sind richtig? ✗✗✎

A) ☐ Es ist normalerweise leicht nach vorne gebogen.
B) ☐ Es bildet mit dem Schambein das Iliosakralgelenk.
C) ☐ Es befindet sich kaudal des Steißbeins.
D) ☐ Der Fachausdruck für das Kreuzbein lautet Os crucifix.
E) ☐ Es begrenzt den knöchernen Beckenring nach dorsal.
F) ☐ Es besteht aus mehreren miteinander verwachsenen Wirbeln.

---

11. B	12. A, C	13. D
14. C	15. A, E	16. C, F
17. B	18. D, E	19. E, F

20. Ordnen Sie richtig zu.

A Krümmung der Wirbelsäule nach vorne — 1 Kyphose
B Krümmung der Wirbelsäule nach hinten — 2 Skoliose
C seitliche Verbiegung und/oder Verdrehung der Wirbelsäule — 3 Lordose

A) ☐ A1, B2, C3
B) ☐ A1, B3, C2
C) ☐ A2, B1, C2
D) ☐ A2, B3, C1
E) ☐ A3, B1, C2

21. Mit welchen beiden Knochen bildet das Schulterblatt Gelenke?

A) ☐ mit dem Brustbein
B) ☐ mit dem Schlüsselbein
C) ☐ mit den Rippen
D) ☐ mit dem Oberarmknochen
E) ☐ mit dem untersten Halswirbel
F) ☐ mit dem obersten Brustwirbel

22. Wie viele Handwurzelknochen hat jede Hand?

A) ☐ zwei
B) ☐ vier
C) ☐ fünf
D) ☐ acht
E) ☐ zehn

23. Gelenke mit den Handwurzelknochen bilden ...

A) ☐ nur die Mittelhandknochen.
B) ☐ nur die Elle.
C) ☐ nur die Speiche.
D) ☐ Elle und Speiche.
E) ☐ Elle, Speiche und Mittelhandknochen.

24. Welche zwei Knochen ermöglichen mit einem Radgelenk Pronation und Supination der Hand?

A) ☐ Ulna
B) ☐ Scapula
C) ☐ Radius
D) ☐ Fingerknochen
E) ☐ Handwurzelknochen
F) ☐ Humerus

25. Welche zwei Aussagen zum Darmbein treffen zu?

A) ☐ Seine Fachbezeichnung lautet Os ischii.
B) ☐ Es ist Bestandteil des Hüftbeins.
C) ☐ Es gehört zum Kreuzbein.
D) ☐ Es bildet die Gelenkpfanne für das Hüftgelenk.
E) ☐ Es grenzt nach medial an die LWS.
F) ☐ Es hat von außen tastbare Orientierungspunkte für intrakutane Injektionen.

26. Welche Aussage zum Oberschenkelknochen ist nicht richtig?

A) ☐ Er ist der längste Knochen im Skelett.
B) ☐ Er stellt den Gelenkkopf für das Kniegelenk.
C) ☐ Er stellt den Gelenkkopf für das Hüftgelenk.
D) ☐ Seine Fachbezeichnung lautet Femur.
E) ☐ Der Oberschenkelhals ist sein stabilster Teil.

27. Was gehört zum aktiven Bewegungsapparat?

A) ☐ Knochen
B) ☐ Muskeln
C) ☐ Sehnen
D) ☐ Bänder
E) ☐ Gelenke

28. Tragen Sie die passende Knorpelart ein mit einer 1 für Faserknorpel, einer 2 für hyalinen Knorpel und einer 3 für elastischen Knorpel.

A) ☐ Ohrmuschel
B) ☐ Bandscheiben
C) ☐ Gelenkflächen
D) ☐ Nasenknorpel
E) ☐ Menisken

29. Welcher Finger besitzt nur zwei anstelle von drei Fingerknochen?

A) ☐ kleiner Finger
B) ☐ Ringfinger
C) ☐ Mittelfinger
D) ☐ Zeigefinger
E) ☐ Daumen

30. Tragen Sie die passenden Zahlen ein: eine 1 für das obere Sprunggelenk, eine 2 für das untere Sprunggelenk.

A) ☐ Heben des Fußes
B) ☐ Pronation des Fußes
C) ☐ Senken des Fußes
D) ☐ Supination des Fußes
E) ☐ zwischen Sprungbein und Fersenbein
F) ☐ zwischen beiden Unterschenkelknochen und Sprungbein

---

20. E	21. B, D	22. D
23. E	24. A, C	25. B, D
26. E	27. B	28. A3, B1, C2, D2, E1
29. E	30. A1, B2, C1, D2, E2, F1	

31. Wie viele Schichten hat die Muskulatur der seitlichen Bauchwand? X

A) ☐ 1
B) ☐ 2
C) ☐ 3
D) ☐ 4
E) ☐ 5

32. Welcher Muskel ist der Antagonist des zweiköpfigen Oberarmmuskels? X

A) ☐ M. obliquus externus
B) ☐ M. sartorius
C) ☐ M. triceps brachii
D) ☐ M. latissimus dorsi
E) ☐ M. serratus anterior

33. Welche beiden Aussagen treffen zu? XX

A) ☐ Muskeln verbrauchen auch bei häufiger Betätigung nur wenig Energie.
B) ☐ Muskeln können in ihrem Inneren das Kohlenhydrat Glukagon speichern.
C) ☐ Wenn Muskeln länger nicht betätigt werden, nehmen sie an Umfang ab.
D) ☐ Bei der Skelettmuskulatur handelt es sich um sogenannte glatte Muskulatur.
E) ☐ Die Wirbelsäule ist für ihre Stabilität nicht auf die sie umgebende Muskulatur angewiesen.
F) ☐ Wenn sich Muskeln zusammenziehen, nennt man das Kontraktion.

34. Wie lautet die deutsche Bezeichnung für den Musculus pectoralis major? X

A) ☐ großer Gesäßmuskel
B) ☐ großer Brustmuskel
C) ☐ Kaumuskel
D) ☐ Kapuzenmuskel
E) ☐ vorderer Sägemuskel

35. Wann ist der Muskeltonus eines Skelettmuskels vermindert? X

A) ☐ bei willkürlicher Anspannung eines Muskels
B) ☐ bei einer Muskelverspannung
C) ☐ bei Muskelschmerzen
D) ☐ im Rahmen einer Narkose
E) ☐ nach längerem Muskeltraining

36. Zu welchem Muskel gehört die Achillessehne? X

A) ☐ Hand- und Fingerstrecker
B) ☐ Kopfwender
C) ☐ vierköpfiger Oberschenkelmuskel
D) ☐ Deltamuskel
E) ☐ dreiköpfiger Wadenmuskel

37. Welche beiden Aussagen zum Kapuzenmuskel treffen zu? XX

A) ☐ Er kann beide Schultern nach oben bewegen, z. B. beim Schulterzucken.
B) ☐ Heilkundige Kapuzinermönche gaben ihm im Mittelalter seinen Namen.
C) ☐ Er liegt unter dem M. latissimus dorsi.
D) ☐ Seine Fachbezeichnung lautet M. temporalis.
E) ☐ Er ist bei Neugeborenen noch nicht vorhanden.
F) ☐ Er kann bei Verspannungen im Schulter-Nacken-Bereich Schmerzen verursachen.

38. Ein Fußballspieler trifft seinen Gegner mit dem Knie in dessen seitlichen Oberschenkel, der daraufhin sehr schmerzt. Welcher Muskel wurde verletzt? X

A) ☐ der M. masseter
B) ☐ der M. triceps surae
C) ☐ der M. quadriceps femoris
D) ☐ die Muskelgruppe der Adduktoren
E) ☐ der M. gluteus minimus

39. Welche Zuordnungen sind richtig? X

A	Schienbein	1 Ulna
B	Wadenbein	2 Tibia
C	Elle	3 Radius
D	Speiche	4 Femur
E	Oberschenkelknochen	5 Fibula

A) ☐ A1, B4, C2, D5, E3
B) ☐ A2, B5, C1, D3, E4
C) ☐ A3, B2, C5, D4, E1
D) ☐ A4, B5, C1, D3, E2
E) ☐ A5, B4, C1, D3, E2

40. Welches ist die deutsche Bezeichnung für Patella? X

A) ☐ Kniescheibe
B) ☐ Schlüsselbein
C) ☐ Unterkieferknochen
D) ☐ Oberkieferknochen
E) ☐ Stirnbein

---

31. C	32. C	33. C, F
34. B	35. D	36. E
37. A, F	38. C	39. B
40. A		

5 Erkrankungen des Bewegungsapparats

Erklären Sie anhand der nebenstehenden Abbildung eines Bandscheibenvorfalls, weshalb man bei einem Bandscheibenvorfall von dem Ausbreitungsgebiet der neurologischen Störungen auf den Ursprung des betroffenen Rückenmarknerven schließen kann.

An jedem Wirbelkörper verlässt das zugehörige Paar Rückenmarknerven (Spinalnerven) den Wirbelkanal.
- Nach dem Austritt aus dem Rückenmarkkanal zieht jeder Rückenmarknerv zu dem Gebiet, für dessen Versorgung er zuständig ist.
- Aus dem Hautgebiet (Dermatom) der Beschwerden, aber auch aus den zugehörigen motorischen Ausfällen, wie z. B. geminderten oder fehlenden Muskelbewegungen und/oder Reflexen, kann auf das betroffene Wirbelsäulensegment geschlossen werden.

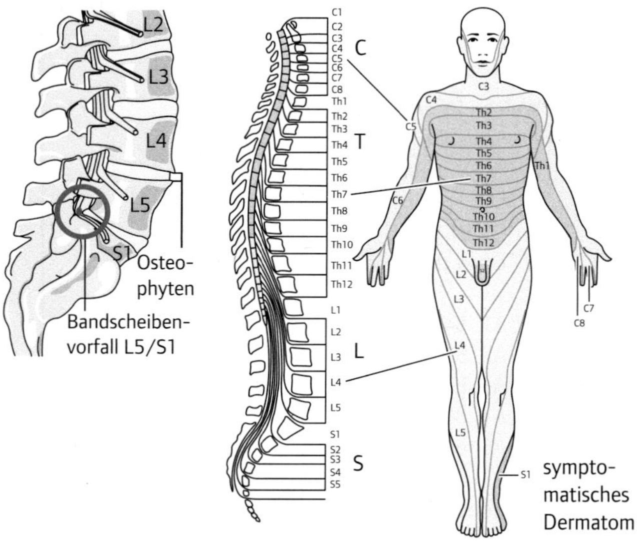

Was versteht man unter einer Osteochondrose?

- Osteochondrose ist der Fachbegriff für die Arthrose der Wirbel und der Bandscheiben.

Beschreiben Sie mithilfe der folgenden Abbildung die körperlichen Veränderungen bei den drei Krankheitsstadien der Osteochondrose.

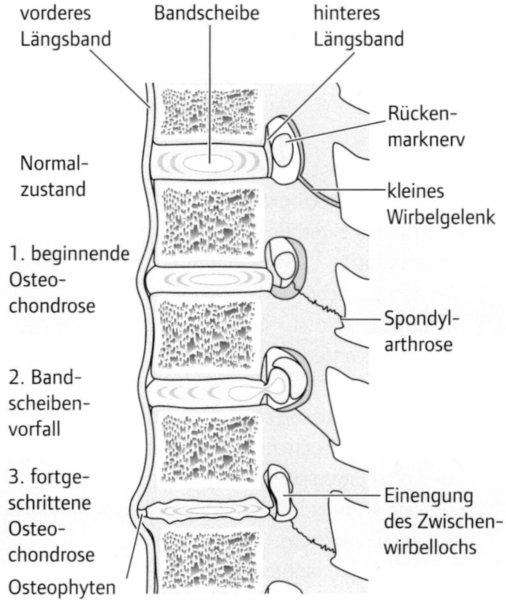

1. Stadium: Beginnende Osteochondrose
- Bandscheibe abgeflacht, Gallertkern wölbt straffen Fasermantel nach außen vor (Protrusio, Protrusion)
- dadurch schmerzhafter Druck auf Rückenmarknerv im Zwischenwirbelloch möglich
- abgeflachte Bandscheibe erhöht Druck auf kleine Wirbelgelenke und bewirkt auf Dauer deren Arthrose (Spondylarthrose)

2. Stadium: Bandscheibenvorfall (Diskusprolaps)
- Fasermantel der Bandscheibe eingerissen, Gallertkern tritt aus und wird in Zwischenwirbelloch gequetscht
- Bandscheibengewebe drückt dort auf Wurzel des Rückenmarknervs
- Folge: Schmerzen und Funktionsstörungen des Nervs

3. Stadium: Fortgeschrittene Osteochondrose
- stark abgeflachte Bandscheibe ragt in Zwischenwirbelloch und bewirkt ständige Nervenreizung mit chronischen Schmerzen, Sensibilitätsstörungen und ggf. motorischen Ausfällen
- abgeflachte Bandscheibe erhöht auch Druck auf kleine Wirbelgelenke und verstärkt schmerzhafte Spondylarthrose
- Osteophytenbildung an Wirbelkörpern verengt Gelenkspalt der großen Wirbelgelenke, vermindert deren Beweglichkeit und verstärkt Druck auf Nerven und Gewebe
- Osteophytenbildung kann im Extremfall auch zu Einengung des Wirbelkanals (Spinalkanalstenose) führen; Folge: Schmerzen und ggf. Lähmungen

Mit welchen bildgebenden Diagnoseverfahren kann ein Bandscheibenvorfall sicher erkannt werden? Welche Verfahren sind ungeeignet?

Der Nachweis eines Bandscheibenvorfalls gelingt mit einer Magnetresonanztomografie (MRT, Kernspin) des betroffenen Wirbelsäulenabschnitts.
Ungeeignet sind Röntgen und Sonografie, da sie die Bandscheiben nicht darstellen können.

Welche drei Behandlungsmöglichkeiten gibt es bei einem Bandscheibenvorfall und was ist dabei jeweils zu beachten?

1. Medikamentöse Schmerztherapie
- oft Kombination von mehreren Medikamenten

2. Physiotherapie
- zur Lockerung der verspannten Muskulatur
- in Kombination mit medikamentöser Schmerztherapie

3. Operation
- mit Absaugen der vorgefallenen Bandscheibenanteile, ggf. auch Einsetzen einer Bandscheibenprothese
- eventuell bei Versagen von medikamentöser Schmerztherapie und Krankengymnastik
- sofort bei Muskel- oder Blasenlähmung

Nennen Sie drei Maßnahmen, mit denen sich im Alltag beim Heben und Tragen von Lasten die Belastung der Wirbelsäule vermindern lässt, und geben Sie zu jeder dieser Maßnahmen Hilfen für deren Umsetzung an.

1. Keine schweren Gegenstände heben:
- nicht alles auf einmal heben
- ggf. Hilfe beim Tragen in Anspruch nehmen

2. Lasten verteilen und dicht am Körper halten:
- mehrere Tragetaschen mit beiden Armen oder Schultern heben
- ggf. Rucksack oder Trolley verwenden

3. Den Rücken beim Heben gerade halten:
- Vermeidung von Verkrümmungen und Verdrehungen der Wirbelsäule beim Heben
- beim Bücken mit geradem Rücken in die Hocke gehen
- Wenn eine Last nicht direkt zugänglich ist, z. B. durch ein vorgelagertes Hindernis, sollte versucht werden, die Anhebebehaltung mit geradem Rücken durch einen Ausfallschritt zu ermöglichen.

Erklären Sie anhand der folgenden Zeichnung die unterschiedlichen Einteilungen von Frakturen.

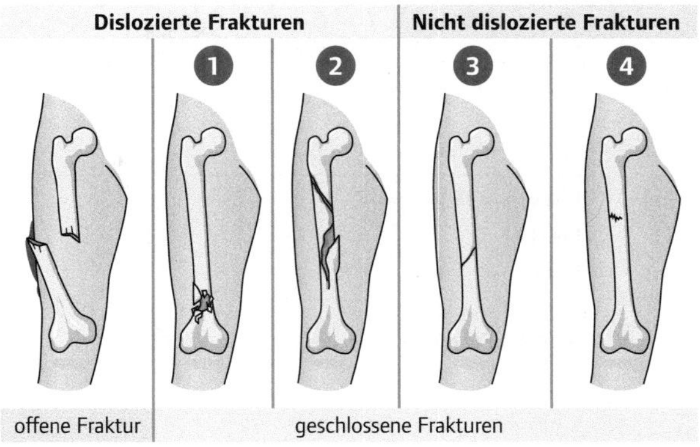

Offene/geschlossene Frakturen:
- offene Frakturen: Ein Knochenfragment durchspießt die Haut.
- geschlossene Frakturen: Die Knochenfragmente sind vollständig von Haut bedeckt.
- Unterteilung der geschlossenen Frakturen:
  1) Trümmerfraktur, 2) Spiralfraktur, 3) einfache Fraktur, 4) Grünholzfraktur

Dislozierte / nicht dislozierte Frakturen:
- dislozierte (verschobene) Frakturen: Die Knochenfragmente liegen nicht mehr aneinander.
- nicht dislozierte Frakturen: Die Knochenfragmente liegen regelrecht aneinander.

Nennen Sie die vier sicheren Frakturzeichen.

1. sichtbares, die Haut durchspießendes Knochenstück (nur bei offenen Frakturen)
2. abnorme Beweglichkeit
3. Krepitation (knirschendes Geräusch durch Reiben der Knochenfragmente aneinander)
4. Fehlstellung

Erklären Sie, was Reposition und Osteosynthese bei der Therapie von Frakturen bedeuten.

- Reposition: Die Knochenfragmente werden, meist in Narkose, wieder in eine korrekte Stellung gebracht, damit die Fraktur in der folgenden Ruhigstellung vollständig ausheilen kann.
- Osteosynthese: Operative Versorgung von komplizierten Frakturen, bei der die Knochenbruchstücke durch Metallteile zusammengehalten werden.

Sie arbeiten in der Praxis des Hausarztes Dr. Kempf. Auszug aus der Karteikarte:

A	B	C	D	E	F	G	H	I	J	K	L	M	N	O	P	Q	R	S	Sch	St	T	U	W	X	Y	Z

1 2 3 4 5 6 7 8 9 10 11 12 13 14 15 16 17 18 19 20 21 22 23 24 25 26 27 28 29 30 31 I II III IV V VI VII VIII IX X XI XII

Geb. frei ☐
Krankenkasse bwz. Kostenträger
TK

Nachts ☐
Name Vorname des Versicherten
Merker
Inge

geb. am
24.10.19xx

Sonstige ☐
An der Viehtrift 14
60433 Frankfurt

10/xx

EA:
57-jährige Patientin
Nichtraucherin
1,65 m
87 kg

2017 Koxarthrose rechts
2020 Gonarthrose links

Unfall ☐

Kassen-Nr.	Versicherten-Nr.	Status
1234567	A12345678	1000000

Arbeits-unfall* ☐

Betriebsstätten-Nr.	Arzt-Nr.	Datum
12345678	12345678	28.5.20xx

Risiken

28.5.20xx	Anamnese: Starker Ruhe- und Bewegungsschmerz li. Kniegelenk
	Befund: Schonhaltung li. Kniegelenk, dort Schwellung und Überwärmung
	Diagnose: Verdacht auf aktivierte Gonarthrose li. mit Ergussbildung
	eRezept für Diclofenac-Tabl., eAU für 1 Woche, dann Wiedervorstellung
	Schonung des li. Knies durch Lagerung, später Gehhilfen (hat Pat. noch zu Hause)

1. Was versteht man unter einer Arthrose?

2. Erklären Sie die Arthroseentstehung am Beispiel des Kniegelenks.

3. Frau Merker hat eine Koxarthrose und eine Gonarthrose. Erklären Sie diese Begriffe.

1. Arthrose ist eine degenerative Gelenkerkrankung mit Gelenkverschleiß.
2. Altersvorgänge, Über- oder Fehlbelastung führen zur Schädigung des Gelenkknorpels. Schadhafter Knorpel federt Druck nicht mehr genügend ab, gelenknaher Knochen verdickt sich. Außerdem kann er dornartige Knochenanbauten (Osteophyten) an den Rändern der Gelenkpfanne bilden, die die Beweglichkeit des Gelenks zusätzlich einschränken.
3. Koxarthrose: Arthrose im Hüftgelenk; Gonarthrose: Arthrose im Kniegelenk

4. Zuerst litt Frau Merker unter einer Koxarthrose rechts, Jahre später kam die Gonarthrose links hinzu. Erklären Sie, wie beide Erkrankungen miteinander zusammenhängen können.

5. Viele Patienten befinden sich wie Frau Merker in einem „Teufelskreis" aus Übergewicht und/oder Bewegungsmangel und Arthrose. Beschreiben Sie, wie dieser Teufelskreis zu Stande kommt.

6. Bei Frau Merker besteht der Verdacht auf eine aktivierte Arthrose, die auch Arthrose-Arthritis genannt wird.
Beschreiben Sie die Vorgänge im Gelenk und nennen Sie die möglichen Symptome.

7. Nennen Sie sieben Risikofaktoren für das Entstehen einer Arthrose.

▷ Prüfungsfall 9: S. 344

4. Die Koxarthrose rechts könnte zu einer schmerzbedingten Mehrbelastung des linken Beins mit folgender Gonarthrose geführt haben.
5. Dem Übergewicht und/oder Bewegungsmangel folgen reaktive Muskelverspannungen und Bänderschrumpfungen um das Gelenk. Beides führt zu einer Fehlbelastung des Gelenks, was wiederum eine Arthrose mit Gelenkschmerzen fördert. Die Angst vor noch stärkeren Gelenkschmerzen bei Belastung hat eine Schonung der Gelenke durch Vermeidung von Bewegung und Gewichtszunahme zur Folge. Der Teufelskreis beginnt von Neuem.
6. Der durch die Arthrose aufgeraute Gelenkknorpel wird, besonders nach Belastungen, von den weißen Blutkörperchen (Leukozyten) als Fremdkörper eingestuft. Um das vermeintlich fremde Gewebe abzubauen, wird von ihnen eine Immunreaktion in Gang gesetzt, was zu einer Gelenkentzündung (Arthritis) führt. Symptome sind Rötung, Überwärmung, Schwellung (ggf. mit Gelenkerguss) und Schmerz.
7. 1) schlechte Knochensubstanz (erblich oder durch Mangelernährung), 2) Gelenkfehlstellungen, 3) Übergewicht, 4) Verletzungen mit Schäden an Gelenkknorpel und gelenknahem Knochen, 5) schwere Gelenkbelastungen durch Schwerarbeit oder Leistungssport, 6) Gelenkentzündungen durch rheumatische oder andere Erkrankungen, 7) fehlende Beanspruchung der Gelenke, z. B. durch Bettlägerigkeit oder Ruhigstellung im Gips

1. Was versteht man unter Atrophie? ✗✎

A) ☐ Vergrößerung der einzelnen Zellen, z. B. durch Muskeltraining
B) ☐ Vermehrung der Zellen bei guter Ernährung
C) ☐ Größenzunahme, z. B. eines Muskels, durch Training
D) ☐ Gewebsrückbildung durch Zellverkleinerung und/oder Abnahme der Zellzahl
E) ☐ andere Bezeichnung für Gewebsnekrose

2. Welche beiden Aussagen zur Degeneration sind richtig? ✗✗✎

A) ☐ Man versteht darunter die vollständige Wiederherstellung des Gewebes und seiner Funktion.
B) ☐ Der Begriff steht für Abbauvorgänge mit Verschlechterung der Gewebequalität.
C) ☐ Degenerative Vorgänge sind im höheren Lebensalter normal.
D) ☐ Degenerative Vorgänge sind immer krankhaft und behandlungsbedürftig.
E) ☐ Vererbung und Ernährung haben keinen Einfluss auf das Ausmaß der Degeneration.
F) ☐ Arbeit und Sport beeinflussen degenerative Vorgänge nicht.

3. Wie lautet das Fachwort für eine Gelenkspiegelung? ✗✎

A) ☐ Gastroskopie
B) ☐ Koloskopie
C) ☐ Rektoskopie
D) ☐ Zystoskopie
E) ☐ Arthroskopie

4. Welches der folgenden bildgebenden Diagnoseverfahren wird zur Diagnosesicherung und Therapiekontrolle der angeborenen Hüftdysplasie bei Neugeborenen angewandt? ✗✎

A) ☐ Sonografie
B) ☐ Röntgen
C) ☐ Computertomografie (CT)
D) ☐ Magnetresonanztomografie (MRT, Kernspin)
E) ☐ Endoskopie

5. Welches der aufgeführten diagnostischen Verfahren hat die höchste Strahlenbelastung? ✗✎

A) ☐ Sonografie
B) ☐ Röntgen
C) ☐ Computertomografie (CT)
D) ☐ Magnetresonanztomografie (MRT, Kernspin)
E) ☐ Endoskopie

6. Was bedeutet der Begriff Arthralgie? ✗✎

A) ☐ Gelenkfehlstellung
B) ☐ Gelenkfraktur
C) ☐ Gelenkentzündung
D) ☐ Gelenkschmerz
E) ☐ Gelenkmassage

7. Welches Gelenk ist bei einer reaktiven Arthritis im Rahmen einer bakteriellen Durchfallerkrankung am häufigsten betroffen? ✗✎

A) ☐ Ellenbogengelenk
B) ☐ Handgelenk
C) ☐ Iliosakralgelenk
D) ☐ Hüftgelenk
E) ☐ Kniegelenk

8. Plötzliche stärkste Schmerzen im Rahmen einer akuten Arthritis am rechten Großzehengrundgelenk bei einem 50-jährigen, übergewichtigen Mann; Verdacht auf akuten Gichtanfall: Welcher Laborwert ist typischerweise erhöht? ✗✎

A) ☐ die Blutfette
B) ☐ der rote Blutfarbstoff (Hämoglobin)
C) ☐ die Harnsäure
D) ☐ das Kalzium
E) ☐ das Eisen

9. Welche zwei Aussagen passen nicht zur rheumatoiden Arthritis (RA)? ✗✗✎

A) ☐ Sie wird auch chronische Polyarthritis genannt.
B) ☐ Sie betrifft vorwiegend Männer.
C) ☐ Das Immunsystem greift körpereigenes Gewebe an.
D) ☐ Neben der Synovialis können auch Gelenkknorpel, Knochen und Sehnen betroffen sein.
E) ☐ Schäden an inneren Organen sind ausgeschlossen.
F) ☐ Die Erkrankung verläuft chronisch bzw. chronisch-rezidivierend.

10. Welche beiden Aussagen treffen zu? ✗✗✎

A) ☐ Bei einer Monarthritis sind immer mehrere Gelenke betroffen.
B) ☐ Bei einer Polyarthritis ist immer ein einziges Gelenk betroffen.
C) ☐ Bei einer rheumatoiden Arthritis (RA) beweist der Nachweis des Rheumafaktors im Blut das Vorliegen der Erkrankung.
D) ☐ Gegen das Auftreten der rheumatoiden Arthritis gibt es wirksame Vorsorgemaßnahmen.
E) ☐ Die RA kann man kurzfristig mit NSAR wie Diclofenac oder Ibuprofen behandeln.
F) ☐ Therapeutisch wirksam bei der RA sind auch Medikamente, die das körpereigene Abwehrsystem hemmen, z. B. Cortison.

---

1. D	2. B, C	3. E
4. A	5. C	6. D
7. E	8. C	9. B, E
10. E, F		

11. Welche der folgenden Laborwerte können im Blut durch Entzündungen, wie z. B. einer Arthritis, erhöht sein? X

1 die Blut(körperchen)senkungsgeschwindigkeit (BSG/BKS)
2 die Anzahl der roten Blutkörperchen (Erythrozyten)
3 die Anzahl der weißen Blutkörperchen (Leukozyten)
4 das C-reaktive Protein (CRP)
5 die Konzentration des roten Blutfarbstoffs (Hämoglobin)

A) ☐ Nur die Aussagen 1, 2 und 3 sind richtig.
B) ☐ Nur die Aussagen 2, 4 und 5 sind richtig.
C) ☐ Nur die Aussagen 3, 4 und 5 sind richtig.
D) ☐ Nur die Aussagen 1, 3 und 4 sind richtig.
E) ☐ Nur die Aussagen 1, 2 und 5 sind richtig.

12. Wie lautet das Fachwort für Muskelschmerzen? X

A) ☐ Monotonie
B) ☐ Myalgie
C) ☐ Myom
D) ☐ Mykose
E) ☐ Myositis

13. Welche beiden Aussagen treffen bei einer Myogelose zu? XX

A) ☐ Es handelt sich um Muskelkater.
B) ☐ Es liegt eine tastbare Verhärtung der Muskulatur vor.
C) ☐ Eine Bewegungstherapie darf nicht durchgeführt werden.
D) ☐ Die Erkrankung ist nicht heilbar.
E) ☐ Therapeutisch wird Kälte eingesetzt.
F) ☐ Örtliche Wärmeanwendungen verschaffen oft eine Linderung der Beschwerden.

14. Welche beiden Aussagen zum Muskelkater treffen zu? XX

A) ☐ Er kann durch eine Überbeanspruchung von Muskeln entstehen.
B) ☐ Sein gelegentliches Auftreten ist erblich bedingt.
C) ☐ Die Verletzung kleiner Muskelfasern bewirkt einen schmerzhaften Entzündungsvorgang.
D) ☐ Therapeutisch wichtig ist die möglichst völlige Ruhigstellung der betroffenen Muskulatur.
E) ☐ Die Ausstellung einer Arbeitsunfähigkeitsbescheinigung ist in der Regel unvermeidlich.
F) ☐ Ein Muskelkater, der sofort nach Belastung auftritt, heilt auch schneller wieder ab.

15. Welche Ursache kommt bei einem HWS-Syndrom nicht in Frage? X

A) ☐ Schwäche der Muskulatur
B) ☐ Fehlhaltung
C) ☐ Fehlstellung der Wirbelsäule
D) ☐ Wirbelblockaden der kleinen Wirbelgelenke
E) ☐ physiologische HWS-Lordose

16. Was ist der Unterschied zwischen Lumbago und Lumbalgie? X

A) ☐ Lumbago bezeichnet den akuten Rückenschmerz im Bereich der LWS, Lumbalgie die chronische Verlaufsform.
B) ☐ Lumbalgie bezeichnet den akuten Rückenschmerz im Bereich der LWS, Lumbago die chronische Verlaufsform.
C) ☐ Lumbago bezeichnet den akuten Rückenschmerz im Bereich der BWS, Lumbalgie die chronische Verlaufsform.
D) ☐ Lumbalgie bezeichnet den akuten Rückenschmerz im Bereich der BWS, Lumbago die chronische Verlaufsform.
E) ☐ Beide Begriffe bedeuten genau dasselbe.

17. Welche Aussagen zur Lumboischialgie treffen zu? X

1 Die Schmerzen betreffen ausschließlich den Bereich der Lendenwirbelsäule.
2 Die Schmerzen strahlen von der Lendenwirbelsäule in den Unterleib aus.
3 Die Schmerzen ziehen von der Lendenwirbelsäule über das Gesäß in den hinteren Bereich des Beins.
4 Der Schmerz folgt dem Verlauf des Ischiasnervs.
5 Eine wirksame Prävention ist bisher nicht bekannt.
6 Injektionen von Schmerzmitteln in den Gesäßmuskel sind therapeutisch nicht wirksamer als die Einnahme von Schmerzmitteln in Tablettenform.

A) ☐ Nur die Aussagen 1, 4 und 5 sind richtig.
B) ☐ Nur die Aussagen 2, 5 und 6 sind richtig.
C) ☐ Nur die Aussagen 3, 4 und 6 sind richtig.
D) ☐ Nur die Aussagen 2, 3 und 5 sind richtig.
E) ☐ Nur die Aussagen 4, 5 und 6 sind richtig.

18. Welcher Wirbelsäulenbereich ist am seltensten von Bandscheibenvorfällen betroffen? X

A) ☐ HWS
B) ☐ BWS
C) ☐ BWS/LWS-Übergang
D) ☐ LWS
E) ☐ Übergang LWS/Kreuzbeinbereich

19. Wie lautet das Fachwort für Bandscheibenvorfall? X

A) ☐ HWS-, BWS- oder LWS-Syndrom
B) ☐ Spondylarthrose
C) ☐ Wirbelfraktur
D) ☐ Diskusprolaps

11. D	12. B	13. B, F
14. A, C	15. E	16. A
17. C	18. B	19. D

20. Als Folge eines Bandscheibenvorfalls kann es auch zu Lähmungen kommen. Welche beiden Aussagen treffen hier zu? XX

A) ☐ Die Lähmungen sind meist beidseitig.
B) ☐ Lähmungen erfordern möglichst bald nach dem Auftreten ein operatives Eingreifen.
C) ☐ Lähmungen bilden sich meist von allein zurück.
D) ☐ Eine Parese ist eine vollständige Lähmung.
E) ☐ Eine unvollständige Lähmung wird auch als Plegie bezeichnet.
F) ☐ Lähmungen können durch starken Druck des gallertartigen Bandscheibenkerns auf Nervenwurzeln der Spinalnerven ausgelöst werden.

21. Welche körperliche Veränderung liegt einer Osteoporose zu Grunde? X

A) ☐ verminderte Knorpelmasse
B) ☐ verminderte Muskelmasse
C) ☐ verminderte Knochenmasse
D) ☐ erhöhter Knochenaufbau
E) ☐ allgemeiner Gewebeschwund

22. Tragen Sie bei allen Faktoren, die das Risiko für eine Osteoporose erhöhen, eine 1 ein, bei allen Faktoren, die das Risiko für eine Osteoporose nicht erhöhen, eine 2.

A) ☐ jugendliches Alter
B) ☐ weibliches Geschlecht
C) ☐ Mutter und Vater haben Osteoporose.
D) ☐ früher Beginn der Wechseljahre
E) ☐ zweimal die Woche je eine Stunde schwimmen
F) ☐ dauernde Cortisoneinnahme wegen einer Autoimmunkrankheit

23. Welche zwei Symptome oder Diagnoseverfahren führen oft zur Diagnose einer Osteoporose? XX

A) ☐ Schwindel
B) ☐ Gewichtsverlust
C) ☐ Frakturen aus geringem Anlass
D) ☐ Osteophyten im Röntgenbild
E) ☐ röntgenologische Knochendichtemessung
F) ☐ Arthroskopie

24. Welche zwei Aussagen zur Osteomalazie sind nicht richtig? XX

A) ☐ Sie tritt überwiegend bei Kindern auf.
B) ☐ Es liegt ein Vitamin-D-Mangel vor.
C) ☐ Osteomalazie bedeutet wörtlich Knochenerweichung.
D) ☐ Bei Erwachsenen kommt es zu einer verstärkten Frakturneigung.
E) ☐ Eine Osteoporose kann durch Osteomalazie verstärkt werden.
F) ☐ Sie verläuft unbehandelt tödlich.

25. Welches Vitamin ist bei der Osteoporose-Therapie besonders wichtig? X

A) ☐ Vitamin A
B) ☐ Vitamin B
C) ☐ Vitamin C
D) ☐ Vitamin D
E) ☐ Vitamin E

26. An welchen zwei Stellen kommt es bei Osteoporose am häufigsten zu Frakturen? XX

A) ☐ Rippen
B) ☐ Wirbelkörper
C) ☐ Hüftknochen
D) ☐ Schienbein
E) ☐ Schlüsselbein
F) ☐ Oberschenkelhals

27. Welches Symptom ist bei Kindern typisch für das Auftreten von Rachitis? X

A) ☐ Knochenverformungen
B) ☐ gehäufte Frakturen
C) ☐ großer Durst
D) ☐ Hyperaktivität
E) ☐ Intelligenzminderung

28. Durch welche zwei Maßnahmen kann dem Entstehen einer Rachitis vorgebeugt werden? XX

A) ☐ ausreichende Zufuhr von Vitamin A
B) ☐ ausreichende Zufuhr von Vitamin B
C) ☐ ausreichende Zufuhr von Vitamin C
D) ☐ ausreichende Zufuhr von Vitamin D
E) ☐ Meiden von Sonnenlicht
F) ☐ häufiger Aufenthalt im Freien

29. Welcher Mineralstoff ist bei der Osteoporose-Therapie besonders wichtig? X

A) ☐ Natrium
B) ☐ Kalium
C) ☐ Eisen
D) ☐ Kalzium
E) ☐ Jod

30. Was bedeutet der Begriff Insertionstendopathie? X

A) ☐ erbliche Muskelschwäche
B) ☐ Muskelfaserriss
C) ☐ Entzündung am Sehnenansatz
D) ☐ vorzeitige Abnutzung des Gelenkknorpels
E) ☐ Schleimbeutelentzündung

---

20. B, F 21. C 22. A2, B1, C1, D1, E2, F1
23. C, E 24. A, F 25. D
26. B, F 27. A 28. D, F
29. D 30. C

31. Welche Behandlungsmethode sollte bei einer Insertionstendopathie wie dem Tennis- oder Golfellenbogen nicht angewendet werden?
A) ☐ Muskeltraining
B) ☐ Ruhigstellung
C) ☐ Bandage
D) ☐ Orthese
E) ☐ ggf. Operation

32. Welche Aussage trifft nicht zu?
A) ☐ Bei Entzündungen am Sehnenansatz kann oft die Achillessehne betroffen sein.
B) ☐ Sehnenscheidenentzündungen betreffen oft die Strecksehnen der Hand.
C) ☐ Das Fachwort für Sehnenscheidenentzündung lautet Tendovaginitis.
D) ☐ Zur Therapie von Entzündungen am Sehnenansatz eignen sich Bandagen und Orthesen.
E) ☐ Bei Entzündungen am Sehnenansatz sollte schnellstmöglich operiert werden.

33. Wie lautet das Fachwort für eine Prellung?
A) ☐ Kontraktion
B) ☐ Kontusion
C) ☐ Konfusion
D) ☐ Konzeption
E) ☐ Konversion

34. Durch eine Prellung kommt es zu einem Bluterguss. Wie lautet dessen Fachbezeichnung?
A) ☐ Hämoglobin
B) ☐ Hämatokrit
C) ☐ Häm
D) ☐ Hämatom
E) ☐ Hämophilie

35. Welche Aussage trifft zu?
A) ☐ Muskelzerrungen werden durch Dehnungsübungen vor der Belastung begünstigt.
B) ☐ Einem Muskelfaserriss kann man durch vorheriges Einreiben mit Sportsalbe wirksam vorbeugen.
C) ☐ Muskelzerrung und Muskelfaserriss werden akut zunächst mit Kälte behandelt.
D) ☐ In der Akutbehandlung von Muskelzerrung und Muskelfaserriss sollte die betroffene Extremität nicht hochgelagert werden.
E) ☐ Ein Muskelfaserriss lässt sich in der körperlichen Untersuchung nicht vom Muskelkater unterscheiden.

36. Welche beiden Aussagen treffen zu?
A) ☐ Bei einer Luxation verlässt der Gelenkkopf die Gelenkpfanne.
B) ☐ Von Luxationen ist am häufigsten das Hüftgelenk betroffen.
C) ☐ Bei einer Schulterluxation ist eine baldige Reposition nötig, um Gelenkschäden vorzubeugen.
D) ☐ Luxationen entstehen nur selten traumatisch.
E) ☐ Auf eine Röntgenaufnahme kann bei einer traumatischen Luxation immer verzichtet werden.
F) ☐ Die angeborene Hüftluxation beim Säugling wird in der Regel operativ behandelt.

37. Was bedeutet Osteomyelitis?
A) ☐ verzögerte Kallusbildung nach Frakturen
B) ☐ Knochenhautentzündung
C) ☐ Knorpelentzündung
D) ☐ Knochenentzündung
E) ☐ Knochenmarkentzündung

38. Welche Fraktur ist typisch für einen Sturz auf die ausgestreckte Hand?
A) ☐ proximale Humerusfraktur
B) ☐ distale Radiusfraktur
C) ☐ Fraktur des Ulnaschaftes
D) ☐ Fraktur im Ellenbogengelenk
E) ☐ Fraktur des mittleren Mittelhandknochens

39. Der Patient berichtet über eine schmerzhafte Schwellung über dem rechten Ellenbogen. Befund: überwärmte, kastaniengroße, kissenartige, prallelastische Schwellung, gering gegen den Untergrund verschieblich, keine Knochenschmerzen. Welche Ursache ist wahrscheinlich?
A) ☐ Arthritis
B) ☐ Osteoporose
C) ☐ Osteochondrose
D) ☐ Schleimbeutelentzündung (Bursitis)
E) ☐ Arthrose

40. Was passiert beim Hallux valgus?
A) ☐ Der Großzehenmittelfußknochen weicht nach medial ab.
B) ☐ Der Großzehenmittelfußknochen weicht nach lateral ab.
C) ☐ Das Fußgewölbe ist abgeplattet.
D) ☐ Der Fußballen ist verbreitert.
E) ☐ Das obere Sprunggelenk ist supiniert.

---

31. A 32. E 33. B
34. D 35. C 36. A, C
37. E 38. B 39. D
40. A

6 Physikalische Therapie, Arzneimittel und ihre Verabreichung

Nennen Sie für die Wärmetherapie und für die Kältetherapie jeweils deren Wirkung, die Arten der Anwendung, Indikationen und Kontraindikationen.

Wärmetherapie
- Wirkung:
  - erweitert Blutgefäße, erhöht so Durchblutung und Stoffwechsel und unterstützt Selbstheilung
  - lockert verspannte Muskulatur
- Arten der Anwendung: Infrarotlampe, Kurz- u. Mikrowellentherapie, therapeutische Ultraschallanwendung (Erwärmung über Massageeffekt), Wärmflasche, Gelkissen, Körnerkissen, Teil- oder Vollbad, Sauna, durchblutungsfördernde Salben oder Pflaster
- Indikationen: Verspannungen der Muskulatur, chronische Entzündungen, Arthrose (außer aktivierte Arthrose)
- Kontraindikationen:
  - lokal: akute Entzündung oder Verletzung, offene Wunde, Blutung, Hauterkrankung, akute Schmerzen
  - systemisch: Herzschwäche, Kollapsneigung, Metallteile im Körper wie Osteosynthesematerial, TEP und Herzschrittmacher (könnten sich erhitzen), Patienten, bei denen eine Rückmeldung über zu große Hitze mit Gefahr von Verbrennungen nicht zu erwarten ist (z. B. bei Nervenschäden, Säuglingen, Demenz), Vorsicht bei Schwangeren (kann Wehen aus lösen)

Kältetherapie
- Wirkung:
  - Gefäßverengung mit Verminderung der Durchblutung bewirkt Verringerung von Schwellung, Schmerz, Juckreiz und Blutungen
  - vermindert Entzündungsreaktionen
- Arten der Anwendung: kalte Auflagen als feuchte oder nasse Tücher oder Gelkissen (Kühlkompressen), Kältespray, Anwendungen mit kaltem Wasser (als Teilbad oder unter fließendem Wasser)
- Indikationen: Akuttherapie leichter Hautverletzungen und Hautentzündungen (Sonnenbrand, Insektenstich, Verbrühung, Verbrennung), Prellungen und Distorsionen des Bewegungsapparats
- Kontraindikationen:
  - lokal: offene Verletzungen
  - systemisch: Patienten, bei denen eine Rückmeldung über zu große Kälte mit Gefahr von Erfrierungen nicht zu erwarten ist (z. B. bei Nervenschäden, Säuglingen, Demenz)

Erklären Sie mithilfe der folgenden Abbildung, welche Angaben eine Arzneimittelpackung enthalten muss.

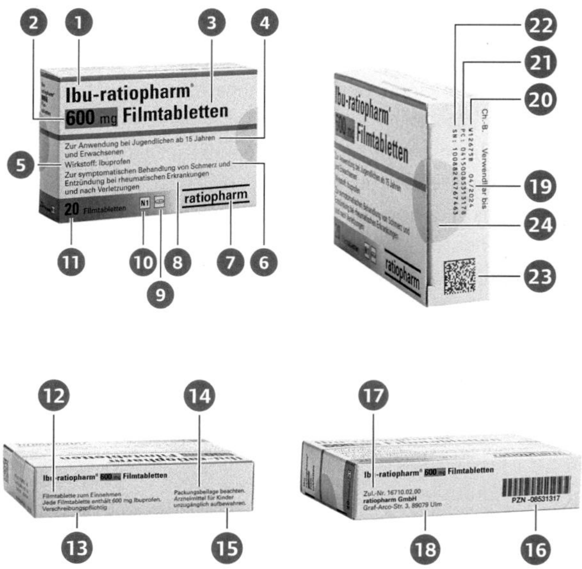

---

1. Name des Arzneimittels
2. Wirkstoffgehalt (je Einzeldosis)
3. Applikationsform
4. ggf. Personengruppe
5. Wirkstoff(e)
6. Hinweise zur Anwendung
7. Name/Logo der Herstellerfirma
8. Information in Blindenschrift
9. Symbol für Applikationsform und mögliche Teilbarkeit
10. Packungsgröße als Normgröße: N1, N2 oder N3 für kurzfristigen, mittelfristigen oder langfristigen Therapiebedarf
11. Packungsinhalt als konkrete Menge
12. Applikationsart
13. Abgabevorschrift (Ap, Rp oder BtM)
14. Hinweis auf Packungsbeilage
15. Hinweis zum Kinderschutz, ggf. Lagerungshinweis
16. Pharmazentralnummer (PZN), Strichcode
17. Zulassungsnummer
18. Herstelleradresse
19. Verfallsdatum bei sachgerechter Lagerung
20. Chargenbezeichnung
21. Produktcode
22. SN = Packungsnummer
23. Data Matrix Code
24. Klebesiegel

Nennen Sie die wichtigsten Arzneimittelgruppen und geben Sie deren Fachbezeichnung an.

Arzneimittelgruppe	Fachbezeichnung
Schmerzmittel	Analgetika
AM gegen Allergien	Antiallergika
AM gegen bakterielle Infektionen	Antibiotika
AM zur Behandlung des Diabetes mellitus (= der Zuckerkrankheit)	Antidabetika
AM gegen Übelkeit und Erbrechen	Antiemetika
AM gegen Bluthochdruck	Antihypertensiva, Antihypertonika
AM, die die Blutgerinnung hemmen	Antikoagulanzien
AM gegen Pilzinfektionen	Antimykotika
AM gegen Entzündung und Schmerz ohne Cortison	Antiphlogistika, NSAR = nichtsteroidale Antirheumatika
AM gegen Husten	Antitussiva
AM zum Lösen von Verkrampfungen der Bronchialmuskulatur	Bronchospasmolytika, Broncholytika
Cortison und Cortisonabkömmlinge	Kortikoide
AM zur Behandlung der Haut	Dermatika
harntreibende AM	Diuretika
AM, die die Funktion endokriner Drüsen (z. B. Schilddrüse, Eierstöcke) beeinflussen oder ersetzen	Hormone
Schlafmittel	Hypnotika
AM zur Behandlung von Herzerkrankungen	Kardiaka
AM zur Empfängnisverhütung	Kontrazeptiva
Abführmittel	Laxanzien
AM zur örtlichen Betäubung	Lokalanästhetika
AM gegen erhöhte Blutfettspiegel	Lipidsenker
AM bei Erkrankungen des Verdauungssystems	Magen-Darm-Therapeutika
AM bei Augenerkrankungen	Ophthalmika
AM bei psychischen und psychiatrischen Erkrankungen	Psychopharmaka
AM für passive Impfungen	Sera (Einzahl: Serum)
AM für aktive Impfungen	z. B. Lebend-, Tot-, Toxoid-, Vektor- oder Messenger-RNA-Impfstoffe
AM gegen Krämpfe und krampfartige Schmerzen	Spasmolytika
AM, die die Verklumpung der Blutplättchen hemmen, die Blutstillung verlangsamen	Thrombozytenaggregationshemmer (TAH)
AM zur Krebstherapie	z. B. Zytostatika (direkt zellteilungshemmende Mittel)

Cortison und Cortisonabkömmlinge sind wichtige Medikamente für eine Vielzahl von Erkrankungen, auch solchen des Bewegungsapparats. Welche erwünschten Wirkungen hat diese Arzneimittelgruppe und welche unerwünschten Wirkungen (Nebenwirkungen) können auftreten?

erwünschte Wirkungen
- entzündungshemmende Wirkung
- abschwellende Wirkung
- immunsuppressive Wirkung

unerwünschte Wirkungen (Nebenwirkungen)
- Blutzuckeranstieg
- Blutdruckanstieg
- Gesichtsrötung
- Unruhe
- Immunschwäche
- Nebennierenrindenschwäche
- Diabetes mellitus
- Fettsucht (Adipositas)
- Osteoporose
- Risse der Unterhaut (Striae)
- Risse in Blutgefäßwänden
- grauer Star (Trübung der Augenlinsen)
- Depression
- Pilzbefall
- vermehrte Behaarung

Basis der Therapie für viele Erkrankungen des Bewegungsapparats sind die entzündungs- und schmerzhemmenden NSAR (nichtsteroidale Antirheumatika). Nennen Sie drei NSAR-Wirkstoffe.

ASS (= Acetylsalicylsäure), Ibuprofen, Diclofenac

Sie arbeiten in der Praxis des Hausarztes Dr. Schmidt. Leider konnte der Arzt den folgenden Karteikarteneintrag nicht ganz fertigstellen, da er zu einem dringenden Hausbesuch gerufen wurde. Auszug aus der Karteikarte:

A B C D E F G H I J K L M N O P Q R S Sch St T U W X Y Z

1 2 3 4 5 6 7 8 9 10 11 12 13 14 15 16 17 18 19 20 21 22 23 24 25 26 27 28 29 30 31 I II III IV V VI VII VIII IX X XI XII

Geb. frei ☐ Krankenkasse bwz. Kostenträger: AOK

Nachts ☐ Sonstige ☐

Name Vorname des Versicherten:
El Mansur
Samira
Bachstr. 12
10557 Berlin

geb. am 02.04.20xx

12/xx

EA:
19-jährige Patientin
Nichtraucherin
1,61 m
58 kg

2019 Appendektomie
seit 5/21 rez. Schulter-Arm-Syndrom re. bei leichter Skoliose am HWS/BWS-Übergang

Unfall ☐ Arbeitsunfall* ☐

Kassen-Nr.	Versicherten-Nr.	Status
12345678	A12345678	1000000
Betriebsstätten-Nr.	**Arzt-Nr.**	**Datum**
12345678	12345678	26.05.20xx

Risiken: Diclofenac-Allergie

26.05.xx	Anamnese: Nach längerer Arbeit am häuslichen PC im Rahmen der Prüfungsvorbereitung zur MFA-Abschlussprüfung seit Vortag starke Schmerzen im re. Schulter-Nacken-Bereich
	Befund: Druckschmerzhafte Verhärtung im Bereich des Oberrandes des re. M. trapezius mit Ausstrahlung in re. Oberarm, seitengleiche Armreflexe
	Diagnose: Myogelose des re. M. trapezius
	Therapie:

1. Welche drei Methoden der physikalischen Therapie können bei der Patientin El Mansur kurzfristig zu einer Linderung der Beschwerden führen?

1) ______________________

2) ______________________

3) ______________________

2. Welche unerwünschten Wirkungen können nach der Anwendung von NSAR auftreten?

____

____

____

____

____

3. Welches Medikament aus der Gruppe der NSAR sollte Frau El Mansur keinesfalls verordnet bekommen? Begründen Sie Ihre Antwort.

____

____

____

1. 1) lokale Wärmeanwendungen (z. B. Rotlichtlampe), 2) Massagen des Schulter-Arm-Bereichs, 3) manuelle Therapie
2. Magenschleimhautentzündung, Magengeschwür, Magenblutungen, Nierenschäden (v. a. bei Langzeiteinnahme), Allergie, Auslösung von Asthma bronchiale, Auslösung bzw. Verschlimmerung von Bluthochdruck und Herzschwäche
3. Sie sollte kein Diclofenac bekommen, da bei ihr eine Diclofenac-Allergie besteht.

4. Wie erfolgt die Verabreichung von Augentropfen in den Bindehautsack und was ist dabei zu beachten?

5. Erklären Sie einem Patienten die richtige Anwendung eines Dosieraerosols (DA) in sechs Schritten.

1)

2)

3)

4)

5)

6)

6. Im Rahmen der systemischen Applikation von Arzneimitteln unterscheidet man die enterale Applikation von der parenteralen Applikation. Erläutern Sie, worin die Unterschiede bestehen.

7. Nennen Sie die jeweiligen Fachworte der drei enteralen Applikationsformen von Medikamenten, übersetzen Sie diese und geben Sie je ein Beispiel an.

1)

2)

3)

8. Auf welche zwei Arten, außer Injektionen, lässt sich ein Medikament parenteral applizieren?

1)

2)

---

4. Patienten nach oben schauen lassen, Unterlid herunterziehen und Augentropfen in den unteren Bindehautsack eintropfen lassen. Um eine bakterielle Kontamination des Inhalts der Augentropfenflasche zu vermeiden, darf diese dabei nicht die Wimpern berühren.
5. 1) DA schütteln und Schutzkappe vom Mundstück abziehen, 2) tief ausatmen, 3) unten befindliches Mundstück fest mit Lippen umschließen, 4) Sprühstoß auslösen und zeitgleich so tief wie möglich einatmen, 5) 5 bis 10 Sekunden lang die Luft anhalten, 6) durch die Nase oder den halb geschlossenen Mund langsam ausatmen
6. Enterale Applikation: Das Medikament wird über die Schleimhaut des Magen-Darm-Trakts (Mund, Magen und/oder Darm) ins Blut aufgenommen und von dort im ganzen Körper verteilt. Parenterale Applikation: Das Medikament wird unter Umgehung des Magen-Darm-Trakts in den Blutkreislauf eingebracht.
7. 1) oral (über den Mund), z. B. als Tablette
   2) sublingual (unter die Zunge), z. B. als Spray
   3) rektal (über den Mastdarm), z. B. als Zäpfchen
8. 1) als Infusion, z. B. intravenös, 2) perkutan (transdermal), durch die Haut, z. B. als Medikamentenpflaster oder Gel

1. Welche Therapiemaßnahme kommt ohne den Einsatz elektromagnetischer Strahlung aus?

A) ☐ Kurzwellenbehandlung
B) ☐ Lasertherapie der Haut
C) ☐ Mikrowellentherapie
D) ☐ Rotlichtlampe (Infrarottherapie)
E) ☐ Kühlauflage

2. Welche beiden Aussagen sind richtig?

A) ☐ Die ultraviolette Strahlung der Sonne fördert die Vitamin-C-Bildung im Organismus.
B) ☐ Strahlenschäden durch ionisierende Strahlen werden in der Regel sofort bemerkt.
C) ☐ Strahlenschäden wie Krebs entstehen durch bestrahlungsbedingte DNA-Veränderungen.
D) ☐ Ultraschall-Massagen unterliegen der Strahlenschutzverordnung.
E) ☐ Je kürzer die Wellenlänge einer Strahlungsart, desto geringer ist ihre Energie.
F) ☐ Hertz (Hz) steht bei elektromagnetischer Strahlung für die Anzahl der Wellen pro Sekunde.

3. Wie wirkt eine Kurzwellenbestrahlung?

A) ☐ erzeugt Wärme in tiefen Gewebeschichten
B) ☐ kann Gelenke vereisen
C) ☐ massiert das Gewebe
D) ☐ verdampft geschädigtes Gewebe
E) ☐ löst kurzzeitig Schmerz aus und lenkt dadurch vom ursprünglichen Schmerz ab

4. Welche beiden Aussagen zu TENS treffen nicht zu?

A) ☐ Dabei kommen Klebeelektroden zum Einsatz.
B) ☐ TENS darf in Deutschland nur unter ärztlicher Aufsicht durchgeführt werden.
C) ☐ Das Verfahren kann bei chronischen, lokalisierten Schmerzen angewandt werden.
D) ☐ Zu den Kontraindikationen gehört das Tragen eines Herzschrittmachers.
E) ☐ Es handelt sich um ein therapeutisches Verfahren auf Ultraschallbasis.
F) ☐ Bei einer Schwangeren sollte TENS nicht zum Einsatz kommen.

5. Welche zwei Sätze treffen für die Fototherapie zu?

A) ☐ Sie ist ungeeignet für fotoscheue Menschen.
B) ☐ Die Strahlen moderner UV-Lampen können keinen Sonnenbrand auslösen.
C) ☐ Starke Tageslichtlampen können zur Behandlung von Depressionen eingesetzt werden.
D) ☐ Die Bestrahlung mit UV-Licht wird zur Therapie bestimmter Hautkrankheiten eingesetzt.
E) ☐ UV-Licht kann keinen Hautkrebs auslösen.
F) ☐ Sonnenlicht hat keinen Einfluss auf die menschliche Vitamin-D-Produktion.

6. Welche beiden Behauptungen zur Lasertherapie treffen zu?

A) ☐ Es handelt sich um extrem gebündeltes, sehr energiereiches Licht.
B) ☐ Jede Laseranwendung geht mit einem erheblichen Blutungsrisiko einher.
C) ☐ Narbenbildung nach einer Lasertherapie ist ausgeschlossen.
D) ☐ Laserstrahlung wird auch zur Verschweißung von Löchern in der Netzhaut des Auges eingesetzt.
E) ☐ Der Blick in einen Laserstrahl ist gesundheitlich in jedem Fall unbedenklich.
F) ☐ Laser eignen sich nicht zum Einsatz in der Chirurgie.

7. Was ist kein Ziel der klassischen Massage?

A) ☐ Verringerung des Muskeltonus
B) ☐ Schmerzlinderung
C) ☐ Erhöhung der Beweglichkeit
D) ☐ Stärkung der Muskulatur
E) ☐ Verbesserung der Muskeldurchblutung

8. Welche Aussage trifft für die Krankengymnastik zu?

A) ☐ Krankengymnastik ist für den Patienten weniger anstrengend als die klassische Massage.
B) ☐ Ihr therapeutischer Effekt ist bei Fortführung der Übungen zu Hause oft dauerhafter als der der klassischen Massage.
C) ☐ Krankengymnastik wird nicht zu den Heilmitteln gerechnet.
D) ☐ Krankengymnastische Übungsbehandlungen eignen sich nicht für Kinder im 1. Lebensjahr.
E) ☐ Die Krankengymnastik ist kein Zweig der Physiotherapie.

9. Welche Aussage trifft zu?

A) ☐ Bei der Chirotherapie darf keine Manipulation angewandt werden.
B) ☐ Ein Röntgenbild vor dem erstmaligen Einsatz von Chirotherapie ist in jedem Fall überflüssig.
C) ☐ Bei der Lymphdrainage handelt es sich um eine spezielle Massagetechnik.
D) ☐ Lymphdrainage darf unmittelbar nach Krebsoperationen nicht durchgeführt werden.
E) ☐ Bei der manuellen Therapie werden nur die Hände der Patienten behandelt.

---

1. E	2. C, F	3. A
4. B, E	5. C, D	6. A, D
7. D	8. B	9. C

10. Ordnen Sie den folgenden Produkten eine 1 zu, wenn für sie das Arzneimittelgesetz (AMG) gilt, eine 2, wenn sie dem Medizinprodukterecht-Durchführungsgesetz (MPDG) unterliegen, und eine 0, wenn keines der beiden Gesetze für sie zutrifft.

A) ☐ isotonisches Sportgetränk
B) ☐ Kopfschmerztablette
C) ☐ koffeinhaltiges Erfrischungsgetränk
D) ☐ Hüftendoprothese
E) ☐ Herzschrittmacher
F) ☐ Hormonpräparat zur Empfängnisverhütung

11. Wie lange gilt der Patentschutz auf neue Medikamentenwirkstoffe, gerechnet vom Tag ihrer Zulassung, wenn kein „Ergänzendes Schutzzertifikat" beantragt wurde?

A) ☐ 1 Jahr
B) ☐ 2 Jahre
C) ☐ 5 Jahre
D) ☐ 10 Jahre
E) ☐ 20 Jahre

12. Welche beiden Aussagen zu den Generika treffen zu?

A) ☐ Es handelt sich um Medikamente mit neu entwickelten Wirkstoffen.
B) ☐ Es sind Medikamente mit Wirkstoffen, für die der Patentschutz abgelaufen ist.
C) ☐ Sie sind ohne Ausnahme rezeptfrei in der Apotheke erhältlich.
D) ☐ Man nennt sie auch Nachahmerpräparate.
E) ☐ Ihre Entwicklung ist teurer als die der zu Grunde liegenden Originalpräparate.
F) ☐ Es gibt mehr Originalpräparate als Generika.

13. Welche beiden Aussagen zu Suppositorien treffen zu?

A) ☐ Es handelt sich um Zäpfchen.
B) ☐ Es handelt sich um Arzneimittelpflaster.
C) ☐ Der Patient muss sie schlucken.
D) ☐ Der Patient muss sie in heißem Wasser auflösen und danach die Dämpfe inhalieren.
E) ☐ Sie dürfen nicht kühl gelagert werden, da sonst Wirkstoffverlust droht.
F) ☐ Es gibt sie zum Einführen in Mastdarm und Scheide.

14. Welche beiden Aussagen zu Retardtabletten treffen zu?

A) ☐ Sie sind mit einer Zuckerschicht überzogen, um den schlechten Wirkstoffgeschmack zu überdecken.
B) ☐ Bei ihnen wird der Medikamentenwirkstoff verzögert freigesetzt.
C) ☐ Sie dürfen nur geteilt werden, wenn die Packungsbeilage dies erlaubt.
D) ☐ Man nennt sie auch Dragees.
E) ☐ Alle Brausetabletten sind Retardtabletten.
F) ☐ Sie helfen bei Entwicklungsverzögerungen.

15. Was ist ein Placebo?

A) ☐ Kombinationspräparat mit drei wirksamen Inhaltsstoffen
B) ☐ Kombinationspräparat mit zwei wirksamen Inhaltsstoffen
C) ☐ Medikament mit nur einem Wirkstoff
D) ☐ Medikament ohne Wirkstoff
E) ☐ staatliche Erlaubnis für eine Pharmafirma, ein neues Medikament in den Handel zu bringen

16. Was bedeutet das „first in, first out"-Prinzip bei der Medikamentenlagerung von Ärztemustern?

A) ☐ Die älteste Packung wird zuletzt verbraucht.
B) ☐ Die älteste Packung wird zuerst verbraucht.
C) ☐ Die kleinste Packung wird zuerst verbraucht.
D) ☐ Die größte Packung wird zuerst verbraucht.
E) ☐ Keine der genannten Möglichkeiten A bis D trifft zu.

17. Welche Aussagekombination trifft zu?

1 Salben enthalten mehr Wasser als Cremes.
2 Salben sind besonders für trockene Haut geeignet.
3 Cremes sind wasserreich und fettfrei.
4 Gele sind fettfrei und wasserreich.
5 Gele haben eine wärmende Wirkung.
6 Pasten enthalten Puder.

A) ☐ Nur die Aussagen 1, 4 und 5 sind richtig.
B) ☐ Nur die Aussagen 2, 3 und 6 sind richtig.
C) ☐ Nur die Aussagen 2, 4 und 6 sind richtig.
D) ☐ Nur die Aussagen 2, 4 und 5 sind richtig.
E) ☐ Nur die Aussagen 3, 5 und 6 sind richtig.

18. Welche beiden Aussagen treffen auf eine Suspension zu?

A) ☐ Es handelt sich um Pulver, das in einer Flüssigkeit verteilt ist.
B) ☐ Es ist eine andere Bezeichnung für Tinktur.
C) ☐ Es handelt sich um eine Kapsel.
D) ☐ Es gibt nur Suspensionen zur innerlichen Anwendung.
E) ☐ Eine Suspension muss vor Anwendung geschüttelt werden.
F) ☐ Auch in geöffneter Form ist eine Suspension mehrere Jahre haltbar.

---

10. A0, B1, C0, D2, E2, F1 | 11. E | 12. B, D
13. A, F | 14. B, C | 15. D
16. B | 17. C | 18. A, E

19. Was versteht man unter Indikation?

A) ☐ die Zulassung eines Arzneimittels nach dem Arzneimittelgesetz
B) ☐ die Heilungsrate nach Einnahme eines Arzneimittels
C) ☐ Krankheit, die die Anwendung eines Medikaments oder einer medizinischen Maßnahme einschränkt, aber nicht völlig verbietet
D) ☐ Krankheit, die die Anwendung eines Medikaments oder einer medizinischen Maßnahme in jedem Fall verbietet
E) ☐ zugelassener Grund zur Anwendung eines Medikaments oder einer medizinischen Maßnahme

20. In der Gebrauchsinformation eines Arzneimittels wird für eine bestimmte Nebenwirkung die Häufigkeit mit „gelegentlich" angegeben. Welche Aussage trifft hierfür zu?

A) ☐ mindestens jeder 10. Patient betroffen
B) ☐ mindestens jeder 100. Patient betroffen
C) ☐ mindestens jeder 1000. Patient betroffen
D) ☐ mindestens jeder 10000. Patient betroffen
E) ☐ mindestens jeder 100000. Patient betroffen

21. Wofür steht der Begriff Arzneimittelinteraktionen?

A) ☐ internationaler Handel mit Arzneimitteln
B) ☐ unerlaubte Werbeaktionen für Arzneimittel
C) ☐ übertriebene Selbstmedikation von Patienten
D) ☐ Wechselwirkung verschiedener Wirk- und Hilfsstoffe unterschiedlicher Arzneimittel
E) ☐ Nebenwirkungen infolge von Überdosierung eines Arzneimittels

22. Ordnen Sie die folgenden Begriffe aus dem Bereich der Arzneimitteldosierung richtig zu.

A	Einzeldosis	1	für eine gleichmäßige Wirkung regelmäßig erforderliche Dosis
B	toxische Dosis	2	im Rahmen einer Behandlung benötigte Menge
C	Gesamtdosis	3	Dosis, die Vergiftungserscheinungen bewirkt
D	Erhaltungsdosis	4	auf einmal eingenommene Dosis

A) ☐ A2, B1, C3, D4
B) ☐ A1, B2, C3, D4
C) ☐ A3, B2, C1, D4
D) ☐ A4, B3, C2, D1
E) ☐ A4, B2, C1, D3

23. Ein Patient hält sich an die Verordnungen seines Arztes und zeigt somit große Therapietreue. Welcher Fachbegriff steht dafür?

A) ☐ Adhärenz
B) ☐ Adjektiv
C) ☐ Addition
D) ☐ Adaption
E) ☐ Adoleszenz

24. Eine Ampulle besitzt einen aufgedruckten Punkt oberhalb des Ampullenhalses. Um welche Ampullenart handelt es sich?

A) ☐ Kunststoffampulle
B) ☐ Stechampulle
C) ☐ Brechampulle
D) ☐ Trinkampulle
E) ☐ keine der Antwortmöglichkeiten A bis D

25. Sortieren Sie die folgenden Kanülenarten nach ihrem Außendurchmesser von dick nach dünn anhand der Farbe ihres Spritzenansatzes. Welche Reihenfolge ist richtig?

A) ☐ grün – gelb – hellgrau – schwarz
B) ☐ schwarz – hellgrau – grün – gelb
C) ☐ gelb – grün – schwarz – hellgrau
D) ☐ hellgrau – schwarz – grün – gelb
E) ☐ hellgrau – gelb – schwarz – grün

26. Welche beiden Aussagen treffen nicht zu?

A) ☐ Bei allen intramuskulären Injektionen kann auf ein vorheriges Aspirieren verzichtet werden.
B) ☐ Die korrekte ventrogluteale Injektion erfolgt ventrolateral in die Muskulatur nahe am Beckenkamm.
C) ☐ Ein für eine i.m-Injektion geeigneter Ort ist der M. vastus lateralis im lateralen Oberschenkel.
D) ☐ Viele Impfungen wirken besser, wenn der Impfstoff in den Deltamuskel injiziert wurde.
E) ☐ Vor intramuskulären Injektionen kann auf die Hautdesinfektion beim Patienten verzichtet werden.
F) ☐ Der Spritzenabszess ist eine mögliche Komplikation nach intramuskulären Injektionen.

27. Eine Injektion wurde in das Fettgewebe der Unterhaut verabreicht. Welche Fachbezeichnung trifft für diese Injektion zu?

A) ☐ intraarteriell (i.a.)
B) ☐ intramuskulär (i.m.)
C) ☐ intravenös (i.v.)
D) ☐ subkutan (s.c.)
E) ☐ intrakutan (i.c.)

19. E	20. C	21. D
22. D	23. A	24. C
25. C	26. A, E	27. D

28. Was verbleibt nach dem Legen eines Venenverweilkatheters im Inneren der Vene?

A) ☐ die Metallkanüle in ganzer Länge
B) ☐ nur die Spitze der Metallkanüle
C) ☐ der Drehverschluss
D) ☐ der Zuspritzanschluss
E) ☐ ein dünner Kunststoffschlauch

29. Bei welchen zwei Patientengruppen werden Impfungen subkutan anstatt intramuskulär verabreicht?

A) ☐ Patienten mit angeborener Blutgerinnungsstörung (Hämophilie)
B) ☐ Bluthochdruck-Patienten
C) ☐ Patienten mit Antikoagulanzien-Therapie
D) ☐ Patienten mit Neigung zu Muskelkater
E) ☐ Patienten mit Immunschwäche
F) ☐ Patienten mit erhöhten Blutzuckerwerten

30. Welche beiden Aussagen passen nicht zu einer Flügelkanüle?

A) ☐ Sie eignet sich besonders zur Punktion zarter Venen, z. B. am Handrücken.
B) ☐ Sie wird ausschließlich für venöse Blutentnahmen genutzt.
C) ☐ Man kann sie auch für Infusionen verwenden.
D) ☐ Auch Injektionen sind mit ihr durchführbar.
E) ☐ Eine andere Bezeichnung für sie lautet Butterfly.
F) ☐ Sie verfügt über einen besonders großen Kanülendurchmesser.

31. Sortieren Sie die nachfolgend aufgeführten Injektionsarten nach ihrem Wirkungseintritt von schnell nach langsam.

1 intramuskuläre Injektion
2 intravenöse Injektion
3 subkutane Injektion

A) ☐ 1 – 2 – 3
B) ☐ 2 – 3 – 1
C) ☐ 3 – 1 – 2
D) ☐ 2 – 1 – 3
E) ☐ 1 – 3 – 2

32. Bei welchen beiden Arzneimitteln ist bei Transport und Lagerung die Einhaltung einer Kühlkette zwingend erforderlich?

A) ☐ Diclofenac
B) ☐ Lebendimpfstoffe
C) ☐ Insulin
D) ☐ Acetylsalicylsäure
E) ☐ Kortikoide
F) ☐ Ibuprofen

33. Was versteht man unter OTC-Medikamenten?

A) ☐ die in Apotheken ohne Rezept frei verkäuflichen Medikamente
B) ☐ alle rezeptpflichtigen Medikamente
C) ☐ alle Medikamente, für die ein Betäubungsmittelrezept erforderlich ist
D) ☐ ausschließlich Vitaminpräparate
E) ☐ keine Antwortmöglichkeit trifft zu

34. Die entzündungshemmenden und immunsuppressiven Kortikoide haben, besonders bei Langzeitverabreichung, etliche Nebenwirkungen. Welche beiden gehören nicht dazu?

A) ☐ Bluthochdruck
B) ☐ Gewichtsabnahme
C) ☐ Blutzuckererhöhung
D) ☐ Epithelatrophie (z. B. an Haut und Blutgefäßen)
E) ☐ Osteoporose
F) ☐ Gesichtsblässe

35. Welche beiden Aussagen treffen zu?

A) ☐ Die Gefahr eines Spritzenabszesses ist bei einer i.v.-Injektion höher als bei einer i.m.-Injektion.
B) ☐ Injektionen in den Gesäßmuskel weisen weniger häufig Komplikationen auf als Injektionen in den Deltamuskel.
C) ☐ Als Recapping bezeichnet man das verbotene Wiederaufstecken der Kanülenkappe.
D) ☐ Bei subkutanen Injektionen droht kein Allergierisiko.
E) ☐ Ein Zentralvenenkatheter ist ein Zugang in eine große, herznahe Vene.
F) ☐ Venenverweilkanülen dürfen nicht länger als eine Stunde in der Vene verbleiben.

36. ☐ Welche Aussage zur Phytotherapie trifft zu?

A) ☐ Sie darf bei Patienten mit Heuschnupfen nicht angewandt werden.
B) ☐ Phytotherapie hat keinerlei Nebenwirkungen.
C) ☐ Hier kommen Pflanzenpräparate zum Einsatz.
D) ☐ Die Phytotherapie ist für Kinder unter zwei Jahren nicht zugelassen.
E) ☐ Nur Ärzte mit der Zusatzbezeichnung Naturheilverfahren dürfen die Phytotherapie anwenden.

---

28. E	29. A, C	30. B, F
31. D	32. B, C	33. A
34. B, F	35. C, E	36. C

7 Herz und Kreislauf

Benennen Sie die in der Abbildung benannten Teile des Herzens in Deutsch und mit dem Fachbegriff.

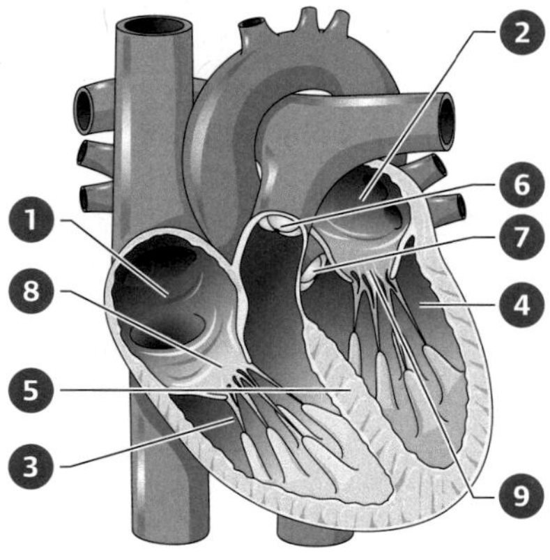

	Deutsch	Fachbegriff
1	rechter Vorhof	rechtes Atrium
2	linker Vorhof	linkes Atrium
3	rechte Herzkammer	rechter Ventrikel
4	linke Herzkammer	linker Ventrikel
5	Herzscheidewand	Septum
6	Lungenarterienklappe	Pulmonalklappe
7	Hauptschlagaderklappe	Aortenklappe
8	dreizipflige Segelklappe	Trikuspidalklappe
9	zweizipflige Segelklappe	Mitralklappe

Nennen Sie die Schichten der Herzwand und des Herzbeutels von innen nach außen.

- Endokard
- Myokard
- Epikard
- Perikard

Nennen Sie die fünf Hauptabschnitte des Reizleitungssystems des Herzens in der richtigen Reihenfolge.

- Sinusknoten
- AV-Knoten
- His-Bündel
- Tawara-Schenkel
- Purkinje-Fasern

Erläutern Sie die Lage und die Aufgaben der Herzkranzgefäße.

- Die Herzkranzgefäße sind die ersten arteriellen Abgänge der Aorta und verlaufen kranzförmig um das Herz.
- Sie versorgen den Herzmuskel (Myokard) mit Sauerstoff und Nährstoffen.

Erklären Sie die Bedeutung der beiden Fachbegriffe Arterien und Venen.

- Arterien sind Blutgefäße, die Blut vom Herzen wegführen.
- Venen sind Blutgefäße, die Blut zum Herzen hinführen.

Nennen Sie die Schichten der Gefäßwände von Arterien und Venen.

- innere Schicht (Endothel)
- mittlere Schicht (Muskelschicht)
- äußere Schicht (bindegewebige Hülle)

Benennen Sie die dargestellten Arbeitsphasen des Herzens und erläutern Sie diese.

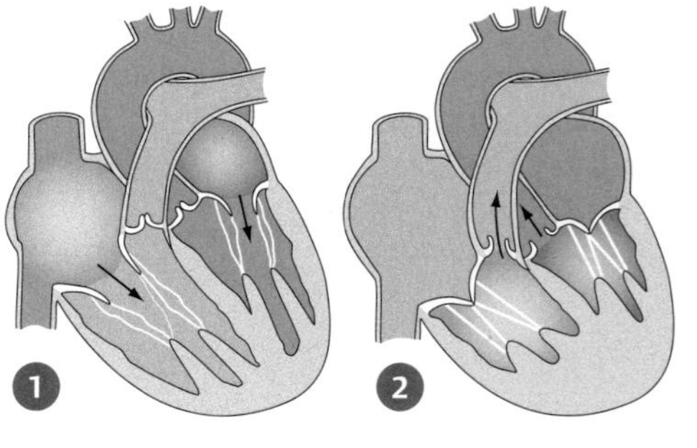

1. Diastole (= Füllungsphase): Durch den höheren Druck in den Vorhöfen werden die Segelklappen geöffnet und das Blut fließt aus den Vorhöfen in die Kammern.
2. Systole (= Austreibungsphase): Durch die Kontraktion des Myokards werden die Taschenklappen geöffnet und das Blut fließt aus den Kammern in die Arterien.

Sie arbeiten in der Praxis des Allgemeinarztes Dr. Schmidt. Herr Herzberger kommt wegen Schmerzen im Brustbereich. Auszug aus der Karteikarte:

A	B	C	D	E	F	G	H	I	J	K	L	M	N	O	P	Q	R	S	Sch	St	T	U	W	X	Y	Z

1 2 3 4 5 6 7 8 9 10 11 12 13 14 15 16 17 18 19 20 21 22 23 24 25 26 27 28 29 30 31 — I II III IV V VI VII VIII IX X XI XII

Geb. frei ☐ — Krankenkasse bzw. Kostenträger: AOK Hessen

Nachts ☐ — Name Vorname des Versicherten: Herzberger Thomas — geb. am 21.10.19xx

Sonstige ☐ — Hanauer Landstr. 84, 60314 Frankfurt/Main — 10/xx

EA:
57-jähriger Patient
Gewicht: 94 kg
Körpergröße: 1,82 m
Seit 2007: Hyperlipoproteinämie, arterielle Hypertonie, intermittierendes Vorhofflimmern
Medikation: Metoprolol 95 mg (1-0-1-0), Xarelto® 20 mg (0-0-1-0)

Unfall ☐

Kasse-Nr.	Versicherten-Nr.	Status
1234567	H7987654321	1000000

Arbeitsunfall* ☐

Betriebsstätten-Nr.	Arzt-Nr.	Datum
87654321	123456789	27.11.20xx

Risiken

27.11.20xx	Anamnese: bei starker körperlicher Anstrengung anfallsartig auftretende Schmerzen im Bereich des Herzens, die in den linken Arm ausstrahlen
	Befund: Puls in Ruhe 78/Min., RR 158/95 mmHg (re.), Troponin-T-Test negativ, Ruhe-EKG unauffällig,
	retrosternale Schmerzen und Atemnot während der Ergometrie (125 Watt), Besserung nach Gabe von Nitrolingual-Spray (zwei Hübe)
	Diagnose: V. a. Angina pectoris (Belastungsangina)
	Therapie: Überweisung zum Kardiologen, Nitrolingual akut® Spray (bei Bedarf: zwei Hübe)

1. Erklären Sie den Fachbegriff Puls und nennen Sie drei Körperstellen, an denen bei Herrn Herzberger der Puls getastet werden kann.

2. Nennen Sie den Normwert des Ruhepulses bei einem Erwachsenen und erläutern Sie die Fachbegriffe, die mögliche Abweichungen beschreiben.

1. Der Puls ist eine durch die Pumpleistung des Herzens ausgelöste Druckwelle, die sich über die Arterien tasten lässt. Stellen, an denen der Puls gut getastet werden kann: am Handgelenk (A. radialis), am Hals (A. carotis) und an der Leiste (A. femoralis).
2. Ruhepuls bei Erwachsenen: 60–80 Schläge/Minute; eine Pulsverlangsamung unter 60/Minute nennt man Bradykardie, eine Pulsbeschleunigung über 100/Minute Tachykardie. Arrhythmie ist eine unregelmäßige Herzschlagfolge.

3. Warum darf der Puls nicht mit dem Daumen gemessen werden?

4. Erläutern Sie, in welcher Einheit die Blutdruckmessung nach Riva-Rocci angegeben wird und nennen Sie den Normwert für den Körperkreislauf.

5. Erklären Sie, wie bei der Blutdruckmessung der systolische und der diastolische Blutdruckwert ermittelt werden.

6. Wie bezeichnet man den Befund, wenn der Blutdruck eines Patienten in der Regel die Werte von 140/90 mmHg überschreitet?

7. Nennen Sie die verschiedenen Ableitungen eines 12-Kanal-EKGs und beschreiben Sie die äußeren Bedingungen während der Aufzeichnung.

3. Der Daumen hat eine eigene größere Arterie, an der der eigene Pulsschlag wahrgenommen werden kann. Um zu vermeiden, dass bei der Pulsmessung versehentlich der eigene Pulsschlag getastet wird, sollten zur Messung Zeige-, Mittel- und Ringfinger verwendet werden.
4. Die Einheit der Blutdruckmessung nach Riva-Rocci ist Millimeter Quecksilbersäule (mmHg). Der Normwert des Körperkreislaufs liegt beim Erwachsenen unter 120/80 mmHg, jedoch nicht zu tief.
5. Während der Druck der Oberarmmanschette verringert wird, entspricht der systolische Wert dem angezeigten Druck beim ersten hörbaren Korotkow-Ton, der diastolische Wert dem Wert beim letzten deutlich hörbaren Korotkow-Ton.
6. Ein arterieller Blutdruck ab 140 mmHg systolisch und/oder 90 mmHg diastolisch wird als arterielle Hypertonie (Bluthochdruck) bezeichnet. Die Diagnose setzt eine mehrfache Messung in Ruhe an verschiedenen Tagen voraus.
7. Man unterscheidet die Brustwandableitungen nach Wilson (V_1–V_6) und die Extremitätenableitungen nach Einthoven (I, II, III) und nach Goldberger (aVR, aVL, aVF). Während der Aufzeichnung muss der Raum ausreichend warm sein, der Patient muss ruhig liegen und darf nicht sprechen.

8. **Erklären Sie den Begriff koronare Herzkrankheit und nennen Sie Risikofaktoren.**

9. **Nennen Sie typische Symptome der Angina pectoris.**

10. **Erläutern Sie die Verabreichung und die Wirkungsweise von Nitroglycerin-Spray.**

11. **Was versteht man unter einer Koronarangiografie? Zu welchem Zweck wird sie durchgeführt?**

12. **Welche therapeutischen Maßnahmen zur Verhinderung eines Herzinfarktes können bei Stenosen (Verengungen) der Koronararterien durchgeführt werden?**

13. **Erläutern Sie den Fachbegriff Myokardinfarkt.**

14. **Aus welchem Grund wird bei einem akuten Koronarsyndrom ein Troponin-Test durchgeführt?**

---

8. Ursache der koronaren Herzkrankheit (KHK): Mangeldurchblutung des Myokards durch Koronarsklerose; Risikofaktoren: arterielle Hypertonie, Hyperlipidämie, Diabetes mellitus, Nikotin, Stress, Disposition
9. Gefühl der Brustenge mit ziehenden Schmerzen, die ausstrahlen können, häufig auch Luftnot.
10. Das Nitroglycerin-Spray wird sublingual (1–2 Sprühstöße) appliziert und schnell über die Mundschleimhaut ins Blut aufgenommen. Das Nitroglycerin führt zu einer Erweiterung der Herzkranzgefäße und somit zu einer besseren Durchblutung des Herzmuskels. Da auch die übrigen Arterien erweitert werden, kann es zu einer Blutdrucksenkung und zu Kopfschmerzen kommen.
11. Bei einer Koronarangiografie wird ein Röntgenkontrastmittel über einen Herzkatheter nacheinander in beide Koronararterien verabreicht. Gleichzeitig werden dabei Röntgenaufnahmen gemacht. Bei einer Koronarangiografie kann die Weite bzw. die Enge der Koronararterien dargestellt und beurteilt werden.
12. Mithilfe eines Herzkatheters können die verengten Stellen geweitet werden (Ballonkatheter) und es können anschließend Stents (Gefäßstützen) eingesetzt werden, die das Arterienlumen offenhalten. Herzchirurgisch können ausgeprägte Stenosen durch einen Venen-Bypass umgangen werden. Hierzu wird jeweils ein Stück einer körpereigenen Beinvene oder -arterie verwendet.
13. Beim Myokardinfarkt kommt es zum Absterben (Nekrose) eines Myokardbezirks durch akuten Verschluss der zuführenden Koronararterie.
14. Der Troponin-Test ist ein Blutschnelltest, mit dem das Absterben von Herzmuskelzellen nach einem Infarkt festgestellt werden kann.

1. Welche beiden Aussagen zum Krampfaderleiden (Varikose) sind richtig?

A) ☐ Gehen verstärkt die Schädigung der Beinvenen.
B) ☐ Bei der Varikose sind die Beinvenen so erweitert, dass die Venenklappen nicht mehr schließen.
C) ☐ Risikofaktoren sind männliches Geschlecht und Untergewicht.
D) ☐ Erweiterte Arterien werden auch als Varizen bezeichnet.
E) ☐ Das venöse Ulcus cruris ist eine Spätfolge der Varikose.
F) ☐ Während einer Schwangerschaft kommt es zu einer Besserung der Krankheitssymptome.

2. Welche Aussage zur Herzwand ist richtig?

A) ☐ Das Endokard ist eine dünne Gewebeschicht, die dem Myokard außen aufliegt.
B) ☐ Die glatte innere Oberfläche des Herzens wird als Epikard bezeichnet.
C) ☐ Die Muskelschicht des Herzens bezeichnet man als Myokard.
D) ☐ Das Perikard bildet die innere Oberfläche der Herzklappen und der Vorhöfe.
E) ☐ Der Herzbeutel besteht aus dem Myokard und dem Epikard.

3. Welche beiden Aussagen zu den Blutgefäßen sind richtig?

A) ☐ Durch Arterien des Lungenkreislaufs fließt sauerstoffreiches Blut.
B) ☐ Venen haben eine dünnere Wand als Arterien.
C) ☐ Im Lungenkreislauf leiten Venen das Blut vom Herzen weg.
D) ☐ Arterien führen das Blut zum Herzen hin.
E) ☐ An den Kapillaren findet der Gas- und Stoffaustausch statt.
F) ☐ Die ventilartigen Klappen der Arteriolen verhindern einen Rückfluss des Blutes.

4. Ordnen Sie zu.

A Arrhythmie	1 Pulsverlangsamung (< 60/Minute)
B Tachykardie	2 beschleunigte und unregelmäßige Herzschlagfolge
C Tachyarrhythmie	3 unregelmäßige Herzschlagfolge
D Bradykardie	4 Pulsbeschleunigung (> 100/Minute)

A) ☐ A2, B1, C3, D4
B) ☐ A1, B2, C3, D4
C) ☐ A3, B2, C4, D1
D) ☐ A3, B4, C2, D1
E) ☐ A4, B2, C1, D3

5. Welche Aussagekombination zur Arteriosklerose ist richtig?

1 Bei der Arteriosklerose kommt es zu einer Einengung des Lumens der Schlagadern.
2 Arterielle Hypertonie und Hyperlipidämie zählen zu den wichtigsten Risikofaktoren.
3 Eine Arteriosklerose der Herzkranzgefäße führt zur koronaren Herzkrankheit.
4 Ein Gefäßverschluss im Bereich des Gehirns führt zu einem Schlaganfall.
5 Durch eine Angiografie können verengte Gefäßabschnitte dargestellt werden.

A) ☐ Alle Aussagen sind richtig.
B) ☐ Nur die Aussagen 1, 2, 4 und 5 sind richtig.
C) ☐ Nur die Aussagen 2 und 3 sind richtig.
D) ☐ Nur die Aussagen 3 und 4 sind richtig.
E) ☐ Nur die Aussagen 4 und 5 sind richtig.

6. Welche Zuordnung ist richtig?

A) ☐ Atrium → Herzkammer
B) ☐ Myokard → Innenschicht der Herzwand
C) ☐ Systole → Füllungsphase des Herzens
D) ☐ Endothel → äußere Schicht der Blutgefäße
E) ☐ Perikard → Herzbeutel

7. Welche Aussage zu den Herzklappen ist richtig?

A) ☐ Die Trikuspidalklappe ist die zweizipflige Segelklappe des Herzens.
B) ☐ Die Aortenklappe verhindert den Rückfluss des Blutes von der Aorta in den rechten Vorhof.
C) ☐ Die Pulmonalklappe liegt zwischen dem linken Vorhof und der Lungenarterie.
D) ☐ Die Pulmonalklappe und die Aortenklappe sind Segelklappen.
E) ☐ Die Mitralklappe liegt zwischen linkem Vorhof und linker Herzkammer.

8. Stellen Sie durch Eintragen der Ziffern 1 bis 5 die richtige Reihenfolge des Blutflusses von den Körperzellen zu den Lungenbläschen her.

A) ☐ rechter Vorhof
B) ☐ Kapillaren der Alveolen
C) ☐ Lungenarterie
D) ☐ rechte Kammer
E) ☐ untere Hohlvene

1.	B, E	2.	C
3.	B, E	4.	D
5.	A	6.	E
7.	E	8.	A2, B5, C4, D3, E1

9. Welche Aussage zur Blutdruckmessung nach Riva-Rocci ist falsch? ✗✎

A) ☐ Die ambulante Langzeit-Blutdruckmessung erfolgt üblicherweise über 24 Stunden.
B) ☐ Die Blutdruckmanschette muss passend zur Dicke des Oberarms ausgewählt werden.
C) ☐ Beim Auftreten der ersten Korotkow-Töne wird am Manometer der diastolische Wert abgelesen.
D) ☐ Der Manschettendruck wird langsam (2–3 mm pro Sekunde) abgelassen.
E) ☐ Für die Blutdruckmessung benötigt man ein RR-Messgerät und ein Stethoskop.

10. Welche Aussagekombination zum Myokardinfarkt ist richtig? ✗✎

1 Beim Myokardinfarkt kommt es zu einer Einblutung in das Perikard.
2 Die meisten Myokardinfarkte verlaufen symptomlos, d. h. stumm.
3 Die geschädigten Muskelbezirke werden durch neu gebildetes Muskelgewebe ersetzt.
4 Beim Myokardinfarkt kommt es im nicht mehr durchbluteten Muskelbezirk zu einer Nekrose.
5 Im EKG kann man bei einem frischen Myokardinfarkt oft eine ST-Strecken-Hebung erkennen.

A) ☐ Alle Aussagen sind richtig.
B) ☐ Nur die Aussagen 1, 2, 4 und 5 sind richtig.
C) ☐ Nur die Aussagen 1, 2 und 3 sind richtig.
D) ☐ Nur die Aussagen 3 und 4 sind richtig.
E) ☐ Nur die Aussagen 4 und 5 sind richtig.

11. Welche Zuordnung ist richtig? ✗✎

A) ☐ Mitralstenose → Verengung der Aortenklappe
B) ☐ Angiografie → endoskopische Gefäßuntersuchung
C) ☐ Hyperlipidämie → erniedrigte Blutfettwerte
D) ☐ Aneurysma → pathologische Gefäßaussackung
E) ☐ Ischämie → vermehrte Durchblutung

12. Welche Aussage zu den Herzrhythmusstörungen ist falsch? ✗✎

A) ☐ Als Arrhythmie bezeichnet man Unregelmäßigkeiten der Herztätigkeit.
B) ☐ Bei Vorhofflimmern kann es zu einer Thromboembolie kommen.
C) ☐ Ein künstlicher Herzschrittmacher kann bei bradykarden Herzrhythmusstörungen indiziert sein.
D) ☐ Bei Vorhofflimmern schlagen die Vorhöfe mit einer Frequenz von 60–80 Schlägen pro Minute.
E) ☐ Eine vorzeitige Herzaktion wird als Extrasystole bezeichnet.

13. Stellen Sie durch Eintragen der Ziffern 1 bis 5 die richtige Reihenfolge her, in der die elektrischen Impulse des Reizleitungssystems durch das Herz geleitet werden.

A) ☐ AV-Knoten
B) ☐ Purkinje-Fasern
C) ☐ Sinusknoten
D) ☐ Tawara-Schenkel
E) ☐ His-Bündel

14. Ordnen Sie zu. ✗✎

A primäre Hypertonie	1 niedriger Blutdruck (< 100/60 mmHg)
B arterielle Hypotonie	2 Bluthochdruck durch eine Grunderkrankung
C sekundäre Hypertonie	3 Ohnmacht, durch Erweiterung der Beinvenen und Blutdruckabfall
D vasovagale Synkope	4 Bluthochdruck ohne ursächliche Grunderkrankung

A) ☐ A2, B1, C4, D3
B) ☐ A1, B2, C3, D2
C) ☐ A3, B4, C1, D4
D) ☐ A4, B3, C2, D1
E) ☐ A4, B1, C2, D3

15. Welche beiden Aussagen zum Blutkreislauf sind richtig? ✗✗✎

A) ☐ Die Lungenvenen leiten sauerstoffarmes Blut von der Lunge zum linken Vorhof.
B) ☐ Die Hohlvenen leiten das sauerstoffarme Blut des Körperkreislaufs zum linken Vorhof.
C) ☐ An den Arteriolen des Körperkreislaufs erfolgt der Gasaustausch zwischen Blut und Körperzellen.
D) ☐ Im Körperkreislauf transportieren die Arterien sauerstoffreiches Blut.
E) ☐ Durch den Körperkreislauf wird das sauerstoffarme Blut zu den Körperzellen transportiert.
F) ☐ Die Lungenarterie leitet sauerstoffarmes Blut vom Herzen weg.

---

9. C 10. E 11. D
12. D 13. A2, B5, C1, D4, E3 14. E
15. D, F

16. Welche Aussage zur Abbildung des Herzens trifft zu?

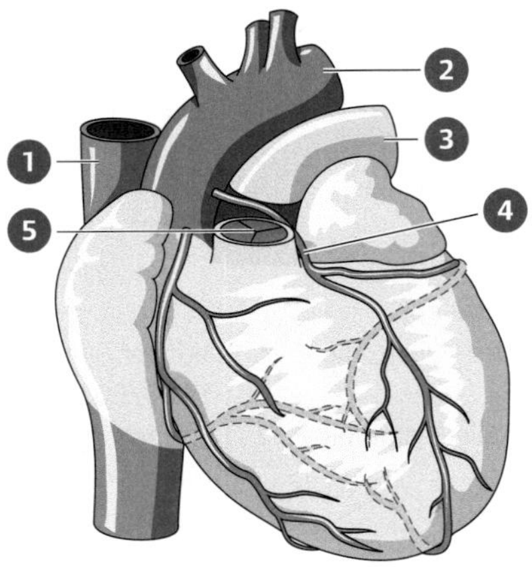

A) ☐ Ziffer 1 kennzeichnet die Aorta.
B) ☐ Ziffer 2 kennzeichnet die Lungenarterie.
C) ☐ Ziffer 3 kennzeichnet die obere Hohlvene.
D) ☐ Ziffer 4 kennzeichnet ein Herzkranzgefäß.
E) ☐ Ziffer 5 kennzeichnet die Aortenklappe.

17. Welche Aussagekombination zur Herzmuskelschwäche ist richtig?

1 Die Herzmuskelschwäche wird in der Fachsprache als Herzinsuffizienz bezeichnet.
2 Bei einer Linksherzinsuffizienz staut sich das Blut in die Lungen zurück.
3 Beinödeme sind die typische Folge einer Rechtsherzinsuffizienz.
4 Die koronare Herzkrankheit und die Hypertonie sind die häufigsten Ursachen der Herzinsuffizienz.
5 Das Hauptsymptom einer globalen Herzinsuffizienz ist die Luftnot bei Belastung.

A) ☐ Alle Aussagen sind richtig.
B) ☐ Nur die Aussagen 1, 2, 4 und 5 sind richtig.
C) ☐ Nur die Aussagen 2 und 3 sind richtig.
D) ☐ Nur die Aussagen 3 und 4 sind richtig.
E) ☐ Nur die Aussagen 4 und 5 sind richtig.

18. Welche Aussage zu den Herzklappenerkrankungen ist falsch?

A) ☐ Bei einer Pulmonalstenose ist die Pulmonalklappe verengt.
B) ☐ Die Undichtigkeit einer Herzklappe wird als Herzinsuffizienz bezeichnet.
C) ☐ Bei einer Aortenstenose muss der linke Ventrikel vermehrt Kraft aufbringen.
D) ☐ Träger von Kunstklappen benötigen eine orale Antikoagulation zum Schutz vor Thromboembolien.
E) ☐ Stark geschädigte Herzklappen können durch künstliche Klappen ersetzt werden.

19. Ordnen Sie zu.

A	Angina pectoris	1	normaler Blutdruck
B	Ischämie	2	Schlaganfall
C	zerebraler Insult	3	Brustenge
D	Normotonie	4	Minderdurchblutung

A) ☐ A2, B1, C3, D4
B) ☐ A3, B4, C2, D1
C) ☐ A3, B2, C1, D4
D) ☐ A4, B3, C2, D1
E) ☐ A4, B2, C1, D3

20. Welche beiden Aussagen zum Elektrokardiogramm sind richtig?

A) ☐ Bei den Extremitätenableitungen wird die rote Elektrode am linken Handgelenk fixiert.
B) ☐ Der QRS-Komplex der EKG-Kurve entspricht der elektrischen Erregung und Kontraktion der Vorhöfe.
C) ☐ Die Brustwandableitungen nach Wilson erfolgen mit sechs Elektroden.
D) ☐ Mit einem Ruhe-EKG können gelegentliche Herzrhythmusstörungen sicher erfasst werden.
E) ☐ Belastungsabhängige Störungen der Herzfunktion können mit Ergometrie diagnostiziert werden.
F) ☐ Die Aufzeichnung eines EKGs sollte immer in kühler Umgebung erfolgen.

21. Welche Aussage zu den Arbeitsphasen des Herzens ist richtig?

A) ☐ Herztöne sind pathologische Schallereignisse am schlagenden Herzen.
B) ☐ Der zweite Herzton entsteht durch den Schluss der Segelklappen.
C) ☐ Während der Diastole fließt das Blut von den Vorhöfen in die Kammern.
D) ☐ Der erste Herzton markiert den Beginn der Diastole.
E) ☐ Während der Austreibungsphase fließt das Blut von den Vorhöfen in die Arterien.

22. Ordnen Sie den Abkürzungen die Ableitungen zu: mit einer 1 für die Ableitungen nach Wilson, einer 2 für Einthoven und einer 3 für Goldberger.

A) ☐ V_1
B) ☐ II
C) ☐ aVR
D) ☐ V_5
E) ☐ aVF
F) ☐ III

---

16. D 17. A 18. B
19. B 20. C, E 21. C
22. A1, B2, C3, D1, E3, F2

23. Welche Aussagekombination ist richtig?

1 Eine Lymphgefäßentzündung durch bakterielle Infektion bezeichnet man als Lymphangitis.
2 Die Lymphgefäße transportieren die Lymphe vom Herzen in alle Körperregionen.
3 Ein Lymphödem ist ein Lymphstau mit Gewebeschwellung.
4 Die Lymphe enthält Wasser, Fremdstoffe und ist frei von Krankheitserregern.
5 Regionale Lymphknoten filtern die Lymphe aus einer Körperregion.

A) ☐ Alle Aussagen sind richtig.
B) ☐ Nur die Aussagen 1, 2 und 4 sind richtig.
C) ☐ Nur die Aussagen 1, 3 und 5 sind richtig.
D) ☐ Nur die Aussagen 2, 4 und 5 sind richtig.
E) ☐ Nur die Aussagen 4 und 5 sind richtig.

24. Welche beiden Aussagen zum Belastungs-EKG (Ergometrie) sind richtig?

A) ☐ Bei Erschöpfung des Patienten wird abgebrochen.
B) ☐ Eine Blutdruckmessung ist nur bei Atemnot und Erschöpfung des Patienten erforderlich.
C) ☐ Bei der Fahrrad-Ergometrie beginnt man mit der höchsten Belastung des Patienten.
D) ☐ Bei Patienten mit Koronarsklerose ist es ungefährlich.
E) ☐ Angina-pectoris-Beschwerden sind kein Grund für einen Abbruch des Belastungs-EKGs.
F) ☐ Ein Belastungs-EKG darf nur bei direkter Anwesenheit eines Arztes erfolgen.

25. Ordnen Sie zu.

A	Ventrikel	1	Herz
B	Septum	2	Herzvorhof
C	Atrium	3	Herzscheidewand
D	Cor	4	Herzkammer

A) ☐ A2, B1, C3, D4
B) ☐ A3, B4, C2, D1
C) ☐ A3, B2, C1, D4
D) ☐ A4, B3, C2, D1
E) ☐ A4, B2, C1, D3

26. Welche Aussage ist falsch?

A) ☐ Bei einer Gehirnerschütterung erfolgt die Lagerung des Patienten in stabiler Seitenlage.
B) ☐ Eine blutende Schnittwunde wird durch Kompression und Hochlagern der Extremität versorgt.
C) ☐ Die wichtigste Maßnahme bei einer Synkope ist das Hochlagern der Beine.
D) ☐ Bei einer Unterzuckerung wird Glukose oral oder intravenös verabreicht.
E) ☐ Bei einem Asthmaanfall mit Dyspnoe ist die Schocklagerung hilfreich.

27. Welche beiden Aussagen zur Thrombose sind falsch?

A) ☐ Als Thrombose bezeichnet man den Verschluss eines Blutgefäßes durch ein Blutgerinnsel.
B) ☐ Bei Vorhofflimmern kann eine arterielle Thromboembolie zu einem Schlaganfall führen.
C) ☐ Ein Risikofaktor der Thrombose ist eine beschleunigte Blutströmung.
D) ☐ Die Therapie der Beinvenenthrombose erfolgt durch Kompressionstherapie und Heparingabe.
E) ☐ Jede Beinvenenthrombose kann eine Lungenembolie zur Folge haben.
F) ☐ Erweiterte Beinvenen schützen vor einer Thrombusbildung.

28. Welche Aussagekombination zum Kreislaufschock ist richtig?

1 Ein Schock liegt vor, wenn der Puls höher ist als der systolische Blutdruck.
2 Mögliche Ursachen eines Schocks können akutes Herzversagen, Flüssigkeitsverlust oder eine schwere Stoffwechselstörung sein.
3 Bei einem Schock kommt es zu einer vermehrten Durchblutung der peripheren Gewebe.
4 Typisch für einen Schock ist der Anstieg des Blutdrucks und die Verlangsamung der Herzfrequenz.
5 Der allergische Schock wird auch als anaphylaktischer Schock bezeichnet.

A) ☐ Alle Aussagen sind richtig.
B) ☐ Nur die Aussagen 1, 2 und 5 sind richtig.
C) ☐ Nur die Aussagen 1, 3 und 4 sind richtig.
D) ☐ Nur die Aussagen 2, 4 und 5 sind richtig.
E) ☐ Nur die Aussagen 4 und 5 sind richtig.

29. Welche beiden Aussagen zur Arteriosklerose sind richtig?

A) ☐ Angina pectoris bezeichnet man auch als Schaufensterkrankheit.
B) ☐ Die periphere arterielle Verschlusskrankheit (pAVK) kann zum Absterben z. B. der Zehen führen.
C) ☐ Angina pectoris entsteht aufgrund einer Mangeldurchblutung des Myokards durch Koronarsklerose.
D) ☐ Die Minderdurchblutung des Myokards führt zum Schlaganfall.
E) ☐ Fettablagerungen in der Gefäßwand verhindern eine Verhärtung der Arterien.
F) ☐ Werden die Ursachen beseitigt, heilt die Arteriosklerose vollständig aus.

---

23. C 24. A, F 25. D
26. E 27. C, F 28. B
29. B, C

30. Welche Zuordnung ist richtig? ××✎

A) ☐ Zerebralsklerose → Schlaganfall
B) ☐ D-Dimere → Herzmuskelenzyme
C) ☐ Troponin T/I → Thrombusbruchstücke
D) ☐ Stenose → Engstelle, z. B. einer Arterie
E) ☐ zerebraler Insult → Arteriosklerose der Hirngefäße

31. Welche Aussagekombination zum Blutdruck ist richtig? ××✎

1 Eine länger andauernde Hypotonie begünstigt Gefäßwandschädigungen von Arterien.
2 Die Folge einer arteriellen Hypertonie ist eine dünnere Herzmuskelschicht.
3 Die primäre Hypertonie führt im Vergleich zur sekundären Hypertonie schneller zur Arteriosklerose.
4 Ein arterieller Bluthochdruck kann langfristig zu einer Herzinsuffizienz führen.
5 Die arterielle Hypertonie erhöht das Risiko eines Schlaganfalls mit Hirnblutung.

A) ☐ Alle Aussagen sind richtig.
B) ☐ Nur die Aussagen 1, 2 und 5 sind richtig.
C) ☐ Nur die Aussagen 1, 3 und 4 sind richtig.
D) ☐ Nur die Aussagen 2, 4 und 5 sind richtig.
E) ☐ Nur die Aussagen 4 und 5 sind richtig.

32. Welche Aussage zu den bildgebenden Verfahren ist richtig? ××✎

A) ☐ Bei der Kernspintomografie werden Röntgenstrahlen zur Bilderzeugung eingesetzt.
B) ☐ Mit der Farbdoppler-Technik kann im CT die Fließrichtung des Blutes dargestellt werden.
C) ☐ Bei einem MRT des Myokards werden radioaktive Substanzen verwendet.
D) ☐ Die Echokardiografie ist ein invasives Untersuchungsverfahren.
E) ☐ Die Koronarangiografie dient der Röntgendarstellung der Herzkranzgefäße.

33. Welche Aussage zur Diagnostik des Herz-Kreislauf-Systems ist falsch? ××✎

A) ☐ Bei unregelmäßigem Puls müssen die Schläge eine volle Minute lang gezählt werden.
B) ☐ Die Einheit der arteriellen Blutdruckmessung ist mmHg.
C) ☐ Bei einem Ruhe-EKG muss der Patient ein Protokoll der Aktivitäts- und Ruhephasen erstellen.
D) ☐ Die erste Elektrode der Brustwandableitungen nach Wilson liegt im vierten ICR rechts parasternal.
E) ☐ Ein zu schneller und unregelmäßiger Puls wird als Tachyarrhythmie bezeichnet.

34. Welche beiden Aussagen zu den Blutgefäßen sind richtig? ××✎

A) ☐ Venen haben einen größeren Gefäßdurchmesser als Arterien.
B) ☐ Venen haben eine dickere Muskelschicht als Arterien.
C) ☐ Im Körperkreislauf leiten Venolen das Blut zu den Kapillaren.
D) ☐ Die Arteriolen des Lungenkreislaufs transportieren sauerstoffarmes Blut.
E) ☐ Venen sind Blutgefäße, die das Blut vom Herzen wegführen.
F) ☐ Das Endothel der Aorta ist dicker als bei kleineren Arterien.

35. Ordnen Sie zu. ××✎

A Reanimation	1 Ansaugen fester oder flüssiger Stoffe
B Aspiration	2 Beschränkung der Kreislauffunktion auf herznahe Organe
C Zentralisation	3 innere Leichenschau
D Autopsie	4 Wiederbelebung durch Herzdruckmassage und Beatmung

A) ☐ A2, B1, C4, D3
B) ☐ A2, B4, C3, D1
C) ☐ A4, B1, C2, D3
D) ☐ A4, B3, C2, D1
E) ☐ A2, B3, C4, D1

36. Welche Aussage zur kardiopulmonalen Reanimation ist richtig? ××✎

A) ☐ Die Herz-Lungen-Wiederbelebung wird in stabiler Seitenlage durchgeführt.
B) ☐ Die Reanimation beginnt, wenn kein Puls der Halsschlagader vorhanden ist.
C) ☐ Die Beatmung ist der wichtigste Teil der kardiopulmonalen Reanimation.
D) ☐ Die Herzdruckmassage sollte auf einem weichen Untergrund erfolgen.
E) ☐ Beim Erwachsenen wird nach 30-maliger Beatmung 2-mal die Herzdruckmassage durchgeführt.

---

30. D 31. E 32. E
33. C 34. A, D 35. C
36. B

8 Atmungssystem

Nennen Sie die richtigen Bezeichnungen für die Abschnitte der Atmungsorgane, ggf. auch die Fachbegriffe.

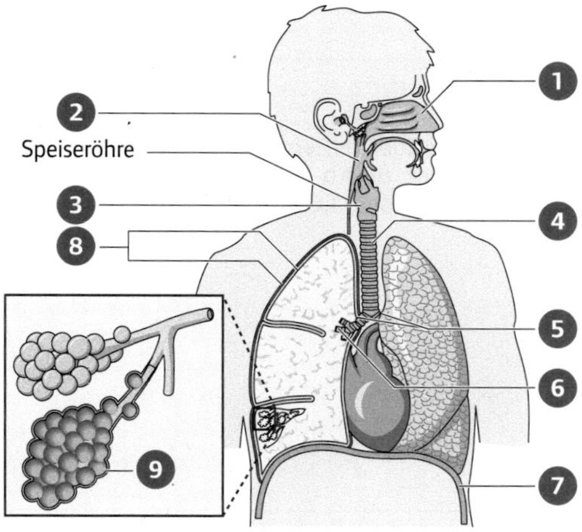

	Deutsch	Fachbegriff
1	Nasenhöhle	Cavum nasi
2	Rachen	Pharynx
3	Kehlkopf	Larynx
4	Luftröhre	Trachea
5	rechter und linker Hauptbronchus	
6	Bronchien	
7	Zwerchfell	Diaphragma
8	Brustfell	Pleura
9	Lungenbläschen	Alveole

Erklären Sie den Fachbegriff Nasennebenhöhlen und nennen Sie die verschiedenen Nasennebenhöhlen mit der deutschen Bezeichnung.

– Nasennebenhöhlen sind mit Schleimhaut ausgekleidete Knochenhöhlen, die mit der Nasenhöhle eine Luftverbindung besitzen: Stirnhöhlen, Kieferhöhlen, Siebbeinzellen, Keilbeinhöhle.

Erläutern Sie die Aufgaben der Atemwegsschleimhäute.

– Die Aufgaben der Atemwegsschleimhäute sind Reinigung, Erwärmung und Befeuchtung der Atemluft sowie das Riechen und die Beteiligung an der Stimmbildung.

Nennen Sie die Abschnitte der oberen und der unteren Atemwege in der Reihenfolge von außen nach innen.

- obere Atemwege
  - Nasenhöhle
  - Rachen
- untere Atemwege
  - Kehlkopf
  - Luftröhre
  - Bronchien

Erklären Sie die beiden Bezeichnungen innere Atmung und äußere Atmung.

– innere Atmung:
Stoffwechselvorgänge zur Energiegewinnung in den Zellen unter Nutzung von Sauerstoff; dabei werden energiereiche Nährstoffe wie Fette und Kohlenhydrate zerlegt, wobei Kohlendioxid entsteht.
– äußere Atmung:
Einatmung (Inspiration): Gasaustausch an den Kapillaren zwischen dem Blut und den Lungenbläschen; Kohlendioxid (CO_2) wird aus dem Blut in die Lungenbläschen abgegeben und Sauerstoff (O_2) aufgenommen.
Ausatmung (Exspiration).

Erläutern Sie die Fachbegriffe Atemzugvolumen und Vitalkapazität.

- Atemzugvolumen: Luftmenge, die bei normaler Atmung ein- und ausgeatmet wird
- Vitalkapazität: Luftmenge, die nach maximaler Einatmung maximal ausgeatmet werden kann (oder umgekehrt). Die Vitalkapazität besteht aus dem Atemzugvolumen, dem inspiratorischen Reservevolumen und dem exspiratorischen Reservevolumen.

▷ Prüfungsfall 4: S. 316

Sie arbeiten in der Praxis des Allgemeinarztes Dr. Lungemann. Herr Beck kommt wegen Atemproblemen bei körperlicher Anstrengung. Auszug aus der Karteikarte:

A B C D E F G H I J K L M N O P Q R S Sch St T U V W X Y Z

1 2 3 4 5 6 7 8 9 10 11 12 13 14 15 16 17 18 19 20 21 22 23 24 25 26 27 28 29 30 31 I II III IV V VI VII VIII IX X XI XII

Geb. frei ☐ Nachts ☐ Sonstige ☐ Unfall ☐ Arbeitsunfall* ☐

Krankenkasse bzw. Kostenträger
Barmer

Name Vorname des Versicherten
Beck
Hendrik
Obere Landstr. 123
60326 Frankfurt

geb. am
15.12.19xx

11/xx

EA:
25-jähriger Patient
Gewicht: 68 Kg
Körpergröße: 1,83 m

Kassen-Nr.	Versicherten-Nr.	Status
1234567	B0987654321	1000000

Betriebsstätten-Nr.	Arzt-Nr.	Datum
9087654321	123456789	30.04.20xx

Risiken

30.04.20xx	Anamnese: anfallsweise auftretende Atemnot meist bei Aufenthalt außerhalb der Wohnung, Pfeifen und Giemen vor allem beim Ausatmen, vermehrt Hustenanfälle
	Befund: spastische Atemgeräusche, FEV_1 > 80% des Sollwerts
	Diagnose: allergisches Asthma bronchiale
	Therapie: Verordnung eines Dosieraerosols (Salbutamol), Überweisung zum Allergologen

1. Was versteht man unter Asthma bronchiale?

2. Nennen Sie verschiedene Asthmaformen.

3. Welche weiteren Ursachen können ein Asthma bronchiale ebenfalls auslösen oder verschlimmern?

1. Asthma bronchiale ist eine chronisch-entzündliche Atemwegserkrankung mit anfallsartig auftretender Verengung der Atemwege, Husten und Dyspnoe.
2. allergisches Asthma, Infektasthma, Mischformen aus allergischem und Infektasthma, Anstrengungsasthma, Analgetikaasthma, Asthma durch Refluxkrankheit
3. Psychische Belastungen, Rauchen, Sport und Luftverschmutzung können Mitursachen sein.

4. Nennen Sie die pathologischen Veränderungen an den Bronchien, die bei Asthma bronchiale zur Atemwegsverengung führen.

1) ______________________

2) ______________________

3) ______________________

5. Erklären Sie den Begriff Dyspnoe.

____

____

6. Beschreiben Sie typische Symptome eines Asthmaanfalls.

____

____

____

____

____

7. Durch welche Medikamente kann die Luftnot bei obstruktiven Beschwerden behandelt werden und was bewirken diese?

____

____

____

____

____

8. Erklären Sie, was man unter einem positiven Broncholysetest versteht.

____

____

____

____

9. Erklären Sie die richtige Anwendung eines Dosieraerosols.

____

____

____

____

____

4. 1) entzündliche Schwellung der Bronchialschleimhaut
   2) Verkrampfung der Ringmuskulatur der Bronchien
   3) Bildung zähen Schleims
5. Dyspnoe bedeutet Luftnot bzw. Kurzatmigkeit.
6. Typische Symptome eines Asthmaanfalls sind anfallsweise auftretender Husten mit hörbarem Pfeifen, Giemen oder Brummen. Die Exspirationszeit der Patienten ist verlängert. Der Patient ringt um Luft. Um zusätzlich die Atemhilfsmuskulatur besser nutzen zu können, sitzen die Patienten häufig im sog. Kutschersitz.
7. Bronchospasmolytika bzw. Broncholytika lösen Verkrampfungen der Bronchialmuskulatur, vergrößern so den Durchmesser der Bronchien und bessern die Luftnot. Es gibt kurz sowie lang wirksame Broncholytika. Die dem Asthma zugrunde liegende Entzündung wird mit inhalativen Kortikosteroiden behandelt.
8. Ein positiver Broncholysetest liegt vor, wenn es 15 Minuten nach Inhalation eines schnell wirksamen Broncholytikums zu einer Besserung der Spirometriebefunde kommt.
9. 1) Dosieraerosol 5-mal schütteln und Schutzkappe abziehen, 2) tief ausatmen und den Kopf leicht zurücklegen, 3) Mundstück mit Zähnen und Lippen umschließen, 4) Sprühstoß auslösen und gleichzeitig langsam und tief einatmen, 5) 5–10 Sekunden lang die Luft anhalten, 6) durch die Nase langsam ausatmen

10. Erklären Sie die Bedeutung des FEV_1-Wertes im Rahmen der Lungenfunktionsdiagnostik.

11. Erklären Sie, welche Spätfolgen bei Asthma bronchiale auftreten können.

12. Erklären Sie die Lungenerkrankung, die mit den Buchstaben COPD abgekürzt wird.

13. Nennen Sie typische Symptome einer langjährig bestehenden COPD.

14. Was versteht man unter einer Nasenbrille?

10. Der FEV_1-Wert wird auch als Einsekundenkapazität bezeichnet. Gemessen wird die Luftmenge, die bei maximal starker Exspiration in einer Sekunde ausgeatmet werden kann. Die Angabe erfolgt in Prozent, als Anteil des Volumens, das maximal ausgeatmet werden kann. Bei einer Obstruktion (Verengung) der Luftwege, z. B. bei Asthma bronchiale oder COPD, ist der FEV_1-Wert erniedrigt.
11. Auf Dauer kann die chronische Entzündung Umbauvorgänge der Lunge mit Bildung eines Lungenemphysems bewirken. Die übermäßige Belastung des rechten Herzens kann zu einer Rechtsherzinsuffizienz durch Lungenkrankheit (Cor pulmonale) führen.
12. COPD wird von „Chronic Obstructive Pulmonary Disease" abgeleitet. Hierbei handelt es sich um eine chronische Entzündung der Bronchialschleimhaut mit irreversibler Obstruktion, die oft zur Bildung eines Lungenemphysems führt.
13. Zunächst führt die chronische Bronchitis zu einem meist morgendlichen produktiven Husten. Aufgrund der zunehmenden Obstruktion der Atemwege entsteht allmählich ein Lungenemphysem, sodass Luftnot und Sauerstoffmangel immer stärker werden. Im Weiteren kommen eine Zyanose, körperlicher Abbau mit Gewichtsverlust und Rechtsherzinsuffizienz hinzu.
14. Bei weit fortgeschrittener COPD wird die Sauerstoffversorgung der Patientinnen durch eine Nasenbrille verbessert. Hierbei wird der Sauerstoff vor den Nasenöffnungen der Patientinnen der eingeatmeten Luft hinzugefügt und so die Sauerstoffaufnahme erhöht. Diese Form der O_2-Langzeittherapie ist bei schweren Verlaufsformen der COPD notwendig.

1. Welche beiden Aussagen zur Ein- und Ausatmung sind richtig? XX

A) ☐ Bei der Bauchatmung kontrahiert sich das Zwerchfell.
B) ☐ Während der Exspiration wird der Brustraum vergrößert.
C) ☐ Die Zwischenrippenmuskeln werden auch als Diaphragma bezeichnet.
D) ☐ Bei der Bauchatmung ist während der Inspiration das Zwerchfell entspannt.
E) ☐ Durch die Atemhilfsmuskulatur werden die Atemwege offen gehalten.
F) ☐ Die Kontraktion der Zwischenrippenmuskeln hebt den Brustkorb bei der Brustatmung.

2. Welche Aussagekombination zur inneren und äußeren Atmung ist richtig? X

1 Zur äußeren Atmung gehören auch die Inspiration und Exspiration.
2 Die innere Atmung dient der Energiegewinnung in den Zellen.
3 Bei der inneren Atmung wird CO_2 zur Energiegewinnung benötigt.
4 Die innere Atmung erfolgt in den Lungenbläschen.
5 Bei der äußeren Atmung gelangt CO_2 vom Blut in die Lungenbläschen.

A) ☐ Alle Aussagen sind richtig.
B) ☐ Nur die Aussagen 1, 2 und 5 sind richtig.
C) ☐ Nur die Aussagen 2 und 3 sind richtig.
D) ☐ Nur die Aussagen 3 und 4 sind richtig.
E) ☐ Nur die Aussagen 4 und 5 sind richtig.

3. Ordnen Sie zu. X

A	Trachea	1	Kehldeckel
B	Pleura	2	Kehlkopf
C	Larynx	3	Luftröhre
D	Epiglottis	4	Brustfell

A) ☐ A2, B1, C3, D4
B) ☐ A4, B1, C3, D2
C) ☐ A3, B4, C2, D1
D) ☐ A1, B3, C4, D2
E) ☐ A4, B2, C1, D3

4. Welche Aussage ist falsch? X

A) ☐ Das Bronchialkarzinom ist ein maligner Tumor des Bronchialepithels.
B) ☐ Im Verlauf einer Bronchoskopie kann eine Biopsie des veränderten Gewebes entnommen werden.
C) ☐ Der wichtigste Risikofaktor für ein Bronchialkarzinom ist das Rauchen.
D) ☐ Das Bronchialkarzinom bildet keine Tochtergeschwülste (Metastasen).
E) ☐ Fünf Jahre nach der Diagnosestellung lebt nur noch jeder siebte Patient.

5. Welche beiden Aussagen zu den Bronchien sind richtig? XX

A) ☐ An den Bronchien erfolgt der Gasaustausch zwischen Atemluft und Blut.
B) ☐ Die Atemluft wird von der Luftröhre in die Bronchiolen und von dort in die Bronchien weitergeleitet.
C) ☐ Die ringförmige Muskelschicht der Bronchialwand erweitert die Bronchien.
D) ☐ Die Bronchien enthalten im Gegensatz zur Luftröhre keine Knorpelspangen.
E) ☐ Die Wand der Bronchien besteht aus einer ringförmigen und einer radiären Muskelschicht.
F) ☐ Der rechte und der linke Hauptbronchus führen in den rechten bzw. linken Lungenflügel.

6. Welche Zuordnung ist richtig? X

A) ☐ Rhinitis → Schnupfen
B) ☐ Pharyngitis → Brustfellentzündung
C) ☐ Sinusitis → Kehlkopfentzündung
D) ☐ Laryngitis → Nasennebenhöhlenentzündung
E) ☐ Pleuritis → Rachenentzündung

7. Welche Aussage zur Spirometrie ist richtig? X

A) ☐ Mit einem Peak-Flow-Messgerät wird das Residualvolumen bestimmt.
B) ☐ Die Einsekundenkapazität (FEV_1) ist bei COPD erhöht.
C) ☐ Das Atemzugvolumen ist die Luftmenge, die nach maximaler Exspiration in der Lunge verbleibt.
D) ☐ Als Vitalkapazität bezeichnet man das gesamte Lungenvolumen.
E) ☐ Der Peak-Flow-Wert ist während der Verlaufskontrolle bei Asthma bronchiale wichtig.

8. Welche Aussage zu den Erkrankungen der Atemwege ist richtig? X

A) ☐ Als Metastase bezeichnet man die Absiedlung eines benignen Tumors.
B) ☐ Die Verengung, z. B. der Atemwege, nennt man Obstruktion.
C) ☐ Die Ausheilung einer chronischen Erkrankung bezeichnet man als Exazerbation.
D) ☐ Das Lungenemphysem ist eine Lungenüberblähung mit einer vermehrten Bildung von Alveolen.
E) ☐ Ein Pleuraerguss ist eine Flüssigkeitsansammlung zwischen Lunge und Bauchfell.

1.	A, F	2.	B
3.	C	4.	D
5.	E, F	6.	A
7.	E	8.	B

9. Welche Zuordnung ist richtig?

A) ☐ Diaphragma → Lungenbläschen
B) ☐ Pharynx → Rachen
C) ☐ Pleura → Lungenfell
D) ☐ Epiglottis → Stimmbänder
E) ☐ Alveole → Luftröhre

10. Welche Aussagekombination zum Brustfell ist richtig?

1 Die Fachbezeichnung für das Brustfell lautet Pleura.
2 Das Brustfell besteht aus dem Rippenfell und dem Lungenfell.
3 Zwischen Lungen- und Rippenfell befindet sich der Pleuraspalt.
4 Die Lungenflügel sind vom Lungenfell überzogen.
5 Die Pleura ist eine gleitende Verschiebeschicht für die Lungenbewegungen.

A) ☐ Alle Aussagen sind richtig.
B) ☐ Nur die Aussagen 1, 2, 4 und 5 sind richtig.
C) ☐ Nur die Aussagen 1, 2 und 3 sind richtig.
D) ☐ Nur die Aussagen 3 und 4 sind richtig.
E) ☐ Nur die Aussagen 4 und 5 sind richtig.

11. Ordnen Sie zu.

A Ventilation — 1 Einatmung
B Inspiration — 2 Ausatmung
C Respiration — 3 Belüftung der Lunge
D Exspiration — 4 äußere Atmung

A) ☐ A2, B1, C4, D3
B) ☐ A2, B1, C3, D4
C) ☐ A3, B2, C1, D4
D) ☐ A4, B3, C2, D1
E) ☐ A3, B1, C4, D2

12. Welche Aussagekombination ist richtig?

1 Bei einer Tracheitis kommt es zu einer Sekretansammlung zwischen Rippen- und Lungenfell.
2 Heiserkeit und Husten sind typische Symptome für eine Sinusitis.
3 Der Fachbegriff für Lungenentzündung ist Pneumonie.
4 Bei einer Sinusitis ist die Schleimhaut der Nasennebenhöhlen entzündet.
5 Typische Symptome der Tonsillitis sind trockener Husten mit Schmerzen in der Luftröhre.

A) ☐ Alle Aussagen sind richtig.
B) ☐ Nur die Aussagen 1, 2, 4 und 5 sind richtig.
C) ☐ Nur die Aussagen 2 und 3 sind richtig.
D) ☐ Nur die Aussagen 3 und 4 sind richtig.
E) ☐ Nur die Aussagen 4 und 5 sind richtig.

13. Welche beiden Aussagen zu den Aufgaben der Atemwege sind richtig?

A) ☐ Die Atemluft wird von den Alveolen vor dem Gasaustausch gereinigt.
B) ☐ Während der Einatmung erwärmt sich die Atemluft auf Körpertemperatur.
C) ☐ Die Alveolen werden durch Flimmerhärchen gereinigt.
D) ☐ Die Stimmbildung erfolgt beim Ausatmen im Bereich des Pharynx.
E) ☐ Die Bronchiolen dienen dem Gasaustausch zwischen Atemluft und Blut.
F) ☐ Während der Einatmung wird die Atemluft angefeuchtet.

14. Stellen Sie durch Eintragen der Ziffern 1 bis 5 die Reihenfolge her, in der die Atemluft die Atemwege bei der Inspiration durchströmt.

A) ☐ Nasenhöhle
B) ☐ Trachea
C) ☐ Larynx
D) ☐ Bronchiolen
E) ☐ Bronchien
F) ☐ Pharynx

15. Welche Aussage zur Abbildung der Atmungsorgane trifft zu?

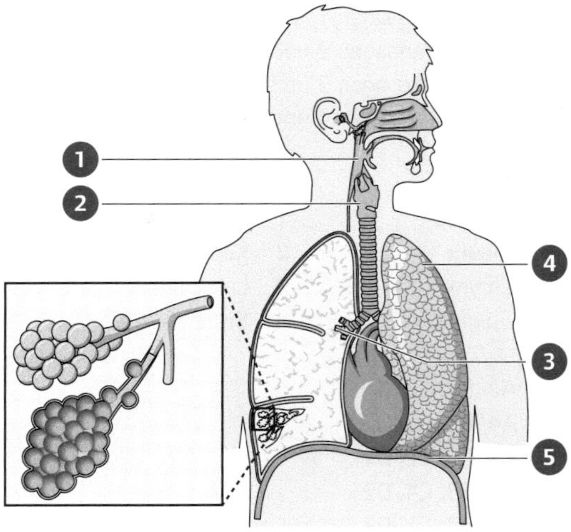

A) ☐ Ziffer 1 kennzeichnet den Kehlkopf.
B) ☐ Ziffer 2 kennzeichnet den Rachen.
C) ☐ Ziffer 3 kennzeichnet die Luftröhre.
D) ☐ Ziffer 4 kennzeichnet den rechten Lungenflügel.
E) ☐ Ziffer 5 kennzeichnet das Zwerchfell.

---

9. B — 10. A — 11. E
12. D — 13. B, F — 14. A1, B4, C3, D6, E5, F2
15. E

16. Welche beiden Aussagen zu den Atem- und Speisewegen sind falsch? XX✎

A) ☐ Im Rachenraum kreuzen sich Atem- und Speisewege.
B) ☐ Der Kehldeckel verschließt beim Schlucken den Kehlkopfeingang.
C) ☐ Das Ansaugen von Fremdkörpern in die Atemwege bezeichnet man als Aspiration.
D) ☐ Die Atem- und Speisewege kreuzen sich im Kehlkopf.
E) ☐ Die Nasenschleimhaut erwärmt, reinigt und befeuchtet die Atemluft.
F) ☐ Während der Inspiration ist der Kehldeckel geschlossen.

17. Welche Aussagekombination zum Asthma bronchiale ist richtig? X✎

1 Asthma bronchiale ist eine chronisch-entzündliche Atemwegserkrankung.
2 Eine chronische Atemwegsverengung bezeichnet man als Asthmaanfall.
3 Anfallsweise auftretender Husten und Dyspnoe sind typische Symptome bei Asthma bronchiale.
4 Während eines Asthmaanfalls ist die Ringmuskulatur der Bronchien verkrampft.
5 Bei starkem Asthma bronchiale zeigt die Spirometrie eine erhöhte Einsekundenkapazität.

A) ☐ Alle Aussagen sind richtig.
B) ☐ Nur die Aussagen 1, 2 und 5 sind richtig.
C) ☐ Nur die Aussagen 1, 3 und 4 sind richtig.
D) ☐ Nur die Aussagen 2, 4 und 5 sind richtig.
E) ☐ Nur die Aussagen 4 und 5 sind richtig.

18. Ordnen Sie zu. X✎

A	Apnoe	1	Verengung
B	Obstruktion	2	Atempause
C	Dysphonie	3	Mittelohrentzündung
D	Otitis media	4	Heiserkeit

A) ☐ A2, B1, C4, D3
B) ☐ A2, B4, C3, D1
C) ☐ A3, B2, C1, D4
D) ☐ A4, B3, C2, D1
E) ☐ A2, B3, C4, D1

19. Welche Aussage zu den Atmungsorganen ist falsch? X✎

A) ☐ Die Bronchien verzweigen sich innerhalb der Lungenflügel.
B) ☐ Radiäre Muskelfasern erweitern die Bronchien.
C) ☐ Die Luftröhre wird durch Knorpelringe stabilisiert.
D) ☐ Bronchiolen sind die kleinsten luftleitenden Abschnitte der Atemwege.
E) ☐ Der linke Lungenflügel besteht aus drei Lungenlappen.

20. Welche Aussage zur Diagnostik bei Atemwegserkrankungen ist richtig? X✎

A) ☐ Husten wird in der medizinischen Fachsprache als Dyspnoe bezeichnet.
B) ☐ Das bronchiale Atemgeräusch über den großen Bronchien weist auf eine Entzündung hin.
C) ☐ Dysphonie über mehr als drei Wochen ist wegen Tumorverdacht abklärungsbedürftig.
D) ☐ Störungen des Luftstroms durch Erweiterung der Atemwege sind obstruktive Ventilationsstörungen.
E) ☐ Die Vitalkapazität und das Atemzugvolumen ergeben zusammen die Totalkapazität.

21. Welche beiden Aussagen zur Atemmechanik sind richtig? XX✎

A) ☐ Bei der Brustatmung wird der Brustkorb durch die einströmende Luft angehoben.
B) ☐ Durch die Kontraktion des Zwerchfells vergrößert sich der Brustraum nach kaudal.
C) ☐ Bei außergewöhnlicher Anstrengung mit erhöhtem Sauerstoffbedarf kontrahiert sich zusätzlich das Diaphragma.
D) ☐ Die Kontraktion des Zwerchfells führt zu einer beschleunigten Exspiration.
E) ☐ Durch die Anhebung des Brustkorbs wird der Brustraum vergrößert und die Atemluft angesaugt.
F) ☐ Bei der Bauchatmung kontrahiert sich die Atemhilfsmuskulatur.

22. Welche Aussagekombination zu den ursächlichen Faktoren, die zu einer Obstruktion der Atemwege führen ist richtig? X✎

1 Durch die Kontraktion der Zwischenrippenmuskulatur werden auch die Bronchien verengt.
2 Eine Verkrampfung der radiären Muskelfasern der Bronchien verengt die Atemwege.
3 Die Bildung von zähem Schleim trägt zur Verengung der Atemwege bei.
4 Die Verkrampfung der Ringmuskulatur der Bronchien verengt die Atemwege.
5 Aufgrund der Entzündung ist die Bronchialschleimhaut geschwollen, wodurch sich das Lumen der Bronchien verkleinert.

A) ☐ Alle Aussagen sind richtig.
B) ☐ Nur die Aussagen 1, 2, 4 und 5 sind richtig.
C) ☐ Nur die Aussagen 2 und 3 sind richtig.
D) ☐ Nur die Aussagen 3 und 4 sind richtig.
E) ☐ Nur die Aussagen 3, 4 und 5 sind richtig.

---

16. D, F 17. C 18. A
19. E 20. C 21. B, E
22. E

23. Welche Zuordnung ist richtig? ×✎

A) ☐ Restriktion → erhöhte Dehnfähigkeit der Lunge
B) ☐ Tracheitis → Nasenrachenentzündung
C) ☐ Cor pulmonale → Linksherzinsuffizienz durch Lungenerkrankung
D) ☐ Hyperreagibilität → erhöhte Reaktionsbereitschaft
E) ☐ Pneumonie → Mandelentzündung

24. Welche beiden Aussagen zum Kehlkopf sind richtig? ××✎

A) ☐ Der Kehlkopf wird während des Schluckvorgangs vom Kehldeckel verschlossen.
B) ☐ Der knöcherne Kehldeckel hat eine Gelenkverbindung mit dem Schildknorpel.
C) ☐ Zwischen dem Schild- und dem Ringknorpel befinden sich die Stimmbänder.
D) ☐ Während der Ein- und Ausatmung sind die Stimmbänder geschlossen.
E) ☐ Kranial geht der Kehlkopf in die Luftröhre über.
F) ☐ Die Stimmbänder werden von den Stellknorpeln bewegt.

25. Welche Aussagekombination zur kardiopulmonalen Reanimation ist richtig? ×✎

1 Während der Beatmung liegt das Kinn des Patienten so weit wie möglich auf der Brust.
2 Die Verwendung eines Beatmungsbeutels mit Maske erschwert die Beatmung erheblich.
3 Bei der Beatmung ist darauf zu achten, dass sich die Bauchdecke sichtbar hebt.
4 Der Reanimationsrhythmus beim Erwachsenen ist die 30-malige Herzdruckmassage und nachfolgende 2-malige Beatmung.
5 Die Basismaßnahmen der kardiopulmonalen Reanimation sind Herzdruckmassage und Beatmung.

A) ☐ Alle Aussagen sind richtig.
B) ☐ Nur die Aussagen 1, 2 und 5 sind richtig.
C) ☐ Nur die Aussagen 1, 3 und 4 sind richtig.
D) ☐ Nur die Aussagen 2, 4 und 5 sind richtig.
E) ☐ Nur die Aussagen 4 und 5 sind richtig.

26. Welche Zuordnung ist falsch? ×✎

A) ☐ Sinusitis maxillaris → Kieferhöhlenentzündung
B) ☐ Tuba auditiva → Ohrtrompete
C) ☐ Otitis media → Innenohrentzündung
D) ☐ Sinusitis frontalis → Stirnhöhlenentzündung
E) ☐ Cavum tympani → Paukenhöhle

27. Welche Aussagekombination zum Schlafapnoe-Syndrom ist richtig? ×✎

1 Schlafapnoe-Phasen sind Atempausen während des Schlafs.
2 Das obstruktive Schlafapnoe-Syndrom betrifft überwiegend übergewichtige Männer.
3 Das Schlafapnoe-Syndrom führt zu verlängerten Tiefschlaf-Phasen.
4 Die Atempausen während der Nacht werden durch eine erhöhte Atemfrequenz am Tag ausgeglichen.
5 Alkohol verschlimmert das obstruktive Schlafapnoe-Syndrom.

A) ☐ Alle Aussagen sind richtig.
B) ☐ Nur die Aussagen 1, 2 und 5 sind richtig.
C) ☐ Nur die Aussagen 1, 3 und 4 sind richtig.
D) ☐ Nur die Aussagen 2, 4 und 5 sind richtig.
E) ☐ Nur die Aussagen 4 und 5 sind richtig.

28. Welche beiden Aussagen zur Beatmung eines Patienten sind richtig? ××✎

A) ☐ Vor der Beatmung müssen die Atemwege überprüft und ggf. freigemacht werden.
B) ☐ Die Beatmung ist der wichtigste Teil der Reanimation und leichter durchzuführen als die Herzdruckmassage.
C) ☐ Während der Reanimation darf die Beatmung nur von medizinisch ausgebildeten Personen durchgeführt werden.
D) ☐ Die Thoraxkompressionen bei der Reanimation komprimieren auch die Lungenflügel, was zur Inspiration der Atemluft führt.
E) ☐ Wenn zur Beatmung ein Beatmungsbeutel verwendet wird, kann eine Sauerstoffflasche angeschlossen werden.
F) ☐ Nach dem Wiedereinsetzen der eigenen Atmung des Patienten wird die Beatmung mit dem Beatmungsbeutel noch 30 Minuten fortgesetzt.

29. Ordnen Sie zu. ×✎

A	Choanen	1	Gaumenmandeln
B	Tonsilla pharyngea	2	Nasenhöhle
C	Cavum nasi	3	Rachenmandel
D	Tonsilla palatina	4	hintere Nasenöffnungen

A) ☐ A2, B1, C3, D4
B) ☐ A3, B4, C2, D1
C) ☐ A3, B2, C1, D4
D) ☐ A4, B3, C2, D1
E) ☐ A4, B2, C1, D3

---

23. D 24. A, F 25. E
26. C 27. B 28. A, E
29. D

30. Welche Aussagekombination zur Einatmung ist richtig?

1 Bei der Nasenatmung filtern Härchen des Naseneingangs grob die eingeatmete Luft.
2 Eine vergrößerte Rachenmandel führt bei Kindern häufig zur Mundatmung.
3 Bei der Mundatmung wird im Vergleich zur Nasenatmung die eingeatmete Luft weniger erwärmt.
4 Eine dauerhafte Mundatmung führt bei Kindern zu vermehrt auftretenden Infektionen vor allem der Bronchien.
5 Die Nasenmuscheln vergrößern die innere Oberfläche der Nasenschleimhaut und verbessern so die Erwärmung der Atemluft.

A) ☐ Alle Aussagen sind richtig.
B) ☐ Nur die Aussagen 1, 2 und 5 sind richtig.
C) ☐ Nur die Aussagen 1, 3 und 4 sind richtig.
D) ☐ Nur die Aussagen 2, 4 und 5 sind richtig.
E) ☐ Nur die Aussagen 4 und 5 sind richtig.

31. Welche beiden Aussagen zum Bronchialkarzinom sind richtig?

A) ☐ Besonders bei älteren Männern wirkt das Rauchen stark krebsfördernd.
B) ☐ Bei Passivrauchern ist das Risiko, an einem Bronchialkarzinom zu erkranken, nicht erhöht.
C) ☐ Die Heilungschancen des Bronchialkarzinoms sind günstig, da 80% bereits im Frühstadium entdeckt werden.
D) ☐ Das Bronchialkarzinom hat eine günstige Prognose.
E) ☐ Anhaltender Husten und unklare Gewichtsabnahme sind mögliche erste Symptome eines Bronchialkarzinoms.
F) ☐ Mithilfe der Bronchoskopie können Veränderungen der Bronchialschleimhaut festgestellt werden.

32. Ordnen Sie zu.

A Bodyplethysmografie	1 endoskopische Untersuchung des Bronchialsystems
B Bronchoskopie	2 grafische Darstellung der Spirometrieergebnisse
C Spirografie	3 Entnahme einer Gewebeprobe
D Biopsie	4 besonders genaue und aussagekräftige Lungenfunktionsprüfung

A) ☐ A2, B1, C3, D4
B) ☐ A3, B4, C2, D1
C) ☐ A3, B2, C1, D4
D) ☐ A4, B3, C2, D1
E) ☐ A4, B1, C2, D3

33. Ordnen Sie den Abschnitten der Atemwege A bis F die Ziffern 1 (obere Atemwege) und 2 (untere Atemwege) zu.

A) ☐ Kehlkopf
B) ☐ Nasenhöhle
C) ☐ Luftröhre
D) ☐ Hauptbronchien
E) ☐ Rachen
F) ☐ Bronchiolen

34. Welche Aussagekombination zur Prävention bei Asthma bronchiale ist richtig?

1 Stillen im Säuglingsalter begünstigt das Auftreten von Asthma bronchiale.
2 Wegen der starken genetischen Komponente ist eine Verhinderung von Asthma bronchiale bei vorhandener Disposition nicht möglich.
3 Infekte und Impfungen schwächen zusätzlich das Immunsystem.
4 Die Grippeimpfung ist bei bestehendem Asthma bronchiale kontraindiziert.
5 Die Wohnumgebung sollte staubarm sowie frei von behaarten Haustieren und Zigarettenrauch sein.

A) ☐ Alle Aussagen sind richtig.
B) ☐ Nur die Aussagen 1, 2 und 5 sind richtig.
C) ☐ Nur die Aussagen 1, 3 und 4 sind richtig.
D) ☐ Nur die Aussagen 2 und 5 sind richtig.
E) ☐ Nur die Aussagen 4 und 5 sind richtig.

35. Welche beiden Aussagen zum Lungenemphysem sind falsch?

A) ☐ Eine Lungenüberblähung mit Alveolenverlust bezeichnet man als Lungenemphysem.
B) ☐ Das Lungenemphysem ist eine typische Spätfolge bei langjähriger COPD.
C) ☐ Die Schädigung des Lungengewebes ist bei einem Lungenemphysem irreversibel.
D) ☐ Mit weiterer Ausbreitung des Lungenemphysems entstehen zunehmend Luftnot und Sauerstoffmangel.
E) ☐ Bei bestehendem Lungenemphysem ist ein Rauchstopp nicht mehr wirksam.
F) ☐ Bei einem ausgeprägten Lungenemphysem ist der Thoraxdurchmesser verkleinert.

---

30. A 31. E, F 32. E
33. A2, B1, C2, D2, E1, F2 34. D 35. E, F

9 Blut

Erläutern Sie, wie viel Liter Blut ein 80 kg schwerer Mensch hat.

Der Anteil des Blutes beträgt ca. 6–8% des Körpergewichtes. Bei einem Körpergewicht von 80 kg hat ein Mensch ungefähr 5–6 Liter Blut.

Nennen Sie die wichtigsten Funktionen des Blutes.

- Transport von
  - Gasen (O_2 und CO_2)
  - Wasser
  - Nährstoffen, Mineralstoffen, Vitaminen, Spurenelementen
  - Abbauprodukten
  - Eiweißen (Albumine, Globuline, Fibrinogen)
  - Hormonen
  - Wärme
- Immunabwehr durch
  - Abwehrzellen
  - Antikörper
- Blutgerinnung durch
  - Blutplättchen
  - Fibrinogen

Erläutern Sie, aus welchen flüssigen und festen Bestandteilen das Blut besteht.

Die festen Bestandteile des Blutes sind die Blutzellen, die ca. 45% des Blutvolumens ausmachen.
Der flüssige Bestandteil des fließenden (ungeronnenen) Blutes ist das Blutplasma, das ca. 55% des Blutvolumens ausmacht. Das Blutplasma besteht hauptsächlich aus Wasser, in dem sich Plasmaeiweiße und gelöste Stoffe befinden, die durch das Blut transportiert werden.

Erklären Sie den Fachbegriff Hämatokrit und geben Sie dessen Normwert für Erwachsene an.

Der prozentuale Zellanteil am Blutvolumen wird als Hämatokrit bezeichnet.
Normbereich bei Männern: 40–52%, Normbereich bei Frauen: 37–47%

Was ist Blutplasma und was ist Blutserum?

Blutplasma ist der flüssige Anteil des ungeronnenen Blutes und enthält den Gerinnungsstoff Fibrinogen.
Serum ist die nach der Gerinnung überstehende Flüssigkeit des Blutes ohne den Gerinnungsstoff Fibrinogen.

Nennen Sie die Hauptgruppen der Blutzellen (Deutsch/Fachbegriff) sowie deren Aufgaben.

Deutsch	Fachbegriff	Aufgaben
rote Blutkörperchen	Erythrozyten	O_2- und CO_2-Transport
weiße Blutkörperchen	Leukozyten	Immunabwehr
Blutplättchen	Thrombozyten	Blutgerinnung

Erklären Sie den Fachbegriff Hämoglobin. Erläutern Sie die Bedeutung des Spurenelements Eisen.

Hämoglobin (Hb) ist der rote eisenhaltige Blutfarbstoff in den Erythrozyten, der Sauerstoff bindet. Hämoglobin kann ohne Eisen nicht gebildet werden. Bei mangelnder Eisenzufuhr entsteht eine Eisenmangelanämie.

Erläutern Sie den grundsätzlichen Ablauf der Blutstillung und Blutgerinnung nach einer Gefäßverletzung.

Nach der Gefäßverletzung werden die Thrombozyten aktiviert. Gleichzeitig erfolgt eine kurzzeitige Kontraktion der Gefäßmuskulatur. Danach lagern sich Thrombozyten an den verletzen Stellen des Blutgefäßes an. Die folgende Aktivierung der Gerinnungsfaktoren führt zur Bildung eines Fibrinnetzes, das mit Blutzellen die verletzte Gefäßstelle abdichtet.

Wo befinden sich beim AB0-Blutgruppensystem die jeweiligen Antigene?

Die Blutgruppenantigene A und B liegen auf der Zelloberfläche der Erythrozyten und geben der jeweiligen Blutgruppe ihren Namen. Sind keine Blutgruppenantigene vorhanden, spricht man von der Blutgruppe 0.

Sie arbeiten in der Hausarztpraxis von Dr. Roteisen. Die 16-jährige Sandra Schiller kommt in die Praxis zur Besprechung der Laborwerte und der weiteren Therapie. Ihr wurde am Vortag ohne persönlichen Arzt-Patienten-Kontakt Blut für ein kleines Blutbild, den Serum-Eisen-Wert und zur Bestimmung des Ferritinwerts in der Laborgemeinschaft abgenommen.
Auszug aus der Karteikarte:

A B C D E F G H I J K L M N O P Q R S Sch St T U W X Y Z

1 2 3 4 5 6 7 8 9 10 11 12 13 14 15 16 17 18 19 20 21 22 23 24 25 26 27 28 29 30 31 I II III IV V VI VII VIII IX X XI XII

Geb. frei ☐ | Krankenkasse bzw. Kostenträger: Barmer

Nachts ☐ | Name Vorname des Versicherten: Schiller Sandra | geb. am 15.12.20xx

Sonstige ☐ | Ludwigstraße 23, 55246 Wiesbaden | 12/xx

EA:
16-jährige Patientin
168 cm, 50 kg
Blutgruppe A Rh-neg.
seit 2020: vegetarische Ernährung
2013: Otitis media
2019: Scharlach

Unfall ☐

Kassen-Nr.	Versicherten-Nr.	Status
1234567	0987654321	3000000

Arbeits-unfall* ☐

Betriebsstätten-Nr.	Arzt-Nr.	Datum
9087654321	123456789	30.10.20xx

Risiken

30.10.20xx	Anamnese: Atemnot bei körperlicher Anstrengung, verminderte körperliche Leistungsfähigkeit, Schwindel besonders nach schnellem Aufstehen, während der vergangenen Wochen mehrmals auftretende kurzzeitige Ohnmacht, Ernährung vorwiegend durch Milchprodukte Befund: Blässe der Haut und Schleimhäute, RR 95/60 mmHg (re.), Untergewicht (BMI 17,7) Labor: Erythrozyten: 4,6 Mio./µL (4,5-5,5 Mio./µL), Leukozyten: 5100/µL (4000-10000), Thrombozyten: 240000/µL (150000-400000), Hämatokrit: 30% (37-47%), Ferritin: 20 µg/L (22-112 µg/L) Diagnose: Eisenmangelanämie, arterielle Hypotonie, orthostatische Dysregulation Therapie: Ernährungsumstellung auf eisenreiche Ernährung, vermehrt Sport, medikamentöse Behandlung (eRezept: ferro sanol® Kapseln)

1. Was versteht man unter einer Anämie?

____

____

2. Erklären Sie, warum die Ernährung bei der Eisenmangelanämie eine ursächliche Rolle spielen kann.

____

____

____

1. Bei einer Anämie (Blutarmut) ist der Hämoglobinwert und/oder die Zahl der Erythrozyten und/oder der Hämatokritwert vermindert.
2. Häufige Ursache der Eisenmangelanämie: Mangelernährung; Nahrungsbestandteile beeinflussen die Resorption von Eisen. Vitamin C fördert die Eisenaufnahme, während z. B. Hülsenfrüchte, Milchprodukte, Eier und Tee die Eisenaufnahme hemmen.

3. Nennen Sie neben der Eisenmangelanämie weitere Anämiearten.

4. Erklären Sie, unter welchen Umständen die Anzahl der Retikulozyten stark ansteigt.

5. Was versteht man unter dem Rhesusfaktor?

6. Erläutern Sie den Unterschied zwischen Rhesus-positivem und Rhesus-negativem Blut.

7. Erklären Sie, unter welchen Umständen der Rhesusfaktor ein Problem darstellen kann.

3. Blutungsanämie, Folsäuremangelanämie, Vitamin-B_{12}-Mangel-Anämie, sekundäre Anämie bei chronischer Erkrankung
4. Bei der verstärkten Bildung von Erythrozyten werden vom Knochenmark auch vermehrt junge, noch nicht ganz ausgereifte Erythrozyten freigesetzt, die als Retikulozyten bezeichnet werden. Die Anzahl der Retikulozyten steigt z. B. nach einem Blutverlust oder wenn die Ursache einer Eisenmangelanämie beseitigt wurde.
5. Neben den Antigenen des AB0-Blutgruppensystems ist der Rhesusfaktor ein weiteres Antigen auf der Erythrozytenoberfläche, das bei Blutübertragungen und in der Schwangerschaft beachtet werden muss.
6. Von den Rhesusantigenen C, D und E ist D das wichtigste. Ungefähr 85% der Europäer tragen das Antigen D auf ihren Erythrozyten; man sagt, ihr Blut ist Rhesus-positiv. Bei 15% der Europäer ist das Antigen D nicht vorhanden, d. h., ihr Blut ist Rhesus-negativ.
7. Wenn eine Schwangere Rh-negativ und der Vater des ersten Kindes Rh-positiv ist, wird das Kind in der Regel auch Rh-positiv sein. Vor allem während der Geburt gelangen kindliche Erythrozyten in das mütterliche Blut. Das mütterliche Immunsystem hat so Kontakt mit dem Antigen D und bildet Antikörper Anti-D. Bei jeder weiteren Schwangerschaft mit einem Rhesus-positiven Kind zerstören mütterliche Anti-D-Antikörper kindliche Erythrozyten, was zu einer schweren Anämie und zum Tod des Kindes führt. Diese Abwehrreaktion der Rh-negativen Schwangeren gegen Erythrozyten des Rh-positiven Kindes bezeichnet man als Rhesusinkompatibilität.

1. Welche beiden Aussagen zu den Blutgruppen sind richtig?

A) ☐ Bei der Blutgruppe B befinden sich Antikörper Anti-B im Plasma.
B) ☐ Die Blutgruppe 0 enthält keine Antikörper im Plasma.
C) ☐ Bei der Blutgruppe A befinden sich die Antigene im Plasma.
D) ☐ Die Reaktion von Antigen A mit Antikörper Anti-B führt zu einer Agglutination.
E) ☐ Das Blutgruppenantigen befindet sich auf der Zelloberfläche der Erythrozyten.
F) ☐ Im Plasma der Blutgruppe AB sind keine Antikörper enthalten.

2. Welche Aussage zu den Erythrozyten ist richtig?

A) ☐ Erythrozyten sind die größten Blutzellen.
B) ☐ Erythrozyten transportieren Hormone durch das Kreislaufsystem.
C) ☐ Die durchschnittliche Lebensdauer von Erythrozyten beträgt 120 Stunden.
D) ☐ Bei einer Anämie ist die Anzahl der Erythrozyten erhöht.
E) ☐ Noch nicht ganz ausgereifte Erythrozyten bezeichnet man als Retikulozyten.

3. Welche Aussagekombination zu den Aufgaben des Blutes ist richtig?

1 Die Thrombozyten sind an der Blutgerinnung beteiligt.
2 Erythrozyten transportieren Sauerstoff und zum Teil auch Kohlendioxid.
3 Neutrophile Granulozyten bezeichnet man auch als kleine Fresszellen.
4 Der Transport von Wärme ist eine Aufgabe des Blutplasmas.
5 Lymphozyten dienen der spezifischen Immunabwehr.

A) ☐ Alle Aussagen sind richtig.
B) ☐ Nur die Aussagen 1, 2, 4 und 5 sind richtig.
C) ☐ Nur die Aussagen 2 und 3 sind richtig.
D) ☐ Nur die Aussagen 3 und 4 sind richtig.
E) ☐ Nur die Aussagen 4 und 5 sind richtig.

4. Ordnen Sie zu.

A	Ferritin	1	Blutgerinnsel
B	Thrombus	2	Blutgerinnungsstoff
C	Hämoglobin	3	Eisenspeicherprotein
D	Fibrinogen	4	roter Blutfarbstoff

A) ☐ A2, B1, C4, D3
B) ☐ A2, B1, C3, D4
C) ☐ A3, B2, C1, D4
D) ☐ A4, B3, C2, D1
E) ☐ A3, B1, C4, D2

5. Welche Aussage zur Zusammensetzung des Blutes ist falsch?

A) ☐ Blutplasma besteht zu 90% aus Wasser; es enthält Plasmaproteine und gelöste Stoffe.
B) ☐ Den prozentualen Zellanteil am Blutvolumen bezeichnet man als Hämatokrit.
C) ☐ Erythrozyten sind die am häufigsten vorkommenden Blutzellen.
D) ☐ Blut besteht aus Blutzellen und Blutserum.
E) ☐ Blutplasma enthält den Blutgerinnungsstoff Fibrinogen.

6. Welche Aussage zu den Zusätzen in den Probenröhrchen ist richtig?

A) ☐ Kügelchen im Serumröhrchen verhindern die Blutgerinnung.
B) ☐ EDTA bindet Wasser und beschleunigt die Blutgerinnung.
C) ☐ Das Trenngel im Serumröhrchen liegt nach dem Zentrifugieren zwischen Serum und Thrombus.
D) ☐ Fluorid fördert die Glukoseaufnahme der Erythrozyten.
E) ☐ EDTA ist der Zusatz im Serumröhrchen.

7. Welche Aussage zur Anämie ist richtig?

A) ☐ Bei der Eisenmangelanämie ist der Ferritinwert erhöht.
B) ☐ Der Hämatokritwert liegt bei einer Anämie über 50.
C) ☐ Die Verringerung des Hämoglobinwertes ist ein Kennzeichen einer Anämie.
D) ☐ Bei einem zu hohen Vitamin-B_{12}-Wert kann sich eine Anämie entwickeln.
E) ☐ Gute körperliche Leistungsfähigkeit ist ein charakteristisches Symptom einer Anämie.

8. Welche Aussage zu den Leukozyten ist richtig?

A) ☐ Leukozyten sind wichtig für die Blutstillung und Blutgerinnung.
B) ☐ Eosinophile und basophile Granulozyten bilden Antikörper.
C) ☐ Lymphozyten sind die größten Blutzellen.
D) ☐ Bei bakteriellen Infektionen ist die Anzahl der Leukozyten erniedrigt.
E) ☐ Monozyten phagozytieren Fremdkörper und Krankheitserreger.

---

1. E, F — 2. E — 3. A
4. E — 5. D — 6. C
7. C — 8. E

9. Welche Aussagekombination zur Rhesusunverträglichkeit ist richtig?

1 Eine Rhesusunverträglichkeit besteht immer, wenn der Vater Rhesus-negativ ist.
2 Das erste Rhesus-positive Kind einer Rhesus-negativen Mutter ist besonders gefährdet.
3 Eine Rhesusunverträglichkeit besteht nach der Geburt des zweiten Rhesus-negativen Kindes.
4 Die problematische Konstellation der Rhesusunverträglichkeit liegt vor, wenn der Vater Rhesus-positiv und die Mutter Rhesus-negativ ist.
5 Nach der Geburt des ersten Rhesus-positiven Kindes bildet die Mutter Antikörper gegen den Rhesusfaktor.

A) ☐ Alle Aussagen sind richtig.
B) ☐ Nur die Aussagen 1, 2, 4 und 5 sind richtig.
C) ☐ Nur die Aussagen 2 und 3 sind richtig.
D) ☐ Nur die Aussagen 3 und 4 sind richtig.
E) ☐ Nur die Aussagen 4 und 5 sind richtig.

10. Ordnen Sie zu.

A	MCH	1	mittleres Volumen des einzelnen Erythrozyten
B	Hkt	2	mittlere Hämoglobinkonzentration im Zellanteil des Blutes
C	MCV	3	mittlerer Hämoglobingehalt des einzelnen Erythrozyten
D	MCHC	4	prozentualer Zellanteil am Blutvolumen

A) ☐ A2, B1, C4, D3
B) ☐ A2, B1, C3, D4
C) ☐ A3, B4, C1, D2
D) ☐ A4, B3, C2, D1
E) ☐ A3, B1, C4, D2

11. Welche Aussage zur Leukämie ist falsch?

A) ☐ Leukämie ist eine maligne Erkrankung des Knochenmarks.
B) ☐ Es gibt akut und chronisch verlaufende Leukämieformen.
C) ☐ Zur Diagnose wird eine Knochenmarkprobe entnommen.
D) ☐ Knochenmark eines passenden Spenders kann transplantiert werden.
E) ☐ Die Therapie erfolgt mit hoch dosierten Antibiotika.

12. Welche beiden Blutgefäße sind typische Entnahmestellen für Venenblut?

A) ☐ Oberschenkelvene
B) ☐ Ellenbeugenvene
C) ☐ Lungenvene
D) ☐ Hohlvene
E) ☐ Halsvene
F) ☐ Handrückenvene

13. Welche Aussagekombination zu den Blutgerinnungsuntersuchungen ist richtig?

1 Gerinnungshemmende Zusätze werden als Antikoagulanzien bezeichnet.
2 EDTA bindet das für die Gerinnung notwendige Calcium im Plasma.
3 Nach der Blutentnahme wird das Blutbildröhrchen leicht geschwenkt.
4 Citrat wird als Antikoagulans in Blutröhrchen verwendet.
5 Für den Gerinnungstest im Labor wird der Blutprobe Calcium wieder zugesetzt.

A) ☐ Alle Aussagen sind richtig.
B) ☐ Nur die Aussagen 1, 2, 4 und 5 sind richtig.
C) ☐ Nur die Aussagen 2 und 3 sind richtig.
D) ☐ Nur die Aussagen 3 und 4 sind richtig.
E) ☐ Nur die Aussagen 4 und 5 sind richtig.

14. Stellen Sie durch Eintragen der Ziffern 1 bis 5 die richtige Reihenfolge her, in der die Probenröhrchen gefüllt werden.

A) ☐ EDTA-Röhrchen
B) ☐ Heparinröhrchen
C) ☐ Serumröhrchen
D) ☐ Fluoridröhrchen
E) ☐ Citratröhrchen

15. Welche Aussage zum Hämoglobin ist richtig?

A) ☐ Kohlenmonoxid (CO) kann von Hämoglobin nicht gebunden werden.
B) ☐ Bei Sauerstoffmangel wird vermehrt Hämoglobin gebildet und ins Blutplasma abgegeben.
C) ☐ Für die Bildung von Hämoglobin wird Eisen benötigt.
D) ☐ Der Zellkern der Erythrozyten besteht vollständig aus Hämoglobin.
E) ☐ Hämoglobin wird in der Gallenblase zu Bilirubin abgebaut.

16. Stellen Sie durch Eintragen der Ziffern 1 bis 5 die richtige Reihenfolge der Arbeitsschritte der Kapillarblutentnahme her.

A) ☐ zweiten Blutstropfen auf Teststreifen aufnehmen
B) ☐ Punktionsstelle mit Tupfer komprimieren
C) ☐ seitlich der Fingerbeere einstechen
D) ☐ ersten Blutstropfen mit Tupfer aufnehmen
E) ☐ Punktionsstelle desinfizieren

---

9. E 10. C 11. E
12. B, F 13. A 14. C1, E2, B3, A4, D5
15. C 16. A4, B5, C2, D3, E1

17. Welche beiden Aussagen zum Blutbild sind richtig?

A) ☐ Die Bestimmung des Hämatokritwerts erfolgt nur beim großen Blutbild.
B) ☐ Eine Eisenmangelanämie kann nur im großen Blutbild festgestellt werden.
C) ☐ Mit einem großen Blutbild werden auch die Leberwerte bestimmt.
D) ☐ Beim großen Blutbild erfolgt eine Differenzierung der Leukozytenarten mit Angabe des Anteils der einzelnen Leukozytenarten in Prozent.
E) ☐ In Routineuntersuchungen werden Blutbild und Differenzialblutbild manuell erstellt.
F) ☐ Mit einem kleinen Blutbild werden auch die Hämatokrit- und Hämoglobinwerte bestimmt.

18. Ordnen Sie zu.

A	Leukozytose	1	Erythrozytenzahl, Hb, Hkt erhöht
B	Thrombopenie	2	Leukozytenzahl < 4 000/µL
C	Leukopenie	3	Leukozytenzahl > 10 000/µL
D	Erythrozytose	4	Thrombozytenzahl < 150 000/µL

A) ☐ A2, B1, C3, D4
B) ☐ A1, B2, C3, D4
C) ☐ A3, B2, C4, D1
D) ☐ A3, B4, C2, D1
E) ☐ A4, B2, C1, D3

19. Welche Aussage zum Rhesusfaktor ist falsch?

A) ☐ Der Rhesusfaktor ist ein Antigen der Erythrozytenoberfläche.
B) ☐ Das wichtigste Rhesusantigen ist Antigen D.
C) ☐ Sind keine Rhesusantigene C, D oder E auf der Erythrozytenoberfläche vorhanden, ist das Blut Rhesus-negativ.
D) ☐ Etwa 15% der Europäer tragen das Antigen D auf ihren Erythrozyten.
E) ☐ Erst nach Kontakt mit dem Rhesusfaktor bilden Rhesus-negative Menschen Antikörper gegen das Antigen D.

20. Welche Aussage zu den Abwehrzellen ist richtig?

A) ☐ Monozyten sind Makrophagen bzw. große Fresszellen.
B) ☐ Lymphozyten sind Abwehrzellen der unspezifischen Abwehr.
C) ☐ T-Lymphozyten produzieren als Zellen der spezifischen Abwehr Antikörper.
D) ☐ Neutrophile Granulozyten werden auch als Killerzellen bezeichnet.
E) ☐ B-Lymphozyten können Krankheitserreger und Fremdstoffe phagozytieren.

21. Welche Aussage zur Postexpositionsprophylaxe (PEP) ist richtig?

A) ☐ Eine Postexpositionsprophylaxe wird vor jeder möglichen Nadelstichverletzung durchgeführt.
B) ☐ Die Postexpositionsprophylaxe bei Hepatitis B erfolgt mit einer Passiv- bzw. Simultanimpfung.
C) ☐ Nach einer Postexpositionsprophylaxe ist eine folgende Erkrankung ausgeschlossen.
D) ☐ Eine Postexpositionsprophylaxe bei HIV ist wegen der geringen Infektionswahrscheinlichkeit (0,3%) nicht notwendig.
E) ☐ Eine notwendige Postexpositionsprophylaxe wird nach drei bzw. sechs Monaten durchgeführt.

22. Welche Aussagekombination zur Vitamin-B_{12}-Mangel-Anämie ist richtig?

1 Resorptionsstörungen von Vitamin B_{12} bei Magen- und Darmerkrankungen können eine Ursache sein.
2 Bei dieser Anämieform sind die Erythrozytenzahl und der Hb-Wert erniedrigt.
3 Bei einer Vitamin-B_{12}-Mangel-Ernährung kann die Vitaminzufuhr in Tablettenform erfolgen.
4 Neben dem Hämatokritwert ist auch der MCH-Wert erniedrigt.
5 Eine vegane Ernährung gleicht den Vitamin-B_{12}-Mangel aus.

A) ☐ Alle Aussagen sind richtig.
B) ☐ Nur die Aussagen 1, 2, 4 und 5 sind richtig.
C) ☐ Nur die Aussagen 1, 2 und 3 sind richtig.
D) ☐ Nur die Aussagen 3 und 4 sind richtig.
E) ☐ Nur die Aussagen 4 und 5 sind richtig.

23. Welche beiden Aussagen zur Hämophilie (Bluterkrankheit) sind richtig?

A) ☐ Bei der Hämophilie A fehlt der Blutgerinnungsfaktor VIII.
B) ☐ Patienten, die an Hämophilie erkrankt sind, bilden vermehrt Fibrinogen.
C) ☐ Bei Blutern müssen Gerinnungsfaktoren aus Plasmaspenden parenteral appliziert werden.
D) ☐ Menschen, die an Hämophilie erkrankt sind, werden mit Antikoagulanzien behandelt.
E) ☐ Bei Blutern verschließen sich Gefäßverletzungen durch dauerhafte Kontraktion der Gefäßwandung.
F) ☐ Mögliche Spätfolgen der Hämophilie sind vermehrt auftretende Thrombosen.

---

17. D, F 18. D 19. D
20. A 21. B 22. C
23. A, C

24. Ordnen Sie zu.

A Agglutination	1 Blutbildungshormon, das in der Niere gebildet wird
B Erythropoetin	2 Rhesusunverträglichkeit
C Aggregation	3 Blutverklumpung durch Antigen-Antikörper-Reaktion
D Rhesus-inkompatibilität	4 Zusammenballung, z. B. von Blutplättchen

A) ☐ A2, B1, C4, D3
B) ☐ A2, B1, C3, D4
C) ☐ A3, B2, C1, D4
D) ☐ A4, B3, C2, D1
E) ☐ A3, B1, C4, D2

25. Welche beiden Aussagen zum Immunsystem sind richtig?

A) ☐ T-Lymphozyten sind Zellen der unspezifischen Abwehr.
B) ☐ B-Lymphozyten bilden Antikörper und sind Teil der spezifischen Abwehr.
C) ☐ Makrophagen sind kleine Fresszellen, die Krankheitserreger phagozytieren können.
D) ☐ Antikörper sind spezifische Abwehrstoffe, die auch als Antigene bezeichnet werden.
E) ☐ Unter Resistenz versteht man die spezifische, angeborene Abwehr.
F) ☐ Bei einer Autoimmunerkrankung greift das Immunsystem den eigenen Körper an.

26. Welche Aussage zu möglichen Problemen und Fehlerquellen der Kapillarblutentnahme ist richtig?

A) ☐ Bei Antikoagulanzieneinnahme kann es zu einer verkürzten Blutungszeit kommen.
B) ☐ Der Einstich in die Mitte der Fingerbeere bereitet dem Patienten die geringsten Schmerzen.
C) ☐ Kalte Finger verstärken den Blutfluss.
D) ☐ Wird der Blutstropfen kräftig herausgedrückt, verfälscht das vermehrt austretende Gewebswasser das Messergebnis.
E) ☐ Um Messfehler zu vermeiden, wird der zweite Blutstropfen mit einem Tupfer aufgenommen.

27. Welche Zuordnung ist richtig?

A) ☐ Lymphozyt → Zelle der spezifischen Abwehr
B) ☐ Immunität → erworbene unspezifische Abwehr
C) ☐ Monozyt → Mikrophage und kleinster Leukozyt
D) ☐ Antikörper → unspezifische Abwehrstoffe
E) ☐ Immunglobulin → von T-Lymphozyten gebildete Antikörper

28. Welche Aussagekombination zur Blutspende ist richtig?

1 Nach der Blutspende werden Blutzellen und Plasma für die weitere Verwendung getrennt.
2 Durch Eigenblutspenden vor geplanten Operationen können Fremdblutübertragungen eingespart werden.
3 Zur Behandlung von akutem Blutverlust verwendet man Erythrozytenkonzentrate.
4 Nach der Spende wird das in der Blutspende enthaltene Blutplasma durch Plasmaersatzmittel ersetzt.
5 Zu Herstellung der Erythrozytenkonzentrate werden den Blutspenden künstlich hergestellte Erythrozyten zugesetzt.

A) ☐ Alle Aussagen sind richtig.
B) ☐ Nur die Aussagen 1, 2, 4 und 5 sind richtig.
C) ☐ Nur die Aussagen 1, 2 und 3 sind richtig.
D) ☐ Nur die Aussagen 3 und 4 sind richtig.
E) ☐ Nur die Aussagen 4 und 5 sind richtig.

29. Welche Aussage zum Vorgehen nach einer Nadelstichverletzung ist richtig?

A) ☐ Nach der Wunddesinfektion lässt man die Wunde eine Minute lang ausbluten.
B) ☐ Nach einer Nadelstichverletzung muss die Kanüle bis zur Wundheilung aufgehoben werden.
C) ☐ Eine Nadelstichverletzung ist nur bei bekannter Infektion des Patienten gefährlich.
D) ☐ Die Ergebnisse der Blutuntersuchungen nach einer Nadelstichverletzung müssen dem Gesundheitsamt gemeldet werden.
E) ☐ Nadelstichverletzungen sind Arbeitsunfälle, die dokumentiert und der BGW gemeldet werden müssen.

30. Welche beiden Aussagen zum Blutbild sind falsch?

A) ☐ Monozyten stellen beim Erwachsenen den größten Anteil der Leukozyten dar.
B) ☐ Das Differenzialblutbild ist ein Teil des großen Blutbilds.
C) ☐ MCV und MVH sind errechnete Erythrozyteneigenschaften.
D) ☐ Bei einem Blutbild werden auch die Werte von Hämatokrit und Hämoglobin bestimmt.
E) ☐ Beim gesunden Erwachsenen beträgt der Anteil der Lymphozyten 25–40%.
F) ☐ Beim kleinen Blutbild wird der Anteil der Retikulozyten errechnet.

24. E 25. B, F 26. D
27. A 28. C 29. E
30. A, F

31. Welche Aussagekombination zum Immunsystem ist richtig?

1 Makrophagen nehmen Krankheitserreger auf und aktivieren über Botenstoffe die B- und T-Lymphozyten.
2 Eiter besteht aus vielen abgestorbenen Granulozyten.
3 Die spezifische Abwehr richtet sich gegen einen bestimmten Erreger.
4 Antikörper bilden mit den Erregern Antigen-Antikörper-Komplexe.
5 Immunglobuline sind genau auf die Erregerantigene passende Eiweißstoffe.

A) ☐ Alle Aussagen sind richtig.
B) ☐ Nur die Aussagen 1, 2, 4 und 5 sind richtig.
C) ☐ Nur die Aussagen 1, 2 und 3 sind richtig.
D) ☐ Nur die Aussagen 3 und 4 sind richtig.
E) ☐ Nur die Aussagen 4 und 5 sind richtig.

32. Welche Aussage zur Durchführung der Kapillarblutentnahme ist richtig?

A) ☐ Üblicherweise erfolgt die Punktion in der Mitte der Fingerbeere des Zeigefingers.
B) ☐ Nach der Blutentnahme wird die Punktionsstelle desinfiziert und mit einem Pflaster versorgt.
C) ☐ Der erste Blutstropfen wird auf den Teststreifen oder in die Probenkapillare aufgenommen.
D) ☐ Der zweite Blutstropfen enthält viel Gewebsflüssigkeit und führt daher zu falschen Messergebnissen.
E) ☐ Der erste austretende Blutstropfen wird mit einem Tupfer entfernt.

33. Ordnen Sie den Blutzellen den jeweiligen Bereich des Abwehrsystems zu: mit der Ziffer 1 für die unspezifische Abwehr und einer 2 für die spezifische Abwehr.

A) ☐ neutrophile Granulozyten
B) ☐ B-Lymphozyten
C) ☐ Makrophagen
D) ☐ T-Lymphozyten
E) ☐ Monozyten
F) ☐ Makrophagen

34. Ordnen Sie zu.

A	Blutgruppe A	1	Antikörper Anti-A im Plasma
B	Blutgruppe B	2	keine Antigene
C	Blutgruppe AB	3	Antigen A auf Erythrozytenoberfläche
D	Blutgruppe 0	4	keine Antikörper

A) ☐ A2, B1, C4, D3
B) ☐ A2, B1, C3, D4
C) ☐ A3, B2, C1, D4
D) ☐ A4, B3, C2, D1
E) ☐ A3, B1, C4, D2

35. Welche Aussagekombination zu den Materialien für eine venöse Blutentnahme ist richtig?

1 Bei Verwendung von Sicherheitskanülen kann auf das Tragen von Handschuhen verzichtet werden.
2 Die Staubinde wird nach dem Füllen des letzten Probenröhrchens gelockert.
3 Nach der Punktion wird die Wunde mit dem Hautdesinfektionsspray desinfiziert.
4 Die Probenröhrchen müssen mit dem Namen und dem Geburtsdatum beschriftet oder mit einem Strichcode versehen werden.
5 Für die Entsorgung der gesicherten Kanülen muss ein spezielles Abwurfgefäß bereitstehen.

A) ☐ Alle Aussagen sind richtig.
B) ☐ Nur die Aussagen 1, 2, 4 und 5 sind richtig.
C) ☐ Nur die Aussagen 1, 2 und 3 sind richtig.
D) ☐ Nur die Aussagen 3 und 4 sind richtig.
E) ☐ Nur die Aussagen 4 und 5 sind richtig.

36. Welche Aussage zum INR ist richtig?

A) ☐ Der INR-Normwert liegt bei 2–3.
B) ☐ Der INR ist die international übliche Messmethode der Thromboplastinzeit.
C) ☐ Bei einem INR-Wert von 1,0 dauert die Blutgerinnung 2- bis 3-mal so lange wie normal.
D) ☐ Die Überprüfung der Gerinnung mit dem INR-Wert ist weniger genau als der Quick-Wert.
E) ☐ Der INR gibt an, wie viel kürzer das Patientenblut zur Gerinnung braucht.

37. Welche beiden Aussagen zur Venenblutentnahme sind richtig?

A) ☐ Der Kanülenschliff sollte bei der Punktion nach unten gerichtet sein.
B) ☐ Sobald Blut fließt, wird die Staubinde gelockert.
C) ☐ EDTA-Röhrchen müssen unmittelbar nach der Füllung zentrifugiert werden.
D) ☐ Da die Kanülen steril sind, muss die Punktionsstelle nicht desinfiziert werden.
E) ☐ Das Stauen der Vene nach dem Herausziehen der Kanüle beschleunigt die Blutstillung.
F) ☐ Röhrchen mit Antikoagulanzien werden nach der Füllung zum Vermischen leicht geschwenkt.

---

31. A 32. E 33. A1, B2, C1, D2, E1, F1
34. E 35. E 36. B
37. B, F

10 Harn- und Geschlechtsorgane

Welche Organsysteme fasst der Urogenitaltrakt zusammen und woraus besteht er?

Der Harn- und Geschlechtstrakt wird als Urogenitaltrakt zusammengefasst und besteht aus den:
- Nieren
- harnableitenden Organen
- Geschlechtsorganen

Wo liegen die Nieren und welche Aufgaben haben sie?

Die Nieren liegen unterhalb des Zwerchfells in Fett eingebettet (Nierenlager), die linke Niere liegt unterhalb der Milz, die rechte Niere liegt unterhalb der Leber.
Ihre Aufgaben sind:
- Harnbildung
- Regulation des Flüssigkeitshaushalts
- Ausscheidung von Arznei- und Giftstoffen
- Ausscheidung harnpflichtiger Substanzen (u. a. Harnstoff, Harnsäure und Kreatinin)
- Blutdruckregulation
- Hormonbildung (Erythropoetin = EPO)
- Aktivierung von Vitamin D

Nennen Sie die harnableitenden Organe mit der deutschen Bezeichnung, dem Fachwort und ihrer Aufgabe.

- Nierenbecken (Pyelon) – fängt den gebildeten Harn auf
- Harnleiter (Ureter) – Ableitung des Harns von den Nieren zu der Harnblase
- Harnblase (Vesica urinaria) – Sammelstelle für den Harn
- Harnröhre (Urethra) – leitet den Harn aus dem Körper heraus

Beschreiben Sie den Aufbau eines Nierenkörperchens und deren Lage in der Niere.

Ein Nierenkörperchen wird auch als Nephron bezeichnet und besteht aus einem Gefäßknäuel oder Glomerulus, dieses wird von der Filterkapsel (Bowman-Kapsel) umgeben.
Zu- und ableitende Blutgefäße bringen das zu filternde Blut in das Nierenkörperchen, das in der Nierenrinde liegt.

Benennen Sie die in der Abbildung benannten Teile des männlichen Beckens in Deutsch und mit dem lateinischen Fachbegriff.

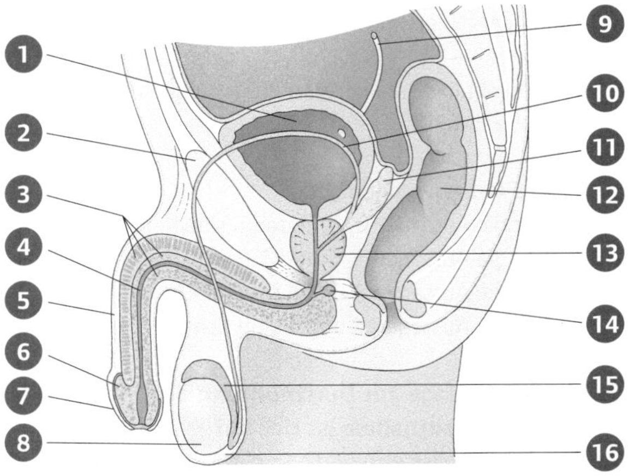

	Deutsch	Fachbegriff
1	Harnblase	Vesica urinaria
2	Schambein	Os pubis
3	Penisschwellkörper	Corpus cavernosum penis
4	Harn-Samen-Röhre	Urethra
5	Glied	Penis
6	Eichel	Glans penis
7	Vorhaut	Preputium
8	Hoden	Testis, Mz. Testes
9	Harnleiter	Ureter
10	Samenleiter	Ductus deferens
11	Bläschendrüse	Glandula vesiculosa
12	Mastdarm	Rectum
13	Vorsteherdrüse	Prostata
14	Cowper-Drüse	Glandula bulbourethralis
15	Nebenhoden	Epididymis
16	Hodensack	Scrotum

1. Erklären Sie, was passiert, wenn die Nieren zu viel oder zu wenig Harn produzieren.

2. Beschriften Sie den Längsschnitt der Niere.

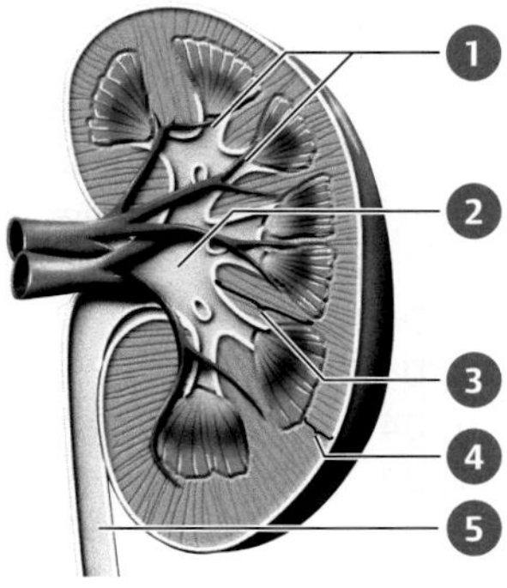

1)

2)

3)

4)

5)

3. Welche Unterschiede bestehen zwischen dem Primär- und dem Endharn?

4. Geben Sie vier nierenschädigende Faktoren an.

5. Erläutern Sie, ab wann Harndrang einsetzt und wie groß das Fassungsvermögen der Harnblase ist.

6. Erklären Sie den Zusammenhang zwischen ADH-Ausschüttung und Urinproduktion.

1. Bilden die Nieren zu viel Harn, kann das zur Austrocknung des Körpers (Exsikkose) führen, bei Bildung von zu wenig Harn kommt es zur Bildung von Ödemen.
2. 1) Nierenkelche, 2) Nierenbecken, 3) Nierenmark, 4) Nierenrinde, 5) Harnleiter (Ureter)
3. Durch Filtern des Blutes entstehen innerhalb von 24 h im Nierenkörperchen ca. 150 L Primärharn mit einem Wassergehalt von ca. 99%. Im Nierenmark wird in den Harnkanälchen der Primärharn konzentriert und so der Endharn gebildet, sodass die Menge ca. 1,5 L pro Tag beträgt. Der Endharn entsteht also v. a. durch die Rückresorption von Wasser.
4. Hypertonie, Diabetes mellitus, NSAR, Rauchen
5. Harndrang setzt beim Gesunden ungefähr bei einer Blasenfüllung von 300 mL ein. Die Harnblase kann bis zu 1000 mL Harn fassen.
6. Beim ADH handelt es sich um das aus der Hypophyse stammende antidiuretische Hormon, es kann auch als Wassersparhormon bezeichnet werden. Hat man viel Wasser getrunken, wird wenig ADH ausgeschüttet, sodass in den Harnkanälchen weniger Wasser resorbiert wird und dadurch mehr Wasser ausgeschieden wird. Bei Wassermangel im Körper wird durch ADH-Ausschüttung vermehrt Wasser in den Harnkanälchen rückresorbiert und dem Körper zur Verfügung gestellt. Folglich wird wenig Harn ausgeschieden.

1. Welche Aussage ist richtig?

A) ☐ Alle harnableitenden Organe sind paarig.
B) ☐ Die Nieren liegen im kleinen Becken.
C) ☐ Die Nieren regulieren den Blutdruck.
D) ☐ Der Elektrolythaushalt wird von der Harnblase gesteuert.
E) ☐ Die Nieren liegen in Muskulatur eingebettet.

2. Welche Aussage ist falsch? Eine Aufgabe der Niere ist die …

A) ☐ Harnbildung.
B) ☐ Regulierung des Salz- und Wasserhaushalts.
C) ☐ Ausscheidung von Kreatinin.
D) ☐ Bildung des Hormons Glukagon.
E) ☐ Ausscheidung von Harnstoff.

3. Welche beiden Aussagen sind richtig?

A) ☐ Die Nierenrinde nennt man auch Glomerulum.
B) ☐ Nierenkörperchen befinden sich in der Nierenrinde.
C) ☐ Die Filterkapsel (Bowman-Kapsel) umgibt ein Gefäßknäuel.
D) ☐ Sammelrohre münden in die Nierenkörperchen.
E) ☐ Die Harnröhre verbindet die Niere mit der Harnblase.
F) ☐ Im Nierenbecken wird das Blut gefiltert.

4. Welche Aussagekombination zur Anatomie der Nieren ist richtig?

1 Am Nierenhilus tritt eine Arterie ein, eine Vene und ein Harnleiter treten aus.
2 Nierenkörperchen bestehen aus einem Glomerulum und einer Filterkapsel (Bowman-Kapsel).
3 Der Harnleiter ist die Verbindung nach außen.
4 Im Nierenmark liegen die Harnkanälchen.
5 Eine Funktionseinheit der Niere besteht aus Nierenkörperchen, Harnkanälchen und Sammelrohr.

A) ☐ Alle Aussagen sind richtig.
B) ☐ Nur die Aussagen 1, 2, 4 und 5 sind richtig.
C) ☐ Nur die Aussagen 2 und 3 sind richtig.
D) ☐ Nur die Aussagen 3 und 4 sind richtig.
E) ☐ Nur die Aussagen 4 und 5 sind richtig.

5. Wie viel Liter Primärharn wird ungefähr pro Tag gebildet?

A) ☐ 1,5 L
B) ☐ 15 L
C) ☐ 150 L
D) ☐ 2,5 L
E) ☐ 200 L

6. Stellen Sie durch Eintragen der Ziffern 1 bis 5 die richtige Reihenfolge der Harnableitung her.

A) ☐ Nierenbecken
B) ☐ Harnröhre
C) ☐ Sammelrohr
D) ☐ Harnleiter
E) ☐ Harnblase

7. Ordnen Sie zu.

A	Ureter	1	Harnröhre
B	Vesica urinaria	2	Harnblase
C	Urethra	3	Harnleiter
D	Ren	4	Niere

A) ☐ A2, B1, C3, D4
B) ☐ A1, B2, C3, D4
C) ☐ A3, B2, C1, D4
D) ☐ A4, B3, C2, D4
E) ☐ A4, B2, C1, D3

8. Welche Aussage ist falsch?

A) ☐ Auf den Nieren sitzen die Nebennieren.
B) ☐ Die Harnröhre der Frau ist kürzer als die des Mannes.
C) ☐ Die Nieren liegen retroperitoneal.
D) ☐ Die Harnröhre des Mannes wird auch als Harn-Samen-Röhre bezeichnet.
E) ☐ Die Harnleiter haben einen Durchmesser von 5 cm.

9. Welche Aussagekombination ist richtig?

1 Bei Wasserüberschuss im Körper sendet die Hypophyse ADH aus.
2 Ein Diabetes insipidus entsteht durch Mangel an ADH.
3 Patienten mit Diabetes insipidus scheiden bis zu 25 L Harn pro Tag aus.
4 Therapeutisch werden bei Diabetes insipidus Suppositorien verordnet.
5 Bei Wassermangel im Körper wird die ADH-Abgabe gebremst.

A) ☐ Alle Aussagen sind richtig.
B) ☐ Nur die Aussagen 1, 2, 4 und 5 sind richtig.
C) ☐ Nur die Aussagen 2 und 3 sind richtig.
D) ☐ Nur die Aussagen 3 und 4 sind richtig.
E) ☐ Nur die Aussagen 4 und 5 sind richtig.

---

1. C 2. D 3. B, C
4. B 5. C 6. A2, B5, C1, D3, E4
7. C 8. E 9. C

10. Welche Aussage zur Abbildung der ableitenden Harnwege trifft zu?

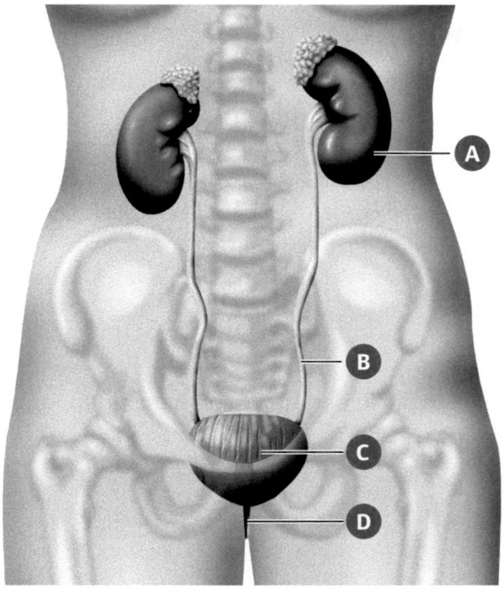

A) ☐ Buchstabe A kennzeichnet die Urethra.
B) ☐ Buchstabe B kennzeichnet die Niere.
C) ☐ Buchstabe B kennzeichnet die Harnröhre.
D) ☐ Buchstabe C kennzeichnet die Vesica urinaria.
E) ☐ Buchstabe D kennzeichnet den Ureter.

11. Ordnen Sie zu.

A	Nephrologie	1	Lehre von den Harnorganen und männl. Geschlechtsorganen
B	Diurese	2	Harnausscheidung/ Wasserausscheidung
C	Urologie	3	Mineralstoffe/Blutsalze
D	Elektrolyte	4	Lehre von den Nierenkrankheiten

A) ☐ A2, B1, C3, D4
B) ☐ A1, B2, C3, D4
C) ☐ A3, B2, C1, D4
D) ☐ A4, B3, C2, D4
E) ☐ A4, B2, C1, D3

12. Welche Aussage über den Blutdruck ist falsch?

A) ☐ Am Glomerulum wird der Blutdruck ständig gemessen.
B) ☐ Die Glomeruli müssen immer gut durchblutet sein.
C) ☐ Blutdruckabfall kann zu Nierenversagen führen.
D) ☐ Durch eine starke Durchblutung wird der Druck in den Glomeruli zu niedrig.
E) ☐ Hypertonie schädigt die Glomeruli.

13. Welche Zuordnung ist richtig?

A) ☐ Sekretion → Stoffaufnahme in den Körper
B) ☐ Resorption → Ausscheidung eines Stoffes
C) ☐ Diuretika → die Harnausscheidung hemmende Medikamente
D) ☐ Kolik → krampfartige Muskelkontraktion in Organen
E) ☐ Nephros → Nebenniere

14. Welche beiden Aussagen sind richtig? Nierenfehlbildungen können auftreten als ...

A) ☐ Senknieren.
B) ☐ Zystennieren.
C) ☐ Doppelnieren.
D) ☐ Knicknieren.
E) ☐ Riesennieren.
F) ☐ Zwergnieren.

15. Welches Hormon steuert die Bildung roter Blutkörperchen?

A) ☐ ADH
B) ☐ ACTH
C) ☐ Renin
D) ☐ Erythropoetin
E) ☐ Angiotensin

16. Welche Aussagekombination ist richtig? Zu den harnpflichtigen Substanzen gehören ...

1 Bilirubin.
2 Harnsäure.
3 Keton.
4 Kreatinin.
5 Harnstoff.

A) ☐ Alle Aussagen sind richtig.
B) ☐ Nur die Aussagen 2, 4 und 5 sind richtig.
C) ☐ Nur die Aussagen 2 und 3 sind richtig.
D) ☐ Nur die Aussagen 3 und 4 sind richtig.
E) ☐ Nur die Aussagen 4 und 5 sind richtig.

---

10. D 11. E 12. D
13. D 14. B, C 15. D
16. B

11 Erkrankungen und Diagnostik der Nieren und ableitenden Harnwege

Worüber kann eine Harnuntersuchung Informationen ergeben?

Die Harnuntersuchung gibt u. a. Auskunft über
- Entzündungen,
- Tumoren,
- die Nierenfunktion,
- Vergiftungen,
- Drogen- und Medikamentenkonsum,
- Stoffwechselerkrankungen.

Erklären Sie einem 70-jährigen Patienten die Gewinnung von Mittelstrahlurin.

- Zuerst müssen die Hände gewaschen werden.
- Es ist empfehlenswert, das äußere Genitale mit Wasser zu reinigen.
- Die erste Harnportion soll in die Toilette laufen, während die nächste Harnportion in einen sterilen Becher laufen soll.
- Die letzte Harnportion muss wieder in die Toilette.
- Der Becher wird nun verschlossen und ggf. abgewischt.

Worüber gibt eine Teststreifenuntersuchung (Stix) Auskunft und wie wird sie durchgeführt?

Durch bestimmte chemische Reaktionen auf dem Teststreifen mit Urinbestandteilen erfolgen Farbveränderungen, die z. B. auf Entzündungen, Stoffwechselkrankheiten, Blutausscheidung oder die Trinkmenge hinweisen können.
Eine Teststreifenuntersuchung wird wie folgt durchgeführt:
- Der Teststreifen wird in den im Becher befindlichen Urin eingetaucht.
- Der Teststreifen wird am Becherrand abgestreift.
- Die vom Hersteller angegebene Reaktionszeit wird abgewartet.
- Der Teststreifen wird mit dem Ergebnisfeld auf der Aufbewahrungsbox verglichen und ausgewertet.

Welche Bedeutung haben die Begriffe qualitativ, quantitativ und semiquantitativ bei der Urinteststreifenuntersuchung?

- qualitativ: weist das Vorhandensein eines Stoffes nach, also positiv oder negativ
- quantitativ: zeigt die Menge eines Stoffes an
- semiquantitativ: weist die ungefähre Menge eines Stoffes nach

Wie unterscheidet sich ein Harnsediment von einer Harnteststreifenuntersuchung?

Bei einem Harnsediment wird Mittelstrahlurin zentrifugiert. Anschließend werden die festen Bestandteile unter dem Mikroskop betrachtet, wodurch manche der über Teststreifen gemessenen Parameter genauer beurteilt werden können.

Benennen Sie die in der Abbildung benannten Teile eines Mikroskops.

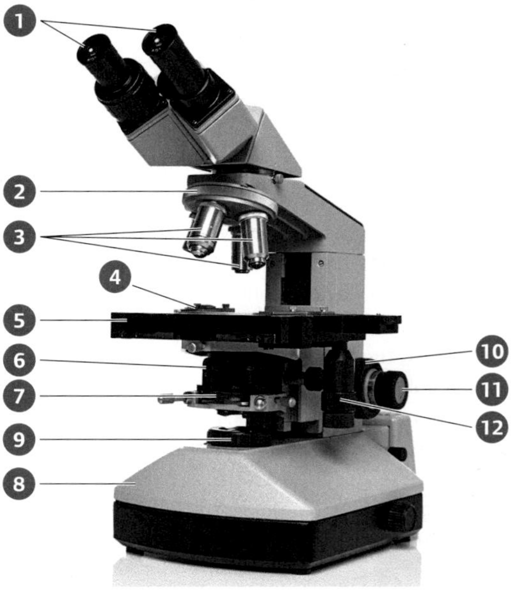

1 Okulare
2 Revolver
3 Objektive
4 Objekthalterung
5 Objekttisch
6 Kondensor
7 Kondensorblende
8 Stativ
9 Lichtquelle
10 Makrometerschraube
11 Mikrometerschraube
12 Kreuztischschrauben

Erklären Sie, wie ein Eintauchnährboden aufgebaut ist und wozu er angewendet wird.

Ein Eintauchnährboden ist in einem sterilen Gefäß untergebracht.
Meist sind verschiedene Nährböden zusammen in einem Gefäß, um die häufigsten Erreger, die Harnwegsinfekte verursachen, wachsen lassen zu können und so nachweisen zu können.

Erklären Sie, welche wichtigen Blutwerte auf Nierenerkrankungen hinweisen können.

Folgende Laborparameter können Auskunft über die Nierenfunktion und eine Niereninsuffizienz geben: Harnstoff, Kreatinin, Harnsäure, Natrium, Kalium, errechnete glomeruläre Funktionsrate (eGFR)

Welche bildgebende Untersuchungsmethoden werden zur Untersuchung von Nieren und Harnblase eingesetzt? Nennen Sie Beispiele.

- Ultraschall der Nieren und Harnblase
- Röntgenuntersuchungen mit Kontrastmittel
- Spiegelungen (Urethrozystoskopie, Zystoskopie)

Wozu werden urodynamische Messungen eingesetzt?

Sie werden eingesetzt, um eine Inkontinenz sowie Störungen der Miktion zu bewerten.

Welche Komplikationen können bei einer Zystoskopie auftreten?

Infektionen, Verletzungen, Blutungen, vorübergehende Unfähigkeit, den Harn zu halten

Definieren Sie den Begriff Zystitis und nennen Sie Faktoren, die ihr Auftreten begünstigen.

Eine Zystitis ist eine Entzündung der Harnblase, meist durch aufsteigende Darmbakterien verursacht. Begünstigend wirken:
- geringe Trinkmenge
- Veranlagung
- anatomisch kürzere Harnröhre der Frau
- Prostataerkrankungen beim Mann
- Diabetes mellitus
- Schwangerschaft
- Abkühlung, z. B. der Füße

Beschreiben Sie, welche Gefahren bei einem Harnwegsinfekt drohen.

Die Krankheitserreger können weiter aufsteigen über den Harnleiter zunächst ins Nierenbecken und eine Nierenbeckenentzündung verursachen.
Bei Immunschwäche kann es zu einer Sepsis kommen.

Was versteht man unter einer Nephrolithiasis und wodurch wird sie begünstigt?

Es handelt sich dabei um Nierensteine, die sich aus Harnbestandteilen bilden und auskristallisieren.
Begünstigend wirken z. B.:
- Nahrungsbestandteile wie Calcium und Oxalsäure (Oxalat)
- metabolisches Syndrom
- Veranlagung
- Infektionen

Erläutern Sie die verschiedenen Arten von Harninkontinenz.

- Belastungs- oder Stressinkontinenz: Eine Schwäche des Beckenbodens und des Blasenschließmuskels führt zu einem Unvermögen, den Harn zu halten.
- Dranginkontinenz: Durch z. B. eine überaktive Blasenentleerungsmuskulatur oder Infektionen entsteht ein besonders häufiger und starker Harndrang.

Erklären Sie, worum es sich bei einer chronischen Niereninsuffizienz handelt und nennen Sie Symptome, die dabei auftreten können.

Bei einer chronischen Niereninsuffizienz ist die Niere nicht mehr in der Lage, alle harnpflichtigen Substanzen aus dem Körper zu entfernen.
Folgende Symptome treten dabei z. B. auf:
- Oligurie bis Anurie
- Hypertonie
- Anämie
- Abbau von Knochensubstanz
- Ödeme
- Juckreiz

Erläutern Sie, was man unter einer Urämie versteht und welche Maßnahme dagegen hilft.

Bei einer Urämie handelt es sich um eine Harnvergiftung, d. h., harnpflichtige Substanzen reichern sich im Blut an und führen zu einer Vergiftung. Es hilft nur eine Hämodialyse.

Sie arbeiten in der urologischen Praxis von Herrn Dr. Radlmayer. Die Patientin Emma Klopfer kommt mit Schmerzen beim Wasserlassen, Fieber und starken Schmerzen in den Flanken in die Praxis.
Auszug aus der Karteikarte:

A	B	C	D	E	F	G	H	I	J	K	L	M	N	O	P	Q	R	S	Sch	St	T	U	W	X	Y	Z

1 2 3 4 5 6 7 8 9 10 11 12 13 14 15 16 17 18 19 20 21 22 23 24 25 26 27 28 29 30 31 — I II III IV V VI VII VIII IX X XI XII

Geb. frei ☐ — Krankenkasse bwz. Kostenträger: AOK

Nachts ☐ — Name Vorname des Versicherten: Klopfer Emma, Quellengasse 8, 73450 Neresheim — geb. am 15.08.20xx

Sonstige ☐

EA:
20-jährige Patientin
1,75 m
65 kg

Unfall ☐

Kasse-Nr.	Versicherten-Nr.	Status
12365478	D9012345	1000000

Anämie
seit 01/20xx rez. Harnwegsinfekte

Arbeitsunfall* ☐

Betriebsstätten-Nr.	Arzt-Nr.	Datum
123456789	123456789	11.04.20xx

Risiken

11.04.20xx	Pat. kommt mit starken Flankenschmerzen, Fieber und Schmerzen beim Wasserlassen seit 2 Tagen.
	Befund: Inspektorisch blasse und sehr kranke Patientin, Nierenlager re. klopfschmerzhaft
	Harnstatus: Leukos +++, Erys +++, Protein +, Nitrit -
	Sonografie: entzündliches Nierengewebe erkennbar
	Diagnose: Pyelonephritis
	Therapie: Ciprofloxacin 500 mg 1-0-1 (N2) über 7 Tage, Bettruhe, viel Flüssigkeit

1. Erklären Sie, worum es sich bei einer Pyelonephritis handelt und gehen Sie auf Ursachen, Symptome und die Therapie ein.

2. Stellen Sie dar, welche Komplikation bei einer Pyelonephritis auftreten.

3. Was kann für einen milchig-trüben Urin sorgen?

1. Es handelt sich um eine Entzündung des Nierenbeckens und des angrenzenden Nierenmarks. Durch z. B. Immunschwäche oder nicht ausgeheilte Blasenentzündungen steigen Bakterien auf bis zum Nierenbecken. Die Patienten klagen über starke Schmerzen im Nierenlager, Kopf- und Bauchschmerzen, Fieber und haben ein schweres Krankheitsgefühl. Therapeutisch muss das entsprechende Antibiotikum verordnet werden.
2. Es handelt sich um einen komplizierten Harnwegsinfekt, der zu einer Urosepsis führen kann.
3. Harnwegsinfektionen durch Leukozyten, Bakterien, Pilze, nach Röntgenkontrastmittel, Vermischung mit Vaginalsekret, leichte Proteinurie

4. Benennen Sie die folgenden Harnsedimentbefunde. Welche Harnsedimentbefunde sind bei einer Pyelonephritis zu erwarten?

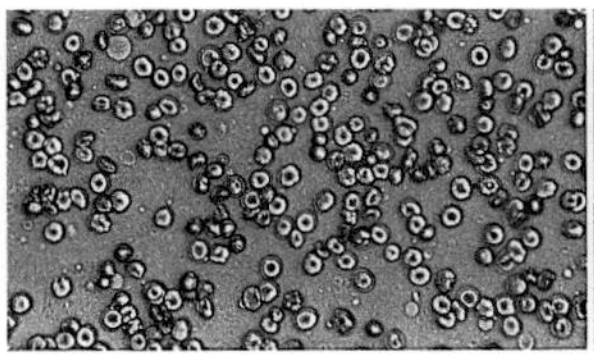
1

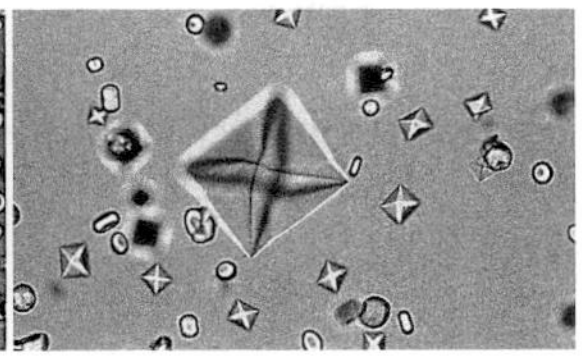
2

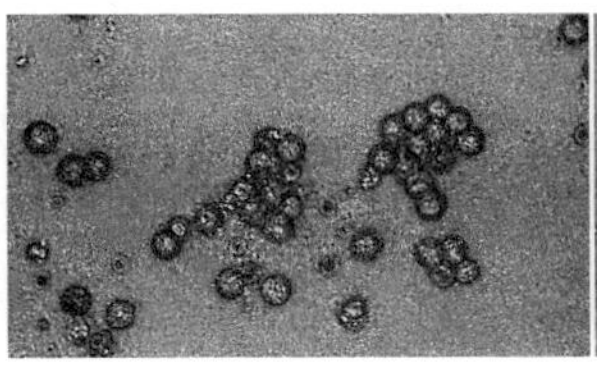
3

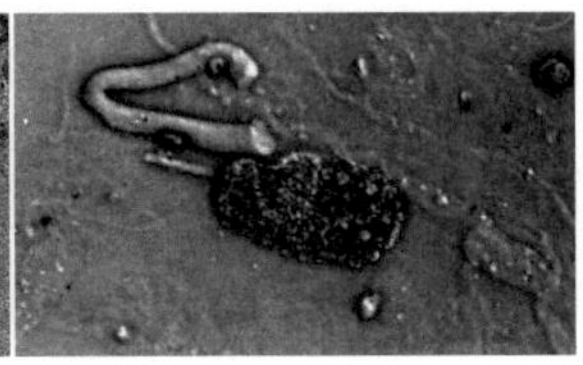
4

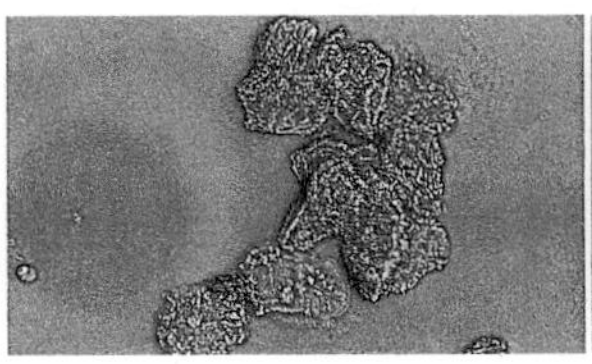
5

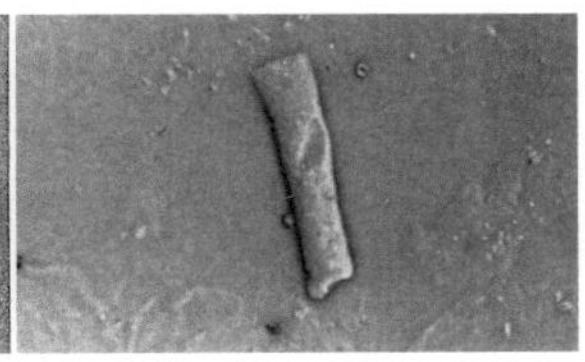
6

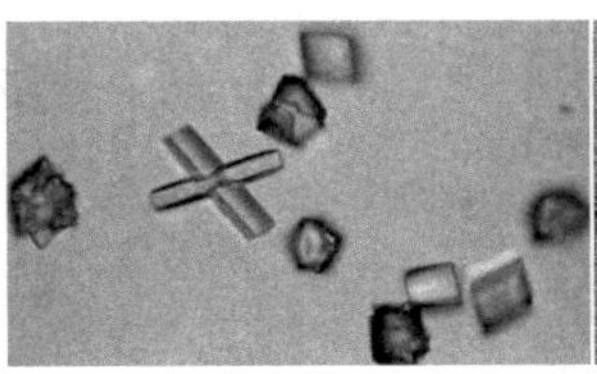
7

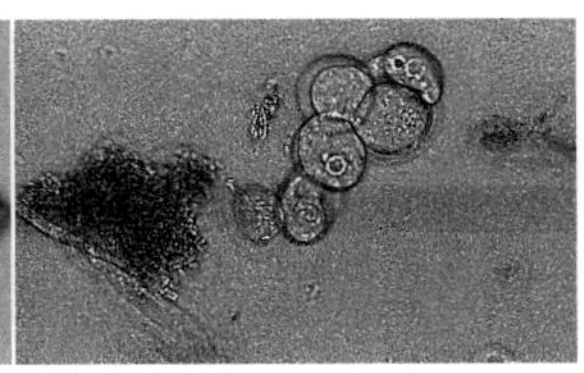
8

1) ______________________________

2) ______________________________

3) ______________________________

4) ______________________________

5) ______________________________

6) ______________________________

7) ______________________________

8) ______________________________

5. Erläutern Sie, wozu ein 24-Stunden-Sammelurin angeordnet wird.

____

____

____

6. Erklären Sie das Prinzip der Dialyse und stellen Sie den Unterschied zwischen einer Peritonealdialyse und einer Hämodialyse dar.

____

____

____

4. 1) Erythrozyten, 2) Calciumoxalatkristalle, 3) Leukozyten, 4) Erythrozytenzylinder, 5) Plattenepithelien, 6) Wachszylinder, 7) Harnsäurekristalle, 8) Übergangepithelien. Diese sind bei einer Pyelonephritis zu erwarten.
5. Im 24-Stunden-Sammelurin kann die genaue Menge von u. a. Protein oder Calcium nachgewiesen werden. Außerdem können damit genaue Nierenfunktionstests gemacht werden.
6. Durch eine Dialyse wird das Blut des Patienten von schädigenden und harnpflichtigen Substanzen gereinigt und eingelagerte Flüssigkeit und Wasser werden entfernt. Dabei wird der Stoffaustausch an speziellen Membranen mithilfe von Dialyseflüssigkeiten durchgeführt. Bei der Peritonealdialyse wird das Bauchfell des Patienten als Austauschmembran genutzt. Eine Flüssigkeit läuft über einen Schlauch in die Bauchhöhle. Nach dem Stoffaustausch wird die Flüssigkeit, die nun die auszuscheidenden Stoffe enthält, aus dem Bauchraum abgeleitet. Bei der Hämodialyse wird das Blut des Patienten durch ein Gerät geleitet, in dem der Stoffaustausch stattfindet. Das gereinigte Blut wird dem Patienten wieder in den Körper zurückgeleitet.

1. Welcher Parameter wird bei einer Glomerulonephritis auf dem Harnteststreifen positiv angezeigt?

A) ☐ Nitrit
B) ☐ Keton
C) ☐ Bilirubin
D) ☐ Eiweiß
E) ☐ Ascorbinsäure

2. Welche Aussage ist falsch?

A) ☐ Vor der Gewinnung von Mittelstrahlurin muss sich der Patient die Hände waschen.
B) ☐ Die erste Portion des Urins muss in die Toilette.
C) ☐ Durch das erste Urinlassen werden Bakterien ausgespült.
D) ☐ Die dritte Harnportion muss wieder in die Toilette.
E) ☐ Die zweite Harnportion wird in einem Becher aufgefangen, da es sich um sterilen Urin handelt.

3. Welche Aussage ist richtig?

A) ☐ Die normale Harnmenge beträgt ca. 350 mL pro Tag.
B) ☐ Eine sehr blasse Urinfarbe zeigt die hohe Konzentration des Urins an.
C) ☐ Mittelstrahlurin ist für mikrobiologische Tests ungeeignet.
D) ☐ Roter Urin kann nach dem Genuss Roter Bete auftreten.
E) ☐ Wenn sich im Harnteststreifen Glukose nachweisen lässt, so ist das ein Hinweis auf einen Harnwegsinfekt.

4. Welche beiden Aussagen sind falsch?

A) ☐ Männer erkranken häufiger an einer Zystitis als Frauen.
B) ☐ Durch ein Prostataadenom kann es zu einer Zystitis kommen.
C) ☐ Eine Zystitis ist eine Blasenentzündung.
D) ☐ Die von der Zystitis betroffenen Patienten können trotz Harndrang keinen Urin mehr lassen.
E) ☐ Im Harnteststreifen können Leukozyten nachgewiesen werden.
F) ☐ Therapeutisch wird ein Antibiotikum verordnet.

5. Welche Aussagekombination zur Niereninsuffizienz ist richtig?

1 Sie wird durch eine Hypercholesterinämie verursacht.
2 Es gibt fünf Grade der Niereninsuffizienz.
3 Eine unzureichend behandelte Hypertonie kann zu einer Niereninsuffizienz führen.
4 Die glomeruläre Filtrationsrate steigt mit zunehmendem Grad der Niereninsuffizienz.
5 Sie verläuft ausschließlich chronisch.

A) ☐ Alle Aussagen sind richtig.
B) ☐ Nur die Aussagen 1, 2, 4 und 5 sind richtig.
C) ☐ Nur die Aussagen 2 und 3 sind richtig.
D) ☐ Nur die Aussagen 3 und 4 sind richtig.
E) ☐ Nur die Aussagen 4 und 5 sind richtig.

6. Welcher Parameter des Harnteststreifens weist auf einen Harnwegsinfekt hin?

A) ☐ Glukose
B) ☐ Keton
C) ☐ Bilirubin
D) ☐ Dichte
E) ☐ Nitrit

7. Ordnen Sie den Krankheiten 1 bis 3 die Harnsedimentbefunde A bis F zu.

1 Pyelonephritis
2 Glomerulonephritis
3 Nierenfunktionsstörungen

A) ☐ Nierenepithelien
B) ☐ Plattenepithelien
C) ☐ Erythrozytenzylinder
D) ☐ hyaline Zylinder
E) ☐ Leukozytenzylinder
F) ☐ Cystinkristalle

8. Stellen Sie die richtige Reihenfolge bei der Durchführung einer Harnteststreifenuntersuchung dar, indem Sie die Ziffern 1 bis 5 eintragen.

A) ☐ Teststreifen auf den Probenbecher legen
B) ☐ Teststreifen in die Urinprobe eintauchen
C) ☐ Handschuhe anziehen
D) ☐ Ergebnis mit der Verpackungsskala vergleichen
E) ☐ Reaktionszeit abwarten

9. Welche Aussage ist falsch?

A) ☐ Harnwegsinfekte entstehen oft durch Darmbakterien.
B) ☐ Mit einem Eintauchnährboden erfolgt eine quantitative Keimzahlbestimmung des Urins.
C) ☐ Auf den Nährböden wachsen die häufigsten Erreger eines Harnweginfekts.
D) ☐ Der Nährboden muss in den Mittelstrahlurin getaucht werden.
E) ☐ Nach dem Eintauchen des Nährbodens in den Urin muss der an der Verschlusskappe befestigte Nährboden wieder in das Röhrchen eingeschraubt werden.

---

1. D	2. E	3. D
4. A, D	5. C	6. E
7. 1E, 2C, 3F	8. A3, B2, C1, D5, E4	9. B

10. Welche Zuordnungen zum Aufbau eines Lichtmikroskops sind falsch? ××✎

A) ☐ Stativ → Ständer des Mikroskops
B) ☐ Objektträger → Tisch des Mikroskops
C) ☐ Revolver → Drehvorrichtung zum Einstellen
D) ☐ Manometerschraube → Schraube zur Feineinstellung
E) ☐ Kondensor → eine Linse im Mikroskop
F) ☐ Okular → dem Betrachterauge zugewandte Linse des Mikroskops

11. Welche Aussage über die Symptome bei einer Zystitis ist falsch? ×✎

A) ☐ Es kommt zum Brennen beim Wasserlassen.
B) ☐ Druckschmerz im Unterbauch kann auftreten.
C) ☐ Hämaturie tritt auf.
D) ☐ Glukose ist nachweisbar.
E) ☐ Imperativer Harndrang kommt vor.

12. Ordnen Sie zu. ×✎

A	Hämaturie	1	schmerzhaftes Wasserlassen
B	Pollakisurie	2	nächtliches Wasserlassen
C	Algurie	3	Blut im Urin
D	Nykturie	4	häufiges Wasserlassen

A) ☐ A2, B1, C3, D4
B) ☐ A1, B2, C3, D4
C) ☐ A3, B4, C1, D2
D) ☐ A3, B2, C4, D1
E) ☐ A4, B2, C1, D3

13. Welche Aussage über mögliche Veränderungen der Blutwerte bei Niereninsuffizienz ist falsch? ×✎

A) ☐ Der Kreatininwert beträgt 4,5 mg/dL.
B) ☐ Der Harnstoffwert liegt bei 15 mmol/L.
C) ☐ Die BSG-Messung ergibt 20/40 mm.
D) ☐ Der Kaliumwert beträgt 2,5 mmol/L.
E) ☐ Natrium liegt bei 198 mmol/L.

14. Welche Aussage zur Hämaturie ist richtig? ×✎

A) ☐ In der Harnprobe findet man Leukozyten.
B) ☐ Proteine lassen sich im Harn nachweisen.
C) ☐ Im Urin findet man massenhaft Erythrozyten.
D) ☐ Sie tritt durch hohe Blutzuckerwerte auf.
E) ☐ Wachszylinder sind im Urin nachweisbar.

15. Welche beiden Aussagen sind richtig? ××✎

A) ☐ Ein Harnsteinleiden heißt mit dem Fachwort Cholezystolithiasis.
B) ☐ Nierensteine entstehen durch Rauchen und Alkoholgenuss.
C) ☐ Den Steinabgang kann der Patient durch strenge Bettruhe beschleunigen.
D) ☐ Nach einem Steinabgang sind die Bilirubinwerte im Urin erhöht.
E) ☐ Nierensteine können durch eine Ultraschalluntersuchung diagnostiziert werden.
F) ☐ Durch eine Stoßwellenbehandlung können Steine zertrümmert werden, wodurch der Abgang beschleunigt wird.

16. Ordnen Sie zu. ×✎

A	Enuresis	1	unwillkürlicher Harnabgang
B	Harninkontinenz	2	Einnässen
C	Stressinkontinenz	3	unwillkürlicher Harnabgang bei verstärktem Harndrang
D	Dranginkontinenz	4	unwillkürlicher Harnabgang bei Druck auf den Schließmuskel

A) ☐ A2, B1, C4, D3
B) ☐ A1, B2, C3, D4
C) ☐ A3, B4, C1, D2
D) ☐ A3, B1, C2, D4
E) ☐ A4, B2, C1, D3

17. Welche im Harnsediment auftretenden Zylinder sind physiologisch? ×✎

A) ☐ Epithelzylinder
B) ☐ hyaline Zylinder
C) ☐ Erythrozytenzylinder
D) ☐ Wachszylinder
E) ☐ Leukozytenzylinder

🔑 10. B, D | 11. D | 12. C | 13. D | 14. C | 15. E, F | 16. A | 17. B

18. Welche beiden Aussagen zur Pyelonephritis sind richtig? XX

A) ☐ Eine Pyelonephritis ist eine Nierenbeckenentzündung.
B) ☐ Es handelt sich um einen harmlosen Harnwegsinfekt.
C) ☐ Die Krankheit verläuft oft asymptomatisch.
D) ☐ Therapeutisch sollten sich die Patienten viel bewegen.
E) ☐ Die Patienten klagen über dumpfe Schmerzen im Nierenlager.
F) ☐ Eine Pyelonephritis kann in eine Zystitis übergehen.

19. Ein pH-Wert des Urins unter 7 tritt auf bei … X

A) ☐ Diarrhö.
B) ☐ veganer Kost.
C) ☐ Fieber.
D) ☐ einer Infektion durch Ammoniak bildende Bakterien.
E) ☐ einem Hungerzustand.

20. Welche Zuordnungen sind falsch? XX

A) ☐ Keton +++ → Hunger
B) ☐ Glukose +++ → Diabetes mellitus
C) ☐ Nitrit +++ → Gallenkrankheiten
D) ☐ Erythrozyten +++ → Tumor
E) ☐ Bilirubin +++ → Niereninsuffizienz
F) ☐ Protein +++ → Glomerulonephritis

21. Welche Materialien benötigen Sie zur Durchführung eines Harnsediments? XX

A) ☐ Brutschrank
B) ☐ Sammelurin
C) ☐ Eintauchnährboden
D) ☐ Harnteststreifen
E) ☐ Zentrifuge
F) ☐ Mikroskop

22. Bei einer ausgeprägten Proteinurie erscheint der Urin … X

A) ☐ schaumig.
B) ☐ blassgelb.
C) ☐ rot.
D) ☐ dunkelgelb.
E) ☐ braun.

23. Welche Zuordnung ist richtig? X

A) ☐ Harnsediment → Untersuchung flüssiger Harnbestandteile
B) ☐ Mikroalbumintest → Untersuchung auf Plasmaeiweiße im Urin
C) ☐ Dekantieren → Material auftrennen
D) ☐ Uricult® → Untersuchung mit dem Urinteststreifen
E) ☐ Harnstatus → Kontrastmitteldarstellung der Harnorgane

24. Welche Aussagekombination ist richtig? X

1 Eine terminale Niereninsuffizienz kann als Komplikation eines Diabetes mellitus auftreten.
2 Als mögliche Dialyseverfahren stehen die Peritoneal- und die Hämodialyse zu Verfügung.
3 Um eine Hämodialyse durchführen zu können, benötigen betroffene Patienten einen Shunt oder einen Venenkatheter.
4 Eine Hämodialyse muss meist dreimal in der Woche für jeweils fünf Stunden stattfinden.
5 Die Hämodialyse ist für den Patienten sehr kreislaufbelastend.

A) ☐ Alle Aussagen sind richtig.
B) ☐ Nur die Aussagen 1, 2, 4 und 5 sind richtig.
C) ☐ Nur die Aussagen 2 und 3 sind richtig.
D) ☐ Nur die Aussagen 3 und 4 sind richtig.
E) ☐ Nur die Aussagen 4 und 5 sind richtig.

25. Welche Aussage über Harninkontinenz ist falsch? X

A) ☐ Die Beckenbodenmuskulatur ist zu schwach, sodass es zu unwillkürlichem Urinabgang kommen kann.
B) ☐ Hormonmangel nach der Menopause kann zu Dranginkontinenz führen.
C) ☐ Husten und Niesen verstärkt die Symptomatik.
D) ☐ Prophylaktisch hilft Beckenbodengymnastik.
E) ☐ Als Komplikation kann eine Urämie auftreten.

---

18 A, E — 19. E — 20. C, E
21. E, F — 22. A — 23. B
24. A — 25. E

26. Ordnen Sie zu.

A	Nieren-transplantation	1	Schlauch, mit dem Urin aus der Blase abgeleitet werden kann
B	Urosepsis	2	nächtliches Einnässen
C	Enuresis nocturna	3	Überschwemmung des Körpers mit Bakterien nach einem Harnwegsinfekt
D	Blasenkatheter	4	Einpflanzen einer gespendeten Niere in den Körper eines Patienten mit terminaler Niereninsuffizienz

A) ☐ A2, B1, C3, D4
B) ☐ A1, B2, C3, D4
C) ☐ A3, B2, C1, D4
D) ☐ A4, B3, C2, D1
E) ☐ A4, B2, C1, D3

27. Welche Aussagekombination zur Blasenkatheterisierung ist richtig?

1 Sie kann eine Eileiterentzündung hervorrufen.
2 Um Infektionen zu vermeiden, muss steril gearbeitet werden.
3 Mittels Katheter kann Urin aus der Harnblase gewonnen werden.
4 Vorübergehend kann es zu Störungen des Darmschließmuskels kommen.
5 Bei Männern ist es einfacher, einen Katheter zu legen als bei Frauen.

A) ☐ Alle Aussagen sind richtig.
B) ☐ Nur die Aussagen 1, 2, 4 und 5 sind richtig.
C) ☐ Nur die Aussagen 2 und 3 sind richtig.
D) ☐ Nur die Aussagen 3 und 4 sind richtig.
E) ☐ Nur die Aussagen 4 und 5 sind richtig.

28. Bei welchem Test handelt es sich um einen semiquantitativen Test?

A) ☐ Schwangerschaftstest
B) ☐ Harnstreifentest
C) ☐ Kreatininbestimmung im Blut
D) ☐ Drogensuchtest
E) ☐ Proteinbestimmung im 24-Stunden-Urin

29. Bringen Sie die Stationen der Durchführung einer Urinuntersuchung mit Harnteststreifen in die richtige Reihenfolge.

A) ☐ Teststreifen in die Urinprobe eintauchen → Handschuhe anziehen → Reaktionszeit abwarten → Teststreifen mit dem Ergebnisfeld auswerten
B) ☐ Handschuhe anziehen → Reaktionszeit abwarten → Teststreifen in die Urinprobe eintauchen → Teststreifen mit dem Ergebnisfeld auswerten
C) ☐ Handschuhe anziehen → Teststreifen in die Urinprobe eintauchen → Reaktionszeit abwarten → Teststreifen mit dem Ergebnisfeld auswerten
D) ☐ Handschuhe anziehen → Teststreifen in die Urinprobe eintauchen → Teststreifen mit dem Ergebnisfeld auswerten → Reaktionszeit abwarten
E) ☐ Reaktionszeit abwarten → Handschuhe anziehen → Teststreifen in die Urinprobe eintauchen → Teststreifen mit dem Ergebnisfeld auswerten

30. Welche Zuordnung ist richtig?

A) ☐ Nierenszintigrafie → Untersuchung mittels Schallwellen
B) ☐ Zystoskopie → Blasenspiegelung
C) ☐ i.v.-Urogramm → Probenentnahme aus der Niere
D) ☐ Nierensonografie → Untersuchung mit einem radioaktiven Mittel
E) ☐ Nierenbiopsie → Kontrastmitteluntersuchung

31. Welche beiden Aussagen sind richtig?

A) ☐ Zur Sonografie der Nieren müssen die Patienten nüchtern sein.
B) ☐ Bei einer Zystoskopie können Tumoren erkannt werden.
C) ☐ Bei der Blasenspiegelung können Biopsien entnommen werden.
D) ☐ Um ein Urogramm anfertigen zu können, muss dem Patienten vorher ein radioaktives Mittel gespritzt werden.
E) ☐ Die sonografische Nierenuntersuchung ist strahlenbelastend für den Patienten.
F) ☐ Vor der Zystoskopie muss der Patient abführen.

---

26 D — 27. C — 28. B
29. C — 30. B — 31. B, C

12 Weibliche Genitalorgane und ihre Erkrankungen, Schwangerschaft und Geburt

Nennen Sie die Genitalorgane der Frau und erläutern Sie ihre Funktion.

- Eierstöcke (Ovarien): Bildung der weiblichen Sexualhormone
- Eileiter (Tuben): Ort der Befruchtung, Aufnahme der Eizelle, Weiterleitung der Eizelle in den Uterus
- Gebärmutter (Uterus): Ort der Einnistung der befruchteten Eizelle, ermöglicht die Entwicklung von Embryo bzw. Fetus und die Geburt
- Scheide (Vagina): nimmt beim Geschlechtsverkehr den Penis auf; bei der Geburt gelangt das Kind durch die Vagina nach außen.
- äußeres Genitale (Vulva mit Labien) und Klitoris: wichtig für die Sexualität; die Schwellkörper der Klitoris umschließen die Vagina. (Die Bezeichnung „Kitzler" ist kaum mehr gebräuchlich.)

Benennen Sie die in der Abbildung benannten Teile des weiblichen Beckens in Deutsch und mit dem lateinischen Fachbegriff.

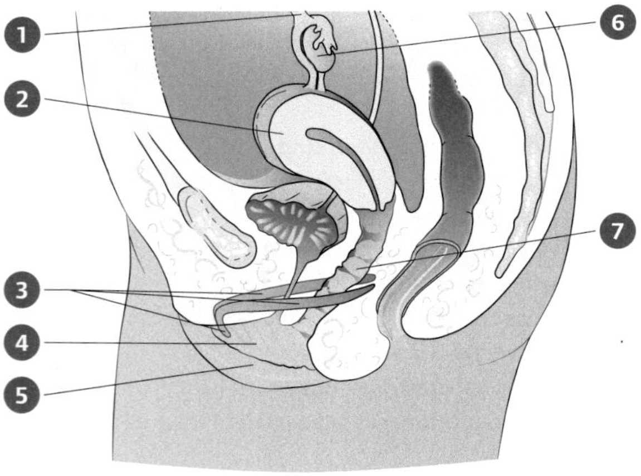

	Deutsch	Fachbegriff
1	Eileiter	Tube
2	Gebärmutter	Uterus
3	nicht mehr gebräuchlich: Kitzler	Klitoris
4	kleine Schamlippe	Labium minus
5	große Schamlippe	Labium majus
6	Eierstock	Ovar
7	Scheide	Vagina

Erklären Sie, was man unter der Menopause versteht.

Die Menopause ist die letzte Regelblutung.
Danach reifen keine Eizellen mehr, die Geschlechtshormonspiegel sinken ab und die Zyklustätigkeit hört auf.

Geben Sie an, was man unter Konzeption versteht und wo sie stattfindet.

Die Konzeption ist die Befruchtung, also die Vereinigung von Ei- und Samenzelle. Sie findet im Eileiter statt.

Stellen Sie dar, wann die Embryogenese und wann die Fetogenese stattfindet und skizzieren Sie, was dabei jeweils passiert.

Die Embryogenese dauert von der ersten bis zur achten Woche. In dieser Zeit werden alle Organe und die Gliedmaßen angelegt.
Die Fetogenese dauert von der neunten Woche bis zur Geburt. Hier wachsen und reifen die Organe, der Fetus nimmt an Gewicht und Körpergröße zu.

Wozu dient die Mutterschaftsvorsorge und was beinhaltet sie?

Durch die Mutterschaftsvorsorge sollen Risikoschwangerschaften und Fehlbildungen rechtzeitig erkannt werden sowie Gefahren für Mutter und Kind abgewendet werden.
Die Mutterschaftsvorsorge beinhaltet:

- Anamnese, Beratung
- Größe, Gewicht
- Blutdruck, Urinstatus
- Blutuntersuchung (Hb, Blutgruppe, Rhesus-Faktor, Lues-Serologie)
- gynäkologische Untersuchungen
- drei Ultraschalluntersuchungen
- CTG
- Test auf Gestationsdiabetes
- evtl. spezielle Untersuchungen wie z. B. Fruchtwasseruntersuchung oder molekulargenetische Bluttests (wenn Verdacht vorhanden)

Nennen Sie sichere und unsichere Schwangerschaftszeichen.

Sichere Schwangerschaftszeichen sind
- kindliche Herztöne,
- Nachweis eines Embryos/Fetus/Kindes,
- Kindsbewegungen.

Unsichere Schwangerschaftszeichen sind
- Ausbleiben der Regelblutung,
- Übelkeit, Erbrechen,
- Spannungsgefühl in der Brust.

Beschreiben Sie die Phasen der Geburt.

- Eröffnungsphase: sog. Zeichnen, Blasensprung, regelmäßige Wehentätigkeit, Eröffnung des Muttermundes
- Austreibungsphase: Presswehen treten auf, das Kind tritt aus dem Mutterleib aus
- Nachgeburtsphase: Geburt der Plazenta

Welche gynäkologischen Untersuchungen sind auf den folgenden Abbildungen zu erkennen? Erklären Sie, wozu diese Untersuchungen gemacht werden.

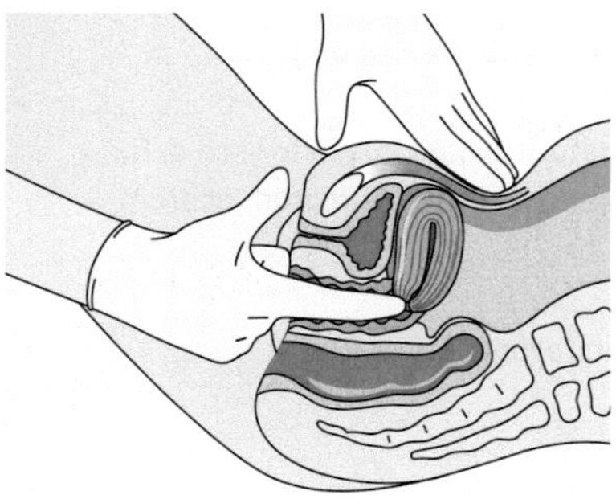

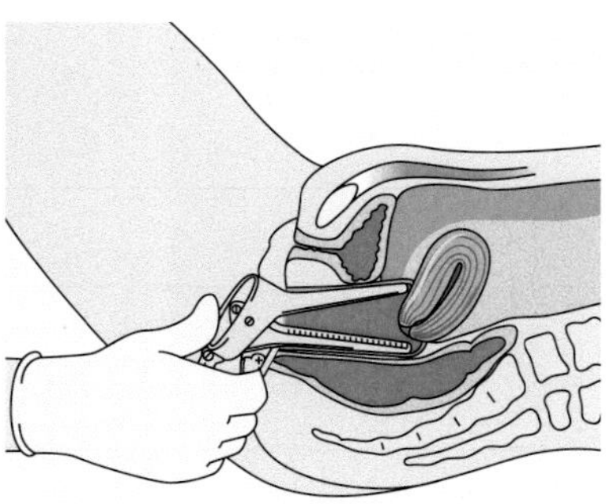

- obere Abb.: bimanuelle Palpation = Tastuntersuchung zur Beurteilung von Größe, Lage und Beschaffenheit des Uterus
- untere Abb.: Spekulum-Untersuchung = Untersuchung zur Beurteilung von Vagina und Portio

Erklären Sie die Unterschiede zwischen einem Uterusmyom und einem Uteruskarzinom.

Bei einem Uterusmyom handelt es sich um einen gutartigen Tumor der Gebärmuttermuskulatur, der unter Östrogeneinfluss im gebärfähigen Alter einer Frau entstehen kann. Uterusmyome können zu schmerzhaften und verstärkten Regelblutungen führen.
Bei einem Uteruskarzinom handelt es sich um einen bösartigen Tumor der Gebärmutterschleimhaut. Man unterscheidet das Korpuskarzinom und das Zervixkarzinom (Gebärmutterhalskrebs).
Bei einem Korpuskarzinom treten, als Spätsymptom, vaginale Blutungen nach den Wechseljahren auf. Das Zervixkarzinom kann durch eine HPV-Infektion hervorgerufen sein. Auch beim Zervixkarzinom gibt es keine Frühsymptome. Gynäkologische Vorsorgeuntersuchungen sind daher zur Früherkennung wichtig.

Nennen Sie verschiedene Zyklusstörungen mit ihrem Fachwort und deren Bedeutung.

- Hypomenorrhö: schwache Regelblutung
- Hypermenorrhö: starke Regelblutung
- Amenorrhö: Ausbleiben der Regelblutung
- Dysmenorrhö: schmerzhafte Regelblutung
- Menorrhagie: verlängerte Regelblutung
- Polymenorrhö: zu häufige Regelblutung

Erklären Sie, warum Infektionen der weiblichen Geschlechtsorgane sehr häufig vorkommen und nennen Sie Beispiele.

Mikroorganismen können sich im feucht-warmen Milieu, wie es in den Geschlechtsorganen vorherrscht, gut vermehren. Unter Umständen begünstigen Risikofaktoren wie z. B. Cortison-Therapie oder Diabetes die Vermehrung von v. a. Pilzen. Neben der sexuellen Übertragung ist auch die Selbstansteckung durch Mikroorganismen aus dem Darm möglich.
- Unterschieden werden:
- Vulvitis: Entzündung der äußeren Geschlechtsorgane
- Kolpitis (Vaginitis): Scheidenentzündung
- Vulvovaginitis: Entzündung von Vulva und Vagina
- Endometritis: Entzündung der Gebärmutterschleimhaut
- Adnexitis: Entzündung von Eileiter und Eierstock

Erläutern Sie, um was es sich bei einer Mastopathie handelt und wie diese entsteht.

Eine Mastopathie ist eine gutartige, zyklusabhängige Veränderung des Brustdrüsengewebes. Sie entsteht durch ein Ungleichgewicht der Zyklushormone (wenig Progesteron bei viel Östrogen).

Sie arbeiten in der gynäkologischen Praxis von Frau Dr. Krahner. Die langjährige Patientin Christa Noller kommt zur Vorsorgeuntersuchung in die Praxis.
Auszug aus der Karteikarte:

A	B	C	D	E	F	G	H	I	J	K	L	M	N	O	P	Q	R	S	Sch	St	T	U	W	X	Y	Z

1 2 3 4 5 6 7 8 9 10 11 12 13 14 15 16 17 18 19 20 21 22 23 24 25 26 27 28 29 30 31 I II III IV V VI VII VIII IX X XI XII

Geb. frei ☐ | Krankenkasse bwz. Kostenträger: AOK

Nachts ☐ | Name Vorname des Versicherten:
Noller
Christa
Parkallee 5
89073 Ulm

geb. am: 15.09.19xx

Sonstige ☐

EA:
55-jährige Patientin
1,70 m
60 kg
Z. n. Mastopathie
Z. n. Gebärmutterhalsveränderungen
Pap II
Z. n. Konisation (vor 2 Jahren)

Unfall ☐

Kasse-Nr.	Versicherten-Nr.	Status
23654789	F2345678	1000000

Arbeitsunfall* ☐

Betriebsstätten-Nr.	Arzt-Nr.	Datum
456789012	567895678	15.07.20xx

Risiken

15.07.20xx	Pat. kommt zur Vorsorgeuntersuchung.
	Anamnese: Pat. hat Schmerzen in der linken Brust und einen tastbaren Knoten festgestellt.
	Untersuchungsbefund: äußeres und inneres Genitale palpatorisch und inspektorisch o. B., rechte Mamma palpatorisch o. B., linke Mamma tastbarer erbsengroßer Tumor im oberen äußeren Quadranten
	Diagnose: V. a. Mamma-Ca.
	Prozedere: Termin Mammografie heute, danach Wiedervorstellung

1. Erklären Sie, was eine Mammografie ist.

2. Warum, wo und für welche Altersgruppe gibt es ein Mammografie-Screening?

3. Definieren Sie den Begriff Konisation.

1. Eine Mammografie ist eine Röntgenuntersuchung der Brust.
2. Es dient dazu, möglichst frühzeitig verdächtige Befunde zu erkennen und wird für Frauen zwischen 50 und 69 Jahren alle zwei Jahre in einem speziellen Zentrum durchgeführt.
3. Bei Veränderungen am Gebärmutterhals wird durch eine Konisation ein Gewebekeil aus dem Gebärmutterhals entnommen.

4. Worum handelt es sich bei einem Mammakarzinom?

1) Definition: ______

2) Risikofaktoren: ______

3) Symptome: ______

4) Diagnostik: ______

5) Therapie: ______

5. Was sind Metastasen und in welche Organe kann ein Mammakarzinom metastasieren?

______

6. Worum handelt es sich beim Klimakterium und welche Symptome treten im Klimakterium häufig auf?

______

4. 1) bösartiger Tumor der Brustdrüse; 2) genetische Faktoren (familiäre Häufung), Übergewicht, Kinderlosigkeit, späte Schwangerschaft, lange Pilleneinnahme oder Hormontherapie; 3) tastbare Knoten in der Brust, Einziehungen der Brustwarze, sog. Orangenhaut, Absonderungen aus der Brustwarze außerhalb der Stillzeit, Achsellymphknotenschwellungen; 4) Palpation, Sonografie, Mammografie, Biopsie; 5) Operation, Bestrahlung, medikamentöse Krebstherapie, Antiöstrogene
5. Metastasen sind Tochtergeschwülste, d. h., die Krebszellen können mit dem Blut- oder Lymphstrom in andere Organe transportiert werden und sich dort ansiedeln. Das Mammakarzinom metastasiert z. B. in Leber, Lunge und Knochen.
6. Es sind die Wechseljahre, d. h. der Übergang von der fruchtbaren Phase in die nicht mehr fruchtbare Phase. Dabei lässt die Produktion von Sexualhormonen nach und die Regelblutung bleibt aus. Eventuell auftretende Symptome sind z. B. Hitzewallungen, trockene Schleimhäute, Schlafstörungen, Gewichtszunahme, Osteoporose und Depressionen.

1. Welche Aussage zur Gebärmutter ist richtig?

A) ☐ Hier findet die Befruchtung statt.
B) ☐ Der Gebärmuttermund wird auch Portio genannt.
C) ☐ Sie hat eine Bananenform.
D) ☐ Die Schleimhaut heißt Myometrium.
E) ☐ Das Endometrium ist die Gebärmuttermuskulatur.

2. Welche Aussage zum Menstruationszyklus ist falsch?

A) ☐ Er wird durch die Hypophysenhormone TSH und ACTH gesteuert.
B) ☐ Etwa in der Zyklusmitte erfolgt die Ovulation.
C) ☐ Die Gebärmutterschleimhaut wird in der ersten Zyklusphase aufgebaut.
D) ☐ In der zweiten Zyklushälfte steigt die Progesteronkonzentration an.
E) ☐ Eine Eizelle reift in ihrem Eibläschen heran.

3. Welche Zuordnungen sind falsch?

A) ☐ Follikel → Eibläschen
B) ☐ Menarche → letzte Monatsblutung im Leben einer Frau
C) ☐ Vulva → äußere weibliche Geschlechtsorgane
D) ☐ Cavum uteri → Gebärmutterhöhle
E) ☐ Menopause → erste Monatsblutung im Leben einer Frau
F) ☐ Tube → Eileiter

4. Welche beiden Aussagen sind richtig?

A) ☐ Der Uterus liegt zwischen Harnblase und Darm.
B) ☐ Die Eileiter sind mit dem Uterus verbunden.
C) ☐ Der kaudale Uterusteil heißt Fundus uteri.
D) ☐ Uterus und Eileiter werden als Adnexe bezeichnet.
E) ☐ Die Vagina ist das Verbindungsorgan der Eierstöcke mit den Eileitern.
F) ☐ Die Vaginalflora besteht aus E.-coli-Bakterien.

5. Welche beiden Aussagen über weibliche Hormone sind falsch?

A) ☐ Östrogen ist das Follikelhormon.
B) ☐ Testosteron ist für die Milchbildung zuständig.
C) ☐ Im Uterus wird das Prolaktin gebildet.
D) ☐ Progesteron gehört zu den Gestagenen.
E) ☐ FSH und LH steuern die Östrogen- und Progesteronbildung.
F) ☐ Beta-HCG ist ein Schwangerschaftshormon.

6. Welche Aussagekombination zur Physiologie der weiblichen Geschlechtsorgane ist richtig?

1 Im Eileiter werden Eizellen gebildet.
2 Die Ovarien bilden das Hormon Prolaktin.
3 Im Uterus entwickelt sich der Embryo.
4 In den Mammae wird Milch zur Ernährung des Säuglings gebildet.
5 Die Labien transportieren das Menstruationsblut nach außen.

A) ☐ Alle Aussagen sind richtig.
B) ☐ Nur die Aussagen 1, 2, 4 und 5 sind richtig.
C) ☐ Nur die Aussagen 2 und 3 sind richtig.
D) ☐ Nur die Aussagen 3 und 4 sind richtig.
E) ☐ Nur die Aussagen 4 und 5 sind richtig.

7. Ordnen Sie den Untersuchungen 1 bis 3 die untersuchten Organe A bis F zu.

1 Hysteroskopie
2 Mammografie
3 Laparoskopie

A) ☐ Uterus
B) ☐ Ovarien
C) ☐ Bauchhöhle
D) ☐ Brustdrüse
E) ☐ Tuben
F) ☐ Vagina

8. Stellen Sie durch Eintragen der Ziffern 1 bis 4 die richtige Reihenfolge beim Menstruationszyklus her.

A) ☐ Östrogenphase
B) ☐ Progesteronphase
C) ☐ Menstruation
D) ☐ Ovulation

9. Welche Bedeutung hat der Begriff Postmenopause?

A) ☐ erste Regelblutung
B) ☐ Zwischenblutung
C) ☐ schmerzhafte Blutung
D) ☐ Zeit nach der letzten Regelblutung
E) ☐ Ausbleiben der Regelblutung

1.	B	2.	A	3.	B, E
4.	A, B	5.	B, C	6.	D
7.	1A, 1F, 2D, 3C, 3E	8.	1A, 3B, 4C, 2D	9.	D

10. Welche Aussage zur Abbildung der inneren weiblichen Genitalorgane der Frau trifft zu? ✗✎

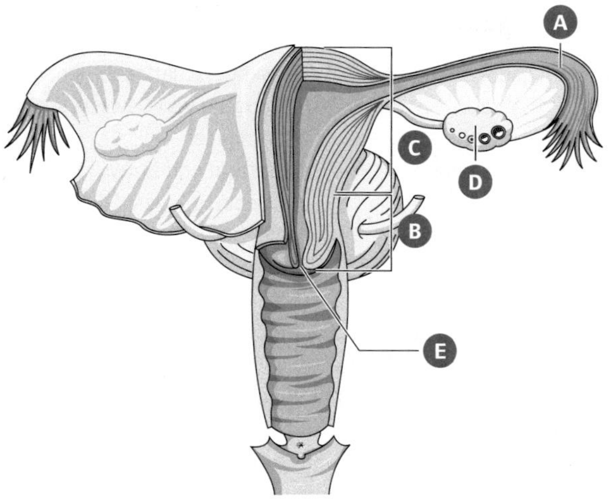

A) ☐ Buchstabe A kennzeichnet die Portio.
B) ☐ Buchstabe B kennzeichnet die Tube.
C) ☐ Buchstabe E kennzeichnet das Ovar.
D) ☐ Buchstabe C kennzeichnet den Gebärmutterkörper.
E) ☐ Buchstabe D kennzeichnet den Gebärmutterhals.

11. Ordnen Sie zu. ✗✎

A	Laktation	1	Eindringen einer Samenzelle in eine Eizelle
B	Ovulation	2	Austritt der reifen Eizelle aus dem Eierstock
C	Konzeption	3	Zustand von der Empfängnis bis zur Geburt
D	Gestation	4	Muttermilchabgabe aus der Mamille

A) ☐ A2, B1, C3, D4
B) ☐ A1, B2, C3, D4
C) ☐ A3, B2, C1, D4
D) ☐ A4, B3, C2, D4
E) ☐ A4, B2, C1, D3

12. Welche Aussage zur weiblichen Brust ist richtig? ✗✎

A) ☐ Die Drüsenlappen der Brustdrüse werden als Mamille bezeichnet.
B) ☐ Eine Selbstuntersuchung der Brust sollte immer während der Menstruation erfolgen.
C) ☐ Die Vormilch enthält viele Giftstoffe.
D) ☐ Die Brustdrüse besteht aus Fettgewebe und Einzeldrüsen mit Milchausführungsgängen.
E) ☐ Die Brustdrüse ist eine endokrine Drüse.

13. Welche Aussagekombination ist richtig? ✗✎

1 Die normale Schwangerschaft dauert post conceptionem 280 Tage oder 40 Wochen.
2 Der voraussichtliche Geburtstermin berechnet sich folgendermaßen: 1. Tag der letzten Blutung – 3 Monate + 7 Tage + 1 Jahr.
3 Drehscheiben können zur Berechnung des Geburtstermins verwendet werden.
4 Mit der Häberle-Regel kann der voraussichtliche Geburtstermin berechnet werden.
5 Die apparative Geburtsterminbestimmung erfolgt durch ein CTG.

A) ☐ Alle Aussagen sind richtig.
B) ☐ Nur die Aussagen 1, 2, 4 und 5 sind richtig.
C) ☐ Nur die Aussagen 2 und 3 sind richtig.
D) ☐ Nur die Aussagen 3 und 4 sind richtig.
E) ☐ Nur die Aussagen 4 und 5 sind richtig.

14. Welche Aussage ist richtig? In der Fetogenese erfolgt die … ✗✎

A) ☐ Herzanlage.
B) ☐ Augenanlage.
C) ☐ Anlage des Gehirns.
D) ☐ Anlage der Geschlechtsorgane.
E) ☐ Lungenreifung.

15. Welche beiden Aussagen sind falsch? ✗✗✎

A) ☐ In der Austreibungsphase entstehen Senkwehen.
B) ☐ Die Eröffnungsphase kündigt sich mit dem sogenannten Zeichnen an.
C) ☐ In der Austreibungsphase wird das Kind geboren.
D) ☐ Presswehen sorgen für die Eröffnung des Muttermundes in der Eröffnungsphase.
E) ☐ Die Plazenta wird in der Nachgeburtsphase geboren.
F) ☐ Meist kommt es in der Eröffnungsphase zum Blasensprung.

---

10. D 11. E 12. D
13. C 14. E 15. A, D

16. Welche Zuordnungen die Mutterschaftsvorsorge betreffend sind falsch? XX

A) ☐ bis zur 11. SSW → Lues-Serologie, Röteln-Titer
B) ☐ 12.–16. SSW → Antikörper-Suchtest
C) ☐ 18.–21. SSW → Ultraschalluntersuchung
D) ☐ 24.–27. SSW → Test auf Gestationsdiabetes
E) ☐ 27.–32. SSW → Anti-D-Prophylaxe
F) ☐ 36.–38. SSW → Urintest auf Chlamydien

17. Welche Aussage ist richtig? Ein sicheres Schwangerschaftszeichen ist … X

A) ☐ das Ausbleiben der Regelblutung.
B) ☐ Übelkeit und Erbrechen.
C) ☐ das Vorhandensein kindlicher Herztöne.
D) ☐ ein Spannungsgefühl in den Brüsten.
E) ☐ Müdigkeit und Abgeschlagenheit.

18. Welche Aussagekombination ist richtig? X

1 Eine Rhesusunverträglichkeit kann zustande kommen, wenn die Mutter Rhesus-negatives und der Vater Rhesus-positives Blut hat.
2 Im Körper der Mutter werden (nach vorangegangener Schwangerschaft bzw. bei Blutkontakt) Antikörper gegen Rhesus-positives Blut gebildet, sofern das Kind auch Rhesus-positiv ist.
3 Rhesus-negative Frauen erhalten schon während der Schwangerschaft eine Anti-D-Prophylaxe.
4 Erst bei der zweiten Schwangerschaft kann es durch die gebildeten Antikörper zur Hämolyse der Erythrozyten des Kindes kommen.
5 Durch eine Hämolyse der Erythrozyten ist das Leben des Kindes gefährdet.

A) ☐ Alle Aussagen sind richtig.
B) ☐ Nur die Aussagen 1, 2, 4 und 5 sind richtig.
C) ☐ Nur die Aussagen 2 und 3 sind richtig.
D) ☐ Nur die Aussagen 3 und 4 sind richtig.
E) ☐ Nur die Aussagen 4 und 5 sind richtig.

19. Welche Aussage ist falsch? Beim APGAR-Score bedeutet … X

A) ☐ A = Atmung.
B) ☐ P = Puls.
C) ☐ G = Gleichgewicht.
D) ☐ A = Aussehen.
E) ☐ R = Reflexe.

20. Welche Zuordnungen sind falsch? XX

A) ☐ Embryogenese → Entwicklung des ungeborenen Kindes im ersten Trimenon
B) ☐ Abruptio → Abtreibung
C) ☐ Abort → Schwangerschaftsabbruch
D) ☐ Abrasio → Entfernung von Gewebe aus der Gebärmutter
E) ☐ Fetogenese → Wachstum und Entwicklung bis zur Geburt
F) ☐ Hyperemesis gravidarum → Fehlgeburt

21. Welche Aussage zu schwangerschaftstypischen Beschwerden trifft zu? X

A) ☐ Durch Hormonumstellung und Kreislaufbelastung tritt starke Hyperaktivität auf.
B) ☐ Die Wirkung von Progesteron fördert die Einlagerung von Salz und Wasser.
C) ☐ Ein Rückfluss von Magensäure führt zu einer Lockerung des Speiseröhren-Schließmuskels.
D) ☐ Durch eine progesteronbedingte Gefäßerweiterung entsteht arterielle Hypertonie.
E) ☐ Der erhöhte Bedarf an Eisen führt immer zu einer Anämie.

22. Welche beiden Aussagen sind falsch? XX

A) ☐ Eine Sectio ist eine Schnittentbindung.
B) ☐ Bei einer Beckenendlage des Kindes muss meist eine Sectio durchgeführt werden.
C) ☐ Eine Sectio führt zu Beckenbodenproblemen bei der Frau.
D) ☐ Nach einer Sectio kann es zu Verwachsungen im Bauchraum kommen.
E) ☐ Kinder, die durch eine Sectio geboren werden, haben weniger Anpassungsschwierigkeiten als Kinder, die vaginal geboren werden.
F) ☐ Nach einer Sectio können bei der Mutter eher Kreislaufprobleme auftreten als nach einer normalen Entbindung.

23. Welche Aussage ist falsch? Eine Fetale Alkoholspektrum-Störung ist gekennzeichnet durch … X

A) ☐ starkes Übergewicht.
B) ☐ veränderte Gesichtszüge.
C) ☐ Intelligenzminderung.
D) ☐ Wachstumsverzögerung.
E) ☐ Verhaltensauffälligkeit.

---

16. B, F 17. C 18. A
19. C 20. C, F 21. B
22. C, E 23. A

24. Welche beiden Aussagen sind richtig? XX

A) ☐ Bei einer Extrauteringravidität erfolgt keine Einnistung des Embryos in der Gebärmutter.
B) ☐ Ein Schwangerschaftsdiabetes, hat oft zur Folge, dass die Mutter ein untergewichtiges Kind zur Welt bringt.
C) ☐ Hypertensive Schwangerschaftserkrankungen sind durch das Auftreten von Proteinurie, Ödemen und Hypertonie gekennzeichnet.
D) ☐ Tritt eine Varikose während der Schwangerschaft auf, so muss das Kind vorzeitig entbunden werden.
E) ☐ Durch den erhöhten Bedarf an Eisen in der Schwangerschaft kann es oft zu einer Hämophilie kommen.
F) ☐ Eine Hyperemesis gravidarum tritt meist als Spätgestose auf.

25. Welche Zuordnungen sind falsch? XX

A) ☐ postpartal → vor der Geburt
B) ☐ Fetopathie → Krankheit durch Schädigung ab dem 4. Schwangerschaftsmonat
C) ☐ pränatal → nach der Geburt
D) ☐ Amniozentese → Fruchtwasserpunktion
E) ☐ Cardiotokogramm → Wehen- und Herztonaufzeichnung
F) ☐ extrauterin → außerhalb der Gebärmutter

26. Welche Aussage ist falsch?
Das Down-Syndrom … X

A) ☐ geht mit einer Entwicklungsstörung einher.
B) ☐ tritt bei Kindern älterer Schwangerer häufiger auf.
C) ☐ entsteht durch ein dreifach vorhandenes Chromosom 21.
D) ☐ tritt manchmal auch zusammen mit einem Herzfehler auf.
E) ☐ führt zu einer stark erhöhten Sterblichkeitsrate in den ersten beiden Lebensmonaten des Kindes.

27. Welche beiden Aussagen sind falsch? XX

A) ☐ Bei der bimanuellen Palpation tastet die Ärztin die Brüste ab.
B) ☐ Die Ärztin kann die ungefähre Größe und Beschaffenheit des Uterus bei der bimanuellen Palpation ertasten.
C) ☐ Durch eine Spekulum-Untersuchung kann die Portio beurteilt werden.
D) ☐ Eine gynäkologische Untersuchung erfolgt in Steinschnittlage.
E) ☐ Eine Kolposkopie ermöglicht die Untersuchung des Rektums.
F) ☐ Die gynäkologische Untersuchung kann durch eine rektale Tastuntersuchung ergänzt werden.

28. Welche der folgenden Operation wird nicht laparoskopisch durchgeführt? X

A) ☐ Sterilisation der Frau
B) ☐ Ovarialzystenentfernung
C) ☐ Appendektomie
D) ☐ Sectio caesarea
E) ☐ Hysterektomie

29. Ordnen Sie zu. X

A	Amenorrhö	1	zu starke Menstruation
B	Polymenorrhö	2	schwache Menstruation
C	Hypomenorrhö	3	fehlende Menstruation
D	Dysmenorrhö	4	zu häufige Menstruation
E	Hypermenorrhö	5	schmerzhafte Menstruation

A) ☐ A3, B1, C2, D4, E5
B) ☐ A1, B4, C3, D2, E5
C) ☐ A3, B4, C2, D5, E1
D) ☐ A5, B3, C4, D1, E2
E) ☐ A4, B2, C1, D3, E5

30. Welche Aussagekombination ist richtig? X

1 Bei einem prämenstruellen Syndrom handelt es sich um eine schwere Krankheit, die zu Kinderlosigkeit führen kann.
2 Sind Zellen der Gebärmutterschleimhaut außerhalb der Gebärmutter angesiedelt, so liegt eine Endometriose vor.
3 Bleibt bei einer Frau, die älter als 50 Jahre ist, die Regelblutung aus, spricht man vom Klimakterium.
4 Im Klimakterium haben Frauen sehr selten Hitzewallungen. Oft frieren die betroffenen Frauen.
5 Eine Hormontherapie der älteren Frau vermindert das Brustkrebsrisiko.

A) ☐ Alle Aussagen sind richtig.
B) ☐ Nur die Aussagen 1, 2, 4 und 5 sind richtig.
C) ☐ Nur die Aussagen 2 und 3 sind richtig.
D) ☐ Nur die Aussagen 3 und 4 sind richtig.
E) ☐ Nur die Aussagen 4 und 5 sind richtig.

---

24. A, C 25. A, C 26. E
27. A, E 28. D 29. C
30. C

31. Welche Aussage ist falsch? Ursache von Fluor vaginalis ist …

A) ☐ eine Zystitis.
B) ☐ eine Candidakolpitis.
C) ☐ Gonorrhö.
D) ☐ eine Schleimhautreizung.
E) ☐ die Ovulation.

32. Welche beiden Aussagen zu den Vorsorgeuntersuchungen einer Frau ab 30 Jahren sind falsch?

A) ☐ Östrogen und Prolaktin im Blut werden bestimmt.
B) ☐ Das Harnsediment wird untersucht.
C) ☐ Die Portio wird inspektorisch beurteilt.
D) ☐ Ein Pap-Abstrich wird entnommen.
E) ☐ Bestandteil der Untersuchung ist die Palpation der Brust.
F) ☐ Ein Okkultbluttest wird durchgeführt.

33. Ordnen Sie zu.

A	Adnexitis	1	Entzündung der Gebärmutterschleimhaut
B	Endometritis	2	Entzündung von Eierstock und Eileiter
C	Vulvitis	3	Scheidenentzündung
D	Kolpitis	4	Entzündung der äußeren Geschlechtsorgane

A) ☐ A2, B1, C4, D3
B) ☐ A1, B2, C3, D4
C) ☐ A3, B2, C1, D4
D) ☐ A4, B1, C2, D3
E) ☐ A4, B2, C1, D3

34. Welche Aussagekombination zu Gebärmuttermyomen ist richtig?

1 Sie treten bei jeder dritten Frau im Klimakterium auf.
2 Unter dem Einfluss von Progesteron wachsen Myome sehr schnell.
3 Therapeutisch können die Myome mittels ESWL zertrümmert werden.
4 Es handelt sich um gutartige Muskeltumoren der Gebärmutter.
5 Sie können zu einer Eisenmangelanämie führen.

A) ☐ Alle Aussagen sind richtig.
B) ☐ Nur die Aussagen 1, 2, 4 und 5 sind richtig.
C) ☐ Nur die Aussagen 2 und 3 sind richtig.
D) ☐ Nur die Aussagen 3 und 4 sind richtig.
E) ☐ Nur die Aussagen 4 und 5 sind richtig.

35. Welche Aussagekombination zu den malignen Tumoren der weiblichen Genitalorgane ist richtig?

1 Maligne bedeutet gutartig.
2 Geschlechtsverkehr mit häufig wechselnden Partnern erhöht das Risiko.
3 Zur Pathogenese gehört eine Infektion mit HPV.
4 Das metabolische Syndrom und Hormontherapien begünstigen das Entstehen maligner Tumoren.
5 Ein maligner Tumor bildet keine Metastasen.

A) ☐ Alle Aussagen sind richtig.
B) ☐ Nur die Aussagen 1, 2, 4 und 5 sind richtig.
C) ☐ Nur die Aussagen 2, 3 und 4 sind richtig.
D) ☐ Nur die Aussagen 3 und 4 sind richtig.
E) ☐ Nur die Aussagen 4 und 5 sind richtig.

36. Welches der folgenden Symptome tritt bei einem Korpuskarzinom häufig auf?

A) ☐ Zunahme des Bauchumfangs
B) ☐ Fieber
C) ☐ postmenopausale Vaginalblutung
D) ☐ Leistenschmerzen
E) ☐ Nausea

37. Welche Aussagekombination zum Zervixkarzinom ist richtig?

1 Infektionen mit HPV erhöhen das Risiko daran zu erkranken.
2 Zur Früherkennung sollten gynäkologische Vorsorgeuntersuchungen durchgeführt werden.
3 Kinderlose Frauen haben ein erhöhtes Risiko daran zu erkranken.
4 Durch Pap-Abstriche lassen sich Zellveränderungen am Gebärmutterhals erkennen.
5 Präventiv können Mädchen und Jungen eine HPV-Impfung erhalten.

A) ☐ Alle Aussagen sind richtig.
B) ☐ Nur die Aussagen 1, 2, 4 und 5 sind richtig.
C) ☐ Nur die Aussagen 2 und 3 sind richtig.
D) ☐ Nur die Aussagen 3 und 4 sind richtig.
E) ☐ Nur die Aussagen 4 und 5 sind richtig.

38. Welche der folgenden Methoden ist zur Empfängnisverhütung sehr unsicher?

A) ☐ Pille
B) ☐ Coitus interruptus
C) ☐ Hormonspirale
D) ☐ Sterilisation
E) ☐ Hormonimplantat

---

31. A — 32. A, B — 33. A
34. E — 35. C — 36. C
37. B — 38. B

39. Welche beiden Aussagen sind falsch? ××✎

A) ☐ Viel Östrogen und wenig Progesteron führt zu Brustdrüsenveränderungen.
B) ☐ Eine Mastopathie ist eine bösartige Veränderung des Brustgewebes.
C) ☐ Mastopathien treten bei Frauen im Klimakterium besonders häufig auf.
D) ☐ Schmerzhafte Verhärtungen in der Brust können auf eine Mastopathie hinweisen.
E) ☐ Frauen sollten regelmäßig ihre Brüste abtasten.
F) ☐ Die Mastopathie ist zyklusabhängig.

40. Welche beiden Aussagen zur Selbstuntersuchung der Brust sind falsch? ××✎

A) ☐ Die Brüste sollten mit erhobenen Armen betrachtet werden.
B) ☐ Mit drei Fingern sollen beide Brüste im Stehen abgetastet werden.
C) ☐ Wird die Brustabtastung im Liegen durchgeführt, ist sie nur teilweise aussagekräftig.
D) ☐ Die Mamille wird zwischen Daumen und Zeigefinger ausgedrückt.
E) ☐ Auch die Achselhöhlen sollten abgetastet werden.
F) ☐ Man tastet hauptsächlich die unteren inneren Quadranten ab.

41. Welche der folgenden Ursachen führt nicht zu Fertilitätsstörungen? ×✎

A) ☐ rezidivierende Adnexitis
B) ☐ verminderte Spermienmenge
C) ☐ Adipositas
D) ☐ Nikotingenuss
E) ☐ Benutzung von Präservativen

42. Ordnen Sie zu. ×✎

A	Spermizid	1	Hormone, die den Eisprung verhindern
B	Pearl-Index	2	Maßzahl für die Wirksamkeit von Verhütungsmitteln
C	Ovulationshemmer	3	operativer Eingriff zur Beendigung der Zeugungsfähigkeit
D	Sterilisation	4	Mittel, das Samenzellen abtötet

A) ☐ A2, B1, C3, D4
B) ☐ A1, B2, C3, D4
C) ☐ A3, B2, C1, D4
D) ☐ A4, B1, C2, D3
E) ☐ A4, B2, C1, D3

43. Welche Aussagekombination über das Mammakarzinom ist richtig? ×✎

1 Risikofaktoren sind Kinderlosigkeit, Adipositas, sehr lange Pilleneinnahme und familiäre Disposition.
2 Hautveränderungen, Absonderungen aus der Mamille und tastbare Knoten können Symptome sein.
3 Oftmals sind submandibuläre Lymphknoten tastbar.
4 Die Prognose ist nach vollständiger Entfernung sehr gut.
5 Zur Abklärung verdächtiger Befunde dienen Sonografie, Mammografie und ggf. Biopsie.

A) ☐ Alle Aussagen sind richtig.
B) ☐ Nur die Aussagen 1, 2, 4 und 5 sind richtig.
C) ☐ Nur die Aussagen 2 und 3 sind richtig.
D) ☐ Nur die Aussagen 3 und 4 sind richtig.
E) ☐ Nur die Aussagen 4 und 5 sind richtig.

44. Welche Zuordnungen sind falsch? ××✎

A) ☐ Intrauterinpessar → wird in die Gebärmutterhöhle eingelegt
B) ☐ Diaphragma → wird präkoital in die Vagina eingelegt
C) ☐ Dreimonatsspritze → Ein Hormon wird jeden Tag drei Monate lang gespritzt.
D) ☐ Hormonring → kann drei Wochen in der Vagina bleiben
E) ☐ postkoitale Kontrazeption → Notfallverhütung nach dem Geschlechtsverkehr
F) ☐ Basaltemperaturmessung → Eine erniedrigte abendliche Körpertemperatur zeigt die Ovulation an.

45. Welche Krankheit soll durch die Vorsorgeuntersuchung für Frauen ab 20 rechtzeitig erkannt werden? ×✎

A) ☐ Korpuskarzinom
B) ☐ Zervixkarzinom
C) ☐ Ovarialkarzinom
D) ☐ Mammakarzinom
E) ☐ Ovarialzysten

---

39. B, C 40. B, F 41. E
42. E 43. B 44. C, F
45. B

13 Männliche Genitalorgane und ihre Erkrankungen

Nennen Sie die äußeren und inneren Genitalorgane des Mannes und erläutern Sie ihre Funktion.

Äußere Genitalorgane:
- Hodensack (Skrotum): Wärmeregulator für die Hoden, Schutz für die darin gelegenen Hoden
- Glied (Penis): Begattungsorgan, Harnwegsorgan

Innere Genitalorgane:
- Hoden (Testes): Bildung der Samenzellen und des Hormons Testosteron
- Nebenhoden (Epididymis): Speicherung der Samenzellen
- Samenleiter (Ductus deferens): Transport der Samenzellen
- Vorsteherdrüse (Prostata): Bildung eines alkalischen Sekrets
- Bläschendrüse (Vesicula seminalis, Glandula vesiculosa; paarig): Bildung eines fruchtzuckerhaltigen Sekrets
- Cowper-Drüse (Glandula bulbourethralis; paarig): Bildung eines alkalischen Sekrets

Welche Untersuchungen werden in der Urologie durchgeführt? Nennen Sie Beispiele.

- Spermiogramm: bei Fertilitätsstörungen zur Beurteilung der Spermien
- rektale Tastuntersuchung: zur Beurteilung der Prostata
- Sonografie: Ultraschalluntersuchung zur Beurteilung der Prostata und der Hoden
- transrektale Sonografie: Der Schallkopf wird in einem Gel-Ballon in das Rektum eingeführt, sodass die Prostata besser betrachtet werden kann.

Erläutern Sie einige Erkrankungen, die an Hoden und Penis auftreten können.

Erkrankungen des Penis:
- Phimose = Vorhautverengung, die Vorhaut kann nicht ganz über die Eichel zurückgezogen werden; therapeutisch wird in einer Zirkumzision die Vorhaut entfernt.
- Balanitis = eitrige Vorhautentzündung, kann aufgrund einer Phimose zustande kommen und medikamentös oder einer Vorhautentfernung behandelt werden.

Erkrankungen des Hodens:
- Maldescensus testis = Hodenhochstand, die Hoden sind nicht im Hodensack, sondern evtl. im Bauchraum, was zu Fertilitätsstörungen führen kann. Ebenso ist die Gefahr der Karzinomentstehung vorhanden. Therapeutisch sollte mit Hormonen und/oder chirurgisch behandelt werden.
- Varikozele = Varizen der Venen im Skrotum, können zu Fertilitätsstörungen führen; therapeutisch kann die Varikozele entfernt werden.
- Orchitis = Hodenentzündung durch verschiedene Mikroorganismen hervorgerufen, insbesondere durch Mumpsviren, was zu Unfruchtbarkeit führen kann.

Welcher Unterschied besteht zwischen einem Prostatakarzinom und einem BPS?

Ein Prostatakarzinom ist ein Prostatakrebs, also eine bösartige Veränderung der Prostatazellen.
Demgegenüber handelt es sich bei einem BPS (benignes Prostatasyndrom) um eine gutartige Vergrößerung der Prostata.

Erklären Sie, welche Mikroorganismen sexuell übertragen werden können und welche Erkrankungen sie an den männlichen Geschlechtsorganen verursachen können.

Humane Papillomviren (HPV):
- Feigwarzen (Condylomata acuminata)
- Peniskarzinom

Gonokokken:
- Gonorrhö (Tripper)

Chlamydien:
- nichteitrige Urethritis
- selten Nebenhodenentzündung

Humanes Immunschwäche-Virus (HIV):
- AIDS

Treponema pallidum:
- Syphilis (Lues)
  - Stadium 1: Genitalgeschwüre, Lymphknotenschwellungen
  - Stadium 2: Ekzeme, Hautausschläge
  - Stadium 3: Abbauprozesse im ZNS mit Lähmungen, Gehirnabbau

Herpes-simplex-Viren:
- Herpes genitalis (genitaler Bläschenausschlag)

Trichomonaden:
- Urethritis
- Prostatitis

Sie arbeiten in der urologischen Praxis von Herrn Dr. Schäffauer. Der Patient Anton Bitterle kommt zur Vorsorgeuntersuchung in die Praxis.

Auszug aus der Karteikarte:

A	B	C	D	E	F	G	H	I	J	K	L	M	N	O	P	Q	R	S	Sch	St	T	U	W	X	Y	Z

1 2 3 4 5 6 7 8 9 10 11 12 13 14 15 16 17 18 19 20 21 22 23 24 25 26 27 28 29 30 31 I II III IV V VI VII VIII IX X XI XII

Geb. frei ☐ — Krankenkasse bwz. Kostenträger: AOK

Nachts ☐ — Name Vorname des Versicherten: Bitterle Anton, Zeisigweg 55, 73432 Hüttlingen — geb. am 23.01.19xx

Sonstige ☐

EA:
70-jähriger Patient
1,73 m
80 kg

Unfall ☐

Kasse-Nr.	Versicherten-Nr.	Status
36547890	B2245679	5000000

Arbeitsunfall* ☐

Betriebsstätten-Nr.	Arzt-Nr.	Datum
678901234	789567890	25.08.20xx

☎ Risiken

25.08.20xx	Pat. kommt zur Vorsorgeuntersuchung.
	Anamnese: Probleme beim Wasserlassen, Urinträufeln, Nykturie, Pollakisurie
	Untersuchungsbefund: rektale Tastuntersuchung: Prostata vergrößert, Sulcus tastbar, keine knotigen Strukturen
	Sonografie: Prostata vergrößert (Durchmesser ca. 7 cm), Ausschluss Prostatakarzinom
	Diagnose: V. a. BPS
	Prozedere: transurethrale Resektion der Prostata empfohlen

1. Beschreiben Sie die Größe und die Aufgabe sowie die Lage der Prostata.

2. Erklären Sie, was eine rektale Tastuntersuchung ist.

3. Was versteht man unter einem BPS, welche anderen Bezeichnungen gibt es dafür?

1. Die Prostata ist etwa pflaumengroß und liegt unter der Blase. Die Harnröhre verläuft durch die Prostata. Die Prostata bildet ein alkalisches Sekret, das Teil der Samenflüssigkeit ist.
2. Bei der rektalen Tastuntersuchung tastet der Arzt die Prostata vom Rektum aus ab und kann die Größe und Konsistenz der Prostata ertasten.
3. Es handelt sich um ein benignes Prostatasyndrom, auch bekannt als Prostatahyperplasie oder Prostataadenom.

4. Erklären Sie die Krankheit benignes Prostatasyndrom.

1) Definition: ______________________________

____

2) Entstehung: ______________________________

____

____

____

3) Symptome: ______________________________

____

____

____

____

4) Diagnostik: ______________________________

____

____

5) Therapie: ______________________________

____

____

6) Komplikationen: ______________________________

____

____

5. Erläutern Sie, was gemacht werden muss, wenn ein Patient einen akuten Harnverhalt hat.

____

____

____

4. 1) Das BPS ist eine gutartige Vergrößerung der Vorsteherdrüse.
2) Durch Hormonumstellung kommt es zu einem Wachstum der Innenzone der Prostata; dadurch kann die Harnröhre eingeengt werden.
3) Anfangs treten häufiger Harndrang und Nykturie, bei Fortschreiten des Prostatawachstums kommt es zu Blasenentleerungsstörungen, schwachem Harnstrahl, Harnträufeln mit Restharnbildung.
4) rektale Palpation, Sonografie, Harnstatus, Restharnbestimmung, ggf. Harnflussmessung
5) medikamentös und/oder chirurgisch z. B. mit Laser oder Elektroresektion von Prostatagewebe
6) rezidivierende Harnwegsinfekte, Harnverhalt

5. Da der Patient aufgrund des Harnverhalts sehr starke Schmerzen hat, muss der Harnabfluss mithilfe eines Blasenkatheters in Gang gesetzt werden. Unter sterilen Bedingungen wird entweder ein Einmalkatheter oder ein Dauerkatheter in die Blase eingelegt.

1. Welche Aussage zu den Hoden ist richtig? ✗✎

A) ☐ Sie produzieren ein saures Sekret.
B) ☐ Sie sind dreifach angelegt.
C) ☐ Sie sind kirschgroß.
D) ☐ Sie bilden die Spermien.
E) ☐ Gestagene werden im Hoden gebildet.

2. Welche Aussage ist falsch? ✗✎

A) ☐ In den Nebenhoden werden die Spermien gespeichert.
B) ☐ Die Hoden liegen im Skrotum.
C) ☐ Die Hoden produzieren Testosteron.
D) ☐ Die Spermienproduktion findet in den Hodenkanälchen statt.
E) ☐ Die Hoden sind ausschließlich exokrine Drüsen.

3. Welche Zuordnungen sind falsch? ✗✗✎

A) ☐ Glans penis → Eichel
B) ☐ Preputium → Vorhaut
C) ☐ Corpus penis → Peniswurzel
D) ☐ Radix penis → Penisschaft
E) ☐ Corpus cavernosum → Penisschwellkörper
F) ☐ Corpus spongiosum → Harnröhrenschwellkörper

4. Welche beiden Aussagen sind richtig? ✗✗✎

A) ☐ Die Prostata liegt unterhalb der Harnblase.
B) ☐ Die Harn-Samen-Röhre ist der männliche Ureter.
C) ☐ Die gesunde Prostata ist birnengroß.
D) ☐ Die Cowper-Drüse produziert den größten Teil des Ejakulats.
E) ☐ Die Bläschendrüse wird auch Samenbläschen genannt.
F) ☐ Hoden liegen beim Fetus im Brustraum.

5. Welche beiden Aussagen sind falsch? ✗✗✎

A) ☐ Die Nebenhodengänge gehen in die Samenleiter über.
B) ☐ Der Samenstrang besteht aus Samenleiter, Blutgefäßen und Nerven.
C) ☐ Die Urethra ist beim Mann eine Harn-Samen-Röhre.
D) ☐ Die Samenstränge gehen über die Leistenkanäle in die Bauchhöhle.
E) ☐ Die Urethra wird in der Bauchhöhle von den Samensträngen überkreuzt.
F) ☐ Der Samenleiter wird auch als Ductus ejaculatorius bezeichnet.

6. Welche Aussagekombination zur Physiologie der männlichen Geschlechtsdrüsen ist richtig? ✗✎

1 Die paarige Bläschendrüse sondert eine alkalische Flüssigkeit in die Samenleiter ab.
2 Der Fruchtzucker, der in der Flüssigkeit der Bläschendrüsen enthalten ist, dient den Spermien als Energiespeicher.
3 20% des Spermas bestehen aus dem Sekret der paarigen Bläschendrüse.
4 Die paarige Cowper-Drüse bildet einen Schleim, damit die Spermien in der Harn-Samen-Röhre nicht angegriffen werden können.
5 Durch das Sekret der Prostata erhöht sich die Beweglichkeit der Spermien.

A) ☐ Alle Aussagen sind richtig.
B) ☐ Nur die Aussagen 1, 2, 4 und 5 sind richtig.
C) ☐ Nur die Aussagen 2 und 3 sind richtig.
D) ☐ Nur die Aussagen 3 und 4 sind richtig.
E) ☐ Nur die Aussagen 4 und 5 sind richtig.

7. Welche Untersuchung wird nicht in der Urologie eingesetzt? ✗✎

A) ☐ transrektale Sonografie
B) ☐ Zystoskopie
C) ☐ rektale Tastuntersuchung
D) ☐ Hysteroskopie
E) ☐ Spermiogramm

8. Welche Aussage über STD ist falsch? ✗✎

A) ☐ Es handelt sich um Spontane Testosteron-Defizite.
B) ☐ Es handelt sich um sexuell übertragbare Erkrankungen.
C) ☐ Risikofaktoren sind häufig wechselnde Geschlechtspartner.
D) ☐ Kondome schützen i. d. R. davor.
E) ☐ Ihre Häufigkeit nimmt zu.

9. Welche der folgenden Mikroorganismen werden ausschließlich sexuell übertragen? ✗✎

A) ☐ Chlamydien
B) ☐ Gonokokken
C) ☐ Treponema pallidum
D) ☐ HIV
E) ☐ Hepatitis-simplex-Viren

---

1. D	2. E	3. C, D
4. A, E	5. E, F	6. B
7. D	8. A	9. B

10. Welche Aussage zur Abbildung der männlichen Genitalorgane trifft zu?

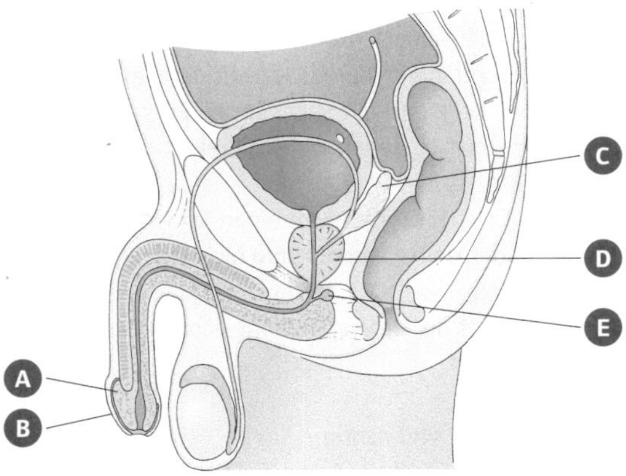

A) ☐ Buchstabe A kennzeichnet den Penis.
B) ☐ Buchstabe B kennzeichnet die Glans penis.
C) ☐ Buchstabe C kennzeichnet die Prostata.
D) ☐ Buchstabe D kennzeichnet die Bläschendrüse.
E) ☐ Buchstabe E kennzeichnet die Cowper-Drüse.

11. Welche Aussage zur HPV-Infektion ist richtig?

A) ☐ Es handelt sich um eine bakterielle Geschlechtskrankheit.
B) ☐ Beim Mann können Feigwaren am Penis auftreten.
C) ☐ Eine Sterilisation schützt vor der Übertragung.
D) ☐ Zur Behandlung gibt es ein Antibiotikum.
E) ☐ Durch eine Urinuntersuchung erfolgt die Diagnosestellung.

12. Welche Zuordnung ist richtig?

A	Gonorrhö	1	Protozoeninfektion, die zu einer Prostatitis führen kann
B	Syphilis	2	bakterielle Infektion mit eitriger Urethritis
C	Herpes genitalis	3	bakterielle Infektion mit Genitalgeschwüren
D	Trichomoniasis	4	virale Infektion mit Bläschenbildung

A) ☐ A2, B3, C4, D1
B) ☐ A1, B2, C3, D4
C) ☐ A3, B2, C1, D4
D) ☐ A4, B3, C2, D4
E) ☐ A4, B2, C1, D3

13. Welche Aussagekombination zum benignen Prostatasyndrom (BPS) ist richtig?

1 Das BPS ist eine Krankheit des jungen Mannes.
2 Es kommt zu einem Rückgang des Prostatagewebes.
3 Die Betroffenen klagen über Pollakisurie, Nykturie und Dranginkontinenz.
4 Oftmals treten rezidivierende Harnwegsinfekte auf.
5 Präventiv sollte viel Wasser und Tee getrunken werden.

A) ☐ Alle Aussagen sind richtig.
B) ☐ Nur die Aussagen 1, 2, 4 und 5 sind richtig.
C) ☐ Nur die Aussagen 2 und 3 sind richtig.
D) ☐ Nur die Aussagen 3 und 4 sind richtig.
E) ☐ Nur die Aussagen 4 und 5 sind richtig.

14. Welche Aussage zum Prostatakarzinom trifft nicht zu?

A) ☐ Das Prostatakarzinom ist die häufigste Tumorart bei Männern.
B) ☐ Die jährliche Untersuchung zur Krebsfrüherkennung stellt eine ausreichende Prävention dar.
C) ☐ Der Tumor wird durch rektale Tastuntersuchung oder transrektale Sonografie diagnostiziert und histologisch gesichert.
D) ☐ Störungen der Blasenentleerung sowie eine Hämaturie können Symptome sein.
E) ☐ Eine operative Entfernung der Prostata ist bei Prostatakrebs keinesfalls notwendig.

15. Welche beiden Aussagen zum Prostatakarzinom sind falsch?

A) ☐ Es ist der häufigste Krebs des älteren Mannes.
B) ☐ Es gibt keine präventiven Maßnahmen.
C) ☐ Im frühen Stadium treten oft keine Symptome auf.
D) ☐ Bei der rektalen Tastuntersuchung lässt sich eine unregelmäßige Prostata tasten.
E) ☐ Risikofaktoren sind häufig wechselnde Geschlechtspartnerinnen.
F) ☐ Wenn möglich sollte die Prostata chirurgisch entfernt werden, doch bei älteren Patienten wird mitunter auf diese OP verzichtet.

---

10. E 11. B 12. A
13. D 14. E 15. B, E

16. Welcher Laborwert kann einen Hinweis auf ein Prostatakarzinom geben? X

A) ☐ GOT
B) ☐ PSA
C) ☐ FSH
D) ☐ GPT
E) ☐ TSH

17. Welche Aussage ist richtig? Um ein Prostatakarzinom frühzeitig zu entdecken ist folgende Maßnahme nötig: X

A) ☐ monatliche Kontrolle des CRP-Werts
B) ☐ jährliche Kontrolle des Spermiogramms
C) ☐ monatliche Kontrolle des Urinstatus
D) ☐ jährliche rektale Untersuchung mit Prostatapalpation
E) ☐ tägliche Messung der Urinmenge

18. Welche der folgenden Zuordnungen sind falsch? XX

A) ☐ Phimose → Vorhautverengung
B) ☐ Varikozele → Varizen im Bereich eines oder beider Hoden
C) ☐ Orchitis → Hodenentzündung
D) ☐ Hodentorsion → Hodenhochstand im Bauchraum
E) ☐ Maldescensus testis → Der Hoden dreht sich um seine eigene Achse.
F) ☐ Balanitis → eitrige Vorhautentzündung

19. Welche Erkrankung kann Folge eines Hodenhochstands in der Kindheit sein? X

A) ☐ Orchitis
B) ☐ Varikozele
C) ☐ Hodenkrebs
D) ☐ Hodentorsion
E) ☐ Epididymitis

20. Welche beiden Aussagen über den PSA-Wert sind falsch? XX

A) ☐ Eine rektale Tastuntersuchung muss vor der Bestimmung des PSA-Wertes stattfinden.
B) ☐ Liegt ein Karzinomverdacht vor, so ist der PSA-Wert sehr aussagekräftig.
C) ☐ Jede PSA-Bestimmung sollte mit der gleichen Messmethode durchgeführt werden.
D) ☐ Der PSA-Wert ist ein Tumormarker.
E) ☐ Falsch positive oder falsch negative Werte können auftreten.
F) ☐ Zur Bestimmung braucht der Patient nicht nüchtern zu sein.

21. Welche Aussagekombination über das Hodenkarzinom ist richtig? X

1 Ein Hodenkarzinom tritt meist bei Männern zwischen 18 und 35 Jahren auf.
2 Die Betroffenen klagen über ein Schweregefühl und knotige Veränderungen im betroffenen Hoden.
3 Eine Ultraschalluntersuchung mit Biopsieentnahme sichert die Diagnose.
4 Therapeutisch wird der betroffene Hoden operativ entfernt oder es wird eine Zytostatika- oder Bestrahlungstherapie durchgeführt.
5 Die Heilungschancen sind bei frühzeitiger Diagnosestellung gut.

A) ☐ Alle Aussagen sind richtig.
B) ☐ Nur die Aussagen 1, 2, 4 und 5 sind richtig.
C) ☐ Nur die Aussagen 2 und 3 sind richtig.
D) ☐ Nur die Aussagen 3 und 4 sind richtig.
E) ☐ Nur die Aussagen 4 und 5 sind richtig.

22. Welche Aussage ist falsch? Mögliche Ursachen einer erektilen Dysfunktion sind … X

A) ☐ Rauchen
B) ☐ Diabetes mellitus
C) ☐ Stress
D) ☐ ein erhöhter Testosteronspiegel
E) ☐ Leistungsdruck

23. Welche Zuordnungen sind richtig? XX

A) ☐ Zirkumzision → Beschneidung; Entfernung der Penisvorhaut
B) ☐ Testosteron → stimulierendes Hormon aus der Hypophyse
C) ☐ Ejakulation → Samenerguss
D) ☐ Erektion → Blutarmut im Penis
E) ☐ transurethrale Resektion → operative Penisvergrößerung
F) ☐ Sterilität → Zeugungsfähigkeit eines Mannes

---

16. B | 17. D | 18. D, E
19. C | 20. A, B | 21. A
22. D | 23. A, C

14 Ernährung und Verdauungsapparat

Nennen Sie die Energie und Baustoffe liefernden Nährstoffe unserer Nahrung.

- Kohlenhydrate
- Eiweiße
- Fette

Erläutern Sie die Zusammensetzung der Energie und Baustoffe liefernden Nährstoffe der Nahrung.

- Kohlenhydrate (Saccharide) bestehen aus Zuckermolekülen. Saccharide kommen folgendermaßen vor:
  - einzeln als Monosaccharide (Einfachzucker)
  - zweifach als Disaccharide (Doppelzucker)
  - vielfach als Polysaccharide (Vielfachzucker)
- Eiweiße (Proteine) bestehen aus Gebilden von mindestens 100 Aminosäuren, die bei jedem Protein charakteristisch angeordnet sind.
- Fette (Lipide) kommen in der Nahrung hauptsächlich als Triglyzeride vor. Dies sind Verbindungen aus drei Fettsäuren und Glyzerin.

Erläutern Sie den Fachbegriff Ballaststoffe.

Ballaststoffe sind unverdauliche pflanzliche Kohlenhydrate, die eine wichtige Rolle für die Darmfunktion spielen. Sie erhöhen das Volumen des Darminhaltes, pflegen die Darmflora und verhindern Verstopfung.

Erläutern Sie jeweils eine wichtige Bedeutung der Spurenelemente Eisen, Jod und Fluor.

- Eisen ist ein notwendiger Bestandteil des roten Blutfarbstoffes Hämoglobin. Bei Eisenmangel wird weniger Hämoglobin gebildet, wodurch weniger Sauerstoff durch das Blut transportiert wird.
- Jod ist ein notwendiger Bestandteil der Schilddrüsenhormone. Jodmangel kann zur Schilddrüsenvergrößerung (Struma) und/oder Hypothyreose führen.
- Fluor ist ein Zahn- und Knochenbestandteil. Mangel führt zu Knochendefekten und einem höheren Kariesrisiko. Fluorüberschuss während der Zahnbildung führt zu weißen Flecken an den bleibenden Zähnen.

Nennen Sie fettlösliche Vitamine, die Bestandteile der Nahrung sind.

- Vitamin E
- Vitamin D
- Vitamin K
- Vitamin A

Benennen Sie die in der Abbildung bezeichneten Teile des Verdauungssystems in Deutsch und mit dem lateinischen Fachbegriff.

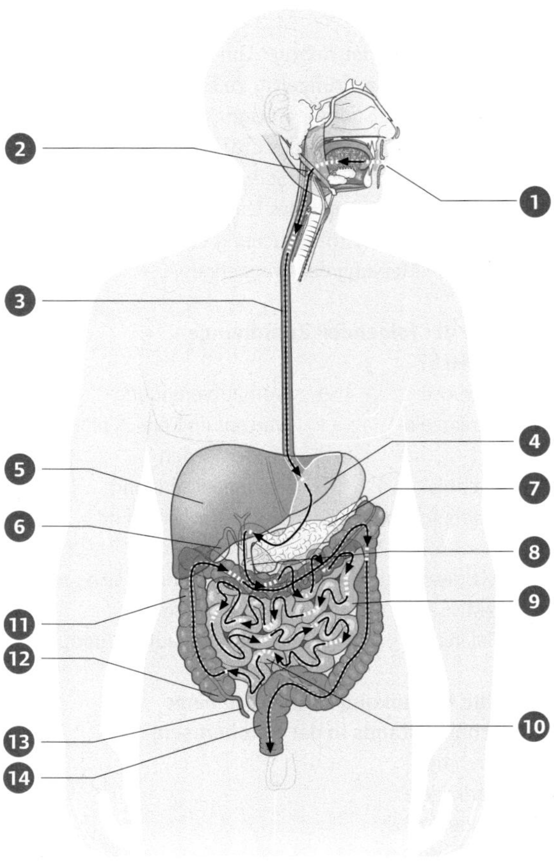

	Deutsch	Fachbegriff
1	Mund	Os
2	Rachen	Pharynx
3	Speiseröhre	Ösophagus
4	Magen	Gaster, Ventriculus
5	Leber	Hepar
6	Gallenblase	Vesica fellea
7	Bauchspeicheldrüse	Pankreas
8	Zwölffingerdarm	Duodenum
9	Leerdarm	Jejunum
10	Krummdarm	Ileum
11	Dickdarm	Colon
12	Blinddarm	Caecum
13	Wurmfortsatz	Appendix vermiformis
14	Mastdarm	Rektum

In der kommenden Woche schreibt die Auszubildende Janine Schmitt eine Klassenarbeit über das Verdauungssystem. Ihre Kollegin wiederholt mit ihr noch einmal die wichtigsten anatomischen Inhalte zum Verdauungsapparat.

1. Nennen Sie die drei großen Speicheldrüsen der Mundhöhle.

______

______

______

______

2. Benennen Sie die bezeichneten Anteile des Magens mit den deutschen und lateinischen Fachbegriffen.

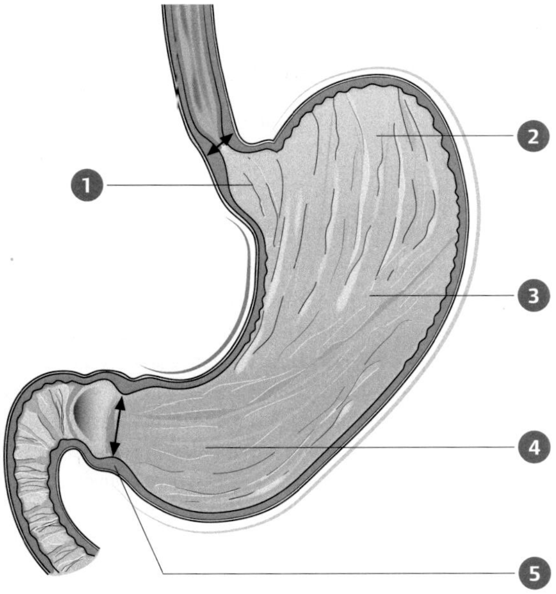

1) ______

2) ______

3) ______

4) ______

5) ______

3. Nennen Sie Sekrete und Stoffe, die von Drüsenzellen der Magenschleimhaut gebildet werden, sowie deren Aufgaben.

______

______

______

______

______

______

______

4. Erklären Sie, aus welchen Abschnitten der Dünndarm besteht.

______

______

______

______

______

1. paarig vorliegende große Speicheldrüsen: Ohrspeicheldrüse, Unterkieferspeicheldrüse, Unterzungenspeicheldrüse
2. 1) Mageneingang (Kardia), 2) Magengewölbe (Fundus), 3) Magenkörper (Korpus), 4) Magenausgang (Antrum), 5) Magenpförtner (Pylorus)
3. Magensäure: zur Desinfektion der Nahrung; Schleim: zum Schutz der Magenschleimhaut; Pepsin: zur Zerkleinerung der Proteine (Beginn der Eiweißverdauung); Intrinsic-Faktor: zur Resorption von Vitamin B_{12}; Gastrin: zur Anregung der Produktion von Magensaft, Pepsin und Säure
4. Der erste Abschnitt nach dem Magen ist der Zwölffingerdarm (Duodenum), danach folgt der Leerdarm (Jejunum) und als dritter Abschnitt der Krummdarm (Ileum), der im rechten Unterbauch in den Dickdarm übergeht.

5. Erklären Sie die Fachbegriffe Verdauung und Resorption.

6. Erläutern Sie, an welchen Stellen und durch welche Enzyme Verdauungsprozesse innerhalb des Verdauungstraktes stattfinden.

7. Erläutern Sie die Bildung und Sekretion der Gallenflüssigkeit und erklären Sie deren Aufgabe.

8. Nennen Sie die Abschnitte des Dickdarms und erläutern Sie dessen Aufgaben.

5. Verdauung ist die Aufspaltung der Nährstoffe in ihre kleinsten Bausteine. Resorption ist die Aufnahme dieser Bausteine der Nahrung vom Darm ins Blut bzw. in das Lymphgefäßsystem.
6. In der Mundhöhle erfolgt der Beginn der Stärkespaltung durch das Enzym Amylase, das im Speichel enthalten ist. Im Magen beginnt die Proteinverdauung durch das Enzym Pepsin. Im Dünndarm werden die Kohlenhydrate, Fette und Eiweiße durch die Pankreas-Enzyme Amylase und Lipase sowie durch Proteinasen (u. a. Trypsin und Chymotrypsin) in ihre kleinsten Bausteine zerlegt.
7. Die Gallenflüssigkeit wird von der Leber gebildet und über den Lebergang in die Gallenblase oder direkt über den Gallengang in den Zwölffingerdarm geleitet. Die Gallenflüssigkeit emulgiert die Nahrungsfette, d. h., sie verteilt große Fetttropfen in sehr viele kleine Fetttröpfchen im wässrigen Nahrungsbrei. Auf diese Weise wird die Aufspaltung der Fette durch die Lipase erleichtert.
8. Der Dickdarm besteht aus dem Blinddarm (Caecum), dem Grimmdarm (Colon inkl. Sigma) und dem Mastdarm (Rektum). Aufgaben sind die Eindickung des Darminhaltes durch Resorption von Wasser, die Stuhlformung sowie die Bildung von Vitamin K durch Bakterien der Darmflora.

1. Welche Zuordnung ist richtig? ×✎

A) ☐ Kardia → Magenausgang
B) ☐ Pylorus → Magenkörper
C) ☐ Korpus → Mageneingang
D) ☐ Antrum → Magenpförtner
E) ☐ Fundus → Magengewölbe

2. Welche Aussagekombination zu den Eiweißen ist richtig? ×✎

1 Zur Bildung von Eiweißen müssen essenzielle Aminosäuren über die Nahrung aufgenommen werden.
2 Eiweiße bestehen aus mindestens 100 Aminosäuren.
3 Die verschiedenen Eiweiße unterscheiden sich in der Folge und Anordnung ihrer Aminosäuren.
4 Eiweiße werden in der Fachsprache als Proteine bezeichnet.
5 Wichtige Eiweißquellen der Nahrung sind Milchprodukte, Fleisch, Eier, Kartoffeln, Hülsenfrüchte und Getreide.

A) ☐ Alle Aussagen sind richtig.
B) ☐ Nur die Aussagen 1, 2, 4 und 5 sind richtig.
C) ☐ Nur die Aussagen 2 und 3 sind richtig.
D) ☐ Nur die Aussagen 3 und 4 sind richtig.
E) ☐ Nur die Aussagen 4 und 5 sind richtig.

3. Welche beiden Aussagen zu den Speicheldrüsen sind richtig? ××✎

A) ☐ Die Unterkieferspeicheldrüse liegt rechts und links unterhalb der Zunge.
B) ☐ Der Speichel verflüssigt die Nahrung und spaltet Stärke in kleinere Saccharide auf.
C) ☐ Die Ohrspeicheldrüse wird als Glandula parotis bezeichnet.
D) ☐ Die drei verschiedenen großen Speicheldrüsen sind endokrine Drüsen.
E) ☐ Das Sekret der Speicheldrüsen enthält das Verdauungsenzym Lipase.
F) ☐ Der von den großen Speicheldrüsen gebildete Speichel besteht zum größten Teil aus Mineralstoffen.

4. Ordnen Sie zu. ×✎

A	Caecum	1	Wurmfortsatz
B	Colon descendens	2	quer verlaufender Kolonanteil
C	Colon transversum	3	Blinddarm
D	Appendix vermiformis	4	absteigender Kolonanteil

A) ☐ A2, B1, C3, D4
B) ☐ A1, B2, C3, D4
C) ☐ A3, B2, C4, D1
D) ☐ A3, B4, C2, D1
E) ☐ A4, B2, C1, D3

5. Welche Aussage zur Verdauung ist richtig? ×✎

A) ☐ Die enzymatische Eiweißverdauung beginnt im Magen mithilfe des Enzyms Pepsin.
B) ☐ Der Fachbegriff Verdauung beschreibt die Aufnahme der Nährstoffe aus dem Darm ins Blut.
C) ☐ Die Gallenflüssigkeit spaltet Eiweiße in Aminosäuren auf.
D) ☐ Die Verdauung der Fette erfolgt im quer verlaufenden Dickdarm.
E) ☐ Die verdauten Nahrungsbestandteile gelangen über den Magen in die Blutbahn.

6. Welche beiden Aussagen zur Leber sind richtig? ××✎

A) ☐ Die Leber gibt die gebildeten Verdauungssekrete direkt in den Magen ab.
B) ☐ In der Leber werden die Nährstoffe in ihre kleinsten Anteile aufgespalten.
C) ☐ Die Leber wird über die Pfortader mit sauerstoffreichem Blut versorgt.
D) ☐ Die Bildung und Absonderung der Gallenflüssigkeit ist eine der Hauptaufgaben der Leber.
E) ☐ Die Leber speichert Glykogen, Fett und Eisen.
F) ☐ In der Leber werden die Verdauungsenzyme Lipase, Amylase und Trypsin gebildet.

7. Welche Aussage zum Dickdarm ist richtig? ×✎

A) ☐ Von Bakterien der Dickdarmflora wird Vitamin C gebildet.
B) ☐ Der Dickdarm ist der längste Abschnitt des Verdauungstraktes.
C) ☐ Im Dickdarm wird der Darminhalt durch Wasserresorption eingedickt.
D) ☐ Der Blinddarm wird auch als Appendix vermiformis bezeichnet.
E) ☐ Der Stuhl wird vom absteigenden Dickdarm über den quer verlaufenden zum aufsteigenden Dickdarm transportiert.

8. Welche Aussage zu den Vitaminen ist richtig? ×✎

A) ☐ Vitamin D ist ein wasserlösliches Vitamin.
B) ☐ Vitamin K ist wichtig für die Blutgerinnung.
C) ☐ Vitamin K wird von den Bakterien der Mundhöhle produziert.
D) ☐ Bei einer Überdosierung von Vitamin C können Herzrhythmusstörungen auftreten.
E) ☐ Vitamin A ist wichtig für den Kalziumeinbau in den Knochen.

---

1. E	2. A	3. B, C
4. D	5. A	6. D, E
7. C	8. B	

9. Welche Aussage zu den Kohlenhydraten ist richtig?

A) ☐ Monosaccharide sind Doppelzucker.
B) ☐ Ballaststoffe sind gut verdauliche Kohlenhydrate.
C) ☐ Disaccharide sind Vielfachzucker.
D) ☐ Glykogen ist die Speicherform der Glukose.
E) ☐ Einfachzucker heißen auch Polysaccharide.

10. Ordnen Sie zu.

A	Laktase	1	Stärke spaltendes Enzym aus Speicheldrüsen und Pankreas
B	Amylase	2	Milchzucker spaltendes Enzym der Dünndarmschleimhaut
C	Lipase	3	Eiweiß spaltendes Enzym
D	Protease	4	Fett spaltendes Pankreas- und Dünndarmenzym

A) ☐ A2, B1, C4, D3
B) ☐ A1, B3, C4, D2
C) ☐ A3, B2, C4, D1
D) ☐ A2, B4, C3, D1
E) ☐ A4, B2, C1, D3

11. Welche Aussagekombination zu den Aufgaben des Magens ist richtig?

1 Die Magensäure desinfiziert die aufgenommene Nahrung.
2 Die Verdauung der Kohlenhydrate beginnt im Magen mithilfe des Enzyms Pepsin.
3 Das vom Magen gebildete Hormon Gastrin aktiviert die Bildung von Bauchspeichel.
4 Der von der Magenschleimhaut gebildete Intrinsic-Faktor ist wichtig für die Resorption von Vitamin B_{12}.
5 Der Magenschleim schützt die Magenschleimhaut vor der schädigenden Salzsäure.

A) ☐ Alle Aussagen sind richtig.
B) ☐ Nur die Aussagen 1, 4 und 5 sind richtig.
C) ☐ Nur die Aussagen 2 und 3 sind richtig.
D) ☐ Nur die Aussagen 3 und 4 sind richtig.
E) ☐ Nur die Aussagen 4 und 5 sind richtig.

12. Welche Zuordnung ist richtig?

A) ☐ Duodenum → Blinddarm
B) ☐ Caecum → Zwölffingerdarm
C) ☐ Ileum → Krummdarm
D) ☐ Rektum → Leerdarm
E) ☐ Jejunum → Mastdarm

13. Welches Verdauungsenzym ist im Speichel vorhanden?

A) ☐ Trypsin
B) ☐ Pepsin
C) ☐ Maltase
D) ☐ Lipase
E) ☐ Amylase

14. Welche Aussagekombination zu den Fetten ist richtig?

1 Fett ist nicht wasserlöslich und liefert viel Energie.
2 Triglyzeride sind Verbindungen von Glyzerin und drei Fettsäuren.
3 Mit der Nahrung werden auch freie Fettsäuren und Cholesterin aufgenommen.
4 Ungesättigte Fettsäuren sind gesund und wirken der Arteriosklerose entgegen.
5 Cholesterin ist ein Bestandteil der Zellmembran und Grundbaustein einiger Hormone.

A) ☐ Alle Aussagen sind richtig.
B) ☐ Nur die Aussagen 1, 4 und 5 sind richtig.
C) ☐ Nur die Aussagen 2 und 3 sind richtig.
D) ☐ Nur die Aussagen 3 und 4 sind richtig.
E) ☐ Nur die Aussagen 4 und 5 sind richtig.

15. Welche Aussage zur Resorption der Nährstoffe ist richtig?

A) ☐ Die Kohlenhydrate werden in Form von Polysacchariden resorbiert.
B) ☐ Nach der Resorption werden die Nährstoffe verdaut.
C) ☐ Fette werden von der Gallenflüssigkeit resorbiert.
D) ☐ Nach der Verdauung erfolgt die Resorption der Nährstoffe im Magen.
E) ☐ Die Hauptaufgabe des Dünndarms ist die Resorption der Nährstoffe.

16. Stellen Sie die richtige Reihenfolge der Dickdarmabschnitte her, indem Sie sie mit den Ziffern 1 bis 5 nummerieren.

A) ☐ Colon transversum
B) ☐ Colon descendens
C) ☐ Caecum
D) ☐ Colon ascendens
E) ☐ Colon sigmoideum

17. Welche Aussage zum Blinddarm ist richtig?

A) ☐ Der Blinddarm ist ein Teil des Enddarms.
B) ☐ Die Verdauungsenzyme der Bauchspeicheldüse werden in den Blinddarm abgegeben.
C) ☐ Der Blinddarm dient der Kotsammlung.
D) ☐ Am Blinddarm befindet sich der Wurmfortsatz.
E) ☐ Der Blinddarm wird in der Fachsprache als Rektum bezeichnet.

9. D	10. A	11. B
12. C	13. E	14. A
15. E	16. A3, B4, C1, D2, E5	17. D

18. Welche Aussage zur Gallenflüssigkeit ist richtig?

A) ☐ Die Gallenflüssigkeit wird von der Gallenblase gebildet.
B) ☐ Die Gallenflüssigkeit emulgiert die Nahrungsfette.
C) ☐ Die Gallenflüssigkeit spaltet Triglyzeride in Glyzerin und drei Fettsäuren.
D) ☐ Die Gallenflüssigkeit gelangt über den Gallengang in den Magen.
E) ☐ Die Gallenflüssigkeit wird über die Pfortader zur Leber transportiert.

19. Welche Aussagekombination zur Lage der Leber ist richtig?

1 Die Leber liegt im rechten Oberbauch.
2 Die Leber liegt dem Zwerchfell an.
3 Die Leber liegt oberhalb der Gallenblase.
4 Die Leber liegt links des Magens.
5 Die Leber grenzt kranial an das Colon.

A) ☐ Alle Aussagen sind richtig.
B) ☐ Nur die Aussagen 1, 2, 4 und 5 sind richtig.
C) ☐ Nur die Aussagen 1, 2 und 3 sind richtig.
D) ☐ Nur die Aussagen 3 und 4 sind richtig.
E) ☐ Nur die Aussagen 4 und 5 sind richtig.

20. Welche Zuordnung ist richtig?

A) ☐ Pankreas → Magen
B) ☐ Hepar → Bauchspeicheldrüse
C) ☐ Rektum → Leber
D) ☐ Ösophagus → Speiseröhre
E) ☐ Gaster → Mastdarm

21. Welche Aussage zur Speiseröhre ist falsch?

A) ☐ Die glatte Muskulatur der Speiseröhre befördert den Speisebrei in den Magen.
B) ☐ Die innere Schicht der Speiseröhre besteht aus Schleimhaut.
C) ☐ Der untere Ösophagussphinkter ist ein ringförmiger Muskel, der die Speiseröhre gegenüber dem Magen abgrenzt.
D) ☐ Die Muskelschicht des Ösophagus besteht aus willkürlich gesteuerter, quer gestreifter Muskulatur.
E) ☐ Das Zwerchfell besitzt eine Muskellücke, durch die der Ösophagus zum Magen hindurchtritt.

22. Stellen Sie die richtige Reihenfolge der Stationen des Speisebreis bis zum Magen her, indem Sie sie mit den Ziffern 1 bis 5 nummerieren.

A) ☐ Pharynx
B) ☐ Os
C) ☐ Ventriculus
D) ☐ Ösophagussphinkter
E) ☐ Ösophagus

23. Ordnen Sie zu.

A	Vesica fellea	1	Schließmuskel
B	Sphinkter	2	Magenkrümmung
C	Kurvatur	3	Mund
D	Os	4	Gallenblase

A) ☐ A2, B1, C4, D3
B) ☐ A1, B2, C3, D4
C) ☐ A3, B2, C1, D4
D) ☐ A4, B3, C2, D1
E) ☐ A4, B1, C2, D3

24. Ordnen Sie die gebildeten Stoffe den Verdauungsorganen zu: mit einer 1 für die Leber, einer 2 für den Magen und einer 3 für die Bauchspeicheldrüse.

A) ☐ Pepsin
B) ☐ Gallenflüssigkeit
C) ☐ Trypsin
D) ☐ Lipase
E) ☐ Gastrin
F) ☐ Amylase

25. Welche Aussage zu den Mineralstoffen ist richtig?

A) ☐ Chlorid ist notwendig für die Blutbildung und das Immunsystem.
B) ☐ Kalzium ist ein Baustoff für Knochen und Zähne und wichtig für die Blutgerinnung.
C) ☐ Magnesiummangel führt zu einer Entspannung der Skelettmuskulatur.
D) ☐ Ein Überschuss von Natrium führt zu einem niedrigen Blutdruck.
E) ☐ Kalium ist ein wichtiger Bestandteil des Hämoglobins.

26. Welche Zuordnung ist richtig?

A) ☐ Gastrin → für die Resorption von Vitamin B_{12} erforderlicher Stoff
B) ☐ Gaster → Magenschleimhaut
C) ☐ Pepsin → Eiweiße bildender Stoff des Magensaftes
D) ☐ Ventriculus → Magen
E) ☐ Intrinsic-Faktor → Hormon, das die Produktion von Magensaft anregt

18. B	19. C	20. D
21. D	22. A2, B1, C5, D4, E3	23. E
24. A2, B1, C3, D3, E2, F3	25. B	26. D

27. Welche Aussagekombination zur Bauchspeicheldrüse ist richtig? ✗✎

1 Die Bauchspeicheldrüse wird in der Fachsprache als Pankreas bezeichnet.
2 Die Bauchspeicheldrüse ist eine endokrine und exokrine Drüse.
3 Die Bauchspeicheldrüse gibt den Bauchspeichel in den Zwölffingerdarm ab.
4 Der Bauchspeichel enthält Enzyme zur Aufspaltung der Kohlenhydrate, Eiweiße und Fette.
5 Die Bauchspeicheldrüse liegt hinter dem Magen und in der C-förmigen Krümmung des Zwölffingerdarms.

A) ☐ Alle Aussagen sind richtig.
B) ☐ Nur die Aussagen 1, 2, 4 und 5 sind richtig.
C) ☐ Nur die Aussagen 2 und 3 sind richtig.
D) ☐ Nur die Aussagen 3 und 4 sind richtig.
E) ☐ Nur die Aussagen 4 und 5 sind richtig.

28. Welche beiden Aussagen zu den Aufgaben der Leber sind richtig? ✗✗✎

A) ☐ Als exokrine Drüse bildet die Leber Verdauungsenzyme und speichert diese in der Gallenblase.
B) ☐ In der Leber wird Alkohol abgebaut.
C) ☐ Glukose wird in der Leber in Form von Glukagon gespeichert.
D) ☐ Die Leber reguliert den Elektrolythaushalt.
E) ☐ In der Leber werden die Hormone zur Regulierung des Blutzuckerspiegels gebildet.
F) ☐ In der Leber wird der Gerinnungsstoff Fibrinogen gebildet.

29. Welche Aussage zum Wurmfortsatz ist richtig? ✗✎

A) ☐ Bei einer Entzündung des Wurmfortsatzes wird der Blinddarm entfernt.
B) ☐ Der Wurmfortsatz wird in der Fachsprache als Appendix vermiformis bezeichnet.
C) ☐ Im Wurmfortsatz werden Verdauungsenzyme gebildet.
D) ☐ Den letzten Abschnitt des Dünndarms bezeichnet man als Wurmfortsatz.
E) ☐ Der Wurmfortsatz befindet sich am Colon sigmoideum.

30. Welche Aussage zur Mundhöhle ist falsch? ✗✎

A) ☐ In der Mundhöhle beginnt die Verdauung der Eiweiße.
B) ☐ Der Speichel befeuchtet die Schleimhaut der Mundhöhle und schützt die Zähne vor Karies.
C) ☐ Durch den Kauvorgang wird die Nahrung grob zerkleinert.
D) ☐ Die im Speichel enthaltene Amylase spaltet in der Mundhöhle Stärke in kleinere Saccharide.
E) ☐ Durch das Sekret der Speicheldrüsen wird die Nahrung verflüssigt.

31. Welche beiden Aussagen zu den Energie liefernden Nährstoffen sind richtig? ✗✗✎

A) ☐ Vitamine und Mineralstoffe sind Nährstoffe, die Energie liefern.
B) ☐ Proteine bestehen aus Glyzerin und drei Aminosäuren.
C) ☐ Die Speicherform der Kohlenhydrate und Fette bezeichnet man als Ballaststoffe.
D) ☐ Zellulose ist für den Menschen der wichtigste Energielieferant.
E) ☐ Kohlenhydrate, Eiweiße und Fette sind die Energie liefernden Nährstoffe der Nahrung.
F) ☐ Nahrungsfett dient auch der Aufnahme der fettlöslichen Vitamine E, D, K und A.

32. Welche Aussagekombination zum Dünndarm ist richtig? ✗✎

1 Falten vergrößern die Oberfläche der Dünndarmschleimhaut.
2 Im Dünndarm bilden Bakterien Vitamin K.
3 Zotten sind fingerförmige Ausstülpungen der Dünndarmschleimhaut, die zur Oberflächenvergrößerung beitragen.
4 Der Dünndarm ist zur Nährstoffresorption fähig.
5 Der Dünndarm ist von Peritoneum überzogen.

A) ☐ Alle Aussagen sind richtig.
B) ☐ Nur die Aussagen 1, 2, 4 und 5 sind richtig.
C) ☐ Nur die Aussagen 1, 3, 4 und 5 sind richtig.
D) ☐ Nur die Aussagen 1 und 3 sind richtig.
E) ☐ Nur die Aussagen 2, 3 und 4 sind richtig.

33. Ordnen Sie zu. ✗✎

A	Peristaltik	1	Absonderung eines Sekrets durch eine Drüse
B	Sekretion	2	wellenförmige Bewegungen des Darms in Richtung Anus
C	Resorption	3	enzymatische Zerlegung der Nahrung im Verdauungstrakt
D	Verdauung	4	Stoffaufnahme über Haut oder Schleimhaut ins Blut

A) ☐ A2, B1, C4, D3
B) ☐ A1, B2, C3, D4
C) ☐ A3, B2, C1, D4
D) ☐ A4, B3, C2, D1
E) ☐ A4, B1, C2, D3

27. A　28. B, F　29. B
30. A　31. E, F　32. C
33. A

34. Welche beiden Aussagen zum Stoffwechsel sind richtig? ××✓

A) ☐ Die Zerlegung der Nährstoffe in kleine Bestandteile bezeichnet man als Stoffwechsel.
B) ☐ Der Baustoffwechsel verwendet Nährstoffe für Wachstum und Regeneration.
C) ☐ Proteine sind der wichtigste Energielieferant des Energiestoffwechsels.
D) ☐ Die wichtigste chemische Reaktion des Baustoffwechsels ist die Umwandlung von Fetten zu Eiweiß.
E) ☐ Der Energiestoffwechsel gewinnt aus Nährstoffen Bewegungsenergie und Wärme.
F) ☐ Der Fachbegriff für Stoffwechsel lautet Meteorismus.

35. Welche Aussagekombination zur Pfortader ist richtig? ×✓

1 Die Pfortader verbindet die Bauchspeicheldrüse mit der Leber.
2 Die Pfortader transportiert die nicht mehr verwertbaren Stoffwechselprodukte von der Leber zum Dickdarm.
3 Die Pfortader transportiert die resorbierten Nährstoffe vom Gastrointestinaltrakt zur Leber.
4 Die Pfortader führt sauerstoffarmes Blut zur Leber.
5 Die Pfortader transportiert das sauerstoffarme Blut von der Leber zur unteren Hohlvene.

A) ☐ Alle Aussagen sind richtig.
B) ☐ Nur die Aussagen 1, 2, 4 und 5 sind richtig.
C) ☐ Nur die Aussagen 3, 4 und 5 sind richtig.
D) ☐ Nur die Aussagen 3 und 4 sind richtig.
E) ☐ Nur die Aussagen 4 und 5 sind richtig.

36. Welche Aussage zu den Spurenelementen ist richtig? ×✓

A) ☐ Durch Jodüberschuss kann es zu einer Vergrößerung der Schilddrüse kommen.
B) ☐ Das Spurenelement Eisen ist wichtig für den Knochenstoffwechsel.
C) ☐ Spurenelemente werden im Magen resorbiert und tragen in der Leber zur Vitaminbildung bei.
D) ☐ Das Spurenelement Jod wird zur Bildung der Schilddrüsenhormone benötigt.
E) ☐ Spurenelemente zählen zu den Energie liefernden Bestandteilen der Nahrung.

37. Welche Aussage zum Dünndarm ist richtig? ×✓

A) ☐ Die Ileozökalklappe liegt zwischen Ileum und Rektum.
B) ☐ Das Duodenum ist der längste Dünndarmabschnitt.
C) ☐ Das terminale Ileum mündet in den Blinddarm.
D) ☐ Im Dünndarm wird der Nahrungsbrei eingedickt.
E) ☐ Im Dünndarm wird der Nahrungsbrei desinfiziert.

38. Welche Aussagekombination zur Gallenblase ist richtig? ×✓

1 Nach Entfernung der Gallenblase ist auf eine kohlenhydratarme Nahrung zu achten.
2 Von den Drüsen der Gallenblase wird die Gallenflüssigkeit gebildet.
3 Die Gallenblase liegt an der Unterseite der Leber.
4 In der Gallenblase wird die Gallenflüssigkeit gesammelt und eingedickt.
5 Zur Verdauung der Fette wird die Gallenflüssigkeit von der Gallenblase über den Gallengang ins Duodenum transportiert.

A) ☐ Alle Aussagen sind richtig.
B) ☐ Nur die Aussagen 1, 2, 4 und 5 sind richtig.
C) ☐ Nur die Aussagen 3, 4 und 5 sind richtig.
D) ☐ Nur die Aussagen 3 und 4 sind richtig.
E) ☐ Nur die Aussagen 4 und 5 sind richtig.

39. Ordnen Sie zu. ×✓

A)	Vitamin-D-Mangel	1	Skorbut
B)	Vitamin-K-Mangel	2	Rachitis
C)	Vitamin-C-Mangel	3	Anämie
D)	Vitamin-B_{12}-Mangel	4	Blutungsneigung

A) ☐ A2, B1, C4, D3
B) ☐ A2, B4, C1, D3
C) ☐ A3, B4, C1, D2
D) ☐ A4, B3, C2, D1
E) ☐ A4, B1, C2, D3

40. Welche beiden Aussagen zum Enddarm sind richtig? ××✓

A) ☐ Im Enddarm erfolgen die Verdauung und die Resorption der Lipide.
B) ☐ Der Enddarm beginnt mit dem quer verlaufenden Colon und reicht bis zum Anus.
C) ☐ Der letzte Darmabschnitt, bestehend aus Sigma, Rektum und Anus, wird als Enddarm bezeichnet.
D) ☐ Im Bereich des Rektums wird die Gallenflüssigkeit in den Darm abgegeben.
E) ☐ Das über dem Schließmuskel liegende weiche Gefäßpolster bezeichnet man als Sphinkter.
F) ☐ Der Anus wird durch einen mehrschichtigen Schließmuskel verschlossen.

---

34. B, E 35. D 36. D
37. C 38. C 39. B
40. C, F

15 Diagnostik und Erkrankungen des Verdauungsapparats

Definieren Sie die Erkrankung Gastritis und erläutern Sie deren grundsätzliche Ursache.

Eine Gastritis ist eine Magenschleimhautentzündung, deren Ursache ein Ungleichgewicht zwischen Schleimhaut schützenden Faktoren (Magenschleim) und Schleimhaut schädigenden Faktoren (Magensäure, Pepsin) ist.

Nennen Sie die Arten der chronischen Gastritis.

- Typ A: Autoimmungastritis
- Typ B: bakteriell ausgelöste Gastritis
- Typ C: chemisch ausgelöste Gastritis

Nennen Sie den Erreger der bakteriell ausgelösten Gastritis und erläutern Sie deren Therapie.

Die Ursache ist das säureresistente Bakterium Helicobacter pylori; Therapie: Ausrottungsbehandlung (Eradikationstherapie), z. B. mit zwei Antibiotika und einem Protonenpumpenblocker (Triple-Therapie).

Erläutern Sie die Erkrankung Ulcus ventriculi und nennen Sie mögliche Komplikationen.

Das Ulcus ventriculi ist ein Magengeschwür. Hier liegt ein tiefer Gewebsdefekt der Magenschleimhaut vor. Die Magensäure hat die Schleimhaut und die darunter liegenden Gewebsschichten zerstört; mögliche Komplikationen: Blutungen, Perforation (Durchbruch) der Magenwand sowie Entstehung eines Magenkarzinoms.

Was versteht man unter einem Hämorrhoidalleiden?

Beim Hämorrhoidalleiden kommt es zu Beschwerden aufgrund von Entzündungen und Schwellungen des Hämorrhoidalgeflechts (bildet als weiches Gefäßpolster den Feinabschluss des Anus). Häufige Folgen sind Nässen, Juckreiz und Ekzeme sowie peranale Blutungen.

Erläutern Sie die Erkrankung Cholelithiasis sowie deren Therapie.

Als Cholelithiasis bezeichnet man das Gallensteinleiden. Aus gelösten Bestandteilen der Gallenflüssigkeit bilden sich hier unlösliche Kristalle, die als Gallensteine bezeichnet werden. Diese können sich innerhalb der Gallenblase bilden und zu einer Gallenblasenentzündung (Cholezystitis) führen. Verlegt ein Gallenstein den Gallengang, kommt es zu einem Verschlussikterus. Ist der Ausführungsgang der Bauchspeicheldrüse verlegt, kann es zu einer Pankreatitis kommen. Bei einer symptomatischen Cholelithiasis besteht die Therapie in der chirurgischen Entfernung der Gallenblase (Cholezystektomie).

Nennen Sie die häufigsten Erreger der Virushepatitis und erläutern Sie deren Infektionswege.

Die Erreger der virusbedingten Leberentzündung (Virushepatitis) sind in mehr als 90% der Fälle Hepatitisviren A, B oder C. Hepatitis-A-Viren werden durch eine Wasser- und Nahrungsmittelinfektion übertragen. Hepatitis-B- und -C-Viren werden durch sexuelle Kontakte, Blutprodukte oder perkutane Infektion (z. B. Nadelstichverletzung mit kontaminierter Kanüle) übertragen.

Beschreiben Sie die Erkrankung Appendizitis. Geben Sie mögliche Komplikationen sowie die Therapie an.

Eine Appendizitis ist eine Entzündung der Appendix vermiformis (Wurmfortsatzentzündung). Mit zunehmender Entzündungsdauer kann es durch Eiterbildung zu einer Anschwellung des Wurmfortsatzes kommen, die zu einer Perforation (Durchbruch) führen kann. Die Folge ist eine eitrige Peritonitis (Bauchfellentzündung).
Die Therapie besteht in der chirurgischen Entfernung des Wurmfortsatzes (Appendektomie).

▷ Prüfungsfall 11: S. 355

Sie arbeiten in der allgemeinmedizinischen Praxis von Dr. Müller. Herr Laux war in der vergangenen Woche wegen Verdauungsstörungen und Gewichtsverlust in der Praxis. Ihm war ein iFOB-Teströhrchen für die Stuhlentnahme mitgegeben worden, das er vor drei Tagen zur Auswertung abgegeben hat. Heute kommt Herr Laux zur Besprechung des Laborbefundes.
Auszug aus der Karteikarte:

A B C D E F G H I J K L M N O P Q R S Sch St T U V W X Y Z
1 2 3 4 5 6 7 8 9 10 11 12 13 14 15 16 17 18 19 20 21 22 23 24 25 26 27 28 29 30 31 I II III IV V VI VII VIII IX X XI XII

Geb. frei ☐
Krankenkasse bwz. Kostenträger
Techniker Krankenkasse

Nachts ☐
Sonstige ☐
Name Vorname des Versicherten
Laux
Markus
Ludwigstr. 10,
55116 Mainz

geb. am
21.10.19xx

EA:
55-jähriger Patient
Gewicht: 67 kg
Körpergröße: 1,86 m

1987 Appendektomie
2008 Gastritis
2011 Cholezystektomie

Unfall ☐

Kassen-Nr.	Versicherten-Nr.	Status
1234567	L74576543	1000000

Arbeitsunfall* ☐

Betriebsstätten-Nr.	Arzt-Nr.	Datum
879654321	123456789	12.11.20xx

Risiken

12.11.20xx	Anamnese: Verdauungsstörungen: Stuhlkonsistenz wechselnd zwischen Obstipation
	und Diarrhö, vermehrt Blähungen
	unbeabsichtigter Gewichtsverlust (ca. 5 kg)
	Befund: körperliche Untersuchung der Bauchorgane und digital-rektale
	Untersuchung des Enddarms ohne pathologischen Befund
19.11.20xx	Laborbefund: Stuhltest auf okkultes Blut (iFOBT): pos.
	Diagnose: V. a. kolorektales Karzinom
	Therapie: Überweisung zur Koloskopie

1. **Erläutern Sie die Abkürzung iFOBT**

2. **Erklären Sie den Fachbegriff okkultes Blut.**

3. **Warum wurde bei Herrn Laux ein Stuhltest auf okkultes Blut durchgeführt?**

1. Die Abkürzung iFOBT steht für immunologischer fäkaler Okkultbluttest, durch den okkultes Blut im Stuhl nachgewiesen werden kann.
2. okkultes Blut: unsichtbares Blut im Stuhl
3. Der Stuhltest auf okkultes Blut wird zur Darmkrebs-Früherkennung bei Krankheitsfällen durchgeführt, bei denen (noch) keine oder nur uncharakteristische Symptome vorliegen.

4. Welche diagnostische Maßnahme ist nach einem positiven iFOBT indiziert?

5. Nennen Sie mögliche Ursachen für okkulte Blutbeimengungen im Stuhl.

6. Beschreiben Sie den Grundaufbau eines Endoskops.

7. Nennen Sie die Namen von verschiedenen Endoskopen und die jeweiligen Anteile des Verdauungsapparates, die mit diesen Endoskopen untersucht werden können.

8. Erläutern Sie die Vorteile der Endoskopie gegenüber anderen bildgebenden Diagnoseverfahren.

9. Erläutern Sie die beiden Fachbegriffe Obstipation und Diarrhö.

---

4. Nach einem positiven iFOBT ist eine Koloskopie angezeigt, mit der die Ursache der okkulten Blutung festgestellt werden kann.
5. Entzündungen, gutartige Schleimhautwucherungen, wie z. B. Darmpolypen, aber auch Karzinom des Colons oder Rektums
6. Ein Endoskop ist ein meist biegsames schlauchförmiges Instrument, das einen Lichtleiter (z. B. Glasfaser) und eine Lichtquelle enthält. Viele Endoskope sind mit Arbeitskanälen ausgestattet, zum Absaugen und Spülen sowie zum Einführen von kleinen Instrumenten (z. B. Biopsiezangen). Durch das Okular (oder bei Videoendoskopen auf dem Bildschirm) kann die untersuchte Körperregion betrachtet werden.
7. Gastroskop zur Inspektion des Magens; Koloskop zur Inspektion des Dickdarms; Laparoskop zur Inspektion der Bauchhöhle; Rektoskop zur Inspektion des Mastdarms
8. Bei der Endoskopie ist der Patient keiner Strahlenbelastung ausgesetzt (im Vergleich zum Röntgen und zur Computertomografie), die Körperhöhlen können direkt betrachtet und beurteilt werden und es können während der Untersuchung Gewebeproben entnommen bzw. kleinere chirurgische Eingriffe durchgeführt werden.
9. Obstipation ist eine Stuhlverstopfung, bei der ein Stuhlgang seltener als dreimal pro Woche stattfindet oder täglich weniger als 35 g am Tag ausgeschieden werden. Zudem ist der Stuhl hart, weshalb es zu Beschwerden beim Stuhlgang kommen kann. Diarrhö liegt vor, wenn mehr als drei dünnflüssige Stuhlgänge am Tag auftreten.

10. Erläutern Sie charakteristische Merkmale benigner (gutartiger) und maligner (bösartiger) Tumoren.

11. Erklären Sie den Fachbegriff Cholezystektomie und erläutern Sie, in welchen Fällen eine Cholezystektomie angezeigt ist.

12. Definieren Sie den Fachbegriff Gastritis und nennen Sie mögliche Ursachen einer akuten Gastritis.

13. Erklären Sie den Fachbegriff Appendektomie und erläutern Sie, wann dieser Eingriff durchgeführt werden muss.

10. Gutartige Tumoren wachsen langsam, zeigen eine weitgehende Ähnlichkeit mit dem Ursprungsgewebe, verdrängen zwar benachbarte Strukturen/Organe, bilden aber keine Metastasen. Bösartige Tumoren wachsen schnell, zeigen keine Ähnlichkeit mit dem Ursprungsgewebe (atypische Mitosen, ggf. mehrere Zellkerne), durchsetzen und durchdringen benachbarte Strukturen/Organe und können diese zerstören. Sie bilden Metastasen.
11. Als Cholezystektomie bezeichnet man die vollständige operative Entfernung der Gallenblase. Angezeigt ist eine Cholezystektomie bei einem symptomatischen Gallensteinleiden (Cholelithiasis). Hierbei treten wiederkehrend wellenförmige starke Schmerzen im rechten und mittleren Oberbauch auf, häufig zusammen mit Kaltschweißigkeit und Brechreiz.
12. Eine Gastritis ist eine Magenschleimhautentzündung, die entsteht, wenn die schleimhautschädigenden Faktoren die schleimhautschützenden Faktoren überwiegen. Mögliche Ursachen sind magenschädliche Faktoren, z. B. Rauchen, Alkohol, Stress, NSAR, Cortison und/oder Infektionen.
13. Unter einer Appendektomie versteht man die operative Entfernung des Wurmfortsatzes (Appendix vermiformis), meist aufgrund einer akuten Entzündung. Es wird hierbei also nicht der Blinddarm (Caecum) entfernt. Da eine akute Wurmfortsatzentzündung zu einer Bauchfellentzündung (Peritonitis) führen kann, ist eine zeitnahe Operation in der Regel notwendig.

1. Welche Aussagekombination zum Magengeschwür ist richtig?

1 Ein Magengeschwür ist ein meist gutartiger Tumor der Magenschleimhaut.
2 Ein starkes Hungergefühl ist bei einem Magengeschwür typisch.
3 Bei einem Magengeschwür besteht Blutungsgefahr.
4 Das Magengeschwür wird in der Fachsprache als Ulcus ventriculi bezeichnet.
5 Bei einem Magengeschwür kommt es nur zu oberflächlichen Gewebedefekten.

A) ☐ Alle Aussagen sind richtig.
B) ☐ Nur die Aussagen 1, 2, 4 und 5 sind richtig.
C) ☐ Nur die Aussagen 2 und 3 sind richtig.
D) ☐ Nur die Aussagen 3 und 4 sind richtig.
E) ☐ Nur die Aussagen 4 und 5 sind richtig.

2. Ordnen Sie zu.

A	Obstipation	1	Erbrechen
B	Nausea	2	Durchfall
C	Diarrhö	3	Stuhlverstopfung
D	Emesis	4	Übelkeit

A) ☐ A2, B1, C3, D4
B) ☐ A1, B2, C4, D3
C) ☐ A3, B2, C4, D1
D) ☐ A3, B4, C2, D1
E) ☐ A4, B2, C1, D3

3. Welche Aussage zu den Divertikeln ist richtig?

A) ☐ Divertikel sind Schleimhautausstülpungen in der Wand des Dickdarms und/oder Sigmas.
B) ☐ Divertikel kommen häufig bei Kindern und Jugendlichen vor.
C) ☐ Chronisch vorliegende Diarrhö begünstigt die Entstehung von Divertikeln.
D) ☐ Als Divertikulitis bezeichnet man das Vorhandensein von zahlreichen Divertikeln.
E) ☐ Darminhalt in den Divertikeln schützt vor einer Divertikulitis.

4. Welche beiden Aussagen zur Wurmfortsatzentzündung sind richtig?

A) ☐ Bei einer Wurmfortsatzentzündung handelt es sich um eine Entzündung des Blinddarms.
B) ☐ Sie wird mit NSAR behandelt.
C) ☐ Eine Komplikation ist die eitrige Peritonitis.
D) ☐ Mithilfe der Röntgendiagnostik kann eine Wurmfortsatzentzündung festgestellt werden.
E) ☐ Ein Symptom bei einer Wurmfortsatzentzündung sind Schmerzen im linken Unterbauch.
F) ☐ Die chirurgische Entfernung der Appendix vermiformis wird als Appendektomie bezeichnet.

5. Welche beiden Aussagen zu den Tumoren sind richtig?

A) ☐ Bösartige Tumoren verdrängen die benachbarten Gewebe.
B) ☐ Gutartige Tumoren bilden in anderen Regionen und Organen Tochtergeschwülste.
C) ☐ Eine benigne Gewebeneubildung bezeichnet man als gutartigen Tumor.
D) ☐ Eine hohe Zellteilungsrate und schnelles Wachstum sind charakteristisch für gutartige Tumoren.
E) ☐ Bösartige Tumoren durchdringen Gewebe und bilden Metastasen.
F) ☐ Die Zellen von gutartigen Tumoren ähneln nicht mehr dem Ursprungsgewebe.

6. Welche Aussage zur Sonografie ist richtig?

A) ☐ Der diagnostisch eingesetzte Ultraschall ist für Schwangere gesundheitsschädlich.
B) ☐ Das Ultraschallgel verhindert, dass sich Luft zwischen Schallkopf und Haut befindet.
C) ☐ Vor der Sonografie sollte sich der Patient ballaststoffreich ernähren.
D) ☐ Die Sonografie ist für die Darstellung von Frakturen gut geeignet.
E) ☐ Während einer Sonografie kann die Schleimhaut des Darmes betrachtet werden.

7. Welche Aussage zur Leberzirrhose ist richtig?

A) ☐ Alkohol vermindert das Risiko, an einer Leberzirrhose zu erkranken.
B) ☐ Bei einer Leberzirrhose wird zerstörtes Lebergewebe durch Bindegewebe ersetzt.
C) ☐ Leberzirrhose kann eine Spätfolge der Hepatitis A sein.
D) ☐ Aufgrund der Lebervernarbung tritt bei einer Leberzirrhose das Leberzellkarzinom seltener auf.
E) ☐ Eine Leberzirrhose heilt nach Beseitigung der schädigenden Ursache wieder vollständig aus.

8. Ordnen Sie den Tumoren die richtige Eigenschaft zu, mit einer 1 für benigne, einer 2 für maligne und einer 3 für semimaligne.

A) ☐ Karzinom
B) ☐ Liposarkom
C) ☐ Adenom
D) ☐ Basaliom
E) ☐ Osteosarkom
F) ☐ Lipom

1. D	2. D	3. A
4. C, F	5. C, E	6. B
7. B	8. A2, B2, C1, D3, E2, F1	

9. Welche Aussagekombination zur Koloskopie ist richtig?

1 Während der Koloskopie können Darmpolypen entfernt werden.
2 Nach der Polypektomie sind Nachblutungen möglich.
3 Bei der Koloskopie wird der gesamte Dickdarm einschließlich des terminalen Ileums untersucht.
4 Bei einem positiven iFOBT ist eine Koloskopie indiziert.
5 Während einer Koloskopie können an mehreren Stellen des Darms Gewebeproben entnommen werden.

A) ☐ Alle Aussagen sind richtig.
B) ☐ Nur die Aussagen 1, 2, 4 und 5 sind richtig.
C) ☐ Nur die Aussagen 2 und 3 sind richtig.
D) ☐ Nur die Aussagen 3 und 4 sind richtig.
E) ☐ Nur die Aussagen 4 und 5 sind richtig.

10. Welche Aussage zum Hämorrhoidalleiden ist richtig?

A) ☐ Diarrhö ist eine häufige Ursache des Hämorrhoidalleidens.
B) ☐ Okkulte Blutungen weisen auf Hämorrhoiden hin.
C) ☐ Beim Hämorrhoidalleiden kommt es zu einer Degeneration des Hämorrhoidalgeflechts.
D) ☐ Die Behandlung des Hämorrhoidalleidens erfolgt durch Eradikationstherapie.
E) ☐ Eine Vergrößerung und Entzündung des Hämorrhoidalpolsters führt zum Hämorrhoidalleiden.

11. Welche beiden Aussagen zu Helicobacter pylori sind richtig?

A) ☐ Helicobacter pylori ist ein säuresensibles Bakterium.
B) ☐ Das Bakterium Helicobacter pylori bildet Milchsäure und führt zu einem niedrigeren pH-Wert des Magensaftes.
C) ☐ Aufgrund der Form zählt man Helicobacter pylori zu den Streptokokken.
D) ☐ Der Befall des Magens mit Helicobacter pylori kann Ursache einer Gastritis sein.
E) ☐ Eine medikamentöse Therapie der Infektion mit Helicobacter pylori ist nicht möglich.
F) ☐ Helicobacter pylori kann fäkal-oral übertragen werden.

12. Welche Zuordnung ist richtig?

A) ☐ Enteritis → Dünndarmentzündung
B) ☐ Divertikulitis → Entzündung von Polypen
C) ☐ Appendizitis → Blinddarmentzündung
D) ☐ Peritonitis → Brustfellentzündung
E) ☐ Gastritis → Gallenblasenentzündung

13. Welche Aussage zur gastrointestinalen Blutung ist richtig?

A) ☐ Bei einer unteren gastrointestinalen Blutung kann es zu Bluterbrechen kommen.
B) ☐ Die meisten intestinalen Blutungen sind im unteren Gastrointestinaltrakt lokalisiert.
C) ☐ Blutungen aus dem oberen Gastrointestinaltrakt können als Teerstuhl ausgeschieden werden.
D) ☐ Bei einer Leberzirrhose können Verletzungen der Dünndarmvarizen zu starken Blutungen führen.
E) ☐ Chronische Blutungen führen zu einer Erhöhung des Hämoglobingehalts im Blut.

14. Ordnen Sie zu.

A	Auskultation	1	Betrachten
B	Inspektion	2	Beklopfen
C	Perkussion	3	Tasten
D	Palpation	4	Abhören

A) A2, B1, C4, D3
B) A1, B2, C3, D4
C) A3, B2, C1, D4
D) A4, B3, C2, D1
E) A4, B1, C2, D3

15. Welche Aussage zur Gastroskopie ist falsch?

A) ☐ Vor der Gastroskopie muss der Patient 6 bis 8 Stunden nüchtern sein.
B) ☐ Die Zähne des Patienten werden durch einen Kunststoffring im Mund geschützt.
C) ☐ Das Gastroskop wird durch den Mund und die Speiseröhre in den Magen vorgeschoben.
D) ☐ Bei der Gastroskopie können wegen der Magensäure keine Biopsien entnommen werden.
E) ☐ Der Würgereiz des Patienten kann durch eine Oberflächenanästhesie der Rachenhinterwand vermindert werden.

16. Welche Aussage zum Gallensteinleiden ist richtig?

A) ☐ Nach einer Cholezystektomie muss auf eine kohlenhydratarme Kost geachtet werden.
B) ☐ Das Gallensteinleiden wird als Cholelithiasis bezeichnet.
C) ☐ Untergewichtige junge Männer haben ein hohes Risiko, an einem Gallensteinleiden zu erkranken.
D) ☐ Gallensteine werden mit einer mehrwöchigen Antibiotikatherapie behandelt.
E) ☐ Bei Normalgewicht ist das Gallensteinrisiko deutlich höher als bei Adipositas.

---

9. A	10. E	11. D, F
12. A	13. C	14. E
15. D	16. B	

17. Ordnen Sie zu.

A	Exsikkose	1	oberflächlicher Gewebedefekt des Epithels
B	Refluxösophagitis	2	Magenschleimhautentzündung
C	Gastritis	3	Austrocknung des Körpers
D	Erosion	4	Speiseröhrenentzündung durch Rückfluss von Mageninhalt

A) ☐ A2, B1, C3, D4
B) ☐ A1, B2, C3, D4
C) ☐ A3, B2, C4, D1
D) ☐ A3, B4, C2, D1
E) ☐ A4, B2, C1, D3

18. Welche Aussagekombination zur Bauchspeicheldrüsenentzündung ist richtig?

1 Eine akute Pankreatitis ist eine lebensbedrohliche Entzündung der Bauchspeicheldrüse.
2 Mögliche Ursachen einer Bauchspeicheldrüsenentzündung sind Alkohol oder die Verlegung des Ausführungsgangs durch einen Gallenstein.
3 Bei einer chronischen Bauchspeicheldrüsenentzündung wird Insulin auch in den Dünndarm abgegeben.
4 Bei einer akuten Pankreatitis ist der Pepsinwert im Serum erhöht.
5 Eine chronische Bauchspeicheldrüsenentzündung verläuft ohne klinische Symptome.

A) ☐ Alle Aussagen sind richtig.
B) ☐ Nur die Aussagen 1 und 2 sind richtig.
C) ☐ Nur die Aussagen 2 und 3 sind richtig.
D) ☐ Nur die Aussagen 3 und 4 sind richtig.
E) ☐ Nur die Aussagen 4 und 5 sind richtig.

19. Welche Aussage zur Endoskopie ist richtig?

A) ☐ Die Lichtquelle des Endoskops ist am Okular.
B) ☐ Die Inspektion der Bauchhöhle bezeichnet man als Gastroskopie.
C) ☐ Bei einer Rektoskopie befindet sich das Okular im Rektum.
D) ☐ Mit einem Gastroskop kann auch die Gallenblase inspiziert werden.
E) ☐ Während der Endoskopie kann eine Biopsie durchgeführt werden.

20. Welche Zuordnung ist richtig?

A ☐ Aszites → Bauchwassersucht
B ☐ Ikterus → Gallensteinleiden
C ☐ Steatosis hepatis → Leberentzündung
D ☐ Cholelithiasis → Gelbsucht
E ☐ Hepatitis → Fettleber

21. Welche Aussage zur Hepatitis B ist richtig?

A) ☐ Die Impfung gegen Hepatitis B ist meistens eine passive Immunisierung.
B) ☐ Die Inkubationszeit der Hepatitis B beträgt 2 bis 6 Tage.
C) ☐ Hepatitis B wird parenteral, d. h. sexuell, perkutan, vertikal oder durch Blutprodukte übertragen.
D) ☐ Der Infektionsweg der Hepatitis B ist die Wasser- und Nahrungsmittelinfektion.
E) ☐ Ungefähr 75 % der akuten Hepatitis-B-Erkrankungen werden chronisch.

22. Ordnen Sie zu.

A	Flatulenz	1	krampfartige, wellenförmig auftretende Bauchschmerzen
B	Koliken	2	vermehrter peranaler Gasabgang
C	Foetor ex ore	3	Rückfluss, z. B. von Magensäure in den Ösophagus
D	Reflux	4	unangenehmer Geruch der Ausatemluft

A) ☐ A2, B1, C4, D3
B) ☐ A1, B2, C3, D4
C) ☐ A3, B2, C4, D1
D) ☐ A3, B4, C2, D1
E) ☐ A4, B2, C1, D3

23. Welche beiden Aussagen zur gastroösophagealen Refluxkrankheit sind richtig?

A) ☐ Die Refluxösophagitis ist eine häufig bei jungen Menschen vorkommende Erkrankung.
B) ☐ Die Koloskopie ermöglicht die Unterscheidung zwischen Refluxkrankheit und Speiseröhrenkrebs.
C) ☐ Bei bestehender Refluxösophagitis kommt es während der Schwangerschaft häufig zu einer Besserung der Krankheitsbeschwerden.
D) ☐ Der Rückfluss von Magensäure schädigt die Schleimhaut der Speiseröhre.
E) ☐ Ursache für den Rückfluss von Mageninhalt ist häufig die Muskelschwäche des Pylorus.
F) ☐ Nikotin, Alkohol und Übergewicht sind mögliche Ursachen für den Reflux von Mageninhalt in die Speiseröhre.

17. D 18. B 19. E
20. A 21. C 22. A
23. D, F

24. Welche Aussagekombination zu den Polypen ist richtig?

1 Polypen sind Schleimhautwucherungen in das Lumen eines Hohlorgans.
2 Während einer Koloskopie kann ein Polyp mit einer Elektroschlinge abgetragen werden.
3 Die chirurgische Entfernung eines Polypen wird als Polypektomie bezeichnet.
4 Darmpolypen können sich zu bösartigen Tumoren entwickeln.
5 Nach der Polypektomie wird das entnommene Gewebe von einem Pathologen begutachtet.

A) ☐ Alle Aussagen sind richtig.
B) ☐ Nur die Aussagen 1, 2, 4 und 5 sind richtig.
C) ☐ Nur die Aussagen 2 und 3 sind richtig.
D) ☐ Nur die Aussagen 3 und 4 sind richtig.
E) ☐ Nur die Aussagen 4 und 5 sind richtig.

25. Ordnen Sie den Tumoren das jeweilige Ursprungsgewebe zu.

A	Osteom	1	Fettgewebe
B	Karzinom	2	Epithelgewebe
C	Lipom	3	Bindegewebe
D	Fibrom	4	Knochengewebe

A) ☐ A2, B1, C3, D4
B) ☐ A1, B2, C3, D4
C) ☐ A3, B2, C4, D1
D) ☐ A3, B4, C2, D1
E) ☐ A4, B2, C1, D3

26. Welche Aussage zur Laktosemalabsorption ist richtig?

A) ☐ Bei der Laktoseintoleranz kommt es nach dem Verzehr von Laktose zur Obstipation.
B) ☐ Bei der Laktoseintoleranz handelt es sich um eine allergische Reaktion auf Milchprodukte.
C) ☐ Laktose kommt in tierischem und pflanzlichem Eiweiß vor.
D) ☐ Die Laktoseintoleranz ist eine meist genetisch bedingte Milchzuckerunverträglichkeit.
E) ☐ Die Laktoseintoleranz beruht auf einem Überschuss des Verdauungsenzyms Laktase.

27. Welche Aussage zur Gastritis ist richtig?

A) ☐ Eine chronische Gastritis wird durch eine Virusinfektion hervorgerufen.
B) ☐ Eine chronische Gastritis führt mit der Zeit zu einer Dickdarmentzündung.
C) ☐ Bei einer Gastritis bildet der Magen vermehrt Gastrin.
D) ☐ Die akute Gastritis kann durch Rauchen, Alkohol und Stress oder durch Infektionen entstehen.
E) ☐ Ursache der Gastritis ist die übermäßige Schleimproduktion der Magenschleimhaut.

28. Welche Aussage zur Virushepatitis ist falsch?

A) ☐ Die Infektion durch Hepatitis-A-Viren erfolgt über kontaminierte Lebensmittel.
B) ☐ Die Gelbfärbung von Haut und Schleimhäuten kann ein Symptom der Hepatitis sein.
C) ☐ Eine aktive Immunisierung ist gegen Hepatitis A und Hepatitis B möglich.
D) ☐ Die Hepatitis A verläuft häufig chronisch und kann zu einer Leberzirrhose führen.
E) ☐ Mögliche Symptome einer Hepatitis sind Müdigkeit, Übelkeit und Inappetenz.

29. Welches bildgebende Verfahren arbeitet mit Schallwellen?

A) ☐ Röntgen
B) ☐ Magnetresonanztomografie
C) ☐ Arthroskopie
D) ☐ Computertomografie
E) ☐ Sonografie

30. Welche Aussage zum kolorektalen Karzinom ist richtig?

A) ☐ Das kolorektale Karzinom ist eine benigne Veränderung der Darmschleimhaut.
B) ☐ Die wichtigste diagnostische Maßnahme beim kolorektalen Karzinom ist die Koloskopie.
C) ☐ Das kolorektale Karzinom wird mit einer Kombination von zwei Antibiotika behandelt.
D) ☐ Untergewicht und fettarme Ernährung sind Risikofaktoren des kolorektalen Karzinoms.
E) ☐ Am häufigsten tritt das kolorektale Karzinom bei Kindern und Jugendlichen auf.

31. Welche Aussagekombination zur Hepatitis A ist richtig?

1 Die Hepatitis A ist eine Erkrankung nach fäkal-oraler Infektion.
2 Ein Impfschutz gegen Hepatitis A ist möglich.
3 Bei einem Teil der Infizierten verläuft die Hepatitis A chronisch.
4 Bei Hepatitis A ist keine akute Therapie notwendig.
5 Die Hepatitis A heilt vollständig aus.

A) ☐ Alle Aussagen sind richtig.
B) ☐ Nur die Aussagen 1, 2, 4 und 5 sind richtig.
C) ☐ Nur die Aussagen 1, 2 und 5 sind richtig.
D) ☐ Nur die Aussagen 3 und 4 sind richtig.
E) ☐ Nur die Aussagen 4 und 5 sind richtig.

24. A	25. E	26. D
27. D	28. D	29. E
30. B	31. B	

32. Welche Aussage zum Stuhltest auf okkultes Blut ist richtig? ✗✓

A) ☐ Für die Entnahme der Stuhlprobe wird dem Patienten ein spezielles Teströhrchen für den iFOBT mitgegeben.
B) ☐ Die Auswertung erfolgt in der Praxis.
C) ☐ Vitamin C kann ein falsch positives Testergebnis bewirken.
D) ☐ Der präventive Stuhltest sollte regelmäßig ab dem 18. Lebensjahr durchgeführt werden.
E) ☐ Ein negatives Testergebnis ist der Nachweis von okkultem Blut.

33. Welche beiden Aussagen zum Zwölffingerdarmgeschwür sind richtig? ✗✗✓

A) ☐ Es ist eine gutartige Gewebeneubildung.
B) ☐ In der Fachsprache wird das Zwölffingerdarmgeschwür als Ulcus duodeni bezeichnet.
C) ☐ Beim Zwölffingerdarmgeschwür kommt es zu tiefen Gewebsdefekten in der Schleimhaut des Ileum.
D) ☐ Einen oberflächlichen Gewebsdefekt der Dünndarmschleimhaut bezeichnet man als Zwölffingerdarmgeschwür.
E) ☐ Ein Zwölffingerdarmgeschwür führt zu Einblutungen in den Magen.
F) ☐ Schmerzen im Oberbauch, Übelkeit, Erbrechen und Völlegefühl sind mögliche Symptome eines Zwölffingerdarmgeschwürs.

34. Welche Aussage zur Obstipation ist richtig? ✗✓

A) ☐ Bei Obstipation muss durch eine Gastroskopie ein Tumor ausgeschlossen werden.
B) ☐ Mögliche Ursachen sind ein geringer Ballaststoffgehalt der Nahrung und Flüssigkeitsmangel.
C) ☐ Die Lebensweise hat keine Auswirkung auf eine bestehende Obstipation.
D) ☐ Eine Obstipation wird durch vermehrte Gasansammlung im Darm hervorgerufen.
E) ☐ Eine medikamentöse Behandlung der Obstipation ist derzeit nicht möglich.

35. Welche Aussage zur Gastroenteritis ist richtig? ✗✓

A) ☐ Die wichtigste Infektionsquelle einer Gastroenteritis ist die Gastronomie.
B) ☐ Die Therapie der Gastroenteritis besteht in einer reduzierten Flüssigkeitszufuhr.
C) ☐ Die Gastroenteritis ist die Vorstufe einer chronischen Darmentzündung.
D) ☐ Die entzündliche Erkrankung des Magen-Darm-Traktes wird als Gastroenteritis bezeichnet.
E) ☐ Bei der infektiösen Gastroenteritis kommt es meist zu einer Obstipation.

36. Welche Aussagekombination zur Gelbsucht ist richtig? ✗✓

1 Während der Gelbsucht ist der Stuhl dunkel gefärbt.
2 Ikterus ist der Fachbegriff für Gelbsucht.
3 Bei einer Gelbsucht aufgrund einer Virushepatitis kommt es zu einer Braunfärbung des Urins.
4 Der Bilirubinspiegel ist bei einer Gelbsucht erhöht.
5 Ursache der Gelbsucht ist stets eine Virusinfektion der Leber.

A) ☐ Alle Aussagen sind richtig.
B) ☐ Nur die Aussagen 1, 2, 4 und 5 sind richtig.
C) ☐ Nur die Aussagen 2, 3 und 4 sind richtig.
D) ☐ Nur die Aussagen 3 und 4 sind richtig.
E) ☐ Nur die Aussagen 4 und 5 sind richtig.

37. Ordnen Sie zu. ✗✓

A	Ileus	1	Medikamentenbehandlung gegen Helicobacter pylori
B	Eradikationstherapie	2	Entzündung von Divertikeln
C	Divertikulitis	3	Zwerchfellbruch mit Verlagerung von Magenteilen in den Thorax
D	Hiatushernie	4	Darmverschluss bzw. eine Unterbrechung der Darmpassage

A) ☐ A2, B1, C4, D3
B) ☐ A1, B2, C3, D4
C) ☐ A3, B2, C4, D1
D) ☐ A3, B4, C2, D1
E) ☐ A4, B1, C2, D3

38. Welche Aussage zum Pankreaskarzinom ist falsch? ✗✓

A) ☐ Das Pankreaskarzinom kann durch Verlegung des Drüsenausführungsgangs zu einer Pankreatitis führen.
B) ☐ Nikotinkonsum und Alkoholmissbrauch sind Risikofaktoren für ein Pankreaskarzinom.
C) ☐ Metastasen des Pankreaskarzinoms bilden sich häufig in der Leber.
D) ☐ Das Pankreaskarzinom ist ein benigner Tumor, der keine Metastasen bildet.
E) ☐ Verlegt ein Pankreaskarzinom den Gallengang, kann es zu einem schmerzlos auftretenden Ikterus kommen.

---

32. A — 33. B, F — 34. B
35. D — 36. C — 37. E
38. D

16 Stoffwechselstörungen und -erkrankungen

Erklären Sie den Begriff metabolisches Syndrom.

Das metabolische Syndrom ist eine Kombination der häufigsten Stoffwechselstörungen. Die vier Hauptbestandteile sind Stammadipositas, Hypertonie, Fettstoffwechselstörungen und Diabetes mellitus Typ 2. Weitere mögliche Folgen sind u. a. Gicht und ein erhöhtes Arterioskleroserisiko.

Erläutern Sie die Berechnung des Body-Mass-Index (BMI) und dessen Bedeutung.

- Der Body-Mass-Index wird nach der Formel Körpergewicht (kg) : Körpergröße $(m)^2$ errechnet.
- BMI-Werte > 25 kg/m^2 weisen auf Übergewicht des Patienten hin, BMI-Werte > 30 kg/m^2 auf Adipositas.
- Der BMI ist bei sehr kleinen und großen sowie bei muskulösen Menschen nicht anwendbar. Bei Kindern und Jugendlichen gelten andere Normbereiche.

Nennen Sie typische körperliche Folgen der Adipositas.

- arterielle Hypertonie
- Fettstoffwechselstörungen
- Diabetes mellitus Typ 2
- Arthrose
- Cholelithiasis
- Hyperurikämie und Gicht
- Schlafapnoe-Syndrom
- erhöhtes Arterioskleroserisiko
- erhöhtes Schlaganfallrisiko
- erhöhtes Krebsrisiko

Erläutern Sie den Fachbegriff Hyperlipidämie und deren Ursache.

- Hyperlipidämie bezeichnet einen erhöhten Fettspiegel (Lipidspiegel) im Blut. Man unterscheidet drei Arten:
  - einfache Hyperlipidämie: Nur der Triglyzeridspiegel ist erhöht.
  - gemischte Hyperlipidämie: Triglyzerid- und Cholesterinspiegel sind erhöht.
  - Hypercholesterinämie: Nur der Cholesterinspiegel ist erhöht.
- Ursache: Überernährung, genetische Veranlagung (Disposition), Alkoholmissbrauch

Erklären Sie den Fachbegriff Hyperurikämie und beschreiben Sie mögliche Folgen der Erkrankung.

Eine Hyperurikämie liegt vor, wenn der Harnsäurespiegel des Blutes über 7 mg/dL (420 µmol/L) liegt. Treten körperliche Symptome auf, spricht man von der Stoffwechselerkrankung Gicht, bei der Harnsäurekristalle v. a. sehr schmerzhafte Entzündungen in den Gelenken verursachen. Häufig ist bei einem Gichtanfall das Großzehengrundgelenk betroffen.

Definieren Sie allgemein die Stoffwechselerkrankung Diabetes mellitus.

Diabetes mellitus ist eine Stoffwechselerkrankung mit chronisch erhöhtem Blutzuckerspiegel. Ursache sind ein absoluter oder relativer Insulinmangel und/oder eine Störung der Insulinwirkung.

Beschreiben Sie die Wirkung des Hormons Insulin und erklären Sie, wo es genau gebildet wird.

Insulin bewirkt die Aufnahme von Glukose in die Zellen. Das Insulin bindet hierfür an Rezeptoren der Zelloberfläche, woraufhin Glukosemoleküle durch spezielle Kanäle der Zellmembran ins Zellinnere aufgenommen werden. Dadurch sinkt der Blutzuckerspiegel.
Insulin wird von speziellen Zellen der Langerhans-Inseln gebildet, die inselartig im Pankreasgewebe liegen.

Erklären Sie, was passiert, wenn mehr Glukose verzehrt wird, als die Zellen momentan benötigen.

Bei kohlenhydratreicher Nahrung bewirkt Insulin eine vermehrte Glukoseaufnahme in die Leber. Die Glukose wird dann in der Leber und in der Muskulatur in Form des Polysaccharids Glykogen gespeichert. Sind alle Glykogenspeicher gefüllt, wird Glukose in Fett umgewandelt und in Fettzellen gespeichert.

Sie arbeiten in der allgemeinmedizinischen Praxis von Dr. Sass. Frau Zickler ist langjährige Patientin der Praxis und kommt seit fünf Monaten regelmäßig zur Wundbehandlung einer tiefen Ulzeration des rechten Fußballens.
Auszug aus der Karteikarte:

A	B	C	D	E	F	G	H	I	J	K	L	M	N	O	P	Q	R	S	Sch	St	T	U	V	W	X	Y	Z

1 2 3 4 5 6 7 8 9 10 11 12 13 14 15 16 17 18 19 20 21 22 23 24 25 26 27 28 29 30 31 — I II III IV V VI VII VIII IX X XI XII

Geb. frei ☐ | Krankenkasse bzw. Kostenträger: AOK

Nachts ☐ | Name Vorname des Versicherten: Zickler Gertrude | geb. am: 21.10.19xx

Sonstige ☐ | Ortwaldstr. 53, 60599 Frankfurt/Main

EA:
65-jährige Patientin
Gewicht: 98,5 kg
Körpergröße: 1,64 m

1993 Hyperlipidämie
Hypertonie
Adipositas Grad II
Seit 1995 Diabetes mellitus Typ 2
Seit 2005 ambulante Dialyse

Unfall ☐

Kasse-Nr.	Versicherten-Nr.	Status
2134567	Z7987673321	5000000

Arbeitsunfall* ☐

Betriebsstätten-Nr.	Arzt-Nr.	Datum
879654321	123456789	27.07.20xx

Risiken

27.07.20xx	Anamnese: Verlust des Temperatur- und Schmerzempfindens beider Füße, Wundheilungsstörung nach einer Bagatellverletzung des rechten Fußballens, Entwicklung einer tiefen Ulzeration (Durchmesser 2,5 cm), Wundbehandlung seit 5 Monaten
	Diagnose: diabetisches Fußsyndrom
	Therapie: Abtragung von Nekrosen und avitalem Gewebe, Wunddesinfektion, Wundverband

1. Erläutern Sie die Unterformen Typ 1 und Typ 2 des Diabetes mellitus.

2. Nennen Sie typische Symptome des noch unerkannten Diabetes mellitus Typ 1.

1. Typ-1-Diabetes ist eine Autoimmunkrankheit, bei der das Immunsystem die Insulin bildenden Zellen der Bauchspeicheldrüse zerstört. Die Patienten, meist Kinder, Jugendliche oder junge Erwachsene, sind von Anfang an insulinpflichtig.
   Typ-2-Diabetes macht ca. 90% der Diabetesdiagnosen aus und ist meist die Folge von Überernährung und Übergewicht. Es entwickelt sich eine Insulinresistenz (nachlassende Insulinwirkung) mit Hyperglykämie. Die Patienten werden erst spät oder nie insulinpflichtig.
2. Polyurie, Polydipsie, Glukosurie, Abgeschlagenheit, akute Bauchschmerzen, Koma

3. Erklären Sie, was man unter einem Gestationsdiabetes versteht.

4. Nennen Sie Diagnosekriterien für den Diabetes mellitus.

5. Welche grundsätzlich verschiedenen Blutgefäßschäden können diabetesbedingt auftreten?

6. Nennen Sie Folgeerkrankungen, die bei einem langjährig bestehenden Diabetes mellitus auftreten können.

3. Gestationsdiabetes (Schwangerschaftsdiabetes) entsteht aufgrund des hohen Hormonspiegels bei Schwangeren, die eine genetische Veranlagung für Diabetes mellitus besitzen. Der erhöhte Blutzuckerspiegel der Schwangeren führt dann zu einer Überversorgung des Fetus mit Glukose. Der Fetus bildet vermehrt Insulin. Dadurch werden Wachstum und Gewichtszunahme übermäßig angeregt. Die Neugeborenen diabetischer Mütter sind oft sehr groß und schwer.
4. Blutzucker nüchtern > 126 mg/dL und/oder Zufallsblutzucker (zweimalig an verschiedenen Zeitpunkten) > 200 mg/dL und/oder Blutzucker nach zwei Stunden im oralen Glukosetoleranztest (OGTT) > 200 mg/dL und/oder HbA_{1c} > 6,5%
5. Die diabetesbedingten Schädigungen der Blutgefäße bezeichnet man allgemein als diabetische Angiopathie. Hierbei kommt es zu einer Verengung der großen Arterien (Makroangiopathie) und zu einer Verengung der kleineren und kleinsten Blutgefäße (Mikroangiopathie). Aufgrund der eingeschränkten Durchblutung werden Gewebe und Organe nicht mehr ausreichend mit Sauerstoff und Nährstoffen versorgt.
6. Typische (mögliche) Folgeerkrankungen einer diabetesbedingten Makroangiopathie sind ein Myokardinfarkt, ein Schlaganfall und eine periphere arterielle Verschlusskrankheit (pAVK).
   Aufgrund der diabetesbedingten Mikroangiopathie kommt es bei einer diabetischen Retinopathie zu einer Schädigung der Retina bis hin zur Erblindung.
   Die diabetische Nephropathie führt häufig zu einer Niereninsuffizienz.
   Bei der diabetischen Neuropathie treten Sensibilitätsstörungen, besonders an den Füßen, auf.
   Wegen der eingeschränkten Durchblutung kann bei Männern eine Impotenz auftreten.

7. Erläutern Sie das bei einem langjährig bestehenden Diabetes mellitus häufig auftretende diabetische Fußsyndrom.

8. Erklären Sie die beiden Fachbegriffe Hyperglykämie und Hypoglykämie.

9. Nennen Sie typische Symptome einer Hypoglykämie bei Diabetikern.

10. Nennen Sie mögliche Gegenmaßnahmen von Diabetikern bei einer Hypoglykämie.

11. Erklären Sie den Fachbegriff metabolisches Syndrom und nennen Sie die typischen Komponenten dieses Syndroms.

▷ Prüfungsfall 2: S. 306

7. Beim diabetischen Fußsyndrom bewirkt die beeinträchtigte Sensibilität ein gestörtes Gangbild, was zu einer Überlastung der Fußballen und Zehen führt. Die Folge sind häufig tiefe Ulzerationen am Fußballen und schwere Wundheilungsstörungen. Aufgrund der diabetischen Gefäß- und Gewebeschäden sind bei vielen Diabetes-mellitus-Patienten Zeh-, Fuß- oder Beinamputationen notwendig.
8. Der Fachbegriff Hyperglykämie bezeichnet einen erhöhten Blutzuckerspiegel. Unter Hypoglykämie versteht man einen erniedrigten Blutzuckerspiegel.
9. Müdigkeit, Schwäche- und Schwindelgefühl, Zittrigkeit, ggf. Kreislaufprobleme sowie Bewusstseinsstörungen und Koma
10. orale Kohlenhydratzufuhr (z. B. Traubenzucker), Glukoseinjektion oder -infusion oder eine Glukagoninjektion mit einer Fertigspritze in den Oberschenkelmuskel
11. Das metabolische Syndrom ist eine sehr häufig auftretende Zivilisationskrankheit, bei der die häufigsten Stoffwechselstörungen kombiniert auftreten.
    Die typischen pathologischen Hauptbestandteile sind Fettsucht (Adipositas, BMI > 30 kg/m^2), arterielle Hypertonie (RR > 140/90 mmHg), Fettstoffwechselstörungen (Triglyzeride/Cholesterin erhöht) und Diabetes mellitus Typ 2.

1. Welche Aussagekombination zum Body-Mass-Index ist richtig? ✗✎

A) ☐ BMI = Körpergewicht (g) × Körpergröße $(m)^2$
B) ☐ BMI = Körpergewicht $(kg)^2$: Körpergröße (m)
C) ☐ BMI = Körpergröße $(m)^2$: Körpergewicht (kg)
D) ☐ BMI = Körpergewicht (kg) : Körpergröße $(m)^2$
E) ☐ BMI = Körpergröße (m) : Körpergewicht $(kg)^2$

2. Welche beiden Aussagen zu den diabetesbedingten Folgeerkrankungen sind richtig? ✗✗✎

A) ☐ Als Makroangiopathie bezeichnet man die Arteriosklerose großer Arterien.
B) ☐ Bei der diabetischen Retinopathie werden die Blutgefäße der Nierenrinde geschädigt.
C) ☐ Schädigungen der Netzhaut des Auges sind Folgen der diabetischen Nephropathie.
D) ☐ Aufgrund der diabetischen Neuropathie haben Diabetiker ein erhöhtes Schlaganfallrisiko.
E) ☐ Die Mikroangiopathie führt zu Myokardinfarkt und Schlaganfall.
F) ☐ Eine häufige Spätfolge bei Diabetes mellitus ist die Niereninsuffizienz.

3. Ordnen Sie zu. ✗✎

A	Polydipsie	1	vermehrte Harnausscheidung
B	Glukosurie	2	erhöhter Blutzuckerspiegel
C	Hyperglykämie	3	Glukoseausscheidung durch den Urin
D	Polyurie	4	verstärktes Durstgefühl

A) ☐ A2, B1, C3, D4
B) ☐ A4, B3, C2, D1
C) ☐ A3, B2, C4, D1
D) ☐ A3, B4, C2, D1
E) ☐ A4, B2, C1, D3

4. Welche Aussagekombination zum Diabetes mellitus Typ 2 ist richtig? ✗✎

1) ☐ Diabetes mellitus Typ 2 ist die am häufigsten vorkommende Diabetesform.
2) ☐ Die Häufigkeit von Diabetes mellitus Typ 2 hat in den vergangenen vier Jahrzehnten stark zugenommen.
3) ☐ Diabetes mellitus Typ 2 bezeichnet man auch als juvenilen Diabetes.
4) ☐ Die häufigsten Ursachen für Diabetes mellitus Typ 2 sind neben der genetischen Veranlagung Überernährung und Übergewicht.
5) ☐ Die nachlassende Insulinwirkung wird als Insulinresistenz bezeichnet.

A) Alle Aussagen sind richtig.
B) Nur die Aussagen 1, 2, 4 und 5 sind richtig.
C) Nur die Aussagen 1, 2 und 3 sind richtig.
D) Nur die Aussagen 3 und 4 sind richtig.
E) Nur die Aussagen 4 und 5 sind richtig.

5. Welche Zuordnung ist richtig? ✗✎

A) ☐ Hyperurikämie → erhöhter Harnsäurespiegel
B) ☐ Hyperlipidämie → erhöhter Cholesterinspiegel
C) ☐ Hyperglykämie → Glukoseausscheidung über den Urin
D) ☐ Hyperinsulinämie → erhöhter Blutzuckerspiegel
E) ☐ Hypercholesterinämie → erhöhter Blutfettspiegel

6. Welche Aussage zur Hyperurikämie ist richtig? ✗✎

A) ☐ Bei einer Hyperurikämie ist der Harnstoffspiegel des Blutes erhöht.
B) ☐ Als Hyperurikämie bezeichnet man eine vermehrte Harnausscheidung mit kleinen Blutbeimengungen.
C) ☐ Bei chronischer Hyperurikämie kommt es häufig zu Entzündungen der Niere.
D) ☐ Milchprodukte sollten bei einer Hyperurikämie nur in geringen Mengen verzehrt werden.
E) ☐ Bei einer Hyperurikämie bilden sich Harnsäurekristalle, die zu schmerzhaften Entzündungen der Gelenke führen können.

7. Welche Aussage zum Gestationsdiabetes ist richtig? ✗✎

A) ☐ Bei einem Gestationsdiabetes ist nur der Glukosestoffwechsel des Ungeborenen gestört.
B) ☐ Gestationsdiabetes tritt vorwiegend bei älteren und übergewichtigen Männern auf.
C) ☐ Ein Gestationsdiabetes entwickelt sich während der Schwangerschaft.
D) ☐ Der Gestationsdiabetes ist eine Sonderform des Diabetes mellitus Typ 1.
E) ☐ Gestationsdiabetes ist eine typische Ursache für untergewichtige Neugeborene.

8. Welche Aussage zu den Fettstoffwechselstörungen ist falsch? ✗✎

A) ☐ Bei einer einfachen Hyperlipidämie ist der Triglyzeridspiegel des Blutes erhöht.
B) ☐ Den erhöhten Fettspiegel im Blut bezeichnet man als Hypolipidämie.
C) ☐ Ursachen der Hyperlipidämie sind Überernährung und genetische Veranlagung.
D) ☐ Die KHK ist eine typische Folge der Hyperlipidämie.
E) ☐ LDL-Cholesterin verstärkt die Bildung arteriosklerotischer Plaques.

---

1. D	2. A, F	3. B
4. B	5. A	6. E
7. C	8. B	

9. Welche Aussagekombination zum metabolischen Syndrom ist richtig?

1 Ein Befund des metabolischen Syndroms ist die Stammadipositas.
2 Übergewicht und Adipositas sind Risikofaktoren der arteriellen Hypertonie.
3 Das metabolische Syndrom entsteht durch Überernährung und Bewegungsmangel.
4 Fettstoffwechselstörungen und Diabetes mellitus Typ 2 sind Folgen der Adipositas.
5 Das metabolische Syndrom ist eine häufig vorkommende Zivilisationskrankheit.

A) ☐ Alle Aussagen sind richtig.
B) ☐ Nur die Aussagen 1, 2, 4 und 5 sind richtig.
C) ☐ Nur die Aussagen 2 und 3 sind richtig.
D) ☐ Nur die Aussagen 3 und 4 sind richtig.
E) ☐ Nur die Aussagen 4 und 5 sind richtig.

10. Welche Aussagekombination zur Ernährung bei Diabetes mellitus ist richtig?

1 Vollkornprodukte und andere ballaststoffreiche Nahrungsmittel sorgen für einen gleichmäßigen Blutzuckerverlauf.
2 In der Diabetes-Schulung erlernt der Patient, welche Nahrungsmittel schnell oder langsam verfügbare Kohlenhydrate enthalten.
3 Während einer diabetesgerechten Reduktionsdiät sollte auf ein tägliches Bewegungsprogramm verzichtet werden.
4 Bestimmte Gemüse, wie z. B. Tomaten, Salat und Gurken, dürfen uneingeschränkt verzehrt werden.
5 Der Hauptanteil der Nahrung eines Diabetikers besteht aus Eiweiß.

A) ☐ Alle Aussagen sind richtig.
B) ☐ Nur die Aussagen 1, 2 und 4 sind richtig.
C) ☐ Nur die Aussagen 2 und 3 sind richtig.
D) ☐ Nur die Aussagen 3 und 4 sind richtig.
E) ☐ Nur die Aussagen 4 und 5 sind richtig.

11. Ordnen Sie zu.

A	Insulin	1	Blutzucker steigerndes Hormon der Pankreasinseln
B	Glykogen	2	erniedrigter Blutzuckerspiegel; Unterzuckerung
C	Glukagon	3	Blutzucker senkendes Hormon der Pankreasinseln
D	Hypoglykämie	4	Speicherform der Glukose; tierische Stärke

A) ☐ A2, B1, C4, D3
B) ☐ A1, B2, C3, D4
C) ☐ A3, B4, C1, D2
D) ☐ A4, B3, C2, D1
E) ☐ A4, B1, C2, D3

12. Welche Aussage zum Langzeit-Blutzuckerwert ist richtig?

A) ☐ Der HbA_{1c}-Messwert fällt bei unbehandeltem Diabetes mellitus.
B) ☐ Bei einer Hyperglykämie bildet Glukose mit einem Teil der Plasmaproteine HbA_{1c}.
C) ☐ Der HbA_{1c}-Messwert gibt Auskunft über den mittleren Blutzuckerspiegel der letzten 8–10 Tage.
D) ☐ Der HbA_{1c} ist ein wichtiger Messwert zur Beurteilung der Stoffwechsellage und damit auch der Therapietreue bei Diabetes mellitus.
E) ☐ Der HbA_{1c}-Messwert zeigt auch kurz dauernde Blutzuckeranstiege an.

13. Welche beiden Aussagen zur medikamentösen Therapie des Diabetes mellitus sind richtig?

A) ☐ Depotinsulin ist ein lang wirksames Insulin mit verzögertem Wirkungseintritt.
B) ☐ Die Verabreichung oraler Antidiabetika erfolgt parenteral.
C) ☐ Normalinsulin wird in der Regel intramuskulär injiziert.
D) ☐ Bei einem Diabetes Typ 2 kann Insulin auch oral verabreicht werden.
E) ☐ Bei der intensivierten konventionellen Insulintherapie (ICT) wird das Insulin über eine Insulinpumpe verabreicht.
F) ☐ Orale Antidiabetika sind für Typ-2-Diabetiker geeignet, bei denen kein absoluter Insulinmangel vorliegt.

14. Welche beiden Aussagen zum diabetischen Fußsyndrom sind richtig?

A) ☐ Die Behandlung eines Fußulkus wird normalerweise von den Patienten selbst durchgeführt.
B) ☐ Beim diabetischen Fußsyndrom liegt eine Überempfindlichkeit der Fußsohlen vor.
C) ☐ Professionelle Fußpflege führt zu einer raschen Heilung der Ulzerationen an der Fußsohle.
D) ☐ Sensibilitätsstörungen sowie Verletzungen mit schweren Wundheilungsstörungen führen zum diabetischen Fußsyndrom.
E) ☐ Zur Früherkennung des diabetischen Fußsyndroms sind regelmäßige Fußinspektionen notwendig.
F) ☐ Ursache des diabetischen Fußsyndroms ist die Schädigung der tiefen Beinvenen.

---

9. A	10. B	11. C
12. D	13. A, F	14. D, E

15. Welche Aussage zu den Blutfetten ist falsch? ×✎

A) ☐ Ein hoher Gesamtcholesterinspiegel fördert die Arteriosklerose.
B) ☐ HDL-Cholesterin transportiert Cholesterin zur Leber, in der es abgebaut wird.
C) ☐ LDL-Cholesterin transportiert Cholesterin in die arteriosklerotischen Plaques.
D) ☐ Für das Abschätzen des kardiovaskulären Risikos ist der LDL/HDL-Quotient wichtig.
E) ☐ Triglyzeride bewirken einen Rückgang der pathologischen Veränderungen bei Arteriosklerose.

16. Welche Aussagekombination ist richtig? ×✎

1 Die Gichtarthritis tritt meistens in einem Großzehengrundgelenk auf.
2 Bei einem Gichtanfall führen Harnsäurekristalle zu schmerzhaften Entzündungen.
3 Bei langjährig unbehandelter Hyperurikämie kann es zur Bildung von Nierensteinen kommen.
4 Frauen entwickeln meist vor der Menopause eine Gicht, da Östrogene die Harnsäureausscheidung hemmen.
5 Bei bestehender Hyperurikämie kann der Harnsäurespiegel durch hohen Fleischkonsum gesenkt werden.

A) ☐ Alle Aussagen sind richtig.
B) ☐ Nur die Aussagen 1, 2, 4 und 5 sind richtig.
C) ☐ Nur die Aussagen 1, 2 und 3 sind richtig.
D) ☐ Nur die Aussagen 3 und 4 sind richtig.
E) ☐ Nur die Aussagen 4 und 5 sind richtig.

17. Welche Aussage ist richtig? ×✎

A) ☐ Zur Vorbeugung gegen Diabetes mellitus Typ 1 hilft eine zuckerarme Ernährung.
B) ☐ Diabetes mellitus Typ 1 ist eine Autoimmunerkrankung, bei der das Immunsystem die Insulin bildenden Zellen zerstört.
C) ☐ Intensive sportliche Betätigung sowie eine Diabetes-Diät können bei Typ-1-Diabetikern zu normalen Blutzuckerwerten führen.
D) ☐ Diabetes mellitus Typ 1 beruht auf einer Insulinresistenz.
E) ☐ Diabetes mellitus Typ 1 tritt bevorzugt bei Menschen über 65 Jahren auf und wird daher als juveniler Diabetes bezeichnet.

18. Welche Aussage zum Zuckerstoffwechsel ist richtig? ×✎

A) ☐ Glykogen erhöht den Blutzuckerspiegel.
B) ☐ Ein Blutzuckerabfall führt zu einer Insulinausschüttung.
C) ☐ Insulin bewirkt die Glukoseaufnahme in die Zellen.
D) ☐ Glukagon senkt den Blutzuckerspiegel.
E) ☐ Bei erhöhten Blutzuckerwerten wird Glukose in den Langerhans-Inseln gespeichert.

19. Welche Aussagekombination zur Prävention des Diabetes mellitus ist richtig? ×✎

1 Ein Lebensstil, der dem metabolischen Syndrom vorbeugt, kann einen Diabetes mellitus Typ 2 in den meisten Fällen verhindern.
2 Gegen Diabetes mellitus Typ 1 ist keine Primärprävention möglich.
3 Bei einer Veranlagung zu Diabetes mellitus Typ 2 kann die vorbeugende Einnahme von Insulin den Ausbruch der Erkrankung verhindern.
4 Durch Vermeidung von Überernährung und Übergewicht kann dem Diabetes mellitus Typ 1 vorgebeugt werden.
5 Orale Antidiabetika verhindern die Entstehung eines juvenilen Diabetes.

A) ☐ Alle Aussagen sind richtig.
B) ☐ Nur die Aussagen 1, 2 und 5 sind richtig.
C) ☐ Nur die Aussagen 1 und 2 sind richtig.
D) ☐ Nur die Aussagen 2 und 4 sind richtig.
E) ☐ Nur die Aussagen 3 und 5 sind richtig.

20. Welche beiden Aussagen zu Übergewicht und Adipositas sind richtig? ××✎

A) ☐ Bei Adipositas liegt der Wert des Body-Mass-Index über 30 kg/m².
B) ☐ Eine Folge von Adipositas sind Fettstoffwechselstörungen, die zu Gefäßwandschäden der Venen führen.
C) ☐ Übergewichtige und adipöse Patienten leiden häufig unter einer Hypotonie.
D) ☐ Bei Adipositas ist der HDL-Cholesterinwert erhöht.
E) ☐ Gonarthrose und Koxarthrose können Spätschäden der Adipositas sein.
F) ☐ Der Lebensstil des Patienten hat auf das Ausmaß der Adipositas keinen Einfluss.

21. Welche Aussage zur Glukosurie ist richtig? ×✎

A) ☐ Die Glukosurie ist eine mögliche Auswirkung der Hypoglykämie.
B) ☐ Bei einer Glukosurie kommt es zu einer verminderten Harnausscheidung.
C) ☐ Nur bei einer Glukosurie gelangen Glukosemoleküle in den Primärharn.
D) ☐ Eine Glukosurie entsteht durch unvollständige Rückresorption der Glukose in der Niere.
E) ☐ Die Glukosurie dient der Senkung des Blutzuckerspiegels.

---

15. E	16. C	17. B
18. C	19. C	20. A, E
21. D		

17 Hautaufbau, Hauterkrankungen und Allergien

Finden Sie die richtigen Beschriftungen der folgenden Abbildungen zum Querschnitt durch die Haut und dem Ausschnitt aus der Basalzellschicht der Oberhaut.

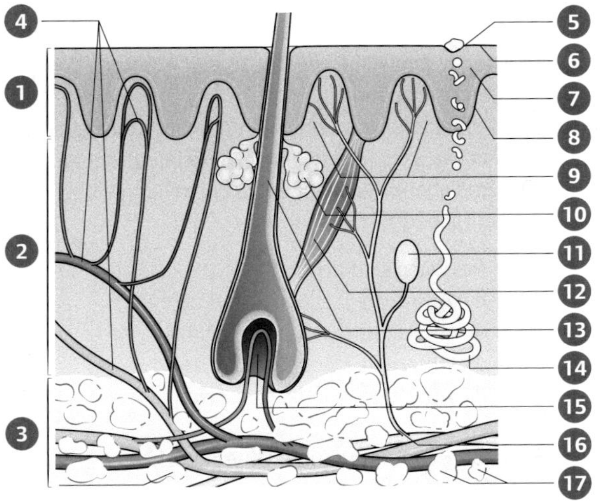

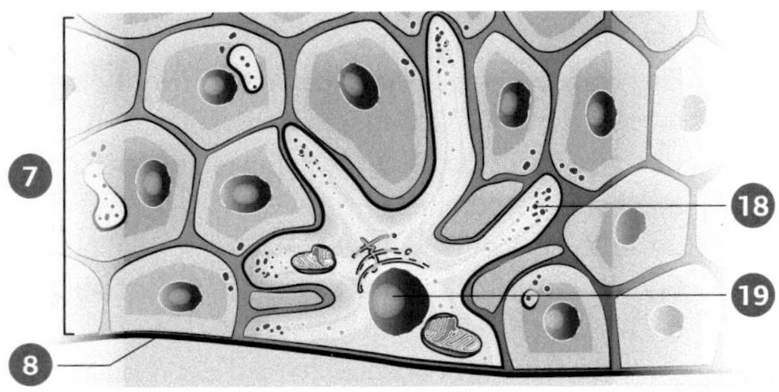

1	Epidermis (Oberhaut)
2	Dermis (Lederhaut)
3	Subkutis (Unterhaut)
4	Blutgefäße
5	Schweißdrüsenöffnung
6	Hornschicht
7	Basalzellschicht (Keimschicht)
8	Basalmembran
9	Papillen der Lederhaut
10	Talgdrüse
11	Tastorgan
12	Haarbalgmuskel
13	Haar
14	Schweißdrüse
15	Haarwurzel
16	Nerv
17	Fettzellen der Subkutis = Unterhautfettgewebe
18	Melanin (dunkles Pigment)
19	Melanozyt (Pigmentzelle)

Erklären Sie mithilfe der folgenden Darstellung eines Schnitts durch die Oberhaut, wie und wie schnell sich die menschliche Epidermis regeneriert.

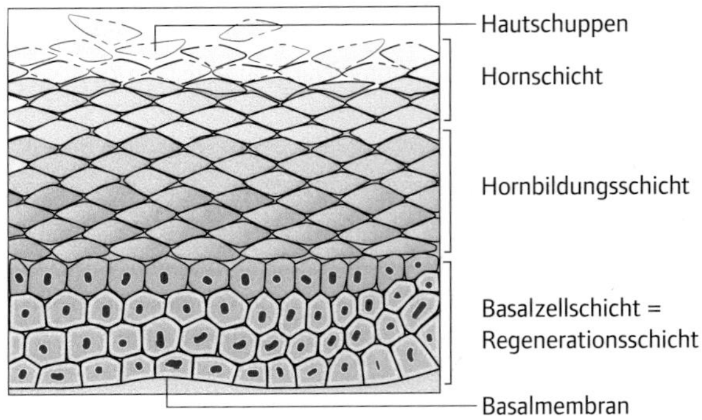

Die Epidermis regeneriert sich komplett innerhalb eines Monats:
- Es teilen sich die Basalzellen der Regenerationsschicht (Basalzellschicht, Keimschicht).
- Ältere Zellen werden nach oben in die Hornbildungsschicht geschoben.
- Die älteren Zellen gehen nach und nach zu Grunde und gelangen als Hautschuppen in die Hornschicht.
- Die Hornschuppen schilfern unbemerkt ab (ca. 1 kg pro Jahr).

Wie werden Epidermis (Oberhaut) und Dermis (Lederhaut) zusammen genannt?

Kutis (Haut)

Beschreiben Sie die Lage und das Aussehen der Papillen sowie ihre Funktion.

- Lage und Aussehen der Papillen:
  Die Papillen sind fingerförmige Ausstülpungen der Dermis (Lederhaut) in Richtung Epidermis (Oberhaut).
- Funktion der Papillen:
  Sie verhindern, dass sich die Epidermis von der Dermis abschält, und erhöhen so die Festigkeit der Haut.

Benennen Sie die rechts abgebildeten Hautrezeptoren und geben Sie an, für welche Sinneseindrücke sie jeweils zuständig sind.

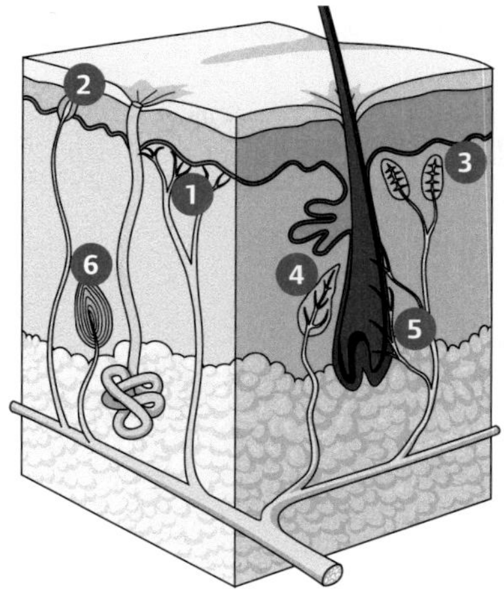

Nr.	Rezeptor	Sinneseindruck
1	freie Nervenendigung	Schmerz, Wärme, Kälte
2	Druckrezeptor	Druck
3	Tastkörperchen	Tastempfindung
4	Druck- und Spannungsfühler	Druck, Hautspannung
5	Rezeptor für Haarberührung, Haarwurzelbewegung	Berührung
6	Druckrezeptor	Druck

Nennen Sie die Namen der wichtigsten Formen von Hautausschlägen bzw. Hautveränderungen und deren Beschreibung.

- Fleck (Makula): umschriebene, im Hautniveau liegende Verfärbung der Haut
- Quaddel (Urtika): stecknadel- bis handtellergroße, beetartige Hauterhebung durch ein umschriebenes Hautödem
- Knötchen oder Papel (Papula): bis erbsgroße, feste Erhabenheit der Haut
- Knoten (Nodus): mehr als erbsgroße, feste Erhabenheit der Haut
- Bläschen (Vesicula): bis erbsgroße, flüssigkeitsgefüllte Vorwölbung der Haut
- Blase (Bulla): mehr als erbsgroße, flüssigkeitsgefüllte Vorwölbung der Haut
- Pustel: mit Eiter gefülltes Bläschen
- Kruste (Crusta): Hautauflagerung durch eingetrocknetes seröses, eitriges oder blutiges Sekret
- Schuppe (Squama): Hautauflagerung durch Plättchen aus verhornten Zellen der Epidermis
- Erosion (Erosio): oberflächlicher Hautdefekt durch Abschürfung mit Abheilung ohne Narbenbildung
- Geschwür (Ulcus): tief reichender Hautdefekt, der nur unter Narbenbildung abheilen kann
- Einriss oder Schrunde (Rhagade): spaltförmiger, sehr schmerzhafter Hautdefekt
- Exanthem: Hautausschlag
- Erythem: entzündliche Rötung der Haut

Beschreiben Sie, mit welchen drei Maßnahmen sich die Haut an die zunehmende Einwirkung von UV-Licht im Sommer anpasst.

- Sofortbräunung: Das Pigment Melanin aus den Melanozyten der Basalzellschicht dunkelt nach.
- Nachbräunung: Es wird zusätzliches Melanin gebildet.
- Lichtschwiele: Die Hornschicht der Haut verdickt sich.

Empfindliche Haut reagiert bei täglichem Duschen mit Duschgel oder Seife oft mit Trockenheit und Juckreiz. Wie entstehen diese Symptome und was kann man vorbeugend tun?

- Entstehung: Entfettung der natürlichen Lipidschicht der Haut, dadurch Austrocknung und Reizung von Sinnesrezeptoren
- Vorbeugung: sparsame Verwendung milder, pH-hautneutraler Waschmittel (z. B. Syndets), Eincremen zur Rückfettung direkt nach dem Abtrocknen

Was versteht man unter Hautanhangsgebilden?

Hautanhangsgebilde sind Hautbestandteile, die nicht zum Epithel gehören:

- Haare
- Schweiß-, Talg- und Duftdrüsen
- Finger- und Fußnägel
- Brustdrüsen

Sie arbeiten in der allgemeinmedizinischen Praxis von Frau Dr. Koller. Auszug aus der Karteikarte:

A B C D E F G H I J K L M N O P Q R S Sch St T U W X Y Z

1 2 3 4 5 6 7 8 9 10 11 12 13 14 15 16 17 18 19 20 21 22 23 24 25 26 27 28 29 30 31 — I II III IV V VI VII VIII IX X XI XII

Geb. frei ☐ Nachts ☐ Sonstige ☐ Unfall ☐ Arbeitsunfall* ☐

Krankenkasse bzw. Kostenträger: AOK

Name Vorname des Versicherten: Markovic Miroslav, Hinterer Graben 23, 93476 Rennstett

geb. am: 13.03.20xx

EA:
21-jähriger Patient
1,87 m
78 kg
Hobby: Schwimmen
Nichtraucher
keine wesentlichen Vorerkrankungen

Kassen-Nr.	Versicherten-Nr.	Status
12345678	A12345678	1000000

Betriebsstätten-Nr.	Arzt-Nr.	Datum
12345678	12345678	17.02.20xx

Risiken: keine

17.02.20xx

Anamnese: Seit 4 Wochen zunehmender Pruritus und Brennen im 4. Zehenzwischenraum links, Verschlimmerung nach Schwimmtraining (2 x pro Woche)
Befund: ausgeprägtes Erythem im 4. Zehenzwischenraum links mit Kratzspuren, linker Vorfuß sonst unauffällig, rechter Fuß Nägel sowie Finger/Hände ohne pathologischen Befund, sonst guter Allgemeinzustand, RR 120/80 mmHg (re.), Puls 64/Min., Temperatur axillar 37,1 °C.
Diagnose: V. a. Mykose im 4. Zehenzwischenraum links
Therapie: Rp Terbinafinhydrochlorid 1 % Creme 30 g (N2), (Privatrezept), 1 x tgl. auftragen für 3 Wochen; in dieser Zeit täglicher Wechsel von bei 60 °C waschbaren Socken; Schwimmverbot; WV in 1 Woche

1. Zwischen welchen zwei Zehen befindet sich der 4. Zehenzwischenraum?

2. Erklären Sie, was man unter einer Mykose versteht, welche ihrer Leitsymptome bei Herrn Markovic vorliegen und zu welcher Medikamentengruppe die verordnete Creme gehört.

3. Mit welchen drei gesundheitlichen Folgen muss Herr Markovic rechnen, wenn er sich nicht an die ärztlichen Verordnungen hält?

1)

2)

3)

1. zwischen 4. und 5. Zeh
2. Eine Mykose ist eine Pilzerkrankung. Es liegen die Leitsymptome Jucken (Pruritus) und Brennen vor. Die Creme enthält ein Antimykotikum.
3. 1) Ausweitung u. Verschlimmerung der Mykose
   2) bakterielle Superinfektion der vorgeschädigten Haut mit Übergreifen auf den Vorfuß
   3) Sepsisgefahr

4. Zur Prophylaxe soll Herr Markovic Informationen zur Mykoseprävention allgemein und im Hallenbad bekommen. Auf welche fünf Punkte soll er künftig achten?

1) ______

______

2) ______

______

3) ______

______

4) ______

5) ______

5. Welche Gemeinsamkeiten und welche Unterschiede zeigen die Krankheitsbilder Abszess und Phlegmone? Geben Sie auch an, welches der Krankheitsbilder schneller zu einer Sepsis führen kann.

______

______

______

______

______

______

______

6. Wie entsteht ein Erysipel (Wundrose) und an welchen Symptomen kann man dieses Krankheitsbild erkennen?

______

______

______

______

______

7. Was unterscheidet ein Furunkel von einem Karbunkel?

______

______

______

______

8. Um welche Erkrankung handelt es sich bei einem Panaritium und warum muss jedes Panaritium konsequent ausbehandelt werden?

______

______

______

---

4. 1) Schuhe und Strümpfe so auswählen, dass die Zehenzwischenräume trocken bleiben
2) im Hallenbad außerhalb des Wassers immer Badeschuhe tragen, auch beim Duschen
3) nach dem Schwimmen Zehenzwischenräume vor dem Anziehen der Strümpfe vollständig abtrocknen
4) Strümpfe bei mindestens 60 °C waschen
5) bei Pilzbefall der Füße Schuhe desinfizieren
5. Abszess und Phlegmone sind durch Eitererreger hervorgerufene Entzündungen der Haut. Bei einem Abszess bildet sich eine umschriebene, abgegrenzte Gewebseinschmelzung der Haut, bei einer Phlegmone breitet sich der Entzündungsherd flächenhaft ohne scharfe Begrenzung in das Gewebe aus. Dadurch ist die Sepsisgefahr bei einer Phlegmone größer als bei einem Abszess.
6. Bakterien, meistens Streptokokken, dringen in einen Defekt der Epidermis ein und rufen eine Hautentzündung hervor. Die betroffene Haut ist gerötet, flach erhaben und überwärmt. Zusätzlich bestehen oft Fieber und ein starkes Krankheitsgefühl.
7. Ein Furunkel entsteht durch eine eitrige und nekrotisierende Haarbalgentzündung, bei einem Karbunkel handelt es sich um mehrere zusammenfließende Haarbalgentzündungen.
8. Hautentzündung an Fingern und/oder Zehen mit schmerzbedingter Bewegungseinschränkung, Hygieneproblem bei Nahrungsbereitung bei Fingerbefall, bei Immunschwäche selten auch Sepsisgefahr

1. Welche beiden Aussagen treffen zu? ××✎

A) ☐ Die Melanozyten gehören zur Epidermis.
B) ☐ Die Subkutis grenzt an die Epidermis.
C) ☐ Die Epidermis wird auch Lederhaut genannt.
D) ☐ Die Subkutis wird auch Oberhaut genannt.
E) ☐ Die Dermis enthält keine freien Nervenendigungen.
F) ☐ Die Papillen gehören zur Dermis.

2. Übersetzen Sie den Begriff Exanthem. ×✎

A) ☐ Abschürfung
B) ☐ Hautknötchen
C) ☐ Hautschuppe
D) ☐ Hautfleck
E) ☐ Hautausschlag

3. Was versteht man unter einer Pustel? ×✎

A) ☐ ein mit Eiter gefülltes Hautbläschen
B) ☐ eine Hautabschürfung
C) ☐ einen spaltförmigen Einriss der Haut
D) ☐ eine Quaddel
E) ☐ ein Hautgeschwür

4. Welche beiden Aussagen zum Allergietyp 1 sind richtig? ××✎

A) ☐ Symptombeginn nach wenigen Tagen
B) ☐ Symptombeginn meist innerhalb von Minuten
C) ☐ Allergietyp bei Kontaktekzem
D) ☐ Allergietyp, der durch Immunglobulin E vermittelt wird
E) ☐ ist immer angeboren
F) ☐ Heuschnupfen gehört nicht dazu.

5. Eine andere Bezeichnung für die spezifische Immuntherapie (SIT) ist … ×✎

A) ☐ sichere Immunsystem-Therapie.
B) ☐ intravenöse Allergenzufuhr.
C) ☐ intramuskuläre Allergenzufuhr.
D) ☐ Hypersensibilisierung.
E) ☐ Hyposensibilisierung.

6. Welche beiden Aussagen zur Atopie sind richtig? ××✎

A) ☐ Sie ist nicht angeboren.
B) ☐ Sie wird im Laufe des Lebens erworben.
C) ☐ Sie ist erblich bedingt.
D) ☐ Betroffene haben eine erhöhte Neigung zu Hautkrebs.
E) ☐ Betroffene haben eine erhöhte Neigung zu Asthma, Heuschnupfen, Neurodermitis und Nahrungsmittelallergien.
F) ☐ Sie ist vollständig heilbar.

7. Welche Aussage trifft für einen einer allergischen Erkrankung zu? ×✎

A) ☐ Auf ein allergisches Asthma bronchiale folgt die Entstehung von Heuschnupfen.
B) ☐ Nach länger bestehendem Heuschnupfen entwickelt sich ein allergisches Asthma bronchiale.
C) ☐ Auf eine allergische Entzündung der Augenbindehaut folgt ein Angina-pectoris-Anfall.
D) ☐ Auf eine Nahrungsmittelallergie folgt eine Laktoseintoleranz.
E) ☐ Typ-1-Allergie führt zum allergischen Schock.

8. Welche beiden Aussagen zu einem allergischen Schock treffen zu? ××✎

A) ☐ Die Fachbezeichnung dafür lautet anaphylaktischer Schock.
B) ☐ Er beginnt meist erst mehrere Tage nach Kontakt mit dem auslösenden Allergen.
C) ☐ Er kann auch innerhalb von Minuten nach der intravenösen Gabe von Röntgenkontrastmitteln entstehen.
D) ☐ Nach Allergenkontakt kommt es dabei zu einer akuten Verengung der Blutgefäße.
E) ☐ Selbst nach sofort eingeleiteter Notfallbehandlung hat diese Schockform eine schlechte Prognose.
F) ☐ Eine Schocklagerung mit erhöhten Beinen ist zur Behandlung meist ausreichend.

9. Welche beiden Arzneimittelgruppen werden gezielt zur Behandlung von Allergien eingesetzt? ××✎

A) ☐ Hormone
B) ☐ Vitamine
C) ☐ Analgetika
D) ☐ Antihistaminika
E) ☐ nichtsteroidale Antirheumatika (NSAR)
F) ☐ Kortikoide

---

1. A, F	2. E	3. A
4. B, D	5. E	6. C, E
7. B	8. A, C	9. D, F

10. Geben Sie allen Aussagen, die zu einem Prick-Test passen, eine 1 und allen, die zu einem Epikutantest passen, eine 2.

A) ☐ Der Test wird nach 72 Stunden abgelesen.
B) ☐ Der Test wird nach 20 Minuten abgelesen.
C) ☐ Er eignet sich zur Testung auf unterschiedliche Inhalationsantigene.
D) ☐ Er eignet sich zur Testung von Stoffen, die allergische Kontaktekzeme hervorrufen können.
E) ☐ Die Hornschicht der Epidermis wird dabei mit einer Nadel durchstoßen.
F) ☐ Bevorzugter Ort für die Testung ist die Haut auf der Beugeseite des Unterarms.

11. Welche beiden Aussagen zur Sensibilisierung auf ein Allergen treffen zu?

A) ☐ Die Sensibilisierung beginnt meist schon im Mutterleib.
B) ☐ Ein Sensibilisierungsvorgang beginnt nur unmittelbar nach der Geburt.
C) ☐ Die Sensibilisierung auf ein Allergen kann jederzeit im Leben stattfinden.
D) ☐ Es handelt sich um einen Lernvorgang des Immunsystems, dessen Ergebnis eine Allergie ist.
E) ☐ Es handelt sich um einen kompletten Ausfall des Immunsystems.
F) ☐ Vor allem psychisch sensible Menschen sind betroffen.

12. Welche Aussagekombination zur Prävention des Auftretens von Allergien trifft zu?

1 Die Exposition zu Zigarettenrauch der Eltern (Passivrauchen) fördert die Entstehung allergischer Erkrankungen bei ihren Kindern.
2 Kinder, die in einer ländlichen Umgebung mit viel Kontakt zu Umweltallergenen aufwachsen, haben ein geringeres Risiko für das Auftreten von Allergien.
3 Stadtkinder aus besonders reinlichen Haushalten haben ein vermindertes Risiko für die Allergieentstehung.
4 Die Beachtung präventiver Hinweise kann das spätere Auftreten von Allergien in fast jedem Fall zuverlässig verhindern.
5 Kontaktallergien treten beim Personal einer hygienisch korrekt betriebenen Arztpraxis praktisch nicht auf.
6 MFA, die regelmäßige Hautpflege betreiben, vermindern ihr Risiko für die Entstehung von Kontaktallergien.

A) ☐ Nur die Aussagen 1, 4 und 5 sind richtig.
B) ☐ Nur die Aussagen 1, 2 und 6 sind richtig.
C) ☐ Nur die Aussagen 2, 4 und 6 sind richtig.
D) ☐ Nur die Aussagen 2, 4 und 5 sind richtig.
E) ☐ Nur die Aussagen 3, 5 und 6 sind richtig.

13. Was ist die Ursache der Neurodermitis?

A) ☐ Virusinfekt der Haut
B) ☐ Pilzinfektion der Haut
C) ☐ bakterielle Infektion der Haut
D) ☐ Hautallergie
E) ☐ vererbte Hautfunktionsstörung mit Überempfindlichkeit der Haut

14. Welche beiden Aussagen zur Neurodermitis treffen nicht zu?

A) ☐ Hauptsymptom ist eine zunehmende Gefühllosigkeit der Haut.
B) ☐ Hauptsymptom ist der Juckreiz.
C) ☐ Es kommt im Verlauf der Erkrankung zu unterschiedlichen Ekzemformen.
D) ☐ Bei den meisten Patienten verstärken sich die Symptome im Winter.
E) ☐ Kortikoidhaltige Salben und Cremes vermindern die Symptome und sind auch als Dauertherapie ohne Nebenwirkungen einsetzbar.
F) ☐ Der sogenannte Milchschorf kann bei Kindern in den ersten Lebensmonaten das erste Zeichen für das Vorliegen der Erkrankung sein.

15. Welches ist die deutsche Bezeichnung für Psoriasis?

A) ☐ Hautpilzerkrankung
B) ☐ Sonnenbrand
C) ☐ Schuppenflechte
D) ☐ Mundschorf
E) ☐ Krätze

16. Welche Aussagekombination zur Psoriasis ist richtig?

1 Sie ist genetisch bedingt.
2 Die Regeneration der Epidermis ist stark beschleunigt.
3 Diese Erkrankung geht mit starker Schuppung und Entzündung der betroffenen Hautstellen einher.
4 Auch die Gelenke können entzündet sein, man spricht dann von Psoriasis-Arthritis.
5 Die Krankheit ist zwar nicht heilbar, jedoch lassen sich die Beschwerden durch lokale und systemische Therapien vermindern.

A) ☐ Alle Aussagen sind richtig.
B) ☐ Nur die Aussagen 1, 2, 4 und 5 sind richtig.
C) ☐ Nur die Aussagen 2 und 3 sind richtig.
D) ☐ Nur die Aussagen 3 und 4 sind richtig.
E) ☐ Nur die Aussagen 4 und 5 sind richtig.

---

10. A2, B1, C1, D2, E1, F1 — 11. C, D
12. B — 13. E
14. A, E — 15. C
16. A

17. Welche Aussage zur Akne vulgaris trifft nicht zu?

A) ☐ Bei jungen Männern ist die Akne oft ausgeprägter als bei jungen Frauen, da sie einen höheren Testosteronspiegel im Blut haben.
B) ☐ Die Erkrankung beginnt mit einer erhöhten Talgproduktion in den Talgdrüsen und einem Talgstau in den Haartrichtern.
C) ☐ Aus dem Talg austretende Fettsäuren verursachen Hautentzündungen.
D) ☐ Die Medikamente gegen Akne werden Komedonen genannt.
E) ☐ Die Einnahme von Substanzen zur Größenzunahme von Muskeln (Muskeldoping) kann Akne auslösen.

18. Was versteht man unter einer Onychomykose?

A) ☐ Pilzerkrankung in Hautfalten
B) ☐ Pilzerkrankung im Gesicht
C) ☐ Pilzerkrankung in einem Zehenzwischenraum
D) ☐ Fachwort für Fußpilz
E) ☐ Fachwort für Nagelpilz

19. Welche beiden Aussagen zu den aktinischen Keratosen treffen zu?

A) ☐ Sie entstehen durch zu häufigen Aufenthalt in geschlossenen Räumen.
B) ☐ Es handelt sich um eine Erkrankung der Schweißdrüsen.
C) ☐ Es handelt sich um Verhornungsstörungen an stark belichteten Hautstellen.
D) ☐ Es sind Präkanzerosen, da sie in ein Plattenepithelkarzinom übergehen können.
E) ☐ Sie sind in jedem Fall harmlos und nicht behandlungsbedürftig.
F) ☐ Gegen aktinische Keratosen stehen keine wirksamen Therapien zur Verfügung.

20. Welche Aussagekombination zum Basaliom ist richtig?

1 Es handelt sich um einen semimalignen Tumor, der bei seinem Wachstum gesundes Gewebe zerstört, aber keine Metastasen bildet.
2 Das Basaliom entsteht in den Basalzellen der Epidermis.
3 Die UV-Strahlung hat keinen Einfluss auf das Entstehen eines Basalioms.
4 Es kann knötchenartig oder flach wachsen und weist oft ein zentrales Ulkus auf.
5 Die meisten Basaliome entstehen im Gesichtsbereich.

A) ☐ Alle Aussagen sind richtig
B) ☐ Nur die Aussagen 1, 2, 4 und 5 sind richtig.
C) ☐ Nur die Aussagen 2 und 3 sind richtig.
D) ☐ Nur die Aussagen 3 und 4 sind richtig.
E) ☐ Nur die Aussagen 4 und 5 sind richtig.

21. Welche Aussagekombination zum malignen Melanom ist richtig?

1 Maligne bedeutet gutartig.
2 UV-Strahlung durch Sonnenlicht und Solarien erhöht das Risiko.
3 Unbehandelt ist ein malignes Melanom in der Regel tödlich.
4 Das maligne Melanom wird auch als weißer Hautkrebs bezeichnet.
5 Das maligne Melanom bildet keine Metastasen.

A) ☐ Alle Aussagen sind richtig.
B) ☐ Nur die Aussagen 1, 2, 4 und 5 sind richtig.
C) ☐ Nur die Aussagen 2 und 3 sind richtig.
D) ☐ Nur die Aussagen 3 und 4 sind richtig.
E) ☐ Nur die Aussagen 4 und 5 sind richtig.

22. Die ABCDE(S)-Regel gibt an, welche Veränderungen bei einem pigmentierten Hautmal für den Übergang in eine Krebsvorstufe sprechen. Ordnen Sie die Buchstaben der Symptome den Merkmalen zu, für welche sie jeweils stehen.

A) ☐ Es wächst deutlich tast- und sichtbar über das Hautniveau in die Höhe.
B) ☐ Es ist nicht rund oder oval, sondern weist eine unsymmetrische Form auf.
C) ☐ Es juckt oder blutet.
D) ☐ Von einer Seite zur anderen misst es mehr als einen halben Zentimeter.
E) ☐ Seine Farbe ist nicht gleichmäßig, es gibt hellere und dunklere Stellen.
F) ☐ Sein Rand ist nicht glatt, sondern weist eine unregelmäßige Begrenzung auf.

23. Welche beiden Aussagen zu der gewöhnlichen Warze (Verruca vulgaris) treffen zu?

A) ☐ Es handelt sich um eine Virusinfektion.
B) ☐ Bakterien sind die Ursache dieser Erkrankung.
C) ☐ Pilze rufen die damit verbundenen Hautveränderungen hervor.
D) ☐ Es sollte in jedem Fall eine schnelle chirurgische Entfernung angestrebt werden.
E) ☐ Der Kontakt mit Blut aus einer aufgekratzten Warze birgt kein Infektionsrisiko.
F) ☐ Diese Warzenform heilt meistens

---

17. D
18. E
19. C, D
20. B
21. C
22. A) E, B) A, C) S, D) D, E) C, F) B
23. A, F

24. Welche Aussagekombination zu den Feigwarzen (Condylomata acuminata) ist richtig? ✗✎

1 Sie werden durch Viren verursacht.
2 Sie werden oft durch Geschlechtsverkehr übertragen.
3 Sie kommen gehäuft an den Geschlechtsteilen vor.
4 Sie können fadenförmig aussehen.
5 Sie können hahnenkamm- oder blumenkohlartig aussehen.

A) ☐ Alle Aussagen sind richtig.
B) ☐ Nur die Aussagen 1, 2, 4 und 5 sind richtig.
C) ☐ Nur die Aussagen 2 und 3 sind richtig.
D) ☐ Nur die Aussagen 3 und 4 sind richtig.
E) ☐ Nur die Aussagen 4 und 5 sind richtig.

25. Welche beiden Aussagen zu den Alterswarzen (Verrucae seniles) treffen zu? ✗✗✎

A) ☐ Sie sind infektiös.
B) ☐ Sie sind nicht infektiös.
C) ☐ Sie sind bösartig und bilden Metastasen.
D) ☐ Es handelt sich um gemeine Warzen bei Patienten über 55 Jahren.
E) ☐ Sie wachsen wie ein Geschwür durch Haut und Unterhaut.
F) ☐ Sie sind flach, bräunlich und haben einen dünnen, oft leicht fettigen Überzug aus verhornten Zellen.

26. Während einer Erkältung bemerkt ein Patient in seinem linken Mundwinkel eine Gruppe kleiner, stark juckender Bläschen auf gerötetem Grund. Welche beiden Aussagen treffen zu? ✗✗✎

A) ☐ Nur Rothaarige werden davon betroffen.
B) ☐ Es handelt sich um eine angeborene Abwehrschwäche der Lippenhaut.
C) ☐ Ursache ist ein Virus, das meist lebenslang im Körper bleibt.
D) ☐ Das Virus, das die Erkältung verursacht hat, bewirkt auch die Bläschenbildung.
E) ☐ Die Bläschen sind ein Lippenherpes (Herpes labialis). Lippenherpes kann virustatisch behandelt werden.
F) ☐ Es handelt sich um ein Erysipel, das eine sofortige Antibiotikatherapie erfordert.

27. Welche Aussage zur Gürtelrose ist falsch? ✗✎

A) ☐ Ursache ist das Varicella-zoster-Virus.
B) ☐ Im Versorgungsgebiet eines Nervs kommt es zur Bildung von Bläschen auf gerötetem Grund.
C) ☐ Typisch sind langanhaltende, brennende Schmerzen.
D) ☐ Ursache ist das Herpes-simplex-Virus.
E) ☐ Ungeimpfte Kinder können sich bei betroffenen Erwachsenen mit dem Windpocken-Virus infizieren.

28. Wie nennt man die Lehre von den Hautkrankheiten? ✗✎

A) ☐ Urologie
B) ☐ Andrologie
C) ☐ Geriatrie
D) ☐ Dermatologie
E) ☐ Kosmetik

29. Welche beiden Strukturen der Haut bieten den besten Schutz vor UV-Strahlen? ✗✗✎

A) ☐ das subkutane Fettgewebe
B) ☐ die Lederhaut
C) ☐ die Basalmembran
D) ☐ die aus der Basalzellschicht hervorgehenden Hautzellen
E) ☐ die in die Basalzellschicht eingebetteten Melanozyten
F) ☐ die Hornschicht der Epidermis

30. Welche Aussage zum Säureschutzmantel der Haut trifft nicht zu? ✗✎

A) ☐ Er hat einen pH-Wert von 8,4.
B) ☐ Es handelt sich um eine Fett- und Feuchtigkeitsschicht an der Hautoberfläche.
C) ☐ Seine Fette sind Lipide der Talgdrüsen.
D) ☐ Sein Säuregehalt wird wesentlich von der Milchsäure aus den Schweißdrüsen bestimmt.
E) ☐ Er dient dem Infektionsschutz der Haut.

31. Welche beiden Aussagen zur Hautpflege treffen zu? ✗✗✎

A) ☐ Tägliches Duschen ist für eine MFA mit Vollzeitstelle zur optimalen Hautpflege unverzichtbar.
B) ☐ Beim Waschen sollten flüssige Syndets, die den sauren ph-Wert der Haut schonen, klassischen Seifenstücken vorgezogen werden.
C) ☐ Häufiges Händewaschen während der Arbeit trocknet die Haut der MFA stärker aus als eine ebenso häufig durchgeführte hygienische Händedesinfektion.
D) ☐ Zur Hautpflege der Hände gehört das einmal pro Woche durchzuführende Eincremen.
E) ☐ Beim Eincremen der Hände sollte so viel Creme wie möglich aufgetragen werden.
F) ☐ Das Eincremen der Hände sollte stets vor dem Waschen erfolgen.

---

24. A
25. B, F
26. C, E
27. D
28. D
29. E, F
30. A
31. B, C

18 Wundheilung, Wundversorgung und kleine Chirurgie

Erklären Sie den Unterschied zwischen primärer Wundheilung (Wundheilung per primam, p. p.) und sekundärer Wundheilung (Wundheilung per secundam, p. s.). Geben Sie je ein Beispiel.

Primäre Wundheilung
- Die Wundheilung erfolgt direkt und ohne Komplikationen.
- Bsp.: Eine nicht verschmutzte Schnittwunde am Knie mit glatten Wundrändern nach primärer Versorgung mit Wundnaht heilt ohne Komplikationen unter nur minimaler Narbenbildung in 14 Tagen ab.

Sekundäre Wundheilung
- Die Wundheilung erfolgt erschwert und verzögert.
- Bsp.: Beim Hundebiss in den Finger ist die Wundheilung durch die Infektion erschwert und kann nicht von den Wundrändern her erfolgen. Sie heilt erst nach zwei Monaten vom Wundgrund aus mit ausgeprägter Narbe ab.

Nennen Sie Namen und Funktion der abgebildeten chirurgischen Instrumente.

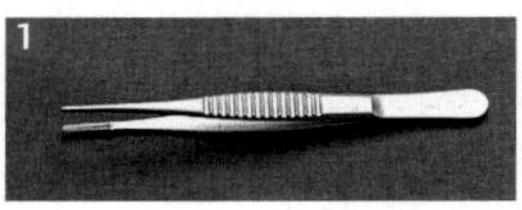

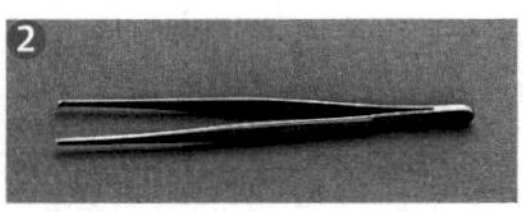

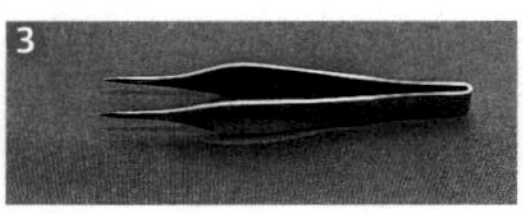

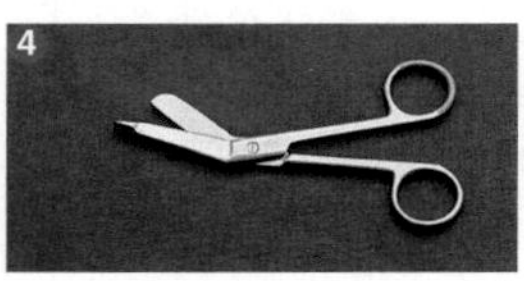

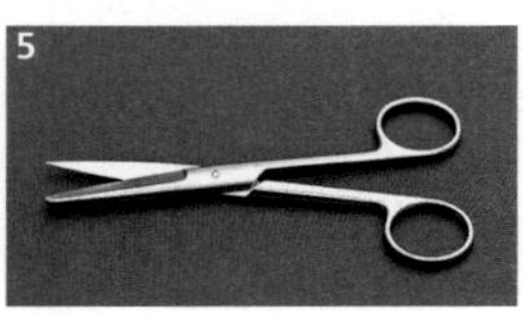

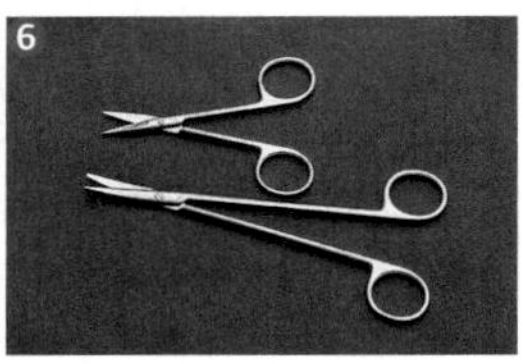

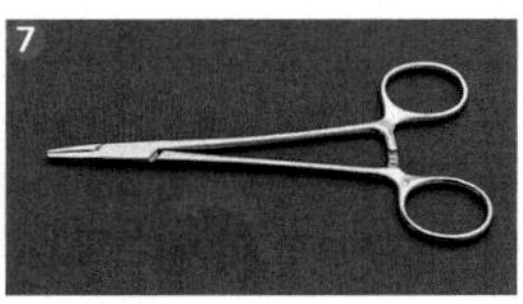

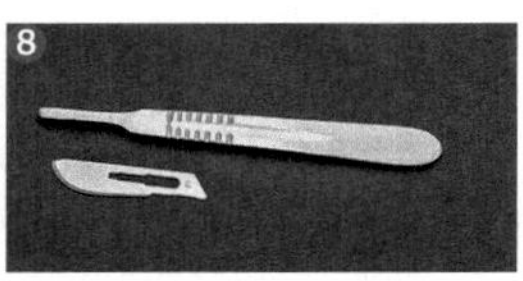

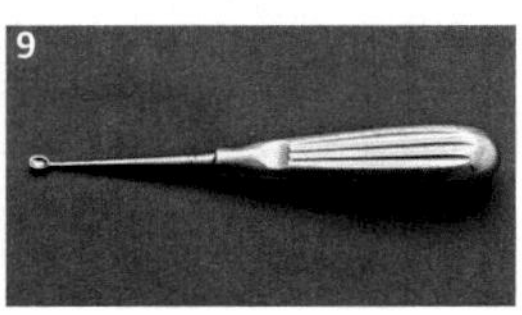

	Instrument	Funktion
1	anatomische Pinzette	Erfassen/Festhalten von Fäden und Tupfern
2	chirurgische Pinzette	sicheres Erfassen/ Festhalten von Wundrändern und Geweben
3	Splitterpinzette	Entfernen von Splittern, Stacheln, Fremdkörpern
4	Verbandschere	Aufschneiden von Verbänden
5	chirurgische Schere (abgerundet o. spitz)	Fadenschnitte, Exzisionenusw.
6	Präparierschere	gewebeschonende subkutane Schnitte
7	Nadelhalter	Festhalten/Führen der Nadel mit Faden
8	Skalpell	Schnitte, Exzisionen, Inzisionen
9	scharfer Löffel	Entfernen von Warzen, kleinen Abszessen usw.
10	Klammerentferner	Entfernung von Wundklammern
11	Kocher-Klemme	Erfassen/Festhalten von Gewebe
12	Kornzange	Festhalten/Führen von Tupfern

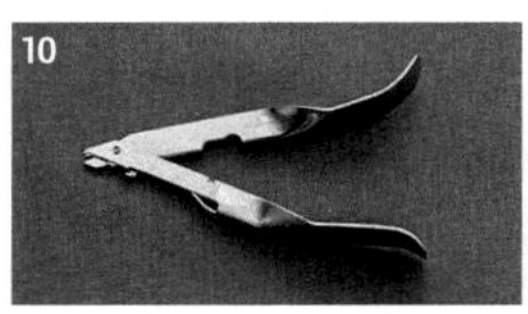

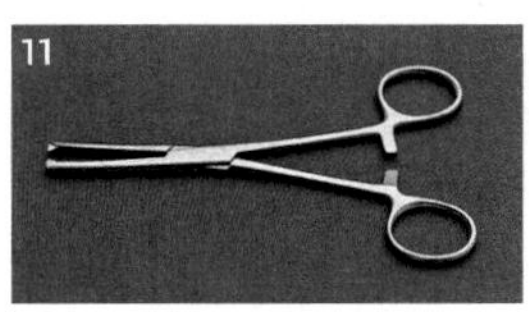

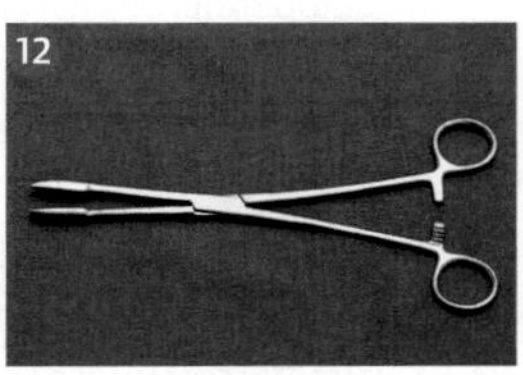

Sie arbeiten in der allgemeinmedizinischen Praxis von Herrn Dr. Merbold.
Auszug aus der Karteikarte:

A	B	C	D	E	F	G	H	I	J	K	L	M	N	O	P	Q	R	S	Sch	St	T	U	W	X	Y	Z

1 2 3 4 5 6 7 8 9 10 11 12 13 14 15 16 17 18 19 20 21 22 23 24 25 26 27 28 29 30 31 — I II III IV V VI VII VIII IX X XI XII

Geb. frei ☐ — Krankenkasse bzw. Kostenträger: DAK

Nachts ☐ — Name Vorname des Versicherten: Petroff Kolja — geb. am: 02.12.20xx

Sonstige ☐ — Adlerweg 14, 84354 Burgdorf

EA:
7-jähriger Patient
Hobby: Fußballspielen (Verein)

seit Jahren leichte Pollinose,
11/2021 Appendektomie

Unfall ☐ — Kassen-Nr.: 12345678 — Versicherten-Nr.: A12345678 — Status:

Arbeitsunfall* ☐ — Betriebsstätten-Nr.: 12345678 — Arzt-Nr.: 12345678 — Datum: 30.04.20xx

Risiken: keine

30.04.20xx	Anamnese: Vor 2 Stunden ohne Fremdeinwirkung mit dem Fahrrad auf Rollsplit weggerutscht und in der Nähe eines Glascontainers auf herumliegende Glasscherbe gefallen: blutete stark, von Mutter mit sterilem Verbandpäckchen verbunden; vollständiger Tetanus-Impfstatus
	Befund: 4 cm lange Schnittwunde über dem rechten Knie, weitgehend glatte Wundränder, keine Glassplitter in Wunde
	Diagnose: Schnittwunde präpatellar rechts
	Therapie: Wundreinigung und -desinfektion, Wundnaht in Infiltrationsanästhesie, steriles Pflaster, Wundkontrolle in 24 Std.

1. Nach Angaben der Mutter hat Kolja beim Kinderarzt immer termingerecht alle Tetanus-Impfungen erhalten, die der STIKO-Impfplan vorsieht. Wie viele waren dies und in welchem Lebensjahr von Kolja haben diese jeweils stattgefunden?

2. Welche Materialien und Medikamente legen Sie für die Wundnaht Koljas für Dr. Merbold bereit?

▷ Prüfungsfall 6: S. 325

1. vier Tetanus-Impfungen: im 2., 4., 11. Lebensmonat sowie zwischen 5. und 6. Geburtstag
2. steriles Lochtuch, sterile Handschuhe, Ampulle mit Lokalanästhetikum, Spritze, zwei Kanülen (gelbe Kanüle zum Aufziehen, hellgraue Kanüle zur Infiltration), Pulsoxymeter, sterile chirurgische Pinzette, steriles Skalpell, steriles Nahtmaterial, steriler Nadelhalter, sterile Tupfer und Kompressen, sterile chirurgische Schere, steriles Pflaster, Hautdesinfektionsmittel (z. B. Octenisept®)

1. Bringen Sie die folgenden Phasen der Wundheilung in die richtige Reihenfolge. ×✎

1 Narbenausreifung und Narbenschrumpfung
2 Blutstillung
3 Neubildung von Bindegewebe und Epithel
4 entzündliche Wundreinigung

A) ☐ 1 – 2 – 3 – 4
B) ☐ 2 – 3 – 4 – 1
C) ☐ 2 – 4 – 3 – 1
D) ☐ 3 – 4 – 1 – 2
E) ☐ 4 – 1 – 2 – 3

2. Nach etwa welcher Zeit verändert sich eine Narbe nicht mehr? ×✎

A) ☐ 4 Wochen
B) ☐ 3 Monate
C) ☐ 6 Monate
D) ☐ 12 Monate
E) ☐ 24 Monate

3. Welche beiden Faktoren verbessern die Wundheilung? ××✎

A) ☐ junges Alter
B) ☐ Alkoholkrankheit
C) ☐ Cortisontherapie
D) ☐ Wundinfektionen
E) ☐ Diabetes mellitus (Zuckerkrankheit)
F) ☐ geringe Verletzungstiefe der Wunde

4. Welcher Verband eignet sich am besten für die Behandlung chronischer Wunden? ×✎

A) ☐ Wundschnellverband
B) ☐ Stützverband
C) ☐ Kompressionsverband
D) ☐ Zinkleimverband
E) ☐ Hydrokolloidverband

5. In welchen beiden Fällen darf keine primäre Wundnaht durchgeführt werden? ××✎

A) ☐ Platzwunde am Kopf
B) ☐ Wunde am Unterarm
C) ☐ Schnittwunde im Fingerbereich
D) ☐ Bisswunde von Tier oder Mensch
E) ☐ Wunde älter als 8 Stunden
F) ☐ OP-Wunde nach Muttermal-Entfernung

6. Welche Materialien bzw. Methoden können als Ersatz für eine Wundnaht dienen? ××✎

A) ☐ steriles Pflaster
B) ☐ Wundnahtstreifen
C) ☐ Gewebekleber
D) ☐ Mullbinde
E) ☐ Kompressionsverband
F) ☐ Wundschnellverband

7. Nennen Sie das Fachwort für eine saugfähige Wundauflage, die in steriler Form auch zur Blutstillung nach einer Verletzung eingesetzt werden kann. ×✎

A) ☐ Kompresse
B) ☐ Kompressor
C) ☐ Korrektor
D) ☐ Korruption
E) ☐ Korrosion

8. Wie lautet die deutsche Bezeichnung für Tetanus? ×✎

A) ☐ Wundpilzerkrankung
B) ☐ Wundstarrkrampf
C) ☐ Wundbrand
D) ☐ Gasbrand
E) ☐ Wundrose

9. Welche beiden Aussagen treffen im Rahmen einer Wundbehandlung zu? ××✎

A) ☐ Jede offene Wunde gilt als tetanusinfiziert.
B) ☐ Nur stark eiternde Wunden gelten als tetanusinfiziert.
C) ☐ Bei unklarem Impfschutz gegen Tetanus müssen eine aktive Impfung an einem Arm und zusätzlich eine passive Impfung am anderen Arm durchgeführt werden.
D) ☐ Bei unklarem Impfschutz gegen Tetanus werden Tetanusantikörper intravenös verabreicht.
E) ☐ Die Impfung kann durch die vorsorgliche Gabe von Antibiotika ersetzt werden.
F) ☐ Weder bei Kindern noch bei Erwachsenen darf der Impfstoff zur aktiven Immunisierung gegen Tetanus mit anderen Impfstoffen zur aktiven Immunisierung in einer Spritze kombiniert werden.

10. In welchen beiden Fällen ist bei einer kleinen und sauberen Wunde keine aktive Immunisierung gegen Tetanus erforderlich? ××✎

A) ☐ Patient, 62 Jahre, unklarer Tetanus-Impfstatus
B) ☐ Patientin, 72 Jahre, letzte aktive Tetanus-Impfung vor 15 Jahren
C) ☐ Patient, 34 Jahre, letzte aktive Tetanus-Impfung vor 12 Jahren
D) ☐ Patientin, 49 Jahre, letzte aktive Tetanus-Impfung vor 8 Jahren
E) ☐ Patientin, 51 Jahre, letzte aktive Tetanus-Impfung vor 4 Jahren
F) ☐ Patient, 18 Jahre, letzte aktive Tetanus-Impfung am Tag nach dem 6. Geburtstag

---

1.	C	2.	E	3.	A, F	4.	E
5.	D, E	6.	B, C	7.	A	8.	B
9.	A, C	10.	D, E				

11. Wie viele Tetanus-Impfungen sind für eine Grundimmunisierung bei Erwachsenen erforderlich? ×✓

A) ☐ 1
B) ☐ 2
C) ☐ 3
D) ☐ 4
E) ☐ 5

12. Warum soll während eines Verbandwechsels das Gesicht der MFA nicht der Wunde angenähert werden? ×✓

A) ☐ Damit der MFA dabei wegen des unangenehmen Geruchs vieler Wunden nicht schlecht wird.
B) ☐ Damit sich der Patient nicht unbehaglich fühlt, wenn seine Wunde zu genau angeschaut wird.
C) ☐ Damit die MFA durch den intensiven Anblick schlecht heilender Wunden nicht psychisch belastet wird.
D) ☐ Um einer Tröpfcheninfektion der Wunde über die MFA vorzubeugen.
E) ☐ Keine der genannten Möglichkeiten trifft zu.

13. Welchen Nachteil haben farbige Hautdesinfektionsmittel bei der Desinfektion von Wunden? ×✓

A) ☐ Die Patienten könnten sich durch die Farbe beunruhigen.
B) ☐ Die MFA wird durch den Anblick der Farbe (meist Rot) unnötig unter Stress gesetzt.
C) ☐ Sie brennen generell stärker auf der Wunde als farblose Hautdesinfektionsmittel.
D) ☐ Sie sind schwächer wirksam als farblose Hautdesinfektionsmittel.
E) ☐ Während der Wundheilung auftretende behandlungspflichtige Entzündungen der Wunde und des Wundrands könnten übersehen werden.

14. Was versteht man bei der Behandlung von Wunden unter Débridement? ×✓

A) ☐ Entfernung von eingedrungenen Fremdkörpern aus der Wunde
B) ☐ Entfernung von Nekrosen aus der Wunde
C) ☐ Entfernung von Resten von Verbandmaterial aus der Wunde
D) ☐ das Auswaschen einer Wunde
E) ☐ die Wunddesinfektion

15. Auf welche zwei der genannten Arten kann abgestorbenes Gewebe aus einer Wunde entfernt werden? ××✓

A) ☐ durch mechanische (chirurgische) Maßnahmen
B) ☐ durch orale Gabe von Antibiotika
C) ☐ durch häufiges Desinfizieren der Wunde
D) ☐ durch Trockenföhnen der Wunde
E) ☐ durch Verwendung steriler Wundauflagen
F) ☐ durch enzymhaltige Wundauflagen

16. Aus welchen zwei Gründen heilen chronische Wunden besser, wenn sie feucht gehalten werden? ××✓

A) ☐ Die Thrombozyten werden bei der Blutstillung unterstützt und fördern so die Schorfbildung.
B) ☐ Die Erythrozyten lösen sich leichter auf und geben Sauerstoff frei.
C) ☐ Entzündungszellen (Leukozyten) wandern schneller und können so die Wunde besser reinigen.
D) ☐ Entstehender Eiter verdünnt sich.
E) ☐ Faserbildende Bindegewebszellen (Fibrozyten) können sich leichter bewegen und neues Bindegewebe bilden.
F) ☐ Die Frage ist unzulässig, weil chronische Wunden besser heilen, wenn sie nicht feucht gehalten werden.

17. Ordnen Sie den Nahtlokalisationen die richtige Zeit zu, nach welcher deren Fäden wieder entfernt werden können. ×✓

A	obere Extremitäten	1	4 bis 7 Tage
B	untere Extremitäten	2	9 bis 11 Tage
C	Rumpf (Bauch, Rücken, Leisten)	3	10 bis 12 Tage
D	Gesicht und Hals	4	12 bis 14 Tage

A) ☐ A1, B2, C3, D4
B) ☐ A2, B3, C4, D1
C) ☐ A3, B4, C1, D2
D) ☐ A3, B4, C2, D1
E) ☐ A4, B1, C2, D3

18. Welche Aussagen zu resorbierbarem Nahtmaterial treffen zu? ××✓

A) ☐ Es wird auf der Körperoberfläche eingesetzt.
B) ☐ Es wird im Körperinneren eingesetzt.
C) ☐ Es muss später entfernt werden.
D) ☐ Es löst sich von alleine auf.
E) ☐ Es ist meistens bunt.
F) ☐ Es muss nicht steril sein.

19. Welche Art von Verband kommt bei Varikose zum Einsatz? ×✓

A) ☐ Salbenverband
B) ☐ Fingerverband
C) ☐ Handverband
D) ☐ Schildkrötenverband
E) ☐ Kompressionsverband

---

11. C
12. D
13. E
14. B
15. A, F
16. C, E
17. D
18. B, D
19. E

19 Prävention

Was versteht man allgemein unter Prävention? Nennen Sie hierfür auch das weitere Fachwort.

- Vorbeugung
- Prophylaxe

Was versteht man unter primärer, sekundärer und tertiärer Prävention?

- Primäre Prävention: Gesunde gesund erhalten; Krankheitsentstehung soll verhindert werden
- Sekundäre Prävention: Früherkennung; hierzu Früherkennung von Risikofaktoren und/oder symptomlosen frühen Krankheitsstadien
- Tertiäre Prävention: Wiederherstellung und Schadensbegrenzung; Rehabilitation = bestmögliche Wiederherstellung der Gesundheit nach einer Krankheit durch Verhinderung bzw. Verzögerung weiterer Schäden mittels Therapie und/oder Diagnostik

Erklären Sie, was man unter einem Screening versteht, ordnen Sie das Screening einer Präventionsart zu und geben Sie ein Beispiel dafür an.

- Screening: Untersuchung einer Bevölkerungsgruppe mit hoher Erkrankungswahrscheinlichkeit
- Maßnahme der Sekundärprävention
- Bsp.: Urinscreening auf Chlamydien (einmal/Jahr bei Frauen zwischen 15 und 25 Jahren)

Welche beiden Gruppen von Vorsorgeuntersuchungen werden für alle Teilnehmenden in besonderen Untersuchungsheften dokumentiert und wie lautet die korrekte Bezeichnung dieser Untersuchungshefte?

- Mutterschaftsvorsorgeuntersuchungen, dokumentiert mit dem Mutterpass oder dem eMutterpass für die elektronische Patientenakte (ePA)
- Kindervorsorgeuntersuchungen, dokumentiert mit dem Kinderuntersuchungsheft oder dem eU-Heft für die elektronische Patientenakte (ePA)

Nennen Sie konkrete Beispiele für Primärprävention, Sekundärprävention und Tertiärprävention.

Beispiele für Primärprävention:
- gesunde Ernährung
- Sport treiben
- Schutzimpfungen
- Sexualaufklärung (z. B. Safer Sex)
- Stressvermeidung durch Pausen, Freizeit und Urlaub
- verbindliche Unfallverhütungsmaßnahmen der gesetzlichen Unfallversicherungsträger
- Hygienerichtlinien in der Praxis
- allgemeine gesetzliche Hygienebestimmungen (z. B. zum Umgang mit Lebensmitteln, Müll, Wasser und Abwasser)

Beispiele für Sekundärprävention:
- jährliche Zahnprophylaxe
- Mutterschaftsvorsorgeuntersuchungen
- Neugeborenen-Hörscreening und Hüftscreening
- Kinderfrüherkennungsuntersuchungen
- Jugendgesundheitsuntersuchung
- Gesundheitsuntersuchung
- Krebsfrüherkennungsuntersuchungen bei Frauen und Männern
- Mammografie-Screening
- Vorsorgeuntersuchung auf okkultes Blut im Stuhl
- Vorsorgekoloskopie

Beispiele für Tertiärprävention:
- Frühförderprogramme für Kinder mit Entwicklungsdefiziten
- Behindertensport
- Schulungsmaßnahmen für Menschen mit Diabetes mellitus, Hypertonie, Hyperurikämie und Hyperlipidämie
- regelmäßige Untersuchungen im Rahmen der Disease-Management-Programme (DMP)
- Rehabilitation nach Myokardinfarkt mit Koronarsport, Lipidsenkertherapie, ggf. ASS- und Betablockertherapie
- Rehabilitation nach Schlaganfall mit Krankengymnastik/Ergotherapie, konsequenter Blutdruckeinstellung, ggf. Hemmung der Thrombozytenverklumpung durch ASS
- Rehabilitation bei Wirbelsäulenerkrankungen mit Bewegungstherapie und Rückenschultraining
- Rehabilitation bei Krebserkrankungen mit psychoonkologischer Betreuung und Kontrolluntersuchungen
- Rückfallprophylaxe nach Drogenentzug durch Rehabilitation, Wiedereingliederung in das Berufs- und Sozialleben
- Psychotherapie und ausreichend lang durchgeführte Antidepressivatherapie nach (mittel)schwerer Depression
- Osteoporosetherapie nach osteoporotisch bedingter Fraktur

Sie arbeiten in der Praxis für Kinder- und Jugendmedizin von Frau Dr. Sadeh.
Auszug aus der Karteikarte:

A	B	C	D	E	F	G	H	I	J	K	L	M	N	O	P	Q	R	S	Sch	St	T	U	W	X	Y	Z

1 2 3 4 5 6 7 8 9 10 11 12 13 14 15 16 17 18 19 20 21 22 23 24 25 26 27 28 29 30 31 — I II III IV V VI VII VIII IX X XI XII

Geb. frei ☐ — Krankenkasse bzw. Kostenträger: AOK

Nachts ☐ — Name Vorname des Versicherten: Khaled Aischa, Buchsbaumstr. 37b, 27434 Erkenstett — geb. am: 07.02.20xx

Sonstige ☐

EA: Patientin in 4. Lebenswoche, wird gestillt

Unfall ☐ — Kasse-Nr.: 12345678 — Versicherten-Nr.: A12345678 — Status:

Arbeits-unfall* ☐ — Betriebsstätten-Nr.: 12345678 — Arzt-Nr.: 12345678 — Datum: 06.03.20xx

Spontangeburt in Klinik in 40. SSW ohne Komplikationen, APGAR-Score 9-10-10, erweitertes Neugeborenen-Screening ohne pathol. Befund, U1 und U2 mit V. a. Abspreizhemmung linker Oberschenkel

Risiken: Verstorbene Großmutter hinkte seit 9. Lebensjahr

06.03.20xx	Anamnese: Vorstellung zur U3 bei Verdacht auf Abspreizhemmung linker Oberschenkel in U1 und U2
	Befund: U3 bestätigt Abspreizhemmung linker Oberschenkel
	Diagnose: Verdacht auf angeborene Hüftdysplasie links
	Maßnahme: Überweisung zum Orthopäden zur Hüftsonografie

1. Nennen Sie die fünf Kriterien des APGAR-Score.

2. Bestmöglicher APGAR-Score ist 10. Ab welchem Index sind präventive Maßnahmen erforderlich?

3. Welcher anatomische Befund liegt bei einer angeborenen Hüftdysplasie vor und welcher späteren Erkrankung wird durch deren Behandlung mit einer Spreiz-Beuge-Schiene vorgebeugt?

1. Atmung, Puls (pro Minute), Grundtonus (aktive Bewegungen), Aussehen (der Haut), Reflexe
2. präventive Maßnahmen ab 7 erforderlich
3. Der Hüftkopf sitzt nicht richtig in der Hüftpfanne, mögliche Folgen sind Hüftluxation und Hüftgelenkarthrose mit schmerzhaften Gangstörungen.

1. Welche Aussagen zur Vorbeugung einer vorzeitigen Arteriosklerose treffen zu? XX✎

A) ☐ Das Rauchen von unter fünf Zigaretten täglich erhöht das Risiko nicht.
B) ☐ Passivrauchen geht nicht mit einem erhöhten Risiko einher.
C) ☐ Tägliche Bewegung und Sport verringern das Risiko.
D) ☐ Eine ernährungsbedingte Hyperlipidämie erhöht das Risiko nicht.
E) ☐ Zu hohe Blutdruckwerte erhöhen das Risiko.
F) ☐ Ein erhöhter Body-Mass-Index vermindert das Risiko.

2. Finden Sie zwei Risikofaktoren für das spätere Auftreten eines Bronchialkarzinoms. XX✎

A) ☐ schlecht eingestellte Blutzuckerwerte bei Diabetes mellitus
B) ☐ Hypertonie
C) ☐ Hyperurikämie (Gicht)
D) ☐ Hypercholesterinämie
E) ☐ Rauchen
F) ☐ Passivrauchen

3. Was zählt nicht zu den Risikofaktoren für das Auftreten eines Kolonkarzinoms? X✎

A) ☐ Übergewicht
B) ☐ hoher Gemüseanteil in der Ernährung
C) ☐ Zustand nach Strahlentherapie
D) ☐ Rauchen
E) ☐ familiäre Häufung der Erkrankung

4. Welche Aussagen zum Down-Syndrom (Trisomie 21) treffen zu? XX✎

A) Das Risiko des Auftretens steigt mit dem Alter der Mutter.
B) Das Risiko des Auftretens sinkt mit dem Alter des Vaters.
C) Eine Entwicklungsverzögerung bei Down-Syndrom ist unwahrscheinlich.
D) Eine Amniozentese mit Chromosomenuntersuchung zum Nachweis des Down-Syndroms ist völlig risikolos für Mutter und Kind.
E) Ein Kind mit Down-Syndrom profitiert im Lauf seiner Entwicklung von besonderen psychomotorischen Frühförderungsmaßnahmen.
F) Herzfehler treten bei Kindern mit Down-Syndrom nicht häufiger auf als bei Kindern ohne erhöhte Chromosomenzahl.

5. Welche Impfung dient der Prävention einer bei MFA beruflich verursachten Erkrankung? X✎

A) ☐ Tetanus-Impfung
B) ☐ Gelbfieber-Impfung
C) ☐ Typhus-Impfung
D) ☐ Hepatitis-B-Impfung
E) ☐ Cholera-Impfung

6. Welche beiden mütterlichen Erkrankungen oder Verhaltensweisen erhöhen das Risiko für Schädigungen des Kindes im Verlauf einer Schwangerschaft? XX✎

A) ☐ gelegentliches Naschen von Süßigkeiten
B) ☐ Alkoholkonsum
C) ☐ Heißhunger auf fettreiche Mahlzeiten
D) ☐ grippaler Infekt
E) ☐ Rötelnerkrankung
F) ☐ Nasennebenhöhlenentzündung

7. Welche beiden Aussagen zu dauerhaft erhöhten Blutdruckwerten treffen zu? Sie erhöhen das Krankheitsrisiko für ... XX✎

A) ☐ Mehrlingsschwangerschaften.
B) ☐ Arthrose.
C) ☐ koronare Herzkrankheit.
D) ☐ Hautpilzerkrankungen.
E) ☐ Achillessehnenrisse.
F) ☐ Schlaganfall.

8. Welche beiden der folgenden Nahrungsbestandteile können einer Anämie vorbeugen? XX✎

A) ☐ Vitamin A
B) ☐ Vitamin B_{12}
C) ☐ Vitamin C
D) ☐ Eisen
E) ☐ Calcium
F) ☐ Magnesium

9. Welche beiden Medikamentengruppen müssen zur Prävention einer Suchtentwicklung besonders beachtet werden? XX✎

A) ☐ kodeinhaltige Präparate
B) ☐ Kontrazeptiva
C) ☐ Cortison
D) ☐ nichtsteroidale Antirheumatika (NSAR)
E) ☐ Antibiotika
F) ☐ morphinhaltige Analgetika

10. Was hilft nicht bei der Prävention von Entzündungen der Niere und der ableitenden Harnwege? X✎

A) ☐ Wasserlassen vor dem Geschlechtsverkehr
B) ☐ Wasserlassen nach dem Geschlechtsverkehr
C) ☐ Tragen warmer Unterwäsche im Winter
D) ☐ Vermeidung kalter Füße
E) ☐ geringe Trinkmenge von maximal 1 Liter/Tag

---

1. C, E	2. E, F	3. B
4. A, E	5. D	6. B, E
7. C, F	8. B, D	9. A, F
10. E		

11. Welche beiden Aussagen sind falsch? XX

A) ☐ Unter Psychosomatik versteht man die Lehre der Wechselwirkungen von Körper und Seele im Krankheitsgeschehen.
B) ☐ Ursache psychosomatischer Erkrankungen kann die Art der Stressreaktion sein.
C) ☐ Eustress führt häufig zu psychosomatischen Erkrankungen.
D) ☐ Disstress kann vor psychosomatischen Erkrankungen schützen.
E) ☐ Der Begriff Trauma kann auch für seelische Verletzungen stehen.
F) ☐ Depressionen können auch von einer Verminderung des Antriebs begleitet sein.

12. Welche beiden Aussagen zur Toleranzentwicklung bei Suchterkrankungen sind richtig? XX

A) ☐ Eine Toleranzentwicklung bei Alkoholismus ist unwahrscheinlich.
B) ☐ Eine Toleranzentwicklung tritt bei der Nikotinsucht nicht auf.
C) ☐ Toleranzentwicklungen kommen bei nicht-stoffgebundenen Suchtformen, wie beispielsweise der Spielsucht, nicht vor.
D) ☐ Eine Toleranzentwicklung führt meistens zu einer Abstinenz in Bezug auf das Suchtmittel.
E) ☐ Bei einer Toleranzentwicklung kommt es zu einem Wirkverlust des Suchtmittels.
F) ☐ Eine Toleranzentwicklung führt zur Dosissteigerung des Suchtmittels.

13. Welche Aussage zu Depressionen ist falsch? X

A) ☐ Depressionen sind insgesamt seltene Erkrankungen.
B) ☐ Eine schwere Depression kann sich in einer Neigung zum Suizid auswirken.
C) ☐ Ein Antriebsmangel kann bereits auf eine leichte Depression hinweisen.
D) ☐ Eine Depression kann seelische Ursachen haben.
E) ☐ Eine Depression kann durch Körperschäden ausgelöst werden.

14. Welche beiden Aussagen treffen zu? XX

A) ☐ Bei einer Demenz kommt es zu einem fortschreitenden Verlust früher erworbener geistiger Fähigkeiten.
B) ☐ Durch geeignete Medikamente kann eine Demenz meistens geheilt werden.
C) ☐ Alle Demenz-Erkrankungen sind auf eine verringerte Durchblutung des Gehirns zurückzuführen.
D) ☐ Wortfindungsstörungen können auf eine beginnende Demenz hinweisen.
E) ☐ Die Alzheimer-Krankheit kommt vor allem nach Schlaganfällen vor.
F) ☐ Alkoholmissbrauch ist kein Risikofaktor für eine demenzielle Erkrankung.

15. Welche Aussagekombination zu geriatrischen Erkrankungen ist richtig? X

1 Unter Geriatrie versteht man die Altersmedizin.
2 Im Rahmen eines geriatrischen Basisassessments wird die körperliche und geistige Leistungsfähigkeit gemessen.
3 Alleiniger Inhalt der Geriatrie ist die Palliativmedizin.
4 Multimorbidität ist typisch für viele geriatrische Patientinnen und Patienten.
5 Die Therapie geriatrischer Erkrankungen mit Beruhigungsmitteln kann zu Fallneigung führen.

A) ☐ Alle Aussagen sind richtig.
B) ☐ Nur die Aussagen 1, 2, 4 und 5 sind richtig.
C) ☐ Nur die Aussagen 2 und 3 sind richtig.
D) ☐ Nur die Aussagen 3 und 4 sind richtig.
E) ☐ Nur Die Aussagen 4 und 5 sind richtig.

16. In der Geriatrie kommen oft Psychopharmaka zum Einsatz. Ordnen Sie den folgenden Substanzgruppen A bis F die richtige Beschreibung 1 bis 6 zu.

1 leichte Beruhigungsmittel
2 starke Beruhigungsmittel mit angstlösender, muskelentspannender und schlaffördernder Wirkung
3 angstlösende Mittel
4 Mittel gegen Depressionen
5 Mittel gegen Wahnzustände
6 Schlafmittel

A) ☐ Neuroleptika
B) ☐ Antidepressiva
C) ☐ Sedativa
D) ☐ Hypnotika
E) ☐ Tranquillanzien
F) ☐ Anxiolytika

17. Welche Aussage zu Morbus Parkinson bzw. dem Parkinson-Syndrom ist falsch? X

A) ☐ Ein Symptom kann eine vornübergebeugte Haltung und ein kleinschrittiger Gang sein.
B) ☐ Typisches Krankheitszeichen ist in vielen Fällen ein Zittern der Hände.
C) ☐ Ursache der Erkrankung ist ein Mangel des Nervenbotenstoffs Dopamin im Gehirn.
D) ☐ Oft können Medikamente die Symptome lindern.
E) ☐ Eine gezielte Prävention stellt eine rein vegetarische Ernährung dar.

---

11. C, D 12. E, F 13. A
14. A, D 15. B 16. A5, B4, C1, D6, E2, F3
17. E

18. Welche Aussagekombination zur Altersschwerhörigkeit ist richtig?

1 Sie beginnt meistens mit einer Hörminderung bei den hohen Tönen.
2 Das Fachwort für die Altersschwerhörigkeit ist Presbyakusis.
3 Das Sprachverständnis nimmt dabei allmählich ab.
4 Ursächlich ist das Absterben von Haarzellen im Corti-Organ.
5 Sie kann mit einem Audiogramm diagnostiziert werden.

A) ☐ Alle Aussagen sind richtig.
B) ☐ Nur die Aussagen 1, 2, 4 und 5 sind richtig.
C) ☐ Nur die Aussagen 2 und 3 sind richtig.
D) ☐ Nur die Aussagen 3 und 4 sind richtig.
E) ☐ Nur Die Aussagen 4 und 5 sind richtig.

19. Welche Aussage zur Kommunikation mit Schwerhörigen ist falsch?

A) ☐ Man soll deutlich sprechen.
B) ☐ Man soll langsam sprechen.
C) ☐ Man soll kurze Sätze formulieren.
D) ☐ Man kann lauter sprechen, soll aber nicht schreien.
E) ☐ Man soll Blickkontakt beim Sprechen vermeiden.

20. Ordnen Sie den Sehfehlern die Aussagen zu: mit der Ziffer 1 für Myopie, mit einer 2 für Hyperopie und mit einer 3 für Presbyopie.

A) ☐ Die Augenlinse hat eine verminderte Elastizität.
B) ☐ Der Augapfel ist zu lang.
C) ☐ Der Augapfel ist zu kurz.
D) ☐ Ab dem 40. Lebensjahr nimmt die Häufigkeit dieses Sehfehlers zu.
E) ☐ Nahe Objekte werden besser gesehen als weit entfernte Objekte.
F) ☐ Die Korrektur erfolgt mit einer Brille mit Zerstreuungslinsen.

21. Welche beiden Aussagen zum Glaukom sind falsch?

A) ☐ Die Hornhaut des Auges ist dabei getrübt.
B) ☐ Die Diagnose erfolgt mit einer Messung des Augeninnendrucks.
C) ☐ Zur Therapie ist eine Sehhilfe erforderlich.
D) ☐ Ein Glaukom kann unbehandelt zur Erblindung führen.
E) ☐ Die Erkrankung wird auch als grüner Star bezeichnet.
F) ☐ Erstes Symptom ist oft eine Verkleinerung des Gesichtsfelds.

22. Welche beiden Aussagen treffen nicht zu?

A) ☐ Augenärztinnen und Augenärzte werden Ophthalmologen genannt.
B) ☐ Laserbehandlungen der Hornhaut sind bei der Korrektur von Sehfehlern weniger riskant als das Tragen von Brillen.
C) ☐ Kontaktlinsen können dauerhaft auch nachts getragen werden.
D) ☐ Eine infektiöse Konjunktivitis kann unbehandelt zu einer Hornhauttrübung des Auges führen.
E) ☐ Mit einem erhöhten HbA_{1c}-Wert steigt bei Patienten mit Diabetes mellitus das Risiko für eine Schädigung der Netzhaut beider Augen.
F) ☐ Durch eine Hypertonie kann es zu einer Schädigung der Netzhaut der Augen kommen.

23. Welche Aussagekombination zum grauen Star ist richtig?

1 Ursache ist eine Trübung der Augenlinse.
2 Der Patient sieht zunehmend wie durch eine Milchglasscheibe.
3 Die Erkrankung betrifft vorwiegend junge Menschen.
4 Die Katarakt ist die Fachbezeichnung dieser Erkrankung.
5 Die Therapie erfolgt mit einer Operation.

A) ☐ Alle Aussagen sind richtig.
B) ☐ Nur die Aussagen 1, 2, 4 und 5 sind richtig.
C) ☐ Nur die Aussagen 2 und 3 sind richtig.
D) ☐ Nur die Aussagen 3 und 4 sind richtig.
E) ☐ Nur Die Aussagen 4 und 5 sind richtig.

24. Welche Aussagekombination zur altersbedingten Makuladegeneration (AMD) ist richtig?

1 Ursache ist eine Verkrümmung der Hornhaut des Auges.
2 Der Sehnerv erfährt dabei eine Druckschädigung.
3 Betroffen ist die Stelle des schärfsten Sehens in der Netzhaut des Auges.
4 Frühsymptom sind Bildverzerrungen in der Mitte des Gesichtsfeldes.
5 Die Erkrankung kann bei rechtzeitigem Therapiebeginn vollständig ausgeheilt werden.

A) ☐ Alle Aussagen sind richtig.
B) ☐ Nur die Aussagen 1, 2, 4 und 5 sind richtig.
C) ☐ Nur die Aussagen 2 und 3 sind richtig.
D) ☐ Nur die Aussagen 3 und 4 sind richtig.
E) ☐ Nur Die Aussagen 4 und 5 sind richtig.

---

18. A 19. E 20. A3, B1, C2, D3, E1, F1
21. A, C 22. B, C 23. B
24. D

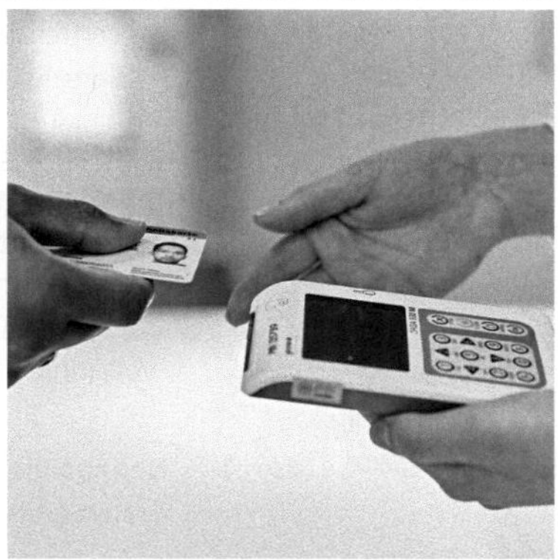

Schriftliche Prüfung Leistungsabrechnung

1 Vertragsärztliche Versorgung, Abrechnungsgrundlagen

Geben Sie einen Überblick über die verschiedenen Kostenträger einschließlich der zugrunde liegenden Gebührenordnung.

a) gesetzliche Krankenkassen: Primärkassen, z. B. AOK, BKK; Ersatzkassen, z. B. TK, Barmer (Abrechnung nach EBM)
b) private Krankenversicherer: z. B. AXA, Allianz, auch: Selbstzahler oder IGeL-Patienten sowie gesetzlich Versicherte mit Kostenerstattungsprinzip (Abrechnung nach GOÄ)
c) Sonstige Kostenträger: z. B. Bundespolizei, Bundeswehr mit individuellen Verträgen (Abrechnung nach EBM oder GOÄ)
d) gesetzliche Unfallversicherung: z. B. Berufsgenossenschaft für Gesundheitsdienst und Wohlfahrtspflege, Gemeindeunfallversicherung (Abrechnung nach UV-GOÄ)

Nennen Sie Beispiele für Personengruppen, die eine Liquidation erhalten.

Privatversicherte, IGeL-Patienten, gesetzlich Versicherte mit Kostenerstattungsprinzip, Beamte (evtl. mit Rechnungskopie für Beihilfestelle)

Nennen Sie wichtige Unterlagen der Praxis und geben Sie deren Aufbewahrungsdauer an.

Arbeitsunfähigkeitsbescheinigung	1 Jahr
Abrechnungsunterlagen	empfohlen: 16 Quartale
(eigene und fremde) Arztbriefe	10 Jahre
ärztliche Aufzeichnungen, Behandlungsunterlagen, Befunde	10 Jahre
Betäubungsmittel (Rezeptdurchschriften, BtM-Buch)	3 Jahre
D-Arzt-Verfahren (ärztl. Unterlagen, Krankenblätter, Röntgenbilder)	15 Jahre
EKG-Streifen	10 Jahre
Gesundheitsuntersuchung	5 Jahre
Gutachten über Patienten (z. B. für Krankenkasse)	10 Jahre
Sonografie	10 Jahre
zytologische Befunde/Präparate	10 Jahre

Nennen Sie Beispiele für Gesetze, Verordnungen und Regelungen, die bundeseinheitlich und die auf Landesebene für niedergelassene Ärzte gelten.

bundeseinheitlich:
- Bundesmantelvertrag-Ärzte, z. B. Sprechstundenregelungen, EBM, Vordruckvereinbarung, Richtlinien des G-BA
- Beschlüsse des Bewertungsausschusses: z. B. Orientierungswert (zur Bewertung der Leistungen im EBM), Empfehlungen der morbiditätsorientierten Bemessung der Gesamtvergütung

auf Landesebene:
- Gesamtverträge (Kollektivverträge) regeln Honorar der Vertragsärzte
- Sprechstundenbedarfsvereinbarung

Was müssen Sie bei der Aufbewahrung von Unterlagen zur Röntgendiagnostik und Strahlenbehandlung bei minderjährigen Patienten beachten?

Die Fristen (10 Jahre und 30 Jahre) beginnen mit der Volljährigkeit.

1. Nennen Sie Besonderheiten, die nur für die gesetzlichen Krankenkassen gelten.

2. Die Abrechnung erfolgt immer quartalsweise. Geben Sie die Quartalsgrenzen an.

1. Familienversicherung: für Kinder und Ehepartner eines Mitglieds (max. geringfügig beschäftigt)
   pflichtversicherte Mitglieder: müssen laut Gesetz in einer gesetzlichen Krankenkasse versichert sein
   Leistungen unabhängig von der Höhe der Mitgliedsbeiträge (Solidaritätsprinzip) sowie von Alter, Vorerkrankungen usw.
2. 1. Quartal: 1.1.–31.3.; 2. Quartal: 1.4.–30.6.; 3. Quartal: 1.7.–30.9.; 4. Quartal: 1.10.–31.12.

3. Wobei handelt es sich nicht um Kostenträger im Bereich der Krankenversicherung? Welche zwei Antworten sind richtig? XX✎

A) ☐ BKK
B) ☐ KBS
C) ☐ vdek
D) ☐ AOK
E) ☐ IKK
F) ☐ MDK

4. Welche beiden Aussagen zu den Kollektivverträgen (Gesamtverträgen) sind richtig? XX✎

A) ☐ Die Inhalte (Leistungen) werden vom G-BA festgelegt.
B) ☐ Sie gelten für die stationäre und ambulante Versorgung gesetzlich Versicherter aller Krankenkassen.
C) ☐ Es handelt sich um Einzel- bzw. Direktverträge, die mit einzelnen Leistungserbringern (z. B. Arztnetzen) geschlossen werden.
D) ☐ Sie werden als Wahltarife von den gesetzlichen Krankenkassen angeboten.
E) ☐ Diese Verträge schließt die AOK stellvertretend für die anderen Krankenkassen ab.
F) ☐ Das sind die Verträge, die mit den Sonstigen Kostenträgern geschlossen werden.

5. Welche beiden Aussagen sind falsch? XX✎

A) ☐ Beim Sachleistungsprinzip erhalten gesetzlich Versicherte Sach- oder Dienstleistungen.
B) ☐ Gesetzlich Versicherte weisen ihre Behandlungsberechtigung i. d. R. mit der eGK nach.
C) ☐ Die Abrechnung erfolgt über die Kassenärztliche Bundesvereinigung.
D) ☐ Die gesetzlich Versicherten erhalten beim Sachleistungsprinzip keine Rechnung vom Arzt.
E) ☐ Die gesetzlichen Krankenkassen übernehmen die Behandlungskosten, die beim Kostenerstattungsprinzip in Rechnung gestellt werden, immer vollständig.
F) ☐ Das Kostenerstattungsprinzip kommt typischerweise bei Privatpatienten zur Anwendung.

6. Welche Aussagen zur privaten Krankenversicherung sind richtig? XX✎

A) ☐ Nur Selbstständige können einen Vertrag mit einer privaten Krankenversicherung abschließen.
B) ☐ Ärzte müssen für Privatversicherte eine eigene Sprechstunde anbieten.
C) ☐ Sonstige Kostenträger werden immer nach GOÄ abgerechnet, da sie aufgrund individueller Verträge krankenversichert sind.
D) ☐ IGeL-Patienten erhalten eine Rechnung nach GOÄ, auch ohne private Zusatzversicherung.
E) ☐ Beamte sind immer privat versichert.
F) ☐ Die Regelungen zu den privaten Versicherungsverträgen unterliegen nicht dem SGB V.

7. Welche zwei Aussagen zu Versicherten in der gesetzlichen Krankenversicherung treffen nicht zu? XX✎

A) ☐ Die Familienversicherung gilt für einen Ehepartner mit einem Einkommen unter der Geringfügigkeitsgrenze.
B) ☐ Erwerbslose Kinder bis zum vollendeten 30. Lebensjahr können in die Familienversicherung ihrer Eltern zurückwechseln.
C) ☐ Liegt sein Gehalt dauerhaft über der Pflichtversicherungsgrenze, so kann der Arbeitnehmer sich weiterhin freiwillig gesetzlich versichern oder die Aufnahme in eine private Krankenversicherung beantragen.
D) ☐ Kinder werden bei der Geburt immer automatisch in der gesetzlichen Krankenversicherung der Mutter mitversichert.
E) ☐ Privat Krankenversicherte können in die Familienversicherung eines Ehepartners zurückwechseln.
F) ☐ Ab 15 Jahren gilt das Kassenwahlrecht, man muss seinem Arbeitgeber aber innerhalb von zwei Wochen nach Beginn der Versicherungspflicht eine entsprechende Bescheinigung vorlegen.

8. Welche zwei Aussagen sind richtig? XX✎

A) ☐ Der Leistungsanspruch der gesetzlich Versicherten hängt von der Höhe ihrer Beiträge ab (Äquivalenzprinzip).
B) ☐ Alle Versicherten in der gesetzlichen Krankenversicherung sind für ihre Gesundheit mit verantwortlich.
C) ☐ Die Leistungen der gesetzlichen Krankenkasse müssen ausreichend, zweckmäßig und wirtschaftlich sein und dürfen das Maß des Notwendigen überschreiten.
D) ☐ Alle Leistungen müssen von der STIKO empfohlen werden, damit die gesetzlichen Krankenkassen diese übernehmen.
E) ☐ Regel- und Ermessensleistungen müssen alle gesetzlichen Krankenkassen im gleichen Umfang erbringen.
F) ☐ Disease-Management-Programme und die Hausarztzentrierte Versorgung zählen zu den Wahltarifen, die gesetzliche Krankenkassen verpflichtend anbieten müssen.

9. Was sind keine Voraussetzungen für die Zulassung als Vertragsärztin? XX✎

A) ☐ Approbation
B) ☐ Promotion
C) ☐ Eintragung ins Arztregister
D) ☐ abgeschlossene Weiterbildung zum Facharzt, z. B. für Allgemeinmedizin
E) ☐ Führung einer Zusatzbezeichnung
F) ☐ freier Vertragsarztsitz (am gewünschten Ort)

---

3. C, F	4. A, B	5. C, E
6. D, F	7. B, D	8. B, F
9. B, E		

10. Welche zwei Aussagen sind richtig? XX

A) ☐ In einer Einzelpraxis gibt es immer eine LANR und zwei BSNR.
B) ☐ In einem MVZ hat jeder Arzt eine eigene LANR, aber es gibt nur eine BSNR.
C) ☐ In einem MVZ arbeiten nur Angehörige ärztlicher Berufe und MFA.
D) ☐ BAG ist eine andere Bezeichnung für ein MVZ.
E) ☐ Laborgemeinschaften rechnen für gesetzlich Versicherte direkt mit der KV ab.
F) ☐ Apparategemeinschaften sind nur zwischen Einzelpraxen möglich.

11. Bei welcher Aussage handelt es sich um die Beschreibung einer Belegärztin? X

A) ☐ Die Ärztin hat keine Zulassung durch die zuständige KV.
B) ☐ Die niedergelassene Ärztin behandelt ihre Patienten im Krankenhaus und rechnet die Leistungen mit der KV ab.
C) ☐ Die Ärztin hat nur die Zulassung, bestimmte Leistungen zu Lasten der gesetzlichen Krankenkasse zu erbringen.
D) ☐ Die Ärztin ist noch in Ausbildung.
E) ☐ Die Ärztin arbeitet mit einem Arbeitsvertrag in einer Vertragsarztpraxis.

12. Welche zwei Aussagen zu den Leistungsbereichen sind falsch? XX

A) ☐ Mutterschaftsgeld und Krankengeld sind Beispiele für Geldleistungen, die die gesetzlichen Krankenkassen erbringen.
B) ☐ Rehabilitationsleitungen werden stets von den Berufsgenossenschaften oder den Rentenversicherungen getragen.
C) ☐ Die Vorsorgeuntersuchungen J2, U10 und U11 zählen zu den Ermessensleistungen der gesetzlichen Krankenkassen.
D) ☐ Ärztliche Leistungen während einer Schwangerschaft sind nicht nur präventive Leistungen.
E) ☐ Impfungen sind immer präventive Leistungen.
F) ☐ Belegärzte behandeln ihre Patienten im Krankenhaus, rechnen aber mit der KV ab.

13. Wo müssen alle Ärzte verpflichtend Mitglied sein? X

A) ☐ Kassenärztliche Bundesvereinigung
B) ☐ Ärztekammer
C) ☐ Hartmannbund
D) ☐ Deutscher Hausärzteverband
E) ☐ Deutsche Krebsgesellschaft

14. Welche Aussage zu den Kassenärztlichen Vereinigungen der Länder und der Kassenärztlichen Bundesvereinigung ist zutreffend? XX

A) ☐ Alle Ärztinnen müssen Mitglieder in einer Kassenärztlichen Vereinigung eines Landes sein.
B) ☐ Die Kassenärztliche Bundesvereinigung (KBV) ist der Zusammenschluss aller 17 Landes-KV.
C) ☐ Die KBV ist eine Bundesbehörde und gehört zum Gesundheitsministerium.
D) ☐ Die KBV ist für die Kontrolle der vertragsärztlichen Abrechnung zuständig (z. B. Plausibilitätskontrolle).
E) ☐ Die jeweilige Kassenärztliche Vereinigung des Landes erhält eine Gesamtvergütung von den Krankenkassen. Davon werden die ärztlichen Honorare bezahlt.
F) ☐ Die KV sind für die Ausbildung der MFA (Ausbildungs- und Prüfungsordnung) zuständig.

15. Wobei handelt es sich nicht um Aufgaben der Landes-KV? X

A) ☐ medizinische Versorgung der Bevölkerung sicherstellen, z. B. durch Organisation des ärztlichen Notfalldienstes
B) ☐ Prüfung der Abrechnungsunterlagen
C) ☐ Abschluss des Bundesmantelvertrags-Ärzte
D) ☐ Besetzung von Ausschüssen wie dem G-BA
E) ☐ Genehmigung besonderer Tätigkeiten wie Röntgen- oder Sonografieleistungen

16. Was sind keine Inhalte des Bundesmantelvertrags-Ärzte (BMV-Ä)? XX

A) ☐ Umfang und Art der Sprechstunden (z. B. Umfang offene Sprechstundenzeiten)
B) ☐ Inhalte des Einheitlichen Bewertungsmaßstabs (EBM)
C) ☐ Inhalte der Gebührenordnung für Ärzte (GOÄ) mit IGeL
D) ☐ Vordrucke, die für gesetzlich Versicherte ausgestellt werden dürfen
E) ☐ G-BA-Richtlinien wie z. B. Inhalte der Vorsorgeuntersuchungen
F) ☐ Sprechstundenbedarfsvereinbarung

---

10. B, E	11. B	12. B, E
13. B	14. B, E	15. C
16. C, F		

17. Welche richtigen Aussagen zur Sprechstunde können Sie dem BMV-Ä entnehmen? X

1 Jede Vertragsärztin muss mindestens 25 Stunden wöchentlich als Sprechstunden anbieten.
2 Sprechstundenzeiten müssen öffentlich bekannt gegeben und der Landes-KV gemeldet werden.
3 Teilzeit-Vertragsärztinnen müssen den vollen Umfang an Sprechstundenzeiten leisten.
4 Bestimmte Fachärzte wie Orthopäden oder Gynäkologen müssen keine offene Sprechstunde anbieten.
5 Hausbesuche, die eine Vertragsärztin durchführt, werden auf die Sprechstundenzeiten angerechnet.

A) ☐ Alle Aussagen sind richtig.
B) ☐ Nur die Aussagen 1, 2 und 5 sind richtig.
C) ☐ Nur die Aussagen 1, 2 und 4 sind richtig.
D) ☐ Nur die Aussagen 1, 4 und 5 sind falsch.
E) ☐ Nur die Aussagen 1 bis 4 sind richtig.

18. Wobei handelt sich nicht um eine Pflicht der Ärztin aus dem Behandlungsvertrag? X

A) ☐ Aufklärungspflicht
B) ☐ Schweigepflicht
C) ☐ Dokumentations- und Aufbewahrungspflicht
D) ☐ Hausbesuchspflicht
E) ☐ Sorgfaltspflicht

19. Welche Aussagen zur Schweigepflicht sind falsch? X

1 Bei Minderjährigen gilt gegenüber Erziehungsberechtigten grundsätzlich keine Schweigepflicht.
2 Bei Arbeitsunfällen hat der Arzt gegenüber Arbeitgebern keine Schweigepflicht.
3 Persönliche Daten und die ICD-verschlüsselte Diagnose darf an die KV im Rahmen der Abrechnung übermittelt werden.
4 Namentliche oder nicht-namentliche Meldungen an das Gesundheitsamt sind bei ansteckenden Krankheiten gemäß Infektionsschutzgesetz zulässig.
5 Es gibt Einschränkungen, z. B. bei Nachfragen der Krankenkasse des Patienten, gegenüber dem MDK oder bei Anfragen der Berufsgenossenschaften.
6 Im engen familiären Umfeld gilt die Schweigepflicht nicht.

A) ☐ Die Aussagen 1, 2 und 6 sind falsch.
B) ☐ Die Aussagen 1, 2 und 5 sind falsch.
C) ☐ Die Aussagen 2 und 6 sind falsch.
D) ☐ Alle Aussagen sind richtig.
E) ☐ Nur die Aussagen 3, 4 und 6 sind richtig.

20. Welche Quartalszuordnung ist falsch? X

A) ☐ 01.01. = 1. Quartal
B) ☐ 23.05. = 2. Quartal
C) ☐ 04.07. = 2. Quartal
D) ☐ 08.08. = 3. Quartal
E) ☐ 11.11. = 4. Quartal

21. Welche Aussagen zur Quartalsabrechnung sind richtig? XX

A) ☐ Die Prüfung der Quartalsabrechnung erfolgt in mehreren Schritten.
B) ☐ Die zuständige KV prüft nur auf Wirtschaftlichkeit und Plausibilität.
C) ☐ Sicherungskopien der Abrechnungsunterlagen müssen 16 Quartale (4 Jahre) aufbewahrt werden.
D) ☐ Alle Sicherungskopien müssen so lange aufbewahrt werden, bis der Arzt seine Praxis aufgibt.
E) ☐ Ärzte erhalten die Vergütung für das abgelaufene Quartal stets ca. 14 Tage nach Einreichen der Abrechnungsunterlagen.
F) ☐ Es wird am Anfang jedes Quartals abgerechnet.

22. Welche Merkmale muss eine ärztliche Leistung nicht erfüllen, damit sie einer Wirtschaftlichkeitsprüfung im Rahmen der vertragsärztlichen Versorgung standhält? XX

A) ☐ Sie muss ausreichend sein.
B) ☐ Sie muss auf dem neuesten Stand der Technik sein.
C) ☐ Sie muss zweckmäßig sein.
D) ☐ Sie muss ausdrücklich auf Patientenwunsch erbracht werden.
E) ☐ Sie darf das Maß des zur Behandlung Notwendigen nicht überschreiten.

23. Welche Aussagen sind richtig? XX

A) ☐ In den Gesundheitsfonds fließen nur Gelder der Arbeitnehmer und Arbeitgeber.
B) ☐ Bei der Verteilung der Gelder aus dem Gesundheitsfonds an die Krankenkassen spielt u. a. die Morbidität (Krankheitslast) der Versicherten eine Rolle.
C) ☐ Die Gelder aus dem Gesundheitsfonds fließen direkt an die Kassenärztlichen Vereinigungen der Länder.
D) ☐ Alle Geldleistungen der Krankenkassen an die Kassenärztlichen Vereinigungen der Länder erfolgen extrabudgetär.
E) ☐ Ein Teil der Geldleistungen der Krankenkassen ist nicht „gedeckelt" (extrabudgetäre Vergütung), z. B. für Impfleistungen.
F) ☐ Die gesetzlichen Krankenkassen dürfen keine Zusatzbeiträge erheben.

24. Welche der folgenden Unterlagen muss nur 1 Jahr in der Praxis aufbewahrt werden? X

A) ☐ Patientenakten nach Abschluss der Behandlung
B) ☐ EKG-Streifen
C) ☐ Sicherungskopien der Abrechnungsunterlagen
D) ☐ Durchschläge zur AU
E) ☐ Durchschläge BtM-Rezepte

17. B	18. D	19. A
20. C	21. A, C	22. B, D
23. B, E	24. D	

2 Gesetzlich und privat versicherte Patienten, Sonstige Kostenträger

Für welche Erkrankungen hat der G-BA ein Disease-Management-Programm (DMP) beschlossen?

Adipositas, Asthma bronchiale, Diabetes mellitus Typ 1 und 2, COPD, Brustkrebs, KHK; chronischer Rückenschmerz, Osteoporose, Depression, chronische Herzinsuffizienz, rheumatoide Arthritis (Stand 03/2025)

Diagnosen werden häufig kodiert übermittelt. Welche Zusatzkennzeichnungen zum ICD-Code sind für den ambulanten Bereich verpflichtend und welche nicht?

- verpflichtend: V = Verdacht auf, A = Ausschlussdiagnose, G = gesicherte Diagnose, Z = Zustand nach
- nicht verpflichtend: Seitenlokalisationen R (rechts), L (links) und B (beidseits)

Dürfen die Formulare der vertragsärztlichen Versorgung auch für Privatpatienten verwendet werden? Begründen Sie Ihre Antwort.

Die Kosten für die Formulare der vertragsärztlichen Versorgung trägt die gesetzliche Krankenversicherung bzw. deren Mitglieder, daher dürfen sie nicht für Privatpatienten verwendet werden. Ausnahme: Das Betäubungsmittelrezept muss für alle Patienten verwendet werden. Rezepte, Arbeitsunfähigkeitsbescheinigungen, Überweisungen u. Ä. für Privatpatienten können formlos (z. B. auf dem Praxispapier) oder auf dafür von Druckereien zu beziehende Formularvordrucken ausgestellt werden. Wichtig ist, dass bestimmte Mindestangaben zur eindeutigen Identifizierung von Patient, Arzt und Verordnungsinhalt gemacht werden.

Ein Patient, der bei einem Sonstigen Kostenträger versichert ist, kommt zur Behandlung in die Praxis. Geben Sie einen Überblick zu den möglichen Behandlungsausweisen und Abrechnungsmöglichkeiten.

Behandlungsausweise:
- eigene Versichertenkarte (z. B. teilweise bei der Bundespolizei)
- Überweisungsscheine (z. B. Überweisungsschein vom Truppenarzt der Bundeswehr)
- eigene Vordrucke (z. B. Bundesberechtigungsscheine bei BVG, Untersuchung nach Jugendarbeitsschutzgesetz, F 1050 bei Arbeitsunfällen)
- EHIC/GHIC/PEB (z. B. Versicherte aus dem europäischen Ausland bzw. Großbritannien)

(Liegt kein Behandlungsausweis vor, so kann die Behandlung nach der GOÄ in Rechnung gestellt werden.)

Abrechnungsmöglichkeiten:
- nach EBM (z. B. Sozialhilfeempfänger, Asylbewerber)
- nach GOÄ (z. T. Post- und Bahnbeamte)
- nach UV-GOÄ (i. d. R. Arbeitsunfälle)
- länderspezifische Gebührenordnungen (z. B. Jugendarbeitsschutzuntersuchungen in Bayern)

Welche Möglichkeiten der Versicherung bzw. Abrechnung gibt es bei Patienten, die nicht die deutsche Staatsbürgerschaft haben?

- Patienten, die ihren Wohnsitz im Ausland und einen Arbeitsplatz in Deutschland haben: SVA (Statuskennzeichnung „07" oder „08") erhalten die gleichen Leistungen wie gesetzlich Versicherte.
- Patienten aus den EU-Staaten, dem Europäischen Wirtschaftsraum (EWR) oder der Schweiz weisen sich i. d. R. mit der EHIC (Rückseite eGK) bzw. einer PEB oder eine GHIC (Großbritannien) aus. Sie wählen eine „aushelfende deutsche Krankenkasse" aus und werden nach EBM über die zuständige KV nach den Regeln des Ersatzverfahrens abgerechnet. Die Statuskennzeichnung ist die „07".
- Patienten aus Staaten, mit denen ein bilaterales Abkommen getroffen wurde, haben Anspruch auf Notfall- und unaufschiebbare Behandlungen und legen ein „nationalen Anspruchsnachweis" einer deutschen gesetzlichen Krankenkasse vor. Die Leistungen werden mit der regulären Quartalsabrechnung eingereicht.
- Bei Flüchtlingen und Asylbewerbern ist es abhängig von Aufenthaltsstatus bzw. Kostenträger, ob ein Behandlungs- und Berechtigungsschein, eine eGK mit Status "09" oder eine normale eGK vorgelegt wird.
- Pat., die nicht unter diese Regelungen fallen, erhalten (direkt nach Behandlung) eine Liquidation (GOÄ).

1. a) Welche Daten können Sie einer eGK entnehmen, ohne sie eingelesen zu haben? b) Welche Daten können mit Einverständnis des Patienten im Rahmen des Notfalldatenmanagements in den Speichersatz der eGK übernommen werden? Nennen Sie Beispiele.

1. a) Krankenkasse und Kassennummer, Name und Vorname sowie Versichertennummer; EHIC: Geburtsdatum, Herkunftsland des Patienten
   b) Diagnosen (z. B. Diabetes mellitus Typ 1), Dauermedikation, Blutgruppe, Allergien

2. Welche digitalen Möglichkeiten erleichtern (zukünftig) nicht nur das Arbeiten in der Arztpraxis, sondern erhöhen auch die Patientensicherheit? Nennen Sie mindestens zwei Beispiele.

____

____

____

____

3. Nennen Sie fünf Beispiele für das Datenschutzmanagement in Arztpraxen

____

____

____

____

____

4. Wann gelten Patienten laut G-BA-Definition als schwerwiegend chronisch krank? Wer nimmt die Einstufung vor?

____

____

5. Welche Aussage zur eGK ist falsch?

A) ☐ Nicht alle elektronischen Gesundheitskarten sind mit einem Lichtbild versehen (z. B. eGK von Kindern).

B) ☐ Privatversicherte legen keine eGK als Behandlungsausweis vor.

C) ☐ Wenn die eGK nicht eingelesen werden kann, dann kommt das Ersatzverfahren zum Einsatz.

D) ☐ Ärzte dürfen gesetzlich Versicherte niemals ohne Vorliegen einer gültigen eGK behandeln.

E) ☐ Durch das Einlesen der eGK wird automatisch das Versicherungsverhältnis bestätigt, der Praxisbesuch dokumentiert und die Stammdaten in das Personalienfeld verwendeter Vordrucke übernommen.

6. Welche beiden Aussagen zur EHIC sind richtig?

A) ☐ Alle ausländischen Patienten weisen sich in der Praxis mit einer EHIC aus.

B) ☐ Auf der EHIC stehen der Patientenname und das Geburtsdatum. Außerdem ist ein Lichtbild aufgedruckt.

C) ☐ Die Daten der EHIC müssen händisch übertragen werden. Sie kann nicht eingelesen werden.

D) ☐ Die EHIC bzw. GHIC berechtigt ausschließlich zur Inanspruchnahme unvorhergesehener Behandlungen.

E) ☐ Patienten aus der Schweiz und Großbritannien legen statt der EHIC eine PEB vor.

F) ☐ Patienten aus der Schweiz sowie den EWR-Staaten Norwegen, Island und Liechtenstein und auch Patienten aus Großbritannien legen eine GHIC vor.

7. Welche Aussage zur Telematikinfrastruktur und zum Datenschutz trifft nicht zu?

A) ☐ Die Digitalisierung des Gesundheitswesens soll unter anderem zu mehr Patientensicherheit führen.

B) ☐ In Praxen mit mindestens 20 Angestellten ist die Bestellung eines Datenschutzbeauftragten erforderlich.

C) ☐ Bei den Anwendungen zur Telematikinfrastruktur spielt der Datenschutz eine wichtige Rolle.

D) ☐ Die Anbindung an die Telematikinfrastruktur ist für alle Arztpraxen freiwillig.

E) ☐ Die Teilnahme an der Telematikinfrastruktur erfordert besondere technischen Voraussetzungen.

---

2. elektronische Patientenakte, elektronischer Medikationsplan: Mit Zustimmung des Patienten können mit- und weiterbehandelnde Ärzte z. B. auf Diagnosen, Krankenvorgeschichte sowie Medikationen über die eGK zugreifen. eGK-Sicherheitsmechanismen: Sperren der Karte bei Verlust, Zwei-Faktor-Authentifizierung; Zugriff auf Notfalldaten des Patienten ohne PIN über eGK
3. Patienten müssen der Weitergabe ihrer Daten an eine Privatärztliche Verrechnungsstelle zur Abrechnung zustimmen.
   Alle Tätigkeiten zur Verarbeitung personenbezogener Daten müssen aufgelistet sein, z. B., dass Patientendaten in die Praxisverwaltungssoftware eingegeben werden.
   Die Patienteninformation zum Datenschutz muss vor der Behandlung unterschrieben werden.
   Eine Übersicht über technische Sicherungen wie z. B. Backups oder Firewall muss erstellt werden.
   Die Mitarbeitenden müssen regelmäßig zu Datenschutz und Schweigepflicht aufgeklärt werden.
4. Patienten müssen wegen der Erkrankung in Dauerbehandlung sein, d. h. mind. 1 Jahr lang und mind. 1 x pro Quartal in ärztlicher Behandlung sein. Die Einstufung erfolgt durch die jeweilige Krankenkasse.

5. D   6. C, F   7. D

8. Was wird im Status nicht kodiert? ××✎

A) ☐ Der Patient ist familienversichert.
B) ☐ Der Patient ist Rentner.
C) ☐ Der Patient ist Sozialhilfeempfänger.
D) ☐ Der Patient wurde mehr als vier Tage stationär behandelt.
E) ☐ Der Patient ist in ein DMP eingeschrieben.
F) ☐ Der Patient ist freiwillig versichertes Mitglied.

9. Welche Aussagen zum Status 3040400 sind richtig? ××✎

A) ☐ Der Patient ist familienversichert.
B) ☐ Der Patient ist Rentner.
C) ☐ Der Patient ist Empfänger von Leistungen nach dem Asylbewerberleistungsgesetz.
D) ☐ Der Patient ist in das DMP Diabetes mellitus Typ 1 eingeschrieben.
E) ☐ Der Patient ist in kein DMP eingeschrieben.
F) ☐ Es handelt sich um einen Entlassmanagement-Fall.

10. Bei welchen der folgenden Diagnosen ist nicht sicher, dass der Patient diese Erkrankung tatsächlich hat? ××✎

A) ☐ K21.-G
B) ☐ J20.-G
C) ☐ K80.-V
D) ☐ H10.-G
E) ☐ J44.-V
F) ☐ J03.-Z

11. Bei welcher der folgenden Krankheiten bieten sich zusätzliche Kodierungen mit L, R, B an? ×✎

1 Migräne
2 Pyelonephritis
3 Adipositas
4 Hypothyreose
5 eitrige Otitis media
6 Gonarthrose

A) ☐ Nur 2 und 5 treffen zu.
B) ☐ 2, 3 und 6 treffen zu.
C) ☐ Nur 2 und 5 treffen zu.
D) ☐ Nur 2, 5 und 6 treffen zu.
E) ☐ Nur 2, 3, 5 und 6 treffen zu.

12. Welche der in der vorigen Frage genannten Krankheiten sind nach der Definition des G-BA schwerwiegend chronische Erkrankungen? ×✎

A) ☐ 1, 3, 4 und 6 erfüllen die Kriterien.
B) ☐ Nur 3 und 5 erfüllen die Kriterien.
C) ☐ Keine der Erkrankungen erfüllt die Kriterien.
D) ☐ Nur 2 und 5 erfüllen die Kriterien.
E) ☐ Alle Erkrankungen erfüllen die Kriterien.

13. Auf welchen der folgenden Formulare muss die Diagnose ICD-kodiert angegeben werden? ×✎

1 Abrechnungsschein (Muster 5)
2 Notfall-/Vertretungsschein (Muster 19)
3 Arbeitsunfähigkeitsbescheinigung (AU/eAU/e01)
4 Bescheinigung einer schwerwiegenden chronischen Erkrankung (Muster 55)
5 Heilmittelverordnung (Muster 13)
6 Verordnung häuslicher Krankenpflege (Muster 12)

A) ☐ Nur 3, 4 und 5 sind richtig.
B) ☐ Alle außer 1 sind richtig.
C) ☐ Nur 1 und 2 sind richtig.
D) ☐ 2, 3 und 4 sind richtig.
E) ☐ Alle sind richtig.

14. Welche der folgenden, besonderen Möglichkeiten gibt es bei der privaten Krankenversicherung nicht? ×✎

A) ☐ Selbstbeteiligung
B) ☐ Beitragsrückerstattung
C) ☐ kostenfreie Familienversicherung
D) ☐ erhöhte Beiträge bei erhöhtem Krankheitsrisiko (z. B. wegen höherem Lebensalter, Vorerkrankungen)
E) ☐ Anwartschaft

15. Welche Patientengruppe ist i. d. R. beihilfeberechtigt. ×✎

A) ☐ Patienten, die im Standardtarif versichert sind
B) ☐ Patienten, die Leistungen nach dem Asylbewerberleistungsgesetz erhalten
C) ☐ Beamte
D) ☐ Sozialhilfeempfänger
E) ☐ Bundespolizisten und Bundeswehrsoldaten

16. Welche der folgenden Patientengruppen sind in der Regel gebührenbefreit? ××✎

A) ☐ Sozialhilfeempfänger
B) ☐ Asylbewerber, die schon länger in Deutschland leben
C) ☐ Anspruchsberechtigte nach Bundesversorgungsgesetz (BVG)
D) ☐ Anspruchsberechtigte nach Sozialversicherungsabkommen (SVA)
E) ☐ Bundeswehrsoldaten und Patienten, die den Bundesfreiwilligendienst leisten
F) ☐ Bundespolizisten

---

8. D, F	9. A, D	10. C, E
11. D	12. A	13. E
14. C	15. C	16. C, E

17. Welche Aussage zur ärztlichen Versorgung von Sozialhilfeempfängern trifft zu? X✎

A) ☐ Sie fallen unter das Soziale Entschädigungsrecht (SER).
B) ☐ Sie erhalten eine eGK mit der Statusergänzung „04".
C) ☐ Die Abrechnung erfolgt nach GOÄ direkt mit dem zuständigen Sozialamt.
D) ☐ Man darf für diese Patientengruppe keinen Sprechstundenbedarf verwenden.
E) ☐ Die Patienten sind immer gebührenbefreit.

18. Welche beiden Aussagen zu Asylbewerbern und Flüchtlingen sind nicht richtig? XX✎

A) ☐ Im Status sind Asylbewerber z. T. mit der Ziffer „09" kodiert.
B) ☐ Asylbewerber oder Flüchtlinge weisen sich entweder mit einem Behandlungsschein oder einer eGK aus.
C) ☐ Der Impfstoff kann für diese Patienten aus dem Sprechstundenbedarf bezogen werden.
D) ☐ Asylbewerber und Flüchtlinge sind immer gebührenbefreit.
E) ☐ Das Feld „Sonstige" muss auf den verwendeten Formularen mit einem Kreuz markiert sein.
F) ☐ Der Kostenträger ist immer die zuständige Landesbehörde.

19. Welche Aussage zum SER ist falsch? X✎

A) ☐ Nur bei Schwerbeschädigten können alle Leistungen nach BVG abgerechnet werden. Diese Patienten sind zu mind. 50% durch das Versorgungsleiden erwerbsgemindert.
B) ☐ Unter das SER fallen nicht nur Kriegsopfer, sondern u. a. auch Opfer von Gewalttaten.
C) ☐ Auf einer Arzneimittelverordnung ist für die Patienten „geb.-frei", „Sonstige" und „BVG" zu markieren. Die besondere Statuskennzeichnung ist die „07".
D) ☐ Anspruchsberechtigte weisen sich z.T. mit einem Berechtigungsschein, z.T. mit einer eGK aus.
E) ☐ Nur die Betroffenen selbst, nicht aber ihre Hinterbliebenen, sind anspruchsberechtigt.

20. Für welche Personengruppe ist die Jugendarbeitsschutzuntersuchung verpflichtend? X✎

A) ☐ für alle, die sich in einem anerkannten Berufsausbildungsverhältnis befinden, bis zum erfolgreichen Abschluss der Ausbildung
B) ☐ für alle, die sich im ersten Ausbildungsjahr eines anerkannten Ausbildungsberufs befinden
C) ☐ für alle Jugendlichen, die eine Ausbildung in einem Beruf mit erhöhter Gesundheitsgefährdung machen
D) ☐ für alle Auszubildenden, die noch nicht volljährig sind
E) ☐ für alle Schüler, die noch nicht 18 Jahre alt sind

21. Was ist zu beachten, wenn sich eine Patientin in der Praxis mit einer europäischen Gesundheitskarte (EHIC) oder Provisorischen Ersatzbescheinigung (PEB) ausweist? XX✎

A) ☐ Die EHIC bzw. PEB wird dreimal kopiert (für die aushelfende Krankenkasse, die Praxis und die zuständige KV) und mit Unterschrift, Datum und Stempel versehen.
B) ☐ Die Gültigkeit der EHIC und die Identität der Patientin (Personalausweis oder Reisepass) werden überprüft.
C) ☐ Die EHIC ist einzulesen. Legt die Patientin nur eine PEB vor, dann ist das Ersatzverfahren anzuwenden.
D) ☐ Die Patientin muss für die erbrachten ärztlichen Leistungen pauschal 20 € als Sicherheit hinterlegen.
E) ☐ Die Kopien der EHIC bzw. PEB und die Patientenerklärung „Europäische Krankenversicherung" werden am Quartalsende mit der Abrechnung an die KV geschickt.
F) ☐ Kopien der EHIC bzw. der PEB und der Patientenerklärung werden umgehend an die aushelfende deutsche Krankenkasse geschickt, die die Patientin ausgewählt hat. Die Abrechnung mit der KV erfolgt am Quartalsende (Ersatzverfahren).

22. Welche Aussagen zum Arbeitsunfall sind richtig? XX✎

A) ☐ Die Beiträge zur gesetzlichen Unfallversicherung tragen Arbeitnehmer und Arbeitgeber zu gleichen Teilen.
B) ☐ Die Mitgliedschaft in der gesetzlichen Unfallversicherung ist für Arbeitnehmer freiwillig.
C) ☐ Nur gesetzlich Krankenversicherte sind auch gesetzlich unfallversichert.
D) ☐ Arbeitsunfälle werden nach UV-GOÄ mit der zuständigen Berufsgenossenschaft abgerechnet.
E) ☐ Arbeitsunfälle passieren während der Arbeitszeit und bei einer versicherten Tätigkeit. Der Unfall muss auch zu einem Gesundheitsschaden führen.
F) ☐ Auch Schädigungen wie z. B. chronische Rückenschmerzen oder Arthrosen der großen Gelenke gelten als Arbeitsunfälle.

23. Welche der folgenden Leistungen kann man nach einem Arbeitsunfall nicht erhalten? X✎

A) ☐ Heilbehandlung
B) ☐ Leistungen zur Wiedereingliederung ins Berufsleben
C) ☐ Krankengeld
D) ☐ Pflegegeld
E) ☐ Rentenleistungen

---

17. B	18. D, F	19. E
20. D	21. B, F	22. D, E
23. C		

3 Formularwesen

Wie kann die Sicherheit im Umgang mit Formularen erhöht werden? Nennen Sie Beispiele.

- Blankoformularbedruckung: nur mit KV-zertifizierter Software auf Sicherheitspapier; Barcode erhöht Fälschungssicherheit
- Lagerung der Formulare soll Missbrauch ausschließen, z. B. nicht offen an der Anmeldung liegen lassen
- keine Blankoformulare ausstellen, z. B. Arzt unterschreibt keine leeren Rezepte „auf Vorrat", sondern erst nachdem sie für den Patienten bedruckt wurden
- Bestimmte Rezepte müssen in Papierform bezogen werden, z. B. das BtM-Rezept.
- BtM-Rezepte können nur beim Bundesinstitut für Arzneimittel und Medizinprodukte/Bundesopiumstelle bezogen werden.
- Verordnungen müssen immer vom Arzt unterschrieben und gestempelt sein.
- In der Regel erhalten Patienten nur Verordnungen und Überweisungen, wenn sie einen gültigen Behandlungsausweis vorlegen (Ausnahme: Notfälle).
- Formulare müssen lesbar, dokumentenecht ausgestellt und ggf. deutlich und nachvollziehbar korrigiert oder verworfen werden. BtM-Rezepte dürfen nicht korrigiert und nicht vernichtet werden, sondern müssen immer neu ausgestellt werden.
- BtM-Rezepte sind nummeriert.
- Bestimmte Formulare können digital übermittelt werden.
- Alle Daten, die automatisch von der Praxissoftware eingedruckt werden, müssen noch einmal kontrolliert werden.

Wie gehen Sie in den folgenden Fällen vor: a) Der Patient hat seine eGK vergessen; b) Der Arzt führt einen Hausbesuch durch. Das mobile Kartenlesegerät funktioniert nicht und die eGK des Patienten kann nicht eingelesen werden; c) Der Patient legt einen Überweisungsschein vor, hat aber keine eGK dabei.

a) Beim 1. Arzt-Patienten-Kontakt im Quartal:
- Der Patient kann über eine App mit z. B. seinem Smartphone eine elektronische Ersatzbescheinigung anfragen. Dazu übermittelt er die KIM-Adresse der Praxis. Die Ersatzbescheinigung wird mit Eingang der Nachricht bei der Krankenkasse automatisch generiert und per KIM an die Praxis versendet.
- Die Praxis kann die elektronische Ersatzbescheinigung auch im Auftrag des Patienten anfragen. (vsl. ab Juli 2025 verpflichtend)
- Ohne elektronisches Ersatzverfahren. Den Patienten informieren, dass er die eGK innerhalb von 10 Tagen nachreichen muss, sonst werden ihm die Leistungen privat in Rechnung gestellt. (Die Liquidation muss „zurückgenommen werden", wenn er die Karte bis zum Quartalsende nachreicht.)
- Bei einem Notfallpatienten: Die Leistungen werden auf Muster 19 (Notfall-/Vertretungsschein) abgerechnet; es ist keine Patientenunterschrift erforderlich.

b) Ersatzverfahren
- Der Versicherte bestätigt mit Unterschrift seine Angaben und die Inanspruchnahme der Leistungen auf Muster 5 (Abrechnungsschein).

c) Überweisungsschein ohne eGK
- vgl. Antwort a)
- Der Überweisungsschein ersetzt die eGK nicht.

Patienten können aus unterschiedlichen Gründen nicht arbeiten. Geben Sie einen Überblick über die damit verbundenen Formulare.

- Arbeitsunfähigkeit aufgrund privaten Unfalls oder Arbeitsunfall; der Kostenträger ist in beiden Fällen die gesetzliche Krankenkasse; eAU (Vordruck e01)
- Arbeitsunfähigkeit während Wiedereingliederung: zusätzlich Muster 20
- Kind unter 12 Jahren muss vom Arbeitnehmer wegen Krankheit betreut werden: Muster 21 (Bezug von Kinderkrankengeld)

Erklären Sie die Auftragsarten, die auf Muster 6 angekreuzt werden können.

- Auftragsleistung: wenn eine konkrete Leistung wie die Auswertung eines Langzeit-EKGs oder eine Schilddrüsensonografie angefordert wird; der Arzt, der der Überweisung erhält, darf nur diese Leistung erbringen (Definitions- oder Indikationsauftrag).
- Konsiliaruntersuchung: wenn nur eine Diagnose erfolgen soll, der auftraggebende Arzt dann aber die weitere Behandlung selbst übernehmen will; der Arzt, der die Überweisung erhält, ist frei in der Wahl der diagnostischen Maßnahmen, darf aber keine Therapie durchführen.
- Mit-/Weiterbehandlung: Der Arzt, der die Überweisung erhält, führt begleitend oder ergänzend diagnostische und/oder therapeutische Maßnahmen durch (Mitbehandlung) oder übernimmt die Diagnostik und Therapie des Patienten (Weiterbehandlung).

Nennen Sie drei Beispiele für Formulare, die digital bearbeitet werden.

- z.B. eAU, eRezept, Laborüberweisungen

Ordnen Sie die Laborüberweisungen zu, indem Sie die passenden Kürzel für die Muster (M10, M10A, Privat) eintragen. Bei den Patienten handelt es sich um gesetzlich Versicherte.
a) Das kleine Blutbild soll in der Laborgemeinschaft bestimmt werden.
b) Blutuntersuchung im Rahmen einer zusätzlichen Vorsorgeuntersuchung als IGeL
c) Für den Patienten mit Zustand nach Prostatakarzinom wird der PSA-Wert zur Verlaufskontrolle im Facharztlabor angefordert.

- a) M10A
- b) Privat
- c) M10

Welche Behandlungsbereiche sind auf den Laboranforderungsscheinen 10 und 10A vorgesehen? Nennen Sie je ein Beispiel.

- kurativ; z. B. Kontrolle der Schilddrüsenwerte TSH, fT_3, fT_4 bei bekannter Hyperthyreose
- präventiv; z. B. Werte für Lipidprofil und Blutglukose im Rahmen der Gesundheitsuntersuchung
- bei belegärztlicher Behandlung; z. B. Bestimmung der Gerinnungswerte vor einer Operation

Nennen Sie beispielhaft zwei Besonderheiten der Laborüberweisungsscheine M10 und M10A, die Sie auf keinem anderen vertragsärztlichen Vordruck finden.

z. B. Felder, um Barcode einzukleben und um Abnahmedatum und -zeit einzutragen, Feld „Befund eilt"

Welche Patienten leisten keine Zuzahlungen?

- Kinder und Jugendliche unter 18 Jahren (Ausnahme: Krankentransport)
- Schwangere bei Leistungen im direkten Zusammenhang mit der Schwangerschaft
- Patienten mit gültigem Befreiungsausweis ihrer gesetzlichen Krankenkasse
- Fälle, die zu Lasten der Berufsgenossenschaften und öffentlichen Unfallversicherer abgerechnet werden
- Privatpatienten, bei Individuellen Gesundheitsleistungen
- bestimmte Sonstige Kostenträger (z. B. Asylbewerber vor Ablauf der Wartezeit; Patienten, die Leistungen nach dem Bundesversorgungsgesetz erhalten)

Geben Sie einen Überblick über die Zuzahlungen in der gesetzlichen Krankenversicherung.

- Arzneimittel, Verbandmittel, nicht zum Verbrauch bestimmte Hilfsmittel, Fahrtkosten: 10 % des Apothekenabgabepreises, mind. 5 € und max.10 €; unter 5 € zahlt der Versicherte den vollen Preis selbst
- Heilmittel: 10 % der Kosten zzgl. 10 € je Verordnung
- zum Verbrauch bestimmte Hilfsmittel: 10 % der Kosten, aber maximal 10 € pro Monat
- Krankenhausbehandlung, Anschlussheilbehandlungen: 10 € pro Kalendertag, aber max. für 28 Tage
- ambulante und stationäre Rehabilitations- sowie stationäre Vorsorgemaßnahmen: 10 € pro Kalendertag

Geben Sie einen Überblick über die Gültigkeit der verschiedenen Arzneimittelverordnungen.

- Privatrezept: i. d. R. 3 Monate gültig
- Kassenrezept: 4 Wochen
- BtM-Rezept: 8 Tage inkl. Ausstellungsdatum
- Grünes Rezept: keine Beschränkung, da nur „Empfehlung" für rezeptfreie Arzneimittel

Welche Besonderheiten sind beim BtM-Rezept zu beachten?

- Bezug nur über die Bundesopiumstelle, schriftliche Anforderung mit eigenhändiger Arztunterschrift und Anforderungskarte. Es ist keine telefonische Bestellung möglich.
- gesonderte und gesicherte Aufbewahrung der Rezepte
- lückenlose und schriftliche Dokumentation: BtM-Rezepte sind durchnummeriert; Aufbewahrungsfrist beträgt drei Jahre (gilt auch für fehlerhafte Rezepte), Verlust von Rezepten muss der Bundesopiumstelle gemeldet werden
- Verordnung: auf vollständige Angaben im Personalien- und Verordnungsfeld achten inkl. Einnahmevorschriften, vollständige Arztunterschrift (kein Kürzel)
- Fehler beim Ausfüllen nicht korrigieren, Rezept nicht vernichten
- Verschreibungshöchstmenge für 30 Tage oder Kennzeichnung als „A" (Ausnahme)
- „Sprechstundenbedarf" im Personalienfeld aufdrucken

1. In welchen Fällen kommt Muster 19 zum Einsatz und welche Funktionen erfüllt es?

2. Unter welchen Voraussetzungen darf dem Patienten kein Überweisungsschein auf Muster 6 ausgestellt werden?

3. Welches Feld kreuzen Sie beim Erstellen eines eRezepts an, um folgendes zu kennzeichnen?

a) Der Patient muss sofort mit der Einnahme des Medikaments beginnen und soll daher von der Nachttaxe befreit werden.

b) Der Patient benötigt wegen einer Allergie nur das angegebene Medikament von einem bestimmten Hersteller.

4. Welche Besonderheiten müssen beim Ausfüllen der Formulare in den folgenden Fällen beachtet werden?

a) Es wird eine Gehschiene zur Stabilisierung einer Knieverletzung verordnet.

---

1. im ärztlichen Notfalldienst: max. zwei Tage pro Schein abrechenbar
   bei Urlaubs- und Krankheitsvertretung: Abrechnung eines längeren Zeitraums möglich
   im Notfall: max. zwei Tage pro Schein abrechenbar
   Funktionen: Abrechnungsschein, Mitteilung für den weiterbehandelnden Arzt und Ersatz für Patientenkarteikarte
2. Patient legt keinen gültigen Behandlungsausweis vor (Ausnahmen möglich)
   Patient hatte Arbeitsunfall/Schülerunfall, leidet unter Berufskrankheit (D-Arzt-Überweisung immer formlos)
   fachgleiche Überweisung (Ausnahmen, z. B. wenn Arzt bestimmte Leistung nicht erbringen kann)
   Überweisung zu oder vom Privatarzt; Patient ist nicht gesetzlich versichert
3. a) Noctu
   b) Aut idem
4. a) Verordnung erfolgt auf Kassenrezept, aber nicht mit Arzneimitteln oder Verbandmitteln zusammen
   Feld 7 (Hilfsmittel) **nachziehen**
   Patient quittiert Empfang des Hilfsmittels auf der Rückseite
   „Gebührenpflichtig" ankreuzen
   Diagnose, Hilfsmittelnummer angeben

b) Einer MFA wird nach einem Wegeunfall ein Schmerzmittel verordnet.

c) Ein Bundespolizist erhält eine Verordnung auf Kassenrezept.

5. Wann haben Patienten Anspruch auf einen Medikationsplan?

6. Nennen Sie mindestens drei Fälle, in denen ein Privatrezept für eine Arzneimittelverordnung verwendet wird.

7. Welche Heilmittel kann der Arzt über Muster 13 verordnen?

8. Ein Patient soll zur Behandlung ins Krankenhaus: Wann verwenden Sie Muster 2 und wann Muster 6?

4. b) „Arbeitsunfall“ ankreuzen; Unfalltag und -betrieb angeben; als Kostenträger „BGW“ (für MFA) eintragen; „Gebührenbefreit“ ankreuzen
   c) „Sonstige“ ankreuzen; „Gebührenpflichtig“ ankreuzen
5. wenn ihnen mindestens drei systemisch wirkende Medikamente gleichzeitig verordnet werden
   wenn sie die Medikamente mindestens 28 Tage lang einnehmen müssen
   Der Medikationsplan kann auf Wunsch über die eGK (eMP) gespeichert werden oder in Papierform ausgegeben werden.
6. Verordnungen für Privatversicherte
   Verordnungen im Rahmen von Individuellen Gesundheitsleistungen, z. B. Impfstoff für Reiseimpfungen; Verordnung für empfängnisverhütende Mittel (z. B. „Pille“) ab dem vollendeten 22. Lebensjahr
   bei Patienten ohne gültigen Versicherungsnachweis, die dringend eine Arzneimittelverordnung benötigen, mit Vermerk „ohne Versicherungsnachweis“
7. Physiotherapie, podologische Therapie (medizinische Fußpflege), Logopädie, Ergotherapie, Ernährungstherapie
8. Muster 2: Einweisung zur stationären Behandlung (auch für belegärztliche Eingriffe)
   Muster 6: Überweisung zur ambulanten Behandlung

9. Welche Aussagen zu den Grundlagen des Formularwesens sind richtig? XX✐

A) ☐ Der Vertragsarztstempel muss mindestens den Vor- und Zunamen des Arztes, die Praxisanschrift, Telefonnummer und die BSNR enthalten.
B) ☐ Alle in der Arztpraxis verwendeten Formulare werden über die zuständige Kassenärztliche Vereinigung bezogen.
C) ☐ Alle Formulare können in der Praxis dank Blankoformularbedruckung selbst hergestellt werden. Dafür benötigen man nur die KV-zertifizierte Software, einen Laserdrucker und das Sicherheitspapier.
D) ☐ Die KV-Formulare dürfen i. d. R. nur von Vertragsärzten für gesetzlich Versicherte verwendet werden. Eine Ausnahme gibt es z. B. bei der AU im Rahmen des Entlassmanagements, die durch einen Krankenhausarzt ausgestellt werden kann.
E) ☐ Bestimmte vertragsärztliche Formulare wie ein Wiederholungsrezept oder eine Laborüberweisung darf auch die MFA i. A. (im Auftrag) des Arztes unterschreiben.
F) ☐ Formulare dürfen an der Anmeldung vorbereitet gelagert werden, also bereits gestempelt und vom Arzt unterschrieben, weil dadurch viel Zeit im Praxisalltag gespart werden kann.

10. Welche beiden Angaben finden Sie nicht auf dem Abrechnungsschein (Muster 5)? XX✐

A) ☐ Versichertenstatus des Patienten
B) ☐ ICD-kodierte Diagnose (inkl. verpflichtende Zusatzkennzeichnung für den ambulanten Bereich)
C) ☐ Arztunterschrift
D) ☐ Behandlungsart: ambulant, belegärztlich
E) ☐ Arbeitsunfall oder Arbeitsunfallfolge
F) ☐ Gebührenordnungspositionen mit Angabe des Behandlungstages

11. Welcher Patient erhält keine AU-Bescheinigung auf Muster 1 bzw. e01?? X✐

A) ☐ Bezieher von Bürgergeld
B) ☐ Berufsschüler mit Arbeits- und Schulunfähigkeit
C) ☐ Angestellter nach Arbeitsunfall mit Arbeitsunfähigkeit
D) ☐ Angestellter mit Arbeitsunfähigkeit während seines Urlaubs
E) ☐ familienversicherter Hausmann mit akuter, fieberhafter Bronchitis

12. Welche beiden Aussagen zur AU sind falsch? XX✐

A) ☐ Die AU darf in Ausnahmefällen bis zu drei Tage rückdatiert werden.
B) ☐ Die AU muss für die Dauer der Lohnfortzahlung und für die Bezugsdauer von Kranken- oder Verletztengeld lückenlos bescheinigt sein.
C) ☐ Eine AU darf stets nur maximal für einen Zeitraum von sieben Tagen ausgestellt werden. Danach muss sich der Patient wieder vorstellen.
D) ☐ Eine AU darf darf vom Hausarzt für den Unfalltag auch bei Arbeits- und Wegeunfällen ausgestellt werden.
E) ☐ Es werden nur die für die AU relevanten Diagnosen ICD-kodiert eingetragen.
F) ☐ Alle AU-Bescheinigungen sind immer „Erstbescheinigungen", außer der Patient ist chronisch krank.

13. Welche Aussagen zur AU sind richtig? XX✐

A) ☐ Nach vier Wochen Lohnfortzahlung durch den Arbeitgeber erhält der Arbeitnehmer Krankengeld durch seine gesetzliche Krankenkasse.
B) ☐ Auch bei einem Arbeitsunfall dürfen MFA dem Arbeitgeber des Verletzten keinerlei Auskünfte geben, da sie der Schweigepflicht unterliegen.
C) ☐ Das Feld „BVG" wird angekreuzt, wenn der arbeitsunfähige Patient bereits Rentner ist.
D) ☐ Bei einer AU müssen stets alle Dauerdiagnosen des Patienten angegeben werden.
E) ☐ Der Diagnosezusatz „A" (z. B. I21.-A) bedeutet „arbeitsunfähig wegen".
F) ☐ Die Aufbewahrungsfrist für die AU beträgt 1 Jahr.

14. Welche zwei Aussagen zum Notfall-/Vertretungsschein (Muster 19) sind richtig? XX✐

A) ☐ Nur auf den Teilen, die für den weiterbehandelnden Arzt und zum Verbleib in der eignen Praxis gedacht sind, sind Angaben zu Befunden und Therapien aufgedruckt.
B) ☐ Das Formular muss stets im Ersatzverfahren ausgefüllt und vom Patienten unterschrieben werden.
C) ☐ Die abrechnungsrelevanten Diagnosen werden im Klartext angegeben.
D) ☐ Nur auf den Teilen, die für den weiterbehandelnden Arzt und zum Verbleib in der eigenen Praxis gedacht sind, sind die abrechnungsrelevanten Diagnosen kodiert aufgedruckt.
E) ☐ Das Formular wird bei allen Unfällen verwendet, privaten und Arbeits-, Wege- und Schülerunfällen.
F) ☐ Das Formular darf für Privatpatienten verwendet werden, wenn es sich um eine Notfallbehandlung handelt.

---

9. A, D   10. C, E   11. E
12. C, F   13. B, F   14. A, D

15. Was wird auf einer AU (Vordruck e01) bescheinigt? ×✎

1 Der Patient ist aufgrund einer Berufskrankheit arbeitsunfähig und wird dem D-Arzt zugewiesen.
2 Der Patient ist seit dem Ausstellungsdatum für voraussichtlich 7 Tage arbeitsunfähig.
3 Bei der Ursache für die Arbeitsunfähigkeit handelt es sich um ein Versorgungsleiden nach BVG.
4 Der Arzt hält Leistungen zur medizinischen Rehabilitation für sinnvoll.
5 Es handelt sich um einen Krankengeldfall, weil die AU über 7 Wochen dauert.
6 Der Patient ist aufgrund eines privaten Unfalls arbeitsunfähig.

A) ☐ Die Aussagen 2 und 6 sind richtig.
B) ☐ Die Aussagen 1, 2, 5 und 6 sind richtig.
C) ☐ Alle Aussagen sind richtig.
D) ☐ Alle Aussagen außer 4 sind richtig.
E) ☐ Keine der Aussagen ist richtig.

16. Was gilt für eine berufliche Wiedereingliederung bei noch bestehender, behandlungsbedürftiger Erkrankung nicht? ×✎

A) ☐ Die Rückkehr an den Arbeitsplatz muss betrieblich möglich und mit dem Arbeitgeber im Vorfeld abgeklärt sein.
B) ☐ Der Versicherte muss einverstanden sein.
C) ☐ Der Arzt muss einen betrieblichen Wiedereingliederungsplan erstellen.
D) ☐ Die Maßnahme darf maximal ein Jahr dauern.
E) ☐ Die Wiedereingliederung muss therapeutisch sinnvoll sein.

17. Welche drei Aussagen zum „Kinderkrankengeld" sind richtig? ××✎

A) ☐ Im Personalienfeld werden die Stammdaten des Elternteils eingetragen, der das Kinderkrankengeld erhalten soll.
B) ☐ Eltern erhalten immer Krankengeld, wenn eines ihrer minderjährigen Kinder erkrankt.
C) ☐ Auf der Rückseite von Muster 21 können die Versicherten einen Antrag auf Krankengeld bei Erkrankung des Kindes unter 12 Jahren bei der gesetzlichen Krankenkasse stellen.
D) ☐ Auch wenn eine andere, im selben Haushalt lebende, Person die Betreuung des Kindes übernehmen kann, hat ein Elternteil immer einen Anspruch auf Kinderkrankengeld.
E) ☐ Eltern haben das Recht sich bei Erkrankung eines betreuungsbedürftigen, minderjährigen Kindes selbst krankschreiben zu lassen. Dafür wird ihnen eine eAU ausgestellt.
F) ☐ Eltern erhalten für die Dauer einer Kinderkrankengeldberechtigung keine Lohnfortzahlung durch den Arbeitgeber.

18. Welche Aussagen zur Überweisung auf Muster 6 sind falsch? ××✎

A) ☐ In der Regel erfolgt die Überweisung zu einem Vertragsarzt einer anderen Fachrichtung. Fachgleiche Überweisungen sind nur in Ausnahmefällen zulässig.
B) ☐ Eine Überweisung erfolgt i. d. R. nur, wenn ein gültiger Anspruchsnachweis vorliegt. Ausnahmen sind nur möglich, wenn ein dringender Fall vorliegt und dem Arzt die Kassenzugehörigkeit zweifelsfrei bekannt ist.
C) ☐ Eine Überweisung (Muster 6) ersetzt keine eGK. Der Patient muss dem Arzt, der die Überweisung erhält, beides vorlegen.
D) ☐ Der Arzt, der eine Überweisung erhält, erstellt für den Patienten einen eigenen Abrechnungsschein.
E) ☐ Angehörige der Bundeswehr, Bereitschaftspolizei oder der Bundespolizei (mit eigenem polizeiärztlichen Dienst) benötigen einen Überweisungsschein des Truppen- bzw. Polizeiarztes.
F) ☐ Überweisungsscheine sollten aus Datenschutzgründen immer direkt am Quartalsende vernichtet werden.

19. Welche zwei Besonderheiten des Überweisungsscheins sind korrekt wiedergegeben? ××✎

A) ☐ „Behandl. gemäß § 116b SGB V" wird bei Kindern unter 12 Jahren angekreuzt.
B) ☐ Bei Arbeitsunfällen, Berufskrankheiten, Schülerunfällen darf das Formular nicht verwendet werden.
C) ☐ Wird „Mit-/Weiterbehandlung" angekreuzt, muss stets auch „kurativ" angekreuzt werden.
D) ☐ Der Überweisungsschein Muster 6 wird bei allen operativen Leistungen (ambulant, belegärztlich, stationär) verwendet.
E) ☐ Bei „Überweisung an" wird stets der vollständige Name des Arztes (inkl. Praxisanschrift) des weiterbehandelnden Arztes eingetragen.
F) ☐ Der Überweisungsschein behält quartalsübergreifend seine Gültigkeit, z. B. wenn Patienten länger auf einen Facharzttermin warten müssen.

---

15. C 16. D 17. C, F
18. D, F 19. B, F

20. In welchem Fall kreuzen Sie auf Muster 6 „präventiv" und „Auftragsleistung" an?

A) ☐ Der Patient wird zur Mitbehandlung einer Retinopathie bei Diabetes mellitus an einen Augenarzt überwiesen.
B) ☐ Der Hausarzt überweist seine Patientin zur Langzeit-Blutdruckmessung an einen Kardiologen. Es besteht der Verdacht auf eine arterielle Hypertonie.
C) ☐ Der 52-Jährige wird zur Koloskopie an die Gastroenterologie überwiesen. Es besteht kein Krankheitsverdacht.
D) ☐ Die 14-Jährige wird wegen Regelbeschwerden erstmals zur Gynäkologin überwiesen.
E) ☐ Zur Mitbeurteilung seiner Patientin, die an einer Migräne leidet, stellt der Hausarzt eine Überweisung zum Neurologen aus.

21. Welche der folgenden Aussagen zur Laborüberweisung sind richtig?

A) ☐ Voraussetzung für das Ausstellen einer Laborüberweisung ist i. d. R. ein gültiger Versicherungsnachweis.
B) ☐ Der Laborarzt darf Aufträge, die er nicht selbst erbringen kann, nicht weiter überweisen.
C) ☐ Im EBM verwendete Kürzel wie z. B. Hb, HbA_{1c} sind auf Laborüberweisungen nicht zulässig.
D) ☐ Laborleistungen sind immer Auftragsleistungen.
E) ☐ Überweisungen ins Facharztlabor erfolgen ausschließlich auf Muster 10A.
F) ☐ Laborüberweisungen können nicht digital übermittelt werden.

22. Welche Regelung gilt für die Zuzahlung zu Arzneimitteln?

A) ☐ 10 % der Kosten + 10 € pro Verordnung
B) ☐ 10 % der Kosten, jedoch mind. 5 € und max. 10 €
C) ☐ höchstens 280 € pro Jahr
D) ☐ immer 10 € pro Rezept
E) ☐ immer 5 € pro Rezept

23. Welche Aussage zur Zuzahlungspflicht ist falsch?

A) ☐ Einen Befreiungsbescheid der Krankenkasse erhält man, wenn man als Versicherter selbst nachweist, dass man die Belastungsgrenze erreicht hat.
B) ☐ Der Befreiungsbescheid wird rückwirkend für das gesamte Kalenderjahr ausgestellt.
C) ☐ Die zuständige KV stellt fest, ob ein Patient als chronisch krank eingestuft wird und eine reduzierte Belastungsgrenze für die Zuzahlungspflicht gilt.
D) ☐ Patienten im Ruhestand, Kinder und Jugendliche sind nicht immer zuzahlungsbefreit.
E) ☐ Arbeitslose Patienten sind nicht immer zuzahlungsbefreit.

24. Welche Angabe wird auf Muster 55 (Bescheinigung einer schwerwiegenden chronischen Erkrankung) nicht gemacht?

A) ☐ Angabe zu den behandlungsbedürftigen Dauerdiagnosen
B) ☐ dass eine kontinuierliche medizinische Versorgung erforderlich ist
C) ☐ seit wann der Patient wegen derselben Erkrankung in Dauerbehandlung ist
D) ☐ ob das Ende der Dauerbehandlung absehbar ist
E) ☐ ob und bis wann voraussichtlich eine Arbeitsunfähigkeit besteht

25. Auf Muster 16 bzw. einem eRezept können nur bestimmte Verordnungen kombiniert werden. Für welche muss der Arzt jeweils eine gesonderte Verordnung ausstellen?

A) ☐ Grippeimpfstoff
B) ☐ Antibiotikum
C) ☐ spezielle Wundauflage
D) ☐ Kompressionsstrümpfe
E) ☐ Analgetikum
F) ☐ Antihypertensivum

26. Welche der folgenden Aussagen zum eRezept ist richtig?

A) ☐ Zum eRezept muss man keine Zuzahlungen leisten.
B) ☐ Patienten können das Rezept per App, über die eGK oder über einen Rezeptausdruck in der Apotheke einlösen.
C) ☐ Alle Verordnungen, die bisher über Papierrezepte erfolgt sind, können nun mittels eRezept verordnet werden.
D) ☐ eRezepte müssen handschriftlich vom Arzt unterschrieben werden, wenn ein Papierausdruck erfolgt.
E) ☐ Für eRezepte gilt eine Einlösefrist von 3 Tagen.

27. Welche Aussage zum Privatrezept ist falsch?

A) ☐ Es ist kein Vertragsarztformular, deshalb gibt es keine besonderen Formvorschriften.
B) ☐ Auch das „Grüne Rezept" kann als Privatrezept verwendet werden.
C) ☐ Für das Ausstellen eines Privatrezepts muss der Patient einen gültigen Versicherungsnachweis vorlegen.
D) ☐ Es müssen Mindestangaben auf dem Privatrezept gemacht werden. Diese werden durch die Arzneimittelverschreibungsverordnung festgelegt.
E) ☐ Löst ein Patient ein Privatrezept in der Apotheke ein, dann zahlt er den vollen Preis.

20. C	21. A, D	22. B
23. A	24. E	25. A, D
26. B	27. C	

28. Ein Patient erhält am 02.02.20xx ein BtM-Rezept. An welchem der folgenden Tage kann er es spätestens einlösen? X

A) ☐ 08.02.20xx
B) ☐ 08.03.20xx
C) ☐ 08.05.20xx
D) ☐ 09.02.20xx
E) ☐ 09.03.20xx

29. Welche Aussage ist falsch? X

A) ☐ Das BtM-Rezept kann mittels Blankoformularbedruckung erstellt werden.
B) ☐ Das BtM-Rezept wird auch für Verordnungen für Privatpatienten verwendet.
C) ☐ In Ausnahmefällen kann eine Dosis verordnet werden, die dem Patienten länger als 30 Tage reicht. Dies wird mit einem „A" gekennzeichnet
D) ☐ Im Notfall können BtM auch über ein „Kassenrezept" (Muster 16) bezogen werden. Das BtM-Rezept muss unverzüglich nachgereicht werden.
E) ☐ Bei Abgabe von BtM aus dem Sprechstundenbedarf muss genau Buch geführt werden.

30. Welche beiden Aussagen zur Heilmittelverordnung sind falsch? XX

A) ☐ Alle verordnungsfähigen Heilmittel werden auf Muster 13, aber auf getrennten Formularen verordnet.
B) ☐ Ein Verordnungsfall umfasst sechs Monate und umfasst alle Heilmittelverordnungen aufgrund derselben Diagnose und durch denselben Arzt.
C) ☐ Auf dem Formular werden alle behandlungsrelevanten Diagnosen verschlüsselt angegeben.
D) ☐ Die Behandlung muss immer innerhalb von 14 Tagen beginnen, sonst ist sie nicht mehr gültig.
E) ☐ Es können drei Heilmittel und ein ergänzendes Heilmittel verordnet werden.
F) ☐ Ergotherapie darf nicht im Rahmen eines Hausbesuchs erbracht werden.

31. Welche Aussagen zu Muster 12 (Verordnung häuslicher Krankenpflege) sind richtig? XX

A) ☐ Die Verordnung unterscheidet Behandlungs- und Grundpflege sowie hauswirtschaftliche Versorgung.
B) ☐ Die Verordnung dient immer der Vermeidung von Krankenhausbehandlung.
C) ☐ Um eine Verordnung auf Muster 12 zu bekommen, muss ein Patient mind. Pflegegrad 2 nachweisen.
D) ☐ Krankenhausärzte können eine Verordnung von häuslicher Krankenpflege im Rahmen des Entlassmanagements für höchstens sieben Tage ausstellen.
E) ☐ Verordnungen auf Muster 12 sind in der Regel nicht zuzahlungspflichtig.
F) ☐ Kompressionsstrümpfe anziehen, Medikamentengaben und Injektionen dürfen nur von Ärzten erbracht und deshalb auf Muster 12 nicht verordnet werden.

32. Welche beiden Aussagen zur Verordnung von Krankenhausbehandlung sind nicht richtig? XX

A) ☐ Der verordnende Arzt muss nächsterreichbare, geeignete Krankenhäuser angeben.
B) ☐ Die Kostenübernahme durch die Krankenkasse muss vorab genehmigt werden, es sei denn, es handelt sich um eine notfallmäßige Einweisung.
C) ☐ Der Durchschlag für die Praxis muss 5 Jahre aufbewahrt werden.
D) ☐ Die Diagnose wird unverschlüsselt angegeben.
E) ☐ Eine AU wird mit dem Vermerk „stationäre Einweisung" bis zum Tag der Krankenhauseinweisung vom niedergelassenen Arzt ausgestellt.
F) ☐ Das Muster 2 kann auch für Arbeitsunfälle verwendet werden.

33. Für welche der folgenden Fälle wird Muster 2 verwendet? X

A) ☐ Die Patientin beginnt in einer Woche eine ambulante Chemotherapie in der Onkologie des Krankenhauses.
B) ☐ Der Patient muss zur ambulanten Nachsorge nach einem stationären Aufenthalt in der Uniklinik.
C) ☐ Die Patientin muss wegen einer Salmonelleninfektion vom Seniorenheim voraussichtlich für 14 Tage ins Krankenaus verlegt und dort isoliert werden.
D) ☐ Beim Patienten wird ambulant eine Arthroskopie vorgenommen.
E) ☐ Die Patientin wird vom Hausarzt ins MVZ Orthopädie überwiesen.

34. Was sind keine Gründe für eine genehmigungspflichtige Fahrt in ein Krankenhaus? XX

A) ☐ „aG", „Bl" oder „H" lt. Schwerbehindertenausweis
B) ☐ Pflegegrad 3 mit dauerhafter Mobilitätseinschränkung
C) ☐ Lebensalter ab 70 Jahren
D) ☐ Pflegegrad 4 oder 5
E) ☐ Fahrt zu hochfrequenter Behandlung wie z. B. Dialyse
F) ☐ Nachbehandlung nach stationärer Behandlung

---

28. D 29. A 30. D, F
31. A, D 32. C, F 33. C
34. C, F

4 Grundlagen EBM, GOÄ und UV-GOÄ

Welche Besonderheit müssen Sie bei der EBM- und GOÄ-Abrechnung beachten, wenn ein Patient mehrfach an einem Tag abrechnungsfähige Leistungen einer Arztpraxis in Anspruch nimmt?

Die Uhrzeiten der Inanspruchnahme müssen dokumentiert werden, wenn zu mehreren Zeitpunkten am selben Tag eine GOP oder GOÄ-Nummer abgerechnet werden soll, z. B. 03000 (10:00 Uhr), 01412 (14:00 Uhr) oder 1 (10:00 Uhr), 50 (14:00 Uhr).

Unterscheiden Sie, wann Sie die GOP 01100 und wann die GOP 01102 abrechnen, wenn es an einem Samstag, um 10:00 Uhr, zum Arzt-Patienten-Kontakt kommt.

- GOP 01100: Wenn keine Sprechstunde zu dieser Zeit stattfindet und der Patient unvorhergesehen, also ohne Terminvereinbarung den Arzt telefonisch oder persönlich kontaktiert, bei 1. persönlichem Arzt-Patienten-Kontakt kann dann außerdem die GOP 03030 abgerechnet werden.
- GOP 01102: Wenn sich der Patient in der Samstagssprechstunde vorstellt oder zu dieser Zeit einbestellt (= geplant) wurde, auch bei telefonischem Kontakt; ggf. mit Abrechnung der GOP 03000 bei 1. persönlichem Arzt-Patienten-Kontakt

Welche Rolle spielt die Versichertenpauschale 03000 für die Abrechnung der Chronikerpauschalen?

Die GOP 03220 (Chronikerpauschale I) darf nur zusammen mit der GOP 03000 beim 1. persönlichen Arzt-Patienten-Kontakt im Quartal abgerechnet werden. Wurde die GOP 03220 abgerechnet, dann darf beim 2. persönlichen Arzt-Patienten-Kontakt die GOP 03221 abgerechnet werden.

Unterscheiden Sie die GOP 03360 und 03242.

GOP 03360:
- umfangreiches geriatrisches Basisassessment; Patienten müssen bestimmte Voraussetzungen erfüllen, z. B. Erkrankungen wie eine Alzheimer-Demenz haben
- darf einmal im Behandlungsfall, aber im Krankheitsfall nur zweimal abgerechnet werden

GOP 03242:
- Abrechnung eines Einzeltests bei Demenzverdacht ohne besondere Voraussetzungen
- darf bis zu dreimal im Behandlungsfall abgerechnet werden
- Beide GOP gehören zum hausärztlichen Versorgungsbereich und sind nicht nebeneinander abrechenbar.

Welche Einschränkung müssen Sie bei der Abrechnung der GOP 03008 vor allem beachten?

Die Praxis bekommt vergütet, dass sie einen Termin für einen Patienten beim Facharzt vereinbart hat, egal ob der Arzt selbst oder eine MFA dies übernimmt, aber der Patient darf im selben Quartal nicht bereits bei einem Arzt derselben Arztgruppe gewesen sein.

In welchen Fällen kommt die GOÄ, in welchen die UV-GOÄ zum Einsatz? Wer erhält jeweils die Rechnung?

Abrechnung nach GOÄ bei:
- Privatversicherten
- Beamten und einigen Sonstigen Kostenträgern (z. B. Postbeamte der Gruppe B)
- Patienten ohne gültigen Versicherungsnachweis
- Selbstzahlern (ausländische Patienten, die keiner Krankenversicherung angehören, z. B. Touristen aus USA)
- gesetzlich Versicherten, die Individuelle Gesundheitsleistungen (IGeL) in Anspruch nehmen
- gesetzlich Versicherten, die eine private Zusatzversicherung (für ambulante Leistungen) abgeschlossen haben

Rechnung an den Patienten

Abrechnung nach UV-GOÄ bei:
- Arbeitsunfällen, Schülerunfällen, Wegeunfällen und Berufskrankheiten

Rechnung an den gesetzlichen Unfallversicherungsträger

Was ist zu beachten, wenn eine Leistung nach GOÄ über den Schwellenwert oder über den Höchstwert hinaus gesteigert werden soll?

Steigerungen über den Schwellenwert hinaus müssen schriftlich in der Liquidation begründet werden. Steigerungen über den Höchstwert hinaus müssen vorher (schriftlich) mit dem Patienten vereinbart werden.

Welche Schwellenwerte und Höchstsätze gelten in der GOÄ für allgemein Privatversicherte?

- persönliche ärztliche Leistungen: 2,3 bzw. 3,5
- technische Leistungen: 1,8 bzw. 2,5
- Laborleistungen: 1,15 bzw. 1,3

Nennen Sie Beispiele für die Abrechnung von Verwaltungsleistungen.

- ePA- Erstbefüllen: 01648, ePA-Aktualisierung/Ergänzung: 01647, 01431
- Wiederholungsrezept ohne pAPK: 01430
- Erstausstellung Medikationsplan: 01630
- Versand eArztbrief: 86900; Empfang eArztbrief: 86901

Definieren Sie, was ein Behandlungsfall nach dem EBM, nach der GOÄ und nach der UV-GOÄ ist.

- EBM: ein Quartal; beginnt immer am 01.01., 01.04., 01.07. oder 01.10., unabhängig von Diagnosen; Behandlung des Versicherten in derselben Arztpraxis
- GOÄ: ein Monat: beginnt mit erster Inanspruchnahme (z. B. 23.10.–23.11.) des Arztes oder bei neuer Diagnose
- UV-GOÄ: gesamte Behandlung in einem Zeitraum von drei Monaten; beginnt ab erster Inanspruchnahme des Arztes

Bei welchen Leistungen dürfen keine oder nur reduzierte Steigerungssätze angewendet werden?

- Allgemein gelten reduzierte Steigerungssätze bei Versicherten im Basis-, Standard- und Notlagentarif, Patienten mit Beihilfeberechtigung, z. T. Sonstigen Kostenträgern. So dürfen beispielsweise bei Basistarif-Versicherten persönliche ärztliche Leistungen nur bis zum 1,2-fachen Satz gesteigert werden.
- keine Steigerung von Zuschlägen

Nennen Sie Gründe für eine Honorarsteigerung nach GOÄ.

- besonders schwierige Leistungserbringung, z. B. unklare Differenzialdiagnose, Multimorbidität, unruhiger oder ängstlicher Patient
- übermäßiger Zeitaufwand, z. B. Verständigungsprobleme, Unruhe, Angst, Desorientierung, ausgedehnter Gesprächswunsch, umfangreiche Anamnese, viele Fremdbefunde müssen berücksichtigt werden
- Umstände erschweren Ausführung der Leistung, z. B. Notfallbehandlung außerhalb der Praxis, Hausbesuch

Der Arzt schreibt eine Liquidation. Wer ist zahlungspflichtig?

Zahlungspflichtig ist immer der Patient als Vertragspartner (Behandlungsvertrag). Er kann die Liquidation ggf. einreichen, um die Kosten (teilweise) erstattet zu bekommen:

- bei seiner privaten Krankenversicherung,
- bei der Beihilfestelle und (selten),
- bei seiner gesetzlichen Krankenversicherung, wenn der Versicherte das Kostenerstattungsprinzip gewählt hat.

Rechnen Sie die folgenden Fälle ab.

1. **Der gesetzlich versicherte Patient holt am 03.04. ein Wiederholungsrezept beim MFA ab und vereinbart für den 02.05. einen Termin, zu dem er zu seinem ersten persönlichen Arzt-Patienten-Kontakt erscheint. Der Arzt untersucht und berät den an primärer Hypertonie Erkrankten (I10.-G). Es wird ein Gerät zur Langzeitblutdruckmessung angelegt. Am Folgetag wird die Messung ausgewertet und beurteilt (ohne Arzt-Patienten-Kontakt).**

   03.04.: ______________________

   02.05.: ______________________

   03.05.: ______________________

2. **Der Privatversicherte wird von seinem Hausarzt kurz beraten, symptombezogen untersucht und erhält eine AU bis zum Ende der Woche.**

   ____

3. **Die Patientin wird zu ihren schlechten Blutzucker- und Nierenwerten beraten. Das dauert insgesamt 15 Minuten. Der Hausarzt überweist sie zur Mitbehandlung zum Nephrologen und es soll ergänzend eine Ernährungstherapie begonnen werden. Sie ist bei der HUK-Coburg versichert. Die MFA nimmt der Patientin nochmals Blut ab und der Arzt führt einen Ganzkörperstatus durch.**

   ____

4. **Die freiwillig gesetzlich versicherte Patientin, die seit Jahren wegen einer Hypothyreose (E03.-G) in Behandlung ist, stellt sich nach einem Hausarztwechsel erstmals in der Praxis des hausärztlich tätigen Internisten vor.**

   ____

1. 03.04.: ~~01430~~; 02.05.: 03000 – 03220 (I10.-G); 03.05.: 03324
2. 1 – 5 – 70
3. 3 – 250 – 8
4. 03000 – 03220H (E03.-G)

5. **Der MFA führt einen Demenztest bei einem betagten Patienten durch, der bei der Barmer versichert ist. An diesem Tag kommt es nicht zum Kontakt mit dem Arzt.**

6. **Der Patient ist für Samstag, den 02.11. um 14:00 Uhr mit seinem schwer demenzkranken Vater in der Praxis einbestellt. Der ältere Mann ist bereits so schwer in seinem Kommunikationsvermögen eingeschränkt, dass das Arzt-Patienten-Gespräch nur mit dem Sohn möglich ist. Der Vater ist bei der Knappschaft versichert. Es ist der zweite persönliche Kontakt im Quartal. Der Patient hat eine linksseitige Koxarthrose (M16.-GL), die seine Gangsicherheit zunehmend einschränkt. MFA und Arzt führen gemeinsam ein geriatrisches Basisassessment durch.**

   Am 07.11. werden die Ergebnisse des Assessments in der Sprechstunde besprochen, der Patient erhält eine Überweisung zum Orthopäden und Heilmittelverordnungen (Physiotherapie, Ergotherapie). Den Termin im MVZ Orthopädie vereinbart die MFA für den Patienten. Der Arzt verfasst einen einfachen ärztlichen Bericht für den Orthopäden, der per eArztbrief noch am selben Tag versandt wird.

   02.11.:

   07.11.:

7. **Der zweijährige, über seine Eltern privatversicherte Jonas ist beim Spielen vom Sofa gefallen. Am Kopf hat er eine Beule. Der Arzt untersucht ihn kurz nach Sprechstundenende (Montag, 17:00 Uhr). Der Junge zeigt keine neurologischen Auffälligkeiten; außer der Beule kann der Arzt keine weiteren Verletzungen feststellen. Er berät die Eltern kurz und empfiehlt das Kind in den nächsten 24 Stunden gut zu beobachten, sich bei Symptomen wie Erbrechen aber sofort in der kinderärztlichen Bereitschaftspraxis vorzustellen.**

8. **Der Arzt führt am 03.07. eine Videokonferenz mit seiner Patientin durch. Die 38-jährige IKK-classic-Versicherte leidet an fortgeschrittener Multiple Sklerose (G35.-G) und fühlt sich oft nicht in der Lage, die Praxis selbst aufzusuchen. Es ist der erste persönliche Arzt-Patienten-Kontakt im Quartal. Das Gespräch dauert 20 Min. Zwei Wochen später, am 17.07., stellt sich die Patientin in der Sprechstunde vor. Sie erhält eine Überweisung zum Neurologen.**

   03.07.:

   17.07.:

9. **Bei der Patientin wurde vor einem halben Jahr ein Bronchialkarzinom (C34.-G) festgestellt. Die Krankheit ist bereits stark fortgeschritten. Die Patientin stellt sich heute vor, da sie mit der behandelnden Ärztin über die Möglichkeit einer ambulanten Hospizpflege sprechen möchte. Die Ärztin geht davon aus, dass die Lebenswartung nur noch wenige Monate beträgt. Es ist der erste persönliche Arzt-Patienten-Kontakt im aktuellen Quartal mit der TK-Versicherten. Das palliativmedizinische Gespräch und die ärztliche Betreuung (u. a. medikamentöse Versorgung) dauert 20 Minuten. Die Patientin hat außerdem eine COPD (J44.-G).**

10. **Der Hausarzt berät einen Privatversicherten ausführlich in der Samstagssprechstunde. Außerdem untersucht er den Abdominalbereich vollständig.**

---

5. 03242
6. 02.11.: 01102 – 03221 – 03360 (F00.-G)
   07.11.: 03362 – 03008 – ~~01600~~ – 86900
7. 1 – 5 – 800 – K1 – A
8. 03.07.: 03000 – ~~88020~~ – 01450 – 03220 (G35.-G) – 03230 (2 x)
   17.07.: 03221
9. 03000 – 03371 (C34.-G) – ~~03220 (J44.-G)~~
10. 3 – 7 – 0,5*D

11. Gebührenordnungspositionen aus welchem EBM-Kapitel kann der Hausarzt nicht abrechnen? ✗✎

A) ☐ 01
B) ☐ 02
C) ☐ 03
D) ☐ 04
E) ☐ 32

12. Welche Aussage zum EBM ist richtig? ✗✎

A) ☐ Alle Zuschläge und Pauschalen werden von der KV automatisch zugesetzt.
B) ☐ Gibt es für mehrere Einzelleistungen einen Leistungskomplex (z. B. mehrere Laborwerte zusammen ergeben das Blutbild), so ist der Leistungskomplex abzurechnen.
C) ☐ Die Pseudonummern (Symbolnummern) kennzeichnen bestimmte Sachverhalte, für die der Arzt kein Geld erhält. Sie sind bundeseinheitlich in allen KV-Bereichen identisch.
D) ☐ Arztgruppenübergreifende, bei speziellen Voraussetzungen berechnungsfähige Gebührenordnungspositionen können nur von Fachärzten abgerechnet werden.
E) ☐ Als Präambel bezeichnet man die Anhänge des EBM, in denen spezielle Sachverhalte wie z. B. nicht gesondert berechnungsfähige Leistungen zusammengefasst sind.

13. In welchen Fällen liegt ein persönlicher Arzt-Patienten-Kontakt vor? ✗✗✎

A) ☐ Der Patient telefoniert mit dem Arzt wegen seines positiven Corona-Schnelltests.
B) ☐ Der Kinderarzt berät die junge Mutter bezüglich der anstehenden Schutzimpfungen für ihr neugeborenes Mädchen im Rahmen der Videosprechstunde.
C) ☐ Die mit der Pflege beauftrage Tochter vereinbart einen Termin für einen Hausbesuch für ihren pflegebedürftigen Vater.
D) ☐ Der Patient erscheint heute für seine geplante Gesundheitsuntersuchung um 8:00 Uhr nüchtern zur Blutentnahme, die die MFA durchführt. Der Arzt kommt kurz ins Labor und beantwortet eine Frage des Patienten zu den Laborwerten.
E) ☐ Der Arzt nutzt den freien Mittwochnachmittag, um einen ärztlichen Bericht über den Patienten für den mitverhandelnden Orthopäden zu verfassen.
F) ☐ Der Arzt informiert die Patientin telefonisch zu den Ergebnissen ihrer diagnostischen Arthroskopie und bittet zeitnah um eine persönliche Vorstellung.

14. Welche Aussage zur Leistungsabrechnung nach EBM ist richtig? ✗✎

A) ☐ Der Arzt muss alle obligaten und fakultativen Leistungsinhalte erbringen, um die jeweilige Gebührenordnungsposition abrechnen zu können.
B) ☐ Die fakultativen Leistungsinhalte können auch als Individuelle Gesundheitsleistungen in Rechnung gestellt werden.
C) ☐ Eine Leistung darf erst dann abgerechnet werden, wenn alle obligaten Leistungsinhalte erbracht wurden.
D) ☐ Leistungen, die nur teilweise erbracht werden können, werden nur mit halbem Satz abgerechnet.
E) ☐ Der Arzt entscheidet, ob er die Rechnung nach EBM oder GOÄ stellt.

15. Welche beiden Aussagen sind richtig? ✗✗✎

A) ☐ In einer Einzelpraxis kann die GOP 01435 nur dann zweimal für einen Patienten abgerechnet werden, wenn zusätzlich ein weiterer angestellter Arzt dort arbeitet.
B) ☐ Die GOÄ-Nr. 4 entspricht der EBM-GOP 03230.
C) ☐ Die GOP 03000 kann nur im kurativen Fall abgerechnet werden.
D) ☐ Die GOP 03000 kann zweimal im Behandlungsfall abgerechnet werden.
E) ☐ Die GOP 03000 kann von Fachärzten für Allgemeinmedizin und hausärztlich tätigen Internisten abgerechnet werden.
F) ☐ Bei Patienten ab 18 Jahren ist ein 20-minütiges Gespräch fakultativer Leistungsinhalt der 03000.

16. In welchen Fällen kann die GOP 03000 bei den folgenden gesetzlich Versicherten abgerechnet werden? ✗✗✎

A) ☐ Die Patientin wird am 01.04. untersucht und wegen ihrer erhöhten Blutdruckwerte beraten.
B) ☐ Der Patient stellt sich am 24.10. zum zweiten Mal im Quartal wegen akuter LWS-Beschwerden vor.
C) ☐ Die Patientin lässt sich bezüglich einer Hepatitis-A-Impfung wegen eines geplanten Auslandsaufenthalts beraten.
D) ☐ Der Patient wird am 07.03. erstmals im Quartal zur Samstagssprechstunde einbestellt.
E) ☐ Der Patient holt am 01.07. ein zuvor telefonisch bestelltes Wiederholungsrezept und eine Überweisung in der Praxis ab. Er hat nur Kontakt mit dem MFA.
F) ☐ Die Patientin wird am 01.08. von der Ärztin untersucht, da Sie als Busfahrerin ein Gesundheitszeugnis für ihren neuen Arbeitgeber benötigt. Es ist der einzige persönliche Arzt-Patienten-Kontakt im Quartal.

---

11. D   12. B   13. B, D
14. C   15. C, E   16. A, D

17. Die GOP 03360 darf zweimal im Krankheitsfall abgerechnet werden. Die Abrechnung an welchen der folgenden Termine ist korrekt?

A) ☐ 03.04.2022, 09.07.2022, 02.01.2023
B) ☐ 03.04.2022, 18.10.2022, 05.04.2023
C) ☐ 03.04.2022, 24.11.2022, 01.12.2022
D) ☐ 03.04.2022, 03.12.2022, 28.01.2023
E) ☐ 03.04.2022, 01.06.2022, 10.08.2022

18. Welche Aussage zum Fall ist richtig? Das Mädchen wird am 21.06. des Jahres 4 Jahre alt. Sie bekommt am 02.08. wegen einer neu diagnostizierten Sehschwäche eine Überweisung zum Augenarzt.

A) ☐ Bei dem Mädchen handelt es sich laut EBM um ein Kind.
B) ☐ Für die Verordnung darf die MFA die GOP 01430 abrechnen, auch wenn es im Quartal zum persönlichen Arzt-Patienten-Kontakt gekommen ist.
C) ☐ Wenn die Kinderärztin ihre Versichertenpauschale oder eine andere Leistung im Behandlungsfall abgerechnet, dann darf die GOP 01430 nicht abgerechnet werden.
D) ☐ Bei Kindern unter 12 Jahren können alle GOP ohne Einschränkungen abgerechnet werden.
E) ☐ Es handelt sich um eine Individuelle Gesundheitsleistung.

19. Welchen der folgenden Fälle beschreibt die GOP 01436?

A) ☐ Der Arzt führt im Auftrag eines Kollegen eine Schilddrüsensonografie bei dessen Patientin durch.
B) ☐ Der Arzt berät den Patienten krankheitsbezogen am Telefon. Der Patient ruft ihn während der Sprechstunde an.
C) ☐ Die Ärztin ruft ihre Patientin wegen der ungeduldig erwarteten Biopsie-Ergebnisse an und informiert sie kurz.
D) ☐ Die MFA nimmt einem Patienten um 8:00 Uhr früh Blut ab.
E) ☐ Der Internist behandelt einen Patienten auf Überweisung zur Mit- und Weiterbehandlung.

20. Welche Aussage zur Samstagssprechstunde ist zutreffend?

A) ☐ Sie kann nur beim persönlichen Arzt-Patienten-Kontakt erbracht werden.
B) ☐ Sie gilt an Samstagen zwischen 7:00 und 14:00 Uhr.
C) ☐ Sie gilt nur für Sprechstundenzeiten am Samstag, nicht wenn für diesen Tag individuell Termine für Patienten vereinbart werden.
D) ☐ Neben der GOP 01102 darf die Versichertenpauschale nicht abgerechnet werden.
E) ☐ Sie gilt nicht, wenn der Arzt am Samstag den organisierten Bereitschaftsdienst übernommen hat.

21. Welche Aussage zur Videosprechstunde ist falsch?

A) ☐ Sie wird mit der GOP 03000 abgerechnet.
B) ☐ Sie wird mit der GOP 01435 abgerechnet.
C) ☐ Der Arzt muss vor Ort in der Praxis die erforderliche Vertraulichkeit gewährleisten können.
D) ☐ In der Videosprechstunde können auch Leistungen wie die Chronikerpauschale abgerechnet werden.
E) ☐ Ärzte können auch Videofallkonferenzen mit Kollegen durchführen. Dafür gibt es eigene GOP.

22. Welche Aussagen zur GOP 03230 (problemorientiertes ärztliches Gespräch) treffen zu?

1 Die Leistung kann höchstens 100-mal im Quartal pro Arztpraxis berechnet werden.
2 Die Leistung kann neben der GOP 03000 berechnet werden, wenn das Gespräch selbst mindestens 10 Minuten dauert.
3 Die GOP kann zweimal berechnet werden, wenn das Gespräch mindestens 20 Minuten dauert.
4 Das problemorientierte ärztliche Gespräch kann nur für Patienten abgerechnet werden, die einen Nachweis der Krankenkasse über eine chronische Erkrankung vorlegen.
5 Die GOP darf nicht im organisierten Notfalldienst abgerechnet werden.

A) ☐ Nur die Aussagen 1, 2 und 3 sind richtig.
B) ☐ Nur die Aussagen 2, 3 und 5 sind richtig.
C) ☐ Nur die Aussagen 1 und 4 sind richtig.
D) ☐ Nur die Aussage 2 ist richtig.
E) ☐ Alle Aussagen sind richtig.

23. Welche Aussage zur Abrechnung bei geriatrischen Patienten ist korrekt?

A) ☐ Es handelt sich um Zuschläge für die Behandlung von Patienten im Pflegeheim.
B) ☐ Die Pauschalen 03360 und 03362 werden bei allen Patienten über 70 Jahren automatisch zugesetzt.
C) ☐ In der GOÄ kann das geriatrische Basisassessment durch den Ansatz der Nr. 15 in Rechnung gestellt werden. Eine eigene Ziffer wie im EBM gibt es aber nicht.
D) ☐ Bei geriatrischen Patienten kann man nach EBM keine Chronikerpauschalen, keine Palliativziffern und keine schmerztherapeutische Behandlung abrechnen.
E) ☐ Der Hausarzt kann nur die GOP 03360 und 03362 für die geriatrisch-spezifische Diagnostik, Betreuung und Beratung abrechnen.

---

17. B	18. C	19. A
20. E	21. B	22. B
23. C		

24. In welchen Fällen darf die GOP 03220 oder die GOP 03221 nicht abgerechnet werden? ××✓

A) ☐ Der Kinderarzt behandelt einen Säugling mit bereits bekannter Mukoviszidose.
B) ☐ Ein an Diabetes mellitus erkrankter Patient stellt sich heute erstmals im Quartal zur Krebsvorsorge bei seinem Hausarzt vor.
C) ☐ Ein neuer Patient war, u. a. wegen seines Asthmas, jahrelang bei einem anderen Hausarzt in Behandlung. Dieser ist nun im Ruhestand, und der Patient stellt sich jetzt erstmals in Ihrer Hausarztpraxis vor.
D) ☐ Eine Patientin mit einem gut eingestellten Bluthochdruck stellt sich heute zum zweiten Mal im Quartal vor. Beide Kontakte bei ihrer Hausärztin sind kurativ.
E) ☐ Sie können für den Patienten mit Herzinsuffizienz heute die GOP 03000 abrechnen.
F) ☐ Eine 60-jährige, an Osteoporose leidende Frau stellt sich heute zum zweiten Mal im Quartal wegen anhaltender Rückenschmerzen in der Sprechstunde des Hausarztes vor.

25. Welche GOP können mit direktem Bezug zur palliativmedizinischen Versorgung von Patienten abgerechnet werden? ××✓

A) ☐ GOP 01425, GOP 01426
B) ☐ GOP 03360, GOP 03362
C) ☐ GOP 03370, GOP 03371
D) ☐ GOP 03010A bis GOP 03010D
E) ☐ GOP 30981, GOP 30984
F) ☐ GOP 35100, GOP 35110

26. Ein Patient bekommt 10 Tage nach Kontakt zur Terminservicestelle in Ihrer Praxis einen Termin. Welche GOP rechnen Sie neben der GOP 03000 ab? ×✓

A) ☐ 03010A
B) ☐ 03010B
C) ☐ 03010C
D) ☐ 03010D
E) ☐ 03008

27. Was besagt § 2 GOÄ? ×✓

A) ☐ Es ist verboten, GOÄ-Nummern zu steigern.
B) ☐ GOÄ-Nummern müssen stets gesteigert werden.
C) ☐ Die Behandlung von Schmerz- oder Notfallpatienten darf nicht an deren Zustimmung zu einer Gebührenerhöhung geknüpft sein.
D) ☐ Der Arzt darf für bestimmte „Standard-Leistungen" einen Pauschalbetrag verwenden und muss sich dabei zur Arbeitserleichterung nicht an der GOÄ orientieren.
E) ☐ Liquidationen für gesetzlich Versicherte zu erstellen ist verboten.

28. Wobei handelt es sich um die Vergütung der eigentlichen ärztlichen Behandlung? ×✓

A) ☐ Gebühren (§10 GOÄ)
B) ☐ Entschädigungen (§7 GOÄ)
C) ☐ Entschädigung (§8 GOÄ)
D) ☐ Entschädigung (§9 GOÄ)
E) ☐ Auslagen (§10 GOÄ)

29. Was kennzeichnet das „A" vor bestimmten GOÄ-Nummern, z. B. A3736? ×✓

A) ☐ Ausnahme: Diese Nummern kennzeichnen nur vorhergehend berechnungsfähige Leistungen wie die besondere Hygienepauschale im Zusammenhang mit hochansteckenden Erkrankungen.
B) ☐ Auslagen: Diese Nummern werden zur Erstattung von z. B. Arznei- und Verbandmitteln berechnet.
C) ☐ Abdingung: Für diese Leitung wurde im Vorfeld ein Steigerungsfaktor vereinbart, der über den Gebührenrahmen hinausgeht.
D) ☐ Analogberechnung: Für diese Leistungen gibt es keine eigenen Nummern in der GOÄ, sie ist aber ähnlich viel wert wie eine andere Leistung, die die dann analog für die Vergütung angenommen wird.
E) ☐ Alternativ: Hinter dieser Nummer verbirgt sich eine Leistung der Alternativmedizin wie eine Eigenblutspende. Diese Nummern werden v. a. von Heilpraktikern abgerechnet.

30. Wobei handelt es sich nicht um eine Beratungsleistung? ×✓

A) ☐ GOÄ-Nr. 1
B) ☐ GOÄ-Nr. 3
C) ☐ GOÄ-Nr. 5
D) ☐ GOÄ-Nr. 15
E) ☐ GOÄ-Nr. 34

31. Wobei handelt es sich nicht um eine Untersuchungsleistung? ×✓

A) ☐ GOÄ-Nr. 5
B) ☐ GOÄ-Nrn. 6 und 7
C) ☐ GOÄ-Nr. 8
D) ☐ GOÄ-Nr. 60
E) ☐ GOÄ-Nrn. 800 und 801

---

24. A, B	25. A, C	26. C
27. C	28. A	29. D
30. C	31. D	

32. Welche Aussage zur Berechnung von Zuschlägen ist richtig? ××✎

A) ☐ Der Zuschlag K1 für die Behandlung eines Kindes unter vier Jahren in der Sprechstunde darf bis zum 2,3-fachen Satz gesteigert werden.

B) ☐ Mehrere Zuschläge (z. B. K1 und D) dürfen niemals zum gleichen Zeitpunkt kombiniert abgerechnet werden.

C) ☐ Mit den Zuschlägen A bis D werden Leistungen zu Unzeiten abgerechnet. Das entspricht den GOP 01100 bis 01102 im EBM.

D) ☐ Bei Behandlungen während der Samstagssprechstunde wird der Zuschlag D nur in halber Höhe berechnet.

E) ☐ Die Zuschläge E bis J werden bei der Behandlung von Kindern, die Zuschläge A bis D bei der Behandlung von Erwachsenen herangezogen.

33. Wobei handelt es sich nicht um eine Verwaltungsleistung nach GOÄ? ×✎

A) ☐ GOÄ-Nr. 2

B) ☐ GOÄ-Nr. 4

C) ☐ GOÄ-Nr. 70

D) ☐ GOÄ-Nr. 75

E) ☐ GOÄ-Nr. A70

34. Welche Aussage zur GOÄ-Abrechnung ist falsch? ×✎

A) ☐ Die Nr. 1 und/oder 5 dürfen nur einmal im Behandlungsfall neben den Ziffern der Kapitel C bis O abgerechnet werden.

B) ☐ Die GOÄ-Nr. 3 wird stets bei der Beratung von Angehörigen in Rechnung gestellt.

C) ☐ Die GOÄ-Nr. 3 darf im Behandlungsfall nur alleine oder neben den Nrn. 5, 6, 7, 8, 800 und 801 abgerechnet werden.

D) ☐ Die GOÄ-Nrn. 1 und 4 dürfen am Behandlungstag nebeneinander berechnet werden, wenn eine Fremdanamnese trotz Anwesenheit des Patienten unbedingt nötig ist.

E) ☐ Die GOÄ-Nrn. 6 oder 7 können am Behandlungstag statt der GOÄ-Nr. 8 in Rechnung gestellt werden.

35. Welche Aussage zur GOÄ ist richtig? ×✎

A) ☐ Wird die GOÄ-Nr. 3 im Behandlungsfall mehr als einmal in Rechnung gestellt, dann muss das in der Liquidation begründet werden.

B) ☐ Der Zuschlag B kann nur für Leistungen, die zwischen 20 und 22 Uhr erbracht wurden, abgerechnet werden.

C) ☐ Die Zuschläge B und C können nicht kombiniert werden.

D) ☐ Die GOÄ-Nr. 15 darf pro neuem Behandlungsfall abgerechnet werden.

E) ☐ Wenn Nummern nicht nebeneinander abgerechnet werden dürfen, dann muss der Arzt immer die niedriger bewertete Leistung abrechnen.

36. Welche der folgenden Leistungen darf der Hausarzt bei einem Arbeitsunfall nicht erbringen? ××✎

A) ☐ Nach einem Arbeitsunfall stellt er eine AU für den Tag des Unfalls aus.

B) ☐ Er übernimmt die Besondere Heilbehandlung und verordnet Physiotherapie.

C) ☐ Er fordert einen Krankentransport für den Arbeitsunfall an.

D) ☐ Er übernimmt die Erstversorgung nach einem Arbeitsunfall.

E) ☐ Er übernimmt die gesamte Behandlung der Patientin bei Wiedererkrankung nach einem Arbeitsunfall.

37. Welche Aussage ist richtig? ×✎

A) ☐ Bei privat versicherten Angestellten werden auch Arbeits- und Wegeunfälle nach GOÄ in Rechnung gestellt.

B) ☐ Nur gesetzlich versicherte Arbeitnehmer haben einen gesetzlich festgeschriebenen Unfallschutz.

C) ☐ Wegeunfälle für Schul- und Kita-Kinder sind nur dann versichert, wenn sich die Kinder in Begleitung eines Elternteils befinden.

D) ☐ Die Überweisung von Haus- zu D-Arzt erfolgt mit Muster 6.

E) ☐ EBM, GOÄ und UV-GOÄ definieren den Behandlungsfall unterschiedlich.

38. Was beinhalten die GOP 86900 und 86901? ×✎

A) ☐ Verfassen eines ausführlichen Briefs zu einer ärztlichen Untersuchung

B) ☐ Verfassen eines ärztlichen Gutachtens für eine offizielle Stelle

C) ☐ Versand bzw. Empfang eines elektronischen Arztbriefs

D) ☐ Versenden bzw. Empfang eines Faxes

E) ☐ Übermittlung von MRT-Bildern per Postdienstleister

---

32. C, D
33. B
34. B
35. C
36. B, E
37. E
38. C

5 Abrechnung bei Erkrankungen des Bewegungsapparats

Unterscheiden Sie die Abrechnung von Verbänden und Verbandmaterial in EBM und GOÄ.

- EBM: Einfache und fixierende Verbände sind in der GOP 03000 enthalten; Ausnahme: GOP 02350 = fixierender Verband im organisierten Notfalldienst; das Material entnimmt man dem Sprechstundenbedarf; Ausnahmen: Sprechstundenbedarfsverordnung
- GOÄ: Nrn. 200 bis 247, abhängig von der Art des Verbandes, können für jede Anlage, auch bei Verbandswechsel, in Rechnung gestellt werden. Verbandsmaterial kann nach §10 GOÄ als Auslage zusätzlich in Rechnung gestellt werden (Ausnahmen!)

Unterscheiden Sie die Abrechnung von Injektionen und Infusionen in EBM und GOÄ.

- EBM: Die Leistungen sind in der GOP 03000 enthalten (vgl. Anhang 1 EBM). Im organisierten Notfalldienst kann die GOP 02100 abgerechnet werden, wenn im Behandlungsfall keine GOP 03000 abgerechnet wird.
- GOÄ: Injektionen und Infusionen werden in der Hausarztpraxis v. a. nach den GOÄ-Nrn. 252, 253, 255, 270, 271 und 272 in Rechnung gestellt.

Nennen Sie die GOP, mit denen in der Hausarztpraxis gängige Verfahren der physikalischen Therapie abgerechnet werden.

Wärmetherapie: GOP 02510, Elektrotherapie: GOP 02511, gezielte Elektrostimulation: GOP 02512

Recherchieren Sie eine Leistung der physikalischen Therapie, die in der GOÄ im Gegensatz zum EBM abgerechnet werden kann.

z. B. Abrechnung von Kältepackungen, z. B. um der Hämatombildung entgegenzuwirken (GOÄ-Nr. 530)

Rechnen Sie die folgenden Fälle ab.

1. **Der Arzt untersucht das Knie eines privatversicherten Architekten symptombezogen wegen des Verdachts auf eine Bandruptur. Anschließend werden zur Erstversorgung u. a. eine Kältepackung und ein Kompressionsverband zur Stabilisierung des Gelenks angelegt. Er berät den Patienten kurz zur weiteren Behandlung und überweist ihn an einen Orthopäden. Der MFA stellt eine Überweisung zum Orthopäden aus.**

2. **Die gesetzlich versicherte Marathonläuferin klagt schon seit Längerem über Beschwerden im Bereich der Achillesferse und des Sprunggelenks. Der Arzt untersucht den Fuß und das Gelenk symptombezogen, legt selbst einen Tapeverband an und berät die Patientin eingehend (12 Min.) zum weiteren Vorgehen. Sie soll zum Physiotherapeuten überwiesen werden. Sie wird bis zum Ende der Woche krankgeschrieben und soll sich dann wieder vorstellen. Es ist der 1. persönliche Arzt-Patienten-Kontakt im Quartal.**

3. **Die Privatpatientin erhält zur Behandlung ihrer chronischen Schmerzen i.m.-Injektionen an zwei Stellen mit einem Lokalanästhetikum. Es ist der erste persönliche Arzt-Patienten-Kontakt. Sie wird zuvor beraten und symptombezogen untersucht. Eine Woche später stellt sich die Patientin erneut vor und erhält zwei weitere Injektionen.**

4. **Wegen einer starken Muskelverhärtung verordnet der Arzt seiner Patientin mehrere Mikrowellenbehandlungen. Die erste erfolgt direkt im Anschluss nach der Untersuchung durch den Arzt. Es ist der erste persönliche Arzt-Patienten-Kontakt im aktuellen Quartal. Sie ist bei der AOK versichert.**

1. 1 – 5 – 530* – 204 + Auslagen nach § 10 GOÄ
2. 03000 – 03230 (12 Min.)
3. 1. Behandlungstag: 1 – 5 – 252 (2x);
   2. Behandlungstag: 1 – 5 + Auslagen nach §10 GOÄ
4. 03000 – 02510

5. Ein 81-Jähriger stellt sich termingerecht in der Sprechstunde vor. Es ist der erste persönliche Arzt-Patienten-Kontakt des Privatversicherten, der schon seit ein paar Jahren wegen einer chronischen Polyarthritis (M06.-G) regelmäßig in Behandlung ist. Das problemorientierte Arzt-Patienten-Gespräch dauert 11 Minuten. Der Patient berichtet, er leide seit einigen Wochen zusätzlich zunehmend unter Muskelschmerzen. Der Arzt erhebt den Ganzkörperstatus des Patienten, lässt den MFA eine Heißlufttherapie durchführen und verordnet Magnesiumtabletten.

____

6. Wegen Schmerzen nach einer OP wird der BKK-Versicherte heute mit Elektrotherapie behandelt. Es ist der zweite Praxisbesuch im laufenden Quartal. Untersuchung und Beratung erfolgten beim ersten Termin. Heute hat der Patient nur Kontakt zum MFA.

____

7. Welche der folgenden Infusionsleistungen kann nach GOÄ-Nr. 272 in Rechnung gestellt werden?

A) ☐ subkutane Infusion
B) ☐ intravenöse Infusion, 20 Minuten
C) ☐ intravenöse Infusion, 45 Minuten
D) ☐ intravenöse Dauertropfinfusion, über 6 Stunden Dauer
E) ☐ intravenöse Infusion, 2-jähriges Kind

8. Bei welcher der GOÄ-Nrn. handelt es sich um die Reizstrombehandlung?

A) ☐ 551*
B) ☐ 535*
C) ☐ 536*
D) ☐ 539*
E) ☐ 548*

9. Wobei handelt es sich nicht um eine GOÄ-Nummer für einen Verband?

A) ☐ 200
B) ☐ 204
C) ☐ 252
D) ☐ 212
E) ☐ 207

10. Welche Aussagen sind richtig?

A) ☐ Die GOP 30790 kann bis zu 10 x im Behandlungsfall abgerechnet werden.
B) ☐ Die GOP 30790 kann bis zu 10 x im Krankheitsfall abgerechnet werden.
C) ☐ Die Chronikerpauschalen können neben den GOP 30790 und 30791 abgerechnet werden.
D) ☐ Neben der GOP 30790 kann die GOP 03230 abgerechnet werden, wenn ein mindestens zehnminütiges Beratungsgespräch stattfindet.
E) ☐ Zusätzliche Akupunkturbehandlungen können als IGeL stets nach den GOÄ-Nrn. 296 oder 269a in Rechnung gestellt werden, wenn der Arzt das für nötig hält.
F) ☐ Im EBM können nur Akupunkturbehandlungen bei chronischen Schmerzen der LWS oder bei Gonarthrose abgerechnet werden.

11. Welche Aussage ist falsch?

A) ☐ In der Versichertenpauschale (VP) sind u. a. die körperliche Untersuchung und die Verordnung von Arzneimitteln enthalten.
B) ☐ Zu den Leistungen der Wärmetherapie nach GOP 02510 gehören u. a. Paraffinpackungen, Heißluft- und Mikrowellen-, Infrarot- und Ultraschallbehandlungen.
C) ☐ Die Leistungen nach GOP 02510 können je Sitzung abgerechnet werden.
D) ☐ Alle Leistungen der GOP 02510 werden nach GOÄ stets mit der Nr. 538* in Rechnung gestellt.
E) ☐ Das Ausstellen einer AU ist Bestandteil der VP.

12. Welche der folgenden Aussagen ist falsch?

A) ☐ Ärzte dürfen Infusionen und fixierende Verbände nur im organisierten Notfalldienst nach EBM abrechnen, in der Sprechstunde sind sie Teil der GOP 03000.
B) ☐ Sternchen (z. B. GOÄ-Nr. 538*) in der GOÄ kennzeichnen den reduzierten Steigerungsrahmen, z. B. für Leistungen der physikalischen Medizin.
C) ☐ Der Gebührenrahmen für Leistungen der physikalischen Therapie (Kapitel E der GOÄ) liegt bei dem 1,8-fachen Satz.
D) ☐ Neben Leistungen der physikalischen Therapie dürfen die Nrn. 1 und/oder 5 nur einmal pro Behandlungsfall berechnet werden.
E) ☐ In Verbindung mit Leistungen der physikalischen Therapie dürfen niedergelassene Ärzte stets nur die GOP 01436 anstelle ihrer Versicherten- oder Grundpauschale abrechnen.

---

5. 3 – 8 – 536*
6. 02511
7. C 8. A 9. C
10. B, F 11. D 12. E

6 Abrechnung von Hausbesuchen, Behandlungen in Notfallsituationen und Laborleistungen

Wann ist die Abrechnung eines Hausbesuchs zulässig?

Wenn Patienten krankheitsbedingt nicht oder nur unter erschwerten Bedingungen die Praxis aufsuchen können, sonst werden sie wie Kontakte in der Sprechstunde abgerechnet.

Welche Zeiten sind nicht durch die GOP 01100 und 01101 abgedeckt? Welche Abrechnungsmöglichkeit haben Sie zu dieser Zeit?

Montag bis Freitag, zwischen 7:00 und 19:00 Uhr; ggf. stattdessen Versichertenpauschale abrechnen

Geben Sie einen groben Überblick über die Ziffern, die im organisierten Notfalldienst für gesetzlich Versicherte abgerechnet werden können.

- GOP 01210 und 01212: erster persönlicher Arzt-Patienten-Kontakt (ohne 03000!); Tag und Uhrzeit sind zu berücksichtigen.
- GOP 01214, 01216, 01218: ab zweitem persönlichem Arzt-Patienten-Kontakt oder bei telefonischem Kontakt; Tag und Uhrzeit sind zu berücksichtigen.
- GOP 01418 für Hausbesuche, ggf. zusammen mit den GOP 01210 bis 01218
- GOP 01205 und 01207: Pauschale, falls es sich bei der Inanspruchnahme um keinen echten Notfall handelt (für jeden Kontakt, aber immer ohne 03000!); Tag und Uhrzeit sind zu berücksichtigen.
- GOP 01223 bis 01226: Zuschläge für Behandlung besonders schwerer Fälle (lt. Nr. 8 und 9 der Bestimmungen)

Wie werden die Inanspruchnahmen zu besonderen Zeiten in der GOÄ vergütet?

durch (nicht steigerbare) Zuschläge, Steigerung der GOÄ-Nr. bei besonderer Schwere des Falls möglich

Welche Unterschiede müssen Sie bei der Abrechnung von Laborleistungen bei „GOÄ-" und „EBM-Patienten" beachten?

- EBM: Leistungen sind budgetiert (Besonderheit: Kennnummern bei bestimmten laborintensiven Krankheitsbildern, z. B.GOP 32022), Gemeinschaftslabor rechnet direkt mit der KV ab, nur im Eigenlabor erbrachte Leistungen werden von der Praxis selbst abgerechnet.
- GOÄ: Leistungen sind nicht budgetiert, auch Leistungen des Gemeinschaftslabors werden von der veranlassenden Praxis in Rechnung gestellt.

Rechnen Sie die folgenden Fälle ab.

a 1. **Die Ärztin besucht immer mittwochs um 14 Uhr das Ehepaar Ilse (84 Jahre; Dauerdiagnose I50.-G) und Horst Meyer (88 Jahre, Dauerdiagnose: G30.-G), Entfernung: 3 km. Bei Herrn Meyer besteht geriatrischer Betreuungsbedarf. Im letzten Quartal wurde sein geriatrisches Basisassessment aktualisiert. Heute ist es für die beiden TK-Versicherten der erste Kontakt im Quartal. Mit Herrn Meyer bespricht die Ärztin u. a. den angekündigten Besuch des MDK-Mitarbeitenden. Das Gespräch dauert 10 Minuten. Die Ärztin hat einen Medikationsplan für Frau Meyer dabei (Ersterstellung).**

Frau Meyer: ____________________

____

Herr Meyer: ____________________

____

2. **Während der Sprechstunde (Dienstag, 10 Uhr) wird der Arzt telefonisch zum Hausbesuch bei seinem langjährigen Privatpatienten angefordert. Dessen Frau bittet um schnellstmöglichen Besuch und schildert Symptome, die einen Schlaganfall vermuten lassen. Der Arzt untersucht und berät vor Ort. Die MFA ruft in der Zwischenzeit von der Praxis aus den NAW. Die Entfernung beträgt 3,2 km.**

____

3. **Die Ärztin besucht an einem Samstag nach Sprechstundenende (14:30 Uhr) insgesamt drei Patientinnen auf der Station 1 des Pflegeheims, das sie betreut. Für alle drei wurde dieser erste Besuch im Quartal von der Stationsleitung am Vormittag angefordert. (Forts. nächste Seite)**

1. Frau Meyer: 01410 – Wegepauschale – 03000 – 03220 (I50.-G) – 01630
   Herr Meyer: 01413 – 03000 – 03230 – 03220 (G30.-G) – 03362
2. 50E – 6,65 €

3. **(Forts.) Im 500 m entfernten Heim kursiert eine Durchfallerkrankung. Patientin Henriette Wüst ist AOK-versichert und bekam vor 10 Jahren M. Parkinson (G20.-G) diagnostiziert. Es besteht geriatrischer Betreuungsbedarf. Frau Anna Mahr ist bei der Landwirtschaftlichen Krankenkasse versichert. Sie ist aufgrund der Folgen ihrer Osteoporose (M81.-G) pflegebedürftig. Frau Klara Grüne, die privatversichert ist, ist beginnend dement. Bei ihr wurde vor einigen Jahren ein metabolisches Syndrom festgestellt. Die Patientinnen werden beraten und untersucht. Alle drei erhalten eine Infusion (i.v.; 45 Min.)**

Frau Wüst: __________

Frau Mahr: __________

Frau Grüne: __________

4. **Die Ärztin besucht eine Patientin an einem Samstag, um 14:00 Uhr, nachdem sie ihre Samstagssprechstunde beendet hat. Es ist der erste persönliche Arzt-Patienten-Kontakt im Quartal. Es handelt sich um einen dringend angeforderten Besuch. Die Entfernung beträgt 1,2 km. Am Montag stellt sich die Patientin um 10 Uhr in der Sprechstunde vor.**

Samstag, 14:00 Uhr: __________

Montag, 10:00 Uhr: __________

5. **07.10.: Der Allgemeinmediziner führt einen Hausbesuch am Mittwoch um 10:00 Uhr durch. Die Frau des AOK-Patienten bittet telefonisch darum, nachdem ihr Mann gestürzt ist. Der Arzt unterbricht die Sprechstunde und fährt in den benachbarten Wohnort (Entfernung 2,1 km). Der Patient ist bereits seit über einem Jahr wegen einer Arrhythmie (I44.-G) und der daraus resultierenden Neigung zu Schwindel regelmäßig in Behandlung. Zur Sicherheit weist der Arzt den Patienten ins Krankenhaus ein.**
09.10.: Der Patient wird heute geplant vom Arzt besucht. Der Sturz hatte nur Prellungen verursacht. Außer für eine Untersuchung nutzt der Mediziner den Besuch für ein längeres Gespräch (18 Min.) über die Weiterbehandlung der Grunderkrankung.
12.11.: Der 72-jährige Patient stellt sich in der Sprechstunde vor. Es wird ein geriatrisches Basisassessment durchgeführt. Außerdem wird der Bericht des behandelnden Kardiologen besprochen, der die Implantation eines permanenten Schrittmachers empfohlen hatte (10 Min.).

07.10. __________

09.10. __________

____

12.11. __________

6. **Der Allgemeinmediziner wird im organisierten Notfalldienst am Samstag um 21:30 Uhr zu einem ihm unbekannten Patienten gerufen. Die Entfernung beträgt 10,2 km.**

____

7. **Die praxisbekannte Patientin, AOK-familienversichert, in Dauerbehandlung wegen Hypertonie (I10.-G), sucht am Donnerstag um 19:30 Uhr unvorhergesehen ihre Hausärztin auf. Es ist der erste persönliche Arzt-Patienten-Kontakt im Quartal. Sie klagt über starke Übelkeit und hat bei sich selbst eine leicht erhöhte Temperatur gemessen. Die Ärztin berät sie 12 Min. und untersucht sie symptombezogen. Am Folgetag stellt sie sich wegen der gleichen Symptomatik in der Sprechstunde vor. Der Arzt behandelt sie und bittet um Wiedervorstellung in der Samstagssprechstunde am kommenden Tag, gleich früh um 8 Uhr. Die Patientin erscheint termingerecht. Die Symptomatik hat sich über Nacht deutlich gebessert. Eine kurze Beratung ist ausreichend.**

Donnerstag: __________

Freitag: __________

Samstag: __________

---

3. Frau Wüst: 03362 (G20.-G) – 01415 – Wegepauschale – 03030
   Frau Mahr: 01413 – 03000 – 03220 (M81.-G) – 01102
   Frau Grüne: 50 – 3,58 € – 272 – Auslagen nach §10 GOÄ
4. Samstag, 14:00 Uhr: 01411 – ~~03030; Wegepauschale~~
   Montag, 10:00 Uhr: 03000
5. 07.10.: 01412 (10:00 Uhr) – Wegepauschale
   09.10.: 03000 – 01410 – ggf. Wegepauschale – 03220 (I44.-G) – 03230
   12.11.: 03360 – 03221 – 03230
6. 01418 – Wegepauschale – 01212
7. Donnerstag: 01101 – ~~03030~~ – 03230
   Freitag: 03000 – 03220 (I10.-G)
   Samstag: 01102 – 03221

a 8. a) **Die Ärztin hat an diesem Wochenende den organisierten Notfalldienst übernommen. Am Samstag um 22:00 Uhr wird sie zusammen mit dem Rettungsdienst in die Wohnung eines 52-Jährigen mit bekannter KHK gerufen (Entfernung 6 km), der in der Vergangenheit wiederholt Angina-pectoris-Anfälle hatte. Diesmal ist der Anfall aber deutlich schwerwiegender. Die Ärztin legt u. a. einen Zugang, über den während des Transports eine Infusion (unter 30 Min.) läuft und entscheidet sich für eine sofortige Krankenhauseinweisung. Sie begleitet den Transport (12 Minuten). Der Patient ist privatversichert.**

b) **Rechnen Sie die Aufgabe Nr. 8a) für einen gesetzlich versicherten Patienten ab.**

9. **Der Patient stellt sich an einem Sonntag um 10:00 Uhr als Notfall in der Bereitschaftspraxis des Landkreises vor. Nach einer kurzen Untersuchung durch den diensthabenden Arzt wird klar, dass es sich nicht um einen echten Notfall handelt. Er bittet den TK-Patienten sich am Folgetag in der Sprechstunde seines Hausarztes vorzustellen.**

10. a) **Der IKK-classic-versicherte Patient, der unter einer fortgeschrittenen Parkinson-Erkrankung (G20.-G) leidet, wird im organisierten Notdienst am Mittwoch, den 28.10., um 17:30 Uhr von Arzt Dr. Meier nach einem Sturz versorgt. Die Versorgung erfolgt im Rahmen eines Hausbesuchs (1,8 km Entfernung). Der Patient wird zu Abklärung etwaiger nicht-sichtbarer Verletzungen und zur stationären Überwachung mit dem RTW ins Krankenhaus gebracht. Der Arzt begleitet den Transport (20 Min.). Es ist der erste Arzt-Patienten-Kontakt.**

b) **Nach seiner Entlassung aus dem Krankenhaus stürzt der Patient erneut. Es hat derselbe Arzt Wochenenddienst und versorgt den Patienten an einem Freitag, den 30.10. um 20:30 Uhr medizinisch in dessen Wohnung.**

c) **Am Mittwoch in der Folgewoche stellt sich der Patient als Neupatient in der Sprechstunde von Dr. med. Ostendorf vor. Der Arzt spricht ausführlich mit dem Patienten (15 Min.) und es wird ein geriatrisches Basisassessment durchgeführt.**

11. **01.04.: Die BKK-versicherte Patientin erscheint zur schmerztherapeutischen Betreuung bei ihrer Hausärztin in der Sprechstunde. Sie wird 15 Minuten zu ihrer aktuellen Therapie beraten. Danach erhält sie eine Infusion mit einem BtM-pflichtigen Analgetikum. Die Ärztin besitzt alle erforderlichen Genehmigungen der KV.**

12. **Der Hausarzt besucht eine Palliativpatientin im Pflegeheim, mit dem er einen Kooperationsvertrag hat, an einem Donnerstag um 18:00 Uhr. Es ist der zweite persönliche Arzt-Patienten-Kontakt im Quartal. Die Entfernung beträgt 1,8 km. Die Patientin ist gesetzlich versichert. Außerdem besucht er eine ebenfalls gesetzlich versicherte, hochgradig demente Patientin (F02.-G) auf derselben Station. Bei ihr ist es der erste persönliche Arzt-Patienten-Kontakt im Quartal. Es besteht geriatrischer Betreuungsbedarf.**

Palliativpatientin:

An Demenz erkrankte Patientin:

8. a) 50 – G – H – 55 – 271
   b) 01212 – 01224 – 01418 – Wegepauschale – 02100 – 01416
9. 01207
10. a) 01210 – 01226 – 01418 – Wegepauschale – 01416 (2 x)
    b) 01418 – Wegepauschale – 01216
    c) 03000 – 03220 (G20.-G) – 03230 – 03360
11. 30700 – 30702 – 30708 – 30710
12. Palliativpatientin: 01413 – 03372 – 37113
    An Demenz erkrankte Patientin: 01410 – Wegepauschale – 37102 – 03220 (F02.-G) – 03000 – 03362 (F02.-G)

a **13. Die MFA nimmt bei einem nüchtern einbestellten Privatpatienten heute Blut ab. Bestimmt werden sollen der Blutzucker (direkt in der Praxis) und Mikroalbumin, HbA_{1c} (im Gemeinschaftslabor). Außerdem wird ein großes Blutbild angefordert.**

____

14. Die seit Jahren in der Praxis bekannte Diabetes-Patientin (E11.-G), versichert bei einer Betriebskrankenkasse, stellt sich am 06.11. erstmalig im Quartal in der Sprechstunde vor. Nach der körperlichen Untersuchung nimmt die MFA Blut ab. Der Blutzucker wird direkt in der Praxis bestimmt, weitere Blutwerte werden in der Laborgemeinschaft angefordert. Der Urin der Patientin wird direkt in der Praxis auf Mikroalbumin untersucht. Die Ärztin spricht mit der Patientin im Anschluss 22 Minuten. Unter anderem stellt sie ihr die Möglichkeit vor, sich in das DMP für Diabetes mellitus Typ 2 einzuschreiben.

____

____

15. Der Patient wird seit Jahren wegen einer COPD (J44.-G) behandelt. Heute stellt er sich erstmals im Quartal in der Sprechstunde vor. Der Arzt ordnet eine Spirometrie und eine Ergometrie bei dem gesetzlich Versicherten an.

____

16. Welche Aussage zu Wegepauschalen in der EBM-Abrechnung trifft zu? X

A) ☐ Für die Wegepauschalen wird stets der Hin- und Rückweg (Luftlinie) addiert.
B) ☐ Die Wegepauschalen sind bundeseinheitlich gleich geregelt.
C) ☐ Bei dringenden Hausbesuchen in Pflegeheimen darf immer die 37102 abgerechnet werden. Das ist ein Zuschlag zur Wegepauschale.
D) ☐ Bei Wegepauschalen gibt es Unterschiede zwischen Hausbesuchen zu Tages- und zu Nachtzeiten.
E) ☐ Für die Wegepauschalen im EBM erhält man die Wegegelder der § 8 und 9 der GOÄ vergütet.

17. Welche Aussagen zu einem Hausbesuch bei einem gesetzlich Versicherten sind richtig? XX

A) ☐ Trifft die Ärztin den Patienten trotz eines angeforderten Hausbesuchs nicht zu Hause an, dann darf sie den Besuch nicht abrechnen.
B) ☐ Hausbesuche dürfen abgerechnet werden, wenn der Patient krankheitsbedingt nicht in der Lage ist, die Praxis aufzusuchen, wenn er an einer ansteckenden Krankheit leidet oder der Wohnort zufällig auf dem Arbeitsweg des Arztes liegt.
C) ☐ Wenn die Ärztin einem Unfallverletzten auf der Straße vor ihrer Praxis Erste Hilfe leistet, dann kann sie dafür (unter anderem) einen Hausbesuch abrechnen.
D) ☐ Die GOP 01410 darf nur für den ersten Hausbesuch im Quartal abgerechnet werden. Für jeden weiteren Besuch wird die 01413 abgerechnet.
E) ☐ Findet ein Hausbesuch zur Nachtzeit statt, dann erhält man einen Zuschlag auf die jeweilige Gebührenordnungsposition.
F) ☐ Hausbesuche im organisierten Notdienst und in Notfällen während der Sprechstunde werden immer mit der GOP 01418 abgerechnet, zusätzlich erhält der Arzt stets die GOP 01440.

18. Wobei handelt es sich nicht um einen dringenden Hausbesuche nach EBM? X

A) ☐ Die Hausärztin muss ihre Sprechstunde unterbrechen, um den Hausbesuch durchzuführen.
B) ☐ Die Pflegekraft fordert einen Hausbesuch für einen Bewohner an, den die Ärztin sofort nach Sprechstundenende durchführt.
C) ☐ Die Ärztin besucht mehrere Bewohner einer Senioren-WG nach Sprechstundenende.
D) ☐ Kurz vor Beginn der Nachmittagssprechstunde fordert ein Patient einen Hausbesuch an, den die Ärztin nach einer ersten telefonischen Anamnese sofort durchführt. Den einbestellten Patienten entstehen dadurch Wartezeiten.
E) ☐ Die Ärztin besucht eine palliativmedizinisch versorgte Patientin immer Montag, Mittwoch und Freitag um 13:30 Uhr. Heute muss sie den Besuch schon um 11:30 Uhr durchführen, weil die Patientin in der Praxis anruft und akut über sich verschlechternde Atemnot klagt.

13. 250 – 3514* – 3561* – 3570.H1* – 3550* – 3551*
14. 03000 – 03220 (E11.-G) – 32025 – 32135 – 32022 – 03230 (2 x)
15. 03000 – 03220 (J44.-G) – 03330 – 03321
16. D 17. C, E 18. C

19. Welche Aussage zu einem geplanten Hausbesuch an einem Donnerstagabend (20:30 Uhr) ist nicht richtig? X

A) ☐ Der Arzt rechnet nach GOÄ die Nr. 50, den Zuschlag F und erhöhtes Wegegeld ab.
B) ☐ Die GOÄ-Nrn. 1 und 5 sind bereits in der Nr. 50 enthalten.
C) ☐ Nach EBM rechnet der Arzt die GOP 01410 mit einem Nachtzuschlag und die erhöhte Wegepauschale ab.
D) ☐ Besuche nach 20:00 Uhr werden immer nach GOÄ abgerechnet.
E) ☐ Trotz der Uhrzeit rechnet der Arzt nach EBM nicht die GOP 01411 ab, da es sich um einen geplanten Besuch handelt.

20. Welche der folgenden Zuordnungen ist falsch? X

A) ☐ Mittwoch, 19:30 Uhr → GOP 01100
B) ☐ Samstag, 14:00 Uhr → GOP 01102
C) ☐ Sonntag, 11:00 Uhr → GOP 01207
D) ☐ 24.12., 07:30 Uhr → GOP 01218
E) ☐ Dienstag, 07:30 Uhr → GOP 01210

21. Welche beiden Zuordnungen sind richtig? XX

A) ☐ GOP 01221 → Zuschlag für Elektrodefibrillation
B) ☐ GOP 01226 → Zuschlag für Behandlung eines Säuglings im organisierten Notfalldienst am Wochenende
C) ☐ GOP 01212 → Behandlung eines Patienten mit instabiler Angina pectoris im organisierten Notfalldienst am Wochenende
D) ☐ GOP 01205 → Behandlung eines akuten Notfalls in der eigenen Praxis während der Sprechstunde
E) ☐ GOP 01220 → Übergabe eines Notfallpatienten an den Rettungsdienst
F) ☐ GOP 01101 → Behandlung eines Notfallpatienten während der Sprechzeiten

22. Welche Zuordnungen nach GOÄ sind richtig? XX

A) ☐ geplanter Hausbesuch im Pflegeheim mit symptombezogener Untersuchung → GOÄ-Nrn. 48, 5 – Wegegeld
B) ☐ Besuch eines weiteren Kranken, Beratung, symptombezogene Untersuchung → GOÄ-Nrn. 51, 1, 5 – Wegegeld
C) ☐ MFA-Besuch → GOÄ-Nr. 52 – Wegegeld
D) ☐ ungeplanter Besuch im Pflegeheim, Beratung und symptombezogene Untersuchung → GOÄ-Nr. 50 – Wegegeld
E) ☐ Besuch durch Ärztin und MFA, ausführliche Beratung und vollständige Untersuchung des Abdominalbereiches → GOÄ-Nrn. 50, 52, 3, 7 – Wegegeld
F) ☐ Besuch durch MFA, Anlegen eines Verbandes → GOÄ-Nr. 52

23. Wobei handelt es sich nicht um einen Zuschlag für einen Hausbesuch? X

A) ☐ K1
B) ☐ K2
C) ☐ E
D) ☐ F oder G
E) ☐ H

24. Welche Aussage zu Wegegeld und Reiseentschädigung nach GOÄ trifft zu? X

A) ☐ Wegegeld wird stets für einen Radius um den Praxissitz berechnet.
B) ☐ Zwischen 20:00 Uhr und 8:00 Uhr erhält der Arzt die erhöhten Wegegelder.
C) ☐ Ab 50 km darf der Arzt eine kilometergenaue Reiseentschädigung abrechnen.
D) ☐ Bei dem Besuch mehrerer Privatpatienten erhält er für alle jeweils Wegegeld.
E) ☐ Die Entfernungen, die in § 8 GOÄ angegeben sind, werden jeweils zweimal pro Besuch abgerechnet, da der Arzt einen Hin- und Rückweg hat.

25. Welche Aussagen zur GOP 03030 sind zutreffend? XX

A) ☐ Sie darf immer zusammen mit den GOP 01100, 01101 sowie bei dringenden Hausbesuchen abgerechnet werden.
B) ☐ Sie muss bei unvorhergesehener Inanspruchnahme an Wochentagen zwischen 19:00 und 07:00 Uhr abgerechnet werden.
C) ☐ Kommt der Patient im selben Quartal regulär in die Sprechstunde, dann rechnet der Arzt die GOP 03000 ab. Bereits abgerechnete GOP 03030 müssen gestrichen werden.
D) ☐ Die GOP 03030 darf zweimal im Behandlungsfall abgerechnet werden.
E) ☐ Auch mit der Versichertenpauschale GOP 03030 dürfen z. B. die 03220 oder die 03040 abgerechnet werden.
F) ☐ Die GOP 03030 darf nicht an Samstagen, Sonntagen sowie gesetzlichen Feiertagen sowie am 24. und am 31.12. abgerechnet werden.

---

19. D 20. D 21. B, C
22. A, D 23. A 24. B
25. B, D

26. Welche Abrechnungskombination (EBM) ist zulässig?

A) ☐ 01210 – 03000
B) ☐ 01212 – 01418
C) ☐ 01212 – 01102
D) ☐ 01413 – 03372 – 03373
E) ☐ 03000 – 30700 – 30708

27. Welche Aussagen zu MFA-Besuchen nach EBM und GOÄ sind richtig?

A) ☐ MFA dürfen keine Hausbesuche durchführen.
B) ☐ MFA dürfen im Rahmen von Hausbesuchen nur delegationsfähige Leistungen erbringen, die der Arzt ihnen zuvor aufgetragen hat.
C) ☐ MFA erhalten für ihre Hausbesuche keine Wegepauschale (EBM) bzw. Wegegeld (GOÄ).
D) ☐ Nur ausgebildete Nichtärztliche Praxisassistenten dürfen den Arzt bei Hausbesuchen unterstützen.
E) ☐ Besuche durch MFA und Nichtärztliche Praxisassistenten werden im EBM mit den gleichen GOP vergütet. In der GOÄ stehen unterschiedliche Abrechnungsnummern zur Verfügung.
F) ☐ MFA-Besuche dürfen erst ab dem 20. Hausbesuch im Kalenderjahr abgerechnet werden.

28. Welche Aussagen zur EBM-Abrechnung sind richtig?

A) ☐ Akupunkturleistungen können von Ärzten uneingeschränkt erbracht und zu Lasten der gesetzlichen Krankenversicherung abgerechnet werden.
B) ☐ Infusionen (GOP 02100, 02101) können nur bei ausschließlicher Inanspruchnahme im organisierten Notfalldienst abgerechnet werden.
C) ☐ (Video-)Fallkonferenzen werden z. T. mit eigenen GOP vergütet (z. B. GOP 30706, 37400, 30948 oder 30210).
D) ☐ Jeder niedergelassene Hausarzt ist automatisch koordinierender Hausarzt für die Betreuung eines Pflegeheims und bekommt das mit der GOP 37105 vergütet, die automatisch von der KV zugesetzt wird.
E) ☐ Leistungen wie ein Ruhe-EKG, die Erhebung des Ganzkörperstatus oder Blutdruckmessungen sowie Blutentnahmen sind für Hausärzte nicht abrechenbar, da sie Teil der Versichertenpauschale sind.
F) ☐ Die GOP 01214, 01216 und 01218 sind Zuschläge zu den GOP 01210 und 01212.

29. Bei welcher der folgenden Gebührenordnungspositionen ist der Patient nicht dringend behandlungsbedürftig?

A) ☐ GOP 01411
B) ☐ GOP 01412
C) ☐ GOP 01205
D) ☐ GOP 01210
E) ☐ GOP 01216

30. Welche Aussage zu den GOP 01100 und 01101 ist nicht zutreffend?

A) ☐ Während der Sprechzeiten, zusammen mit Hausbesuchen und im Rahmen des von der KV organisierten Notfalldienstes dürfen diese GOP nicht abgerechnet werden.
B) ☐ Diese GOP dürfen auch für eine telefonische Inanspruchnahme des Arztes abgerechnet werden.
C) ☐ Diese GOP dürfen für jede unvorhergesehene Inanspruchnahme zu den angegebenen Zeiten abgerechnet werden.
D) ☐ Sie dürfen neben der GOP 01102 abgerechnet werden.
E) ☐ Neben diesen GOP kann die Versichertenpauschale 03030 abgerechnet werden.

31. In welchem der folgenden Fälle versorgt der Arzt einen Notfallpatienten in seiner Praxis während der Sprechzeiten?

A) ☐ 01412
B) ☐ 03000 – 01220
C) ☐ 01212 – 01418
D) ☐ 01100 – 03030
E) ☐ 01410

32. Welche Zuordnung ist falsch?

A) ☐ GOP 01216 → Dienstag, 19:30 Uhr
B) ☐ GOP 01214 → Montag, 10:30 Uhr
C) ☐ GOP 01218 → Sonntag, 22:00 Uhr
D) ☐ GOP 01218 → Dienstag, 21:30 Uhr
E) ☐ GOP 01216 → 24.12., 12:00 Uhr

33. Für welche der folgenden Diagnosen kann der Arzt keine Schweregradzuschläge zu den GOP 01210 und 01212 berechnen?

A) ☐ 66 Jahre alt, hypertensive Krise bei bekannter Hypertonie
B) ☐ 70 Jahre alt, Pneumonie im Rahmen einer Covid-19-Erkrankung
C) ☐ 8 Monate alt, Atemnot wegen möglicher Virus-Infektion
D) ☐ 82 Jahre alt, Alzheimer-Demenz, Schnittverletzung mit Messer
E) ☐ 48 Jahre alt, Ischialgie, Z. n. Bandscheibenvorfall

---

26. B 27. B, C 28. B, E
29. C 30. D 31. B
32. D 33. E

34. Welche Aussage zu Notfallbehandlungen ist richtig? ✗

A) ☐ Die GOÄ-Nr. 429 darf nur einmal im Krankheitsfall berechnet werden.
B) ☐ Für die Berechnung von Notfallbehandlungen gibt es eigene GOÄ-Nummern.
C) ☐ Die GOP 01220 beinhaltet die extrathorakale Herzmassage und die künstliche Beatmung.
D) ☐ Eine Infusion (GOP 02100) kann neben der GOP 01220 berechnet werden.
E) ☐ Luftröhrenschnitt und Defibrillation sind fakultative Leistungsinhalte der GOP 01220.

35. Welche Kombination ist nicht zulässig? ✗

A) ☐ GOÄ-Nr. 48 oder GOÄ-Nr. 50 mit Zuschlägen E bis K2
B) ☐ GOÄ-Nr. 52 mit Zuschlägen E bis K2
C) ☐ GOÄ-Nr. 51 mit Zuschlägen E bis K2, aber E bis H nur in halber Höhe
D) ☐ Zuschläge D, C und K1 gleichzeitig
E) ☐ Zuschläge D, B und K1 gleichzeitig

36. Welche beiden Aussagen zur Todesfeststellung treffen zu? ✗✗

A) ☐ Sie wird auch für zu Lebzeiten gesetzlich Krankenversicherte nach der GOÄ abgerechnet.
B) ☐ Für verstorbene GKV-Patienten kann die Todesfeststellung über die KV abgerechnet werden.
C) ☐ Für die Erbringung und Abrechnung dieser Leistung ist eine besondere Genehmigung der KV erforderlich.
D) ☐ Am gleichen Tag dürfen neben dieser Leistung für GKV-Patienten niemals ein Besuch und Wegegelder abgerechnet werden.
E) ☐ Am gleichen Tag dürfen neben dieser Leistung für Privatversicherte niemals ein Besuch und Wegegelder abgerechnet werden.
F) ☐ Zu den obligaten Bestandteilen dieser Leistung gehört auch die Ausstellung eines Leichenschauscheines.

37. Welche Aussage zum EBM-Labor ist richtig? ✗

A) ☐ Der Schwangerschaftsnachweis (GOP 32132) darf von Hausärzten niemals abgerechnet werden.
B) ☐ Urindiagnostik ist ausschließlich in der Laborgemeinschaft abrechnungsfähig.
C) ☐ Für Überweisungen von Laborleistungen verwendet der Hausarzt ausschließlich das Muster 10A.
D) ☐ Die GOP 32035 bis 32039 sind als Einzelbestimmungen nur in Akut- oder Notfällen abrechenbar. In der Regel werden diese Leistungen mit der GOP 32120 durch die Laborgemeinschaft erbracht.
E) ☐ Für Laborleistungen, die nach EBM erbracht werden, gibt es keine regionalen Besonderheiten zu beachten.

38. Welche zwei Aussagen zur Laborabrechnung nach GOÄ sind richtig? ✗✗

A) ☐ Die Vorhalteleistungen des Präsenzlabors, die innerhalb von vier Stunden erbracht werden, werden (i. d. R.) nach Abschnitt M I berechnet.
B) ☐ Leistungen des Abschnitts M II dürfen nur durch die Laborgemeinschaft in Rechnung gestellt werden.
C) ☐ Die Leistungen der GOÄ-Abschnitte M III und M IV werden durch das jeweilige Fremd- bzw. Speziallabor dem Patienten direkt in Rechnung gestellt.
D) ☐ Jede Laborleistung kommt in der GOÄ nur einmal vor.
E) ☐ Eine Steigerung der Leistung über den 1,15-fachen Satz ist stets unzulässig.
F) ☐ Wenn der MFA einem Patienten einen Laborbefund im ärztlichen Auftrag mitteilt, dann kann dafür die GOÄ-Nr. 1 abgerechnet werden. Eine Steigerung der Leistung ist nicht zulässig.

39. Welche Zuordnungen (EBM) sind richtig? ✗✗

A) ☐ BKS/BSG → GOP 32042
B) ☐ BKS/BSG → GOP 32057 + 32089
C) ☐ Troponin-T-Test → GOP 32150
D) ☐ Uricult® → GOP 32031
E) ☐ Harnstreifentest im Rahmen der Gesundheitsuntersuchung → GOP 32033
F) ☐ Quick/INR → GOP 02402

40. Welche Zuordnungen (GOÄ) sind richtig? ✗✗

A) ☐ BKS/BSG → GOÄ-Nr. 3514*
B) ☐ Harnstreifentest → GOÄ-Nr. 3511*
C) ☐ Harnsediment → GOÄ-Nr. 3531*
D) ☐ Blutzucker im Eigenlabor → GOÄ-Nr. 3561*
E) ☐ kleines Blutbild → GOÄ-Nr. 3550*
F) ☐ CRP → 3517*

41. Welche Aussage ist richtig? ✗

A) ☐ Eine Ruhespirografie stellt man mit den GOÄ-Nrn. 605 und 605a in Rechnung.
B) ☐ Leistungen der Allergiediagnostik und -behandlung sind in beiden Gebührenordnungen dem Lungenfacharzt vorbehalten.
C) ☐ Die Einzelinhalationstherapie, die viele Hausarztpraxen anbieten, kann bei gesetzlich Versicherten mit der GOP 02500 abgerechnet werden.
D) ☐ Die Hyposensibilisierungsbehandlung kann am gleichen Behandlungstag nach EBM entweder mit der GOP 30130 oder der GOP 30131 berechnet werden.
E) ☐ Für Lungenerkrankungen gibt es keine DMP.

---

34. C	35. B	36. A, F
37. D	38. A, C	39. A, C
40. C, E	41. C	

7 Sprechstundenbedarf: Verordnung und Abrechnung

Nennen Sie Beispiele für Materialien aus Ihrer Praxis, die zum Sprechstundenbedarf gehören.

- Arzneimittel für Notfälle oder zur Sofortanwendung wie Adrenalin, Glukagon, Insulin, NaCl 0,9%-Lösung für Infusionen, Heparin oder Sauerstoff
- Desinfektionsmittel zur Anwendung am Patienten
- Narkosemittel, z. B. zur Lokalanästhesie
- Diagnose- bzw. Therapiehilfsmittel wie Fingerlinge, Biopsienadeln, Watteträger, Mundspatel
- Verband- und Nahtmaterial sowie OP-Material wie Wundklammern
- Impfstoffe für von der STIKO empfohlene Impfungen

Nennen Sie Beispiele für Materialien, die kein Sprechstundenbedarf sind.

- Abdecktücher, Einmalhandschuhe, -spritzen, -kanülen
- Desinfektionsmittel, die nicht am Patienten angewendet werden, z. B. Flächendesinfektionsmittel, Händedesinfektionsmittel für Personal
- Instrumente wie z. B. Skalpelle, Scheren, Klemmen
- technische Geräte wie z. B. Fieberthermometer, Ultraschallgerät und Zubehör wie EKG-Elektroden
- PoC-Tests

Nennen Sie Besonderheiten bei der Verordnung von SSB.

- Die Verordnung erfolgt auf einem Kassenrezept bzw. (nur in Bayern) auf Muster 16a bay.
- Betäubungsmittel müssen immer über ein BtM-Rezept bezogen werden. Im Personalienfeld des BtM-Rezeptes muss „Sprechstundenbedarf" eingetragen werden.
- Sie erfolgt immer zulasten derselben gesetzlichen Krankenkasse (z. B.: AOK Bayern, AOK Hessen), die die Kosten auf die übrigen Kostenträger verteilt.
- Kostenträgerkennung, BSNR, LANR und Datum werden eingetragen.
- Die Anzahl der Verordnung pro Rezept ist begrenzt auf die Anzahl der „aut-idem"-Kästchen, d. h. max. 3 beim Kassenrezept bzw. 7 bei Muster 16a bay.
- Das Feld 9 „Sprechstundenbedarf" muss nachgefahren/fett gedruckt sein. Bei Impfstoffbestellungen zusätzlich das Feld „8" (Impfstoffe).
- Im Personalienfeld ist „Sprechstundenbedarf" einzutragen.
- Impfstoffe dürfen jederzeit, anderer Sprechstundenbedarf nur am Quartalsende als Ersatz für verbrauchte Impfstoffe bzw. verbrauchtes Material bezogen werden.
- Bei Hilfsmittelverordnungen wird zusätzlich das Feld „7" nachgefahren/fett gedruckt. Für Hilfsmittel muss immer ein eigenes Verordnungsblatt ausgestellt werden.

1. Definieren Sie Sprechstundenbedarf.

____

____

____

____

2. Für welche Patienten darf nichts aus dem Sprechstundenbedarf entnommen werden? Nennen Sie Beispiele.

____

____

____

3. Wie wird für die Versorgung der Patienten benötigtes Material in Rechnung gestellt, wenn es nicht aus dem Sprechstundenbedarf entnommen werden darf?

____

____

____

____

1. Zum Sprechstundenbedarf zählen Arznei-, Verband- und Hilfsmittel, die für mehr als einen Patienten benötigt und in Notfällen auch für einzelne Patienten zur Verfügung stehen müssen. Abweichungen in der Formulierung sind je nach SSB-Verordnung möglich.
2. z. B. Privatversicherte/Selbstzahler/IGeL-Patienten; Patienten der KVB I–III; in der Postbeamtenkrankenkasse A versicherte Patienten; Touristen ohne Behandlungsnachweis
3. Es wird nach GOÄ oder UV-GOÄ dem Patienten, der zuständigen Berufsgenossenschaft bzw. der Öffentlichen Hand in Rechnung gestellt oder ist Teil einer Abrechnungsposition und somit abgegolten.

4. Welche Aussagen treffen nicht zu? XX

A) ☐ Sprechstundenbedarf muss man für mehr als nur einen gesetzlich Krankenversicherten anwenden können.
B) ☐ Sprechstundenbedarf wird immer als Ersatz für verbrauchtes Material zum Quartalsende bestellt.
C) ☐ Sprechstundenbedarf darf ausschließlich für gesetzlich Versicherte verwendet werden.
D) ☐ Sprechstundenbedarf darf auch für einzelne Patienten für Notfälle vorgehalten und verwendet werden.
E) ☐ Impfstoffe für Reiseimpfungen gehören nicht zum Sprechstundenbedarf.
F) ☐ Für Privatpatienten und BG-Fälle dürfen Sie nichts aus dem Sprechstundenbedarf entnehmen.

5. Bei welchem der folgenden Materialien handelt es sich um Sprechstundenbedarf? X

A) ☐ Adrenalinampulle
B) ☐ sterile Einmalspritzen
C) ☐ sterile Kanülen
D) ☐ keimarme Handschuhe
E) ☐ sterile Handschuhe

6. Welcher Impfstoff kann nicht als Sprechstundenbedarf bezogen werden? X

A) ☐ MMRV-Impfstoff
B) ☐ Gelbfieber-Impfstoff
C) ☐ Tdap-Impfstoff
D) ☐ Influenza-Impfstoff
E) ☐ HPV-Impfstoff

7. Welche Verordnungskombination auf Muster 16 (bzw. Muster 16a bay) ist zulässig? X

A) ☐ Hilfs- und Heilmittel
B) ☐ Verband- und Arzneimittel
C) ☐ Betäubungs- und Arzneimittel
D) ☐ Impfstoffe und Arzneimittel
E) ☐ Hilfsmittel und Impfstoffe

8. Was ist bei Verordnungen von Betäubungsmitteln als Sprechstundenbedarf zu beachten? XX

A) ☐ Die Aufbewahrungsfrist beträgt drei Jahre.
B) ☐ Für BtM als Sprechstundenbedarf gibt es ein eigenes Formular. Es heißt M16/BtM.
C) ☐ Alle Abgaben von BtM aus dem Sprechstundenbedarf müssen in einem BtM-Abgabebuch dokumentiert und drei Jahre aufbewahrt werden.
D) ☐ Der Bezug und die Abgabe von BtM muss immer namentlich auf den Patienten erfolgen und ist als Sprechstundenbedarf nicht zulässig.
E) ☐ Der Bezug von BtM als Sprechstundenbedarf erfolgt über ein Privatrezept.
F) ☐ BtM als Sprechstundenbedarf werden direkt von der Bundesopiumstelle bezogen.

9. Ein AOK-Patient wurde nach einem Arbeitsunfall im Rahmen der allgemeinen Heilbehandlung von seinem Hausarzt behandelt. Dabei wurde Material aus dem Sprechstundenbedarf benötigt. Welche Aussagekombination trifft für diesen Fall zu? X

1 Auch für gesetzlich Versicherte darf im Falle eines Arbeitsunfalls kein Material aus dem Sprechstundenbedarf verwendet werden.
2 Die Abrechnung erfolgt nicht nach dem tatsächlichen Preis der verbrauchten Materialien, sondern nach dem berufsgenossenschaftlichen Nebenkostentarif.
3 Die Kosten für den verbrauchten Sprechstundenbedarf werden von der Krankenversicherung des Patienten übernommen.
4 Die Kosten für den verbrauchten Sprechstundenbedarf werden dem Patienten als Individuelle Gesundheitsleistung in Rechnung gestellt.
5 Der Ersatz kann über ein Arzneiverordnungsblatt oder ein Betäubungsmittelrezept mit der AOK als Kostenträger erfolgen.
6 Die Abrechnung erfolgt direkt mit dem zuständigen gesetzlichen Unfallversicherungsträger.

A) ☐ Nur die Aussagen 1, 4 und 5 sind richtig.
B) ☐ Nur die Aussagen 1, 2 und 6 sind richtig.
C) ☐ Nur die Aussagen 2, 4 und 5 sind richtig.
D) ☐ Nur die Aussagen 2, 4 und 6 sind richtig.
E) ☐ Nur die Aussagen 3, 5 und 6 sind richtig.

10. Für wen darf nichts aus dem Sprechstundenbedarf entnommen werden? XX

A) ☐ Asylsuchende
B) ☐ Bundeswehrangehörige
C) ☐ Patienten, die nach Bundesversorgungsgesetz (BVG) Leistungen erhalten
D) ☐ Patienten bei belegärztlicher Behandlung
E) ☐ Bundespolizeiangehörige
F) ☐ gesetzlich Versicherte im Rahmen von Individuellen Gesundheitsleistungen

11. Welche der folgenden Angaben darf auf einer Verordnung von Sprechstundenbedarf nicht gemacht werden? X

A) ☐ Angabe des zuständigen Kostenträgers
B) ☐ Angabe des Quartals
C) ☐ Ausstellungsdatum
D) ☐ Angabe „Praxisbedarf“ im Personalienfeld
E) ☐ BSNR und LANR

---

4. B, C	5. A	6. B
7. B	8. A, C	9. B
10. D, F	11. D	

8 Abrechnung bei Erkrankungen des Urogenitalsystems

Welche GOP sieht der EBM für Abstrichentnahmen bei MRSA-Risikopatienten vor?

GOP 39950 bei positivem Ergebnis, GOP 30962 bei negativem Ergebnis

Mit der GOP 33042 wird die sonografische Untersuchung bestimmter Organe abgerechnet. Um welche Organe handelt es sich hierbei? Nennen Sie Beispiele.

größere Blutgefäße wie z. B. Aorta oder untere Hohlvene, Leber, Gallenblase und -wege, Bauchspeicheldrüse, Milz, Nieren, Harnblase

Beschreiben Sie die Regelungen zur Abrechnung sonografischer Leistungen nach GOÄ.

- Hausarzt: v. a. GOÄ-Nr. 410 + max. 3 x GOÄ-Nr. 420 je weiterem untersuchtem Organ
- Angabe des untersuchten Organs in der Liquidation
- daneben spezielle GOÄ-Nrn. wie z. B. Nr. 417 für Schilddrüsensonografie
- Zuschläge (nicht nebeneinander) wie z. B. GOÄ-Nr. 404 für Doppler-Verfahren
- Sonografie darf bis zum 2,3-fachen Satz (Schwellenwert) bzw. 3,5-fachen Satz (Höchstwert) gesteigert werden.

Was ist bei der Verordnung der Pille zur Empfängnisverhütung für gesetzlich Versicherte zu beachten?

Bei Patientinnen bis zum vollendeten 22. Lebensjahr verordnet man sie auf Muster 16. Bei Minderjährigen wird „Geb.-frei" angekreuzt, bei Volljährigen „Geb.-pfl.".
Bei Patientinnen ab dem vollendeten 22. Lebensjahr erfolgt die Verordnung auf ein Privatrezept.
Die GOP 01820 kann von Hausärzten abgerechnet werden.

Rechnen Sie die folgenden Fälle ab.

1. **Ein Internist führt bei einer Patientin auf Überweisung eines Kollegen eine Schilddrüsensonografie als Auftragsleistung durch. Er informiert die Patientin während der Untersuchung zum Befund, der anschließend per eArztbrief an den auftraggebenden Arzt versendet wird. Die GEK-Patientin war zum ersten Mal in der Praxis. Rechnen Sie den Fall ab.**

2. **Der Arzt führt bei einem privatversicherten Patienten eine Abdomensonografie durch und betrachtet dabei Magen, Leber und Gallenblase, Zwölffingerdarm und Bauchspeicheldrüse. Außerdem tastet er den Bauch des Patienten ab, berät ihn und schreibt ihn für vier Tage arbeitsunfähig.**

3. **Die 18-jährige Auszubildende zur MFA stellt sich bereits das dritte Mal im Kalenderjahr mit Verdacht auf einen Harnwegsinfekt in der Praxis ihres Hausarztes vor. In diesem Quartal ist es der zweite persönliche Arzt-Patienten-Kontakt. Der Arzt untersucht sie und berät sie ausführlich (15 Min.) Die Urethritis wird mittels Teststreifen und Ultraschall der Harnwege bestätigt. Sie erhält ein eRezept über ein Antibiotikum.**

4. **Eine langjährige Patientin bittet telefonisch um die Ausstellung eines Wiederholungsrezepts über die Pille, da ihre Frauenärztin im Urlaub sei und sie vergessen habe, sich rechtzeitig um ihr Verhütungsmittel zu kümmern. Sie holt das Rezept an der Anmeldung ab.**

1. 01436 – 33012 – 86900 + 01660
2. 1 – 7 – 70 – 410 (Magen) – 420 (Leber) – 420 (Gallenblase) – 420 (Zwölffingerdarm)
3. 03230 (15 Min.) – 32033 – 33043
4. 01820

1. Welche Aussage ist nicht richtig? ×

A) ☐ Patienten müssen in den zurückliegenden sechs Monaten mindestens vier Tage zusammenhängend stationär behandelt worden sein, um als MRSA-Risikopatienten eingestuft zu werden.
B) ☐ Abstriche für die MRSA-Diagnostik können im Nasenvorhof, im Rachen oder von Wunden genommen werden.
C) ☐ Eine Sanierungsbehandlung beginnt mit der Eradikationstherapie und endet mit dem dritten negativen oder einem positiven Kontrollabstrich.
D) ☐ Die GOP 30954 und 30956 dürfen vom Hausarzt nicht abgerechnet werden.
E) ☐ Der ICD-10-Code muss für MRSA-Patienten nicht dokumentiert werden.

2. Welche GOÄ-Nr. kann für eine Abstrichentnahme zur mikrobiologischen Untersuchung berechnet werden? ×

A) ☐ GOÄ-Nr. 250
B) ☐ GOÄ-Nr. 298
C) ☐ GOÄ-Nr. 5
D) ☐ GOÄ-Nr. 297
E) ☐ GOÄ-Nr. 368

3. Welche beiden Aussagen sind falsch? ××

A) ☐ Niedergelassene Hausärzte benötigen eine Genehmigung der zuständigen KV, um diese Leistungen abzurechnen.
B) ☐ Für jede Ultraschalluntersuchung muss eine schriftliche Dokumentation erfolgen, die u. a. den Patientennamen, das Geburtsdatum, den Namen des Untersuchers und das untersuchte Organ enthält.
C) ☐ Die Abrechnung der Ultraschalluntersuchungen erfolgt nach Kap. 32 EBM.
D) ☐ Hausärzte können nicht jede der im EBM stehenden Ultraschallleistungen abrechnen.
E) ☐ Der EBM unterscheidet zwischen verschiedenen Darstellungsmethoden (z. B. B-Mode-Sonografie, Doppler-Sonografie) sowie Zuschlägen zu sonografischen Leistungen (z. B. transkavitärer Ultraschall).
F) ☐ Die GOP 33010 bis 33092 sind neben den GOP 01205 und 01207 berechnungsfähig.

4. Welche zwei Zuordnungen sind richtig? ××

A) ☐ Sonografie der Schilddrüse → GOP 33012
B) ☐ Sonografie der Thoraxorgane → GOP 33011
C) ☐ Abdomensonografie → GOP 33042
D) ☐ Sonografie der Nieren → GOP 33043
E) ☐ Sonografie eines Gelenks → GOP 33051
F) ☐ Sonografie der Urogenitalorgane → GOP 33080

5. Wobei handelt es sich um eine sonografische Vorsorgeleistung? ×

A) ☐ GOP 01709
B) ☐ GOP 01720
C) ☐ GOP 01731
D) ☐ GOP 01737
E) ☐ GOP 01748

6. Welche Aussagenkombination zu Ultraschalluntersuchungen nach GOÄ trifft zu? ×

1 Um sie bei Privatpatienten durchführen zu dürfen, benötigen Hausärzte eine Genehmigung der zuständigen KV.
2 Sonografische Leistungen sind nach GOÄ bis zu einem Schwellenwert vom 2,3-fachen Satz ohne Begründung steigerbar.
3 Die GOÄ-Nr. 420 kann bis zu dreimal zusätzlich zur GOÄ-Nr. 410 abgerechnet werden.
4 In der Liquidation werden die untersuchten Organe angegeben.
5 Der Höchstwert für technische Leistungen wie Ultraschalluntersuchungen liegt bei dem 2,5-fachen Satz.
6 Werden mehr als vier Organe in einer Sitzung untersucht, so kann der Mehraufwand nur über den Steigerungsfaktor geltend gemacht werden.

A) ☐ Alle Aussagen sind richtig.
B) ☐ Die Aussagen 2, 4 und 5 sind richtig.
C) ☐ Die Aussagen 1 und 6 sind falsch.
D) ☐ Die Aussagen 5 und 6 sind falsch.
E) ☐ Die Aussagen 1, 2 und 4 sind richtig.

7. Was gehört nicht zur schriftlichen Dokumentation, die für jede Sonografie erfolgen muss? ×

A) ☐ Name und Geburtsdatum des Patienten
B) ☐ Name des untersuchenden Arztes
C) ☐ Untersuchungsmethode, die verwendet wird
D) ☐ Indikation, die zur Untersuchung veranlasst
E) ☐ gesetzliche Krankenkasse, bei der der Patient versichert ist

8. Mit welcher der folgenden GOP wird ein Wiederholungsrezept über die Pille korrekt abgerechnet? ×

A) ☐ GOP 01430
B) ☐ GOP 01435
C) ☐ GOP 01820
D) ☐ GOP 01822
E) ☐ GOP 01823

---

1. E	2. B	3. C, F
4. A, C	5. E	6. C
7. E	8. C	

9 Abrechnung bei Erkrankungen des Verdauungssystems

Welche Abrechnungsmöglichkeiten haben Sie für eine Abdomensonografie?

- gesetzlich Versicherte: GOP 33042
- privat Versicherte: GOÄ-Nr. 410 + max. 3 x GOÄ-Nr. 420 (unter Angabe der Organe)

Stellen Sie die unterschiedlichen Abrechnungsmöglichkeiten des iFOBT dar.

gesetzlich Versicherte:
- präventiv: Patienten ab 50 Jahre im Rahmen der Darmkrebsvorsorge ohne Symptome jährlich bzw. alle 2 Jahre – GOP 01737
- kurativ: alle Patienten, bei Krankheitsverdacht – Teil der GOP 03000

privat Versicherte/IGeL:
- Analogabrechnung mit der GOÄ-Nr. A3735

Wann kommt statt der GOP 32041 die GOP 40152 zur Abrechnung?

Wenn der Test auf Albumin im Stuhl nicht ausgewertet werden kann, z. B. weil der Patient ihn nicht zurückgebracht hat, wird statt der GOP 32041 die Pauschale GOP 40152 für das ausgegebene Testbriefchen abgerechnet.

Erklären Sie, wie die Abrechnung des iFOBT erfolgt, wenn der Patient den ausgegebenen Test nicht wieder zurückbringt.

Es ist keine Abrechnung möglich.

Bei Erkrankungen des Verdauungstraktes sind auch Blutwerte von großer Bedeutung. Vergleichen Sie die Abrechnung von Blutentnahmen nach EBM und GOÄ.

Nach EBM ist die Blutentnahme nicht gesondert abrechenbar. Nach GOÄ kann die Nr. 250 für die Blutentnahme in Rechnung gestellt werden, außer neben der GOÄ-Nr. 3501* (Blutkörperchensenkungsgeschwindigkeit)

Rechnen Sie die folgenden Fälle ab.

1. **Die Patientin, selbstversichertes Mitglied bei der AOK, holt am 03.01. das Wiederholungsrezept für ihren Blutdrucksenker (Diagnose: I10.90G) bei der MFA ab. Dabei vereinbart sie einen Termin für den 18.01. zur Ultraschallkontrolle der Gallenblase, die der Hausarzt regelmäßig durchführt, da die Patientin bereits zweimal wegen einer Cholezystolithiasis in Behandlung war. Die Patientin stellt sich termingerecht am 18.01. in der Praxis vor. Der Arzt führt eine vollständige Untersuchung des Abdominalbereiches und anschließend eine Abdomensonografie (Gallenblase und Gallenwege, Leber, Pankreas, Duodenum) durch und fordert ein Lipidprofil in der Laborgemeinschaft an. Die Blutentnahme übernimmt die MFA.**

   03.01.: ______

   18.01.: ______

   ______

2. **Rechnen Sie den Fall 1 für eine Privatpatientin ab.**

   03.01.: ______

   18.01.: ______

   ______

   ______

   ______

1. 03.01.: ~~01430~~
   18.01.: 03000 – 33042 – 03220 (I10.90G)
2. 03.01.: 2
   18.01. (neuer Behandlungsfall, da neue Diagnose):
   1 – 7 – 410 (Gallenblase), 420 (Leber),
   420 (Pankreas) – 420 (Duodenum) – 250 – 3562.H1* – 3563.H1* – 3564.H1* – 3565.H1*

3. Rechnen Sie die für Herrn Laux (s. Karteikarte S. 125) die an beiden Behandlungstagen erbrachten ärztlichen Leistungen ab.

12.11.: ______

19.11.: ______

4. Lösen Sie Aufgabe 3 für den Fall, dass Herr Laux privat krankenversichert wäre. Verwenden Sie die zulässigen Schwellenwerte.

12.11.: ______

______

______

19.11.: ______

5. Welche Leistungen werden mit den folgenden GOÄ-Nummern bzw. GOP in Rechnung gestellt?

a) GOÄ-Nr. 690: ______

b) GOP 02401: ______

______

c) GOP 02400: ______

______

______

d) GOÄ-Nr. 403: ______

______

e) A3735: ______

______

6. Welche beiden Arztgruppen können die 03331 abrechnen?

A) ☐ Gynäkologen
B) ☐ hausärztlich tätige Internisten
C) ☐ Allgemeinärzte (hausärztlicher Versorgungsbereich)
D) ☐ fachärztlich tätige Internisten
E) ☐ Proktologen
F) ☐ D-Ärzte im Rahmen der Besonderen Heilbehandlung

7. Welche Abrechnungskombination ist richtig, wenn der Arzt zwei Bauchorgane bei einem Privatversicherten per Ultraschall untersucht?

A) ☐ GOÄ-Nr. 410 (2 x)
B) ☐ GOÄ-Nr. 410 mit 2,3-fachem Steigerungsfaktor für Mehrfachuntersuchung
C) ☐ GOÄ-Nr. 410 – GOÄ-Nr. 420
D) ☐ GOÄ-Nr. 420 (2 x)
E) ☐ GOÄ-Nr. 410, GOÄ-Nr. 401

8. Welche der folgenden Leistungen können Sie bei einem Privatversicherten als Hausarztpraxis nicht in Rechnung stellen?

A) ☐ Ultraschalluntersuchung des Abdomens
B) ☐ Blutentnahme
C) ☐ Auswertung des iFOBT
D) ☐ eingehende krankheitsbezogene Beratung
E) ☐ digital-rektale Untersuchung des Mastdarms

9. Welche der folgenden Leistungen können Sie bei einem gesetzlich Versicherten nicht mit eigener GOP abrechnen?

A) ☐ Ultraschalluntersuchung des Abdomens
B) ☐ Blutentnahme
C) ☐ Ausgabe und Weiterleitung des iFOBT
D) ☐ ausführliche krankheitsbezogene Beratung über 10 Min.
E) ☐ Behandlung eines chronisch kranken Patienten

---

3. EBM: 12.11.: 03000
19.11.: –
4. GOÄ: 12.11.: 1 (2,3-fach, 10,73 €) – 7 (2,3-fach, 21,45 €) – 11 (2,3-fach, 8,04 €)
19.11.: 3 (2,3-fach, 20,11 €)
5. a) Rektoskopie
b) H_2-Atemtest bei V. a. Laktoseintoleranz
c) ^{13}C-Atemtest bei z. B. chronischer Gastritis zum Helicobacter-pylori-Nachweis
d) Zuschlag für rektale Sonografie
e) iFOBT (immunologischer Nachweis auf Blut im Stuhl)
6. B, C   7. C   8. C
9. B

10 Wundversorgung, kleinchirurgische Eingriffe und Arbeitsunfälle in der Hausarztpraxis abrechnen (UV-GOÄ)

Welche Unterscheidungskriterien sind bei der primären Wundversorgung nach den GOP 02300 bis 02302 wesentlich?

- Alter des Patienten
- Versorgung mit oder ohne Naht

Wie beziehen Sie Verbandmaterial für Ihre Patienten für eine primäre Wundversorgung? Was beachten Sie bei der Abrechnung? Unterscheiden Sie gesetzlich Versicherte, Privatpatienten und Arbeits- bzw. Schülerunfälle.

- gesetzlich Versicherte (EBM): Bezug als bzw. Entnahme aus dem SBB; Verbände sind nicht gesondert berechnungsfähig, sondern Teil der GOP 02300 bis 02302
- Privatpatienten (GOÄ): Das Verbandmaterial gehört zum Praxisbedarf, kann als Auslagen nach §10 GOÄ in Rechnung gestellt werden (Ausnahmen: Schnellverbände); i. d. R. wird die GOÄ-Nr. 200 in Rechnung gestellt; Besonderheit: Die GOÄ-Nr. 1 und/oder die GOÄ-Nr. 5 darf/dürfen nur einmal im Behandlungsfall neben Leistungen ab Abschnitt C berechnet werden!
- Arbeits-/Schülerunfälle (UV-GOÄ): Das Verbandmaterial wird der zuständigen Berufsgenossenschaft bzw. dem zuständigen Unfallversicherungsträger der Schule nach dem berufsgenossenschaftlichen Nebenkostentarif in Rechnung gestellt, es wird nicht dem SBB entnommen.

Unter welchen Voraussetzungen muss ein Patient nach einem Arbeitsunfall einem D-Arzt vorgestellt werden?

- Arbeitsunfähigkeit über den Unfalltag hinaus und/oder
- Behandlungsdauer voraussichtlich länger als eine Woche und/oder
- Verordnung von Heil- oder Hilfsmitteln erforderlich und/oder
- Wiedererkrankung nach einer Unfallfolge

Welche vertragsärztlichen Formulare dürfen Sie bei einer Patientenversorgung zu Lasten der gesetzlichen Unfallversicherung verwenden?

- Vordruck e01: nur für den Tag des Unfalls, Abrechnung mit UV-GOÄ-Nr. 143, Kostenträger ist die gesetzliche Krankenkasse
- Muster 16: für die Verordnung von Arznei-/Verbandmitteln nicht aber für Hilfsmittel, Kostenträger ist die BG
- Muster 4: Kostenträger ist die BG

Auf diesen Formularen kann der „Arbeitsunfall" gekennzeichnet werden.

Welches Formular benötigen Sie für die Abrechnung der Leistungen bei einem Arbeitsunfall und für die Überweisung des Patienten zum D-Arzt? Wie ist die Regelung zur Vergütung dieser Verwaltungsleistungen?

- Abrechnung: Ärztliche Unfallmeldung F 1050, Abrechnung mit UV-GOÄ-Nr. 125
- Überweisung: formlos möglich, kein eigenes Formular, Abrechnung mit UV-GOÄ-Nr. 145
- Wenn die UV-GOÄ-Nr. 145 abgerechnet wird, dann darf die UV-GOÄ-Nr. 125 nicht abgerechnet werden.

Wie ist der Behandlungsfall in der UV-GOÄ definiert?

Er umfasst die gesamte ambulante Behandlung von demselben Arzt an demselben Patienten innerhalb von drei Monaten nach erster Inanspruchnahme zulasten desselben gesetzlichen Unfallversicherungsträgers.

Unterscheiden Sie die Allgemeine und die Besondere Heilbehandlung.

- Die Allgemeine Heilbehandlung bezeichnet die (Erst-) Versorgung des Unfallverletzten durch den Vertragsarzt.
- Die Besondere Heilbehandlung bezeichnet die Behandlung des Unfallverletzten durch den Durchgangsarzt.

Rechnen Sie die folgenden Fälle ab.

1. **Donnerstag, 31.03.: Der praxisbekannte Rentner stellt sich außerhalb der Sprechzeiten (19:20 Uhr) nach einer Verletzung bei der Gartenarbeit vor. Die Ärztin untersucht und versorgt die klaffende Wunde am Unterarm und lässt den MFA in den Unterlagen den Impfstatus nachvollziehen. Die letzte reguläre Auffrischungsimpfung erfolgte in ihrer Praxis vor drei Jahren. Sie näht die 7 cm lange Wunde unter Lokalanästhesie.**
   Samstag, 02.04.: Der BKK-Versicherte stellt sich zur Wundkontrolle mit Verbandwechsel in der Samstagssprechstunde vor. Er bittet bei dieser Gelegenheit um ein Wiederholungsrezept für Metformin, das die Ärztin ausstellt.

   31.03. ____________________

   02.04. ____________________

1. 31.03.: 01101 (19:20 Uhr) – 03030 – 02301
   02.04.: 03000 – 03220 (E11.-G) – 01102

2. Rechnen Sie Fall 1 für eine Privatversicherte ab. Bei der Patientin wird am 31.03. wegen eines veralteten Impfstatus zusätzlich eine Simultanimpfung gegen den Tetanus-Erreger durchgeführt.

31.03. ______

______

02.04. ______

______

______

3. Der Dreijährige ist mit dem Laufrad gestürzt und hat eine kleine Platzwunde am Kinn und Schürfwunden an beiden Handgelenken. Er ist in der Praxis unbekannt und bei seiner Mutter bei der AOK mitversichert. Die MFA säubert und desinfiziert die Wunden. Die Wunde am Kinn muss zusätzlich mit einem Klammerpflaster versorgt werden.

______

______

4. 1. Behandlungstag: Der 16-jährige Schüler ist auf dem Weg zum Fußballtraining mit dem Fahrrad gestürzt und hat am linken Knie eine offene Wunde, die unter Lokalanästhesie genäht werden muss. Der Arzt führt eine symptombezogene Untersuchung durch und berät den Patienten. Weitere Abschürfungen am linken und rechten Handgelenk können mit einem Wundschnellverband unkompliziert versorgt werden. Der Patient ist über seine Eltern privatversichert.
2. Behandlungstag: Der Schüler stellt sich wie vereinbart zu Wundkontrolle und Verbandwechsel vor.
3. Behandlungstag: Heute werden die Fäden gezogen. Der Patient wird kurz beraten.

1. Behandlungstag: ______

______

______

2. Behandlungstag: ______

3. Behandlungstag: ______

5. Bei einer gesetzlich versicherten Patientin wird eine Emmert-Plastik wegen eines eingewachsenen Zehennagels durchgeführt. Der Arzt stellt der Diabetikerin außerdem eine Verordnung über medizinische Fußpflege aus und berät sie eingehend zur Notwendigkeit einer podologischen Behandlung. Es ist der zweite persönliche Arzt-Patienten-Kontakt im Quartal. Der MFA führt außerdem einen Blutzuckerschnelltest durch und nimmt Blut für die Bestimmung der Nierenwerte in der Laborgemeinschaft.

______

______

6. 08.04.: Die Diabetes-Patientin, bei der Barmer versichert, stellt sich in der Sprechstunde vor. Es ist der erste persönliche Arzt-Patienten-Kontakt im Quartal. Die Hausärztin diagnostiziert ein beginnendes diabetisches Fußsyndrom (E11.50G). Die Stelle ist etwa so groß wie eine 1-Euro-Münze und weist bereits kleine Nekrosen auf, die die Ärztin abträgt. Sie versorgt die Wunde mit einer geeigneten Wundabdeckung, berät die Patientin insgesamt 20 Minuten und verordnet geeignetes Schuhwerk. Es wird Blut für die Laborkontrolle im Gemeinschaftslabor abgenommen.
14.04.: Die Wunde wird erneut behandelt. Das Schuhwerk der Patientin wird überprüft.

08.04. ______

______

14.04. ______

---

2. 31.03.: 5 – 2004 – A – 378 – Auslagen nach § 10 GOÄ
   02.04.: 1 – 5 – 0,5*D (Leistungen ab GOÄ-Nr. 200 nur einmal im Behandlungsfall neben Nr.1 und/oder 5 abrechenbar)
3. 03000 – 02302 (Kinn) – 2 x 03201 (beide Handgelenke)
4. 1. Behandlungstag: 1 – 5 – 2004 (linkes Knie) – 2003 (linkes Handgelenk) – 490 – Auslagen nach §10 GOÄ
   2. Behandlungstag: 1 – 5 – ~~200 (2x)~~
   3. Behandlungstag: 1 – ~~207~~
5. 03221 – 02302 – 03230 – 32025 – 32022
6. 08.04.: 03000 – 03220 (E11.50G) – 2 x 03230 (20 Min.) – 02311
   14.04: 03221 – 02311

7. Ein Schreiner hat sich beim Bearbeiten eines Werkstückes an der Hand verletzt. Der Vertragsarzt, den er außerhalb seiner Sprechzeiten aufsucht, untersucht die Verletzung, reinigt und desinfiziert die Wunde und deckt sie steril mit einem Verband ab. Er berät den Patienten kurz und bittet die MFA sich beim D-Arzt um einen schnellstmöglichen Termin zu bemühen, da er eine komplizierte, eventuell handchirurgisch zu versorgende Verletzung vermutet. Der Patient erhält noch eine AU für den heutigen Tag und ein Schmerzmittel.

____

____

8. Bei dem Freizeitsportler Herrn Müller, IKK-classic-versichert, steht nach einem Innenbandriss eine ambulante Arthroskopie an. Der Hausarzt übernimmt die Operationsvorbereitung des 42-jährigen Mannes. Die Laboruntersuchungen werden an die Laborgemeinschaft überwiesen.

____

9. Welches Formular verwenden Sie bei Fall 8 für Überweisung an die Laborgemeinschaft? Begründen Sie Ihre Antwort.

____

____

____

____

10. Bei welchen zwei der folgenden Wunden von Patienten handelt es sich nach der Wundgrößendefinition für EBM und GOÄ um kleine Wunden?

A) ☐ 28-Jährige mit 2 cm^3 tiefer Wunde am linken Gesäß nach Spritzenabszess
B) ☐ 5-Jähriger mit 1 cm^2 großer Hautabschürfung am rechten Knie
C) ☐ 63-Jähriger mit 2 cm langer Schnittwunde am linken Handrücken
D) ☐ 85-Jährige mit handtellergroßem Dekubitus
E) ☐ 35-Jähriger mit 4 cm langer Kopfplatzwunde
F) ☐ 48-Jährige mit 3 cm^2 großer Schürfwunde am linken Ellenbogen

11. Welche Aussage zu den GOP 03200 bis 03202 ist richtig?

A) ☐ Normalerweise können diese Leistungen nur einmal pro Behandlungstag abgerechnet werden.
B) ☐ Bei Verletzungen an verschiedenen Körperstellen können diese Leistungen höchstens viermal pro Behandlungstag abgerechnet werden. Der ICD-Code ist anzugeben.
C) ☐ Zur primären Wundversorgung gehören neben der Versorgung der Wunde auch der erste Verbandwechsel.
D) ☐ Der passive Tetanusschutz kann nur zusammen mit der GOP 03201 oder der GOP 03202 abgerechnet werden.
E) ☐ Die primäre Wundversorgung mit Naht bei einem Zehnjährigen wird mit der GOP 03201 abgerechnet.

12. Ordnen Sie jenen Leistungen, zu denen die GOP 02301 gehört, jeweils die Ziffer 1, zu jenen, zu denen die GOP 02302 gehört, die Ziffer 2 zu.

A) ☐ Eröffnung eines subkutanen Panaritiums
B) ☐ Eröffnung eines Abszesses
C) ☐ Durchführung einer Emmert-Plastik
D) ☐ Entfernung eines oberflächlich sitzenden Holzsplitters

7. 2 – 2000 – 200 + besondere Kosten – 143 – (ggf. Porto)
8. 03000 – 31013
9. Es ist nur Privatlabor möglich, d. h. Muster 10A kann nicht verwendet werden, da Laborleistungen Teil der obligaten Leistungen der GOP 31013 sind und damit bereits vergütet wurden. Die Laborgemeinschaft stellt dem Arzt die Leistungen in Rechnung.
10. C, F
11. A
12. A1, B1, C2, D1

13. Welche zwei der folgenden Leistungen können Sie bei Privatversicherten zusätzlich berechnen? XX✎

A) ☐ Wundreinigung
B) ☐ Wundversorgung mit Naht
C) ☐ Wundversorgung durch Kleben oder Klammern
D) ☐ Fäden ziehen
E) ☐ Verbandwechsel
F) ☐ Überprüfung des Impfstatus

14. Welche Zuordnung ist richtig? X✎

A) ☐ Erstversorgung einer kleinen Wunde → GOÄ-Nr. 2005
B) ☐ Erstversorgung einer kleinen Wunde mit Naht → GOÄ-Nr. 2001
C) ☐ Lokalanästhesie eines großen Bezirks → GOÄ-Nr. 493
D) ☐ Fäden entfernen → GOÄ-Nr. 2002
E) ☐ Verbandwechsel → GOÄ-Nr. 2000

15. Heute wurde für einen Privatpatienten folgendes abgerechnet: 1 – 5 – 2000 – K1 – 0,5*D. Welche Aussage dazu ist richtig. X✎

A) ☐ Der Patient ist noch keine 12 Jahre alt.
B) ☐ Es erfolgte eine Erstversorgung einer Wunde mit Naht und Lokalanästhesie.
C) ☐ Die Versorgung fand in der Samstagssprechstunde statt.
D) ☐ Der Patient ist familienversichert bei der AOK.
E) ☐ Der Patient bzw. seine Eltern wurden eingehend beraten und der Tetanus-Impfschutz wurde aufgefrischt.

16. Welche Aussagen zur GOP 02310 sind richtig? X✎

1 Die GOP darf einmal pro Quartal pro Patienten und Arztpraxis abgerechnet werden.
2 Der Arzt darf sie beim dritten persönlichen Arzt-Patienten-Kontakt abrechnen.
3 Der Arzt darf sie nur bis zum dritten persönlichen Arzt-Patienten-Kontakt abrechnen.
4 Der Arzt darf sie auch abrechnen, wenn er nur Nekrosen abträgt.
5 Die GOP darf im Behandlungsfall nicht neben der GOP 03220 und der GOP 03221 abgerechnet werden.

A) ☐ Aussagen 3 und 5 sind richtig.
B) ☐ Aussage 1, 2 und 4 sind richtig.
C) ☐ Aussagen 1, 2, 4 und 5 sind richtig.
D) ☐ Alle Aussagen sind richtig.
E) ☐ Keine der Aussagen ist richtig.

17. Welche zwei Einschränkungen bei der Wundversorgung sind in der GOÄ bzw. für Privatversicherte zu beachten? XX✎

A) ☐ Leitungs- und Lokalanästhesien dürfen nicht gesondert in Rechnung gestellt werden.
B) ☐ Die GOÄ-Nr. 200 darf nicht (gleichzeitig) neben den Nrn. 2000 bis 2005 berechnet werden.
C) ☐ Für die Entfernung von Fäden oder Klammern und den Verbandwechsel kann nichts in Rechnung gestellt werden.
D) ☐ Die GOÄ-Nr. 1 und/oder die GOÄ-Nr. 5 darf/dürfen im Behandlungsfall nicht neben Leistungen ab Kapitel C berechnet werden.
E) ☐ Bei der Erstversorgung wird stets der Impfstatus überprüft. Diese Leistung wird mit der GOÄ-Nr. 375 in Rechnung gestellt.
F) ☐ Verbandmaterial für Privatversicherte darf nicht dem Sprechstundenbedarf entnommen werden.

18. Welche GOP setzt eine Fotodokumentation als obligaten Leistungsinhalt voraus? X✎

A) ☐ GOP 02302
B) ☐ GOP 02310
C) ☐ GOP 02311
D) ☐ GOP 02312
E) ☐ GOP 02313

19. Bei welcher der folgenden Erkrankungen kann die GOP 02310 abgerechnet werden? X✎

A) ☐ Varizen der unteren Extremitäten mit Ulzerationen
B) ☐ postthrombotisches Syndrom
C) ☐ chronisch-venöse Insuffizienz
D) ☐ Dekubitalulkus
E) ☐ Arteriosklerose der Extremitätenarterien in Verbindung mit einem umschriebenen Ödem

20. Welche Zuordnungen sind bei Arbeitsunfällen korrekt? XX✎

A) ☐ Hausarzt → Besondere Heilbehandlung
B) ☐ hausärztlich tätiger Internist → Allgemeine Heilbehandlung
C) ☐ Durchgangsarzt → Besondere Heilbehandlung
D) ☐ Orthopäde → Besondere Heilbehandlung
E) ☐ Durchgangsarzt → Allgemeine Heilbehandlung
F) ☐ Hautarzt → Allgemeine Heilbehandlung

---

13. D, E	14. B	15. C
16. B	17. B, F	18. D
19. D	20. B, C	

11 Abrechnung von Präventionsleistungen und Individuellen Gesundheitsleistungen

Was bedeuten die Abkürzungen A, B und R bei nach EBM vergüteten Schutzimpfungen, die an die Dokumentationsnummern angehängt werden?

- A = erste Dosis von mehreren Impfdosen der Grundimmunisierung oder unvollständige Impfserie
- B = letzte Dosis der Grundimmunisierung
- R = Auffrischungs- bzw. Wiederholungsimpfung

Welche Besonderheiten müssen Sie bei der Abrechnung von Impfungen nach EBM beachten?

- Im Verletzungsfall ist die passive Tetanus-Impfung (auch als DTap) Teil der Wundversorgung; in z. B. Bayern kann auch die aktive Impfung nicht abgerechnet werden.
- Nicht von der STIKO empfohlene Impfungen können als Ermessensleistungen (z. B. FSME) der Krankenkassen über EBM oder als IGeL (typische Reiseimpfungen) über GOÄ abgerechnet werden. Zum Teil werden Impfungen von Arbeitgebern übernommen, z. B. Hepatitis A und B bei Gesundheitsberufen.
- Bei Arbeits- und Schulunfällen ist der Kostenträger der zuständige Unfallversicherungsträger.
- Im organisierten Notfalldienst dürfen keine präventiven Impfungen abgerechnet werden. Passive Immunisierungen sind Teil der Notfallpauschale.

Welche Vorsorgeleistungen können bei einem 50-jährigen Mann in der Hausarztpraxis erbracht werden und wie werden diese abgerechnet? (Der Arzt besitzt alle erforderlichen Genehmigungen.)

- Schutzimpfungen (v. a. Auffrischungen), Grippe- und Pneumokokken-Impfung als Indikationsimpfungen; Dokumentationsnummern des G-BA bzw. i. d. R. GOÄ-Nr. 375
- Krebsfrüherkennung (ab 45 Jahren, jährlich); GOP 01737 bzw. GOÄ-Nr. 28
- Früherkennung Bauchaortenaneurysma; GOP 01747, GOP 01748 bzw. GOÄ-Nrn. 1 und 410, evtl. zzgl. Nr. 420, Nr. 401
- Hautkrebsvorsorge (ab 35 Jahren alle drei Jahre), zusammen mit der Gesundheitsuntersuchung GOP 01732, GOP 01746 oder alleine mit der GOP 01745; nach GOÄ als Teilleistung der Nr. 29, ggf. Auflichtmikroskopie: Nr. 750 oder als alleinige Leistung mit Nrn. 1 und 7
- Darmkrebsvorsorge (ab 50 Jahren): einmalige Beratung GOP 01740, iFOBT GOP 01737; nach GOÄ als Teilleistung der Nr. 27, iFOBT mit der A3736

Welche Voraussetzungen müssen für Individuelle Gesundheitsleistungen (IGeL) gegeben sein?

- Patient wünscht die Leistungen
- Leistungen gehen über GKV-Leistungen hinaus
- Aufklärung des Patienten zu Zahlungspflichtigkeit, erwartbaren Kosten, Leistung und deren Nutzen
- schriftlicher Behandlungsvertrag empfehlenswert

Darf die Tetanus-Impfung im Verletzungsfall abgerechnet werden?

Es gibt unterschiedliche Regelungen in den KV-Bereichen. In der Regel kann die Passivimmunisierung nicht abgerechnet werden.

Rechnen Sie die folgenden Fälle ab.

a

1. **Der Patient erhält heute seine jährliche Grippeschutzimpfung. Er ist verbeamteter Lehrer. Der Arzt untersucht ihn auf seine Impffähigkeit und berät kurz. Die Impfung wird im Impfpass dokumentiert.**

   ____

2. **Der Einjährige ist über seine Mutter gesetzlich krankenversichert. Er erhält seine zweite Dosis des Mumps-Masern-Röteln-Impfstoffes sowie die zweite Varizellen-Impfung. Es ist der erste persönliche APK im Quartal. Die beiden kommen nur zur Impfung.**

   ____

3. **Für den Privatversicherten wird im Rahmen einer GU ein Lipidprofil im Gemeinschaftslabor erstellt. Harnuntersuchung und Bestimmung des Blutzuckerwertes können in der Praxis durchgeführt werden.**

   ____

   ____

1. 1 – 5 – 375 – Auslagen nach § 10 GOÄ
2. 89301B – 89125B
3. 29 – 3511* – 3514* – 3562.H1* – 3563.H1* – 3564.H1* – 3565.H1*

a 4. **08.05.: Die Patientin, 38 Jahre, gesetzlich versichert, chronisch krank, erscheint erstmals im Quartal zur Gesundheitsuntersuchung. Die erforderlichen Untersuchungen werden vom Arzt durchgeführt, die Blut-Laborwerte ermittelt das Gemeinschaftslabor, die Urinuntersuchung übernimmt der MFA im Praxislabor. Die Patientin lässt einmalig ihren Hepatitis-B- und -C-Status überprüfen. Dafür wird Blut ins Facharztlabor versendet. Der MFA führt eine Spirometrie durch und schreibt ein Ruhe-EKG.**
09.05.: Die Patientin stellt sich erneut vor, um die Blutwerte mit dem Arzt zu besprechen. Gesamtcholesterin und LDL waren erhöht, deshalb erhält die adipöse Frau eine Verordnung über eine Ernährungsberatung und ein Arzneimittelrezept für ein cholesterinsenkendes Medikament. Der Arzt führt die Hautkrebsvorsorge durch.

08.05.: ______________________________

09.05.: ______________________________

5. **Der 51-jährige, gesetzlich Versicherte wird zur Darmkrebsvorsorge beraten und lässt die jährliche, geschlechtsspezifische Krebsvorsorge durchführen. Der Patient befragt den Arzt zu seiner anstehenden Knie-OP. Er ist seit mehreren Jahren wegen einer Gonarthrose (M17.-GL) in Behandlung. Es handelt sich um den ersten persönlichen Arzt-Patienten-Kontakt im Quartal. Der MFA händigt ihm den iFOBT-Test aus, den der Patient am Folgetag zurückbringt, sodass der Test gleich ins Facharztlabor weitergeleitet werden kann. Es kommt nicht zum persönlichen Arzt-Patienten-Kontakt.**

1. Behandlungstag: ______________________________

2. Behandlungstag: ______________________________

6. **Welche Aussagen sind richtig?** XX

A) ☐ Die BÄK legt fest, welche Leistungen bei Vorsorge- und Früherkennungsmaßnahmen erbracht werden müssen.
B) ☐ Vorsorgeleistungen, die keine Pflichtleistungen der Krankenkassen sind, müssen nach GOÄ abgerechnet werden.
C) ☐ Die G-BA-Richtlinien gelten nicht für Privatpatienten, doch viele Privatversicherungen orientieren sich an den Vorgaben.
D) ☐ Schutzimpfungen sind immer Teil der GOP 03000.
E) ☐ Eine Schutzimpfung umfasst stets die Anamnese, Beratung, Durchführung und Dokumentation der Leistung.
F) ☐ Impfstoffe für Schutzimpfungen werden für alle Patienten aus dem Sprechstundenbedarf entnommen.

7. **Welche Aussagen sind richtig?** XX

A) ☐ Die Impfungen werden für alle Kinder unter zwölf Jahren im gelben Kinder-Untersuchungsheft dokumentiert. Danach erhalten die Kinder einen eigenen Impfpass.
B) ☐ Die zehn Vorsorgeuntersuchungen, die mit den GOP 01711 bis 01719 abgerechnet werden, müssen durchgeführt werden, bevor das Kind sechs Jahre alt ist. Der Arzt entscheidet für jede Untersuchung individuell, wann der beste Zeitpunkt ist, sie durchzuführen.
C) ☐ Die Kinderuntersuchungen U1 bis U9 werden bei Privatversicherten mit den GOÄ-Nrn. 25 und 26 abgerechnet.
D) ☐ Die J1 und J2 werden als IGeL mit der GOÄ-Nr. 26 bzw. A26 abgerechnet.
E) ☐ Die Inhalte der Vorsorgeuntersuchungen für Kinder können dem gelben Kinder-Untersuchungsheft und der jeweiligen G-BA-Richtlinie entnommen werden.
F) ☐ Kindervorsorgeuntersuchungen dürfen nicht im Rahmen von Hausbesuchen erbracht werden.

8. **Welche beiden Aussagen zur Jugendgesundheitsuntersuchung (J1) treffen zu?** XX

A) ☐ In einigen Bundesländern besteht für diese Untersuchung eine Untersuchungspflicht.
B) ☐ Sie umfasst auch die Messung von Körpergröße, Gewicht und Blutdruck.
C) ☐ Sie ist Voraussetzung für die Aufnahme eines Ausbildungsverhältnisses.
D) ☐ Sie kann ab dem zwölften Geburtstag bis zum 15. Geburtstag abgerechnet werden.
E) ☐ Es handelt sich um eine Ermessensleistung der gesetzlichen Krankenkassen.
F) ☐ Die Kontrolle des Impfstatus gehört nicht zum Untersuchungsinhalt.

9. **Wo müssen die Ergebnisse der U1 bis U9 eingetragen werden?** X

A) ☐ nur in der elektronischen oder analogen Karteikarte
B) ☐ im Mutterpass
C) ☐ im Kinder-Untersuchungsheft
D) ☐ im Impfpass
E) ☐ Keine der Lösungen A) bis D) trifft zu.

---

4. 08.05.: 32880 – 03000 – 03220 (ICD-Code, gesichert) – 03330
09.05.: 01737 – 01746 – 03221
5. 1. Behandlungstag: 01740 – 01731 – 03000 – 03220 (M17.-GL)
2. Behandlungstag: 01737
6. C, E 7. C, E 8. B, D
9. C

10. Wobei handelt es sich nicht um GU-Inhalte? XX✎

A) ☐ einmalige Testung auf Hepatitis B und C ab 35 Jahren
B) ☐ Überprüfung des Impfstatus der Patienten
C) ☐ Messung von Körpergröße und Körpergewicht, Beratung zu individuellen Gesundheitsrisiken
D) ☐ Bestimmung der Nüchtern-Plasmaglukose und Lipidprofil-Erstellung
E) ☐ Ruhe-EKG und Spirometrie
F) ☐ Früherkennung auf Hautkrebs

11. Welche Aussage trifft zu? X✎

A) ☐ Die Leistungen der GOP 01730 und 01731 müssen von den Patienten vorher bei der Krankenkasse beantragt werden.
B) ☐ Die immunologische Untersuchung auf Blut im Stuhl ist Teil der GOP 01730 und 01731.
C) ☐ Die GOP 01731 rechnen Hausärzte wegen der besonderen Abrechnungsvoraussetzungen in der Regel nicht ab.
D) ☐ Die GOP 01730 und 01731 dürfen ab dem 45. Lj. der Patienten jährlich abgerechnet werden.
E) ☐ Die GOP 01730 und 01731 werden immer automatisch zusammen mit der Versicherten- oder Grundpauschale abgerechnet.

12. Welche Aussage zur GOP 01737 ist richtig? X✎

A) ☐ Wenn sich ein Patient einmal für eine Vorsorgekoloskopie entschieden hat, dann darf die GOP 01737 nie wieder abgerechnet werden.
B) ☐ Die GOP darf auch im kurativen Behandlungsfall abgerechnet werden.
C) ☐ Abrechnungsvoraussetzung ist, dass der Patient den Test wieder zurückbringt, damit die ausgebende Praxis ihn an das Labor weiterleiten kann.
D) ☐ Die Auswertung des Tests kann auch im praxiseigenen Labor des Hausarztes stattfinden.
E) ☐ Die GOP 01737 kann nur von hausärztlich tätigen Medizinern abgerechnet werden.

13. Welche Aussagen zu den Vorsorgeuntersuchungen sind falsch? XX✎

A) ☐ Die Hautkrebsvorsorge und die Gesundheitsuntersuchung können in gleicher Sitzung stattfinden.
B) ☐ Die Gesundheitsuntersuchung darf einmal zwischen 18 und 34 Jahren abgerechnet werden.
C) ☐ Bei Patienten unter 35 Jahren können die GOP 01745 und 01746 alle 5 Jahre abgerechnet werden.
D) ☐ Für Krebsvorsorge und GU gibt es eigene GOÄ-Nummern.
E) ☐ Zu den Laboruntersuchungen der GU gehören das Lipidprofil, die Blutzuckerbestimmung, die Bestimmung von Leber- und Nierenwerten.
F) ☐ Wenn neben den Vorsorgeuntersuchungen kurative Leistungen erbracht werden, darf der Hausarzt die Versichertenpauschale abrechnen.

14. Bis zu welchem Geburtstag darf die GOÄ-Nr. 26 abgerechnet werden? X✎

A) ☐ bis zum 1. Geburtstag
B) ☐ bis zum 5. Geburtstag
C) ☐ bis zum 10. Geburtstag
D) ☐ bis zum 14. Geburtstag
E) ☐ bis zum 18. Geburtstag

15. Welche Aussagen zur GOÄ-Nr. 28 stimmen? XX✎

A) ☐ Sie kann bei Männern und Frauen abgerechnet werden.
B) ☐ Sie darf nur jedes zweite Kalenderjahr abgerechnet werden.
C) ☐ Laborleistungen sind Teil der Leistung, dürfen also daneben nicht in Rechnung gestellt werden.
D) ☐ Der Patient muss mindestens 65 sein.
E) ☐ Die Leistung darf in gleicher Sitzung nicht neben der GOÄ-Nr. 6 abgerechnet werden.
F) ☐ Die Leistungsinhalte orientieren sich in etwa an denen der GOP 01731 im EBM.

16. Welche beiden Aussagen zu der Jugendarbeitsschutzuntersuchung nach GOÄ-Nr. 32 treffen zu? XX✎

A) ☐ Sie ist nur für Privatversicherte abrechenbar.
B) ☐ Die Jugendarbeitsschutzuntersuchung wird in ganz Deutschland mit der GOÄ-Nr. 32 abgerechnet.
C) ☐ Jugendliche müssen dazu nur ihren Personalausweis in der Praxis vorlegen.
D) ☐ Liegt dem Arbeitgeber keine Bescheinigung über die Untersuchung vor, dann tritt ein Beschäftigungsverbot für den Jugendlichen ein.
E) ☐ Die Erstuntersuchung muss in den 14 Monaten vor Beschäftigungsbeginn stattgefunden haben.
F) ☐ Die GOÄ-Nr. 32 darf bei öffentlichen Kostenträgern (z.B. Gewerbeaufsichtsamt) mit dem 2,3-fachen Gebührensatz abgerechnet werden.

17. Welche Aussagen zu IGeL treffen zu? XX✎

A) ☐ Es handelt sich nur um präventive Leistungen.
B) ☐ Es sind Leistungen, die nicht Teil der Pflichtleistungen der gesetzlichen Krankenkasse sind.
C) ☐ Sie müssen stets in einer eigenen IGeL-Sprechstunde erbracht werden.
D) ☐ Der Patient muss sie ausdrücklich wünschen.
E) ☐ Sie werden, gegen Quittung, stets bar vom Patienten bezahlt. Für verschiedene Leistungen werden Pauschalbeträge verlangt.
F) ☐ Eine vorherige schriftliche Zustimmung ist normalerweise nicht erforderlich.

---

10. E, F	11. C	12. C
13. C, E	14. D	15. E, F
16. D, E	17. B, D	

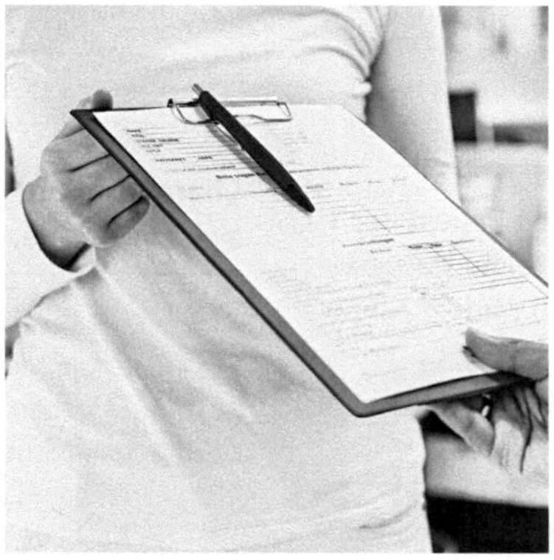

Schriftliche Prüfung
Praxisorganisation und Verwaltung

1 Ausbildung zur/zum Medizinischen Fachangestellten, Gesundheitswesen

Nennen Sie Aufgaben, die zum Tätigkeitsprofil einer MFA zählen.

- Patienten empfangen und begleiten
- Praxismanagement wie z. B. Postbearbeitung und Rechnungsstellung
- Assistenz bei Behandlungen
- Proben im Labor untersuchen

Welche Aufgaben kann die Ärztin nicht an den MFA delegieren? Geben Sie Beispiele.

- Aufklärung eines Patienten
- Diagnosen erstellen
- Alternativen zur Behandlung vorschlagen
- Zahlscheine unterschreiben

Was unterscheidet die ambulante von der stationären Behandlung?

Bei der ambulanten Behandlung verlässt der Patient noch am gleichen Tag die Praxis, während er bei einer stationären Behandlung über Nacht aufgenommen wird.

In wessen Verantwortung liegt die präventive und die kurative Medizin?

- Die präventive Medizin liegt in der Zuständigkeit eines jeden selbst und umfasst den Gesundheitsschutz und die Gesundheitspflege.
- Die kurative Medizin liegt in der Zuständigkeit der Mediziner und umfasst die Bereiche der Therapie, Diagnostik und Rehabilitation.

Das Gesundheitswesen ist in drei Ebenen aufgebaut. Welche Ministerien bzw. Institutionen sind den jeweiligen Ebenen zugeordnet?

- Bundesebene: Bundesministerium für Gesundheit, Bundesministerium für Wirtschaft und Klimaschutz usw.; untergeordnet sind z. B. das Paul-Ehrlich-Institut oder das Robert Koch-Institut
- Länderebene: Sozialministerien der Bundesländer
- kommunale Ebene: Kreisgesundheitsämter

Ordnen Sie den Funktionsbereichen unterschiedliche Räume einer Praxis zu.

- interner Bereich: Verwaltung, Sozialraum der Angestellten
- Kommunikationsbereich: Anmeldung, Behandlungszimmer
- öffentlicher Bereich: Wartezimmer, Patienten-WC

Finden Sie zunächst eine passende Beschreibung zu der angegebenen Praxisart und ergänzen Sie die dazugehörigen Merkmale in einer Tabelle.

Organisationsform (Beschreibung)	Patienten	Abrechnung
MVZ: ein Eigentümer, ein medizinischer Leiter, meist angestellte Ärzte	Jeder Arzt untersucht jeden Patienten.	gemeinsame Abrechnung
BAG (ehemals Gemeinschaftspraxis): viele Ärzte gemeinsam in einer Praxis	Jeder Arzt kann jeden Patienten behandeln.	gemeinsame Abrechnung
Praxisgemeinschaft: organisatorischer Zusammenschluss mehrerer Ärzte	Jeder Arzt behandelt ausschließlich eigene Patienten.	getrennte Abrechnung

Charakterisieren Sie das duale Ausbildungssystem anhand zweier Vorteile.

- Die theoretische und praktische Wissensvermittlung erfolgt durch Schule und Praxis.
- Es gelten keine Zugangsbeschränkungen wie zum Beispiel beim Studium.
- Während der Ausbildung erfolgt eine Entlohnung.
- Ausbildung ist kostenfrei.

Nennen Sie je drei Pflichten des Ausbilders und des Auszubildenden.

Pflichten des Ausbilders:
- Vergütungspflicht
- Freistellung für den Berufsschulunterricht
- Betriebsmittel kostenfrei zur Verfügung stellen
- Urlaub gewähren
- Zeugnis ausstellen
- Berichtsheft kontrollieren

Pflichten des Auszubildenden:
- Weisungspflicht
- Sorgfaltspflicht
- Lern- und Dienstpflicht
- Führen des Berichtsheftes

Zwischen wem wird ein Ausbildungsvertrag bei minderjährigen Auszubildenden geschlossen?

zwischen den Auszubildenden, beiden Erziehungsberechtigten und dem Arbeitgeber

Für die Auszubildenden Dilara Yilmaz, Olga Wagner und Tom Hermann ist heute der erste Schultag. Sie haben ihren Ausbildungsvertrag unterschrieben. Dilara beginnt ihre Ausbildung in der BAG Meier und Bechstein, Fachärzte für Kinderheilkunde. Olga hat ihren Ausbildungsvertrag im MVZ Mittelhessen, Dres. Beimer und Böhm, Schwerpunkt Fachärzte für Inneres und Rheumatologie unterschrieben. Toms Ausbildung startet in der Praxisgemeinschaft Dres. Turhan und Balen, Fachärzte für Augenheilkunde.

1. **Welche Facharztrichtungen weisen die drei Praxen auf? Geben Sie jeweils die lateinische Bezeichnung an.**

2. **Welche Unterschiede in Bezug auf das Personal, die Patienten und die Abrechnung ergeben sich durch die Wahl der Organisationsform einer Praxis?**

3. **Die Landesärztekammer ist eine Körperschaft des öffentlichen Rechts. Was bedeutet das und welcher Ebene wird sie zugeordnet?**

4. **Nennen Sie zwei relevante Institutionen, die direkt dem Bundesgesundheitsministerium unterstellt sind.**

5. **Welche Aufgaben hat die Landesärztekammer in Bezug auf die MFA-Ausbildung? Nennen Sie mindestens drei.**

6. **Erläutern Sie kurz die Voraussetzungen zur Ausübung des Arztberufes.**

7. **Wie heißt die Zulassung zur Ärztin und wer erteilt sie?**

8. **Wer entscheidet, wie viele Ärzte einer Fachrichtung sich niederlassen können?**

1. Berufsausübungsgemeinschaft (BAG) für Pädiatrie, Internistisches MVZ, Praxisgemeinschaft für Ophthalmologie
2. Die BAG teilt sich das Personal, die Patienten und rechnet gemeinsam ab. Das MVZ teilt sich das Personal, die Patienten und rechnet gemeinsam ab. Die Praxisgemeinschaft teilt sich das Personal, jeder Arzt behandelt seine Patienten und rechnet auch getrennt ab.
3. Sie unterliegt staatlicher Einflussnahme und wird der mittleren Ebene, der Länderebene zugeordnet.
4. Robert Koch-Institut (zentrale Einrichtung der Bundesregierung auf dem Gebiet der Krankheitsüberwachung und -prävention), Paul-Ehrlich-Institut (Bundesinstitut für Impfstoffe und biomedizinische Arzneimittel)
5. Sie führt das Ausbildungsregister, überwacht die Ausbildung, erstellt die Zwischen- und Abschlussprüfungen, führt Aufsicht bei den Prüfungen, erstellt den Ausbildungsrahmenplan.
6. allgemeine Hochschulreife mit Numerus clausus, durchschnittlich 13 Semester Studium, ein praktisches Jahr, Zulassung zum Arzt, Assistenzarzt- oder Facharztausbildung
7. Approbation, wird vom Regierungspräsidium des jeweiligen Bundeslandes erteilt
8. die Kassenärztliche Vereinigung

1. Wie wird das Gesundheitswesen eines Staates definiert? ×✎

A) ☐ Die Gesamtheit aller medizinischen Leistungen eines Staates.
B) ☐ Die Gesamtheit aller Einrichtungen zur Durchführung der medizinischen Betreuung auf den Gebieten der Prävention, Diagnostik, Therapie und Rehabilitation.
C) ☐ Die Gesamtheit aller staatlichen Einrichtungen zur Aufklärung möglicher Seuchen und Gefahren.
D) ☐ Die Gesamtheit aller Nettozahler in den Sozialversicherungszweig der Krankenversicherung.
E) ☐ Die Gesamtheit aller Sozialversicherungszweige unter staatlicher Kontrolle.

2. Was zählt nicht zur kurativen Medizin? ×✎

A) ☐ Therapie
B) ☐ Rehabilitation
C) ☐ Ausschlussdiagnosen
D) ☐ Diagnosen
E) ☐ Prävention

3. Das Robert Koch-Institut ist zuständig für ... ×✎

A) ☐ die Behandlung von Patienten aus Risikogebieten.
B) ☐ die Zulassung und Prüfung von Impfstoffen.
C) ☐ die Überwachung der Gesundheitsämter der Gemeinden.
D) ☐ die Vermeidung und Verhütung von Tierkrankheiten.
E) ☐ die Erkennung und Verhütung übertragbarer Krankheiten.

4. Eine Berufsausübungsgemeinschaft ist durch folgende Eigenschaften gekennzeichnet: ××✎

A) ☐ Mehrere Ärzte praktizieren in einer Praxis und jeder Arzt behandelt ausschließlich seine eigenen Patienten.
B) ☐ Mehrere Ärzte praktizieren in einer Praxis und jeder Patient kann von jedem Arzt behandelt werden.
C) ☐ Jede Ärztin führt ihre eigene Praxis und behandelt ausschließlich Privatpatienten.
D) ☐ Jeder Arzt rechnet über eine ärztliche Verrechnungsstelle getrennt ab.
E) ☐ Die Ärztinnen rechnen gemeinsam ab.
F) ☐ Jeder Arzt führt seine eigene Praxis und behandelt alle in seiner Patientenkartei geführten Patienten.

5. Welche Aufgabe kann der Arzt an den Medizinische Fachangestellten delegieren? ×✎

A) ☐ Das Aufklärungsgespräch zum operativen Eingriff
B) ☐ Die Einwilligung zur Entbindung der Schweigepflicht gegenüber der Krankenkasse
C) ☐ Die operative Entfernung eines defekten Herzschrittmachers
D) ☐ Die Diagnoseerstellung bei einem Neupatienten
E) ☐ Die Bearbeitung der Rechnungen inklusive des von ihr unterschriebenen Überweisungsträgers

6. Welche Aussagenkombination ist korrekt? ×✎

1 Der Arzt darf delegierbare Leistungen nicht kontrollieren.
2 Der Arzt muss die Tätigkeiten einer Angestellten nicht überwachen.
3 Die MFA muss für delegierbare Aufgaben in der Praxis die erforderlichen Qualifikationen besitzen.
4 Der Arzt lässt sich die delegierbaren Leistungen von der MFA vorführen.
5 Der Arzt kann bestraft werden, wenn die MFA nicht delegierbare Leistungen selbstständig durchführt.
6 Die MFA darf jederzeit alle Tätigkeitsfelder in der Praxis selbstständig durchführen.

A) ☐ Nur die Aussagen 1, 2 und 3 sind richtig.
B) ☐ Nur die Aussagen 2, 3 und 4 sind richtig.
C) ☐ Nur die Aussagen 3, 4 und 5 sind richtig.
D) ☐ Nur die Aussagen 4, 5 und 6 sind richtig.
E) ☐ Nur die Aussagen 1, 3 und 5 sind richtig.

7. Unter welchen zwei Voraussetzungen sind Tätigkeiten delegierbar? ××✎

A) ☐ Der MFA muss dem Arzt versichern, dass er es sich zutraut.
B) ☐ Die Ärztin muss zukünftig immer anwesend sein, wenn die MFA die Aufgabe erfüllt.
C) ☐ Der Arzt muss die Tätigkeiten in das Stellenprofil übernehmen, und die MFA muss dies unterzeichnen.
D) ☐ Die Ärztin muss sich persönlich vergewissern, dass der MFA die nötige Qualifikation zur Durchführung besitzt.
E) ☐ Die MFA muss über die Tätigkeit eine Klassenarbeit geschrieben haben.
F) ☐ Hat der MFA die Ärztin überzeugt, sollte sie dennoch von ihr kontrolliert werden.

8. An wen wendet sich die MFA, wenn sie nur Arbeiten ausführen muss, die nicht in der Ausbildungsordnung angegeben werden? ×✎

A) ☐ an das Regierungspräsidium
B) ☐ an die Kassenärztliche Vereinigung
C) ☐ an das Sozialministerium
D) ☐ an das Amt für Arbeitsschutz und Sicherheitstechnik
E) ☐ an die Landesärztekammer

---

1. B	2. E	3. E
4. B, E	5. B	6. C
7. D, F	8. E	

2 Der Behandlungsvertrag

Erklären Sie, zu welcher Vertragsart der Behandlungsvertrag zählt und was ihn vom Werkvertrag unterscheidet.

Der Behandlungsvertrag zählt zu den Tätigkeitsverträgen, genauer zum Dienstvertrag.
Im Gegensatz zum Werkvertrag wird kein Erfolg geschuldet.

Wann kommt der Behandlungsvertrag zustande?

- nach Terminabsprache
- mit Betreten des Behandlungszimmers
- mit Einlesen der Gesundheitskarte

Welche Pflichten ergeben sich für die jeweiligen Vertragspartner?

Patient:
- Mitwirkungspflicht
- Pflicht zur Vorlage eines Anspruchsnachweises (i. d. R. eGK)
- Liquidationspflicht/Pflicht zur Zahlung eines Honorars (Privatpatienten)

Arzt:
- Sorgfaltspflicht
- Aufklärungspflicht
- Meldepflicht
- Schweigepflicht
- Präsenzpflicht
- Behandlungspflicht
- Pflicht zur persönlichen Leistungserbringung
- Dokumentationspflicht
- Aufbewahrungspflicht

Wie und von wem kann ein Behandlungsvertrag gekündigt werden?

Der Behandlungsvertrag kann jederzeit und ohne besondere Gründe von beiden Seiten gekündigt werden. Während der privat abrechnende Arzt jederzeit ohne Angabe von Gründen kündigen kann (Notfälle bleiben davon unbeachtet), ist der Vertrags- oder Kassenarzt zur Versorgung des Kassenpatienten verpflichtet. Er muss daher Gründe für die Kündigung des Behandlungsvertrags haben, wie z. B. ein zerstörtes Vertrauensverhältnis, die Forderung nach Facharztbehandlung beim Allgemeinarzt oder das Nichteinhalten der ärztlichen Anordnungen.

Der Gesetzgeber sieht für ärztliche Dokumente unterschiedliche Aufbewahrungsfristen vor. Nennen Sie wichtige Unterlagen der Arztpraxis und geben Sie die Aufbewahrungsfristen an.

Dokumentenart	Aufbewahrungsfrist
Patientenkarteikarte	10 Jahre
Röntgenbilder	10 Jahre
Dokumentation der Behandlung mit Strahlen (Strahlentherapie)	30 Jahre
Röntgenbilder BG	15 Jahre
Buchungsbelege	10 Jahre
Durchschrift BTM-Rezepte	3 Jahre
Durchschrift AU	1 Jahr
Arztbriefe	10 Jahre

Wofür steht die Abkürzung IGeL und welche rechtliche Bedingung muss erfüllt sein? Erklären Sie diese unter Hinzunahme eines Beispiels.

- Die Individuelle Gesundheitsleistung ist eine Zusatzleistung, die der Arzt empfiehlt oder der Patient wünscht.
- Da die gesetzliche Krankenversicherung die Kosten nicht übernimmt, muss der Patient dafür aufkommen.
- Deswegen muss ein separater Behandlungsvertrag über diese Leistungen zwischen dem Arzt und dem Patienten abgeschlossen werden.
- Typische Leistungen sind: Augeninnendruckmessung, Ultraschall der Eierstöcke, ergänzende Blutuntersuchungen

Es wird zwischen Vertragshaftung und Deliktshaftung unterschieden. Beschreiben Sie die Unterschiede.

- Vertragshaftung gilt im Rahmen des abgeschlossenen Behandlungsvertrages und der Arzt haftet für Behandlungsfehler.
- Deliktshaftung gilt für einen nicht abgeschlossenen Behandlungsvertrag, der z. B. aus unterlassener Hilfeleistung der Körperverletzung resultiert.

Nennen Sie die unterschiedlichen Aufklärungsarten.

- Verlaufsaufklärung
- Risikoaufklärung
- Diagnoseaufklärung
- therapeutische Aufklärung

Der Auszubildende Tom Hermann nimmt ein Telefonat entgegen, in dem sich ein Patient beklagt, dass Toms Chefin, Frau Dr. Turhan, ihn zu einem Kollegen verwiesen habe, obwohl sie die Behandlung hätte auch durchführen können. Er hatte mehrere Gerstenkörner am Auge, die von einem Dermatologen begutachtet werden sollten.

1. **Gegen welche Pflicht hätte Frau Dr. Turhan verstoßen, wenn sie den Patienten trotz fehlender Sachkenntnisse behandelt hätte?**

2. **Was genau besagt diese Pflicht?**

Der Dermatologe bestätigt den Verdacht und klärt den Patienten umfassend über die Risiken und Chancen auf. Er bietet ihm eine Therapie zur Entfernung an, die er jedoch selbst zahlen müsste. Der Patient stimmt der Behandlung zu und vereinbart drei Behandlungstermine.

3. **Wann ist ein Behandlungsvertrag zustande gekommen?**

4. **Was besagt in diesem Zusammenhang die Bezeichnung des konkludenten Handelns?**

5. **Nach der Behandlung weigert sich der Patient die Rechnung zu bezahlen, weil einige Gerstenkörner nach der Therapie wieder erschienen sind. Ist der Behandlungsvertrag nun beendet? Begründen Sie Ihre Antwort.**

---

1. Sorgfaltspflicht
2. Sie besagt, dass die Ärztin nach bestem Wissen und Gewissen handelt.
   Die Ärztin muss sich ständig weiterbilden und die Grenzen ihres Tuns einschätzen können, um den Patienten vor unnötigen Schäden und Risiken zu schützen.
3. mit Terminvereinbarung
4. Der Begriff konkludentes Handeln bezeichnet eine Handlung, die lediglich auf eine bestimmte Willenserklärung schließen lässt, ohne dass die Erklärung durch eine Handlung ausdrücklich erfolgt.
5. Nein, da es zu den Pflichten des Patienten gehört für die ärztlichen Leistungen zu zahlen.
   Der Patient wurde im Rahmen der Aufklärungspflicht über die Risiken informiert. Außerdem schuldet ein Arzt dem Patienten keinen Erfolg der medizinischen Tätigkeit.

6. In der internistischen Facharztpraxis erscheint ein Patient, der einen Stent gelegt bekommen soll. Dr. Beimer bittet Olga Wagner den Patienten hierüber aufzuklären. Erläutern Sie den Sachverhalt.

7. Olga vergisst bei der Blutentnahme die Staubinde zu lösen. Die Patientin bekommt ein Hämatom. Wer haftet in diesem Fall?

8. Erklären Sie die Besonderheit des vertragsähnlichen Anspruchs der „Geschäftsführung ohne Auftrag"?

9. Aus welchen Gründen kann der Vertragsarzt eine Behandlung ablehnen?

10. Nennen Sie mindestens drei unterschiedliche Dokumente, die in der Praxis zehn Jahre aufbewahrt werden müssen.

6. Die Aufklärungspflicht obliegt dem Arzt und kann nicht an die MFA delegiert werden.
   Olga darf die Aufklärung nicht übernehmen, da es sich um einen operativen Eingriff handelt. Dr. Beimer erfüllt damit nicht seine Pflichten aus dem Behandlungsvertrag.
7. Olga gilt als Erfüllungsgehilfin einer delegierbaren Leistung und haftet nicht.
   Dr. Beimer hatte sich selbst davon überzeugt, dass sie die Tätigkeit beherrscht.
8. Geschäftsführung ohne Auftrag liegt vor, wenn der Arzt die Geschäfte des ohnmächtigen Patienten ohne dessen Einverständnis, jedoch dieses vorausgesetzt in seinem Interesse erledigt.
9. Überlastung, fachfremd, oder nicht der Arzt auf direktem Wege und wenn der Patient wissentlich nicht am Behandlungserfolg mitwirkt, oder wenn die Versichertenkarten nicht vorliegt.
10. Röntgenbilder, Arztbriefe, ärztliche Aufzeichnungen, Patientenkarteikarte, Rechnungen an Privatpatienten

1. Welche Aussage zum Behandlungsvertrag ist richtig?

A) ☐ Aus dem Behandlungsvertrag entstehen Pflichten für den Arzt und den Patienten.
B) ☐ Die Schweigepflicht gilt insbesondere für den Patienten.
C) ☐ Der Behandlungsvertrag ist ein Werkvertrag.
D) ☐ Die Pflicht zur Aufklärung kann auch vom medizinischen Fachpersonal übernommen werden.
E) ☐ Die Patientin kann den Behandlungsvertrag erst nach Quartalsende kündigen.

2. Der Behandlungsvertrag zählt zu den häufigsten Verträgen, die in einer Arztpraxis abgeschlossen werden. Wie kommt er zustande? Welche beiden Aussagen sind richtig?

A) ☐ telefonische Terminvereinbarung
B) ☐ Erste Hilfe an einem Bewusstlosen
C) ☐ Telefonat mit der Krankenkasse
D) ☐ Betreten der Praxis
E) ☐ Betreten des Behandlungsraumes
F) ☐ Warten im Wartezimmer

3. Welche Pflichten ergeben sich nicht aus dem Behandlungsvertrag für den Privatarzt? Welche Aussagen sind richtig?

A) ☐ Schweigepflicht
B) ☐ Behandlungspflicht
C) ☐ Dokumentationspflicht
D) ☐ Sorgfaltspflicht
E) ☐ Aufklärungspflicht
F) ☐ Leistungsverweigerungsrecht

4. In welchen der folgenden Fälle ist ein Behandlungsvertrag zustande gekommen? Welche zwei Aussagen sind richtig?

A) ☐ Herr Friedrich erkundigt sich am Telefon über eine Impfung.
B) ☐ Dilara Yildiz informiert eine Patientin über eine Individuelle Gesundheitsleistung.
C) ☐ Eine Patientin betritt das Behandlungszimmer.
D) ☐ Ein Neupatient möchte einen Termin vereinbaren.
E) ☐ Herr Dr. Balen macht einen Hausbesuch.
F) ☐ Die Tochter wartet auf die Mutter.

5. Welche Aussage zur Sorgfaltspflicht ist richtig?

A) ☐ Die medizinischen Fachangestellten müssen die Behandlungszimmer sogfältig vorbereiten.
B) ☐ Der Terminplaner muss ordentlich gepflegt werden.
C) ☐ Die Ärztin handelt nach bestem medizinischem Wissen und bildet sich ständig weiter.
D) ☐ Die Patienten müssen die verordneten Medikamente sorgfältig einnehmen.
E) ☐ Der Auszubildende muss in der Berufsschule sorgfältig arbeiten.

6. Eine Patientin stürzt im Treppenflur und ist ohnmächtig. Frau Dr. Böhm leistet Erste Hilfe. Ist ein Behandlungsvertrag zustande gekommen? Welche Aussage ist richtig?

A) ☐ Ja, denn Frau Dr. Böhm muss sie behandeln.
B) ☐ Ja, denn die Patientin wollte die Praxis aufsuchen.
C) ☐ Ja, da es ein Fall von konkludentem Handeln ist.
D) ☐ Nein, denn die Patientin konnte ihre Versichertenkarte nicht vorlegen.
E) ☐ Nein, denn der Arzt handelt mit Geschäftsführung ohne Auftrag.

7. Wie wird der Sonderfall bezeichnet, dass eine Ärztin einen ohnmächtigen Patienten bei einem Unfall behandelt?

A) ☐ Geschäftsführung mit Auftrag
B) ☐ Geschäftsführung ohne Auftrag
C) ☐ Einverständniserklärung mit Auftrag
D) ☐ Eigenverantwortliches Arbeiten
E) ☐ Behandlungsvertrag mit Vollmacht

8. Welche Aussagenkombination ist richtig?

1 Der Arzt kann die Aufklärung an eine Kollegin delegieren.
2 Bei Kindern erfolgt die Aufklärung immer unter Beisein der Eltern.
3 Eltern können die Aufklärung selbst übernehmen.
4 Die Ärztin kann bei einer geplanten OP die Patientin zwei Stunden vor dem Eingriff aufklären.
5 Nach einer erfolgten Aufklärung ist ein Widerruf zur Behandlung jederzeit möglich.

A) ☐ Nur die Aussagen 1 und 2 sind richtig
B) ☐ Nur die Aussagen 1,2 und 5 sind richtig
C) ☐ Nur die Aussagen 1,3 und 5 sind richtig
D) ☐ Nur die Aussagen 2 und 4 sind richtig
E) ☐ Nur die Aussagen 3 und 5 sind richtig

1. A	2. A, E	3. B, F
4. C, E	5. C	6. E
7. B	8. B	

9. Welche Aussagen zur Aufklärungspflicht sind richtig? XX✐

A) ☐ Die Kosten für einen Dolmetscher, der für ein Aufklärungsgespräch notwendig ist, trägt grundsätzlich die Patientin.
B) ☐ Auf die Aufklärung kann die sechszehnjährige Patientin jederzeit schriftlich verzichten.
C) ☐ Die Aufklärung muss durch den behandelnden Arzt erfolgen.
D) ☐ Nach der Aufklärung ist ein Widerruf in die Behandlung nicht mehr möglich.
E) ☐ Die Kosten der Aufklärung gehen zu Lasten der gesetzlichen oder privaten Krankenversicherung.
F) ☐ Die Aufklärung durch die Ärztin muss nur dokumentiert werden, wenn die Patientin einwilligt.

10. In welchem Fall wird gegen die Schweigepflicht verstoßen, wobei keine Schweigepflichtsentbindung vorliegt? Welche Aussage ist richtig? X✐

A) ☐ Der Auszubildende Tom pflegt die EDV-Anlage und führt abends das Backup zur Datensicherung durch.
B) ☐ Die Krankenkasse erkundigt sich schriftlich über die Krankmeldung einer Patientin.
C) ☐ Die Auszubildende Olga füllt mit einem kurzsichtigen Patienten den Anamnesebogen aus.
D) ☐ Die Frau eines Patienten erkundigt sich nach dessen Besuch in der Praxis telefonisch nach dem Befund und Tom gibt ihr eine Auskunft.
E) ☐ Die Auszubildende Olga legt zu Beginn der Sprechstunde die benötigten Akten chronologisch hinter den Empfangstresen.

11. Welche Aussagekombination ist richtig? Der Behandlungsvertrag zwischen Arzt und Patient ... X✐

1 ist ein Werkvertrag.
2 ist ein Dienstvertrag.
3 ist im Bürgerlichen Gesetzbuch (BGB) geregelt.
4 setzt die Approbation des Arztes voraus.
5 ist durch die Zugehörigkeit zur KV und LÄK begründet.
6 setzt das Einverständnis beider Vertragspartner voraus.

A) ☐ Nur die Aussagen 1, 2, 4 sind richtig.
B) ☐ Nur die Aussagen 1, 3, 5, 6 sind richtig.
C) ☐ Nur die Aussagen 2, 3, 4, 5 sind richtig.
D) ☐ Nur die Aussagen 2, 3, 4, 6 sind richtig.
E) ☐ Alle Antworten sind richtig.

12. Welche beiden Aussagen sind richtig? Der Behandlungsvertrag ... XX✐

A) ☐ kommt nur bei erfolgreicher Therapie zustande.
B) ☐ kommt mit der Terminvereinbarung zustande.
C) ☐ muss in jedem Fall schriftlich abgeschlossen werden.
D) ☐ beginnt am Tage der ersten Behandlung.
E) ☐ endet, wenn der Patient die Therapie abbricht.
F) ☐ muss innerhalb von fünf Tagen gekündigt werden.

13. Die Therapie ist für den Patienten nicht zielführend und er bricht auf eigenen Wunsch hin die Therapie ab und teilt dies der Praxis rechtzeitig mit. Welche zwei Aussagen treffen zu? XX✐

A) ☐ Der Patient muss alle geplanten Behandlungen zahlen.
B) ☐ Der Patient muss die bereits durchgeführten Behandlungen bezahlen.
C) ☐ Der Arzt muss wegen des fehlenden Behandlungserfolges Schadenersatz an den Patienten bezahlen.
D) ☐ Durch den vorzeitigen Abbruch der Behandlung gerät der Patient in Annahmeverzug.
E) ☐ Der Patient hat das Recht die Therapie jederzeit nach eigenem Ermessen abzubrechen, auch wenn er der Therapie schriftlich zugestimmt hat.
F) ☐ Der Arzt muss dem Patienten eine Alternativtherapie anbieten.

14. Welche Aussage zur Meldepflicht ist richtig? Zu den meldepflichtigen Krankheiten, die namentlich erfolgen muss, zählen... XX✐

A) ☐ HIV
B) ☐ Masern
C) ☐ Röteln
D) ☐ COVID-19
E) ☐ Salmonellen
F) ☐ Windpocken

15. Welche beide Aussagen in Bezug auf die Meldung einer ansteckenden Krankheit sind nicht richtig? XX✐

A) ☐ Die Meldung einer ansteckenden Krankheit hat innerhalb von 24 Stunden zu erfolgen.
B) ☐ Die ansteckende Krankheit wird dem zuständigen Gesundheitsamt gemeldet.
C) ☐ Jede ansteckende Krankheit muss personalisiert gemeldet werden.
D) ☐ Namentlich zu melden ist der Verdacht einer Erkrankung, die Erkrankung sowie der Tod in Bezug auf z. B. HIV.
E) ☐ Das Bundesministerium für Gesundheit ist ermächtigt die Meldepflicht auf andere übertragbare Krankheiten oder Krankheitserreger auszudehnen.
F) ☐ Die ansteckende Krankheit ist dem RKI anzuzeigen.

---

9. A, E 10. D 11. D
12. B, E 13. B, E 14. B, D
15. C, D

16. Für welche Fehler haftet der Arzt nicht? Welche Aussage ist richtig? ×✎

A) ☐ Verstoß gegen zum Zeitpunkt der Behandlung anerkannte Standards
B) ☐ veraltete, risikoreichere oder noch nicht erforschte Methoden
C) ☐ Befunderhebungsfehler
D) ☐ unterlassene Sicherungsaufklärung über möglicherweise auftretende Nebenwirkungen
E) ☐ Behandlungsfehler durch Verletzung der Mitwirkungspflicht durch den Patienten

17. Die Haftung des Arztes bei begründetem Behandlungsfehler beinhaltet verschiedene Rechtsansprüche. Welche zählen nicht dazu? ×✎

A) ☐ Kosten für zusätzliche ärztliche Behandlung oder Krankenhausaufenthalt
B) ☐ Verdienstausfallskosten
C) ☐ Kosten für notwendige plastische Chirurgie
D) ☐ Kosten für eine Reha-Behandlung
E) ☐ Übernahme der Kosten für die Versicherung

18. Tom erledigt heute (12.09.2022) Verwaltungsarbeiten und soll Dokumente nach ihrer Aufbewahrungsfrist sortieren. Welche kann er vernichten? ××✎

A) ☐ Ultraschallbild eines Patienten von 2008
B) ☐ Röntgenbild einer Patientin von 2007, die 2004 geboren wurde
C) ☐ eine Rechnung über Wartezimmerstühle von 2010
D) ☐ eine Karteikarte von 2016, letzter Arzt-Patienten-Kontakt 2017
E) ☐ einen Arztbrief von 2018

19. Welche Zuordnungen sind richtig? ××✎

A) ☐ Durchschrift AU-Bescheinigung → 10 Jahre
B) ☐ Röntgenstrahlentherapieaufzeichnungen → 15 Jahre
C) ☐ Privatliquidationen → 10 Jahre
D) ☐ Röntgenbild vom D-Arzt → 15 Jahre
E) ☐ Durchschrift BtM-Rezept → 5 Jahre
F) ☐ Patientenakte → 15 Jahre

20. Welche Aussage zur Schweigepflicht ist richtig? ×✎

A) ☐ Die Schweigepflicht gilt für alle Mitarbeiter in einer Praxis bis zum Behandlungsende einer Patientin.
B) ☐ Die Schweigepflicht gilt für beide Vertragspartner des Behandlungsvertrages, dem Arzt und dem Patienten.
C) ☐ Die Ärztin kann von ihrer Schweigepflicht nicht entbunden werden.
D) ☐ Das Gericht kann einen Arzt von seiner Schweigepflicht entbinden.
E) ☐ Die Schweigepflicht endet mit dem Tod des Patienten.

21. Welche Zuordnungen sind richtig? ××✎

A) ☐ Ein Patient schreibt eine negative Bewertung über die Behandlung. → Schweigepflicht
B) ☐ Die Ärztin schreibt einer Patientin eine Erinnerungsmail im Rahmen des Recall-Verfahrens. → Dokumentationspflicht
C) ☐ Die MFA übermittelt der Tochter eines Patienten am Telefon das Ergebnis seines Schnelltestes. → Schweigepflicht
D) ☐ Frau Dr. Balen berichtet einer Patientin über mögliche Risiken des operativen Eingriffes. → Aufklärungspflicht
E) ☐ Herr Dr. Böhm tätigt einen Anruf beim Versorgungsamt wegen eines Patienten. → Meldepflicht
F) ☐ Der MFA Tom vergisst das Muster 10A auszufüllen. → Sorgfaltspflicht

22. Die Auszubildende Dilara soll Frau Meyer Blut entnehmen. Frau Meyer ist einverstanden, möchte aber wissen, wie die Haftung geregelt ist, wenn Dilara hierbei ein Fehler unterlaufen würde. Welche Aussage ist richtig? ×✎

A) ☐ Frau Dr. Turhan muss nicht haften, wenn ein Behandlungsfehler unabsichtlich geschieht.
B) ☐ Frau Dr. Turhan muss grundsätzlich für alle Fehler haften, die durch Dilara verursacht werden.
C) ☐ Dilara muss sogar dann nicht haften, wenn sie grob fahrlässig oder vorsätzlich einen Fehler begeht.
D) ☐ Dilara haftet in diesem Fall für Fehler, weil sie erst im dritten Lehrjahr die Blutentnahme lernt.
E) ☐ Frau Meyer trägt selbst das Risiko, niemand muss haften, weil sie mit der Blutentnahme einverstanden war.

23. Welche Antworten sind nicht richtig? ×✎

A) ☐ Die Dokumentationspflicht ergibt sich aus den gesetzlichen Vorgaben und dient u. a. der Beweispflicht.
B) ☐ Unter der Sorgfaltspflicht wird verstanden, dass die Ärztin auch ihre Mitarbeiter an Schulungen teilnehmen lässt.
C) ☐ Bei der Geschäftsführung ohne Auftrag handelt der Arzt derart, als hätte der bewusstlose Patient seine Willenserklärung abgegeben.
D) ☐ Die Schweigepflicht wird durch Abgabe der elektronischen Gesundheitskarte gegenüber der Ärztin für die laufende Behandlung aufgehoben.
E) ☐ Nach der Aufklärung durch den Arzt muss der Patient seine Einwilligung erteilen, ansonsten darf der Arzt ihn nicht behandeln.

---

16. E — 17. E — 18. A, C
19. C, D — 20. D — 21. C, D
22. B — 23. D

3 Datenverwaltung in der Arztpraxis

Welche Rechte hat eine Person in Bezug auf ihre personenbezogenen Daten?

- Berichtigung
- Löschung
- Auskunft
- Sperrung

Erklären Sie den Unterschied zwischen Datenschutz und Datensicherung.

- Datenschutz: Schutz der personenbezogenen Daten vor Missbrauch; zur Sicherstellung aller Persönlichkeitsrechte und Grundfreiheiten
- Datensicherung: schützt die Daten vor Verlust und beschreibt die technischen Maßnahmen, die dazu dienen, den Schutz aller Dateien zu gewährleisten

Nennen Sie organisatorische Maßnahmen, die die Praxis zur Datensicherung treffen kann.

- Erstellung von Sicherungskopien
- Zugriffskontrollen
- separater Rechnerraum mit konstantem Raumklima
- Führen eines Logbuches (Protokollbandes)

Nennen Sie mindestens zwei technische und zwei programmtechnische Maßnahmen, die eine Praxis zur Datensicherheit in Betracht ziehen sollte.

- Sicherung des Rechners durch Schlüsselschalter
- Einbau von Alarmanlagen
- Aufbewahrung der Sicherungskopien in einem einbruchsicheren Raum
- Passwortverfahren (z. B. Zwei-Faktoren-Authentifizierung)
- Updates
- Firewall und Antivirus
- Kopierschutz
- Plausibilitätsprüfung

Welche Ordnungssysteme werden unterschieden?

- alphabetische Sortierung (nach Buchstaben)
- chronologische Sortierung (Datum)
- numerische Sortierung (nach Zahlen)
- alphanumerische Sortierung (Kombination aus Zahl und Ziffer)
- sachlogische Sortierung (nach Themengebieten)
- mnemotechnische Sortierung (z. B. nach Farben)

Erklären Sie den Unterschied zwischen einer Firewall und einem Antivirenprogramm.

- Eine Firewall filtert den gesamten Netzwerkverkehr, um zu verhindern, dass infizierte Dateien, Malware und Viren auf dem Computer oder ins Netzwerk gelangen. Ständige Updates sind nicht nötig.
- Der Zweck von Anti-Malware (Antivirenprogramm) hingegen ist es, Malware und Viren, die sich bereits auf dem Computer oder im Netzwerk befinden, zu erkennen, zu entschärfen und zu entfernen. Das Antivirenprogramm benötigt regelmäßig Updates und Verbesserungen, um Schutz vor Trojanern, Würmern, Malware und anderen Arten von Viren zu bieten.

In welchen Bereichen wird in der Praxis die EDV benötigt?

- Patientenannahme
- Terminvergabe
- Rechnungserstellung
- Patientenkarteiführung

Ab wie vielen Mitarbeiterinnen muss die Praxis eine Datenschutzbeauftragte benennen? Welche Aufgaben hat diese?

- nach der DSGVO ab 20 Mitarbeitern
- Unterrichtung sowie Beratung von den beschäftigten Personen im Unternehmen
- Überwachung und Einhaltung der Vorgaben der DSGVO sowie anderer Datenschutzvorschriften der Europäischen Union für den Schutz personenbezogener Daten

Dilara Yilmaz arbeitet in der BAG Meier und Bechstein und ist für die Betreuung der EDV-Anlage zuständig. Die Computer der BAG sind mit einem Server verbunden und haben Zugang zum Internet über einen lokalen Provider.

1. **Welche Vorteile hat die Vernetzung der Computer? Nennen Sie drei.**

2. **Geben Sie mindestens drei Aufgaben eines Administrators an.**

3. **Was ist ein Provider?**

4. **Nach der DSGVO und dem Bundesdatenschutzgesetz haben Bürger verschiedene Rechte im Zusammenhang mit den Daten, die über sie gespeichert sind. Nennen und beschreiben Sie zwei dieser Rechte anhand je eines Beispiels.**

5. **Der Arbeitsspeicher wird auch als flüchtiger Speicher bezeichnet. Erläutern Sie diese Aussage.**

---

1. Jeder Mitarbeiter kann über einen Drucker von allen Geräten drucken und von allen Geräten auf den gemeinsamen Datenbestand zugreifen. Die Datensicherung kann über den Server erfolgen.
2. Benutzerprofile einrichten, Daten sichern, Passwörter zurücksetzen, Hardware einrichten
3. Ein Provider ist ein Anbieter von Diensten, Inhalten oder technischen Leistungen, die für die Nutzung oder den Betrieb von Inhalten und Diensten im Internet erforderlich sind.
4. Recht auf Auskunft, z. B. über gestellte Diagnosen
   Recht auf Berichtigung, wenn z. B. in der Schufa falsche Eintragungen stehen
   Recht auf Sperrung, wenn z. B. die Schufa die Falschheit bestreitet
   Recht auf Löschung, wenn z. B. Strafpunkte in der „Verkehrssünderkartei" in Flensburg gelöscht hätten werden müssen
5. Der Inhalt des Arbeitsspeichers verflüchtigt sich beim Ausschalten, d. h., die Daten werden gelöscht bzw. bleiben nicht erhalten. Der Arbeitsspeicher ist danach leer.

6. Erklären Sie den Unterschied zwischen Hardware und Software.

7. Welche Vorteile hat die elektronische Karteikarte gegenüber der herkömmlichen Patientenkarteikarte? Nennen Sie mindestens drei.

8. Nach welcher Ordnung sollten Privatliquidationen ausgestellt werden? Begründen Sie Ihre Antwort kurz.

9. Nennen und erklären Sie zwei Ordnungskriterien, nach denen Medikamente sortiert werden können.

10. Formulieren Sie mindestens drei Nachteile falsch abgelegter Karteikarten in der Praxis.

6. Hardware: die Geräte einer EDV-Anlage, alles was man „anfassen" kann
   Software: die Programme, die die Funktionsfähigkeit des Computers sicherstellen
7. zeitsparender; platzsparender; immer aktuell, da Stammdaten immer gepflegt werden; leichter korrigierbar; übertragbar
8. nach der numerischen Ordnung, da die Rechnungsnummern fortlaufend sein müssen
9. Ordnung nach Sachlogik, d. h. nach Wirkstoffgruppen
   alphabetische Ordnung, d. h. nach Anfangsbuchstaben
10. erhöhte Suchzeit; erhöhte Wartezeit des Arztes auf die Karteikarte; Stressgefühl bei den Mitarbeitern; Dokumentationslücken bei Nichtauffinden der Karteikarte

1. Welche Zuordnungen sind richtig? X

1 Kopierschutz → programmtechnische Maßnahme
2 Anbindung an ein Notstromaggregat → programmtechnische Maßnahme
3 Erstellung von Sicherungskopien → technische Maßnahme
4 Passwortverfahren → technische Maßnahme
5 Firewall-Installation → organisatorische Maßnahme
6 Führen eines Logbuches → organisatorische Maßnahme

A) ☐ 1, 2
B) ☐ 1, 3
C) ☐ 1, 4
D) ☐ 1, 5
E) ☐ 1, 6

2. Welche Aussage ist richtig? Datenschutz umfasst ... X

A) ☐ ... alle Maßnahmen, mit denen Daten vor Datenverlust geschützt werden.
B) ☐ ... alle Maßnahmen, mit denen man Daten absichern kann.
C) ☐ ... alle baulichen Maßnahmen, um den Server vor Verbrennen zu schützen.
D) ☐ ... alle Maßnahmen zur ordnungsgemäßen Erhebung, Sammlung und Verwendung personenbezogener Daten.
E) ☐ ... alle Maßnahmen zur Löschung falscher Daten.

3. Welche beiden Aussagen treffen zu? XX

A) ☐ Datenschutz ist Bestandteil der Dokumentationspflicht des Arztes.
B) ☐ Datenschutz ist Voraussetzung für die Datensicherung.
C) ☐ Mangelhafter Datenschutz kann ein Bußgeld bis 300 000 Euro oder eine bis zu zweijährige Freiheitsstrafe zur Folge haben.
D) ☐ Datenschutz bezieht sich nur auf Daten, die der Computer erfasst hat.
E) ☐ Ab 20 Mitarbeiter schreibt das Datenschutzgesetz einen Datenschutzbeauftragten vor.
F) ☐ Datenschutz muss besonders von Patienten beachtet werden.

4. Welches Recht hat eine Patientin in Verbindung mit ihren personenbezogenen Daten nicht? X

A) ☐ Auskunft über gespeicherte Daten, z. B. Diagnosen.
B) ☐ Berichtigung falscher Daten, z. B. in der Schufa falsche Eintragungen
C) ☐ Benachrichtigung korrekter Daten, z. B. der Hinweis auf Medikation
D) ☐ Sperrung unklarer Daten, z. B. wenn die Schufa die Falschheit bestreitet
E) ☐ Löschung falscher Daten, z. B. wenn ein Schufa-Eintrag gelöscht werden muss

5. Bei welchen Ordnungssystemen handelt es sich um die sachlogische und die mnemotechnische Sortierung? Welche zwei Antworten sind richtig? XX

A) ☐ Diagnosebriefe werden nach der DIN 5007 abgelegt.
B) ☐ Rechnungen werden nach Eingangsdatum abgeheftet.
C) ☐ Recall-Vereinbarungen werden in den Ordner „Erinnerungsschreiben Patienten" abgelegt.
D) ☐ Röntgenbilder erhalten eine fortlaufende Nummerierung.
E) ☐ Die Berufsschulklasse wird nach Farbe, Ausbildungsjahr und Abteilungsnummer benannt: z. B. MFA10A111.
F) ☐ Die Medikamente werden alphabetisch sortiert.

6. Olga Wagner hat an einer Fortbildung zur EDV teilgenommen. Heute soll sie ihre Erkenntnisse an die Kollegen weitergeben. Welche Aussagen zu Computerviren sind richtig? XX

A) ☐ Ein Computervirus löscht Patientendaten und versendet sie sofort an Microblogging-Dienste wie z. B. Twitter.
B) ☐ Ein Computervirus zerstört sich in der Regel nach mehreren Stunden selbst, um unerkannt zu bleiben.
C) ☐ Alle Daten, die extern auf den Praxiscomputer übertragen werden, sollten vorher von einem Virenscanner geprüft werden.
D) ☐ Alle personenbezogenen Daten sind aufgrund der Datenschutzgrundverordnung automatisch auf dem Computer gesichert.
E) ☐ Ein Virenprogramm sollte regelmäßig aktualisiert werden, damit auch neue Viren entdeckt werden können.
F) ☐ Antivirenprogramme können via Bluetooth Viren auf dem Handy aufspüren.

7. Welche Aussage zu Passwörtern ist richtig? X

A) ☐ Damit Olga ihr Passwort nicht vergisst, sollte sie es auf einen Merkzettel notieren und es in der Nähe des Bildschirms aufbewahren.
B) ☐ Ein sicheres Passwort sollte nicht zu lang sein und möglichst aus einer Kombination von Geburtsdatum und Namen bestehen.
C) ☐ Damit jeder Mitarbeiter auf Olgas Rechner Zugriff hat, sollte ein praxisinterner Ordner für Passwörter angelegt werden.
D) ☐ Sie sollte auf ihren Computer die Möglichkeit zur Speicherung der Passwörter deaktivieren.
E) ☐ Sie sollte ihr Passwort für die Dauer ihres Beschäftigungsverhältnisses nicht ändern, damit sie es nicht vergisst.

---

1. E	2. D	3. C, E
4. C	5. C, E	6. C, E
7. D		

8. Olga Wagners Passwort sollte mindestens acht Zeichen lang sein und dabei mindestens je einen Groß- und einen Kleinbuchstaben, ein Sonderzeichen (aber keine Umlaute), eine Ziffer enthalten. Welches Passwort wäre geeignet?

A) ☐ Passwort0815
B) ☐ OLGA4711
C) ☐ Mf@51#0K
D) ☐ Wagner01
E) ☐ 123Olga321

9. Welche beiden Aussagen zu Anwender- und Systemsoftware sind richtig?

A) ☐ Die Systemsoftware ist auf jedem Computer dieselbe, da sie Voraussetzung für die Inbetriebnahme ist.
B) ☐ Die Systemsoftware stellt eine Verbindung zur Hardware her und kommuniziert mit dieser.
C) ☐ Die Systemsoftware ist immer kostenfrei, da sie auf jedem Computer vorinstalliert ist.
D) ☐ Die Anwendersoftware dient dazu Aufgaben des Benutzers zu bearbeiten.
E) ☐ Die Anwendersoftware ist für jeden Nutzer kostenfrei.
F) ☐ Die Anwendersoftware wird wöchentlich automatisch aktualisiert.

10. Welche Aussage zu Datenschutz ist richtig?

A) ☐ Es gibt keine einheitliche Vorschrift zum Schutze von personenbezogenen Daten in der Arztpraxis.
B) ☐ Die Rechte, die Patienten in der Arztpraxis in Bezug auf ihre Daten haben sind unter anderem die Schweigepflicht und die Dokumentationspflicht.
C) ☐ Sind Fehler entstanden, z. B. durch unrichtige Datenverarbeitung, hat der Patient ein Recht auf Schadensersatz.
D) ☐ Der Weitergabe der Abrechnungsdaten an KV und Krankenkasse muss der Versicherte explizit zustimmen.
E) ☐ Sämtliche personenbezogenen Daten muss die Praxis für den Patienten zugänglich machen.

11. Welche Aussagen zum Datenschutz bzw. zur Datensicherung sind richtig?

A) ☐ Eine Zugriffskontrolle soll sicherstellen, dass Dr. Böhm auf alle Programme zurückgreifen kann.
B) ☐ Durch eine Zugriffskontrolle soll sichergestellt werden, dass nur berechtigte Personen Zugriff auf die Programme erhalten.
C) ☐ Der Datenschutzbeauftragte muss auf alle Daten der Mitarbeiter zugreifen können.
D) ☐ Das Backup der Daten sollte einmal wöchentlich erfolgen, damit die Daten aktualisiert werden.
E) ☐ Das Speichern der Daten sollte täglich auf unterschiedlichen Speichermedien erfolgen, damit die Daten bei Verlust gesichert sind.
F) ☐ Datenschutz wird im BGB geregelt.

12. Swetlana fährt den Praxis-PC hoch. Als dieser alle Programme geladen hat und betriebsbereit ist, betätigt sie die rechte Maustaste. Was geschieht? Welche Aussage ist richtig?

A) ☐ Sie löscht ein Formular.
B) ☐ Der Computer fährt in den Ruhemodus.
C) ☐ Sie markiert einen Text im Worddokument.
D) ☐ Das Kontextmenü öffnet sich.
E) ☐ Der angezeigte Bildschirminhalt scrollt nach unten.

13. Welche Aussagekombination ist richtig?

1 Die Hängeregistratur ist übersichtlich und kostengünstig.
2 Die liegende Ablage ist platzsparend, jedoch unübersichtlich.
3 Die Ordnerregistratur ist preiswert und übersichtlich für fortlaufende Belegsammlung.
4 Die hängende Ablage ist übersichtlich und erfordert wenig Platzbedarf.
5 Die elektronische Ablage hat eine geringe Sicherheitsauflage in Bezug auf den Datenschutz.

A) ☐ Nur Aussagen 1 und 2 sind richtig.
B) ☐ Nur Aussagen 2 und 3 sind richtig.
C) ☐ Nur Aussagen 2 und 5 sind richtig.
D) ☐ Nur Aussagen 4 und 5 sind richtig.
E) ☐ Alle Aussagen sind richtig.

14. Welche beiden Aussagen sind richtig?

A) ☐ Die Karteikarte besteht nur aus einem Kartenrumpf und einem Kartenfuß.
B) ☐ Dauerdiagnosen werden auf den Kartenrumpf notiert.
C) ☐ Das sorgfältige Führen der Karteikarte ist Voraussetzung für die Aufbewahrungspflicht.
D) ☐ Der Kartenfuß enthält die Angaben des Karteikartenherstellers.
E) ☐ Die Karteikarten werden bei der KV bestellt und über den Sprechstundenbedarf abgerechnet.
F) ☐ Die Kartenleiste dient als Ordnungskriterium, nach dem sie einsortiert wird.

15. Welche Aussage ist falsch?

A) ☐ Zu den Bewegungsdaten zählen die Gewichtsangabe, Medikation und Familienstand.
B) ☐ Zu den Bewegungsdaten zählen die Adresse des Patienten und die vorgenommene Behandlung.
C) ☐ Die persönlichen Daten des Patienten stehen auf dem Kartenkopf der Karteikarte.
D) ☐ Die Ablage der Karteikarte erfolgt in der Regel nach der alphabetischen Ordnung.
E) ☐ Die Aufbewahrungsfrist einer Karteikarte beträgt 10 Jahre auch vor Abschluss einer Behandlung.

---

8. C 9. B, D 10. C
11. B, E 12. D 13. B
14. D, F 15. E

4 Bestell- und Lagerorganisation

Was gehört zu einer Praxisausstattung?

- langlebige Investitionsgüter, z. B. Maschinen, Rechner, Geräte, Instrumente
- Verbrauchsmaterialien, z. B. Spritzen, Kanülen, Verbandmaterial, Medikamente

Welchen Zweck erfüllt die Europäische Medizinprodukteverordnung bzw. das Medizinprodukterecht-Durchführungsgesetz (MPDG)? Geben Sie Beispiele für die Klassifizierung.

Patienten, Anwender und Dritte sollen vor Unfällen mit Medizinprodukten geschützt werden. Dabei werden die Produkte nach ihrer Gefährdung klassifiziert:
- Klasse I, z. B. Stethoskop
- Klasse IIa, z. B. Einmalspritzen
- Klasse IIb, z. B. EKG-Gerät
- Klasse III, z. B. Herzschrittmacher

Warum muss ein Arzt Medizinproduktebücher führen und welche Angaben sind erforderlich?

Der Arzt muss Medizinproduktebücher zum Nachweis bei auftretenden Zwischenfällen führen. Angaben:
- Bezeichnung des Medizinprodukts
- Beleg über Einweisung und Wartungen
- Namen der eingewiesenen Personen
- Name des Prüfers der sicherheitstechnischen Kontrolle und deren Ergebnis
- Meldungen von Besonderheiten an den Hersteller
- Datum und Art von Funktionsstörungen

Welches Ziel verfolgt eine strukturierte Lagerorganisation und wie setzen sich die Lagerkosten zusammen?

Es muss genug Material in der Praxis sein, um die Patienten bedarfsgerecht versorgen zu können. Lagerkosten:
- Raumkosten
- Personalkosten
- anteilige Steuern und Kapitalverzinsung
- Risiko des Verderbs

Was ist bei der Arzneimittellagerung zu beachten?

- Aufbewahrung für Patienten unzugänglich in abschließbaren Schränken
- Sortierung nach der FIFO-Methode = First-In-First-Out-Methode, d. h., die Medikamente, die zuerst ablaufen, sollen zuerst verbraucht werden
- regelmäßige Kontrolle des Haltbarkeitsdatums, Entfernen abgelaufener Medikamente
- richtige Temperatur (ggf. ohne Unterbrechung der Kühlkette im Kühlschrank), Lichtschutz, trockene Lagerung

Wodurch unterscheiden sich Praxisbedarf und Sprechstundenbedarf?

- Praxisbedarf schließt alle Materialien ein, die zum Praxisalltag benötigt werden und vom Arzt bezahlt werden müssen, z. B. Kopierpapier.
- Sprechstundenbedarf beinhaltet Materialien, die für mehrere Patienten benötigt werden und die auf Kosten der gesetzlichen Krankenkassen verordnet werden können, z. B. Mullbinden, Notfallmedikamente.

Nennen Sie die Klassifikation verschiedener Müllarten und geben Sie Beispiele.

AVV 1501xx (unproblematischer, nicht infektiöser Müll)	Glasabfall, Altpapier, Kunststoffabfall
AVV 180101 (Müll, an den keine besonderen hygienischen Anforderungen gestellt werden)	Gipsverband, gebrauchte Handschuhe, Spritzen und Kanülen in durchstichsicheren Behältern
AVV 180103 (Müll, an dessen Entsorgung besondere infektionspräventive Anforderungen gestellt werden)	Abfälle, die mit Erregern meldepflichtiger Krankheiten behaftet sind
AVV 180106 (Chemikalien, die gefährliche Stoffe enthalten)	Röntgenabfall, Altmedikamente, Desinfektionsmittel

Die MFA Rebecca Lutz ist in der Praxis Dr. Haag für alle Bestellungen und die Geräteüberwachung zuständig. Ein Bote bringt ein Paket, da Rebecca Lutz verschiedene Verbandmaterialien und Einmalspritzen bestellt hat.

1. **Was muss Rebecca Lutz bei der Warenannahme beachten?**

2. **Nach Beendigung der Warenannahme öffnet Rebecca Lutz das Paket. Welche Aufgaben sind damit verbunden?**

3. **Die fehlerfreie Ware muss nun ins Lager geräumt werden. Was ist hierbei zu beachten?**

4. **Nennen Sie die Unterschiede zwischen Höchstbestand und Meldebestand bei der Lagerorganisation.**

5. **Rebecca Lutz hat den Medizintechniker zur Prüfung des EKG-Gerätes bestellt. Erläutern Sie das Gesetz, das diesen Sachverhalt beschreibt.**

6. **Nennen Sie Möglichkeiten, wie Bezugsquellen in einer Praxis ermittelt werden können.**

---

1. Sie muss die Anzahl der Packstücke überprüfen sowie die Empfängerangabe kontrollieren und die Packstücke auf Unversehrtheit überprüfen.
2. Vergleich der Bestellung mit der gelieferten Ware; Durchführung der Prüfung auf Mängel; Abgleich des Lieferscheins mit der Rechnung
3. Frisch gelieferten Verbandstoffe und Spritzen haben das späteste Verfalldatum, d. h., das neue Material muss nach hinten geräumt werden (FIFO-Methode = First-In-First-Out-Methode).
4. Höchstbestand: Ist das Material neu eingekauft, so ist der Höchstbestand, also die maximale Menge eines Produkts, erreicht. Das Material wird nun verbraucht. Meldebestand: Während der Lieferfrist von neu bestelltem Material dürfen keine Engpässe entstehen, d. h., der Bestand muss zum Bestellzeitpunkt ausreichend sein.
5. Die Medizinprodukte-Betreiberverordnung fordert in § 11 alle zwei Jahre eine sicherheitstechnische Kontrolle, um Mängel rechtzeitig zu erkennen und Patienten nicht zu Schaden kommen zu lassen. Dokumentation im Medizinproduktebuch.
6. z. B. durch Prospekte, Kataloge, Vertreterbesuche, Internet, Messen, Branchenbücher, Kommunikation mit anderen Arztpraxen

7. Geben Sie an, was bei der Lieferantenauswahl neben dem Preis noch entscheidend sein kann.

8. Erklären Sie den Unterschied zwischen Melde- und Mindestbestand und stellen Sie die Formel zur Ermittlung des Mindestbestands dar.

9. Erklären Sie, welche Rolle die Gebührenordnung für die Verordnung von Sprechstundenbedarf spielt und welche Bedeutung die sog. Negativliste hat.

10. Nennen Sie Gruppen von Produkten, die als Sprechstundenbedarf zulässig sind.

11. Geben Sie Möglichkeiten an, wie die Müllproduktion in Arztpraxen reduziert werden kann.

7. z. B. Liefer- und Zahlungsbedingungen, Rabatte, Flexibilität, Service, Transportwege, Sortiment, persönliche Beziehungen
8. Mindestbestand ist die letzte Reserve, die vorhanden ist. Damit er nicht angetastet wird, muss bei Erreichen des Meldebestandes neue Ware bestellt werden. Formel: Mindestbestand = täglicher Bedarf x Sicherheitszuschlag in Tagen
9. Verordnungen, die durch die Gebührenordnung abgegolten sind, können nicht als Sprechstundenbedarf bestellt werden. Ebenso sind Medikamente von der Negativliste, die vom Patienten selbst bezahlt werden müssen, z. B. Aspirin®, von der Verordnung ausgenommen.
10. z. B. Diagnostika, Thermotherapeutika; Verband- u. Nahtmaterial; Narkotika; Desinfektions- u. Hautreinigungsmittel am Patienten; Reagenzien; Puder, Pulver, Salben; Arzneimittel für den Notfall
11. Recyclingpapier verwenden und Papierverbrauch einschränken; Altpapier sammeln und trennen; Verpackungen wieder zurückgeben oder Großbestellungen machen; Tonerkartuschen wieder auffüllen lassen; Pfandflaschen verwenden; Altglas, Metall, Kunststoff sammeln; organische Abfälle zum Kompostieren geben; langlebige Produkte bevorzugen; umweltfreundliche Putzmittel verwenden; Hand- und Geschirrtücher aus Baumwolle benutzen; kein Einweggeschirr verwenden

1. Welche Aussage ist richtig? Der Umgang mit medizinischen Geräten wird geregelt …

A) ☐ in der Europäischen Medizinprodukteverordnung und im Medizinprodukterecht-Durchführungsgesetz.
B) ☐ im Medizintechnologie-Informationssystemgesetz.
C) ☐ in der Abgrenzungsverordnung.
D) ☐ in der Bundesärzteordnung.
E) ☐ im Gesundheitsstrukturgesetz.

2. Welche Aussage ist richtig?

A) ☐ Medizinprodukte werden nach ihren Kosten klassifiziert.
B) ☐ Alle Medizinprodukte müssen mit dem grünen Punkt versehen sein.
C) ☐ Zu den Medizinprodukten gehören ausschließlich alle mit Strom betriebenen Geräte einer Praxis.
D) ☐ Medizinprodukte müssen den EU-Normen entsprechen.
E) ☐ Medizinprodukte müssen vom Praxisinhaber in eine Gefährdungsklassifizierung eingestuft werden.

3. Welche beiden Aussagen sind richtig?

A) ☐ Medizinprodukt der Klasse I ist ein Spirometer.
B) ☐ Medizinprodukt der Klasse III ist ein Herzschrittmacher.
C) ☐ Medizinprodukt der Klasse IIb ist ein Mundspatel.
D) ☐ Medizinprodukt der Klasse IIa sind OP-Handschuhe.
E) ☐ Medizinprodukt der Klasse I ist ein Ergometer.
F) ☐ Medizinprodukt der Klasse IIb ist eine Mullbinde.

4. Welche Aussage ist falsch?

A) ☐ Wenn ein Labor dem MPDG unterliegt, muss eine Konformitätserklärung abgegeben werden.
B) ☐ Medizinprodukte der Klasse IIa, IIb und III müssen mit der Chargennummer versehen sein.
C) ☐ Verwendete Medizinprodukte muss man eventuell rückverfolgen können.
D) ☐ Die meisten Unfälle mit Medizinprodukten kommen aufgrund von Gerätefehlern zu Stande.
E) ☐ Verwendete Materialien sollten in der Patientenkartei dokumentiert werden.

5. Welche Aussage ist richtig?

A) ☐ Medizinproduktebücher werden von den Herstellern geführt.
B) ☐ Im Medizinproduktebuch sind eingewiesene Personen namentlich benannt sowie sicherheitstechnische Kontrollen vermerkt.
C) ☐ Geräte sollen alle fünf Jahre gewartet werden.
D) ☐ Schäden am Patienten durch medizinische Geräte treten nie auf.
E) ☐ Die MFA kann jederzeit sicherheitstechnische Kontrollen an den Geräten durchführen.

6. Welche Aussagekombination ist richtig?

1 Neu angelieferte Artikel werden bei der Einlagerung nach vorne gestellt.
2 Ärztemuster sollten kühl, lichtgeschützt und trocken aufbewahrt werden.
3 Arzneimittel müssen Unbefugten unzugänglich sein.
4 Hinweise für speziell zu lagernde Materialien können aus Sicherheitsdatenblättern entnommen werden.
5 Ältere Artikel werden bei der Einlagerung nach hinten gestellt.

A) ☐ Alle Aussagen sind richtig.
B) ☐ Nur die Aussagen 1, 3 und 5 sind richtig.
C) ☐ Nur die Aussagen 2 und 3 sind richtig.
D) ☐ Nur die Aussagen 2, 3 und 4 sind richtig.
E) ☐ Nur die Aussagen 4 und 5 sind richtig.

7. Welche Aussage ist richtig?

A) ☐ Kosten für die Lagerhaltung sinken, wenn ein Produkt lange eingelagert wird.
B) ☐ Medizinische Materialien können nicht verderben oder verfallen.
C) ☐ Lagerkosten beinhalten auch die Raumkosten und Kosten für die Reinigung des Lagers.
D) ☐ Just-in-time Produktion heißt, dass ein bestellter Artikel gleich nach der Bestellung produziert wird.
E) ☐ Durch Lagerhaltung in der Praxis können hohe Zinsen erwirtschaftet werden.

8. Welche Aussage ist falsch? Erforderliche Angaben im Medizinprodukte-Bestandsverzeichnis sind …

A) ☐ das Anschaffungsjahrzehnt des Medizinprodukts.
B) ☐ die Bezeichnung, die Art und der Typ des Medizinprodukts.
C) ☐ die CE-Kennzeichnung.
D) ☐ der Standort und die betriebliche Zuordnung.
E) ☐ die betriebliche Identifikationsnummer, soweit vorhanden.

9. Welche Aussage ist richtig?

A) ☐ Ware kann nach dem Eintreffen im Karton in das Lager gestellt werden.
B) ☐ Die Beschaffung kleinerer Mengen in kürzeren Abständen ist zeitsparender.
C) ☐ Werden keine brennbaren Materialien eingelagert, muss kein Feuerlöscher vorhanden sein.
D) ☐ Mengenrabatte erhöhen die Preise der Produkte.
E) ☐ Durch eine effektive Lagerhaltung ist die Patientenversorgung mit medizinischen Produkten gewährleistet.

1.	A	2.	D	3.	B, D
4.	D	5.	B	6.	D
7.	C	8.	A	9.	E

10. Welche Aussage zur Lagerhaltung ist richtig? ✕✎

A) ☐ Bestellung großer Mengen ist für das Praxispersonal sehr zeitaufwendig.
B) ☐ Transportkosten der Waren sind bei Abnahme großer Mengen sehr hoch.
C) ☐ Mengenrabatte senken die Einkaufspreise.
D) ☐ Lagerhaltung ist für eine optimale Patientenversorgung nicht nötig.
E) ☐ Werden bei bestimmten Produkten Sonderangebote offeriert, ist es nicht ratsam, diese Produkte einzulagern.

11. Welche beiden Aussagen zu den Grundsätzen der Lagerhaltung sind richtig? ✕✕✎

A) ☐ Produkte, die eingelagert sind, sollten regelmäßig auf Haltbarkeit überprüft werden.
B) ☐ Die Lagerung erfolgt in lichtdurchfluteten Räumen.
C) ☐ Der Höchstbestand darf nicht unterschritten werden.
D) ☐ Die Ware wird übersichtlich und gekennzeichnet gelagert.
E) ☐ Alte Ware wird nach hinten einsortiert.
F) ☐ Der Wareneingang wird im Kassenbuch dokumentiert.

12. Welche Aussagekombination ist richtig? ✕✎

1 In einer Praxis werden keine Sicherheitsmengen von Verbänden benötigt.
2 Bestellungen hängen vom Warenverbrauch ab.
3 Zum Bestellzeitpunkt braucht kein Material mehr auf Lager zu sein.
4 Der Höchstbestand eines Lagers ist erreicht, wenn neu bestellte Ware eingelagert wurde.
5 Lieferengpässe müssen durch eine Sicherheitsreserve ausgeglichen werden.

A) ☐ Alle Aussagen sind richtig.
B) ☐ Nur die Aussagen 1 und 2 sind richtig.
C) ☐ Nur die Aussagen 1, 2 und 5 sind richtig.
D) ☐ Nur die Aussagen 2, 4 und 5 sind richtig.
E) ☐ Nur die Aussagen 2 und 3 sind richtig.

13. Welche Zuordnung ist richtig? ✕✎

A) ☐ LIFO-Methode → fertige Infusionen für Operationen
B) ☐ FIFO-Methode → Arzneimittel verfallen nicht immer
C) ☐ MPG → multiple Personaleinsatzgestaltung
D) ☐ ABC-Methode → Last-In-First-Out-Methode
E) ☐ EBM → essenzielle Betriebsmittel

14. Kennzeichnen Sie die angegebenen Artikel mit einer 1, wenn es sich um Praxisbedarf handelt, oder mit einer 2, wenn es sich um Sprechstundenbedarf handelt. ✎

A) ☐ Hautnahtmaterial
B) ☐ Kontrastmittel
C) ☐ Druckerpatrone
D) ☐ Briefumschläge für Arztbriefe
E) ☐ Hautdesinfektionsmittel für Patienten

15. Welche Zuordnung zum Müll ist falsch? ✕✎

A) ☐ AVV 180103 → Wundverband eines Patienten mit Borreliose
B) ☐ AVV 180101 → gebrauchte Kanüle eines Patienten mit Leukämie
C) ☐ AVV 1501xx → Limonadenflasche
D) ☐ AVV 180106 → Röntgenabfall
E) ☐ AVV 180104 → Urinbecher einer Patientin mit Harnwegsinfekt

16. Welche Aussagekombination ist richtig? ✕✎

1 Müllvermeidung ist besser als Müllentsorgung.
2 Desinfektionsmittelsprays sollten FCKW enthalten.
3 Arztbriefe sollten nicht auf Recyclingpapier geschrieben werden.
4 Ökologisch besser sind mechanische Blutdruckmessgeräte ohne Batterien.
5 Pappe sollte im Hausmüll entsorgt werden.

A) ☐ Alle Aussagen sind richtig.
B) ☐ Nur die Aussagen 1 und 2 sind richtig.
C) ☐ Nur die Aussagen 1 und 4 sind richtig.
D) ☐ Nur die Aussagen 2, 3 und 5 sind richtig.
E) ☐ Nur die Aussagen 2 und 3 sind richtig.

17. Welche Aussage ist richtig? ✕✎

A) ☐ Alle Medikamente müssen gekühlt werden.
B) ☐ Bei Insulin darf die Kühlkette nicht unterbrochen werden.
C) ☐ Die Kühlkette betrifft jede Medikamentenlagerung.
D) ☐ Gefrieren verlängert die Haltbarkeit aller Arzneimittel.
E) ☐ Um Medikamentenlagerung kümmert sich der Arzt.

---

10. C	11. A, D	12. D
13. D	14. A2, B2, C1, D1, E2	15. A
16. C	17. B	

18. Welche Aussagen sind richtig? Vorteile umfangreicher Lagerhaltung sind:

A) ☐ Personalkosten
B) ☐ Zinsverlust
C) ☐ Raumkosten
D) ☐ Mengenrabatt
E) ☐ Verderb
F) ☐ wenig Verpackungsmaterial

19. Welche Aussage ist richtig?

A) ☐ Ein Lager in der Arztpraxis braucht nicht regelmäßig gereinigt zu werden.
B) ☐ Im Sommer können Getränke im Medikamentenkühlschrank gelagert werden.
C) ☐ Werden Medikamente im Gefrierfach gelagert, kann man ihre Haltbarkeit um zwei Jahre verlängern.
D) ☐ Der Medikamentenkühlschrank muss einmal im Jahr gründlich gereinigt und desinfiziert werden.
E) ☐ Entnimmt man Medikamente für geraume Zeit aus dem Kühlschrank, müssen sie in einer Kühlbox zwischengelagert werden.

20. Welche beiden Aussagen sind richtig?

A) ☐ Verfallene Medikamente können noch zu Arzneimittelstudien verwendet werden.
B) ☐ Der Notfallkoffer muss regelmäßig kontrolliert werden.
C) ☐ Betäubungsmittelabgänge müssen dokumentiert werden.
D) ☐ Betäubungsmittel werden alphabetisch zu den Ärztemustern einsortiert.
E) ☐ Betäubungsmittelzugänge müssen nicht festgehalten werden.
F) ☐ Der Betäubungsmittelbestand einer Praxis muss vom Gewerbeaufsichtsamt kontrolliert werden.

21. Welche Aussagekombination ist richtig?

1 Um eine optimale Lagerhaltung zu erzielen, ist es ratsam, eine Checkliste zu erstellen.
2 Lagermanagement kann auch durch ein Warenwirtschaftsprogramm am PC gesteuert werden.
3 Durch geeignete Praxismanagementprogramme erhält man bei richtiger Nutzung schnell Auskunft darüber, wann der entsprechende Bestellzeitpunkt erreicht ist.
4 Ein Praxismanagementprogramm kann nicht immer anzeigen, wer wofür verantwortlich ist.
5 Durch die Computerprogramme kann nicht ersichtlich werden, unter welchen Bedingungen Medikamente eingelagert werden müssen.

A) ☐ Alle Aussagen sind richtig.
B) ☐ Nur die Aussagen 1, 3 und 5 sind richtig.
C) ☐ Nur die Aussagen 1, 2 und 3 sind richtig.
D) ☐ Nur die Aussagen 2 und 4 sind richtig.
E) ☐ Nur die Aussagen 4 und 5 sind richtig.

22. Welche Aussagen sind richtig? Nachteile umfangreicher Lagerhaltung sind:

A) ☐ Sonderangebote
B) ☐ Skonto
C) ☐ Ware kann verfallen
D) ☐ Praxisablauf unsicher
E) ☐ Mengenrabatt
F) ☐ mehr Lagerraum nötig

23. Welche Zuordnung zur Abfalleinteilung nach der Unfallverhütungsvorschrift ist falsch?

A) ☐ mit Blut kontaminierte Kompressen → Gruppe B
B) ☐ Testkassetten eines positiven Coronatests → Gruppe C
C) ☐ leere NaCl-Infusionsflasche → Gruppe A
D) ☐ abgelaufene Ampullen → Gruppe C
E) ☐ Nierenschale mit Erbrochenem → Gruppe A

24. Welche Aussagekombination ist richtig?

1 Arbeitsschutz und Sauberkeit sind bei der Verwendung von bestimmten Produkten nachrangig.
2 Werden Produkte als aufeinander abgestimmte Materialien angeboten, so sollte man dies den Einzelpackungen vorziehen.
3 Die Verpackung für Produkte, die in der Praxis benötigt werden, spielt keine Rolle.
4 Wichtig bei der Produktauswahl ist auch, ob die Produktabfälle problemlos entsorgt werden können.
5 Vorlieben des Behandlers spielen bei der Produktauswahl nie eine Rolle.

A) ☐ Alle Aussagen sind richtig.
B) ☐ Nur die Aussagen 1, 3 und 5 sind richtig.
C) ☐ Nur die Aussagen 1, 2 und 3 sind richtig.
D) ☐ Nur die Aussagen 2 und 4 sind richtig.
E) ☐ Nur die Aussagen 4 und 5 sind richtig.

25. Welche Aussage ist falsch?

A) ☐ Das Medizinprodukte-Bestandsverzeichnis muss nur von Radiologen, die Kernspintomografen besitzen, geführt werden.
B) ☐ Der Standort des medizinischen Gerätes und die betriebliche Identifikationsnummer muss im Bestandsverzeichnis aufgelistet sein.
C) ☐ Bei Schädigungen des Patienten haftet der Arzt, wenn er nicht nachweisen kann, dass er alle Vorschriften eingehalten hat.
D) ☐ Das Anschaffungsjahr eines Medizinprodukts muss festgehalten werden.
E) ☐ Bei Nichteinhaltung der MPDG-Vorschriften macht sich ein Arzt strafbar.

---

18. D, F | 19. E | 20. B, C
21. C | 22. C, F | 23. E
24. D | 25. A

5 Rechnungsstellung und Überwachung der Zahlungsvorgänge, Belege in der Arztpraxis

Wie werden Rechnungen, die an Patienten gestellt werden, genannt? Geben Sie an, auf welcher Grundlage sie erstellt werden, wann sie der Arzt stellen muss und wodurch sie sich von anderen Rechnungen unterscheiden.

Liquidationen
- Erstellung nach GOÄ
- Der Arzt kann sie nach seinem Ermessen stellen, z. B. nach jeder Behandlung, nach Quartals- oder Behandlungsende. Es gibt jedoch auch eine Verjährung.
- Sie sind weder skontier- noch rabattfähig.

Welche Angaben sollte eine Liquidation neben den Angaben zur abzurechnenden Leistung enthalten?

- Adressen von Arzt und Patient
- Ausstellungsdatum
- Bezeichnung „Rechnung" oder „Liquidation"
- Bankverbindung
- Hinweise zum Zahlungsverzug

Warum kann ein Arzt ein Zahlungsziel angeben?

Mit dem Zahlungsziel setzt er den Schuldner automatisch in Zahlungsverzug.

Nennen Sie die verschiedenen Möglichkeiten der Zahlungseingangsüberwachung und geben Sie das jeweilige Vorgehen an.

Mahnkartei	Karteikarten von Patienten mit offenen Rechnungen werden separat verstaut und öfter kontrolliert; ggf. werden die Patienten angemahnt.
Offene-Posten-Liste	Offene Rechnungen werden von Praxisverwaltungsprogrammen in eine Mahnliste übernommen, sodass eine einfache Kontrolle möglich ist.
Privatärztliche Verrechnungsstelle	Der Arzt beauftragt ein Unternehmen mit der Abrechnung und schickt diesem alle Patientendaten, welches dann die Rechnung erstellt und ggf. mahnt.

Erläutern Sie, welche Rolle Belege in der Arztpraxis spielen.

Ärzte gehören der Gruppe der freien Berufe an und haben daher für ihre Einkommensteuererklärung eine Aufzeichnungs- und Buchführungspflicht.
Zahlungseingänge (Forderungen) und Zahlungsausgänge (Verbindlichkeiten) müssen durch Belege dokumentiert werden.

Welche Angaben sind auf Belegen zwingend und wie lange sind Steuererklärungsbelege aufzubewahren?

Angaben:
- Datum der Zahlung
- Betrag
- Zahlungsgrund
- Zahlungsempfänger
- Zahlungspflichtiger
- Umsatzsteuersatz

Aufbewahrungsfrist: 10 Jahre

Erklären Sie, welche ärztlichen Leistungen umsatzsteuerfrei sind.

Medizinisch indizierte Leistungen, die der Heilung dienen, sind von der Umsatzsteuer befreit.

Geben Sie Beispiele zu Einnahme- und Ausgabebelegen an.

Einnahmebeleg	Ausgabebeleg
Überweisungsgutschriften Kassenbelege Kontoauszüge KV-Honorarzahlung Quittungsdurchschriften Mietverträge (als Vermieter) Liquidationskopien Zahlscheingutschriften	Lieferantenrechnungen Kontoauszüge Mietverträge (als Mieter) Versicherungsverträge Lohnabrechnungen für das Personal Quittungsoriginale Kreditverträge KV-Abrechnungen

In der Praxis von Frau Dr. Haag ist die MFA Tatjana Keller für die Erstellung der Liquidationen und für die Überwachung der Verbindlichkeiten und Forderungen verantwortlich. Heute schickt sie u. a. folgende, von der Auszubildenden fertiggestellte Liquidation an die Patientin Gisela Litzel:

Dr. Clara Haag
Ärztin für Allgemeinmedizin
Bergstr. 12
89073 Ulm
Tel.: 0731/33221
E-Mail: Dr.Haag@praxis.example

Praxis Dr. Clara Haag | Bergstr. 12 | 89073 Ulm

Empfänger:
Gisela Litzel
Am Münsterplatz 4
89073 Ulm

Sehr geehrte Frau Litzel,
für ärztliche Bemühungen im vergangenen Monat erlauben wir uns EUR 190,24 in Rechnung zu stellen.
Wir bitten um Überweisung des Rechnungsbetrags bis zum 14.6.20xx.

1. **Stellen Sie fest, ob die Liquidation an Frau Litzel alle notwendigen Teile enthält.**

2. **Tatjana Keller überwacht die Zahlungseingänge durch eine Offene-Posten-Liste im Computer. Warum müssen Zahlungseingänge überwacht werden?**

3. **Erläutern Sie die Vorteile der Zahlungsüberwachung durch privatärztliche Verrechnungsstellen.**

4. **Welche Ausgabekosten können in einer Arztpraxis entstehen?**

1. Es fehlt die Bezeichnung Liquidation, das Datum und die Bankverbindung sowie die Auflistung der ärztl. Leistungen mit Datum einschl. Ziffer und Faktor.
2. Werden Zahlungseingänge nicht überwacht, können Verluste durch Verjährungen auftreten. Außerdem hat ein Arzt Zinsverluste bei verspätet eingehenden Zahlungen oder ist evtl. selbst zahlungsunfähig bei den Praxisausgaben.
3. Ausbleibende Zahlungseingänge belasten die Praxis nicht mehr, da die Praxis das Geld von der Verrechnungsstelle bekommt und diese das Mahnverfahren eröffnen muss. Daneben ist der personelle Aufwand in der Praxis geringer.
4. Personalkosten (z. B. Gehälter, Sozialabgaben, Fortbildungen), Raumkosten (z. B. Miete, Nebenkosten, Reinigung, Instandhaltung), Gerätekosten (z. B. Anschaffung, Wartung), Gemeinkosten (z. B. Zeitschriften, Telefon), Materialkosten (z. B. Labor, Verbrauchsmaterial), Beiträge (z. B. BG, Ärztekammer, Versicherungen), Beratungskosten (z. B. Steuerberaterin)

1. Welche Aussage ist richtig? ✗✎

A) ☐ Eine Rechnungsstellung an einen Privatpatienten nennt man Verbindlichkeit.
B) ☐ Rechnungen an Privatpatienten werden nach EBM erstellt.
C) ☐ Privatpatienten können bei der Bezahlung ihrer Rechnung 2 % Skonto abziehen.
D) ☐ Da der Patient weiß, wann er behandelt wurde, enthält die Rechnung kein Datum.
E) ☐ Eine Rechnung an Privatpatienten wird sofort zur Zahlung fällig.

2. Welche beiden Aussagen sind richtig? Zahlungsüberwachung durch Dritte erfolgt durch … ✗✗✎

A) ☐ Steuerbüros.
B) ☐ Kredithaie.
C) ☐ Banken.
D) ☐ Inkassounternehmen.
E) ☐ Gerichtsvollzieher.
F) ☐ privatärztliche Verrechnungsstellen.

3. Welche Aussage ist richtig? Privatärztliche Verrechnungsstellen … ✗✎

A) ☐ überwachen keine Zahlungseingänge.
B) ☐ bekommen die Patientendaten von der Praxis.
C) ☐ sind für Arztpraxen wenig hilfreich.
D) ☐ überwachen von den Praxen versandte Mahnverfahren.
E) ☐ sind Vermittler zwischen Arzt und KV.

4. Welche Aussage ist falsch? Zahlungsüberwachungen in der Praxis sind möglich durch … ✗✎

A) ☐ ABC-Methode.
B) ☐ Offene-Posten-Liste.
C) ☐ Mahnkartei.
D) ☐ Kassenbuch.
E) ☐ farbige Reiter.

5. Welche Aussage ist richtig? Eine Privatliquidation wird immer erstellt … ✗✎

A) ☐ nach Behandlungsende.
B) ☐ am Ende des Quartals.
C) ☐ nach Ermessen des Arztes.
D) ☐ nach jedem Arztbesuch.
E) ☐ einmal im Jahr.

6. Welche Aussage ist richtig? Eine Arztpraxis hat Verbindlichkeiten z. B. gegenüber … ✗✎

A) ☐ der KV.
B) ☐ den Privatpatienten.
C) ☐ der privatärztlichen Verrechnungsstelle.
D) ☐ einem Medizinproduktehersteller.
E) ☐ Patienten mit IGeL.

7. Welche Aussagekombination ist richtig? ✗✎

1 Buchführung ist in der Arztpraxis zweitrangig, die Patientenbehandlung steht im Vordergrund.
2 Ein Arzt muss keine Steuererklärung abgeben, da er keine Lohnsteuer bezahlt.
3 Belege in der Praxis sollten immer vollständig und richtig sein.
4 Gutachtertätigkeiten muss der Arzt nicht versteuern.
5 Ein Beleg sollte Angaben wie das Datum und den Zahlungsbetrag enthalten.

A) ☐ Alle Aussagen sind richtig.
B) ☐ Nur die Aussagen 2, 4 und 5 sind richtig.
C) ☐ Nur die Aussagen 1, 3 und 4 sind richtig.
D) ☐ Nur die Aussagen 2 und 4 sind richtig.
E) ☐ Nur die Aussagen 3 und 5 sind richtig.

8. Welche Aussage ist falsch? Praxisausgaben sind … ✗✎

A) ☐ KV-Honorare.
B) ☐ Gehälter und Löhne.
C) ☐ Geschenke an Geschäftsfreunde.
D) ☐ Raumkosten.
E) ☐ Fortbildungskosten.

9. Welche Aussagekombination ist richtig? ✗✎

1 Ein Arzt sollte Gewinne erzielen, um seine Kosten decken zu können.
2 Buchungen müssen mit Bleistift aufgezeichnet werden, um eventuelle Fehler wieder ausradieren zu können.
3 Medizinisch notwendige Behandlungen sind für den Arzt von der Umsatzsteuer befreit.
4 Nasenverkleinerungen sind umsatzsteuerfrei.
5 Die Erstellung von ärztlichen Gutachten ist bis zu einem bestimmten Betrag von der Umsatzsteuer befreit.

A) ☐ Alle Aussagen sind richtig.
B) ☐ Nur die Aussagen 2, 4 und 5 sind richtig.
C) ☐ Nur die Aussagen 1, 3 und 5 sind richtig.
D) ☐ Nur die Aussagen 3 und 4 sind richtig.
E) ☐ Nur die Aussagen 4 und 5 sind richtig.

---

1. E	2. D, F	3. B
4. A	5. C	6. D
7. E	8. A	9. C

10. Welche Aussage ist richtig?

A) ☐ Ein Arzt kann eine Vorsteuer nicht geltend machen.
B) ☐ Belege zur Steuererklärung müssen fünf Jahre aufbewahrt werden.
C) ☐ Die Umsatzsteuer wird den Patienten nicht in Rechnung gestellt.
D) ☐ Umsatzsteuerfreie und umsatzsteuerpflichtige Einnahmen müssen getrennt erfasst werden.
E) ☐ Auch Rechnungen mit Kleinstbeträgen müssen den Umsatzsteuersatz enthalten.

11. Welche beiden Aussagen sind richtig? Zu den Einnahmen einer Arztpraxis gehören ...

A) ☐ Kfz-Kosten.
B) ☐ Labormaterial.
C) ☐ Privatliquidationen.
D) ☐ Wartungen.
E) ☐ IGeL-Honorare.
F) ☐ Haftpflichtversicherung.

12. Welche Aussagekombination ist richtig?

1 Eine Offene-Posten-Liste kann durch Praxisverwaltungsprogramme jederzeit erstellt werden.
2 Im Kassenbuch werden täglich alle Bareinnahmen und Barausgaben einer Praxis erfasst.
3 Beim Führen einer Mahnkartei werden offene Rechnungen von Hand aussortiert.
4 Reiter kommen in der Arztpraxis nicht vor.
5 Ein Kassenbuch muss regelmäßig kontrolliert werden.

A) ☐ Alle Aussagen sind richtig.
B) ☐ Nur die Aussagen 1 und 2 sind richtig.
C) ☐ Nur die Aussagen 1, 2, 3 und 5 sind richtig.
D) ☐ Nur die Aussagen 2, 3 und 4 sind richtig.
E) ☐ Nur die Aussagen 2 und 3 sind richtig.

13. Ordnen Sie zu.

A Quittung für Portokosten	1 Liquidation
B Rechnung an einen Privatpatienten	2 Verbindlichkeit
C Gutachten für einen Patienten	3 Forderung
D Praxismiete	4 Beleg

A) ☐ A3, B4, C1, D2
B) ☐ A4, B1, C3, D2
C) ☐ A1, B4, C2, D3
D) ☐ A1, B3, C2, D1
E) ☐ A2, B4, C1, D3

14. Ordnen Sie den Begriffen eine 1 zu, wenn es sich um Einnahmen der Arztpraxis handelt, und eine 2, wenn es sich um Ausgaben handelt.

A) ☐ Personalkosten
B) ☐ Honorare für Gutachten
C) ☐ Honorare
D) ☐ Vergütung von IGeL
E) ☐ Gerätewartungen

15. Welche beiden Zuordnungen sind falsch?

A) ☐ Kreditvertrag → Ausgabebeleg
B) ☐ Liquidation → Einnahmebeleg
C) ☐ Personallohnkonto → Einnahmebeleg
D) ☐ KV-Abrechnung → Einnahme- und Ausgabebeleg
E) ☐ Kassenbeleg → Einnahmebeleg
F) ☐ Lieferantenrechnung → Einnahmebeleg

16. Welche Aussagekombination ist richtig?

1 Auch bei Verbindlichkeiten kann ein Arzt Kosten einsparen.
2 Manchmal ist es kostengünstiger, einen Dispositionskredit in Anspruch zu nehmen und dadurch den Skontoabzug auszunutzen.
3 Quittungsdurchschriften sind Ausgabebelege.
4 Kontoauszüge können sowohl Einnahme- als auch Ausgabebelege sein.
5 Kassenbelege sind Ausgabebelege.

A) ☐ Alle Aussagen sind richtig.
B) ☐ Nur die Aussagen 1 und 2 sind richtig.
C) ☐ Nur die Aussagen 1, 2 und 4 sind richtig.
D) ☐ Nur die Aussagen 2, 3 und 4 sind richtig.
E) ☐ Nur die Aussagen 2 und 4 sind richtig.

17. Wenn in der Arztpraxis ein Beleg nicht mehr vorhanden ist, kann ...

A) ☐ ein Ersatz- oder Eigenbeleg erstellt werden.
B) ☐ der Steuerberater eine Ausnahmeerlaubnis erteilen.
C) ☐ der Betrag nicht abgerechnet werden.
D) ☐ die KV Ersatzbelege schicken.
E) ☐ die Ärztekammer Ersatzbelege schicken.

---

10. D 11. C, E 12. C
13. B 14. A2, B1, C1, D1, E2 15. C, F
16. C 17. A

6 Qualitätsmanagement

Herr Dr. Balen beauftragt Tom eine Übersicht zu erstellen, in der die verschiedenen Organisationspläne für einen reibungslosen Praxisablauf in der Praxis systematisch (auch Vor- und Nachteile) zusammengefasst und beschrieben werden.

Plan	Beschreibung	Vor- bzw. Nachteile
Urlaubsplan	Es wird festgehalten, wer wann und wie lange Urlaub hat oder die Praxis geschlossen ist.	Vorteil: Es ist immer passend Personal vorhanden. Nachteile: Der Plan muss rechtzeitig fixiert werden. Nicht alle Wünsche können berücksichtigt werden.
Personaleinsatzplan	Planung der einzelnen Arbeitsgebiete; wer wann und für welche Aufgaben zuständig ist	Vorteil: Kompetenzen und Tätigkeiten sind eindeutig zugewiesen. Nachteil: Bei fehlender Rotation bleibt die MFA in diesem Bereich eingesetzt.
Organigramm	grafische Darstellung der Aufbauorganisation der Praxis	Vorteil: klare Übersicht über Aufgaben und Rollen Nachteil: Offenlegung der Angestellten in der Praxis
Checkliste	logische Reihenfolge von sich wiederholenden Arbeits- oder Tätigkeitsschritten zum abhaken	Vorteil: Es ist eine leichtere Einarbeitung in verschiedene Bereiche möglich. Nachteil: Reihenfolge wurde nicht hinterfragt
Arbeitsplatzbeschreibung	detaillierte Arbeitsanweisungen und konkrete Arbeitsschritte für eine Tätigkeit und genaue Anforderungen an einen Arbeitsplatz	Vorteil: genaue Festlegung und Abgrenzung von Tätigkeitsfeldern Nachteile: zeitaufwendig in der Erstellung; ständige Nachkontrolle nötig

Das medizinische Qualitätsmanagementsystem sollte drei Ebenen umfassen. Beschreiben Sie diese.

- Umsetzung der Patientenerwartungen und damit verbunden die Verbesserung der Patientenzufriedenheit
- Verbesserung und Steigerung der praxisinternen Verfahren und Arbeitsabläufe, z. B. durch stetige Mitarbeiterschulung
- Umsetzung der gesetzlichen Vorgaben, Dokumentation und Überprüfung der durchgeführten Maßnahmen

Das Praxisleitbild dient der Praxis ihre Ziele zu formulieren. Nennen Sie mögliche Ziele.

- Der Patient steht im Mittelpunkt unseres Handelns.
- Die Arbeitszufriedenheit im Team ist sehr hoch.
- Eine flexible Terminvergabe bewirkt kürzere Wartezeiten.
- Die neuste Technik kommt hier zum Einsatz.
- Das Praxisteam besucht stetig Fort- und Weiterbildungen.

Zählen Sie Maßnahmen im Rahmen eines QM auf.

- Teamsitzungen: in regelmäßigen Teamsitzungen sollen Mitarbeiter ihre Eindrücke schildern
- Organigramm: Zuständigkeiten und Personen werden übersichtlich vorgestellt
- Beschwerdemanagement: unzufriedene Patienten decken ggf. Fehler auf
- QM-Handbuch: Arbeitsanweisungen und Beschreibungen werden zusammengefasst

Erstellen Sie nach folgenden Angaben ein Organigramm: Frau Dr. Meier (Miteigentümerin und Assistenzärztin), Herr Dr. Bechstein (Eigentümer der Praxis und Operateur), Frau Schlick (QM-Beauftragte und Vollzeitkraft MFA), Frau Weiss (Datenschutzbeauftragte und Teilzeitkraft MFA), Frau Wagner (Azubi 2. LJ), Herr Schneider (Praxismanager und Ausbildungsbeauftragter), Frau Jung (Mutterschutz und MFA), Herr Schmidt (Laborfahrer).

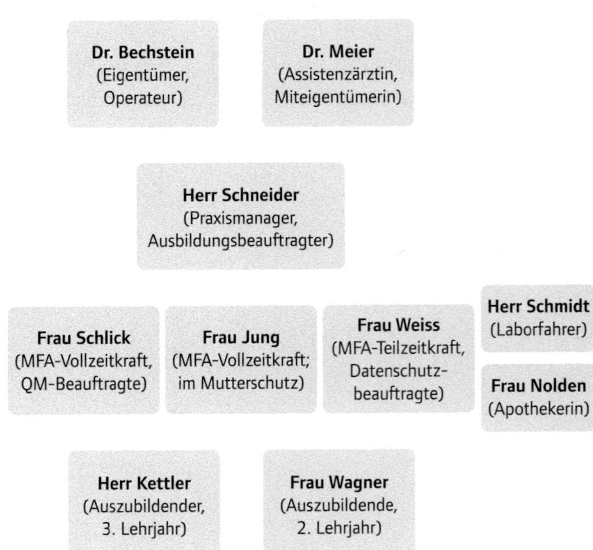

1. Was unterscheidet die Aufbau- von der Ablauforganisation?

2. Nennen und beschreiben Sie die drei Bereiche der Qualität.

3. Was besagt das Prinzip des kurzen Weges in der Arztpraxis?

4. Unterscheiden Sie den Dienstplan vom Personaleinsatzplan.

5. Was bedeutet Corporate Identity (CI)? Wie kann die Praxis CI umsetzen?

---

1. Die Aufbauorganisation legt die Rahmenbedingungen in einer Praxis fest (personelle und Sachmittel-Ausstattung). Die Ablauforganisation regelt die Arbeitsprozesse.
2. Strukturqualität: Anforderungen an die apparative und räumliche Ausstattung und fachliche Kompetenz des Arztes
   Prozessqualität: Anforderungen an die Abläufe in der Praxis, Art und Weise der Diagnostik und Therapie
   Ergebnisqualität: Anforderungen an die Ergebnisse des Behandlungsprozesses durch die Patientenzufriedenheit
3. Um Wartezeit zu verkürzen und die Arbeitsabläufe zu vereinfachen, sollten Wege innerhalb der Praxis verkürzt werden.
   Hierzu bieten sich eine Durchreiche zwischen Patienten-WC und Labor sowie Türen zwischen den einzelnen Behandlungszimmern an.
4. Der Dienstplan gibt an, wer wann arbeitet.
   Der Personaleinsatzplan gibt an, wer wann für welche Arbeiten zuständig ist.
5. Corporate Identity beinhaltet das einheitliche Erscheinungsbild der Praxis.
   Zum Beispiel tragen alle Mitarbeiter den gleichen Kasak, oder es spiegeln sich die Praxisfarben im Briefkopf und in der Arbeitskleidung wider.

6. Die Praxis überlegt den „Lesezirkel" für die Praxis zu mieten, um den Patienten die Wartezeit angenehmer zu gestalten. Sie sollen bei der Entscheidung helfen und den PDCA-Zyklus anwenden. Erklären Sie den PDCA-Zyklus anhand des Beispiels.

7. Welche Vorteile hat ein funktionierendes Beschwerdemanagement?

8. Nennen Sie mögliche Punkte, die in einem Patientenfragebogen abgefragt werden können.

9. Wie wirken sich regelmäßige Mitarbeiterbefragungen auf die Arbeitszufriedenheit der Mitarbeiter unter anderem aus? Begründen Sie Ihre Antwort.

---

6. Plan: Patienten befragen, ob sie gerne lesen; Angebote einholen und vergleichen
   Do: sich für einen Anbieter entscheiden und Vertrag schriftlich festlegen
   Check: Patienten beobachten, ob das Angebot genutzt wird
   Act: falls ja, ggf. weitere Zeitschriften ordern, falls nein, wieder abbestellen
7. Beschwerden sind eine Chance, Schwächen aufzudecken und Verbesserungshinweise zu erhalten. Patienten die unzufrieden sind, können ihren Unmut kundtun und von den Mitarbeitern beruhigt werden.
8. Wie ist die Erreichbarkeit der Praxis?
   Wie zufrieden sind Sie mit der Wartezeit und Terminvergabe?
   Wie zufrieden sind Sie mit dem Praxispersonal?
   Nutzen Sie die Zusatzleistungen und Individuellen Gesundheitsleistungen der Praxis?
   Nutzen Sie das Recall-Verfahren?
   Hat sich der Arzt genügend Zeit für Sie genommen?
9. Die Arbeitszufriedenheit steigt in der Regel durch Mitarbeiterbefragungen, vor allem wenn die Mitarbeiter Gelegenheit bekommen ihr Feedback abgeben. Auch konstruktives Feedback an die Mitarbeiter erhöht die Arbeitszufriedenheit.

1. Welche Aussage ist falsch? Zu den Instrumenten des Qualitätsmanagements zählen ...

A) ☐ das Praxisleitbild.
B) ☐ die Leistungsangebote.
C) ☐ die Zertifikate der Mitarbeiterinnen.
D) ☐ die Approbationsurkunde der Ärztin.
E) ☐ die Checkliste zur Blutentnahme.

2. In welchem Gesetzestext steht, dass die Arztpraxis zur Einführung eines internen Qualitätsmanagements verpflichtet ist?

A) ☐ Bürgerliches Gesetzbuch (BGB)
B) ☐ Handelsgesetzbuch (HGB)
C) ☐ Pflegeleistungs-Ergänzungsgesetz (PflErgG)
D) ☐ Sozialgesetzbuch (SGB)
E) ☐ Verwaltungsverfahrensgesetz (VwVfG)

3. Welche beiden Aussagen zur ISO 9001 sind falsch?

A) ☐ Eine Zertifizierung führt zu kontinuierlicher Verbesserung und Fehlerprophylaxe von Arbeitsabläufen.
B) ☐ Durch eine Zertifizierung soll eine Optimierung der Aufbau- und Ablauforganisation erreicht werden.
C) ☐ Eine Zertifizierung soll die Prozessentwicklung praxisinterner Arbeitsabläufe vorantreiben.
D) ☐ Die ISO 9001 hat eine Gewährleistung der bestmöglichen Versorgung zum Ziel.
E) ☐ Durch die Anwendung der ISO 9001 soll die steuerlichen Belastungen gesenkt werden.
F) ☐ Ein MFA ist berechtigt, eine Zertifizierung für seine Praxis durchzuführen.

4. Welche zwei Aussagen sind richtig?

A) ☐ Ein Zertifikat einer Zertifizierungsstelle ist eine Urkunde.
B) ☐ Eine Zertifizierung der Praxis ist vom Gesetzgeber vorgeschrieben.
C) ☐ Die Prüfung zur Erlangung eines Zertifikats heißt „Approbieren".
D) ☐ Ein Zertifikat dient als Aushängeschild einer Praxis.
E) ☐ Es gibt nur ein einheitliches Zertifizierungsverfahren für alle Arztpraxen.
F) ☐ Ein Zertifikat ist auf andere Praxen übertragbar.

5. Welche Aussage zur Teamsitzung ist richtig?

A) ☐ Teamsitzungen sollten höchstens einmal im Jahr stattfinden, da sie sehr zeitintensiv sind.
B) ☐ Teamsitzungen besser spontan ansetzen, um dem Ärger direkt Luft machen zu können.
C) ☐ Jeder darf frei äußern, was ihn stört und dabei persönlich werden.
D) ☐ Damit eine Teamsitzung erfolgreich wird, ist eine gute Vorbereitung wichtig.
E) ☐ Es sollte kein Protokoll der Teamsitzung angefertigt werden, da das sehr zeitintensiv ist.

6. Ordnen Sie folgende Punkte der Checkliste „Anmeldung" in der richtigen Reihenfolge an:

A) ☐ Wartezimmer kontrollieren und Zeitungen herrichten
B) ☐ Büroschränke aufschließen
C) ☐ Geräte in den Behandlungszimmern anschalten
D) ☐ Computer anschalten und hochfahren
E) ☐ Terminplan für den Tag kontrollieren
F) ☐ Anrufbeantworter ausschalten und abhören
G) ☐ Patientenkarteien der einbestellten Patienten herauslegen
H) ☐ Notizen des Vortages durchsehen und Patienten ggf. zurückrufen
I) ☐ Fenster öffnen und lüften

7. Welche Regel sollte in einem Praxisteam gelten?

A) ☐ In einem Praxisteam ist es immer hilfreich, wenn man auf seinen persönlichen Ansichten besteht.
B) ☐ In einem Praxisteam sollte man keine eigene Meinung haben.
C) ☐ In einem Praxisteam muss man nicht zuverlässig sein, denn die anderen im Team springen dann schon ein.
D) ☐ In einem Praxisteam sollte jeder dem anderen gegenüber weisungsbefugt sein.
E) ☐ In einem Praxisteam ist es wichtig, dass jeder den anderen achtet.

8. Die Praxisorganisation ist ein wichtiger QM-Bestandteil. Welche Aussage ist richtig?

A) ☐ Die Praxisorganisation setzt sich aus der Aufbau- und Ablauforganisation zusammen.
B) ☐ Die Aufbauorganisation regelt Termine, Verwaltung und die Behandlung.
C) ☐ Die Ablauforganisation teilt die Praxisaufgaben innerhalb einer Organisationsform in Funktion und Stellen ein.
D) ☐ Die Aufbauorganisation beschreibt Arbeitsprozesse.
E) ☐ Die Ablauforganisation regelt nur die Tätigkeiten vor Sprechstundenbeginn.

9. Wofür steht die Abkürzung PDCA-Zyklus?

A) ☐ Prozess – Ablauf – Dokumentation – Kontrolle
B) ☐ Planen – Ausführen – Prüfen – Handeln
C) ☐ Pädiatrie – Dermatologie – Chirurgie – Allgemeinmedizin
D) ☐ Process – Document – Controlling – Administration
E) ☐ Plan – Do – Check – Act
F) ☐ Patient – Doctor – Chemical – Agreement

---

1. D	2. D
3. E, F	4. A, D
5. D	6. A4, B5, C3, D1, E7, F6, G8, H9, I2
7. E	8. A
9. B, E	

10. Welche Aussage ist nicht richtig? ×✎

A) ☐ Das QM-Dokumentationsbuch kann von jeder Mitarbeiterin eingesehen werden.
B) ☐ Eine Praxis ist im Rahmen der ISO 9001 zur Führung eines QM-Dokumentationsbuches angehalten.
C) ☐ Ein QM-Dokumentationsbuch dient dazu, Arbeitsabläufe zu standardisieren.
D) ☐ Eine Standardisierung von Arbeitsabläufen ist nicht empfehlenswert, da sie die Kreativität und die Arbeitsmotivation senkt.
E) ☐ Das QM-Dokumentationsbuch enthält u. a. ein Inhaltsverzeichnis und die Beschreibung der Praxis.

11. Welche zwei Aussagen sind richtig? ××✎

A) ☐ Das Fehlermanagement ist wesentlicher Bestandteil des Qualitätsmanagements.
B) ☐ Die Einführung einer Fehlerkultur in der Praxis ist besser als die Teilnahme an Schulungen.
C) ☐ Die Praxismitarbeiter müssen Verbesserungen nicht akzeptieren, da Fehler zur Problemlösung beitragen.
D) ☐ Der Ablauf des Fehlermanagements wird in vier Phasen unterteilt: Fehlererkennung, -diagnose, -korrektur und -prävention.
E) ☐ Die Förderung der Selbstkritikfähigkeit ist der erste Schritt mit Fehlern umzugehen.
F) ☐ Fehlermanagement verhindert, dass Fehler auftreten.

12. Der Patientenfragebogen soll die Patientenzufriedenheit erhöhen. Welche Aussagenkombination ist richtig? ×✎

1 Offene Fragen eignen sich besser zur Patientenbefragung, da sie schneller zu beantworten sind.
2 Die Anzahl der Fragen sollte nicht sehr umfangreich sein.
3 Die MFA kann den Patienten beim Ausfüllen unterstützen, ohne ihn zu beeinflussen.
4 Der Fragebogen sollte von der Ärztin entwickelt werden.
5 Es ist wichtig, die Fragen verständlich und kurz zu formulieren.
6 Die Auswertung muss von einem unabhängigen Unternehmen durchgeführt werden.

A) ☐ Die Aussagen 1 und 2 sind richtig.
B) ☐ Die Aussagen 1, 2 und 3 sind richtig.
C) ☐ Die Aussagen 2, 3 und 4 sind richtig.
D) ☐ Die Aussagen 2, 3 und 5 sind richtig.
E) ☐ Alle Aussagen sind richtig.

13. Von 350 Patienten haben 230 an einer Patientenbefragung teilgenommen. Wie viel Prozent sind das? ×✎

A) ☐ 38,71%
B) ☐ 52,17%
C) ☐ 53,69%
D) ☐ 65,71%
E) ☐ 152,17%

14. Welche Angaben sollten in einer Checkliste nicht fehlen? Eine Zuordnung ist richtig. ×✎

1 Übersichtlichkeit
2 Schriftgröße 12
3 DIN-A4-Format
4 sinnvolle Reihenfolge
5 Aktualität
6 Datum der Erstellung

A) ☐ Die Angaben 1, 2, 3 und 4 sind relevant.
B) ☐ Die Angaben 1, 2, 4 und 5 sind relevant.
C) ☐ Die Angaben 1, 4, 5 und 6 sind relevant.
D) ☐ Die Angaben 2, 4, 5 und 6 sind relevant.
E) ☐ Alle Angaben sind relevant.

15. Welche Aussage ist nicht richtig? Eine Checkliste dient … ×✎

A) ☐ der leichten Einarbeitung in neue Themen, um Routine zu entwickeln.
B) ☐ der Zeitersparnis, da keine MFA zur Erklärung notwendig ist.
C) ☐ einem minimalen Zeitaufwand durch die Erstellung dieser.
D) ☐ der Konzentration auf die wesentlichen Arbeitsschritte.
E) ☐ der Erhöhung der Produktivität, da Arbeitsabläufe verbessert werden.

16. Die Praxis bedient sich des Öfteren der Marketinginstrumente, im Besonderen der Kommunikationspolitik. Welche Instrumente zählen nicht dazu? Welche zwei Aussagen sind richtig? ××✎

A) ☐ Flyer der Praxis mit dem Leistungsangebot
B) ☐ Internetauftritt mit Online-Terminvergabe
C) ☐ Sponsoring des örtlichen Turnvereines
D) ☐ Corporate Identity mit einheitlicher Kleidung
E) ☐ Werbung für eine potenzsteigernde Pille
F) ☐ Verweise auf Danksagungen und Empfehlungsschreiben

17. Welche Aussagen sind richtig? ××✎

A) ☐ Eine Arbeitsanweisung sollte von einem Leistungserbringer im Gesundheitswesen angefertigt werden.
B) ☐ Eine Arbeitsanweisung ist ausführlicher als eine Checkliste.
C) ☐ Eine Arbeitsanweisung muss einmal im Quartal überprüft werden.
D) ☐ Eine Arbeitsanweisung kann auch mündlich festgehalten werden.
E) ☐ Eine Arbeitsanweisung beinhaltet Organigramme zur besseren Übersicht der Arbeitsschritte.

---

10. D 11. D, E 12. D
13. D 14. C 15. C
16. E, F 17. A, B

7 Terminvergabe und Personaleinsatzplanung

Beschreiben Sie in einer Übersicht die unterschiedlichen Bestellsysteme und nennen Sie jeweils mindestens einen Vor- und Nachteil.

	Patientenbestellsystem	Sprechstundensystem	gemischtes System
Definition	Patienten erhalten nach vorheriger Absprache einen Termin.	Patienten erscheinen ohne Termin in der Praxis und werden der Reihenfolge oder der Dringlichkeit nach behandelt.	Bestimmte Zeiten werden für bestimmte Untersuchungen zeitlich geblockt; zu den anderen Zeiten können Patienten ohne Termin erscheinen.
Vorteile	genaue Planbarkeit der Behandlungsdauer für die Praxis kürzere Wartezeiten	hoher Patientendurchsatz höherer Gewinn	geblockte Termine besser planbar überschaubar
Nachteile	bei Terminabsage Leerlauf Patienten müssen ggf. lange auf einen Termin warten	längere Wartezeiten Unzufriedenheit bei Patienten und Beschäftigten	Gefahr von Leerlauf und Wartezeiten

Die Onlinesprechstunde ist eine neue Form der Sprechstunde. Was spricht aus Sicht des Patienten für diese Form?

Der Patient spart Zeit für die Anreise und ist ortsungebunden. Außerdem wird das Ansteckungsrisiko minimiert.

Auch die Terminplanung wird zunehmend digitalisiert. Welche Kriterien sollten bei der Einführung einer softwaregestützten Terminplanung beachtet werden?

- Der Zugriff muss für jeden Mitarbeiter auf jedem Praxisrechner erfolgen können.
- Die Mitarbeiter müssen geschult werden, um den Planer effizient nutzen zu können.
- Die Urlaubs- und Personaleinsatzpläne sollten mit der Terminplanung verknüpft sein.
- Das Raummanagement und die Geräteauslastung müssen beachtet werden.

Welche Störfaktoren in der Terminvergabe müssen berücksichtigt werden?

- Notfallpatienten
- Patienten, die Termine verpassen
- Patientinnen, die zu spät zum vereinbarten Termin erscheinen
- Stoßzeiten
- Anreisezeit

Eine Patientin kommt 30 Minuten zu früh zu ihrem Termin und verlangt sofort behandelt zu werden. Auch können Sie jetzt schon sicher sagen, dass sich ihr Termin um eine Stunde verzögert. Wie reagieren Sie richtig?

- Darauf hinweisen, dass Termine selten vorgezogen werden.
- Verständnisvoll und freundlich auf die Verzögerung hinweisen, da ein Notfall dazwischenkam.
- Sie bitten, eventuell nochmals Besorgungen zu erledigen oder das kostenfreie WLAN der Praxis nutzen.
- Termine sind nur ungefähre Richtzeiten, wobei es immer Verschiebungen geben kann.

Was gilt grundsätzlich für Patientinnen, die ohne Termin in der Praxis erscheinen?

Es ist ratsam, Patienten, die keinen Termin haben, länger warten zu lassen als Patienten mit Termin.
Notfallpatienten sind hiervon ausgenommen.

Was soll die MFA bei einer guten Terminplanung berücksichtigen?

Die räumlichen und personellen Bedingungen sind zunächst zu prüfen. Des Weiteren ist eine angepasste Behandlungsdauer unterschiedlicher Fälle zu beachten.

Was wird in diesem Zusammenhang unter einem Zeit- und Mengengerüst eines Bestellsystems verstanden?

Das Zeitgerüst legt aufgrund der Behandlungsfälle die Behandlungsdauer fest (im Durchschnitt 15 Minuten pro Patienten).
Das Mengengerüst gibt die Anzahl der Patientinnen an, die einen Termin pro Sprechstunde erhalten.

1. **Nennen Sie drei Punkte, die Herr Dr. Balen bei der Personalplanung berücksichtigen sollte.**

2. **Frau Dr. Turhan stellt eine neue Auszubildende ein und integriert sie in den Dienstplan. Welche arbeitsrechtlichen Bestimmungen bei der Erstellung muss sie beachten? Nennen Sie drei Bestimmungen und geben Sie dazu jeweils ein Beispiel an.**

3. **Welche Gründe für unterschiedlich hohen Personalbedarf gibt es? Nennen Sie drei.**

4. **Beschreiben Sie zwei Grundsätze für die Verkürzung der Wartezeit.**

5. **Herr Dr. Balen ist mit dem Ablauf seiner Sprechstunde unzufrieden. Aus diesem Grund möchte er seine Sprechstunde neu organisieren. Nennen Sie zwei Vorteile, die aus Sicht der Praxis für ein Patienten-Bestellsystem sprechen.**

6. **Nennen Sie zwei Vorteile des Bestellsystems für den Patienten.**

7. **Wie reagieren Sie richtig, wenn ein Patient zum vereinbarten Termin nicht erscheint? Machen Sie zwei Angaben.**

---

1. Arbeitsbereiche der Mitarbeiter, Kompetenzen der Mitarbeiter, Qualifikationen der Mitarbeiter, Dauer der Betriebszugehörigkeit, Regelungen des Tarifvertrages
2. Jugendarbeitsschutzgesetz: Zwischen zwei Arbeitstagen muss eine 12-stündige Erholungszeit liegen; Pausenzeiten 4,5 bis 6 Stunden eine halbe und ab 6 Stunden eine Stunde Pause; Berufsbildungsgesetz: Freistellung für die Berufsschule; Bundesurlaubsgesetz: Urlaub sollte in den Schulferien gewährt werden; Arbeitszeitgesetz: wöchentliche Arbeitszeit maximal 40 Stunden
3. Anzahl der Patienten variiert (z. B. Stoßzeiten montags), Abrechnungen am Quartalsende, saisonal wetterbedingtes Auftreten von Krankheiten, fest geblockte Termine für bestimmte Untersuchungen
4. Einplanung von Pufferzeiten, auf Pünktlichkeit achten, bei Leerlauf liegen gebliebene Arbeiten erledigen
5. geregelter Arbeitsablauf da kalkulierbare Termine, genauere zeitliche Einteilung der Patientenbehandlung, bessere Einhaltung der Pausenzeiten und Arbeitsende absehbar
6. kürzere Wartezeiten, mehr Zeit bei der Behandlung
7. den nächsten Patienten vorziehen, unerledigte Arbeiten erledigen, Patient auf den Termin aufmerksam machen

8. Am Vormittag gab es in der Praxis einen Notfall, dessen Auswirkungen auch am Nachmittag noch zu spüren sind. Einige Patienten haben sich bereits über die langen Wartezeiten beschwert. Der Notfall hat dazu geführt, dass heute kein Termin zeitgerecht eingehalten werden kann. Nennen Sie drei Möglichkeiten, die dazu beitragen können, die Situation zu entspannen.

____

____

____

____

____

____

9. Die Praxis von Frau Dr. Turhan bietet das Recall-Verfahren an. An was kann eine Arztpraxis erinnern? Nennen Sie drei Möglichkeiten.

____

____

____

____

10. Heute meldet sich Ihre Kollegin krank. Wie können Sie das Problem lösen?

____

____

____

____

____

____

____

11. Welche Aussagen zum Termin-Bestellsystem sind richtig? Wählen Sie die zutreffende Aussagenkombination.

1 Patienten mit einem Termin werden bevorzugt.
2 Spezialbehandlungen sind zu jeder Zeit möglich.
3 Notfälle haben immer Vorrang.
4 Nicht angemeldete Patienten werden direkt ins Behandlungszimmer geschickt.
5 Privatpatienten haben gesetzlich garantierten Vorrang.

A) ☐ Nur die Aussagen 1, 3 sind richtig.
B) ☐ Nur die Aussagen 2, 3 sind richtig.
C) ☐ Nur die Aussagen 2, 5 sind richtig.
D) ☐ Nur die Aussagen 1, 2, 4 sind richtig.
E) ☐ Alle Aussagen sind richtig.

12. Welche beiden Aussagen zum offenen Sprechstundensystem sind richtig?

A) ☐ Patienten sind zufriedener, denn die Wartezeiten sind den Bedürfnissen der Patienten angepasst.
B) ☐ Die Mitarbeiterinnen können pünktlich ihren Arbeitstag beenden.
C) ☐ Die Auslastung der Geräte ist nicht regelmäßig.
D) ☐ Die Ärztin hat ein höheres Patientenaufkommen und kann dementsprechend ihre Mitarbeiterinnen einsetzen.
E) ☐ Der Telefonaufwand wird geringer, da keine Terminvergabe nötig ist.
F) ☐ Die Ansteckungsgefahr im Wartezimmer ist geringer, denn die ansteckenden Patientinnen werden als erstes behandelt.

13. Was berücksichtigen Sie nicht bei der Terminvergabe?

A) ☐ Jeder Patient erhält die gleiche Behandlungsdauer.
B) ☐ ausreichend Pufferzeiten einplanen
C) ☐ Notfallpatienten sofort behandeln
D) ☐ In Stoßzeiten sollte genügend Personal vorhanden sein.
E) ☐ den Patienten zu seinen Beschwerden befragen

---

8. Patienten über die Verschiebung informieren; neu ankommende Patienten ggf. nochmals in die Stadt schicken; Patienten mit späteren Terminen telefonisch erreichen und neuen Termin anbieten
9. Impftermine, Vorsorgeuntersuchungen, Termine in Bezug auf das DMP-Programm, Zahnprophylaxe
10. Alle Mitarbeiter müssen Überstunden machen, um den zusätzlichen Arbeitsaufwand gleichmäßig zu verteilen. Sie können sich um eine Aushilfskraft bemühen. Sie können auch eingeplante Therapietermine verschieben.
11. A 12. C, E 13. A

14. Welche beiden Aussagen zum gemischten Sprechstundensystem sind falsch? XX

A) ☐ Patienten mit Terminen werden bevorzugt behandelt.
B) ☐ Patienten ohne Termine werden zu den festen Terminen grundsätzlich nicht behandelt.
C) ☐ Ohne vorheriger Terminabsprache werden Patienten in der offenen Sprechstunde nicht behandelt.
D) ☐ Verspätete Patienten mit Terminen werden sofort behandelt.
E) ☐ Notfallpatienten können zu den Sprechzeiten die Arztpraxis aufsuchen.
F) ☐ Privatpatienten werden in der Regel nicht bevorzugt behandelt.

15. Welche Aussage zur Recall-Vereinbarung ist nicht richtig? X

A) ☐ Sie bindet den Patienten an die Praxis.
B) ☐ Der Patient muss nach der Unterzeichnung der Recall-Vereinbarung die nächsten Untersuchungen in dieser Praxis wahrnehmen.
C) ☐ Die Recall-Vereinbarung zählt zu den Instrumenten des Qualitätsmanagements.
D) ☐ Die Recall-Vereinbarung ist jederzeit vom Patienten kündbar.
E) ☐ Der Patient kann auf unterschiedliche Weise an den Termin erinnert werden.

16. Auf welche Weise kann an einen Nachsorge-Termin erinnert werden, ohne gegen die DSGVO zu verstoßen? X

1 per Telefon im Büroraum der Praxis
2 per Postkarte an die Adresse des Patienten
3 per E-Mail an die Privatadresse
4 per Faxnachricht an die Büroadresse
5 per SMS an das Handy des Patienten

A) ☐ Nur die Aussagen 1, 2 und 3 sind richtig.
B) ☐ Nur die Aussagen 1, 2 und 4 sind richtig.
C) ☐ Nur die Aussagen 1, 3 und 4 sind richtig.
D) ☐ Nur die Aussagen 1, 3 und 5 sind richtig.
E) ☐ Alle Aussagen sind richtig.

17. Frau Dr. Turhan pflegt in der Praxis den kooperativen Führungsstil. Was sagt dieser aus? Eine Aussage ist richtig. X

A) ☐ Frau Dr. Turhan lobt ihre Mitarbeiter nie, dafür kritisiert sie sie oft.
B) ☐ Frau Dr. Turhan hört ihren Mitarbeiterinnen nicht zu und redet oft dazwischen.
C) ☐ Frau Dr. Turhan nimmt Vorschläge ernst und erkennt berechtigte Kritik an.
D) ☐ Frau Dr. Turhan gibt ihren Mitarbeiterinnen freie Hand und nimmt sich zurück.
E) ☐ Frau Dr. Turhan bestimmt über ihre Mitarbeiterinnen und hat immer Recht.

18. Welche zwei Aussagen über Vorteile computergestützter Terminkoordination treffen nicht zu? XX

A) ☐ leichtere Zuordnung einzelner Termine
B) ☐ zeitsparender, da leichter zu koordinieren
C) ☐ günstiger, da die Software kostenfrei ist
D) ☐ keine Einarbeitung nötig, da die Software sehr verständlich ist
E) ☐ transparenter für jede Mitarbeiterin in der Praxis
F) ☐ übersichtlicher, da keine Handschrift zu entziffern ist

19. Was muss bei der Terminplanung nicht berücksichtigt werden? X

A) ☐ Die MFA muss nicht auf Pünktlichkeit achten, da die Termine doppelt vergeben werden.
B) ☐ Zwischen den Terminen sind Pufferzeiten einzuplanen.
C) ☐ Die MFA muss vor Nutzung der digitalen Terminsoftware geschult werden.
D) ☐ Der Anteil an Privatpatienten sollte höher sein.
E) ☐ Vertreterbesuche sollten nach Möglichkeit in der Mittagspause oder an Randstunden eingeplant werden.

20. Welche beiden Aussagen zum Personaleinsatzplan (PEP) und Dienstplan (DP) sind richtig? XX

A) ☐ Der PEP gibt an, welcher Mitarbeiter in welchem Arbeitsbereich tätig ist.
B) ☐ Der PEP gibt an, welcher Mitarbeiter wann und wo tätig ist.
C) ☐ Der PEP gibt an, wie viele Mitarbeiter wann arbeiten.
D) ☐ Der DP gibt an, welcher Mitarbeiter wo eingesetzt wird.
E) ☐ Der DP gibt an, welcher Mitarbeiter wann arbeitet.
F) ☐ Der DP gibt an, welcher Arbeitsbereich intern erweitert wird.

21. Welche Aussage zum Dienstplan (DP) ist nicht richtig? X

A) ☐ Der DP sollte maximal monatlich, in der Regel wöchentlich erstellt werden.
B) ☐ Der DP legt die Arbeitszeiten und die Pausenzeiten der Mitarbeiter fest.
C) ☐ Der DP muss nach der DSGVO verschlüsselt erstellt werden.
D) ☐ Der DP wird in der Regel vom Praxismanagement erstellt, das den Überblick über das Personal hat.
E) ☐ Der Arbeitgeber kann durch die Dienstplanerstellung sein Weisungsrecht ausüben.

---

14. C, D	15. B	16. D
17. C	18. C, D	19. A
20. B, E	21. C	

22. Welche Aussage zur digitalen Terminplanung ist richtig? X✍

A) ☐ Jede Patientin erhält Zugriff auf den Terminkalender der Praxis und kann einen Termin blocken.
B) ☐ Das System kann zwischen Privatpatientinnen und Kassenpatientinnen unterscheiden.
C) ☐ Die Pufferzeiten können nur zur vollen Stunde eingetragen werden.
D) ☐ Über eine Suchfunktion kann der Termin jedes Patienten gefunden werden.
E) ☐ Jede Mitarbeiterin hat Zugriff auf die Terminplanung, auch von zu Hause aus.

23. Ordnen Sie die folgenden Störfaktoren für das Terminsystem den jeweiligen Beispielen zu. X✍

A	Behandlungsdauer erhöht	1	Sturmwarnung
B	Notfälle	2	ohnmächtiger Patient im Wartezimmer
C	Patient kann nicht zum Termin erscheinen (höhere Gewalt)	3	Inanspruchnahme einer IGeL
D	Terminverschiebung	4	Parkplatzsuche hat viel Zeit beansprucht

A) ☐ A1, B2, C3, D4
B) ☐ A1, B3, C4, D3
C) ☐ A2, B4, C1, D3
D) ☐ A3, B4, C1, D2
E) ☐ A3, B2, C1, D4

24. Welche Regeln für gute Kommunikation in der Praxis sollten beachtet werden? X✍

1 Telefonate haben immer Vorrang vor persönlicher Patientenannahme.
2 Wird eine Patientin aufgenommen, sollten keine Telefonate angenommen werden.
3 Den Patienten nicht mit dem Nachnamen ansprechen, da es gegen den Datenschutz verstößt.
4 Zu den Patientinnen den Augenkontakt herstellen.
5 Verspätete Patienten freundlich empfangen.
6 Den Patienten mit lauter und deutlicher Stimme begrüßen.

A) ☐ Aussage 1, 2 und 4 sind richtig
B) ☐ Aussage 1, 3 und 4 sind richtig
C) ☐ Aussage 2, 4 und 5 sind richtig
D) ☐ Aussage 2, 3 und 6 sind richtig
E) ☐ Alle Aussagen sind richtig.

25. Welche Aussagen sind richtig? XX✍

A) ☐ Nach dem Bundesurlaubsgesetz muss der Resturlaub bis zum 01.02. eines Folgejahres eingetragen und genehmigt sein.
B) ☐ Bei der Planung muss besonders auf den Praxismanager Rücksicht genommen werden, denn ohne ihn kommt der Ablauf ins Stocken.
C) ☐ Auszubildende und Eltern mit Kind haben Vorrang in der Schulferienzeit vor ledigen Mitarbeiterinnen.
D) ☐ Während des Unterrichts werden Auszubildende nicht für den Urlaub freigestellt.
E) ☐ Der Urlaubsanspruch richtet sich nach der Dauer der Praxiszugehörigkeit eines Arbeitnehmers.
F) ☐ Nicht genommene Urlaubstage verfallen am 1.1.

26. Welche Aussage zur Arbeitszeit ist richtig? X✍

A) ☐ Die tägliche Arbeitszeit ist im BGB festgelegt.
B) ☐ Sie muss den tariflichen Bestimmungen entsprechen und darf nicht unterschritten werden.
C) ☐ Jugendliche Auszubildende dürfen grundsätzlich nicht länger als 10 Stunden täglich arbeiten.
D) ☐ Während der Elternzeit kann die Arbeitnehmerin 30 Stunden in der Praxis arbeiten.
E) ☐ Eine Pause muss laut Gesetz mindestens eine halbe Stunde betragen.

27. Welche Aussage trifft zu? X✍

A) ☐ Gleitzeit kann nur die Vollzeitkraft in Anspruch nehmen.
B) ☐ Von Gleitzeit wird gesprochen, wenn die Pausenzeiten flexibel über den Tag genommen werden können.
C) ☐ Unter Gleitzeit wird eine Form der flexiblen Arbeitszeit verstanden, die dem Arbeitnehmer eine eigenverantwortliche Verteilung der Arbeitszeit ermöglicht.
D) ☐ Die Kernarbeitszeit ist dabei nicht von besonderer Bedeutung.
E) ☐ Die tatsächliche Arbeitszeit ist nebensächlich, da ein gültiger Vertrag besteht.

28. Welche Aussage zur Onlinesprechstunde ist richtig? X✍

A) ☐ Die Patientinnen müssen sich u. a. ein Blutdruckmessgerät anschaffen, um teilnehmen zu können.
B) ☐ Sie muss in den Praxisräumen stattfinden, ansonsten kann sie nicht abgerechnet werden.
C) ☐ Durch die Teilnahme an einer Onlinesprechstunde entfällt die Ansteckungsgefahr im Wartezimmer.
D) ☐ Die Patientinnen erhalten schneller einen Termin und behandeln sich auf Anweisung selbst.
E) ☐ Sie ersetzt die apparative Diagnostik.

---

22. D 23. E 24. C
25. C, D 26. D 27. C
28. C

8 Organisation der Fernkommunikation

Welche Möglichkeiten der Briefversendung stehen der Praxis zur Verfügung? Nennen Sie die gängigsten Briefversendungsarten und geben Sie jeweils an, wofür die Versandart in der Regel gewählt wird.

- Postkarte: Erinnerungsservice
- Standardbrief: Rechnung
- Kompaktbrief: mehrseitiger Arztbrief
- Großbrief: Bewerbungsunterlagen
- Maxibrief: Kopie der Patientenakte

Es werden unterschiedliche Wertigkeitsstufen bei Schriftgut unterschieden. Nennen Sie diese unter Hinzunahme eines Beispiels.

- Tageswert, z. B. eine Tageszeitung
- Prüfwert, z. B. das Angebot eines Schreiners zum Bau eines neuen Empfangstresens
- Dauerwert, z. B. ein Mietvertrag für einen Praxisparkplatz
- Gesetzeswert, z. B. die Kontoauszüge der Praxisbankverbindung

Welche Postsendungen sind nachweisbar? Nennen Sie drei.

- Paket
- Einschreiben
- Nachnahmesendung

Welche Vorteile hat ein Postfach für die Arztpraxis und wer darf die Post abholen?

- Die Post trifft früher in der Filiale ein, da sie nicht erst zugestellt werden muss.
- Das Postaufkommen entscheidet über die Größe des Postfaches, sodass auch umfangreichere Post sicher zugestellt wird.
- Die Post ist bei mehrtägiger Abwesenheit sicher aufbewahrt.
- Jeder Praxismitarbeiter, der per Vollmacht autorisiert ist, kann mit einem Schlüssel die Praxispost abholen.

Welche Schritte sind beim Postausgang zu beachten? Beschreiben Sie vier.

- Briefe auf Vollständigkeit überprüfen
- Briefe falzen
- richtigen Umschlag wählen
- Briefe wiegen und
- ausreichend frankieren
- Briefe einwerfen oder zu Post bringen

Nennen Sie drei Vorteile der elektronischen Briefarchivierung gegenüber der herkömmlichen Archivierung.

- platzsparend
- zeitsparend, da schneller auffindbar
- für jedermann zugänglich und immer einsatzbereit

Was muss beim Versand von medizinischem Untersuchungsmaterial beachtet werden?

- Verpackungen müssen den Transport aushalten können.
- Das Material kommt in ein wasserundurchlässiges Primärgefäß (z. B. Monovette®, Versandröhrchen).
- Das Primärgefäß kommt in eine wasserundurchlässige Sekundärverpackung.
- Das Ganze kommt dann in eine feste und gepolsterte Außenverpackung.

Was muss bei der Vernichtung von personenbezogenen Daten beachtet werden?

Seit Inkrafttreten der Datenschutzgrundverordnung (DSGVO) müssen personenbezogene Daten mit entsprechenden Sicherheitsmaßnahmen vernichtet werden.
Solche Unterlagen können mit einem DSGVO-konformen Aktenvernichter geschreddert werden.

Welchen Service bietet die Deutsche Post an, wenn ein Patient möglicherweise eine falsche Adresse angegeben hat?

Adressrecherche bzw. Adressermittlung

Warum ist die Nutzung eines Eingangsstempels in der Arztpraxis sinnvoll?

Der Eingangsstempel informiert über das Datum des Eintreffens des Schriftstückes in der Praxis, wer die Post geöffnet hat und ggf. wohin der Brief geht.

Wie funktioniert die Versendung eines E-Briefes?

Mit E-POST können Briefe und Einschreiben online versendet werden.
Der Brief wird z. B. über das Smartphone erstellt und online abgesendet.
Die Post druckt ihn aus, kuvertiert und frankiert ihn.
Anschließend wird er auf dem normalen Postweg dem Empfänger zugestellt.

1. Dilara ist heute für die Postbearbeitung zuständig. Um 10 Uhr kommt der Postzusteller und übergibt ihr die Praxispost. Welche Schritte beim Posteingang muss Dilara beachten? Nennen Sie fünf der Reihenfolge nach.

2. Dilara soll folgende Briefe versenden:
1) einen fünfseitigen Diagnosebrief in die Schweiz,
2) 2 100 Erinnerungsschreiben an Impftermine,
3) ein Kündigungsschreiben an eine Mitarbeiterin,
4) eine dritte Mahnung an einen säumigen Patienten.
Welche Versandform wählt sie?

3. Nennen Sie drei der häufigsten Briefarten der Deutschen Post unter Hinzunahme der Gewichtsangabe.

4. Beschreiben Sie die möglichen Arten von Einschreiben.

5. Nennen Sie die Wertigkeitsstufen von folgendem Schriftgut: Angebotsflyer, Bewerbungsunterlagen, Approbationsurkunde, Rechnungen

---

1. 1) Post sortieren nach Praxispost, persönlichen Briefe und Irrläufern, 2) Öffnen der Praxispost, 3) Kontrolle auf Vollständigkeit und Leerkontrolle, 4) Anbringen des Tagesstempels, 5) nach den Wertigkeitsstufen in die entsprechenden Ablageordnern sortieren
2. 1) Kompaktbrief, 2) Dialogpost, 3) Einschreiben mit Rückschein, 4) Einschreiben Einwurf
3. Standardbrief bis 20 g, Kompaktbrief bis 50 g, Großbrief bis 500 g, Maxibrief bis 1000 g
4. Einschreiben Einwurf: Einlieferungsbestätigung erfolgt nach Einwurf in den Briefkasten; Einschreiben Eigenhändig: Einlieferungsbestätigung erfolgt mit persönlicher Übergabe an den Empfänger; Einschreiben mit Rückschein: Einlieferungsbestätigung erfolgt nach persönlicher Übergabe an Empfänger und Unterzeichnung des Rückscheins an den Absender
5. Angebotsflyer – Tageswert; Bewerbungsunterlagen – Prüfwert, Approbationsurkunde – Dauerwert, Rechnungen – Gesetzeswert

6. Welche unterschiedlichen Ablagearten werden unterschieden?

7. Nach welchen Kriterien können unterschiedliche Dokumente sortiert werden?

8. Nennen und beschreiben Sie die Vorteile der papierlosen Archivierung.

9. Was sollte bei der Archivierung beachtet werden?

10. Was besagen die DIN 5008 und die DIN 5007?

11. Ein Bote von UPS liefert der Arztpraxis vier Pakete. Bei der Lieferung handelt es sich um Praxisbedarf und einen Autoklav. Der Paketbote bittet Sie, die Empfangsbestätigung zu unterschreiben. Welche Kontrollen sind nötig, bevor Sie die Empfangsbestätigung unterschreiben? Nennen Sie drei Kontrollen.

---

6. hängende, stehende, liegende und elektronische Ablage
7. Datum (chronologisch), Alphabet (alphabetische Sortierung), Zahlen (numerische Sortierung), Kombination aus Zahl und Ziffer (alphanumerische), Themengebieten (sachlogische), Farben (mnemotechnische)
8. weniger Aktenregale und Karteischränke (Reduzierung der Lagerkosten); schnelles Auffinden der Unterlagen; Wahrung der Schweigepflicht; Personalkostenersparnis; Verringerung des Postein- und -ausgangs durch digitales Versenden
9. Alle Belege müssen in vollem Umfang gescannt werden, damit Urheber und Inhalt vollständig und eindeutig erkennbar sind. Das Dokument muss in der gleichen Form, wie es erfasst wurde, angezeigt bzw. gedruckt werden können. Die Übereinstimmung mit dem Original wird durch die elektronische Signatur garantiert.
10. Die Norm DIN 5008 fasst Schreib- und Gestaltungsregeln für die Text- und Informationsverarbeitung zusammen. Damit gehört sie zu den grundlegenden Normen für das Arbeiten im Büro- und Verwaltungsbereich. Die DIN 5007 regelt die alphabetische Sortierung.
11. Adressabgleich, Abgleich Lieferschein mit Bestellschein, Überprüfung der Unversehrtheit der Pakete

12. Sortieren Sie die folgenden Karteikarten nach DIN 5007: Richter, Gertrud – Riesenhuber, Ewald – Reßwein, Elisabeth – Ressenbach, Tom – Reckelheim, Thomas von – Dr. Rägel, Alfred – Raegel, Michael – Raeggei-Reiser, Maria

____

____

____

____

____

____

____

13. Olga Wagner soll den Postausgang bearbeiten. Ihre Kollegin beschreibt ihr die Arbeitsschritte: „Zuerst suchst du die richtige Briefmarke und frankierst den Brief. Wiegen kannst du ihn mit Inhalt, bevor du ihn falzt und in den Umschlag steckst und ihn adressierst. Es ist wichtig, dass du vor dem Versenden die Anlagen auf die richtige Reihenfolge und auf Vollständigkeit mit Unterschrift überprüfst. Nimm einen passenden Briefumschlag (kuvertieren) und bring ihn in die Postfiliale." Bringen Sie die genannten Schritte in die richtige Reihenfolge.

____

____

____

____

____

____

14. Dilara soll Flyer für das neue Leistungsangebot der Praxis verschicken. Welches ist die günstigste Versandmethode?

A) ☐ Expressbrief
B) ☐ Einschreiben
C) ☐ Nachnahme
D) ☐ Einschreiben – Einwurf
E) ☐ Dialogpost

15. Es soll eine Gewebeprobe per Post versendet werden. Welche zwei Aussagen sind richtig?

A) ☐ Sie kann als Paket versendet werden, wenn sie entsprechend gekennzeichnet wird.
B) ☐ Sie darf nur in den Briefkasten geworfen werden.
C) ☐ Sie darf nur als Einschreiben versendet werden.
D) ☐ Sie darf nicht per Post versendet werden.
E) ☐ Sie muss auf der Versandpackung als medizinisches Untersuchungsmaterial gekennzeichnet sein.
F) ☐ Sie muss persönlich von der MFA im Labor abgegeben werden.

16. Aus welchem Grund sollte Dilara bei der Postbearbeitung einen Eingangsstempel verwenden?

A) ☐ Er dient als CI-Merkmal der Praxis.
B) ☐ Der Tag des Versandes kann ausgerechnet werden.
C) ☐ Die numerische Ablage des Briefes wird vereinfacht.
D) ☐ Die exakte Transportdauer bis zur Zustellung kann ausgerechnet werden.
E) ☐ Die Schlechtleistung Lieferungsverzug kann nachgewiesen werden.

17. Das Höchstgewicht eines Maxibriefes beträgt ...

A) ☐ 20 g.
B) ☐ 50 g.
C) ☐ 100 g.
D) ☐ 1000 g.
E) ☐ 1500 g.

18. Wie schwer darf ein Päckchen maximal sein?

A) ☐ 2,0 kg
B) ☐ 2,1 kg
C) ☐ 3.0 kg
D) ☐ 3,5 kg
E) ☐ 5.0 kg

19. Worauf müssen Sie beim Posteingang achten?

A) ☐ Absender, Frankierung
B) ☐ Empfänger, Beschädigung, Wichtigkeit
C) ☐ Größe, Beschriftung
D) ☐ Gewicht, Poststempel
E) ☐ Format, Beschriftung

---

12. Rägel, Alfred, Dr. – Raegel, Michael – Raeggei-Reiser, Maria – Reckelheim, Thomas von – Ressenbach, Tom – Reßwein, Elisabeth – Richter, Gertrud – Riesenhuber, Ewald
13. Briefe adressieren, Anlagen in der richtigen Reihenfolge, Vollständigkeit und Unterschrift, Schriftstücke falzen, richtigen Umschlag wählen (kuvertieren), Briefe wiegen, Briefe frankieren, Briefe zur Postfiliale bringen

14.	E	15.	A, E	16.	E
17.	D	18.	A	19.	B

20. Welche Zuordnung des Schriftgutes zu den Wertigkeitsstufen ist richtig? ×✎

A) ☐ Prüfwert: Rechnungen über die bestellten Wartezimmerstühle
B) ☐ Dauerwert: Bewerbungsunterlagen interessierter zukünftiger Mitarbeiter
C) ☐ Gesetzeswert: Patientenunterlagen zu einer Strahlentherapie
D) ☐ Tageswert: Mahnungen an säumige Selbstzahler
E) ☐ Prüfwert: Werbung über ein Tagesangebot

21. Das MVZ will künftig alle postalisch übermittelten Facharztbriefe elektronisch erfassen. Welche beiden Antworten sind richtig? Die elektronische Erfassung ... ××✎

A) ☐ kann mit einem Scanner durchgeführt werden.
B) ☐ verkürzt die Aufbewahrungsfristen.
C) ☐ von Arztbriefen ist nicht erlaubt, da es gegen die DSGVO verstößt.
D) ☐ muss von der Landesärztekammer genehmigt werden.
E) ☐ ermöglicht dem MVZ einen schnellen Zugriff auf Patientendaten.
F) ☐ ist unpraktisch, weil sich z. B. Röntgenbilder nicht erfassen lassen.

22. Herr Huber ist Privatpatient bei Frau Dr. Turhan und mit der Zahlung im Verzug. Wie sollte die Ärztin das gerichtliche Mahnverfahren einleiten? ×✎

A) ☐ telefonische Beauftragung des Inkassobüros
B) ☐ Antrag auf Mahnbescheid online
C) ☐ Mahnschreiben per Einschreiben Einwurf
D) ☐ Mahnschreiben per Einschreiben Eigenhändig Rückschein
E) ☐ Mahnschreiben per Einschreiben Eigenhändig

23. Welche Aussagen sind richtig? Wählen Sie die zutreffende Aussagenkombination. ×✎

1 Bei der Ordnung nach Oberbegriffen handelt es sich um die sachlogische Ordnung.
2 Die mnemotechnische Ordnung ist in Arztpraxen zu zeitaufwendig.
3 Die Rechnungsnummer s15-2202 entspricht der numerischen Ordnung.
4 Die Rechnungsnummer s15-2202 entspricht der alphanumerischen Ordnung.
5 Die Ordnung der Patientenkartei erfolgt i. d. R. chronologisch.
6 Zur mnemotechnischen Ordnung gehört z. B. die Verwendung sinnvoller Abkürzungen.

A) ☐ Nur die Aussagen 1, 2, 5 sind richtig.
B) ☐ Nur die Aussagen 1, 4, 6 sind richtig.
C) ☐ Nur die Aussagen 2, 3, 6 sind richtig.
D) ☐ Nur die Aussagen 3, 4, 5 sind richtig.
E) ☐ Alle Aussagen sind richtig.

24. Wie reagieren Sie richtig, wenn ein Paket beschädigt ist? Welche Aussagen sind richtig? ××✎

A) ☐ Den Schaden von der Kollegin quittieren lassen.
B) ☐ Bei der Post anrufen und um Nachlieferung bitten.
C) ☐ Empfang verweigern
D) ☐ Den Schaden dem Chef melden.
E) ☐ Den Schaden dokumentieren, z. B. per Foto, und ihn dem Anbieter melden.
F) ☐ Die Bestellung wiederholen.

25. Welche der folgenden Briefe dürfen Sie entgegennehmen? ×✎

1 MVZ Dres. Beimer und Böhm, Friedrichstraße 15, 35435 Wettenberg
2 MVZ Dr. Böhm -vertraulich-, Friedrichstraße 15, 35435 Wettenberg
3 Einschreiben Einwurf, MVZ Dr. Beier, Friedrichstraße 15, 35435 Wettenberg
4 Einschreiben Eigenhändig mit Rückschein, Dr. Böhm, Friedrichstraße 15, 35435 Wettenberg
5 Paket mit Transportversicherung, MVZ, Dres. Beier und Böhm, Friedrichstraße 15, 35435 Wettenberg

A) ☐ nur die Sendungen 1 und 2
B) ☐ nur die Sendungen 1, 2 und 3
C) ☐ nur die Sendungen 1, 3 und 4
D) ☐ nur die Sendungen 1, 3 und 5
E) ☐ Alle Sendungen können entgegengenommen werden.

26. Welche Aussage zur stehenden Ablage ist falsch? ×✎

A) ☐ Die stehende Ablage ist sehr teuer, da die Ordner viel Stauraum beanspruchen.
B) ☐ Die MFA findet sehr schnell die abgelegten Akten.
C) ☐ Sie ist meist sachlogisch sortiert, da neben den Rechnungen auch Dokumente einsortiert werden.
D) ☐ Eine Arztpraxis benötigt einige Ordner, z. B. um Fachzeitschriften abzuheften.
E) ☐ Auf dem Ordnerrücken sollte das Ordnungskriterium deutlich erkennbar sein.

27. Welche Aussage zur hängenden Ablage stimmt? ×✎

A) ☐ Die hängende Ablage ist sehr platzsparend.
B) ☐ Die Hängeregister sind sehr kostengünstig, da es viele Restbestände gibt.
C) ☐ Die Hängeregister müssen nicht in einem Spezialschrank aufbewahrt werden.
D) ☐ Hängeregister sind sehr übersichtlich, aber erfordern viel Stauraum.
E) ☐ Die hängende Ablage wird nach dem mnemotechnischen Ordnungskriterium sortiert.

---

20. C	21. A, E	22. B
23. B	24. C, E	25. D
26. C	27. D	

28. Welche Aussagen zum Postausgang sind richtig? XX✎

A) ☐ Wenn ein Brief mit einem zu hohen Porto frankiert ist, zahlt der Empfänger ein Strafporto.
B) ☐ Der Briefumschlag erhält eine Adresse. Dies wird auch als Kuvertieren bezeichnet.
C) ☐ Das Knicken des Briefes wird als Falzen bezeichnet.
D) ☐ Wird eine Zahlungserinnerung verschickt, ist die Kopie der Rechnung eine Anlage.
E) ☐ Jeder Brief muss gewogen und das korrekte Gewicht muss mit Bleistift auf den Briefumschlag vermerkt werden.
F) ☐ Jede DIN-A4-Seite muss 5 g wiegen.

29. Welche Aussagen zum Posteingang sind richtig? XX✎

A) ☐ Der Eingangsstempel zeigt, wann der Brief vom Absender versendet wurde.
B) ☐ Die Briefe müssen einmal die Woche geöffnet und sortiert werden.
C) ☐ Die MFA muss sofort die vertrauliche Post der Ärztin öffnen, da die keinen Aufschub duldet.
D) ☐ Es ist immer eine Leerkontrolle durchzuführen, um sicher zu gehen, dass alles aus dem Briefumschlag entnommen wurde.
E) ☐ Aus Gründen der Beweislast können Briefumschläge (z. B. bei verspäteter Zustellung) aufbewahrt werden.
F) ☐ Beschädigte Briefe sollen nicht geöffnet werden.

30. Welche Daten können in der digitalen Karteikarte gespeichert werde, die nicht in der Papierkarteikarte abgelegt werden kann? XX✎

A) ☐ Durchschläge von Quittungen
B) ☐ Tankbelege des Praxisfahrzeuges
C) ☐ Röntgenbilder
D) ☐ Voice-Nachrichten eines Kollegen zu einem Behandlungsfall
E) ☐ Dokumentation zur Medikation
F) ☐ AU-Durchschläge

31. Welche Arbeit entfällt durch den Einsatz der digitalen Karteikarte? X✎

A) ☐ das Bereitlegen und Sortieren der Karteikarte
B) ☐ das Sortieren des Schriftgutes nach der Wertigkeit
C) ☐ die Überprüfung der eingehenden Praxispost
D) ☐ der Ausbau eines funktionierenden Intranets
E) ☐ das Einscannen der Unterlagen

32. Welche Postsendungen sind versichert? XX✎

A) ☐ Einschreiben Einwurf
B) ☐ Päckchen
C) ☐ Dialogpost
D) ☐ Warensendung
E) ☐ Maxibrief
F) ☐ DHL Paket International

33. Welche Aussagen zur Besprechung des Anrufbeantworters sind relevant? XX✎

A) ☐ Nur der Praxisinhaber sollte den Text auf den Anrufbeantworter verfassen und aufsprechen.
B) ☐ Der Text sollte nicht zu lang sein, da die Patienten ihn eventuell nicht abhören.
C) ☐ Die Nachricht sollte mit dem Namen der Praxis beginnen und Infos zur Änderung des Bestellsystems und der Sprechzeiten beinhalten.
D) ☐ Die Ansage sollte sehr laut sein, da auch ältere Menschen mit Höreinschränkungen anrufen.
E) ☐ Der Name der Praxis sollte abgekürzt werden, damit das Datenschutzgeheimnis gewährleistet wird.
F) ☐ Der Text sollte in mehreren Sprachen aufgenommen werden.

34. Welche der folgenden Dokumente müssen nicht sicher und kontrolliert entsorgt werden? XX✎

A) ☐ Kassenbücher
B) ☐ Kontoauszüge
C) ☐ Tankquittungen für das Praxisauto
D) ☐ Röntgenbilder einer Patientin
E) ☐ Karteikarte eines Patienten
F) ☐ Bewirtungsbeleg über eine Weihnachtsfeier

35. Die Post bietet besondere Dienste an. Welche Aussage zu den Diensten ist falsch? X✎

A) ☐ Ein Empfänger erhält eine Sendung erst nach Aushändigung eines Betrages an den Zusteller (= Nachnahmesendung).
B) ☐ Die Deutsche Post AG kann beauftragt werden, eine Identitätsprüfung eines Empfängers durchzuführen (= PostIdent).
C) ☐ Zieht eine Praxis um, werden die Briefe an die neue Adresse nachgesendet (= Anschriftenprüfung).
D) ☐ Auf Wunsch des Absenders werden einige Sendungen nur persönlich ausgeliefert (= Eigenhändig).
E) ☐ Eine Sendung soll am nächsten Tag unbedingt geliefert werden (= Express).

36. Welche Aussage ist richtig? X✎

A) ☐ Eine Postvollmacht kann jeder jedem erteilen.
B) ☐ Nur voll geschäftsfähige Personen erhalten eine Postvollmacht.
C) ☐ Die Empfängerin kann nur eine Person bevollmächtigen, ihre Sendungen abzuholen.
D) ☐ Für Sendungen mit dem Vermerk eigenhändig muss kein gesonderter Antrag gestellt werden.
E) ☐ Für das Postfach gilt der Postfachschüssel als Vollmacht.

---

28. C, D	29. D, E	30. C, D
31. A	32. A, F	33. B, C
34. C, F	35. C	36. E

9 Bewerbung, Fort- und Weiterbildung

Nennen Sie die Dokumente, die zu den Bewerbungsunterlagen gehören.

Anschreiben, Lebenslauf, Zeugnisse und Bescheinigungen

Welchen Zweck erfüllen Bewerbungsanschreiben und wie sind sie zusammengesetzt?

Mit dem Bewerbungsanschreiben macht der Bewerbende auf sich aufmerksam: Beim Arbeitgeber soll Interesse geweckt werden.
Bewerbungsanschreiben bestehen aus folgenden Teilen:
- Einleitung (Anrede, Interesse darstellen)
- Hauptteil (Qualifikationen darstellen)
- Praxisbezug (Arbeitgeber wird vom Bewerber profitieren)
- Schluss (Danke, Vorfreude auf Kennenlernen)

Wie muss ein Lebenslauf verfasst werden und was muss er enthalten?

Ein Lebenslauf wird tabellarisch verfasst und muss enthalten:
- persönliche Daten
- Werdegang (Schule, Ausbildung, Berufstätigkeit)
- Qualifikationen
- Fort- und Weiterbildung
- Erfahrungen und Fähigkeiten

In welchen Schritten laufen Vorstellungsgespräche ab?

- Begrüßung
- Vorstellung der Praxis
- Selbstdarstellung des Bewerbers
- Frage- und Antwortphase zur Überprüfung der fachlichen und sozialen Kompetenz
- Fragen des Bewerbers
- Gesprächsabschluss

Nennen Sie Unterschiede zwischen einem einfachen und einem qualifizierten Arbeitszeugnis.

Einfaches Arbeitszeugnis: Name der Person, Art der Tätigkeit, Dauer des Beschäftigungsverhältnisses
Qualifiziertes Arbeitszeugnis: Zusätzlich zu den Inhalten des einfachen Zeugnisses werden die Tätigkeiten der Person genauer beschrieben sowie ihr Sozialverhalten, ihre Belastbarkeit und ihr Einsatz beurteilt.

Definieren Sie die in der Tabelle genannten Bildungsangebote.

Fortbildung	zusätzliche Qualifikation, die meist auf einer abgeschlossenen Berufsausbildung aufbaut und häufig zum Aufstieg im Beruf führt
Weiterbildung	Zusatzqualifikation in anderen Bereichen des Gesundheitswesens, um mehr Verantwortung zu übernehmen und das Gehalt zu steigern
Umschulung	Erlernen eines anderen Berufs, z. B. weil der ursprüngliche Beruf an Bedeutung verliert, nach längerer Arbeitslosigkeit, Berufsunfähigkeit oder Unzufriedenheit mit dem erlernten Beruf

Was beinhaltet eine Fortbildung zur Fachwirtin für ambulante medizinische Versorgung und welche Stellung kann nach abgeschlossener Fortbildung angenommen werden?

Inhalte: Patientenbetreuung, Teamführung, Qualitätsmanagement, betriebswirtschaftliche Praxisführung, Einsatz von Informations- und Kommunikationstechnologien, Arbeitssicherheit und Gesundheitsschutz, Risiko- und Notfallmanagement
Stellung: Führungsfunktion in einer Arztpraxis

Nennen Sie Fachthemen, zu denen es Fortbildungen für Medizinische Fachangestellte gibt.

z. B. in Abrechnung, QM, Praxismanagement, Praxisführung, Kommunikation, Behandlungsassistenz

Natascha Grandy ist im 3. Ausbildungsjahr und wird bald ihre Abschlussprüfung absolvieren. Ihr Ausbilder kann sie nach der Ausbildung nicht übernehmen, deshalb bewirbt sie sich in der gynäkologischen Praxis von Dr. Ladenburger als MFA. Ihre Bewerbung ist für Dr. Ladenburger sehr ansprechend, sodass Natascha Grandy zum Vorstellungsgespräch eingeladen wird.

1. Nach welchem Muster kann eine Bewerbung bewerbungspsychologisch zu verstärktem Interesse führen?

2. Welches äußere Erscheinungsbild und Auftreten sollte Natascha Grandy beim Vorstellungsgespräch zeigen?

3. Dr. Ladenburger stellt Natascha Grandy u. a. folgende Fragen:
a) Warum haben Sie sich gerade bei uns beworben?
b) Was machen Sie in Ihrer Freizeit?
c) Wann wollen Sie heiraten?
d) Sind Sie in einer Partei?
e) Welche Ziele verfolgen Sie in den nächsten fünf Jahren?

Begründen Sie, ob es sich um zulässige Fragen handelt.

4. Nennen Sie Fortbildungsmöglichkeiten für Natascha in der Praxis von Dr. Ladenburger.

1. In der Bewerbungspsychologie spricht man von der AIDA-Formel: A = attention (der Bewerber erzeugt Aufmerksamkeit), I = interest (der Bewerber erweckt Interesse an seiner Person), D = desire (der Wunsch nach einem persönlichen Kennenlernen wird geäußert), A = action (der Wunsch nach einem persönlichen Vorstellungsgespräch wird formuliert).
2. saubere und ordentliche Kleidung, z. B. Arbeitskleidung, dezentes Make-up und Parfum
3. a) Zulässige Frage: Arzt möchte sehen, ob sich die MFA schon über die Praxis informiert hat und die Fachrichtung kennt. b) Zulässige Frage: Ist eine MFA in ihrer Freizeit z. B. in gemeinnützigen Organisationen, spricht das für Teamfähigkeit. Bei Ausübung gefährlicher Sportarten muss der Arzt evtl. mit Verletzungen und Ausfall rechnen. c) + d) Unzulässige Fragen: Dies sind Privatangelegenheiten. e) Zulässige Frage: Der Arzt möchte die Fortbildungsbereitschaft der MFA erkennen.
4. Mögliche Fortbildungen sind Schwangerschafts-, Still- oder Wechseljahreberaterin, QM-Fachkraft.

1. Welche Aussage ist richtig? ×✎

A) ☐ Eine Bewerbung sollte im Format DIN A5 sein.
B) ☐ Das Bewerbungsanschreiben muss mit einem Lichtbild versehen werden.
C) ☐ Im Lebenslauf kann die Schulbildung entfallen, wenn man schon sehr viele Jahre berufstätig ist.
D) ☐ Ein persönlich entwickeltes Deckblatt ist eine gute Selbstdarstellung des Bewerbers.
E) ☐ Zertifikate über Schulungen müssen den Bewerbungsunterlagen nicht beigelegt werden.

2. Welche beiden Aussagen sind richtig? Folgende Formulierungen im Arbeitszeugnis entsprechen der Note zwei: ××✎

A) ☐ Sie gab sich große Mühe.
B) ☐ Sie war immer sehr zuverlässig.
C) ☐ Sie zeigte stets ein vorbildliches Verhalten.
D) ☐ Sie erfüllte ihre Aufgaben zu unserer vollsten Zufriedenheit.
E) ☐ Sie war immer zuverlässig.
F) ☐ Sie zeigte sich zuverlässig.

3. Welche Aussage ist richtig? Ein qualifiziertes Zeugnis enthält ... ×✎

A) ☐ Aussagen über das Gehalt der MFA.
B) ☐ die Beurteilung des Sozialverhaltens und des Arbeitseinsatzes.
C) ☐ das Freizeitverhalten der MFA.
D) ☐ Aussagen über den Familienstand der MFA.
E) ☐ die Anzahl der Kinder der MFA.

4. Welche Aussage ist richtig? Ein Lebenslauf enthält Aussagen über ... ×✎

A) ☐ bisherige Arbeitszeiten.
B) ☐ die Schulausbildung.
C) ☐ Berufe der Eltern und Großeltern.
D) ☐ chronische Erkrankungen.
E) ☐ Lieblingsfächer in der Schule.

5. Welche Aussage ist richtig? Ein Arbeitszeugnis ... ×✎

A) ☐ ist für den Arbeitgeber entbehrlich.
B) ☐ muss wohlwollend formuliert sein.
C) ☐ muss dem Arbeitnehmer nicht ausgehändigt werden.
D) ☐ kann nur von Angestellten eingefordert werden.
E) ☐ muss Wünsche für die Zukunft enthalten.

6. Welche Aussage ist falsch? Eine MFA sollte sich regelmäßig fortbilden, ... ×✎

A) ☐ um auf dem Arbeitsmarkt attraktiv zu bleiben.
B) ☐ um den technischen Entwicklungen Stand halten zu können.
C) ☐ um mehr Lohn einzufordern.
D) ☐ um Abstand von den Patienten zu bekommen.
E) ☐ um sich vor Arbeitslosigkeit zu schützen.

7. Welche Aussagekombination ist richtig? ×✎

1 Berufskleidung beim Vorstellungsgespräch wirkt professionell.
2 Zu einem Vorstellungsgespräch sollte man immer pünktlich erscheinen.
3 Damit man beim Vorstellungsgespräch nicht so aufgeregt wirkt, kann man mit dem Praxisinhaber noch eine Zigarette rauchen.
4 Da der Arzt die Bewerbungsunterlagen kennt, braucht man sich zu Beginn des Vorstellungsgesprächs nicht nochmals vorzustellen.
5 Vor dem Vorstellunggespräch ist eine Vorbereitung zu Hause empfehlenswert.

A) ☐ Alle Aussagen sind richtig.
B) ☐ Nur die Aussagen 2, 4 und 5 sind richtig.
C) ☐ Nur die Aussagen 1, 3 und 4 sind richtig.
D) ☐ Nur die Aussagen 2 und 4 sind richtig.
E) ☐ Nur die Aussagen 1, 2 und 5 sind richtig.

8. Welche Zuordnungen sind richtig? ××✎

A) ☐ VERAH → Weiterbildung
B) ☐ Gesundheitspädagogin → Fortbildung
C) ☐ Fachwirtin für ambulante medizinische Versorgung → Umschulung
D) ☐ Ernährungsberaterin → Weiterbildung
E) ☐ Präventionsfachkraft → Weiterbildung
F) ☐ Qualitätsbeauftragte → Fortbildung

9. Welche Aussagekombination ist richtig? ×✎

1 Viele Fortbildungen werden von den Ärztekammern angeboten.
2 Weiterbildungen können nicht staatlich gefördert werden.
3 Durch aussterbende Berufe können Umschulungen nötig werden.
4 Fortbildungen haben keine finanziellen Vorteile.
5 Durch das Absolvieren einer Weiterbildung kann einer MFA mehr Verantwortung übertragen werden.

A) ☐ Alle Aussagen sind richtig.
B) ☐ Nur die Aussagen 2, 4 und 5 sind richtig.
C) ☐ Nur die Aussagen 1, 3 und 5 sind richtig.
D) ☐ Nur die Aussagen 3 und 4 sind richtig.
E) ☐ Nur die Aussagen 4 und 5 sind richtig.

---

1. D 2. B, D 3. B 4. B
5. B 6. D 7. E 8. D, F
9. C

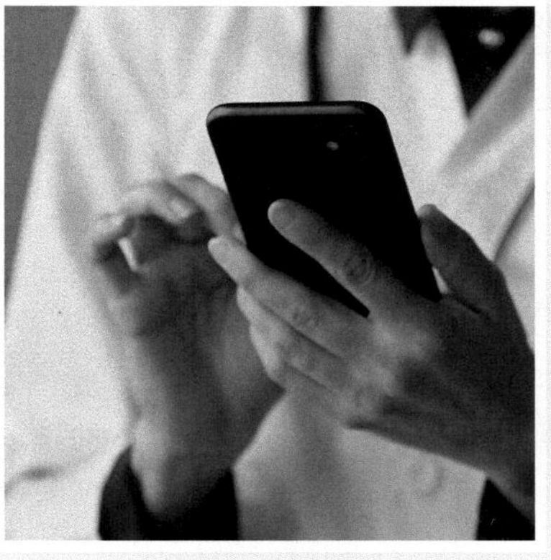

Schriftliche Prüfung
Wirtschafts- und Sozialkunde

1 Ausbildungsvertrag

In welchen Gesetzen sind arbeits- und sozialrechtliche Vorschriften zum Ausbildungsvertrag enthalten?

Arbeits- und sozialrechtliche Vorschriften sind beim Abschluss des Berufsausbildungsvertrags zu beachten und sollen den Auszubildenden schützen.
Wichtige rechtliche Grundlagen für Berufsausbildungsverträge sind:
- Bürgerliches Gesetzbuch
- Berufsbildungsgesetz
- Ausbildungsordnung
- Vorschriften der Landesärztekammern
- arbeitsrechtliche Vorschriften

Zwischen welchen Personen wird ein Berufsausbildungsvertrag geschlossen und wer überwacht die Ausbildung?

Der Berufsausbildungsvertrag wird zwischen dem Auszubildenden (MFA) und dem Ausbildenden (Arzt) geschlossen. Die Landesärztekammer überwacht die Ausbildung.

Welche Punkte müssen im Berufsausbildungsvertrag mindestens enthalten sein?

Folgende Punkte müssen im Berufsausbildungsvertrag enthalten sein:
- Gliederung und Ziel der Ausbildung
- Beginn und Dauer der Ausbildung
- Ausbildungmaßnahmen außerhalb der Ausbildungsstätte
- Dauer der regelmäßigen täglichen Arbeitszeit
- Dauer der Probezeit
- Zahlung und Höhe der Vergütung
- Dauer des Urlaubs
- Voraussetzungen für Kündigungen

Benennen Sie die Pflichten des Auszubildenden und des Ausbildenden, die sich aus dem Ausbildungsvertrag ergeben.

Auszubildender	Ausbildender
Lernpflicht	Ausbildungspflicht
Sorgfaltspflicht	Arbeitsmittelbereitstellung
Besuch der Berufsschule	Freistellung für den Besuch der Berufsschule
Befolgen von Anweisungen	Fürsorgepflicht
Führen des Berichtshefts	Überprüfung des Berichtshefts
Schweigepflicht	Zeugnispflicht
Einhalten der Betriebsordnung	Vergütungspflicht

Wie kann die Berufsausbildung beendet werden?

Mit Ablauf der Ausbildungszeit oder mit Bestehen der Abschlussprüfung ist die Ausbildung beendet.
- Sonderfälle können zu einer vorzeitigen Auflösung führen, z. B. fristlose Kündigung aus wichtigem Grund, z. B. Diebstahl.
- fristgerechte Kündigung bei Berufsaufgabe oder Umzug
- Praxisauflösung
- Tod des Auszubildenden
- Aufhebungsvertrag

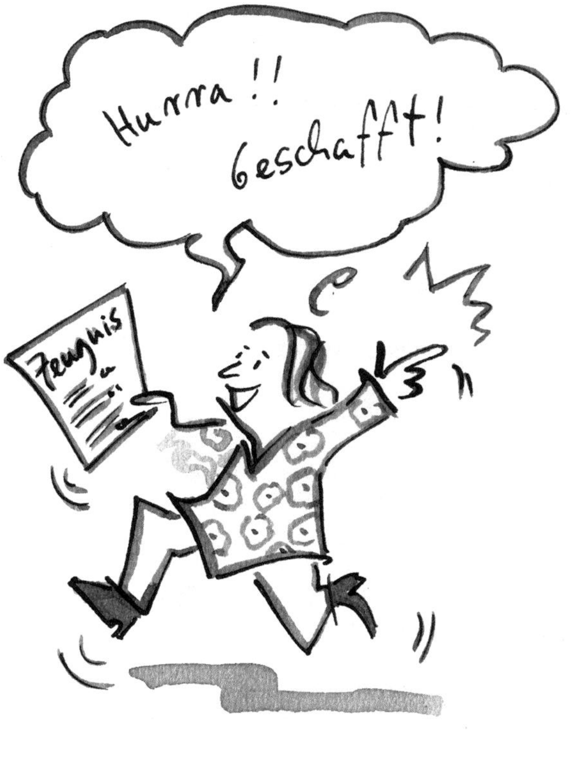

Die 16-jährige Jana Fröhlich erhält von dem Allgemeinarzt Dr. Schulze einen Ausbildungsvertrag, beginnend am 01.09.2025, u. a. mit folgenden Inhalten:
— Die tägliche Arbeitszeit ist von 07:30 Uhr bis 12:30 Uhr und von 15:00 Uhr bis 20:00 Uhr.
— Die Probezeit beträgt fünf Monate.
— Die Auszubildende erhält eine monatliche Vergütung von 1 050 € gleichbleibend über drei Jahre.
— Die Auszubildende erhält 24 Werktage Urlaub pro Jahr.

1. Beurteilen Sie die oben dargestellten Inhalte von Jana Fröhlichs Ausbildungsvertrag.

a) ______________________

____

b) ______________________

____

c) ______________________

____

d) ______________________

____

2. Wer muss Jana Fröhlichs Ausbildungsvertrag unterschreiben?

____

____

3. Wann ist Jana Fröhlichs Ausbildung beendet?

____

____

4. Welche Unterschiede bestehen zwischen einem Mantel- und einem Gehaltstarifvertrag?

____

____

____

____

5. Erläutern Sie, wer für die tarifvertraglichen Regelungen zuständig ist?

____

____

____

____

____

____

____

1. a) Die tägl. erlaubte Höchstarbeitszeit für Jugendliche beträgt 8 Stunden, hier müsste Jana Fröhlich 10 Stunden arbeiten. b) Die Probezeit dauert mindestens einen, höchstens vier Monate. c) Die monatl. Vergütung muss jährlich ansteigen. d) Der Urlaubsanspruch ist zu niedrig, nach Jugendarbeitsschutzgesetz erhalten Jugendliche, die noch nicht 17 Jahre alt sind, 27 Werktage Urlaub.
2. Dr. Schulze, Jana Fröhlich und Janas Eltern, da sie noch nicht volljährig ist
3. mit Bestehen der praktischen Abschlussprüfung, spätestens jedoch am 31.08.2028
4. Im Gehaltstarifvertrag wird die Höhe der Vergütung beschrieben, während im Manteltarifvertrag alle anderen Arbeitsbedingungen, wie z. B. Urlaub, Kündigung, beschrieben werden.
5. Tarifvertragsparteien sind dafür zuständig, d. h., für die Medizinischen Fachangestellten ist es der Verband medizinischer Fachberufe e. V. und für die Ärzte ist es die Arbeitsgemeinschaft zur Regelung der Arbeitsbedingungen für Arzthelferinnen / Medizinische Fachangestellte.

1. Welche Aussage ist richtig? ✗✓

A) ☐ Der Berufsausbildungsvertrag wird zwischen Ärztekammer und Auszubildender abgeschlossen.
B) ☐ Der Berufsausbildungsvertrag wird zwischen Ärztekammer und Ausbildendem abgeschlossen.
C) ☐ Der Berufsausbildungsvertrag wird zwischen Auszubildendem und Ausbildendem abgeschlossen.
D) ☐ Die Eltern des Azubis spielen beim Abschluss des Ausbildungsvertrags keine Rolle.
E) ☐ Die Landesärztekammern haben mit der Ausbildung nichts zu tun.

2. Welche Aussage ist richtig? ✗✓
Um einen Ausbildungsvertrag zur Medizinischen Fachangestellten zu erhalten, …

A) ☐ wird das Abitur verlangt.
B) ☐ wird mittlere Reife verlangt.
C) ☐ muss vorher eine Fachschule für Gesundheit besucht werden.
D) ☐ genügen Kriterien, die die einstellenden Ärzte zu Grunde legen.
E) ☐ wird Fachhochschulreife verlangt.

3. Welche beiden Aussagen sind richtig? ✗✗✓

A) ☐ Im Berufsbildungsgesetz sind Rechte und Pflichten während der Ausbildung beschrieben.
B) ☐ Die Ausbildungsordnung gliedert die zeitliche Abfolge der Ausbildung.
C) ☐ Vorschriften der Bundesärztekammer werden nicht berücksichtigt.
D) ☐ Das Bürgerliche Gesetzbuch regelt nur Rechte der Bürger, nicht der MFA.
E) ☐ Das Arbeitszeitgesetz findet in Arztpraxen keine Anwendung.
F) ☐ Die Urlaubsregelung bei MFA richtet sich nicht nach dem Bundesurlaubsgesetz.

4. Welche beiden Aussagen sind richtig? ✗✗✓

A) ☐ Der Ausbildende muss dem Auszubildenden planmäßig Kenntnisse und Fertigkeiten vermitteln.
B) ☐ Der Auszubildende muss zweimal im Jahr das Berichtsheft vorlegen.
C) ☐ Allein ausschlaggebend für den Erfolg des Auszubildenden sind die Klassenarbeiten der Berufsschule.
D) ☐ Der Auszubildende kann fünfmal pro Schuljahr in der Berufsschule fehlen, wenn er in der Praxis benötigt wird.
E) ☐ Der Ausbildende muss die Ausbildung angemessen vergüten.
F) ☐ Eine Zeugnisausstellung am Ende der Ausbildungszeit muss nur durch die Berufsschule erfolgen.

5. Welche Aussagekombination ist richtig? ✗✓

1 Die Probezeit muss mindestens zwei und darf höchstens drei Monate dauern.
2 Die Probezeit muss mindestens einen und darf höchstens vier Monate dauern.
3 Während der Probezeit kann mit zwei Wochen Kündigungsfrist gekündigt werden.
4 Fristlose Kündigungen sind von beiden Parteien während der Probezeit möglich.
5 Gründe, die zur Kündigung während der Probezeit führen, müssen genannt werden.

A) ☐ Alle Aussagen sind richtig.
B) ☐ Nur die Aussagen 1, 2, 4 und 5 sind richtig.
C) ☐ Nur die Aussagen 2 und 3 sind richtig.
D) ☐ Nur die Aussagen 2 und 4 sind richtig.
E) ☐ Nur die Aussagen 4 und 5 sind richtig.

6. Welche Aussage ist richtig? ✗✓

A) ☐ Für MFA existieren keine Tarifverträge.
B) ☐ Die MFA werden durch den VmF vertreten.
C) ☐ Ein Tarifvertrag ist ein mündliches Abkommen zwischen Arbeitnehmer und Arbeitgeber.
D) ☐ Überstundenzuschläge werden tariflich nicht geregelt.
E) ☐ Tarifverträge werden vom Staat kontrolliert.

7. Welche Aussage ist falsch? ✗✓

A) ☐ Im Manteltarifvertrag stehen Regelungen über die Arbeitszeit.
B) ☐ Der Gehaltstarifvertrag regelt die Vergütung.
C) ☐ Im Manteltarifvertrag wird ein 13. Monatsgehalt nicht erwähnt.
D) ☐ Tarifverträge können auf Bundes- oder regionaler Ebene geschlossen werden.
E) ☐ Der Urlaubsanspruch wird im Manteltarifvertrag beschrieben.

8. Welche Aussage ist richtig? ✗✓

A) ☐ Die Vergütung muss nicht angemessen sein.
B) ☐ Die Vergütung muss jährlich nicht ansteigen.
C) ☐ Die Vergütung kann der Arzt selbst festlegen.
D) ☐ Die Auszubildenden erhalten am 1. Dezember eine Sonderzahlung.
E) ☐ Die Auszubildenden sind von den Sozialversicherungsabgaben befreit.

1.	C	2.	D	3.	A, B	4.	A, E
5.	D	6.	B	7.	C	8.	D

9. Welche Aussage ist richtig?

A) ☐ Die Schweigepflicht gilt nur für den Arzt und die Medizinischen Fachangestellten.
B) ☐ Eine Verletzung der Schweigepflicht ist strafbar.
C) ☐ Eine Auszubildende kann dem Ehemann einer Patientin immer Auskunft geben.
D) ☐ Die Schweigepflicht erlischt mit dem Tod des Patienten.
E) ☐ Auszubildende müssen sich nicht an die Schweigepflicht halten.

10. Welche Aussage ist falsch?

A) ☐ 16-jährige Auszubildende bekommen 27 Werktage Urlaub.
B) ☐ Rechtliche Grundlage des Urlaubs ist das Bundesurlaubsgesetz.
C) ☐ Der Urlaub von Auszubildenden soll in die Berufsschulferien gelegt werden.
D) ☐ Der Urlaub dient der Erholung.
E) ☐ Auszubildende sollen ihren Urlaub in mehreren Abschnitten nehmen.

11. Welche beiden Aussagen sind richtig?

A) ☐ Die Ausbildung beträgt immer 3,5 Jahre.
B) ☐ Eine Ausbildung kann mit und ohne Zustimmung des Ausbilders gekürzt werden.
C) ☐ Der Beginn der Ausbildung wird im Vertrag festgelegt.
D) ☐ Jugendliche dürfen am Tag höchstens acht Stunden arbeiten.
E) ☐ Die regelmäßige wöchentliche Arbeitszeit beträgt 35 Stunden.
F) ☐ Überstunden können während der Ausbildung nicht vergütet werden.

12. Bei welchen Aussagekombinationen der folgenden Fallbeispiele wurde rechtlich korrekt gehandelt?

1 Eine Auszubildende hat Geld aus der Praxiskasse gestohlen und wurde von ihrem Ausbildenden fristlos gekündigt.
2 Eine Auszubildende besteht am 14.07. ihre praktische Prüfung, muss aber bis zum 31.08. als Auszubildende weiterarbeiten, da ihr Ausbildungsvertrag am 31.08. endet.
3 Ein Arzt löst seine Praxis auf. Er sorgt dafür, dass seine Auszubildende im 2. Ausbildungsjahr bei einem anderen Ausbilder die Ausbildung fortsetzen kann.
4 Eine Auszubildende zieht nach der Probezeit von Stuttgart nach Hamburg und kündigt.
5 Eine Auszubildende möchte nach der Probezeit lieber beim Kardiologen anstatt beim Nephrologen arbeiten und kündigt.

A) ☐ Alle Aussagen sind richtig.
B) ☐ Nur die Aussagen 1, 3 und 4 sind richtig.
C) ☐ Nur die Aussagen 2, 3 und 5 sind richtig.
D) ☐ Nur die Aussagen 2 und 4 sind richtig.
E) ☐ Nur die Aussagen 4 und 5 sind richtig.

13. Ordnen Sie zu.

A Pflicht des Auszubildenden	1 Schweigepflicht
B Pflicht des Ausbildenden	2 Erhalt von Arbeitsmitteln
C Recht des Auszubildenden	3 sorgfältige Ausführung von Arbeiten
D Recht des Ausbildenden	4 Vergütungspflicht

A) ☐ A3, B4, C1, D2
B) ☐ A2, B3, C4, D1
C) ☐ A1, B4, C2, D3
D) ☐ A4, B3, C2, D1
E) ☐ A2, B4, C1, D3

14. Welche Zuordnung ist richtig?

A) ☐ Manteltarifvertrag → Vergütung im ersten Ausbildungsjahr
B) ☐ Fürsorgepflicht → Pflicht des Auszubildenden
C) ☐ Gehorsamspflicht → Pflicht des Ausbildenden
D) ☐ VmF → Gewerkschaft für Medizinische Fachangestellte
E) ☐ Gehaltstarifvertrag → enthält Urlaubsregelungen

15. Welche beiden Zuordnungen sind falsch?

A) ☐ Pflicht des Auszubildenden → Ausbildungspflicht
B) ☐ Pflicht des Ausbildenden → Freistellungspflicht
C) ☐ Pflicht des Auszubildenden → Lernpflicht
D) ☐ Pflicht des Ausbildenden → Sorgfaltspflicht
E) ☐ Pflicht des Auszubildenden → Wettbewerbsverbot
F) ☐ Pflicht des Ausbildenden → Zeugnisausstellung

---

9. B 10. E 11. C, D 12. B
13. C 14. D 15. A, D

2 Arbeitsschutz

In welchem Gesetz sind die Rechte und Pflichten von Ausbildenden verankert?

Berufsbildungsgesetz

Aus welchem Gesetz geht hervor, wie viele Stunden ein Auszubildender zum MFA am Tag arbeiten darf?

Arbeitszeitgesetz, maximal 8 Stunden pro Tag

In welchem Gesetz sind die Pausenzeiten für Jugendliche geregelt?

Jugendarbeitsschutzgesetz

Ab wann und wie lange sollen Pausen gewährt werden?

- ab 4,5 bis 6 Stunden eine halbe Stunde und ab 6 bis 8 Stunden eine ganze Stunde
- Außerdem sollte die Pausenzeit spätestens eine Stunde vor Arbeitsschluss genommen worden sein.

Wie viel Urlaub steht einer Auszubildenden innerhalb der drei Jahre zu, wenn sie eine Woche vor Beginn der Ausbildung ihren 16. Geburtstag feierte?

- für das erste Jahr anteilig 30 Tage
- für das zweite Jahr 27 Tage
- für das dritte Jahr 25 Tage
- für das vierte Jahr anteilig 24 Tage

Berechnen Sie die wöchentliche Arbeitszeit, wenn ein MFA-Auszubildender zu folgenden Zeiten arbeitet: Mo, Di: jeweils 8:00 bis 12:00 und 14:00 bis 18:00 Uhr, Mi: Berufsschule von 8:00 bis 15:00 Uhr, Do: Berufsschule von 8:00 bis 13:00 Uhr, Praxis von 15:00 bis 18:00 Uhr, Fr: 8:00 bis 13:00 Uhr.

Wöchentliche Arbeitszeit: 37 Stunden
Montag bis Donnerstag je 8 Stunden, Freitag 5 Stunden

Auf Grundlage welcher Gesetze erfolgt eine Praxisbegehung und wer ist für die Umsetzung zuständig?

- Infektionsschutzgesetz (Gesundheitsamt)
- Medizinprodukterecht-Durchführungsgesetz (Regierungspräsidium/Gewerbeaufsichtsamt)
- Mess- und Eichgesetz (Eichamt)
- Arbeitsschutzgesetz (Gesundheitsamt/Regierungspräsidium/Gewerbeaufsichtsamt)

Welche Unterlagen müssen auf Basis des Medizinprodukterecht-Durchführungsgesetzes und der Medizinprodukte-Betreiberordnung angefertigt werden?

- Organigramm der Praxis (Darstellung der Verantwortlichkeiten und Aufgabenverteilungen in der Praxis)
- Qualifikations- und Schulungsnachweise der für die Aufbereitung verantwortlichen Personen Medizinproduktebücher (§ 7 MPBetreibV)
- Gebrauchsanweisungen zu Medizinprodukten Unterlagen und Nachweise zu den sicherheitstechnischen Kontrollen (§ 6 MPBetreibV)
- Hygieneplan
- Arbeitsanweisungen für alle Arbeitsschritte der Aufbereitung

Erläutern Sie Maßnahmen, die die Praxis zur Prävention von Nadelstichverletzungen bei einer Blutentnahme treffen sollte.

- Verwendung von Kanülen mit Sicherheitsmechanismus
- sofort nach der Venenpunktion die Kanüle entsorgen
- für die Entsorgung von gebrauchten Kanülen durchstichsichere Abwurfbehälter benutzen
- die Kanüle wird über den Abstreifschlitz des Abwurfbehälters abgestreift

Erklären Sie, was unter a) biologischen Arbeitsstoffen unter b) potenziell infektiösem Material verstanden wird.

a) alle Mikroorganismen, z. B. Bakterien und Pilze, die beim Menschen Gesundheitsschäden hervorrufen können
b) jedes Material, das Krankheitserreger enthalten kann und bei entsprechender Exposition zu einer Infektion führen kann

Welche Schutzstufen werden unterschieden? Erklären Sie diese unter Hinzunahme eines Beispiels.

- Schutzstufe 1: kein Umgang oder sehr selten mit potenziell infektiösem Material, keine offensichtliche Ansteckungsgefahr, Beispiel: Abhören und Abtasten
- Schutzstufe 2: regelmäßiger Umgang mit potenziell infektiösem Material oder biologischen Arbeitsstoffen, Beispiel: Wundversorgung und Blutentnahmen
- Schutzstufe 3: Tätigkeiten, bei denen Biostoffe auch in hoher Konzentration vorliegen, die schon in niedriger Konzentration eine Infektion bewirken, Beispiel: Behandlung eines Patienten mit offener Lungentuberkulose
- Schutzstufe 4: Tätigkeiten, bei denen Patienten mit hochansteckenden, lebensbedrohlichen Krankheitserregern infiziert sind, z. B. Ebola-Viren, Marburg-Viren

1. **Tom ist 16 Jahre alt und beginnt die Ausbildung in der Praxisgemeinschaft Dres. Turhan und Balen, Fachärzte für Augenheilkunde. Seine Ausbildungsbetreuerin Frau Meier ist schwanger und möchte die maximale Elternzeit in Anspruch nehmen. Für welche Arbeiten dürfen Jugendliche nicht eingesetzt werden?**

2. **Nennen Sie drei Regelungen aus dem JArbSchG.**

3. **Ergänzen Sie die Angaben zum Zeitraum sowie zu den Geldbeträgen und/oder Forderungen sowie Besonderheiten bei den folgenden Regelungen für Schwangerschaft und Mutterschaft: a) Mutterschutzfrist und Beschäftigungsverbot, b) Kündigungsschutz, c) Elterngeld bzw. Elterngeld plus, d) Erziehungsjahre**

4. **Welche Maßnahme kann die Praxis ergreifen, um sich gegen die Kosten des Mutterschaftsgeldes zu versichern?**

5. **Das Arbeitsschutzgesetz schreibt eine Gefährdungsbeurteilung für die verschiedenen Arbeitsbereiche und Tätigkeiten vor. Welches Gesetz regelt die Arbeitssicherheit und überwacht deren Einhaltung?**

---

1. Nachtschicht; Akkordarbeit; Tätigkeiten, die ihre physische Leistungsfähigkeit übersteigen
2. Zwischen zwei Werktagen muss eine Freizeit von 12 Stunden liegen. Jugendliche dürfen grundsätzlich am Wochenende nicht arbeiten. Wenn doch, dann muss in derselben Woche ein Ausgleichstag gewährt werden. Die maximale wöchentliche Arbeitszeit beträgt 40 Stunden.
3. a) Mutterschutzfrist und Beschäftigungsverbot
   - Zeitraum: 6 Wochen vor und 8 Wochen danach
   - Mutterschaftsgeld (bis 70 % des Bruttoverdienstes zzgl. 13 Euro pro Tag von der Krankenkasse)

   b) Kündigungsschutz
   - Zeitraum: bis 4 Monate nach der Geburt
   - ab Mitteilung über die Schwangerschaft (auch in der Probezeit)

   c) Elterngeld oder Elterngeld plus
   - Zeitraum: 1 Jahr, 8 Monate (+ 2 Partnermonate) oder 2 Jahre (+ 4 Partnermonate)
   - mind. 300 Euro bis max.1800 Euro (65–67 % des Bruttoverdienstes)

   d) Erziehungsjahre
   - Zeitraum: 1 bis 3 Jahre
   - 1 Jahr bis 2 Jahre am Stück und das dritte Jahr bis zum 8. Lebensjahr des Kindes
4. Der Arbeitgeber kann sich durch die Umlage U2 versichern. Die Umlagekasse erstattet den Anteil des Arztes am Mutterschaftsgeld.
5. Arbeitssicherheitsgesetz
   Überwacht wird die Einhaltung durch die staatlichen Gewerbeaufsichtsämter.

6. In der Praxis sieht Tom folgendes Zeichen. Erklären Sie das Zeichen.

7. Tom sieht folgende Sicherheitszeichen im Aufbereitungsraum. Um welche Art von Sicherheitszeichen handelt es sich und was bedeuten sie?

8. Welche Patientenproben können auch „freigestellt" verschickt werden?

9. Was ist das Ziel des Infektionsschutzgesetzes und welches Institut ist insbesondere an der Infektionsprävention interessiert?

10. Was besagt die Meldepflicht im Rahmen des Infektionsschutzgesetzes?

6. Ätzende, korrosive Substanz. Die Substanz kann schwere Hautverätzungen und Augenschäden verursachen, sogar bestimmte Materialien auflösen (z. B. Textilien). Sie ist schädlich für Tiere, Pflanzen und organisches Material aller Art. Beim Umgang sind immer Handschuhe und Schutzbrille zu tragen. Das Gebinde ist nach Gebrauch sorgfältig zu verschließen.
7. Es sind Gebotszeichen, die bedeuten, dass eine Schutzbrille bzw. Handschuhe zu tragen sind.
8. Patientenproben, die keine ansteckungsgefährlichen Stoffe enthalten bzw. diejenigen, bei denen es unwahrscheinlich ist, dass sie bei Menschen und Tieren Krankheiten hervorrufen.
   Jedoch müssen Mindestanforderungen an die Verpackung erfüllt werden.
9. Ziel des Infektionsschutzgesetzes ist es, übertragbare Krankheiten beim Menschen vorzubeugen, Infektionen frühzeitig zu erkennen und ihre Weiterverbreitung zu verhindern.
   Robert Koch-Institut
10. Die Meldepflicht ist eine Rechtspflicht und erstreckt sich auf Infektionskrankheiten, die in der Regel hoch ansteckend und/oder hoch gefährlich sind.

11. Worin unterscheiden sich Arzneimittel von Medizinprodukten?

____

____

____

____

12. Was zählt zu den Mindestschutzmaßnahmen bei Tätigkeiten im Gesundheitswesen?

____

____

____

____

____

13. Die Medizinische Fachangestellte Frau Meier erwartet ihr erstes Kind und ist seit 8 Wochen arbeitsunfähig. Ihr voraussichtlicher Entbindungstermin ist am 08.08.20xx. Sie beabsichtigt, die maximal zulässige Elternzeit zu beantragen. Welche Aussagen zur Mutterschutzfrist sind zutreffend?

A) ☐ Die Mutterschutzfrist beginnt 6 Wochen vor der Entbindung.
B) ☐ Die Mutterschutzfrist beginnt 8 Wochen vor der Entbindung.
C) ☐ Die Mutterschutzfrist endet 6 Wochen nach der Entbindung.
D) ☐ Die Mutterschutzfrist endet 4 Monate nach der Entbindung.
E) ☐ Während der Mutterschutzfrist besteht ein absolutes Beschäftigungsverbot.
F) ☐ Während der Mutterschutzfrist darf die Mutter auf eigenen Wunsch vor der Entbindung arbeiten.

14. Wie lange beabsichtigt Frau Meier Elternzeit zu nehmen?

A) ☐ 4 Monate
B) ☐ 1 Jahr
C) ☐ 2 Jahre
D) ☐ 3 Jahre
E) ☐ 8 Jahre

15. Welche Aussage zur Schwangerschaft und Geburt ist richtig?

A) ☐ Bis vier Monate nach der Geburt besteht ein gesetzlicher Kündigungsschutz.
B) ☐ Bis vier Wochen nach der Geburt besteht ein gesetzlicher Kündigungsschutz.
C) ☐ Nach dem Ende der Elternzeit ist eine Kündigung nur noch aus wichtigem Grund möglich.
D) ☐ Während einer dreijährigen Elternzeit besteht ein Anspruch auf mindestens 300,00 € Elterngeld pro Monat.
E) ☐ Der Anspruch auf Elternzeit besteht bis zu acht Jahre pro Kind.

16. Welche Tätigkeiten darf Frau Meier während der Schwangerschaft nicht ausführen?

A) ☐ Blutdruck messen
B) ☐ Patientenaufnahme an der Anmeldung
C) ☐ Laborarbeiten
D) ☐ Wundversorgung
E) ☐ Lungenfunktionstest durchführen
F) ☐ Hörtest durchführen

17. Gemäß Mutterschutzgesetz bestehen Beschäftigungsverbote. Über welchen Zeitraum erstrecken sich diese?

A) ☐ ab dem Zeitpunkt, an dem ein ärztliches Beschäftigungsverbot attestiert wird
B) ☐ 6 Wochen vor der Entbindung
C) ☐ 8 Wochen vor und 6 Wochen nach der Entbindung
D) ☐ 8 bzw. 10 Wochen nach der Entbindung
E) ☐ 6 Wochen vor und 8 bzw. 12 Wochen nach der Entbindung

---

11. Der Zweck der Medizinprodukte wird vorwiegend auf physikalischem Wege erreicht.
Der Zweck der Arzneimittel wird vorwiegend auf pharmakologischem oder immunologischem Wege oder durch Metabolismus erfüllt.
12. Handwaschplatz: leichte Erreichbarkeit, mit warmem und kaltem Wasser und Spendern für Waschlotion und Einmalhandtüchern;
hygienische Handdesinfektion: Nutzung von Desinfektionsmittelspendern, vor und nach Patientenkontakt durchzuführen;
Hautschutz und -pflege: Handdesinfektion hat Vorrang, Handschuhe gezielt und kurz tragen, Hautschutzplan

13. A, F 14. D 15. A
16. C, D 17. A

18. Welche Aussagen zur Mutterschutzfrist (keine Früh- oder Mehrlingsgeburt) sind zutreffend? XX✎

A) ☐ Während der Mutterschutzfrist vor der Entbindung kann die Schwangere Verwaltungsarbeiten durchführen.
B) ☐ Kommt das Kind vor dem Geburtstermin zur Welt, so wird der nicht in Anspruch genommene Teil der Mutterschutzfrist angehängt (maximal insgesamt 14 Wochen).
C) ☐ Erfolgt die Geburt vor dem errechneten Geburtstermin, so verfällt der nicht in Anspruch genommene Teil der Mutterschutzfrist.
D) ☐ Während der Mutterschutzfrist darf die Mutter nach der Entbindung sofort wieder arbeiten.
E) ☐ Während der gesamten Mutterschutzfrist darf die Mutter auf eigenen Wunsch beschäftigt werden.
F) ☐ Während der Mutterschutzfrist vor der Entbindung kann die Schwangere innerhalb der Praxis in jedem Tätigkeitsbereich arbeiten.

19. Welche Aussagen zur Elternzeit sind zutreffend? XX✎

A) ☐ Elternzeit wird für maximal 3 Jahre gewährt.
B) ☐ Elternzeit wird für maximal 8 Jahre gewährt.
C) ☐ Elternzeit wird für maximal 12 Monate gewährt.
D) ☐ Elternzeit muss immer zusammenhängend gewährt werden.
E) ☐ Elternzeit kann von beiden Elternteilen in vollem Umfang genommen werden.
F) ☐ Die Elternzeit beginnt automatisch nach Ablauf der Mutterschutzfrist.

20. Wie wird das Elterngeld finanziert? X✎

A) ☐ durch Rücklagen des Arbeitgebers
B) ☐ durch Rücklagen aus der Unfallversicherung
C) ☐ durch Rücklagen aus der Krankenversicherung
D) ☐ aus Steuergeldern
E) ☐ aus steuerlichen Rücklagen

21. Tom arbeitet heute bis 20:15 Uhr, morgen soll er bereits um 6:45 Uhr die Praxis aufschließen. Gegen welche Regelung verstößt Dr. Turhan? X✎

A) ☐ Nach dem JArbSchG dürfen Jugendliche nach 18:00 Uhr nicht mehr arbeiten.
B) ☐ Nach dem JArbSchG dürfen Jugendliche nicht mehr als 6 Stunden pro Tag arbeiten.
C) ☐ Nach dem JArbSchG dürfen Jugendliche nicht weniger als 12 Stunden zwischen zwei Arbeitstagen Freizeit haben.
D) ☐ Nach dem BBiG dürfen Jugendliche nicht vor 8:00 Uhr ihre Tätigkeit beginnen.
E) ☐ Nach dem JArbSchG dürfen Jugendliche mit Zustimmung des Erziehungsberechtigten 10 Stunden arbeiten.

22. Toms Klassenkameradin Dilara Yilmaz erhält die Kündigung von Dr. Bechstein nach 8 Wochen in der Probezeit. Zwei Wochen später erfährt Dilara von ihrer Gynäkologin, dass sie in der fünften Woche schwanger ist. Dilara möchte ihre Ausbildung fortsetzen. Ist die Kündigung wirksam? X✎

A) ☐ Ja, die Kündigung ist wirksam, da sie in der Probezeit erfolgt ist.
B) ☐ Ja, die Kündigung ist wirksam, da für Auszubildende das Kündigungsverbot laut Mutterschutzgesetz nicht gilt.
C) ☐ Ja, die Kündigung ist wirksam, aber Dilara muss noch drei Monate Überbrückungsgeld erhalten.
D) ☐ Nein, die Kündigung ist unwirksam, weil Dilara Dr. Bechstein umgehend über die Schwangerschaft und den voraussichtlichen Entbindungstermin informiert hat.
E) ☐ Nein, die Kündigung ist unwirksam, da sie bereits vor der Kündigung schwanger war und sofort der Kündigungsschutz greift. Sie muss den Arbeitgeber nicht in Kenntnis setzen.

23. Wie lang muss eine Pause nach dem JArbSchG dauern, damit sie als eine gilt? X✎

A) ☐ 10 Minuten
B) ☐ 15 Minuten
C) ☐ 30 Minuten
D) ☐ 45 Minuten
E) ☐ 60 Minuten

24. Was muss von einem Arzt im Rahmen des IfSG an das Gesundheitsamt gemeldet werden? XX✎

A) ☐ Erregernachweis
B) ☐ Personalausweisnummer des infizierten Patienten
C) ☐ Infektionsverdacht
D) ☐ Vorerkrankungen des infizierten Patienten
E) ☐ genetische Disposition des infizierten Patienten
F) ☐ Familienstand

---

18. A, B   19. A, E   20. D
21. C   22. D   23. B
24. A, C

25. Welche Erkrankungen bzw. Erreger müssen anonymisiert gemeldet werden? XX

A) ☐ Syphilis
B) ☐ Cholera
C) ☐ Pest
D) ☐ HIV
E) ☐ Hepatitis A
F) ☐ Q-Fieber

26. Was sind keine Medizinprodukte? XX

A) ☐ Verbandsstoffe
B) ☐ Katheter
C) ☐ Autoklav
D) ☐ schmerzlindernde Salbe
E) ☐ Herzschrittmacher
F) ☐ Implantate

27. In der Praxis dienen Hygienemaßnahmen dem Mitarbeiter- und Patientenschutz vor Infektionen. Welche beiden Aussagen sind richtig? XX

A) ☐ In der Praxis werden Tätigkeiten verschiedenen Schutzstufen zugeordnet.
B) ☐ Das Tragen von Einmalhandschuhen spart die hygienische Handdesinfektion.
C) ☐ Die hygienische Handdesinfektion muss einmal täglich zu Beginn des Arbeitstages durchgeführt werden.
D) ☐ Trägt die MFA Ringe und Schmuck, müssen Einmalhandschuhe benutzt werden.
E) ☐ In der Praxis richten sich die Schutzmaßnahmen nach den jeweiligen Schutzstufen.
F) ☐ Die MFA darf ihre langen Fingernägel nicht lackieren.

28. Welche Zuordnungen von Schutzstufen zu Tätigkeiten sind richtig? X

1 Punktion der Venen = Schutzstufe 2
2 Blutdruckmessung = Schutzstufe 2
3 Wundversorgung eines Corona-Infizierten = Schutzstufe 4
4 Aufbereitung von Instrumenten = Schutzstufe 2
5 Ultraschall der Blase = Schutzstufe 1
6 Verbandwechsel bei einem adipösen Patienten = Schutzstufe 2

A) ☐ Nur die Zuordnungen 1, 2 und 3 sind richtig.
B) ☐ Nur die Zuordnungen 1, 4 und 6 sind richtig.
C) ☐ Nur die Zuordnungen 2, 3 und 5 sind richtig.
D) ☐ Nur die Zuordnungen 3, 5 und 6 sind richtig.
E) ☐ Alle Zuordnungen sind richtig.

29. Welche Vorgaben muss Dilara gemäß der TRBA 250 erfüllen? XX

A) ☐ Sie muss stets ein Haarnetz tragen oder ihre langen Haare kurzschneiden.
B) ☐ Sie muss sich ihre Ohrringe mit Pflaster abkleben.
C) ☐ Sie muss darauf achten, dass ihre Fingernägel stets kurz geschnitten sind.
D) ☐ Sie muss sich eine Schutzbrille vom Optiker bestellen.
E) ☐ Sie muss ihren Schmuck an den Händen und Unterarmen ausziehen.
F) ☐ Ihr Schmuck muss aus säurebeständigem Material bestehen.

30. Welche Aussagenkombination ist richtig? X

1 Vor dem Einsatz verpackter steriler Instrumente muss die Verpackung auf Beschädigung überprüft werden.
2 Auch sterilisierte Instrumente haben ein Verfallsdatum.
3 Ein Thermoindikator überprüft die präzise Verpackung der Instrumente.
4 Sterilisierte Instrumente können immer unbedenklich 12 Monate verwendet werden.
5 Auf der Verpackung müssen Chargennummer und Sterilisationsdatum vermerkt sein.
6 Jede Sterilisationspackung muss nach der Sterilisation überprüft und anschließend freigegeben werden.

A) ☐ Nur die Aussagen 1, 2 und 3 sind richtig.
B) ☐ Nur die Aussagen 1, 3 und 4 sind richtig.
C) ☐ Nur die Aussagen 1, 3, 4 und 5 sind richtig.
D) ☐ Nur die Aussagen 1, 2, 5 und 6 sind richtig.
E) ☐ Alle Aussagen sind richtig.

---

25. A, D   26. A, D   27. A, E
28. B   29. C, E   30. D

3 Grundlagen des Vertragsrechts

Ab wann gilt beim Menschen die Rechtsfähigkeit? Wie wird sie definiert?

Die Rechtsfähigkeit gilt mit der Geburt oder dem Eintrag in ein Register.
Sie ist die Fähigkeit Träger von Rechten und Pflichten zu sein und gilt für natürliche und juristische Personen.

Welche drei Stufen der Geschäftsfähigkeit werden unterschieden? Nennen Sie sie unter Angaben des Alters.

- nicht geschäftsfähig: 0. bis 7. Lebensjahr
- beschränkt geschäftsfähig: 7. bis 18. Lebensjahr
- voll geschäftsfähig: ab dem 18. Lebensjahr

Entscheiden Sie, ob es sich um eine natürliche oder eine juristische Person handelt: 1) Polizeibeamter Karl König; 2) FC Schalke 04; 3) Richter Alexander Bauer; 4) Gemeindeverwaltung Bremen

- natürliche Personen: 1, 3
- juristische Personen: 2, 4

Welche Verträge bedürfen keiner Zustimmung durch einen Erwachsenen im Rahmen der Geschäftsfähigkeit (bei Jugendlichen zwischen 14 und 18 Jahren)? Nennen Sie zwei.

- Schenkungsverträge
- Kaufverträge im Rahmen des Taschengeldparagrafen

Olga beschließt nach der Ausbildung in einer neuen Praxis anzufangen. Sie hat mit ihrem zukünftigen Chef den Vertrag mündlich abgeschlossen. Wie ist die Rechtslage?

Für den Abschluss eines Arbeitsvertrages, wie auch für andere Verträge, besteht grundsätzlich Formfreiheit.
Ein Arbeitsvertrag kann also schriftlich, mündlich oder auch konkludent geschlossen werden.

Welche Verträge müssen durch einen Notar beurkundet werden? Nennen Sie mindestens zwei Beispiele.

- Grundstückskauf
- Immobilienkauf
- Erbschaftsausschlagung
- Gründung einer GmbH

Was sind die Grundsätze der Vertragsfreiheit?

- Abschlussfreiheit: Jeder kann mit jedem Verträge abschließen.
- Inhaltsfreiheit: Jeder kann den Inhalt des Vertrages frei wählen.
- Formfreiheit: Jeder kann die Form (schriftlich/mündlich) frei wählen.

Verträge, die eine beschränkt geschäftsfähige Person abschließt, sind schwebend unwirksam. Erklären Sie diesen Begriff mithilfe eines Beispiels.

Der Begriff bedeutet, dass ein Rechtsgeschäft geschlossen wurde, aber noch nicht belastbar ist und damit erst eine Absichtserklärung darstellt.
Die 16-jährige Dilara kauft sich ein gebrauchtes Elektrobike. Der Verkäufer wartet auf die Zustimmung der Eltern, erst dann ist der Vertrag zustande gekommen.

Erklären Sie den Unterschied zwischen Besitz und Eigentum unter Hinzunahme eines Beispiels.

Besitz ist die tatsächliche Herrschaft über eine Sache oder ein Recht, z. B. das geborgte Buch.
Eigentum ist die rechtliche Herrschaft über eine Sache oder ein Recht, z. B. die selbstbezahlten Schuhe.

Was unterscheidet die Delikts- von der Schuldfähigkeit. Erklären Sie den Unterschied.

Deliktsfähig ist eine Person, wenn sie zivilrechtlich zur Verantwortung gezogen werden kann, z. B. Schadensersatz.
Schuldfähig ist eine Person, die strafrechtlich zur Verantwortung gezogen werden kann.
Ein Neunjähriger, der absichtlich mit einem Stein eine Fensterscheibe einschlägt, wird diese ersetzen müssen (Zivilrecht). Er wird jedoch nicht wegen Sachbeschädigung verklagt werden (Strafrecht).

Erklären Sie den Unterschied zwischen einem nichtigen und einem anfechtbaren Rechtsgeschäft unter Hinzunahme eines Beispiels.

Bei der Nichtigkeit ist ein Rechtsgeschäft von Anfang an (ex ante) unwirksam, z. B. wenn der 5-jährige Kai von seinem gesparten Taschengeld eine Videospielkonsole im Wert von 200 € kauft (Rechtsgeschäft von Geschäftsunfähigen).
Bei einer Anfechtung ist das Rechtsgeschäft zunächst wirksam, kann aber unter bestimmten Bedingungen angefochten werden und ist ab dann rückwirkend (ex tunc) unwirksam.
Beispiel: Ein Produkt wird versehentlich mit 70 € statt mit 700 € ausgezeichnet.

1. Olga, Dilara und Tom bereiten sich auf eine Klassenarbeit zum Vertragsrecht vor und klären einige grundsätzlichen Regelungen. Welche der folgenden juristischen Personen zählen zum öffentlichen und welche zum privaten Recht?

Keil und Söhne GbR: ____________________

Deutsche Bank AG: ____________________

Landesärztekammer Bayern: ____________________

Vitalog GmbH: ____________________

Turnverein Weilmünster e. V.: ____________________

2. Toms jüngere Schwester Mia bekommt zu ihrem 14. Geburtstag einen Hund geschenkt. Darf sie ihn behalten? Begründen Sie Ihre Antwort.

____

____

____

____

____

3. Olgas Mutter kaufte ein Auto als „unfallfrei" von einem Autohändler. Nun stellte sich heraus, dass es einen schweren Unfall hatte und fachmännisch repariert wurde. Ist der Kaufvertrag nichtig? Begründen Sie Ihre Antwort.

____

____

4. Olga soll den Vertrag für den Lesezirkel abschließen. Um welche Vertragsart handelt es sich?

____

5. Was unterscheidet einen Pacht- von einem Mietvertrag? Erklären Sie den Unterschied.

____

____

____

____

____

6. Nennen Sie den Inhalt und die Vertragspartner eines Werkvertrages sowie ein Beispiel für diese Vertragsart.

____

____

____

1. Personen öffentlichen Rechts: Landesärztekammer Bayern;
   Personen privaten Rechts: Keil und Söhne GbR, Deutsche Bank AG, Vitalog GmbH, Turnverein Weilmünster e. V.
2. Bei einer Schenkung (eines Tieres) an einen Minderjährigen ist die Schenkung von vornherein wirksam, auch ohne eine Genehmigung der Eltern („lediglich rechtlicher Vorteil", § 107 BGB). Jedoch gilt, dass ohne Einwilligung der Erziehungsberechtigten Wirbeltiere nicht an Kinder oder Jugendliche bis zum vollendeten 16. Lebensjahr abgegeben werden dürfen, d. h. auch nicht schenkungsweise übereignet werden dürfen (§ 11c Tierschutzgesetz).
3. Nein, ist er nicht. Es handelt sich aber um ein anfechtbares Rechtsgeschäft.
4. Mietvertrag
5. Der Unterschied besteht in der sogenannten Fruchtziehung, das bedeutet, dass der Pächter das Recht hat, die Früchte aus einer Sache zu ziehen. Mit der Fruchtziehung erzielt man in der Regel einen Gewinn. Bei der Miete findet im Gegensatz dazu keine Fruchtziehung statt.
6. Beim Werkvertrag schuldet ein Unternehmer den Erfolg seiner Leistung, also die erfolgreiche Ausführung dem Besteller, z. B. Friseur.

1. Welche Aussage ist richtig? ✗

A) ☐ Die erste Stufe der Geschäftsfähigkeit beginnt mit dem zweiten Lebensjahr.
B) ☐ Geschäftsfähig sind alle Personen von Geburt an.
C) ☐ Ein 5-Jähriger ist rechtsfähig.
D) ☐ Ein 16-Jähriger kann einen Ausbildungsvertrag rechtswirksam abschließen.
E) ☐ Die volle Rechtsfähigkeit beginnt mit dem 18. Lebensjahr.

2. Welche Aussagen sind richtig? ✗✗

A) ☐ Rechtsgeschäfte, die beschränkt Geschäftsfähigen rechtliche Vorteile bringen, sind gültig.
B) ☐ Rechtsgeschäfte, die ein Jugendlicher abschließt, sind schwebend unwirksam.
C) ☐ Rechtsgeschäfte von Jugendlichen sind immer nichtig.
D) ☐ Der sogenannte Taschengeldparagraf gilt für nicht geschäftsfähige Personen.
E) ☐ Rechtsgeschäfte von beschränkt geschäftsfähigen Auszubildenden sind gültig.
F) ☐ Rechtsgeschäfte, die ein Geschäftsunfähiger abschließt, sind anfechtbar.

3. Welches Rechtsgeschäft ist anfechtbar? ✗

A) ☐ Ein volljähriger MFA kauft eine Flasche Wodka.
B) ☐ Ein volljähriger MFA kauft ein Handy im Wert von 1300 €.
C) ☐ Ein volljähriger MFA verkauft Olga nach einer Feier im betrunkenen Zustand sein neues Handy für 5 €.
D) ☐ Eine Vierjährige kauft beim Bäcker ein Brot für 2,50 €.
E) ☐ Ein volljähriger MFA bestellt aus Versehen statt 5 Rollen Liegenpapier 50 Rollen.

4. Welche Aussage ist richtig? ✗

A) ☐ Der Besitzer einer Sache muss auch Eigentümer der Sache sein.
B) ☐ Der Eigentümer einer Sache muss auch Besitzer der Sache sein.
C) ☐ Zwischen Eigentum und Besitz besteht rechtlich gesehen kein Unterschied.
D) ☐ Der Besitzer einer Sache kann auch Eigentümer der Sache sein.
E) ☐ Eigentum ist die tatsächliche Herrschaft über eine Sache.

5. In welchen Fällen wird Eigentum beschrieben? ✗✗

A) ☐ Ein Internetanbieter behält sich bis zur Bezahlung der Ware das Recht vor.
B) ☐ Tom gewinnt ein neues Handy.
C) ☐ Herr Meier borgt sich einen Becher Sahne von seiner Nachbarin.
D) ☐ Frau Dr. Turhan benutzt ihr eigenes Stethoskop.
E) ☐ Mia fährt mit dem Fahrrad ihres Bruders zur Schule.
F) ☐ Frau Michel fährt mit dem geleasten Auto zur Arbeit.

6. Frau Schulz fängt zum 01.05. in der BAG Dres. Balen/Turhan an. Welche Aussage zum Abschluss ihres Arbeitsvertrages ist falsch? ✗

A) ☐ Frau Schulz kann für den Urlaubsanspruch das Günstigkeitsprinzip anwenden.
B) ☐ Frau Schulz kann mit Dr. Balen das Bruttogehalt aushandeln.
C) ☐ Dr. Balen kann ohne Zustimmung von Dr. Turhan den Arbeitsvertrag unterschreiben.
D) ☐ Das Gesetz sieht vor, dass Fahrtkosten vom Arbeitgeber übernommen werden.
E) ☐ Der Arbeitsvertrag ist auf drei Jahre befristet.

7. Der Arbeitsvertrag ist ein … ✗✗✗

A) ☐ einseitiger Vertrag.
B) ☐ Werkvertrag.
C) ☐ Tätigkeitsvertrag.
D) ☐ Dienstvertrag.
E) ☐ zweiseitiger Vertrag.
F) ☐ Werklieferungsvertrag.

8. Welcher Inhalt gehört nicht zwingend in einen Arbeitsvertrag? ✗

A) ☐ Beschreibung der Tätigkeit
B) ☐ Hinweis auf anzuwendende Tarifverträge
C) ☐ Familienstand
D) ☐ Kündigungsfristen
E) ☐ Beginn des Arbeitsverhältnisses

9. Welche Aussage entspricht den gesetzlichen Regelungen zur Beendigung von Arbeitsverträgen? ✗

A) ☐ Arbeitgeber können Arbeitsverträge nicht befristen.
B) ☐ Arbeitsverträge können mittels eines Aufhebungsvertrages beendet werden.
C) ☐ Die Kündigungsfristen sind unabhängig von der Beschäftigungsdauer.
D) ☐ Während der Probezeit kann von beiden Seiten immer fristlos gekündigt werden.
E) ☐ Arbeitsverträge können auf maximal drei Jahre befristet werden. Sie enden dann mit Ablauf der vereinbarten Frist.

---

1. C	2. A, B	3. E
4. D	5. B, D	6. D
7. C, D, E	8. C	9. B

10. Arbeitnehmer und Arbeitgeber können sich vor dem Arbeitsgericht einigen. Welche Aussagen sind richtig?

A) ☐ Arbeitsrechtliche Streitigkeiten können nur in erster Instanz geklärt werden.
B) ☐ Eine Verhandlung ist ohne Klage jederzeit möglich.
C) ☐ Arbeitsgerichte befassen sich auch mit Streitigkeiten von Hauseigentümern.
D) ☐ In der Güteverhandlung wird eine Einigung bzw. ein Vergleich zwischen den gegnerischen Parteien erzielt.
E) ☐ Der Termin zur Güteverhandlung kann auch ohne Anwalt wahrgenommen werden.
F) ☐ Die Verhandlung wird aus Steuergeldern finanziert.

11. Welche beiden Zuordnungen sind richtig?

A) ☐ Dilaras Freundin Melanie besorgt sich ein Hochzeitskleid im Brautkleiderverleih. → Leihvertrag
B) ☐ Dilara interessiert sich für einen Garten in der Nähe der Praxis. → Pachtvertrag
C) ☐ Dilara lässt sich vom Frisör einen neuen Haarschnitt schneiden. → Kaufvertrag
D) ☐ Dilara soll ihrer Nachbarin die geliehenen Eier am nächsten Tag zurückgeben. → Leihvertrag
E) ☐ Dilara lässt ihr kaputtes Handy reparieren. → Werkvertrag
F) ☐ Dilara least einen Mietwagen. → Pachtvertrag

12. Welche Aussagenkombination ist richtig?

1 entgeltliche Überlassung von Sachen zum Gebrauch
2 Herstellung einer Sache gegen Entgelt aus Material des Kunden
3 entgeltliche Überlassung einer Sache zum Gebrauch inklusive Fruchtzins
4 Leistungen von Diensten gegen Entgelt
5 unentgeltliche Überlassung einer Sache zum Gebrauch

A) ☐ Aussage 3 beschreibt einen Mietvertrag, Aussage 1 einen Pachtvertrag.
B) ☐ Aussage 2 beschreibt einen Werklieferungsvertrag, Aussage 1 einen Leihvertrag.
C) ☐ Aussage 1 beschreibt einen Mietvertrag, Aussage 3 einen Pachtvertrag.
D) ☐ Aussage 4 beschreibt einen Werkvertrag, Aussage 1 einen Mietvertrag.
E) ☐ Aussage 5 beschreibt einen Leihvertrag, Aussage 1 einen Pachtvertrag.

13. Welche Verträge müssen notariell beurkundet werden?

A) ☐ Arbeitsvertrag
B) ☐ Testament
C) ☐ Kaufvertrag für ein Grundstück
D) ☐ Gründung einer GbR
E) ☐ Pachtvertrag
F) ☐ Ehevertrag

14. Herr Dr. Benner beauftragt Olga Hermann mit der Beschaffung des Praxisbedarfes in Höhe von 240 €. Welche beiden Aussagen sind richtig?

A) ☐ Olga darf jederzeit Rechtsgeschäfte rechtswirksam abschließen, da sie rechtsfähig ist.
B) ☐ Olga darf die Bestellung vornehmen, da sie bereits beschränkt geschäftsfähig ist.
C) ☐ Olga darf mit Zustimmung ihrer Eltern für die Praxis Bestellungen in Auftrag geben.
D) ☐ Olga ist nicht voll geschäftsfähig und darf deswegen im Auftrag ihrer Arbeitgeberin derartige Rechtsgeschäfte nicht abschließen.
E) ☐ Olga darf die Bestellung tätigen, da sie von ihrer Chefin beauftragt wurde.
F) ☐ Olga ist beschränkt geschäftsfähig, darf jedoch im Rahmen ihrer Ausbildung derartige Rechtsgeschäfte abschließen.

15. Warum wird die Geschäftsfähigkeit durch den Gesetzgeber bei Minderjährigen eingeschränkt?

A) ☐ Um die Minderjährigen vor strafrechtlicher Handlung zu schützen.
B) ☐ Um zu verhindern, dass Minderjährige im Vertragsrecht benachteiligt werden.
C) ☐ Um die Minderjährigen gegenüber ihrer Vorgesetzten zu schützen.
D) ☐ Um Minderjährige vor vorteiligen Wirkungen ihrer Handlungen zu schützen.
E) ☐ Um die Selbstständigkeit der Minderjährigen zu unterbinden.

16. Welche Aussagen sind richtig?

A) ☐ Bei einem Kaufvertrag nennt man die erste Willenserklärung immer Anfrage, die zweite Willenserklärung heißt Angebot.
B) ☐ Eine Willenserklärung ist immer verbindlich und kann deshalb nicht zurückgenommen werden.
C) ☐ Rechtsgültige Willenserklärungen können schriftlich oder mündlich ohne Empfangsbedürftigkeit abgegeben werden.
D) ☐ Mündliche Willenserklärungen sind zwei Tage verbindlich.
E) ☐ Mündliche Willenserklärungen sind grundsätzlich nur verbindlich, solange das Gespräch dauert.
F) ☐ Bei einem Kaufvertrag nennt man die erste Willenserklärung Antrag, bei der zweiten handelt es sich um die Annahme des Antrags.

---

10. D, E 11. B, E 12. C
13. C, F 14. E, F 15. B
16. E, F

17. Mit welchem Alter beginnt die volle Geschäftsfähigkeit?

A) ☐ mit dem vollendeten 14. Lebensjahr
B) ☐ mit dem vollendeten 16. Lebensjahr
C) ☐ mit dem vollendeten 17. Lebensjahr
D) ☐ mit dem vollendeten 18. Lebensjahr
E) ☐ mit dem vollendeten 21. Lebensjahr

18. Welche Aussagenkombination zur Vertragsfreiheit und deren Einschränkungen ist richtig?

1 Liegt bei einem Rechtsgeschäft eine arglistige Täuschung vor, ist es von Anfang an nichtig.
2 Liegt bei einem Rechtsgeschäft eine arglistige Täuschung vor, ist es nichtig und anfechtbar.
3 Verträge können von juristischen und natürlichen Personen abgeschlossen werden.
4 Wenn die vorgeschriebene Form eines Rechtsgeschäfts, z. B. mündlicher Kauf eines Hauses, nicht eingehalten wird, ist es nichtig.
5 Bis auf einige Ausnahmen sind Rechtsgeschäfte hinsichtlich der Abschluss- und Inhaltsfreiheit eingeschränkt.
6 Um den Verbraucher zu schützen, kann die Vertragsfreiheit durch das Regierungspräsidium eingeschränkt werden.

A) ☐ Nur die Aussagen 1, 3, 4, 6 sind richtig.
B) ☐ Nur die Aussagen 1, 4, 5 sind richtig.
C) ☐ Nur die Aussagen 2, 3, 4 sind richtig.
D) ☐ Nur die Aussagen 2, 4, 6 sind richtig.
E) ☐ Alle Aussagen sind richtig.

19. Ordnen Sie zu.

A beschränkte Geschäftsfähigkeit	3 ab 14 Jahre
B Rechtsfähigkeit	6 bis 10 Jahre
C volle Schuldfähigkeit	4 ab 18 Jahre
D bedingte Schuldfähigkeit	5 ab 7 Jahre
E Deliktsunfähigkeit Straßenverkehr	1 von Geburt bis zum Tod
F Strafmündigkeit	2 von 7 bis 18 Jahre

A) ☐ A1, B2, C3, D4, E5, F6
B) ☐ A3, B5, C2, D3, E4, F1
C) ☐ A2, B4, C3, D5, E1, F6
D) ☐ A3, B2, C1, D4, E6, F5
E) ☐ A2, B1, C4, D5, E6, F3

20. Welche Aussagen sind nicht richtig?

A) ☐ Ein zweiseitiges, verpflichtendes Rechtsgeschäft ist ein Kaufvertrag.
B) ☐ Ein einseitiges, empfangsbedürftiges Rechtsgeschäft ist eine Kündigung.
C) ☐ Ein einseitiges, nicht empfangsbedürftiges Rechtsgeschäft ist ein Testament.
D) ☐ Ein einseitiges, empfangsbedürftiges Rechtsgeschäft ist ein Darlehensvertrag.
E) ☐ Ein zweiseitiges, nicht empfangsbedürftiges Rechtsgeschäft ist eine Kündigung.
F) ☐ Ein zweiseitiges, verpflichtendes Rechtsgeschäft ist ein Mietvertrag.

21. Welche Aussage ist richtig?

A) ☐ Eine Vollmacht wird einmalig erteilt und gilt zunächst ein Jahr.
B) ☐ Eine Postvollmacht ermächtigt den Bevollmächtigten zur Annahme der Briefsendungen.
C) ☐ Eine Medizinische Fachangestellte kann zur Diagnoseerstellung bevollmächtigt werden.
D) ☐ Grundsätzlich sind Eheleute gegenseitig bevollmächtigt über Behandlungen des Partners informiert zu werden.
E) ☐ Eine Vollmacht gilt immer auch über den Tod hinaus.

22. Welche der folgenden Rechtsgeschäfte kommen durch schlüssiges Handeln zustande?

A) ☐ Tom bestellt online ein Blutdruckmessgerät.
B) ☐ Dilara bestellt telefonisch eine Pizza für die Teambesprechung.
C) ☐ Swetlana fährt mit dem Taxi zur Praxis, da das Bahnpersonal streikt.
D) ☐ Dilara legt den Einkauf der Praxis auf das Kassenband.
E) ☐ Frau Dr. Turhan ersteigert online eine Vase.
F) ☐ Toms Vater bestellt mit Betreten der Gaststätte zwei Bier.

23. Welche Aussage zur Kündigung ist richtig?

A) ☐ Die Kündigung ist ein formfreies Rechtsgeschäft.
B) ☐ Bei einer ordentlichen Kündigung muss keine Kündigungsfrist eingehalten werden.
C) ☐ Die Kündigung ist erst wirksam, wenn sie dem Arbeitgeber zugegangen ist.
D) ☐ Ohne Zustimmung des Arbeitgebers kann der Arbeitnehmer nicht kündigen.
E) ☐ Innerhalb der Kündigungsfrist kann eine Kündigung jederzeit widerrufen werden.

17. D 18. C 19. E
20. D, E 21. B 22. C, D
23. C

4 Kaufvertrag

Welche Arten von Anfragen werden unterschieden und welchem Zweck dienen sie?

- Eine allgemeine Anfrage dient der Übersicht über das Produktsortiment.
- Eine spezielle Anfrage richtet sich auf ein bestimmtes Produkt aus einem Sortiment.

Worin unterscheiden sich Angebot und Anfrage in Bezug auf ihre Verbindlichkeit? Wie kann die Verbindlichkeit aufgehoben werden? Geben Sie auch zwei Beispiele an.

- Die Anfrage ist immer unverbindlich, das Angebot ist grundsätzlich für den Anbieter verbindlich.
- Die Verbindlichkeit kann durch Freizeichnungsklauseln wie z. B. „Solange der Vorrat reicht" oder „Preise freibleibend" ausgeschlossen werden.

Welche zwei Voraussetzungen müssen gegeben sein, damit ein Kaufvertrag zustande kommt?

Es müssen zwei übereinstimmende Willenserklärungen abgegeben werden:
- Der Verkäufer macht ein Angebot (Antrag) und der Käufer nimmt dieses an (Annahme).
- Beziehungsweise: Der Käufer bestellt (Antrag) und der Verkäufer liefert (Annahme).

Welche Voraussetzungen müssen erfüllt sein, damit die AGB Gültigkeit haben?

- Der Käufer muss sie in zumutbarer Weise zur Kenntnis nehmen können.
- Der Käufer muss auf die AGB hingewiesen werden und sie mit seiner Unterschrift annehmen.

Was wird unter Eigentumsvorbehalt verstanden?

Der Verkäufer behält sich das Eigentum an der Ware so lange vor, bis der Käufer den gesamten Kaufpreis bezahlt hat.

Erklären Sie unter Hinzunahme eines Beispiels den Unterschied zwischen einem Terminkauf und einem Fixkauf.

- Beim Terminkauf wird ein Zeitraum für die Lieferung der Ware vereinbart. Damit ist er an keinen bestimmten Liefertag gebunden, z. B. KW 28.
- Beim Fixkauf wird ein genauer Liefertermin angegeben, also etwa „Lieferung am 16. August 20xx" oder „16. August 20xx fix". Die Lieferung muss also an genau diesem Tag erfolgen.

Erklären Sie den Unterschied zwischen einem offenen und einem versteckten Mangel.

- Ein offener Mangel ist sofort erkennbar, z. B. Kratzer auf einer Tischplatte.
- Ein versteckter Mangel ist nicht sofort erkennbar, sondern wird erst durch Inbetriebnahme entdeckt, z. B. der Autoklav erreicht nicht die korrekte Temperatur.

Geben Sie die richtigen Mängelarten zu den Beispielen an.

Beispiel	Art des Mangels
Das beworbene Schlankheitsmittel macht nicht schlank.	Ware ungleich Werbung
Das Regal kann nach der beigelegten Montageanleitung nicht montiert werden.	fehlerhafte Montageanleitung (Ikea-Klausel)
Statt der bestellten Latex- werden Vinylhandschuhe geliefert.	Falschlieferung
Die Manschette des digitalen Blutdruckmessgerätes pumpt nur bis zu einem Wert von 120 mmHg auf.	mangelhafte Verwendbarkeit
Der Ausziehtisch im Sozialraum lässt sich nicht vollständig zusammenschieben.	mangelhafte Beschaffenheit

Bei der geplanten Inbetriebnahme stellen Sie fest, dass das neue Ultraschallgerät nicht funktioniert. Wann melden Sie den Mangel? Welche vorrangigen Rechte haben Sie in einer solchen Situation?

Der Mangel muss umgehend gemeldet werden. Die vorrangigen Rechte sind Nachbesserung oder Neulieferung.

Wenn der Verkäufer den Mangel innerhalb der vom Käufer gewährten Frist nicht behoben hat, kann dieser weitere Rechte geltend machen. Erklären Sie die nachrangigen Rechte.

- Rücktritt vom Kaufvertrag: Der Käufer gibt die Ware zurück und erhält sein Geld zurück, z. B. der Autoklav erreicht auch nach wiederholter Nachbesserung nicht die angegebene Temperatur.
- Minderung: Aufgrund eines offenen Schadens einigen sich Käufer und Verkäufer auf eine Minderung um 40 %, z. B. der Tisch im Sozialraum hat einen Kratzer, der jedoch die Funktion nicht beeinträchtigt.
- Schadensersatz: Zusätzlich kann der Käufer Schadensersatz verlangen, wenn ihm durch den Mangel ein Schaden entstanden ist, z. B. die lockere Pedale bricht ab und der Käufer verletzt sich.

1. Dilara hat im Internet eine weiße Hose und ein weißes Poloshirt zum festgelegten Termin für die Praxis bestellt. Sie erhält die Rechnung vor der Ware und überweist den Rechnungsbetrag in Höhe von 85 €. Als sie das Paket öffnet, stellt sie fest, dass der Reißverschluss der Hose defekt ist. Außerdem ist das Poloshirt beige. Ist mit der Bestellung ein Kaufvertrag zustande gekommen?

____

____

2. Darf Dilara diesen Kaufvertrag abschließen? Begründen Sie Ihre Antwort kurz.

____

____

____

3. Um welche Art des Kaufvertrages handelt es sich? Nennen Sie noch weitere Arten, bei der die Lieferzeit und Beschaffenheit relevant sind.

____

____

____

____

4. Dilara hat 3 % vom Rechnungsbetrag abgezogen. Wovon hat sie Gebrauch gemacht und welche Preisnachlassarten sind Ihnen noch bekannt? Erklären Sie diese unter Hinzunahme eines Beispiels.

____

____

____

____

____

5. In den AGB eines Online-Anbieters steht: „Wir gewähren eine Garantie von 12 Monaten." Was unterscheidet Gewährleistung von Garantie?

____

____

____

____

6. Welche Mängelarten liegen im Fall Dilaras vor?

____

____

1. Nein, erst mit Zusendung einer Bestellbestätigung oder nach Erhalt der Ware.
2. Ja, weil die gekauften Produkte der Ausbildung dienen, auch wenn sie die Höhe des Betrages im Taschengeldparagrafen übersteigen.
3. Fixkauf, da ein genauer Liefertermin angegeben wurde.
   Beispiele für Lieferzeit: Termin- und Sofortkauf
   Beispiele für Beschaffenheit: Gattungskauf, Bestimmungskauf und Stückkauf
4. Sie hat Skonto abgezogen. Das ist ein Preisnachlass bei vorzeitiger Zahlung.
   Rabatt, z. B. Naturalrabatt („Kaufe zwei und nimm drei des gleichen Artikels")
   Bonus: Rückvergütung am Ende des Jahres, z. B. ein Baumarkt bietet 5 % auf den Jahresumsatz ab 5000 €
5. Die Gewährleistung ist gesetzlich für zwei Jahre vorgeschrieben.
   Die Garantie ist eine Kulanzleistung und nicht gesetzlich vorgeschrieben.
6. mangelhafte Beschaffenheit, Falschlieferung

7. Welche vorrangigen Rechte kann Dilara geltend machen?

8. Wenn der Käufer auch nach mehrmaligem Mahnen und Nachfristsetzen die Neulieferung verweigert, wo findet die Gerichtsverhandlung statt?

9. Welche Schlechtleistungen hat der Verkäufer zu verantworten?

10. Wann gerät ein Verbraucher in Zahlungsverzug, wenn in der Rechnung kein Zahlungstermin angegeben wird.

11. Herr Dr. Balen möchte zur nächsten Teambesprechung Kuchen spendieren und beauftragt ein Cateringunternehmen zur Lieferung am 3.04.20xx, 11 Uhr fix. Am festgelegten Termin meldet sich der Anbieter um 12 Uhr und sagt, dass er erst gegen 14.00 liefern kann. Beurteilen Sie diesen Sachverhalt.

12. Ein Angebotsvergleich bildet die Grundlage für eine spätere Kaufentscheidung. Oftmals fällt diese Entscheidung zugunsten des niedrigsten Kaufpreises aus. Welche übergeordneten qualitativen Kriterien können beim Angebotsvergleich noch wichtig sein? Nennen und erklären Sie mindestens drei.

7. Sie muss dem Verkäufer zugestehen, dass er entweder die Ware neuliefert oder nachbessert.
Für beide Fälle gilt, dass er die Ware wahrscheinlich neuliefert.
8. Am Wohnort des Verkäufers. Grundsätzlich findet die Gerichtsverhandlung am Ort desjenigen statt, der die Schlechtleistung zu verantworten hat.
9. Zahlungsverzug und Annahmeverzug
10. Bei einer Rechnung ohne Zahlungsziel ist der Gläubiger berechtigt, die sofortige oder umgehende Zahlung zu verlangen.
11. Es liegt ein Lieferverzug bzw. eine Nicht-Rechtzeitig-Lieferung vor. Dr. Balen kann sofort vom Kaufvertrag zurücktreten, da eine Nachfristsetzung bei einem Fixkauf entfällt. Er kann natürlich noch auf der Lieferung bestehen und Preisminderung fordern.
12. Lieferbedingungen: Ein Anbieter garantiert eine kurze Lieferzeit.
Qualität: Ein Anbieter bietet qualitativ hochwertigere Waren.
Reklamationsmanagement: Ein Anbieter zeigt sich bei Rückgaben sehr kulant.
Kundenservice vor Ort: Ein Anbieter bietet Sofortservice bei Problemen.
Garantie: Ein Anbieter bietet auf seine Produkte eine lange Garantielaufzeit.

13. Erklären Sie, welche Rechte ein Käufer nach Setzen einer Nachfrist für die Lieferung geltend machen kann.

14. Nennen Sie mindestens vier Inhalte, die ein aussagefähiges Angebot enthalten sollte.

15. Tom soll für die Praxis je 3 Packungen folgender Handschuhe bestellen: 1) S Latexhandschuhe gepudert, 2) M Vinylhandschuhe, 3) L Latexhandschuhe gepudert. Der Paketzusteller liefert soeben die Bestellung. In dem Paket befinden sich 3 Packungen Vinylhandschuhe in der Größe S, 2 Packungen Latexhandschuhe in der Größe M und 3 Packungen Latexhandschuhe in der Größe XL. Wie verhält sich Tom richtig? Welche Sachmängel liegen vor?

16. Welche Ansprüche sind von der Gewährleistung ausgeschlossen?

17. Was bedeutet der Begriff Beweislastumkehr?

---

13. Nach Ablauf der Nachfrist kann er Schadenersatz statt Leistung oder nach erfolglosem Nachbessern einen Rücktritt vom Kaufvertrag geltend machen.
14. 1. Bezeichnung der Ware, 2. Preis für die Ware, 3. Vertragsanbieter, 4. Gerichtsstand, 5. Erfüllungsort, 6. Garantie und Gewährleistung
15. Tom kann die Annahme verweigern. Dies muss er sich vom Paketzusteller bestätigen lassen oder er meldet umgehend die Falschlieferung beim Versender und fordert Neulieferung. Es liegt Falschlieferung und Zuweniglieferung vor.
16. Ansprüche, die sich zurückführen lassen auf Verschleißerscheinungen, Bedienfehler und Mängel, die durch Dritte verursacht wurden.
17. Bei Verbrauchsgüterkäufen haften Unternehmer grundsätzlich für alle Mängel, die bereits zum Zeitpunkt des Verkaufs bis zu 12 Monaten danach bestanden haben, auch für versteckte Mängel. Nach Ablauf der zwölf Monate kehrt sich die Beweislast gem. § 477 BGB um. Bei auftretenden Mängeln muss nun der Verbraucher beweisen, dass ein Mangel vorliegt und dass dieser bereits bei Übergabe vorlag.

1. Welche Aussage ist richtig? ✗✓

A) ☐ Eine Anfrage verpflichtet zum Kauf, da ein Kaufvertrag zustande gekommen ist.
B) ☐ Ein Kaufvertrag ist ein einseitiges, empfangsbedürftiges Rechtsgeschäft.
C) ☐ Eigentumsvorbehalt bedeutet, dass der Käufer sofort mit Bestellung Eigentümer der Ware ist.
D) ☐ Ein Angebot ist unverbindlich, wenn der Anbieter auf die Freizeichnungsklausel verzichtet.
E) ☐ Ist nichts anderes vereinbart, trägt der Käufer die Bezugskosten.

2. Welche Aussagen zum verbindlichen Angebot sind richtig? ✗✗✓

A) ☐ Bei einem schriftlichen Angebot ist der Anbieter fünf Tage an sein Angebot gebunden.
B) ☐ Ein Angebot unter Anwesenden ist immer drei Tage gültig.
C) ☐ Ein Angebot ist für den Verkäufer grundsätzlich freibleibend, wenn er es dementsprechend ausgewiesen hat.
D) ☐ Ein Angebot ist für den Nachfrager immer verbindlich, da er es in Auftrag gegeben hat.
E) ☐ Ein Angebot muss stets sofort angenommen werden.
F) ☐ Ein Angebot ist für den Nachfrager eine grobe Information über die angebotenen Waren und Dienstleistungen.

3. Welche Antwort zur Anfrage eines Interessenten zu einem angebotenen Produkt ist richtig? ✗✓

A) ☐ Er muss die angefragte Ware bestellen und annehmen.
B) ☐ Er muss die Portokosten, die für die Angebotserstellung entstehen bezahlen.
C) ☐ Wenn er die Ware doch nicht bestellen möchte, muss er seine Anfrage widerrufen.
D) ☐ Eine Anfrage ist für den Nachfrager grundsätzlich unverbindlich.
E) ☐ Die angefragten Produkte müssen nach Eingang des Angebotes bestellt werden.

4. Welche Aussage zur Erfüllung eines Kaufvertrages ist richtig? ✗✓

A) ☐ Laut Gesetz hat der Käufer ein Zahlungsziel von 14 Tagen.
B) ☐ Der Verkäufer ist verpflichtet, die im Kaufvertrag bestimmte Ware zu übereignen.
C) ☐ Der Verkäufer muss die Ware persönlich ausliefern.
D) ☐ Der Käufer bereut die Bestellung und nimmt die bestellte Ware nicht in Empfang.
E) ☐ Der Käufer muss Farbabweichungen bei Neuware in Kauf nehmen.

5. In welchem Fall geht der Antrag auf Abschluss eines Kaufvertrages vom Verkäufer aus? Welche Antwort ist richtig? ✗✓

A) ☐ Sie nehmen im Supermarkt eine Packung Toilettenpapier aus dem Regal und legen es in den Einkaufswagen.
B) ☐ Eine Verkäuferin hilft Ihnen bei der Auswahl und legt Ihnen vier Kleider vor, von denen Sie jedoch keines kaufen.
C) ☐ Die Pizzeria schickt Ihnen einen Flyer und sie bestellen daraufhin eine Pizza.
D) ☐ Als langjähriger Kunde bestellen Sie im Getränkemarkt wöchentlich Mineralwasser für die Praxis. Der Getränkemarkt liefert ohne Auftrag.
E) ☐ Im Schaufenster sind ein Paar Schuhe ausgestellt. Sie bitten den Verkäufer Ihnen das Paar zu holen und bezahlen den geforderten Kaufpreis.

6. Bei welchen Kaufverträgen hat der Käufer ein gesetzliches Widerrufsrecht? ✗✓

A) ☐ Stückkauf
B) ☐ Ratenkauf
C) ☐ Fixkauf
D) ☐ E-Commerce
E) ☐ Sofortkauf

7. Dr. Bechstein bestellt eine neue Personenwaage. Bei Inbetriebnahme stellt er fest, dass das Display keine Gewichtsangabe anzeigt. Welches Recht hat Dr. Bechstein? ✗✓

A) ☐ Er kann vom Kaufvertrag zurücktreten.
B) ☐ Er kann für den entgangenen Nutzen Schadenersatz fordern.
C) ☐ Er kann auf eine Neulieferung oder Nachbesserung bestehen.
D) ☐ Die Garantie verlängert sich nun automatisch.
E) ☐ Er kann die Zahlung verweigern.

8. Welche Aussage zu den Allgemeinen Geschäftsbedingungen (AGB) ist richtig? ✗✓

A) ☐ Wenn eine Klausel in den AGB missverständlich ist, werden die AGB ungültig.
B) ☐ Unternehmen in Deutschland unterliegen einer AGB-Pflicht.
C) ☐ Wenn die AGB-Inhalte missverständlich sind, hat immer der Verkäufer recht.
D) ☐ Persönliche Absprachen mit dem Verkäufer gelten vor den AGB.
E) ☐ In AGB kann die Gewährleistung bei Neuware ausgeschlossen werden.

---

1. E	2. A, C	3. D
4. B	5. B	6. D
7. C	8. D	

9. Welche Aussage zu den Allgemeinen Geschäftsbedingungen (AGB) ist richtig?

A) ☐ In AGB kann ausgeschlossen werden, dass der Käufer bei Lieferungsverzug vom Kaufvertrag zurücktreten kann.
B) ☐ Unangemessen hohe Entschädigungen beim Rücktritt vom Kaufvertrag sind verboten.
C) ☐ Die AGB sollen den Geschäftsverkehr vereinfachen, da es vorformulierte Vertragsinhalte sind.
D) ☐ Der Verkäufer muss auf die AGB ausdrücklich hingewiesen werden und damit einverstanden sein, sonst gelten sie nicht.
E) ☐ Preiserhöhungen innerhalb von vier Monaten ab Vertragsdatum sind erlaubt.

10. Welche beiden Aussagen zu Preisnachlässen sind nicht richtig?

A) ☐ Skonto kann nicht direkt an der Kasse abgezogen werden, stattdessen handelt es sich um Rabatt.
B) ☐ Rabatte werden nur bei Abnahme großer Mengen gewährt.
C) ☐ Bonus ist eine Dreingabe des jeweils gleichen Produktes.
D) ☐ Skonto lohnt sich besonders bei großen Rechnungsbeträgen.
E) ☐ Eine kurzfristige Überziehung des Girokontos lohnt sich, wenn der Rabatt höher ist als der monatliche Anteil des effektiven Jahreszinses.
F) ☐ Der Bonus ist ein Mittel zur Kundenbindung.

11. Frau Dr. Turhan liegt die Rechnung für ein Sonografiegerät in Höhe von 11 665,89 € vor. Auszug aus der Rechnung: „Bitte zahlen Sie den Betrag innerhalb von 10 Tagen mit 2 % Skonto oder innerhalb 30 Tagen netto." In der Rechnung werden zwei Arten von Preisnachlässen erwähnt: „Rabatt" und „Skonto". Welche zwei Aussagen sind richtig?

A) ☐ Rabatt und Skonto dürfen in ihrer Summe nicht höher als der Umsatzsteuersatz sein.
B) ☐ Damit sich Rabatt und Skonto wirklich lohnen, müssen diese in ihrer Summe höher als der zurzeit geltende Basiszinssatz sein.
C) ☐ Skonto stellt einen Anreiz dar, die Rechnung vor einem gegebenen Zahlungsziel zu begleichen.
D) ☐ Rabatt kann nur beansprucht werden, wenn er sofort bei Bestellung abgezogen wird.
E) ☐ Wenn die Rechnung nicht nach 30 Tagen bezahlt wird, verfällt auch der Rabatt.
F) ☐ Verspricht der Verkäufer Rabatt, in den AGB werden jedoch persönliche Absprachen untersagt, gilt der versprochene Rabatt dennoch.

12. Frau Dr. Turhan will von der Skontoregelung Gebrauch machen. Wie viel muss sie überweisen?

A) ☐ 11 665,89 € abzüglich 3 499,77 € = 8 166,12 €
B) ☐ 11 665,89 € abzüglich 2 216,52 € = 9 449,37 €
C) ☐ 11 665,89 € abzüglich 2 213,31 € = 9 452,58 €
D) ☐ 11 665,89 € abzüglich 213,31 € = 11 452,58 €
E) ☐ 11 665,89 € abzüglich 233,32 € = 11 432,57 €

13. Als Frau Dr. Turhan nach einigen Tagen bei einer Patientin die Blase schallen möchte, erscheint auf dem Monitor eine Fehlermeldung, aber kein Lösungsvorschlag. Von welchen Rechten könnte die Praxis wahlweise zunächst Gebrauch machen? Welche beiden Antworten sind richtig?

A) ☐ Nachbesserung vom Hersteller verlangen
B) ☐ Neulieferung vom Hersteller verlangen
C) ☐ Rücktritt vom Kaufvertrag und den Rechnungsbetrag zurückerstatten
D) ☐ Minderung des Kaufpreises um 50 %
E) ☐ Gewährleistungsanspruch mit Beweislastumkehr
F) ☐ Schadensersatz aufgrund der Garantie

14. Bei Durchsicht der Unterlagen zum Sonografiegerät fällt Frau Dr. Turhan auf, dass der Hersteller keine Garantie für sein Produkt gibt. Welche zwei Aussagen sind richtig?

A) ☐ Die Garantie ist gesetzlich vorgeschrieben und muss nicht extra genannt werden.
B) ☐ Die Garantie kann auch noch im Nachhinein jederzeit mit dem Hersteller abgeschlossen werden.
C) ☐ Die Garantie ist eine freiwillige Leistung des Herstellers und für das Sonografiegerät nicht vorgesehen.
D) ☐ Die Garantie ist automatisch in jedem Medizinprodukt mitinbegriffen.
E) ☐ Die Garantie ist im Gegensatz zur Gewährleistung nicht gesetzlich vorgeschrieben.
F) ☐ Bei Medizinprodukten übernimmt das Bundesministerium für Gesundheit die Garantie.

15. Ein Reparaturversuch des Lieferanten zur Beseitigung der Fehlermeldung misslingt. Welche Aussage ist richtig?

A) ☐ Die Praxis kann nun eine Neulieferung verlangen.
B) ☐ Die Praxis kann den Kaufpreis mindern.
C) ☐ Die Praxis kann vom Kaufvertrag zurücktreten.
D) ☐ Die Praxis kann Schadensersatz verlangen.
E) ☐ Die Praxis muss dem Lieferanten noch einen zweiten Reparaturversuch gewähren.

---

9. C — 10. B, C — 11. C, F
12. E — 13. A, B — 14. C, E
15. E

16. Welche beiden Aussagen sind falsch? XX✎

A) ☐ Der Erfüllungsort bezeichnet den Ort, an dem Lieferer und Käufer ihre Leistung aus dem Kaufvertrag zu erbringen haben.
B) ☐ Der Gerichtsstand gibt an, welches Gericht im Einzelfall zuständig ist.
C) ☐ Der allgemeine Gerichtsstand gibt die örtliche Zuständigkeit an und wird in den meisten Fällen durch den Wohnsitz des Beklagten bestimmt.
D) ☐ Der Gerichtsstand liegt im Falle einer Schlechtleistung infolge einer Annahmeverweigerung am Wohnsitz des Verkäufers.
E) ☐ Der Erfüllungsort gibt an, wo der Käufer wohnt.
F) ☐ Der Erfüllungsort kann von beiden Parteien vertraglich festgelegt werden. Bei Fehlen einer Vereinbarung greifen die gesetzlichen Regelungen.

17. Welche zwei Aussagen zu den Versandkosten sind richtig? XX✎

A) ☐ Werden keine Versandkosten vereinbart, trägt der Verkäufer diese.
B) ☐ Da der Verkäufer eine Bringschuld hat, muss der die Ware kostenfrei liefern.
C) ☐ Die Versandkosten werden zu gleichen Teilen unter Käufer und Verkäufer aufgeteilt.
D) ☐ Vereinbart der Verkäufer „Lieferung frei Haus" trägt er auch die Versandkosten.
E) ☐ Ist die Lieferung „unfrei" muss der Käufer sämtliche Lieferkosten übernehmen.
F) ☐ Werden keine Lieferbedingungen vereinbart, gelten die gesetzlichen Regelungen: Warenschulden sind Holschulden.

18. Welche Zuordnung ist richtig? X✎

A Fixkauf	1 Bettina bestellt bei einem Onlinehändler ein Kleid. Sie erhält es per Post.
B Terminkauf	2 Tom bestellt 1000 Einwegspritzen.
C Versendungskauf	3 Dr. Balen bestellt Kopierpapier, das monatlich auf Anfrage geliefert wird.
D Barkauf	4 Dilara bezahlt beim Bäcker ihr Brötchen.
E Kauf auf Abruf	5 Das Praxisauto wird in KW 32 geliefert.
F Gattungskauf	6 Der Geburtstagskuchen wird am 4.6.20xx geliefert.

A) ☐ A1, B2, C3, D4, E5, F6
B) ☐ A2, B3, C1, D4, E6, F5
C) ☐ A5, B6, C3, D4, E2, F1
D) ☐ A6, B5, C1, D4, E3 ,F2
E) ☐ A4, B1, C6, D4, E5, F3

19. Im Angebot des Lieferanten taucht das Wort „freibleibend" auf. Welche Aussage dazu ist richtig? X✎

A) ☐ Der Kunde kann jederzeit Lieferungs- und Zahlungsbedingungen ändern.
B) ☐ Das Angebot ist für jedermann frei. Es gilt für alle potenziellen Kunden zu jedem Zeitpunkt.
C) ☐ Der Lieferer kann jederzeit Lieferungs- und Zahlungsbedingungen ändern.
D) ☐ Der Kunde erklärt, in Zukunft keine weiteren Geschäftsbeziehungen mit dem Lieferer eingehen zu wollen.
E) ☐ Der Lieferer erklärt, in Zukunft keine weiteren Geschäftsbeziehungen mit dem Kunden eingehen zu wollen.

20. Welche Klausel in Verträgen ist nach den Allgemeinen Geschäftsbedingungen unwirksam? X✎

A) ☐ Die Anfahrtskosten für Monteure im Rahmen einer Reparatur gehören nicht zum Umfang der Gewährleistung.
B) ☐ Eine geringfügige Farbabweichung bei unseren Ledertaschen ist möglich.
C) ☐ Der Käufer muss bei einer Beanstandung der Ware eine Nachbesserungs- bzw. Neulieferung des Verkäufers zulassen.
D) ☐ Bei Nichtkündigung zum vertraglich festgelegten Termin verlängert sich die Vertragsdauer automatisch um ein halbes Jahr.
E) ☐ Mängel können nach Ablauf der Gewährleistungsfrist nicht mehr geltend gemacht werden.

21. Welche Zuordnung ist richtig? X✎

A eingeschränkte Vertragsfreiheit	1 Der ein Jahr alte Laptop ist defekt. Herr Dr. Böhm ist sich sicher, dass es der Hersteller zu verschulden hat.
B Verbrauchsgüterkauf	2 Dilara unterschreibt die AGB in der die Gewährleistungsfrist mit zwei Jahren angegeben wird.
C zweiseitiger Handelskauf	3 Dr. Böhm kauft in einem Großmarkt Pappbecher.
D Beweislastumkehr	4 Der Apotheker kauft in der Metro Kugelschreiber für die Apotheke.

A) ☐ A1, B2, C3, D4
B) ☐ A1, B4, C2, D3
C) ☐ A2, B3, C4, D1
D) ☐ A3, B2, C4, D3
E) ☐ A4, B2, C1, D4

---

16. D, E 17. D, F 18. D
19. B 20. A 21. C

5 Umgang mit Geld, Zahlungsmöglichkeiten

Nennen Sie Gründe, die für die Einführung von Geld sprechen.

- hohe Haltbarkeit
- günstig in der Herstellung
- Wert genau festgelegt
- leicht zu lagern

Welche Aufgaben hat die Europäische Zentralbank (EZB)? Was bedeutet in diesem Zusammenhang Inflation?

Sie verwaltet den Euro und ist für die Gestaltung und Durchführung der Wirtschafts- und Währungspolitik zuständig. Sie ist Hüterin der Preisstabilität im Euroraum und steuert die Geldmenge. Gibt es nämlich zu viele Euro-Münzen und -Scheine, dann verringert sich deren Wert und die Preise steigen (Inflation).

Welche Kriterien müssen erfüllt sein, damit in einem Land der Euro eingeführt werden kann?

- Preisstabilität
- Staatsschulden bei maximal 60% des Bruttoinlandsproduktes (BIP)
- jährliche Neuverschuldung (Haushaltsdefizit) darf nicht über 3 % des BIP liegen

Unterscheiden Sie POS von ELV.

- POS (Point of Sale): Bezahlung mittels eines Kartenlesegeräts mit Eingabe einer PIN und Überprüfung der Kontodeckung, kostenpflichtig
- ELV (Elektronisches Lastschriftverfahren): Bezahlung mittels Unterschrift, keine Überprüfung der Kontodeckung, kostenfrei

Aus welchen vier Bestandteilen setzt sich eine IBAN zusammen?

- Länderkennung
- Prüfziffer (2 Stellen)
- Bankleitzahl (8 Stellen)
- Kontonummer (10 Stellen; ggf. Null[en] vorangestellt als Lückenfüller)

Was unterscheidet den Ratenkredit vom Dispokredit? Nennen Sie jeweils einen Vorteil.

- Ratenkredit: Kredit, der in zeitlich genau festgelegten und betraglich gleichbleibend hohen Teilzahlungen zurückgezahlt wird; Vorteil: günstige Zinsen
- Dispokredit: eingeräumter Kreditrahmen bis zu drei Monatsgehältern; Vorteil: schnell verfügbar ohne Kreditvertrag

Erklären Sie, wofür die Abkürzungen SEPA, IBAN und BIC stehen.

- SEPA (Single Euro Payment Area): Innerhalb dieses Gebiets gibt es einheitliche Verfahren für bargeldloses Bezahlen in Euro.
- IBAN (International Bank Account Number): Die IBAN ist eine internationale Kontonummer für Zahlungen (wie Überweisungen und Lastschriften) innerhalb Deutschlands und des SEPA-Raumes.
- BIC (Bank Identifier Code): Es handelt sich um eine von der SWIFT (Society for Worldwide Interbank Financial Telecommunication) festgelegte, international gültige Bankleitzahl. Da der BIC von der SWIFT vergeben wird, bezeichnet man ihn oftmals auch als SWIFT-Code.

Erläutern Sie, was unter Kryptowährung verstanden wird. Geben Sie zwei Beispiele.

Kryptowährungen sind künstlich geschaffene, digitale Währungen, bei denen das Geld nur virtuell in Computern vorhanden ist. Zahlungen erfolgen über das Internet, z. B. Bitcoin oder Ethereum.

Wie könnten Sie folgende Rechnungen bezahlen?

Situation	Zahlungsmöglichkeit
Dilara schließt einen Handyvertrag ab.	Lastschriftverfahren, Einzugsermächtigung
Tom kauft sich ein Fachbuch im Internet.	Überweisung, Sofortüberweisung, auch: PayPal-Zahlung oder Kreditkartenzahlung
Frau Dr. Turhan schließt einen Mietvertrag mit dem Lesezirkel ab.	Dauerauftrag oder Abbuchungsauftrag
Eine Patientin bezahlt in der Praxis IGeL bargeldlos.	Lastschriftverfahren
Olga kauft für das Team Brötchen beim Bäcker.	Barzahlung, auch: EC-Kartenzahlung
Tom fährt zur überbetrieblichen Ausbildung, Frau Dr. Turhan bezahlt die Kosten.	Überweisung

Wofür steht die Abkürzung SCHUFA und welche Aufgabe hat sie?

SCHUFA: Schutzgemeinschaft für allgemeine Kreditsicherung. Sie wurde ins Leben gerufen, um Zahlungserfahrungen von Unternehmen aufzunehmen, zu speichern und an die Unternehmen, die Teil dieser Schutzgemeinschaft sind, weiterzugeben.

1. Welche Voraussetzungen müssen erfüllt sein, um ein Girokonto eröffnen zu können.

2. Welche Abbuchung kann rückgängig gemacht werden? Welche Frist muss beachtet werden?

3. Was wird unter der Zwei-Faktor-Authentifizierung verstanden?

4. Tom ist sehr beunruhigt, denn er hat gestern folgende E-Mail von seinem Bankinstitut erhalten: „Betreff: Bestätigung Zahlungseingang – 7272676941; Guten Tag Herr Hermann, von Ihrem Konto #7272676941 wurden 4426,60 EUR abgebucht. Details zum Abbuchungsvorgang: Abbuchung von Ihrem Konto. Bitte senden Sie uns Ihre Log-In- und Kontodaten umgehend per E-Mail, um sicherzustellen, dass die Abbuchung von Ihnen autorisiert wurde. Viele Grüße. Ihr Team vom Musterbank-Finanzportal." Toms Kollegin ist sich sicher, dass es sich um einen Irrtum handelt. Wie wird diese Art der E-Mail bezeichnet und wie sollte Tom reagieren?

5. Sie sollen auf folgendes Konto Geld überweisen: Firma Mustermöbel GmbH, Kontonummer: 99458120, BLZ 94697000, Prüfziffer 12. Wie lautet die IBAN dieses Kontos und wie ist diese IBAN aufgebaut?

6. Nennen Sie drei Nutzungsmöglichkeiten des Girokontos

1. Volljährigkeit (mit Ausnahme von Jugendlichen und Auszubildenden, bei denen die Erziehungsberechtigten haften), Handeln im eigenen Namen, Wohnsitz, Bonität und regelmäßiges Einkommen/Startkapital
2. Jede SEPA-Lastschrift kann bis zu acht Wochen nach Abbuchung rückgängig gemacht werden.
3. Sie bezeichnet den Identitätsnachweis eines Nutzers mittels Kombination zweier unterschiedlicher und v. a. unabhängiger Komponenten (Faktoren). Typische Beispiele sind Bankkarte und PIN beim Geldautomaten, Gesichtserkennung und Fingerabdruck.
4. Es handelt sich um eine Phishing-Mail. Darunter werden Versuche verstanden, sich über gefälschte E-Mails als vertrauenswürdiger Kommunikationspartner auszugeben. Ziel des Betrugs ist es an persönliche Daten eines Internet-Benutzers zu gelangen oder ihn z. B. zur Ausführung einer schädlichen Aktion zu bewegen. In der Folge werden dann beispielsweise Kontoplünderungen durchgeführt. Tom darf keinesfalls auf die E-Mail antworten bzw. seine Daten preisgeben. Er sollte ferner seine Bank über diese E-Mail informieren.
5. DE12 9469 7000 0099 4581 20
   Länderkennung: DE; Prüfziffer: 12; Bankleitzahl: 9469 7000; Kontonummer: 0099 4581 20
6. Überweisungen tätigen, Bareinzahlungen vornehmen, Daueraufträge einrichten, Lastschriftabbuchungen, Dispo-Kredite

7. Welche beiden Lastschriftverfahren sind Ihnen bekannt? Worin bestehen die Unterschiede?

8. Olgas Schwester ist im Urlaub in den USA. Dort werden ihr Bargeld und die Kreditkarte gestohlen. Auf welchem Weg kann Olga ihr Geld zuschicken? Beschreiben Sie den Weg des Geldes.

9. Der Praxisinhaber überlegt sich neue Wartezimmerstühle im Wert von 3000 € zu kaufen, da die Möbelfirma einen Sonderrabatt von 10 % und Skonto von 3 % zusagt. Da der Praxisinhaber jedoch erst in acht Wochen eine Steuerrückzahlung in der gleichen Höhe erwartet überlegt er, seinen Dispokredit mit 3 000 € zu 11,5 % Überziehungsgebühr zu belasten. Sollte er es tun? Begründen Sie Ihre Antwort.

10. Welche Kreditkartenanbieter kennen Sie? Welche Vorteile bringt eine Kreditkarte mit sich? Erläutern Sie mindestens zwei Vorteile.

7. Bankeinzugs- oder Einzugsermächtigungsverfahren: Dem Zahlungsempfänger wird eine Einzugsermächtigung erteilt. Der Zahlungsempfänger gibt dann über seine Bank den Auftrag, regelmäßig Zahlungen vom Konto desjenigen, der die Einzugsermächtigung erteilt hat einzuziehen. Bei der Einzugsermächtigung besitzt die Bank keine Überprüfungspflicht. Daher kann der Kontoinhaber der der Abbuchung widersprechen.
Beim Abbuchungsauftrag erteilt man der eigenen Bank die Genehmigung, dass bestimmte Zahlungsempfänger vom eigenen Konto abbuchen dürfen. Selbstverständlich muss dies auch der Zahlungsempfänger wissen.
Beim Abbuchungsauftrag muss die Bank prüfen, ob der Kontoinhaber die Erlaubnis hinterlegt hat, dass der Empfänger sich von dem Konto bedienen darf. Der Kontoinhaber kann der Abbuchung nicht widersprechen.
8. Mit Western Union, einem US-Anbieter von Auslandsüberweisungen; Olga zahlt den zu überweisenden Betrag in einer Postfiliale oder einer Western Union-Filiale bar ein. Sie erhält eine Referenznummer, die sie ihrer Schwester mitteilt. Diese erhält in einer Empfangsstelle in den USA, unter Nennung der Referenznummer und Vorlage des Personalausweises, das gesendete Geld ausgezahlt.
9. Der Praxisinhaber sollte das Angebot annehmen, da die Überziehungskosten für die zwei Monate (57,50 €) durch die Sonderrabattaktion in Kombination von der Skontoregelung (390 €) mehr als aufgewogen werden.
Beispielrechnungen:
Überziehungskosten: 3000 x 0,115 ÷ 12 x 2 = 57,50
Sonderrabatt & Skonto: 13 % von 3000 = 390
10. AMEX, VISA, MasterCard; Vorteile: 1) bargeldloses Einkaufen weltweit in vielen Geschäften; 2) Online-Käufe oder -Vertragsabschlüsse möglich; 3) keine sofortige Kontobelastung, sondern Sammlung der Umsätze und monatliche Abbuchung; 4) kurzfristige Kreditgewährung, wobei die Höhe des Verfügungsrahmens vom regelmäßigen Einkommen abhängt

1. Sie erhalten eine Rechnung einer Firma für Praxismöbel und sollen von der Skontoregelung Gebrauch machen. Sie überlegen, ob Sie diese Rechnung per Überweisung bezahlen sollen. Welche Aussage ist richtig? ×✎

A) ☐ Diese Rechnung kann nur per Dauerauftrag bezahlt werden.
B) ☐ Diese Rechnung kann nur per Überweisung bezahlt werden.
C) ☐ Diese Rechnung kann nur per Abbuchungsverfahren bezahlt werden.
D) ☐ Diese Rechnung kann auch per Nachnahme bezahlt werden.
E) ☐ Die Rechnung sollte mit der SparCard bezahlt werden.

2. Was besagen die ersten beiden Ziffern einer IBAN, zum Beispiel der IBAN DE24 9123 9000 0012 8868 91? ×✎

A) ☐ Die ersten beiden Ziffern stellen eine Prüfziffer dar.
B) ☐ Die ersten Ziffern sind Bestandteile der Bankleitzahl.
C) ☐ Die ersten Ziffern sind Bestandteil der Kontonummer.
D) ☐ Die ersten Ziffern stellen den Ländercode dar.
E) ☐ Die ersten Ziffern zeigen das dazugehörige Sparbuch an.

3. Die IBAN ist Teil des umfassenden SEPA-Systems. Welche Vorteile bietet dies für den Bankkunden? ××✎

A) ☐ Der Bankkunde kann jederzeit online und kostenlos eine Überweisung in die Schweiz tätigen.
B) ☐ Dem Bankkunden werden erst am Ende des Monats seine Rechnungsbeträge vom Girokonto abgebucht.
C) ☐ Der Bankkunde ist innerhalb der teilnehmenden Länder eindeutig identifizierbar.
D) ☐ Der Bankkunde benötigt keine Kreditkarte mehr, da er weltweit mit seiner Girocard zahlen kann.
E) ☐ Der Bankkunde kann bei Firmen, die an das SEPA-System angeschlossen sind, mit Vergünstigungen einkaufen.
F) ☐ Wie bei der Lastschrift kann eine unzulässige SEPA-Lastschrift acht Wochen lang bei der Bank zurückgeben werden.

4. Welche beiden Aussagen sind richtig? ××✎

A) ☐ Girokonten können bei verschiedenen Bankinstituten eröffnet werden.
B) ☐ Girokonten bieten einen Sparzins an, der das Sparen effizient macht.
C) ☐ Girokonten können von allen rechtsfähigen Personen eröffnet werden.
D) ☐ Girokonten ermöglichen die halbbare Zahlung.
E) ☐ Girokonten sind immer kostenfrei, da die Kontoführung steuerlich absetzbar ist.
F) ☐ Girokonten sind innerhalb des SEPA-Raumes übertragbar.

5. Bei welchem TAN-Verfahren wird die benötigte Nummer direkt ans Mobiltelefon gesendet? ×✎

A) ☐ chipTAN
B) ☐ mobileTAN
C) ☐ iTAN
D) ☐ QR-TAN
E) ☐ photoTAN

6. Damit eine Praxisinhaberin ihren Patienten die Zahlung per Girocard ermöglichen kann, entscheidet sie sich für das POS-Verfahren. Welche Aussagen zu diesem Verfahren treffen zu? ×✎

A) ☐ Beim POS-Verfahren muss der Patient eine Einzugsermächtigung unterschreiben, um sicherzustellen, dass sein Konto gedeckt ist.
B) ☐ Das POS-Verfahren ist für die Praxis besonders sicher, da sofort eine SCHUFA-Abfrage die Gültigkeit der Karte kontrolliert.
C) ☐ Sollte der Patient seine PIN vergessen haben, kann er in der Praxis nicht mit seiner Girocard bezahlen.
D) ☐ Der Patient kann mit seiner Girocard einmal jährlich sämtliche IGeL bezahlen unter Abzug von Skonto.
E) ☐ Die Teilnahme am POS-Verfahren ist für die Praxis gebührenfrei.

7. Tom kauft für die Praxis Kaffee und bezahlt mit seiner EC-Karte. An der Kasse muss er mit seiner PIN bestätigen. Wie wird dieses Verfahren bezeichnet? ×✎

A) ☐ ELV-Eingabeverfahren
B) ☐ POS = Pin off Sale
C) ☐ POS = Point of Sale
D) ☐ SEPA-Lastschriftverfahren
E) ☐ PayPal-Verfahren

8. Welche zwei Vorteile hat die Zahlung mit der Girocard für die Praxis bzw. die Patienten? ××✎

A) ☐ Die Praxis kann auf das Schreiben von Rechnungen verzichten.
B) ☐ Die Patienten haben keine Möglichkeit, die Zahlung rückgängig zu machen.
C) ☐ In der Praxis müssen keine hohen Bargeldbeträge aufbewahrt werden.
D) ☐ Zahlungen werden direkt beglichen und müssen nicht mehr angemahnt werden.
E) ☐ Die Zahlung einer Leistung wird für die Patienten sicherer, weil sie keine hohen Barbeträge mit sich führen müssen.
F) ☐ Das Bezahlterminal ist für die Praxis kostenfrei.

1.	B	2.	A	3.	C, F
4.	A, D	5.	B	6.	C
7.	C	8.	C, D		

9. Welche zwei Aussagen zum Online-Konto treffen zu?

A) ☐ Überweisungen, die per Online-Banking durchgeführt werden, sind sehr teuer.
B) ☐ Online-Banking erleichtert die Überwachung des Zahlungseingangs.
C) ☐ Terminüberweisungen müssen nicht mehr beim Kundenberater beauftragt werden.
D) ☐ Ein Online-Konto kann gesperrt werden.
E) ☐ Falsch beauftragte Überweisungen können bis zu acht Wochen rückgängig gemacht werden.
F) ☐ Das Bankinstitut haftet umgehend für entstandene Schäden bei missbräuchlicher Verwendung der PIN.

10. Was bedeutet die Abkürzung p. a.? Welche Antworten sind richtig?

A) ☐ pro Auftrag
B) ☐ pro Jahr
C) ☐ per Annum
D) ☐ pro Tag
E) ☐ pro Quartal
F) ☐ per Annuität

11. Ein MVZ überlegt, die Praxisräume zu erweitern. Dazu benötigt es jedoch ein Kapital von 88 000,00 €. Die Bank bietet einen Kredit mit einem Zinssatz von 2,5 % p. a. an. Wie viel Euro muss das MVZ im ersten Jahr an Zinsen bezahlen?

A) ☐ 35 200,00 €
B) ☐ 22 000,00 €
C) ☐ 2 200,00 €
D) ☐ 2 380,00 €
E) ☐ 2 820,00 €

12. Welche Zuordnungen sind richtig?

A) ☐ Ein Kontoauszug wird bei jeder neuen Kontobewegung dem Kontoinhaber zugeschickt.
B) ☐ Die Kontoauszüge des Praxiskontos müssen nach dem Gesetz 10 Jahre aufbewahrt werden.
C) ☐ Kontoauszüge zeigen zwei Spalten. Auf der Habenseite stehen die Ausgaben und auf der Sollseite zu zukünftigen Einnahmen.
D) ☐ Kontoauszüge können jederzeit kostenfrei beim Bankinstitut angefordert werden.
E) ☐ Kontoauszüge werden nach der numerischen Sortierung erstellt.
F) ☐ Kontoauszüge werden nach der DIN 5007 erstellt.

13. Eine ausgebildete MFA möchte sich neue Büromöbel kaufen. Sie muss sie finanzieren, da sie kein Erspartes besitzt. Welche beiden Aussagen sind richtig?

A) ☐ Kreditinstitute verlangen in der Regel Sicherheiten. Dazu zählt zum Beispiel ein Auto.
B) ☐ Sie ist nicht kreditwürdig.
C) ☐ Sie muss sich erst bei der SCHUFA anmelden, dann erhält sie einen Kredit.
D) ☐ Sie ist aufgrund ihres Alters kreditfähig.
E) ☐ Sie kann sich einen Dispokredit einräumen lassen und ihr Konto kurzfristig überziehen.
F) ☐ Die Überziehungszinsen sind deutlich niedriger als die für einen Ratenkredit.

14. Welche Aussagenkombination ist richtig?

1 Mit der Kreditkarte kann in Deutschland in jedem Geschäft bezahlt werden.
2 Die Ausgaben, die mit der Kreditkarte getätigt werden, werden in der Regel einmal im Monat abgebucht.
3 Einige Kreditkartenunternehmen bieten Vielflieger-Meilen oder Rabatte an.
4 Barabhebungen sind an jedem Bankautomaten möglich.
5 Die Kontonummer auf der Kreditkarte ist immer erhaben.

A) ☐ Alle Aussagen sind richtig.
B) ☐ Nur die Aussagen 1 und 2 sind richtig.
C) ☐ Nur die Aussagen 2 und 3 sind richtig.
D) ☐ Nur die Aussagen 2 und 4 sind richtig.
E) ☐ Nur die Aussagen 4 und 5 sind richtig.

15. Welche zwei Aussagen sind richtig?

A) ☐ Zum SEPA-Raum zählt auch die Schweiz.
B) ☐ In Polen ist der Euro die Landeswährung.
C) ☐ In Deutschland muss der BIC für Inlandsüberweisungen nicht angegeben werden.
D) ☐ Überweisungen sind eine Serviceleistung der Sparkasse und kostenfrei.
E) ☐ Überweisungen können jederzeit rückgängig gemacht werden.
F) ☐ Die Euro-Münzen sind in jedem SEPA Mitgliedsstaat identisch.

---

9. B, C — 10. B, C — 11. C
12. B, E — 13. D, E — 14. C
15. A, C

16. Welche Aussagen zur Inflation sind richtig?

A) ☐ Inflation ist ein allgemeiner Anstieg des Preisniveaus über einen bestimmten Zeitraum.
B) ☐ Steigt das allgemeine Preisniveau, verteuern sich Güter und Dienstleistungen.
C) ☐ Die Waren werden billiger, da die Anbieter mehr anbieten.
D) ☐ Die Arbeitnehmer verdienen mehr und können mehr Waren kaufen.
E) ☐ Die Europäische Zentralbank wird auch als Hüterin der Inflation bezeichnet.
F) ☐ Die Inflation wird vom Staat überwacht und kontrolliert.

17. Welche beiden Aussagen zur Kaufkraft sind richtig?

A) ☐ Die Kaufkraft beschreibt den Wert des Geldes für die Menge der Waren, die dafür gekauft werden können.
B) ☐ Die Kaufkraft gibt den Wert des Einkommens an, der nicht versteuert wird.
C) ☐ Die Kaufkraft wird vom Arbeitgeber gesteuert und durch die Bundesregierung festgelegt.
D) ☐ Die Kaufkraft wird jährlich über den Mindestlohn für die Arbeitnehmer angepasst und im Tarifvertrag fixiert.
E) ☐ Die Kaufkraft wächst mit steigender Lohnsteigerung da sie mehr konsumieren können.
F) ☐ Die Kaufkraft ist in Deutschland regional gleich.

18. Welche Aussagekombination ist richtig?

1 Steigen der Nominallohn um 5 % und die Preise um 4 %, so sinkt der Reallohn um 1 %.
2 Der Nominallohn lässt keine Aussage über die Kaufkraft des Geldes zu.
3 Der Nominallohn wird bestimmt aus Lohnverhandlungen und aus makroökonomischen Bestimmungsgrößen.
4 Wenn die Preise um 2 % sinken und der Nominallohn um 2 % steigt, dann steigt der Reallohn um 2 %.
5 Steigen die Preise um 4 % und der Nominallohn bleibt unverändert, dann sinkt der Reallohn um 4 %.

A) ☐ Nur die Aussagen 1, 2 und 3 sind richtig.
B) ☐ Nur die Aussagen 1, 3 und 4 sind richtig.
C) ☐ Nur die Aussagen 2, 3 und 4 sind richtig.
D) ☐ Nur die Aussagen 2, 3 und 5 sind richtig.
E) ☐ Nur die Aussagen 3, 4 und 5 sind richtig.

19. Welche Aussage zu einem Geldschein ist falsch?

A) ☐ Das Hologramm wechselt beim Kippen zwischen dem Euro-Symbol und dem jeweiligen Wert.
B) ☐ Für die Prüfung von Banknoten empfiehlt sich das „Fühlen-Sehen-Kippen-Prinzip".
C) ☐ Im weißen Allonge-Bereich ist ein Wasserzeichen eingearbeitet.
D) ☐ Im Gegenlicht ist ein Sicherheitsfaden sichtbar.
E) ☐ Die Geldscheine bestehen hauptsächlich aus Papier und einem hohen Anteil an Holzfasern.

20. Welche Aussage zur Kontonutzung ist falsch?

A) ☐ Das Girokonto eignet sich vor allem zur Abwicklung des Zahlungsverkehrs.
B) ☐ Über ein Girokonto ist der bargeldlose Zahlungsverkehr möglich.
C) ☐ Beim Girokonto kommt man schnell an sein Guthaben.
D) ☐ Die Girokontonutzung ist einkommensabhängig, denn Mehrverdiener zahlen eine höhere Gebühr.
E) ☐ Die Girokontonutzung ist für Auszubildende in der Regel gebührenfrei.

21. Welche Aussagekombination ist richtig?

1 Mit dem Post-Ident kann sich der Kontoinhaber bei der Deutschen Post identifizieren lassen.
2 Mit dem Video-Ident kann sich der Kontoinhaber sofort online legitimieren.
3 Mit dem E-Ident kann sich der Kontoinhaber mit dem Personalausweis legitimieren.
4 Mit der Zwei-Faktor-Authentifizierung kann sich ein Kontoinhaber mittels einer Kombination zweier unterschiedlicher und insbesondere unabhängiger Komponenten legitimieren.
5 Mit dem mTAN-Verfahren kann ein Kontoinhaber Überweisungen tätigen.

A) ☐ Nur die Aussagen 1, 2 und 3 sind richtig.
B) ☐ Nur die Aussagen 1, 4 und 5 sind richtig.
C) ☐ Nur die Aussagen 2, 3 und 4 sind richtig.
D) ☐ Nur die Aussagen 3, 4 und 5 sind richtig.
E) ☐ Alle Aussagen sind richtig.

22. Welche Aussage zur Kartenzahlung ist richtig?

A) ☐ Die Nutzung der Kreditkarte ist immer gebührenfrei.
B) ☐ Ab einem bestimmten Umsatz gibt es mit der Giro-Card Rabatte.
C) ☐ Die Spar-Card wird weltweit als Zahlungsmittel akzeptiert.
D) ☐ Mit einer V-Pay-Karte kann auch im europäischen Ausland Geld abgehoben werden.
E) ☐ Mit einer Membership-Card können ohne Geldlimit Einkäufe getätigt werden.

---

16. A, B 17. A, E 18. D
19. E 20. D 21. E
22. D

6 Außergerichtliches und gerichtliches Mahnverfahren, Verjährung

Wann wird eine Rechnung dem Gesetz nach fällig?

sofort

Wie läuft das kaufmännischen Mahnverfahren ab? Was ändert sich am Wortlaut? Was ist bei der Fristsetzung zu beachten?

Zahlungserinnerung (1. Mahnung):
- freundliche Aufforderung bzw. Erinnerung
- Rechnungskopie in der Anlage
- 30 Tage Frist (oder 14 Tage), um Selbstzahler nicht zu verärgern

2. Mahnung:
- bestimmter Ton
- zuzüglich Mahnkosten
- 14 Tage Frist

3. Mahnung:
- sehr bestimmter Ton
- zuzüglich Mahnkosten und Verzugszinsen sowie Androhung des gerichtlichen Mahnverfahrens
- 5 bis 7 Tage Frist

Wie wird das gerichtliche Mahnverfahren eingeleitet?

Der Gläubiger beantragt und zahlt einen Mahnbescheid beim zentralen Mahngericht. Der Schuldner erhält diesen postalisch vom Gericht.

Wann ist eine Zahlung verjährt? Welches Recht hat der Schuldner nach Ablauf der Verjährung?

3 Jahre zum Ende des Jahres, in dem der Anspruch entstand; das Leistungsverweigerungsrecht

Unterscheiden Sie die Pfändungsarten.

- Sachpfändung: Der Gerichtsvollzieher geht zum Schuldner nach Hause und sucht pfändbare Gegenstände, z. B. Schmuck.
- Kontopfändung: Der Gerichtsvollzieher pfändet Geld vom Konto, das über einem Freibetrag liegt.
- Lohnpfändung: Der Arbeitgeber wird über die Schulden informiert und darf nicht mehr das volle Gehalt auszahlen. Ein Teil des Geldes wird an den Gläubiger überwiesen, wobei ein Freibetrag bleibt.
- Taschenpfändung: Der Gerichtsvollzieher trifft den Schuldner außer Haus an und fordert ihn auf, die Taschen zu entleeren. Der Gerichtsvollzieher behält pfändbare Gegenstände ein, z. B. eine wertvolle Uhr.

Was kann der Gerichtsvollzieher beim Schuldner nicht pfänden? Nennen Sie drei Beispiele.

a) Gegenstände, die zu einer bescheidenen Haushaltsführung nötig sind, z. B. Kühlschrank, einfacher Fernseher, Staubsauger; b) Ehering; c) Familienhund

Erklären Sie den Unterschied zwischen Verjährung und Hemmung.

Die gesetzliche Verjährungsfrist beträgt i. d. R. drei Jahre beim Kaufvertrag. Durch die Unterbrechung einer Verjährungsfrist beginnt diese neu zu laufen, d. h. die gesetzliche Verjährungsfrist beginnt von vorne.
Demgegenüber steht die Hemmung, bei der die Verjährungsfrist lediglich zum Stillstand kommt und nach Wegfall der Hemmungsgründe weiterläuft.
Die Hemmung bewirkt somit, dass sich der Ablauf der Verjährung genau um den Zeitraum der Hemmung verlängert, also sich lediglich nach hinten verschiebt.

Welche wichtigen Angaben müssen in einem Mahnbescheid enthalten sein? Nennen Sie mindestens vier.

- Antragsteller (Gläubiger)
- Antragsgegner (Schuldner)
- Anspruchsbetrag
- Zinsen
- Gerichtsstand

Herr Dr. Böhm kauft am 19.04.2022 einen Autoklaven. Der Verkäufer bietet eine Zahlungsfrist von einem Jahr. Welche Auswirkungen hat dies auf die Verjährung?

Erhält man am 19.04.2022 einen Zahlungsaufschub von einem Jahr, ist die Verjährung vom 31.12.2022 bis zum 19.04.2023 gehemmt. Das bedeutet, dass diese Zeit an die Verjährungsfrist angehängt wird: 31.12.2025 + gehemmte Frist. Die Verjährung tritt am 19.04.2026 ein.

Welche vier Voraussetzungen müssen erfüllt sein, damit der Gläubiger seine Forderungen gegen den Schuldner mit dem Erlass eines Mahnbescheids durchsetzen kann?

- Die Forderung des Gläubigers besteht in einem Geldbetrag, den der Schuldner zu leisten hat.
- Die zu erbringende Geldleistung des Schuldners ist nicht abhängig von einer Gegenleistung.
- Der Name und der Wohnort des Schuldners müssen bekannt sein.
- Der Zinssatz darf nicht 12 % über dem von der EZB festgelegten Basiszinssatz liegen.

1. **Herr Meier hat am 15.10.2021 in der Praxis von Dr. Böhm die zehnte Akkupunkturbehandlung erhalten. Für diese IGeL ist ein Zahlungsbetrag von 330,00 Euro fällig. Bis zum heutigen Tag (22.02.2022) ist noch kein Zahlungseingang zu verbuchen, obwohl bereits am 15.11.2021 eine Zahlungserinnerung versendet worden war. Formulieren Sie einen Text für die 2. Mahnung. Geben Sie eine passende Frist an.**

2. **Auch auf die zweite Mahnung reagiert Herr Meier nicht. Der Praxisinhaber leitet das gerichtliche Mahnverfahren ein. Welche Möglichkeiten hat Herr Meier auf diesen Mahnbescheid zu reagieren?**

3. **Wo findet die Gerichtsverhandlung statt?**

4. **Ab welchem Tag hätte sich Herr Meier in Sicherheit wiegen können, weil die Zahlungsansprüche dann verjährt sind?**

5. **Welche Möglichkeit hat der Praxisinhaber, um die Verjährung aufzuhalten? Erklären Sie die Möglichkeiten.**

6. **Wodurch wird ein gerichtliches Mahnverfahren eingeleitet?**

A) ☐ Mahnschreiben per Einschreiben – Einwurf
B) ☐ Mahnschreiben per Einschreiben – Eigenhändig
C) ☐ Mahnschreiben per Einschreiben – Rückschein
D) ☐ Einschalten eines Inkassobüros
E) ☐ Antrag auf Mahnbescheid

7. **Ein Patient hat auf den Mahnbescheid nicht reagiert. Innerhalb welcher Frist kann die Praxis den Vollstreckungsbescheid beantragen?**

A) ☐ 14 Tage
B) ☐ 28 Tage
C) ☐ 2 Monate
D) ☐ 3 Monate
E) ☐ 6 Monate

1. Betreffzeile: 2. Mahnung, Rechn.-Nr. XXXX
   Sehr geehrter Herr Meier,
   trotz Zahlungserinnerung vom 15.11.2021 haben Sie bis heute den Rechnungsbetrag in Höhe von 330,00 € nicht beglichen. Wir bitten Sie daher den überfälligen Betrag bis zum 10.03.2022 auf unser Konto zu überweisen. Sofern Sie den vorgenannten Termin nicht einhalten, werden wir Ihnen Verzugszinsen und Mahnkosten berechnen müssen.
   Sollten Sie zwischenzeitlich bereits Zahlung geleistet haben, betrachten Sie dieses Schreiben bitte als gegenstandslos.
   Mit freundlichen Grüßen
2. a) Er bezahlt umgehend und erspart sich weitere Kosten.
   b) Er widerspricht dem Mahnbescheid.
   c) Er reagiert nicht auf den Mahnbescheid.
3. beim Mahngericht im Wohnort des Schuldners
4. am 1.1.2025
5. Er kann eine Hemmung (eine Unterbrechung der Verjährungsfrist) oder einen Neubeginn (Verjährung beginnt für drei Jahre neu zu laufen ab Datum der Beantragung) beantragen.
6. E   7. E

8. Der Vollstreckungsbescheid wurde erlassen und es soll gepfändet werden. Welche Aussage ist richtig?

A) ☐ Der Vollstreckungsbescheid umfasst sämtliche Geld- und Vermögenswerte des Schuldners.
B) ☐ Der Vollstreckungsbescheid wird durch einen Gerichtsvollzieher zugestellt.
C) ☐ Sollten die Kinder des Schuldners Privatvermögen auf Sparbüchern haben, so kann dieses nicht zur Begleichung der Schuld herangezogen werden.
D) ☐ Sollte der Schuldner eine eidesstattliche Versicherung abgeben, ist er sofort schuldenfrei.
E) ☐ Der Gerichtsvollzieher kann auch den Familienhund pfänden, da er nach dem Gesetz eine Sache ist.

9. Wie hoch ist der Verzugszinssatz beim Verbrauchsgüterkauf laut gesetzlichen Regelungen bei einer Nicht-Rechtzeitig-Zahlung (Zahlungsverzug)?

A) ☐ immer 3 %
B) ☐ 5 % unter dem Basiszinssatz
C) ☐ 5 % über dem Basiszinssatz
D) ☐ zwischen 7 % und 9 %
E) ☐ 9 % über dem Basiszinssatz

10. Welche Aussagen zum außergerichtlichen Mahnverfahren sind richtig?

A) ☐ Das außergerichtliche Mahnverfahren muss mit einer ersten Mahnung beginnen.
B) ☐ Eine Mahnung ist in jedem Fall erforderlich, um den Patienten in Zahlungsverzug zu setzen.
C) ☐ Wenn in der Liquidation ein festes Zahlungsdatum angegeben wurde, kommt der Patient auch ohne Mahnung in Zahlungsverzug.
D) ☐ Die Zahlungserinnerung sollte freundlich formuliert sein, um langjährige Patienten nicht zu verärgern.
E) ☐ An das kaufmännische Mahnverfahren schließt sich automatisch das gerichtliche Mahnverfahren an.
F) ☐ Das kaufmännische Mahnverfahren darf nur von Kaufleuten eingeleitet werden.

11. Welche Aussagen zum gerichtlichen Mahnverfahren sind richtig?

A) ☐ Um dieses einzuleiten ist ein Rechtsbeistand verpflichtend.
B) ☐ Es muss grundsätzlich einer Klage vorausgehen.
C) ☐ Es ist grundsätzlich günstiger als ein sofortiges Klageverfahren.
D) ☐ Es ist grundsätzlich für alle Geldforderungen in begrenzter Höhe möglich.
E) ☐ Es kann online beantragt werden und die Kosten trägt zunächst der Gläubiger.
F) ☐ Das Gericht prüft die Richtigkeit und die Ansprüche des Schuldners.

12. Welche Aussagen sind richtig?

A) ☐ Der Mahnbescheid kann nur beim Amtsgericht vom Gläubiger beantragt werden.
B) ☐ Die Kosten des Mahnbescheids trägt zunächst der Gläubiger.
C) ☐ Die Kosten des Mahnbescheids richten sich nach dem Streitwert.
D) ☐ Das Gericht prüft nicht die Richtigkeit der Forderung.
E) ☐ Der Mahnbescheid kann nur von Kaufleuten beantragt werden.
F) ☐ Ein Mahnbescheid wird immer persönlich übergeben.

13. Eine eidesstattliche Versicherung kann verlangt werden, wenn …

A) ☐ ein beschränkt Geschäftsfähiger die Individuelle Gesundheitsleistung nicht zahlen kann.
B) ☐ die MFA schwört, die Schweigepflicht einzuhalten.
C) ☐ ein alkoholisierter Autofahrer den Alkoholtest verweigert.
D) ☐ ein Patient die Rechnung nicht begleichen kann und er versichert, keine Vermögenswerte zu besitzen.
E) ☐ ein Arzt nicht nach bestem Wissen gehandelt hat.
F) ☐ der Gerichtsvollzieher keine Vermögensgegenstände findet, die von Wert sind.

14. Welcher Textbaustein ist dazu geeignet eine Zahlungserinnerung zu formulieren?

A) ☐ „Unsere Praxis hat laufende Kosten und kann auf die Begleichung Ihrer Rechnung nicht verzichten."
B) ☐ „Überweisen Sie umgehend den fälligen Betrag."
C) ☐ „Sicherlich haben Sie im Trubel des Alltags übersehen, den noch fälligen Betrag zu überweisen."
D) ☐ „Da Sie sich weigern, den fälligen Betrag zu überweisen, beauftragen wir ein Inkassounternehmen."
E) ☐ „Überweisen Sie in den nächsten vier Tagen zuzüglich 15 % Verzugszinsen den noch fälligen Betrag."

15. Welche Aussage zur Wirkung einer Verjährung stimmt?

A) ☐ Der Gläubiger hat keinen Anspruch mehr auf die Zahlung.
B) ☐ Der Gläubiger kann nach der Verjährung nur noch mit einer Klage den fälligen Betrag einfordern.
C) ☐ Nach Ablauf der Verjährungsfrist ist nur noch die Pfändung durch einen Gerichtsvollzieher möglich.
D) ☐ Der Anspruch der Zahlung bleibt bestehen, kann jedoch nach Ablauf der Verjährungsfrist gesetzlich nicht durchgesetzt werden.
E) ☐ Eine Verjährung tritt nicht in Kraft, wenn kein Zahlungstermin in der Rechnung ausgewiesen wird.

---

8. A	9. C	10. C, D
11. C, E	12. B, D	13. D, F
14. C	15. D	

16. Wie ist die rechtliche Situation, wenn eine verjährte Forderung trotzdem beglichen wird? Welche zwei Aussagen sind richtig? XX✐

A) ☐ Die Zahlung ist rechtmäßig, da die Leistung erbracht wurde.
B) ☐ Der Schuldner muss umgehend den Betrag anweisen, wenn er feststellt, dass er verjährt ist.
C) ☐ Die Zahlung ist rechtens und eine Rückerstattung kann nicht gefordert werden.
D) ☐ Die Forderung wird mit zukünftigen Forderungen verrechnet.
E) ☐ Die Arztpraxis muss den Betrag innerhalb von acht Wochen zurücküberweisen.
F) ☐ Bei geringen Geldbeträgen verfällt der Anspruch schon nach zwei Jahren.

17. Welche Frist bleibt einem Schuldner, um gegen einen Mahnbescheid Widerspruch einzulegen? X✐

A) ☐ drei Jahre
B) ☐ drei Monate
C) ☐ acht Wochen
D) ☐ vier Wochen
E) ☐ zwei Wochen

18. In der Eingangspost befindet sich ein Mahnbescheid. Der Lieferant fordert neben dem Kaufpreis noch Mahnkosten sowie Verzugszinsen. Sie haben festgestellt, dass die Rechnung tatsächlich vergessen worden ist. Welche Aussage ist richtig? Die Zusendung eines Mahnbescheides war ... X✐

A) ☐ nicht gerechtfertigt, da der Lieferant zunächst eine Zahlungserinnerung per Einschreiben hätte zustellen müssen.
B) ☐ nicht gerechtfertigt, da der Lieferant zunächst zwei schriftliche Mahnungen hätte zusenden müssen.
C) ☐ nicht gerechtfertigt, da in der Zahlungserinnerung nicht auf gerichtliche Schritte hingewiesen wurde.
D) ☐ nicht gerechtfertigt, da der Lieferant keinen Rechtsanwalt bevollmächtigt hat.
E) ☐ gerechtfertigt, da ein kaufmännisches Mahnverfahren nicht zwingend einem gerichtlichen Mahnverfahren vorausgehen muss.

19. Ihre Kollegin schlägt vor, den Mahnbescheid unbeantwortet in den Papierkorb zu werfen. Welche der folgenden Konsequenzen würde zutreffen? X✐

A) ☐ Der Lieferant wird nach einer Frist von zwei Wochen das kaufmännische Mahnverfahren einleiten.
B) ☐ Der Lieferant kann binnen sechs Monaten einen Vollstreckungsbescheid beantragen.
C) ☐ Der Lieferant beauftragt einen Gerichtsvollzieher mit dem Einzug seiner Forderung.
D) ☐ Der Lieferant stellt Strafanzeige gegen den Gläubiger.
E) ☐ Der Lieferant pfändet beim Gläubiger.

20. Welche zwei der folgenden Reaktionen wären richtig gewesen? XX✐

A) ☐ Die Praxisinhaberin erhebt innerhalb der nächsten zehn Tage schriftlich Widerspruch.
B) ☐ Die Praxisinhaberin beauftragt einen Rechtsanwalt mit der Wahrnehmung ihrer Interessen.
C) ☐ Die Praxisinhaberin begleicht die Forderung, einschließlich der Nebenkosten.
D) ☐ Die Praxisinhaberin begleicht die Forderung, ohne die Nebenkosten.
E) ☐ Die Praxisinhaberin tritt vom Kaufvertrag zurück.
F) ☐ Die Praxisinhaberin beantragt eine Unterbrechung.

21. Das Landgericht berechnet auf den Rechnungsbetrag 330,00 EUR die Verzugszinsen für 81 Zinstage mit einem Zinssatz von 5,57 %. Welcher der folgenden Beträge ist richtig? X✐

A) ☐ 331,98 €
B) ☐ 333,82 €
C) ☐ 334,14 €
D) ☐ 342,72 €
E) ☐ 423,11 €

22. Welche Aussagen über Verjährung von Forderungen sind richtig? XX✐

A) ☐ Die Verjährungsfristen in Rahmen eines Kaufvertrages beginnen am 31. Dezember in dem Jahr des Kaufs.
B) ☐ Honorarforderungen der Praxis verjähren nach zwei Jahren.
C) ☐ Honorarforderungen der Praxis verjähren nach drei Jahren.
D) ☐ Die Verjährungsfrist beginnt an dem Tag, an dem die Forderung entstanden ist.
E) ☐ Die Verjährungsfrist kann mit Einverständnis des Patienten verkürzt werden.
F) ☐ Die Verjährung kann durch den Gesetzgeber aufgehoben werden.

23. Welche Verjährungsfristen sind korrekt? XX✐

A) ☐ Die regelmäßige Verjährungsfrist gilt grundsätzlich für alle Ansprüche des täglichen Lebens: 2 Jahre
B) ☐ Die regelmäßige Verjährungsfrist aus Mietzahlungen: 2 Jahre
C) ☐ Die Frist bei Mängelansprüchen bei Bauwerken: 10 Jahre
D) ☐ Die Frist bei Herausgabeansprüchen aus Eigentum und anderen dinglichen Rechten: 30 Jahre
E) ☐ Die regelmäßige Verjährungsfrist aus Kaufverträgen: 3 Jahre
F) ☐ Die regelmäßige Verjährungsfrist der Ansprüchen aus vollstreckbaren Vergleichen: 15 Jahre

---

16. A, C	17. E	18. E
19. B	20. A, C	21. C
22. A, C	23. D, E	

7 Die soziale Marktwirtschaft und ihre Umsetzung in der BRD

Was versteht man unter einem Markt? Nennen Sie verschiedene Märkte.

Ein Zusammentreffen von Angebot und Nachfrage wird als Markt bezeichnet.
Marktarten:
- Arbeitsmarkt
- Immobilienmarkt
- Automarkt
- Wohnungsmarkt
- Devisenmarkt

Was versteht man unter dem Gleichgewichts- oder Wettbewerbspreis?

Zu diesem Preis wird auf einem Markt der größte Umsatz erzielt. Angebot und Nachfrage sind ausgeglichen.

Welche Ziele gehören für Stabilität und Wachstum der Wirtschaft zum magischen Viereck bzw. zum magischen Sechseck?

Zum magischen Viereck gehören:
- Vollbeschäftigung
- Preisstabilität
- angemessenes Wirtschaftswachstum
- außenwirtschaftliches Gleichgewicht

Ergänzung zum magischen Sechseck durch:
- Umweltschutz
- gerechte Einkommens- und Vermögensverteilung

Nennen Sie die unterschiedlichen Marktformen und beschreiben Sie diese.

Angebotsmonopol	ein Anbieter, viele Nachfrager
Nachfragemonopol	ein Nachfrager, viele Anbieter
Angebotsoligopol	wenige Anbieter, viele Nachfrager
Nachfrageoligopol	wenige Nachfrager, viele Anbieter
Polypol	viele Anbieter, viele Nachfrager

Was ist soziale Marktwirtschaft und welches sind staatliche Eingriffe in den Wirtschaftskreislauf?

Bei der sozialen Marktwirtschaft soll sich die Wirtschaft selbst lenken durch Angebot und Nachfrage. Zum Schutz der wirtschaftlich Schwachen greift jedoch der Staat in den Wirtschaftsablauf ein durch:
- Sozialpolitik, z. B. Sozialversicherungen
- Strukturpolitik, z. B. Subventionen
- öffentliche Unternehmen, z. B. Verkehrsbetriebe
- Konjunkturpolitik, z. B. öffentliche Ausgaben
- Einkommenspolitik, z. B. Steuerprogression

Was versteht man unter Konjunktur? Nennen Sie konjunkturfördernde bzw. konjunkturhemmende Maßnahmen des Staates.

Konjunktur: wellenförmige Schwankungen der Wirtschaftslage
Staatliche Einflussnahmen auf die Konjunktur:
- konjunkturfördernd: Steuersenkungen, Subventionen, öffentliche Aufträge an die Wirtschaft, Hebung der Investitionsbereitschaft der Unternehmen
- konjunkturhemmend: Steuererhöhung, keine öffentlichen Zuschüsse und keine Förderung der Investitionsbereitschaft, Einschränkung der Abschreibungsmöglichkeiten und öffentlichen Aufträge

In welche Phasen gliedert sich ein Konjunkturzyklus und wie viele Jahre umfasst dieser?

Ein Konjunkturzyklus gliedert sich in die Phasen Konjunkturtief, Aufschwung, Hochkonjunktur und Abschwung und umfasst vier bis acht Jahre.

Welche Bedeutung hat ein antizyklisches Konjunkturverhalten des Staates?

Der Staat greift in den Konjunkturverlauf durch bestimmte, dem Zyklus gegenläufige Maßnahmen ein, um starken Wellenbewegungen entgegenzuwirken.

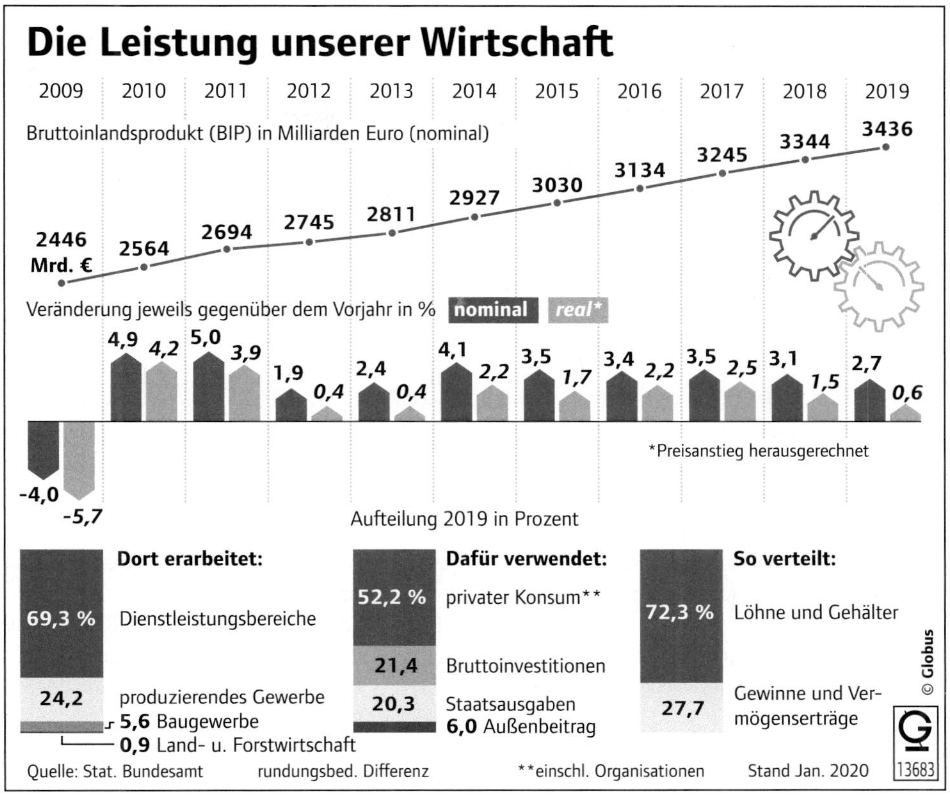

1. **Erklären Sie die Begriffe nominales und reales Bruttoinlandsprodukt (BIP) aus dem oben dargestellten Schaubild sowie den Begriff Bruttosozialprodukt (BSP).**

2. **Welche Aussagekraft hat das Bruttoinlandsprodukt?**

1. Das Bruttoinlandsprodukt (BIP) beschreibt den Wert aller Güter und Dienstleistungen, die in einem Jahr in einer Volkswirtschaft erwirtschaftet wurden. Nominales BIP bezeichnet den Nennwert, d. h. die Zahl des BIP, während das reale BIP das tatsächliche BIP beschreibt. Das reale BIP erhält man, wenn man vom nominalen BIP die Preissteigerungsrate abzieht. Das Bruttosozialprodukt fasst alle Güter und Dienstleistungen zusammen, die in einem Jahr von Inländern in einer Volkswirtschaft oder im Ausland erwirtschaftet wurden.
2. Wächst eine Bevölkerung schneller als das Bruttoinlandsprodukt, so kommt es zu einer Verschlechterung des Lebensstandards. Manche Leistungen, wie z. B. die Tätigkeit einer Hausfrau oder ehrenamtliche Tätigkeiten, werden im BIP nicht erfasst. Ebenso erhält man durch das BIP keine Auskunft über die ungleiche Verteilung des Wohlstands.

1. Welche Aussage ist richtig?

A) ☐ Bei einem Polypol gibt es wenige Anbieter und wenige Nachfrager.
B) ☐ Gibt es auf einem Markt einen Nachfrager und viele Anbieter, so spricht man von einem Angebotsmonopol.
C) ☐ Stehen wenige Anbieter vielen Nachfragern gegenüber, handelt es sich um ein Angebotsoligopol.
D) ☐ Gibt es auf einem Markt einen Anbieter und viele Nachfrager, so handelt es sich um ein Nachfragemonopol.
E) ☐ Bei einem Monopol gibt es viele Anbieter und viele Nachfrager.

2. Welche Aussage ist richtig?

A) ☐ Supermärkte gehören zu den Kapitalmärkten.
B) ☐ Ein Oligopol ist eine Marktform.
C) ☐ Ein Markt kann nur auf dem Marktplatz stattfinden.
D) ☐ Arbeits- und Immobilienmärkte sind Marktformen.
E) ☐ Polypole und Monopole sind Marktarten.

3. Welche beiden Aussagen sind richtig?

A) ☐ Die umgesetzte Menge ist beim Gleichgewichtspreis am geringsten.
B) ☐ Der Preis der Ware wird bestimmt durch Angebot und Nachfrage.
C) ☐ Bei einem hohen Preis wird weniger produziert, bei einem niedrigen Preis wird mehr produziert.
D) ☐ Ist das Angebot größer als die Nachfrage, dann sinkt der Preis.
E) ☐ Nur der Preis ist bei den Nachfragern entscheidend, ob ein Produkt gekauft wird.
F) ☐ Ist die Nachfrage groß und das Angebot gering, so sinkt der Preis.

4. Welche Aussage ist falsch? Ziele des magischen Vierecks der Wirtschaftspolitik sind …

A) ☐ Umweltschutz.
B) ☐ Vollbeschäftigung.
C) ☐ Preisstabilität.
D) ☐ außenwirtschaftliches Gleichgewicht.
E) ☐ angemessenes Wirtschaftswachstum.

5. Ordnen Sie die Konjunkturphasen zu.

A Aufschwung	1 Depression
B Abschwung	2 Expansion
C Hochkonjunktur	3 Boom
D Konjunkturtief	4 Rezession

A) ☐ A3, B4, C1, D2
B) ☐ A2, B1, C4, D3
C) ☐ A1, B2, C3, D4
D) ☐ A4, B3, C2, D1
E) ☐ A2, B4, C3, D1

6. Welche Aussagekombination ist richtig?

1 Wirtschaftliche Auf- und Abwärtsbewegungen werden als Konjunktur bezeichnet.
2 Im Boom ist keine Vollbeschäftigung erreicht.
3 In der Rezession nimmt die Investitionsbereitschaft der Unternehmer deutlich zu.
4 Die Steuereinnahmen des Staates steigen in der Expansion.
5 Im Boom wird sehr viel produziert.

A) ☐ Alle Aussagen sind richtig.
B) ☐ Nur die Aussagen 1, 4 und 5 sind richtig.
C) ☐ Nur die Aussagen 2 und 3 sind richtig.
D) ☐ Nur die Aussagen 2 und 4 sind richtig.
E) ☐ Nur die Aussagen 4 und 5 sind richtig.

7. Welche Aussage ist richtig?

A) ☐ Der Staat muss immer zyklisch in das Konjunkturgeschehen eingreifen.
B) ☐ Konjunkturhemmende Maßnahmen sind für den Staat immer besser durchzuführen.
C) ☐ Durch Steuererhöhungen kann der Staat die Konjunktur fördern.
D) ☐ Subventionen sind konjunkturfördernde Maßnahmen des Staates.
E) ☐ Durch den Straßenbau kann der Staat den konjunkturellen Verlauf hemmen.

8. Welche Aussage ist falsch? Staatliche Eingriffe in den Wirtschaftsablauf sind möglich durch die …

A) ☐ Sozialpolitik.
B) ☐ Konjunkturpolitik.
C) ☐ Einkommenspolitik.
D) ☐ Strukturpolitik.
E) ☐ Gesundheitspolitik.

9. Welche Aussage ist richtig?

A) ☐ Das magische Viereck wird so genannt, weil es an Magie grenzt, alle Ziele gleichzeitig zu erreichen.
B) ☐ Beträgt die Arbeitslosenquote höchstens 5 %, so ist das Ziel Vollbeschäftigung erreicht.
C) ☐ Steigt das Bruttoinlandsprodukt um 1 %, spricht man von einem angemessenen Wirtschaftswachstum.
D) ☐ Bei einer Inflationsrate von 3 % ist die Preisstabilität gewährleistet.
E) ☐ Das außenwirtschaftliche Gleichgewicht ist erreicht, wenn mehr exportiert als importiert wird.

1. C	2. B	3. B, D
4. A	5. E	6. B
7. D	8. E	9. A

10. Welche Aussage ist richtig? Indikatoren der Konjunkturphasen auf der Angebotsseite sind ...

A) ☐ das Einkommen der Arbeitnehmer.
B) ☐ die Investitionsbereitschaft der Unternehmer.
C) ☐ die Steuerbelastung der Bevölkerung.
D) ☐ die fehlende Auftragslage.
E) ☐ das Kaufverhalten der Bevölkerung.

11. Welche beiden Aussagen sind richtig?

A) ☐ Bei der freien Marktwirtschaft soll sich die Wirtschaft selbst steuern ohne Eingriff des Staates.
B) ☐ Bekannter Vertreter der freien Marktwirtschaft ist Friedrich Engels.
C) ☐ „Vater" der sozialen Marktwirtschaft ist Ludwig Erhard.
D) ☐ Bei der Zentralverwaltungswirtschaft wird ein hohes Maß an persönlicher Freiheit garantiert.
E) ☐ Bei der sozialen Marktwirtschaft erfolgt eine Sozialisierung, d. h., die Wirtschaft wird vom Staat gesteuert und geplant.
F) ☐ Gründer der Zentralverwaltungswirtschaft war Adam Smith.

12. Ordnen Sie zu.

A	Bruttosozialprodukt	1	betragsmäßig alle Dienstleistungen und Sachgüter, die in einem Jahr innerhalb der Landesgrenzen von einer Volkswirtschaft erbracht wurden
B	reales Bruttoinlandsprodukt	2	Wert der Güter und Dienstleistungen, die von Inländern in einem Jahr erwirtschaftet wurden
C	Sozialprodukt	3	tatsächliche Güter und Dienstleistungen, die innerhalb der Landesgrenze in einem Jahr von einer Volkswirtschaft erbracht wurden
D	nominales Bruttoinlandsprodukt	4	alle Sachgüter und Dienstleistungen, die von einer Volkswirtschaft in einem Jahr erbracht wurden

A) ☐ A3, B4, C1, D2
B) ☐ A2, B1, C4, D3
C) ☐ A1, B4, C2, D3
D) ☐ A4, B3, C2, D1
E) ☐ A2, B3, C4, D1

13. Welche Aussagekombination ist richtig?

1 In der sozialen Marktwirtschaft unterstützt der Staat das Privateigentum.
2 Durch bestimmte Sozialleistungen werden in Not geratene Menschen unterstützt.
3 In der sozialen Marktwirtschaft können sich Unternehmer zusammenschließen und Preisabsprachen treffen.
4 Um bestimmte Wirtschaftszweige zu erhalten, kann der Staat diese subventionieren.
5 Das Ziel der sozialen Marktwirtschaft ist, alle Arbeitnehmer gleich zu besteuern.

A) ☐ Alle Aussagen sind richtig.
B) ☐ Nur die Aussagen 1 und 2 sind richtig.
C) ☐ Nur die Aussagen 1, 2 und 4 sind richtig.
D) ☐ Nur die Aussagen 2, 3 und 4 sind richtig.
E) ☐ Nur die Aussagen 2 und 3 sind richtig.

14. Welche Zuordnung ist richtig?

A) ☐ Expansion → Löhne fallen
B) ☐ Boom → Vollbeschäftigung
C) ☐ Rezession → Löhne steigen
D) ☐ Expansion → Steuereinnahmen sinken
E) ☐ Depression → Nachfrage steigt

15. Das magische Viereck des Stabilitätsgesetzes erweiterte man durch weitere Ziele zum magischen Sechseck. Welche Aussagekombination ist richtig?

1 Um den natürlichen Lebensraum nicht weiter zu gefährden, wurde das Stabilitätsgesetz durch den Umweltschutz erweitert.
2 Der Staat hat zahlreiche Gesetze erlassen, um den Umweltschutz zu fördern.
3 Zukunftsorientierte Verpackungen müssen wiederverwertbar sein.
4 Durch das Vermögensbildungsgesetz strebt der Staat eine gerechte Einkommens- und Vermögensverteilung an.
5 Der Staat unterstützt Familien durch Kindergeldzahlungen.

A) ☐ Alle Aussagen sind richtig.
B) ☐ Nur die Aussagen 1 und 2 sind richtig.
C) ☐ Nur die Aussagen 1, 2 und 5 sind richtig.
D) ☐ Nur die Aussagen 2, 3 und 5 sind richtig.
E) ☐ Nur die Aussagen 2 und 3 sind richtig.

---

10. B 11. A, C 12. E
13. C 14. B 15. A

8 Soziale und private Absicherung

Aus welchen Gründen wurden die Sozialversicherungen eingeführt?

Um Arbeitnehmer vor Not und Hilfsbedürftigkeit zu schützen, führte Reichskanzler von Bismarck im 19. Jahrhundert Sozialversicherungen ein.

Nennen Sie alle Sozialversicherungen und geben Sie deren Träger an.

Krankenversicherung	Krankenkasse, z. B. Allgemeine Ortskrankenkassen, Betriebskrankenkassen, Ersatzkrankenkassen
Unfallversicherung	Berufsgenossenschaften
Rentenversicherung	Deutsche Rentenversicherung
Arbeitslosenversicherung	Bundesagentur für Arbeit
Pflegeversicherung	Pflegekassen

Von wem werden die Beiträge zu den Sozialversicherungen bezahlt? Erklären Sie, bei welchen Sozialversicherungen es Ausnahmen gibt.

Arbeitnehmer und Arbeitgeber zahlen jeweils zur Hälfte einen prozentualen Anteil der Sozialversicherungsbeiträge. Nur der Beitrag für die Unfallversicherung wird allein vom Arbeitgeber bezahlt.

Welche Leistungen werden von der gesetzlichen Krankenversicherung getragen?

- Krankheitsverhütung: Prophylaxe von Zahnerkrankungen, Aufklärung, Kuren
- Früherkennung von Krankheiten: Vorsorge- und Früherkennungsuntersuchungen
- Krankheit: Diagnostik, Therapie (Versorgung mit Arznei-, Heil- und Hilfsmitteln), Zahnersatz, Haushaltshilfe, Krankengeld
- Sonstige Leistungen: Leistungen zu Schwangerschaft und Geburt, Familienversicherungen

Wer ist in der Pflegeversicherung pflichtversichert? Erklären Sie Beitragsunterschiede.

Pflichtversichert sind alle, die in der Krankenversicherung versichert sind, auch privat Krankenversicherte. Höhere Beiträge zahlen alle Kinderlosen ab dem 23. Lebensjahr und Rentner ab dem Jahrgang 1940.

Definieren Sie Arbeitsunfälle und Wegeunfälle.

Arbeitsunfälle sind Unfälle, die sich bei der Ausübung der Arbeit ereignen.
Wegeunfälle sind Unfälle auf dem direkten Weg zur Arbeitsstelle oder zurück.

Geben Sie die Versicherungsleistungen der Renten- und Arbeitslosenversicherung an.

Rentenversicherung	Arbeitslosenversicherung
Maßnahmen zum Erhalt der Arbeitsfähigkeit, z. B. Heilbehandlungen, Umschulungen, Weiterbildungen	Erhalt der Beschäftigung, z. B. Berufsberatung, Arbeitsvermittlung, Arbeitsmarktforschung, Schaffung von Arbeitsplätzen
Regelaltersrente, Witwen- und Waisenrente	Arbeitslosengeld
Rente wegen verminderter Erwerbsfähigkeit, Teilrenten, Frührente	

Geben Sie die Unterschiede zwischen Sozial- und Individualversicherungen an.

Sozialversicherung	– Versicherungspflicht – Beitragshöhe richtet sich nach der Einkommenshöhe – Arbeitgeber beteiligen sich an den Beiträgen
Individualversicherung	– freiwillige Versicherung – Beitragshöhe ist abhängig von Risiko und Leistungsumfang – Arbeitnehmer zahlt Beitrag alleine

Svenja Oppold hat in der Praxis Dr. Ladenburger ihre Ausbildung zur MFA begonnen und erhält ihre erste Lohnabrechnung. Dabei ist Svenja nicht klar, warum sie nicht ihren kompletten Lohn ausbezahlt bekommt und stattdessen Sozialversicherungsbeiträge bezahlen muss.

1. Begründen Sie, weshalb Svenja Beiträge an die Sozialversicherungen entrichten muss.

2. Erklären Sie den Begriff Solidarität im Zusammenhang mit Sozialversicherungen.

3. Erläutern Sie, was man unter dem Generationenvertrag versteht, mit welchen Problemen er verbunden ist und wie man diesen entgegenwirkt.

4. Definieren Sie die Begriffe Versicherungspflichtgrenze und Beitragsbemessungsgrenze.

1. Jeder Arbeitnehmer ist pflichtversichert in der Sozialversicherung, damit er im Notfall bei Krankheit, Arbeitslosigkeit, Pflegebedürftigkeit, Unfall und im Alter Leistungen erwarten kann.
2. Die Sozialversicherungen sind solidarisch, d. h., „Alle für einen, einer für alle". Wenn ein Arbeitnehmer arbeitslos wird, werden seine Leistungen aus den Beiträgen aller arbeitenden Arbeitnehmer finanziert.
3. Im Generationenvertrag ist geregelt, die Rentenbeiträge der arbeitenden Generation sofort an die Rentner auszubezahlen; man nennt dies Umlageverfahren. Dadurch, dass die Bevölkerung immer älter wird und weniger künftige Einzahler geboren werden, reichen die Renten für kommende Generationen wahrscheinlich nicht aus. Um im Alter einen entsprechenden Lebensstandard halten zu können, wird der Abschluss privater Zusatzrenten staatlich gefördert.
4. Die Versicherungspflichtgrenze bestimmt, ab welchem Bruttolohn ein Arbeitnehmer sich nicht mehr in der gesetzlichen Krankenversicherung pflichtversichern muss. Die Beitragsbemessungsgrenze bildet die Grundlage für die Berechnung der jeweiligen Sozialversicherungsbeiträge, wenn der Bruttolohn über der Beitragsbemessungsgrenze liegt.

1. Welche Aussage ist richtig? ×✎

A) ☐ Der Beitrag zur gesetzlichen Arbeitslosenversicherung wird vom Arbeitnehmer allein getragen.
B) ☐ Nur der Arbeitgeber bezahlt den Beitrag in die gesetzliche Unfallversicherung.
C) ☐ Die Beitragshöhe der Unfallversicherung richtet sich nach dem Bruttolohn des Arbeitnehmers.
D) ☐ Arbeitnehmer zahlen höhere Beiträge in die Rentenversicherung als Arbeitgeber.
E) ☐ Pflegeversicherungsbeiträge müssen nur kinderlose Arbeitnehmer bezahlen.

2. Welche beiden Aussagen sind richtig? ××✎

A) ☐ Die Beitragsbemessungsgrenze liegt immer konstant bei 4 837,50 €.
B) ☐ Im Generationenvertrag wird festgelegt, dass alle Renten auf einem „Konto der Gesellschaft" angespart werden.
C) ☐ Das Sozialversicherungssystem in Deutschland orientiert sich am Solidaritätsprinzip.
D) ☐ Versicherungsträger der Pflegeversicherung sind Pflegekassen, die bei den Krankenkassen eingerichtet sind.
E) ☐ Die Versicherungspflichtgrenze legt die Höhe der Beiträge zur Unfallversicherung fest.
F) ☐ Arbeitnehmer der gesetzlichen Krankenversicherung bezahlen immer niedrigere Beiträge als ihr Arbeitgeber.

3. Eine kinderlose 28-jährige MFA verdient 3 056,10 € brutto. Der Pflegeversicherungsbeitrag von Arbeitnehmer und Arbeitgeber beträgt zusammen 3,6%. Welche Aussage über den Pflegeversicherungsbeitrag der MFA ist richtig? ×✎

A) ☐ Die MFA zahlt 24,16 €.
B) ☐ Die MFA zahlt 48,32 €.
C) ☐ Die MFA zahlt 69,45 €.
D) ☐ Die MFA zahlt 53,46 €.
E) ☐ Die MFA zahlt 73,35 €.

4. Welche Aussage ist falsch? Leistungen der gesetzlichen Krankenversicherung sind ... ×✎

A) ☐ Krankenpflege.
B) ☐ Unfallverhütung.
C) ☐ Mutterschaftshilfe.
D) ☐ Familienhilfe.
E) ☐ Krankengeld.

5. Welche beiden Aussagen sind richtig? Zu den Leistungen der gesetzlichen Unfallversicherung gehören ... ××✎

A) ☐ Vorsorgeuntersuchungen.
B) ☐ Verletztengeld.
C) ☐ Berufshilfe.
D) ☐ Zahnersatz.
E) ☐ Krebsfrüherkennung.
F) ☐ Krankengeld.

6. Welche Aussage zur Pflegeversicherung ist richtig? ×✎

A) ☐ Pflegebedürftigkeit wird in drei Grade eingeteilt.
B) ☐ Pflegegeld wird nur bei vollstationärer Pflege bezahlt.
C) ☐ Die Höhe des zu erwartenden Pflegegeldes richtet sich danach, in welchen Pflegegrad der Pflegende eingeteilt wird.
D) ☐ Leistungen für einen ambulanten Pflegedienst werden von der Krankenversicherung bezahlt.
E) ☐ Angehörige erhalten Krankengeld bei Pflege eines Familienmitglieds.

7. Welche Aussage zur Rentenversicherung ist richtig? ×✎

A) ☐ Träger der Rentenversicherung ist die BfA.
B) ☐ Eine Altersrente wird in der Regel ab dem 69. Lebensjahr bezahlt.
C) ☐ Erwerbsminderungsrenten werden den Witwen bezahlt.
D) ☐ Ein Arbeitnehmer kann mit 63 Jahren in Rente gehen, wenn er mindestens 45 Beitragsjahre in die Rentenversicherung einbezahlt hat.
E) ☐ Bei der Rentenzahlung gilt eine Wartezeit von 80 Monaten.

8. Welche Aussagekombination zu verschiedenen Versicherungsleistungen ist richtig? ×✎

1 Ein Koch schneidet sich bei der Arbeit in die Hand. Die Wunde muss im Krankenhaus genäht werden, die Krankenversicherung bezahlt die Kosten.
2 Eine MFA erhielt von Dr. Lang eine Kündigung. Nun erhält sie Arbeitslosengeld.
3 Ein Schreiner sägt sich beim Baumschnitt zu Hause in die Hand. Die Kosten des Unfalls werden von der Unfallversicherung bezahlt.
4 Ein 65-Jähriger erlitt an seinem letzten Arbeitstag einen Schlaganfall und muss im Pflegeheim versorgt werden. Dafür kommt die Rentenversicherung auf.
5 Eine MFA bricht sich beim Skifahren das Bein, die Behandlungskosten bezahlt die gesetzliche Krankenversicherung.

A) ☐ Alle Aussagen sind richtig.
B) ☐ Nur die Aussagen 2, 4 und 5 sind richtig.
C) ☐ Nur die Aussagen 1, 3 und 5 sind richtig.
D) ☐ Nur die Aussagen 2 und 5 sind richtig.
E) ☐ Nur die Aussagen 3 und 5 sind richtig.

1.	B	2.	C, D	3.	E	4.	B
5.	B, C	6.	C	7.	D	8.	D

9. Eine MFA verdient 1 854,30 €. Der Beitrag für die Krankenversicherung beträgt gesamt 14,6%. Der Zusatzbeitrag beträgt 0,9%. Welche Aussage ist richtig?

A) Die MFA zahlt 287,42 €.
B) Die MFA zahlt 143,71 €.
C) Die MFA zahlt 304,10 €.
D) Die MFA zahlt 135,36 €.
E) Die MFA zahlt 145,89 €.

10. Welche Aussagekombination ist richtig?

1 Arbeitnehmer, deren Einkommen über der Versicherungspflichtgrenze liegt, können in einer privaten Krankenversicherung versichert werden.
2 Familienangehörige sind in der privaten Krankenversicherung beitragsfrei mitversichert.
3 Der Beitrag in der privaten Krankenversicherung ist vom Einkommen unabhängig.
4 Die Abrechnung der privat versicherten Patienten erfolgt über die Landesärztekammer.
5 Ärztliche Leistungen an privat versicherten Patienten werden nicht budgetiert.

A) ☐ Alle Aussagen sind richtig.
B) ☐ Nur die Aussagen 2, 4 und 5 sind richtig.
C) ☐ Nur die Aussagen 1, 3 und 5 sind richtig.
D) ☐ Nur die Aussagen 2 und 5 sind richtig.
E) ☐ Nur die Aussagen 3 und 5 sind richtig.

11. Welche Aussagekombination ist richtig?

1 Die Berufsgenossenschaften sind die Träger der Arbeitslosensicherung.
2 Um Arbeitslosengeld zu erhalten, muss man in den letzten drei Jahren mindestens 360 Tage Beiträge in die Arbeitslosenversicherung bezahlt haben.
3 Die Beiträge zur Arbeitslosenversicherung tragen der Arbeitnehmer zu 75% und der Arbeitgeber zu 25%.
4 Arbeitslose mit Kindern erhalten ein Arbeitslosengeld von 67% des letzten Nettogehalts.
5 Das Bürgergeld ist eine Versicherungsleistung der Arbeitslosenversicherung.

A) ☐ Alle Aussagen sind richtig.
B) ☐ Nur die Aussagen 1 und 2 sind richtig.
C) ☐ Nur die Aussagen 1, 2 und 5 sind richtig.
D) ☐ Nur die Aussagen 2, 4 und 5 sind richtig.
E) ☐ Nur die Aussagen 2 und 4 sind richtig.

12. Tragen Sie eine 1 ein, wenn es sich um eine Sozialversicherung, und eine 2, wenn es sich um eine Individualversicherung handelt.

A) ☐ gesetzliche Unfallversicherung
B) ☐ Rechtsschutzversicherung
C) ☐ Fahrradversicherung
D) ☐ private Pflegeversicherung
E) ☐ Berufshaftpflichtversicherung

13. Welche Zuordnung ist richtig?

A) ☐ Eine Frau bringt ein Kind zur Welt. → Krankenversicherung
B) ☐ Ein Mann nimmt eine Kur in Anspruch. → Pflegeversicherung
C) ☐ Eine Frau hat einen Unfall auf dem Weg zur Arbeit. → Arbeitslosenversicherung
D) ☐ Ein Waise erhält Rente. → Unfallversicherung
E) ☐ Eine Frau macht eine Umschulung. → Rentenversicherung

14. Ordnen Sie die Versicherungsleistungen den Individualversicherungen zu.

A	Lebensversicherung	1	Unfallschaden am Auto
B	Kfz-Vollkaskoversicherung	2	Beim Fußballspielen wird eine Scheibe eingeworfen.
C	Haftpflichtversicherung	3	Geldleistung im Alter
D	Hausratversicherung	4	Scheibe wird durch Unwetter zerstört

A) ☐ A3, B4, C1, D2
B) ☐ A3, B1, C2, D4
C) ☐ A1, B4, C2, D3
D) ☐ A1, B3, C2, D1
E) ☐ A2, B4, C1, D3

15. Welche Aussage ist richtig? Individualversicherungen …

A) ☐ decken berufliche Risiken ab.
B) ☐ bieten für jeden Versicherten die gleichen Leistungen.
C) ☐ zahlen Arbeitgeber und Arbeitnehmer.
D) ☐ sind freiwillig.
E) ☐ werden von Ersatzkassen angeboten.

16. Welche Aussage ist falsch? Die gesetzlichen Unfallversicherungen …

A) ☐ werden nur von den Arbeitgebern finanziert.
B) ☐ bezahlen bei Berufskrankheiten.
C) ☐ erheben unterschiedlich hohe Beiträge je nach Berufsgruppe.
D) ☐ werden von den Berufsgenossenschaften getragen.
E) ☐ tragen keine Kosten für ärztliche Behandlung nach Unfällen von Schülern im Sportunterricht.

---

9. B 10 C 11. E 12. A1, B2, C2, D2, E2
13. A 14. B 15. D 16. E

9 Einzelarbeitsvertrag und Arbeitsrecht

Wie und zwischen wem kommt ein Arbeitsvertrag zu Stande?

Er kommt durch zwei übereinstimmende Willenserklärungen zwischen Arbeitnehmer und Arbeitgeber zu Stande.

Erklären Sie, wodurch ein Arbeitsvertrag abgeschlossen werden kann und welche Bedeutung in diesem Zusammenhang das Nachweisgesetz hat.

Ein Arbeitsvertrag kann mündlich, auch durch Handschlag abgeschlossen werden. Zur Absicherung sollte laut Nachweisgesetz spätestens einen Monat nach Arbeitsbeginn ein schriftlicher Vertrag mit folgenden Inhalten unterschrieben werden:
- Name und Anschrift der Vertragspartner
- Beginn des Arbeitsverhältnisses, bei Befristung Ende des Arbeitsverhältnisses
- Arbeitsstelle/-ort
- Arbeitsbeschreibung
- Vergütung
- Arbeitszeit
- Urlaubsregelung
- Kündigungsfristen
- Hinweis auf Tarifvereinbarungen

Nennen Sie die Pflichten des Arbeitnehmers und die des Arbeitgebers.

Pflichten des Arbeitnehmers	Pflichten des Arbeitgebers
Arbeitspflicht	Beschäftigungspflicht
Weisungspflicht	Vergütungspflicht
Sorgfaltspflicht	Fürsorgepflicht
Treuepflicht	Zeugnispflicht
Verschwiegenheitspflicht	

Nennen Sie die Instanzen zur Arbeitsgerichtsbarkeit.

1. Instanz	Arbeitsgericht (Kammern bzw. Fachkammern)
2. Instanz	Landesarbeitsgerichte (Kammern)
3. Instanz	Bundesarbeitsgerichte (Senate)

Auf welche Arten kann ein Arbeitsverhältnis beendet werden?

- Zeitablauf beim befristeten Arbeitsvertrag
- Aufhebungsvertrag
- Kündigung
- Tod eines Vertragspartners
- Erreichen des Rentenalters

Wie lange und aus welchen Gründen kann ein Arbeitsvertrag befristet werden?

Die Gesamtlaufzeit eines befristeten Arbeitsvertrags beträgt zwei Jahre.
Eine Befristung ist aus folgenden Gründen möglich:
- Vertretung eines anderen Arbeitnehmers
- Befristung zur Erprobung
- Erleichterung des Einstiegs in das Berufsleben nach der Ausbildung
- Vertretung während der Elternzeit
- Bedarf der Arbeit besteht nur vorübergehend

Nennen Sie die Unterschiede zwischen einer ordentlichen und einer außerordentlichen Kündigung.

Bei einer ordentlichen Kündigung endet das Arbeitsverhältnis nach Ablauf einer Kündigungsfrist (laut Gesetz vier Wochen zum 15. eines Monats oder zum Monatsende).
Eine außerordentliche Kündigung kann bei Vorliegen eines wichtigen Grundes fristlos erfolgen.

Wann gelten für wen verlängerte Kündigungsfristen? Geben Sie außerdem an, welche Arbeitnehmer durch das Kündigungsschutzgesetz geschützt sind.

Sie gelten, wenn ein Arbeitgeber einem langjährig beschäftigten Arbeitnehmer kündigt.
Arbeitnehmer, die einem Betrieb mit mehr als zehn Mitarbeitern länger als sechs Monate angehören, werden mit dem Kündigungsschutzgesetz gegen sozial ungerechtfertigte Kündigungen geschützt.

Frau Dr. Ladenburger gibt nach dem erfolgreichen Vorstellungsgespräch der Bewerberin Natascha Grandy die Hand und sagt: „Ich freue mich, Sie als neue Mitarbeiterin begrüßen zu dürfen, und hoffe, dass Sie stets Ihre Treuepflicht einhalten." Ingrid Pahl arbeitet bereits seit neun Jahren in der Praxis von Dr. Ladenburger. Sie möchte kündigen, da sie ihren Mann begleitet, der beruflich von Mannheim nach Hannover wechselt.

a

1. **Beurteilen Sie Dr. Ladenburgers Aussage über die Treuepflicht.**

2. **Welche Bedeutung hat eine Probezeit, wie sie für Natascha Grandy vereinbart wird?**

3. **Natascha Grandy beginnt am 01.09. ihre Arbeit bei Dr. Ladenburger. Über Silvester möchte sie zum Skifahren fünf Tage Urlaub nehmen. Erläutern Sie die Bestimmungen, die hierfür gelten.**

4. **Welche Kündigungsfrist gilt, wenn Ingrid Pahl bei Dr. Ladenburger kündigen und am 01.04. in Hannover eine neue Stelle antreten möchte?**

5. **Angenommen, die Ärztin würde Ingrid Pahl zum 31.03. kündigen: Wann wäre für sie der letztmögliche Kündigungstermin? Welche verlängerten Kündigungsfristen sind nach Gesetz vorgeschrieben?**

---

1. Die Treuepflicht bedeutet, dass der Arbeitnehmer nur bei diesem Arbeitgeber arbeitet und nicht z. B. noch einer anderen Tätigkeit oder Schwarzarbeit nachgeht.
2. Sie dient dazu, einander besser kennenzulernen, und dauert drei bis maximal sechs Monate. Während der Probezeit können beide Vertragspartner das Arbeitsverhältnis mit einer Frist von 14 Tagen kündigen.
3. Der volle Urlaubsanspruch wird laut Bundesurlaubsgesetz erst nach sechsmonatigem Bestehen des Arbeitsverhältnisses erworben, sodass Natascha Grandy erst ab März Urlaub nehmen kann. Frau Dr. Ladenburger muss den Urlaub nicht genehmigen, kann dies aber tun.
4. Es ist eine Kündigungsfrist von vier Wochen zum Monatsende einzuhalten, d. h., der letztmögliche Kündigungstermin ist der 03.03.
5. Da Ingrid Pahl bereits seit neun Jahren in der Praxis arbeitet, gilt für den Arbeitgeber eine verlängerte Kündigungsfrist von drei Monaten zum Monatsende, d. h., Dr. Ladenburger müsste am 31.12. kündigen. Verlängerte Kündigungsfristen: Bei Praxiszugehörigkeit von 2, 5, 8, 10, 12, 15 oder 20 Jahren besteht eine Kündigungsfrist von 1, 2, 3, 4, 5, 6 oder 7 Monaten für den Arbeitgeber.

1. Welche Aussage ist richtig? Eine Pflicht des Arbeitgebers aus dem Arbeitsvertrag ist z. B. die …

A) ☐ Arbeitspflicht.
B) ☐ Fürsorgepflicht.
C) ☐ Treuepflicht.
D) ☐ Gehorsamspflicht.
E) ☐ Sorgfaltspflicht.

2. Welche Aussage ist richtig?

A) ☐ Ein mündlich abgeschlossener Arbeitsvertrag muss nach drei Monaten schriftlich fixiert und unterschrieben werden.
B) ☐ Befristete Arbeitsverträge können für fünf Jahre angelegt werden.
C) ☐ Die Dauer des Jahresurlaubs muss im Arbeitsvertrag nicht aufgelistet werden, weil sie gesetzlich geregelt ist.
D) ☐ Eine im Arbeitsvertrag beschriebene Tarifvertragsunterwerfungsklausel weist auf Regelungen in den geltenden Tarifverträgen hin.
E) ☐ Der Arbeitsort muss nicht im Arbeitsvertrag genannt werden, denn er geht aus dem Praxissitz hervor.

3. Welche beiden Aussagen sind richtig?

A) ☐ Wird eine MFA zur Vertretung einer anderen MFA eingestellt, kann ein befristeter Arbeitsvertrag abgeschlossen werden.
B) ☐ Der Arbeitnehmer muss Praxisgeheimnisse wahren.
C) ☐ Die Zeugnispflicht ist eine Pflicht des Arbeitnehmers.
D) ☐ Unbefristete Arbeitsverträge werden ausgestellt, wenn eine Praxis nur vorübergehenden Bedarf an einer MFA hat.
E) ☐ Das Mutterschutzgesetz muss im Arbeitsvertrag nicht berücksichtigt werden.
F) ☐ Arbeitet eine MFA noch in einer anderen Praxis, so hat sie die Weisungspflicht verletzt.

4. Welche Aussage ist falsch? Ein Arbeitsverhältnis kann beendet werden durch …

A) ☐ eine Kündigung.
B) ☐ Krankheit.
C) ☐ einen Aufhebungsvertrag.
D) ☐ Tod eines Vertragspartners.
E) ☐ Erreichen der Altersgrenze.

5. Welche Aussage zur Probezeit ist richtig?

A) ☐ Sie dauert vier Monate.
B) ☐ Beide Seiten können sofort kündigen.
C) ☐ Sie dauert drei Monate und kann auf maximal sechs Monate erhöht werden.
D) ☐ Sie gilt auch dann, wenn eine MFA nach der Ausbildung übernommen wird.
E) ☐ Sie kann bei Krankheit auf neun Monate verlängert werden.

6. Welche Aussage ist richtig? Inhalte eines Arbeitsvertrags sind:

A) ☐ Familienstand
B) ☐ Arbeitszeit
C) ☐ maximale Anzahl an Krankheitstagen
D) ☐ Liste der Arbeitnehmerpflichten
E) ☐ Beschreibung der Ziele der Praxis

7. Welche Aussagekombination ist richtig?

1 Will ein Arbeitnehmer, der schon sehr lange in einem Betrieb ist, kündigen, so hat er verlängerte Kündigungsfristen.
2 Bei einer ordentlichen Kündigung beträgt die Kündigungsfrist vier Wochen zum Monatsende oder zum 15. eines Monats.
3 Eine fristlose Kündigung kann bei Bruch der Schweigepflicht ausgesprochen werden.
4 Eine Kündigung ist ein zweiseitiges Rechtsgeschäft.
5 Bei einer fristlosen Kündigung darf der Kündigungsgrund nicht länger als zwei Wochen zurückliegen.

A) ☐ Alle Aussagen sind richtig.
B) ☐ Nur die Aussagen 2, 3 und 5 sind richtig.
C) ☐ Nur die Aussagen 2 und 3 sind richtig.
D) ☐ Nur die Aussagen 2 und 4 sind richtig.
E) ☐ Nur die Aussagen 4 und 5 sind richtig.

8. Welche Aussage ist richtig?

A) ☐ In einem einfachen Zeugnis wird das Sozialverhalten der Person beschrieben.
B) ☐ Der Arbeitgeber muss nur bei fristlosen Kündigungen ein Zeugnis erstellen.
C) ☐ Ein qualifiziertes Zeugnis enthält die Beschreibung der Praxis.
D) ☐ Ein Zeugnis muss wohlwollend formuliert sein.
E) ☐ Gibt man in einem Arbeitszeugnis eine Note, so entspricht diese immer dem Schulzeugnis.

9. Welche Aussage ist falsch? Der besondere Kündigungsschutz ist gültig für …

A) ☐ Auszubildende.
B) ☐ werdende Mütter.
C) ☐ Schwerbehinderte.
D) ☐ Betriebsratsmitglieder.
E) ☐ verheiratete Arbeitnehmer.

---

1. B	2. D	3. A, B
4. B	5. C	6. B
7. B	8. D	9. E

10. Welche beiden Aussagen sind richtig? XX

A) ☐ Voraussetzung für den allgemeinen Kündigungsschutz ist das Beschäftigen von zwölf Arbeitnehmern in einem Betrieb.
B) ☐ Das Kündigungsschutzgesetz schützt alle Arbeitnehmer, die dem Betrieb länger als vier Monate angehören.
C) ☐ Ein Arbeitgeber darf einem Arbeitnehmer nur aus betrieblichen und persönlichen Gründen kündigen, oder wenn dieser durch sein Verhalten einen Grund dazu gibt.
D) ☐ Aus betrieblichen Erfordernissen sind selten Kündigungen notwendig.
E) ☐ Ein Arbeitnehmer kann nach einer erfolgten Kündigung beim Arbeitsgericht Kündigungsschutzklage erheben.
F) ☐ Eine Abmahnung muss vor einer Kündigung nie erfolgen.

11. Welche Aussagekombination ist richtig? X

1 Ein arbeitsgerichtliches Verfahren besteht aus vier Instanzen.
2 Bei einer Güteverhandlung versucht ein Richter, eine Einigung zwischen den beiden Parteien außergerichtlich zu erreichen.
3 Häufige Streitfragen vor dem Arbeitsgericht sind Urlaub und Arbeitszeit.
4 In der ersten Instanz des Arbeitsgerichts verhandeln ein hauptberuflicher und zwei ehrenamtliche Richter.
5 Bei arbeitsgerichtlichen Prozessen herrscht ein Anwaltszwang.

A) ☐ Alle Aussagen sind richtig.
B) ☐ Nur die Aussagen 1 und 2 sind richtig.
C) ☐ Nur die Aussagen 1, 2 und 5 sind richtig.
D) ☐ Nur die Aussagen 1, 3 und 4 sind richtig.
E) ☐ Nur die Aussagen 2 und 4 sind richtig.

12. Ordnen Sie zu. X

A	Berufung	1	Einigung zwischen gegnerischen Parteien
B	Vergleich	2	neue Verhandlung nach Widerspruch gegen ein Urteil
C	Revision	3	Person, der eine Schuld zugewiesen wird
D	Beklagter	4	Überprüfung eines Urteils des Landesarbeitsgerichts

A) ☐ A3, B4, C1, D2
B) ☐ A2, B1, C4, D3
C) ☐ A1, B4, C2, D3
D) ☐ A4, B2, C3, D1
E) ☐ A2, B4, C1, D3

13. Welche Aussage zu den Inhalten des Mantel- und Gehaltstarifvertrags einer MFA ist richtig? X

A) ☐ Die Urlaubsdauer beträgt 30 Arbeitstage.
B) ☐ Der Arbeitgeber soll mindestens vier Berufskittel pro Jahr zur Verfügung stellen.
C) ☐ Die regelmäßige wöchentliche Arbeitszeit beträgt 39,5 Stunden.
D) ☐ Das 13. Monatsgehalt soll in Höhe des letzten vollen Monatsgehaltes am 01.12. ausbezahlt werden.
E) ☐ Zur Teilnahme an Fortbildungen können bis zu fünf Arbeitstage Sonderurlaub pro Jahr gewährt werden.

14. Welche beiden Aussagen sind falsch? Gründe für eine fristlose Kündigung sind: XX

A) ☐ Vorlage eines gefälschten Impfnachweises
B) ☐ Handgreiflichkeiten gegenüber Patienten
C) ☐ Messung falscher Blutdruckwerte
D) ☐ Geldentwendung aus der Praxiskasse
E) ☐ zweimaliges unpünktliches Erscheinen
F) ☐ Verkauf von praxisinternen Betäubungsmitteln

15. Welche Zuordnung zu den Formulierungen im Arbeitszeugnis ist richtig? X

A) ☐ ... zeigt weit überdurchschnittliche Arbeitsqualität. → überdurchschnittlich
B) ☐ ... hat die übertragenen Arbeiten stets zu unserer vollen Zufriedenheit erledigt. → hervorragend
C) ☐ ... ist im Allgemeinen hilfsbereit. → unterdurchschnittlich
D) ☐ ... beherrscht seinen Arbeitsbereich umfassend und überdurchschnittlich. → gut
E) ☐ ... arbeitet im Allgemeinen sorgfältig und genau. → gut

10. C, E	11. E	12. B
13. D	14. C, E	15. C

10 Steuern und Entgeltabrechnung

Was sind öffentliche Aufgaben und wie werden sie finanziert?

Öffentliche Aufgaben
- des Bundes: soziale Sicherung, Verteidigung, Verkehrswesen, Bildung und Gesundheit
- der Länder: Bildung, Polizei, Justiz
- der Gemeinden: Schulen, Krankenhäuser, Müllabfuhr, Wasserversorgung

Finanzierung dieser Aufgaben durch Staatseinnahmen, z. B. Steuern, Gebühren, Sonderabgaben

Welcher Unterschied besteht zwischen direkten und indirekten Steuern?

- Direkte Steuern: Der Bürger zahlt die Steuer direkt an eine staatliche Stelle, z. B. seine Kfz-Steuer.
- Indirekte Steuern: Die Steuerlast fällt auf den Endverbraucher, d. h., ein Unternehmer, der die Steuer abführen muss, gibt sie an den Verbraucher weiter, der die Steuer beim Kauf eines Produktes bezahlt, z. B. Mehrwertsteuer oder Mineralölsteuer.

Geben Sie an, welche Kosten bei einer Einkommenssteuererklärung geltend gemacht werden können und nennen Sie Beispiele.

Werbungskosten	Fahrtkosten zur Arbeit, Fachliteratur, Berufskleidung, Fortbildungskosten
Sonderausgaben	Kirchensteuer, Lebens-, Haftpflicht-, private Unfallversicherung, Spenden
Außergewöhnliche Belastungen	Krankheitskosten, Beerdigungskosten, Pflege von Menschen mit einer Behinderung

Was versteht man unter der Lohnsteuer?

Lohnsteuer ist eine Form der Einkommensteuer, die von Arbeitnehmern bei nicht selbstständiger Arbeit erhoben wird. Sie wird vom Arbeitgeber direkt an das Finanzamt abgeführt.

Welche Einkünfte werden nach dem Einkommensteuergesetz besteuert?

Einkommen aus:
- Land- und Forstwirtschaft
- Gewerbebetrieb
- selbstständiger Arbeit
- nicht selbstständiger Arbeit
- Kapitalvermögen
- Vermietung und Verpachtung
- sonstige Einkünfte

Nennen Sie die deutschen Steuerklassen und geben Sie an, für wen welche Klasse gilt.

Steuerklasse I	ledige, geschiedene, verwitwete oder dauernd getrennt lebende Arbeitnehmer
Steuerklasse II	alleinstehende Arbeitnehmer mit mindestens einem Kind
Steuerklasse III	verheiratete Arbeitnehmer, deren Ehegatte keinen Lohn bezieht oder in Steuerklasse V ist
Steuerklasse IV	verheiratete Arbeitnehmer, wenn beide Ehegatten Lohn beziehen
Steuerklasse V	verheiratete Arbeitnehmer, wenn beide Lohn beziehen und ein Ehegatte in Steuerklasse III ist
Steuerklasse VI	Arbeitnehmer, der Lohn von mehreren Arbeitgebern bezieht

Wodurch wird der Brutto- zum Nettolohn?

Der Nettolohn entsteht nach Abzug aller gesetzlichen Abzüge, z. B. Lohn- und Kirchensteuer sowie den Sozialversicherungsbeiträgen.

Was sind Lohnnebenkosten?

Kosten des Arbeitgebers, die er für einen Arbeitnehmer zusätzlich bezahlen muss, wie z. B. den Arbeitgeberanteil zur Sozialversicherung, Lohnzahlungen im Urlaub oder an Feiertagen, Lohnfortzahlungen bei Krankheit, Sonderzahlungen, betriebliche Altersversorgung.

Natascha Grandy, 25 Jahre, ledig und kinderlos, hat von Dr. Ladenburger ihren ersten Lohn bekommen: ein Bruttogehalt von 3 050 € und Urlaubsgeld in Höhe von 200 €. Natascha spart monatlich 50 € vermögenswirksam, wovon Dr. Ladenburger 25 € übernimmt. Die monatlich zu zahlende Lohnsteuer beträgt 450,00 €, daneben muss Natascha die Kirchensteuer (8% der Lohnsteuer) bezahlen. Außerdem werden die AN-Anteile für ihre Krankenversicherung (7,3% mit Zusatzbeitrag von 1,225%), Pflegeversicherung (1,8% mit Kinderlosenzuschlag von 0,6%), Rentenversicherung (9,3%) und Arbeitslosenversicherung (1,3%) abgezogen.

1. Berechnen Sie das Nettogehalt und den Auszahlungsbetrag von Natascha Grandy.

2. Wie wird das zu versteuernde Einkommen bei Arbeitnehmern ermittelt?

3. Wer muss eine Einkommensteuererklärung abgeben?

4. Nennen Sie die fünf Besteuerungszonen.

5. Nennen Sie die drei Arten des Zeitlohns.

1. Bruttogehalt: 3 050 € + Urlaubsgeld 200 € + VWL AG 25 € = Gesamtbrutto 3 275 € – Lohnsteuer 450,00 € – Kirchensteuer 36,00 € – KV 279,19 € – PV 78,60 € – RV 304,58 € – AV 42,58 € = netto 2 084,05 € – VWL 50 € = Auszahlungsbetrag 2 034,05 €
2. Jahresbruttoverdienst abzgl. Werbungskosten, Sonderausgaben, außergewöhnliche Belastungen und Freibeträge = zu versteuerndes Einkommen
3. Unternehmer, die Einkünfte erzielen, sowie Arbeitnehmer, die Nebeneinkünfte haben, oder zusammen veranlagte Ehegatten
4. Grundfreibetragszone (Nullzone), untere Progressionszone (Progressionszone I), obere Progressionszone (Progressionszone II), obere Proportionalzone (Proportionalzone I), Proportionalzone II („Reichensteuer")
5. Zeitlohn: Akkordlohn, Prämienlohn, Beteiligungslohn

1. Welche Aussage ist richtig? Staatliche Steuereinnahmen werden verwendet zur Finanzierung von ...

A) ☐ Kirchenrenovierungen.
B) ☐ Fußballvereinen.
C) ☐ Krankenhäusern.
D) ☐ Produktionsbetrieben.
E) ☐ Individualversicherungen.

2. Welche beiden Aussagen sind richtig?

A) ☐ Bei der Mehrwertsteuer handelt es sich um eine direkte Steuer.
B) ☐ Kirchensteuern werden für Aufgaben des Bundes verwendet.
C) ☐ Die Mineralölsteuer ist eine indirekte Steuer.
D) ☐ Bei der Tabaksteuer handelt es sich um eine Bagatellsteuer.
E) ☐ Eine Besteuerung ist notwendig zur Beeinflussung der Konjunktur.
F) ☐ Die Kfz-Steuer ist eine indirekte Steuer.

3. Welche Aussage ist richtig? Voll zu versteuern sind ...

A) ☐ Überstundenzuschläge.
B) ☐ Reisekostenerstattungen.
C) ☐ Lottogewinne.
D) ☐ Trinkgelder.
E) ☐ Arbeitnehmersparzulagen.

4. Welche Aussage ist richtig?

A) ☐ In der Nullzone des Steuertarifs müssen nur minimale Steuern bezahlt werden.
B) ☐ In der unteren Progressionszone des Steuertarifs werden Einkommen mit einem Steuersatz von 15 bis 35% besteuert.
C) ☐ In der oberen Proportionalzone steigt der Steuersatz kontinuierlich an.
D) ☐ Die zweite Proportionalzone wird als Armensteuer bezeichnet.
E) ☐ In der oberen Progressionszone steigt der Steuersatz linear bis auf 42% an.

5. Welche Aussage ist richtig?

A) ☐ Das Formular für eine Einkommensteuererklärung besteht aus einem Kittel- und mehreren Anlagebögen.
B) ☐ Jeder, der einen Arbeitslohn bezieht, muss eine Einkommensteuererklärung abgeben.
C) ☐ Die Anlage N steht für Einkünfte aus nicht selbstständiger Arbeit.
D) ☐ Bei Einkommen in unterschiedlicher Höhe braucht man keine Einkommensteuererklärung zu machen.
E) ☐ Beim zu versteuernden Einkommen werden Werbungskosten zum Jahresbruttolohn addiert.

6. Welche Aussage ist falsch? Einkünfte werden ermittelt aus ...

A) ☐ Land- und Forstwirtschaft.
B) ☐ nicht selbstständiger Arbeit.
C) ☐ Vermietung und Verpachtung.
D) ☐ Kapitalvermögen.
E) ☐ Schenkungen.

7. Welche Aussagekombination ist richtig?

1 Sonderausgaben sind private Ausgaben, an denen der Staat ein Interesse hat und die er deshalb steuerlich begünstigt.
2 Außergewöhnliche Belastungen hat jeder Steuerpflichtige.
3 Werbungskosten sind Ausgaben, die man zur Sicherung der Berufsausübung aufbringen muss.
4 Für die Sonderausgaben gibt es einen Arbeitnehmerpauschbetrag.
5 Eltern kann ein Kinderfreibetrag eingeräumt werden.

A) ☐ Alle Aussagen sind richtig.
B) ☐ Nur die Aussagen 2, 4 und 5 sind richtig.
C) ☐ Nur die Aussagen 1, 3 und 5 sind richtig.
D) ☐ Nur die Aussagen 2 und 4 sind richtig.
E) ☐ Nur die Aussagen 3 und 5 sind richtig.

8. Welche Aussagekombination ist richtig?

1 Beim Bruttogehalt handelt es sich um das Gehalt, bei dem alle gesetzlichen Abzüge abgezogen sind.
2 Der Auszahlungsbetrag kann durch Abzug einer Lohnpfändung sehr niedrig sein.
3 In der Lohnabrechnung muss nur der Auszahlungsbetrag klar ersichtlich sein, die gesetzlichen Abzüge werden auf der Lohnsteuerbescheinigung festgehalten.
4 Unter Lohnzusatz- oder Lohnnebenkosten versteht man die Kosten, die der Arbeitgeber zusätzlich für den Arbeitnehmer bezahlt.
5 Der Arbeitgeber wendet für den Arbeitnehmer mehr auf, als der Bruttolohn beträgt.

A) ☐ Alle Aussagen sind richtig.
B) ☐ Nur die Aussagen 2, 4 und 5 sind richtig.
C) ☐ Nur die Aussagen 1, 3 und 4 sind richtig.
D) ☐ Nur die Aussagen 3 und 4 sind richtig.
E) ☐ Nur die Aussagen 4 und 5 sind richtig.

1. C	2. C, E	3. A	4. E
5. C	6. E	7. C	8. B

9. Welche beiden Aussagen sind richtig? Zu den gesetzlichen Gehaltsabzügen eines Arbeitnehmers gehören ...

A) ☐ die Vollkaskoversicherung.
B) ☐ die Pflegeversicherung.
C) ☐ die Kfz-Steuer.
D) ☐ die Unfallversicherung.
E) ☐ die Krankenversicherung.
F) ☐ die Abgeltungsteuer.

10. Welche Zuordnung ist richtig?

A) ☐ Ehescheidungskosten → Sonderausgaben
B) ☐ Kosten für eine aufwendige Zahnbehandlung → außergewöhnliche Belastungen
C) ☐ Fahrtkosten → Sonderausgaben
D) ☐ Fernseher → Werbungskosten
E) ☐ Steuerberatungskosten → Werbungskosten

11. Welche Aussagekombination ist richtig?

1 Der Arbeitgeber behält die Lohnsteuer vom Arbeitnehmer ein und führt sie an das zuständige Finanzamt ab.
2 Für die Kirchensteuer werden 8% des Bruttoeinkommens berechnet.
3 Sozialversicherungsbeiträge des Arbeitnehmers werden vom Arbeitgeber an die Träger der Sozialversicherung abgeführt.
4 Vermögenswirksame Leistungen bezahlt der Arbeitgeber, z. B. auf ein Bausparkonto des Arbeitnehmers ein.
5 Alle Arbeitnehmer müssen einen Solidaritätszuschlag zur Finanzierung der Kosten der Pandemie bezahlen.

A) ☐ Alle Aussagen sind richtig.
B) ☐ Nur die Aussagen 1 und 2 sind richtig.
C) ☐ Nur die Aussagen 1, 3 und 4 sind richtig.
D) ☐ Nur die Aussagen 2, 3 und 5 sind richtig.
E) ☐ Nur die Aussagen 2 und 3 sind richtig.

12. Welche Zuordnung der Steuerklassen zu den genannten MFA ist richtig?

A) ☐ MFA Pius Freund, ledig → Steuerklasse II
B) ☐ MFA Larissa Diemer, verheiratet mit einem Professor → Steuerklasse V
C) ☐ MFA Olga Becker, verheiratet mit einem Kellner → Steuerklasse III
D) ☐ MFA Dilara Yildirim, alleinerziehend → Steuerklasse I
E) ☐ MFA Tina May, verheiratet mit einem Vollzeit-Studenten → Steuerklasse VI

13. Ordnen Sie zu.

A	Brillenrechnung	1	Werbungskosten
B	Kosten eines Erholungsurlaubs	2	Sonderausgaben
C	Mitgliedsbeitrag für den VmF	3	außergewöhnliche Belastung
D	Haftpflichtversicherung	4	nicht absetzbar

A) ☐ A3, B4, C1, D2
B) ☐ A3, B4, C2, D1
C) ☐ A1, B4, C2, D3
D) ☐ A1, B3, C2, D1
E) ☐ A2, B4, C1, D3

14. Welche Aussage ist richtig? Zu den Lohnzusatzkosten gehört:

A) ☐ Riester-Rente
B) ☐ Zahnzusatzversicherung
C) ☐ private Unfallversicherung
D) ☐ Elterngeld
E) ☐ Fahrgeld

15. Welche Zuordnung über Nominal- und Reallohnveränderungen ist falsch?

A) ☐ Preissteigerung um 5%, Nominallohnsteigerung um 6% → Reallohnsteigerung um 1%
B) ☐ Preissteigerung um 4,5%, Nominallohnsteigerung um 3,5% → Reallohnsenkung um 1%
C) ☐ Preissteigerung um 4%, unveränderter Nominallohn → Reallohnsenkung um 4%
D) ☐ Preissenkung um 1%, unveränderter Nominallohn → Reallohnsenkung um 1%
E) ☐ unveränderte Preise, Nominallohnsteigerung um 3% → Reallohnsteigerung um 3%

16. Welche Aussage ist richtig? Die Lohnsteuer ist ...

A) ☐ bei allen Arbeitnehmern gleich hoch.
B) ☐ eine besondere Erhebung der Einkommensteuer bei Arbeitnehmern.
C) ☐ eine indirekte Steuer.
D) ☐ eine Gemeindesteuer.
E) ☐ eine Verbrauchsteuer.

---

9. B, E 10. B 11. C 12. B
13. A 14. E 15. D 16. B

11 Sparen und Kredit

Von welchen Kriterien ist die Anlageform beim Sparen abhängig?

- Ertrag (Rentabilität)
- Sicherheit (Risiko, Rückzahlung)
- Verfügbarkeit (Liquidität)

Nennen und erläutern Sie verschiedene Sparformen.

Sparbuch	sichere Anlageform, außer bei Verlust des Buchs, wenig Rentabilität, Kündigungsfrist von drei Monaten bei Abhebungen über 2 000 €
Sparbrief	sichere Anlageform, fester Zinssatz, der bei langfristiger Anlage steigt, verfügbar nach vereinbarter Laufzeit
Termingeldeinlage	sichere Anlageform, höhere Zinserträge bei längerer Laufzeit, Verfügbarkeit nach Ablauf
Bausparen	sichere Anlageform, staatliche Förderung, zinsgünstiges Darlehen möglich
Aktien	risikoreich, hohe Erträge, aber auch Verluste möglich, immer verfügbar
Investment-zertifikate	breite Streuung der Wertpapiere, geringeres Kursrisiko, immer verfügbar

Wofür kann gespart werden?

- Vorsorgesparen (Altersvorsorge)
- Zwecksparen (für größere Anschaffungen)
- Vermögensbildung

Erläutern Sie an einem Beispiel, wie das Bausparen funktioniert.

Man schließt einen Bausparvertrag z. B. über die Bausparsumme 20 000 € ab. In diesen Vertrag muss 40% der Summe, also 8 000 € in sieben Jahren eingespart werden. Dann hat man die Möglichkeit, ein Darlehen von 12 000 € zu erhalten. Dieses muss dann wieder zurückbezahlt werden. Zweck ist es, Geld für Wohnungseigentum relativ schnell zur Verfügung zu haben.

Was sind vermögenswirksame Leistungen (vL)?

Geld, das ein Arbeitgeber einem Arbeitnehmer zusätzlich zum Lohn ausbezahlen kann. Der Arbeitnehmer muss diese vL bis zu sieben Jahre auf einem speziellen vermögenswirksamen Sparvertrag ansparen.

Erklären Sie, was ein Kredit bzw. ein Darlehen ist, und nennen Sie Kreditarten.

Bei einem Kredit bzw. Darlehen wird dem Kreditnehmer in einem bestimmten Zeitraum eine vereinbarte Menge Geld überlassen. Der Kreditnehmer muss das Geld und zusätzlich Zinsen zurückbezahlen. Kreditarten:
- Überziehungskredit (Dispositionskredit)
- Ratenkredit (Anschaffungsdarlehen)
- Hypothekendarlehen

Was sind Kreditsicherheiten und welche gibt es?

Kreditinstitute verlangen von Kreditnehmern Absicherungen, um sicherzustellen, dass das geliehene Geld auch wieder zurückbezahlt wird, z. B.:
- Bürgschaften
- Lohn- und Gehaltsabtretungen
- Sicherungsübereignung von beweglichen Gütern
- Verpfändung von Wertpapieren, Vermögenswerten
- Grundschuld oder Hypothek

Erläutern Sie den Begriff Effektivverzinsung.

Es handelt sich um den tatsächlich zu zahlenden Zins einschließlich aller Gebühren und sonstiger Kosten.

Erklären Sie, worum es sich bei einer Tilgung handelt.

Eine Tilgung ist die monatliche Rückzahlung einer Schuld, also eines Kredits. Die Schuldzinsen kommen hinzu.

In der Mittagspause unterhalten sich die MFA Natascha Grandy und Svenja Oppold über Geldgeschäfte. Svenja erzählt, dass sie von ihrer Großmutter 5 000 € geschenkt bekommen hat. Sie hat das Geld zunächst auf ihr Sparbuch einbezahlt und überlegt sich nun, ob sie das Geld in Aktien anlegt. Ein Freund habe dadurch sehr großen Gewinn gemacht. Natascha dagegen befürchtet, einen Kredit aufnehmen zu müssen, da sie ein gutes Angebot für ein Auto hat und leider nicht so viel gespart hat. Zum Kauf des Autos fehlen noch 5 000 €, aber Natascha hat ein Kreditangebot mit einer Tilgung in 24 Monaten, 0,35% Zinsen pro Monat und 2% Bearbeitungsgebühr. Natascha stehen jeden Monat von ihrem Gehalt noch 480 € zur freien Verfügung.

1. **Erläutern Sie die Vor- und Nachteile für Svenja Oppold, wenn das Geld auf dem Sparbuch ist.**

2. **Erklären Sie, worum es sich bei Aktien handelt und nennen Sie Vor- und Nachteile dieser Sparform.**

3. **Was versteht man unter Kreditwürdigkeit?**

4. **Beurteilen Sie rechnerisch die Kreditwürdigkeit von Natascha.**

5. **Beschreiben Sie die für Natascha entsprechende Kreditart.**

6. **Was versteht man unter Kreditfähigkeit?**

1. Hohe Sicherheit, aber sehr geringe Rentabilität. Außerdem besteht eine dreimonatige Kündigungsfrist, wenn Svenja mehr als 2 000 € abheben möchte.
2. Durch Aktien hat man Anteil an einer Aktiengesellschaft, wofür der Aktionär jährlich eine Dividende (Gewinnanteil) bekommt. Außerdem könnte man Kursgewinne an der Börse durch Verkauf von Aktien mitnehmen, wenn die Aktie des Unternehmens einen höheren Kurs hat als zum Zeitpunkt des Kaufs. Genauso könnte der Kurs fallen. Deshalb ist der Aktienkauf risikoreich, kann aber auch hohe Erträge ausschütten.
3. Unter Kreditwürdigkeit versteht man die Eigenschaft einer Person, ihre Verpflichtungen aus einem Kreditvertrag voraussichtlich erfüllen zu können.
4. Der Zins beträgt pro Monat 17,50 €, in 24 Monaten 420 €, und die Bearbeitungsgebühr 100 €. Bei dieser Gesamtsumme von 5 520 € ergibt sich verteilt auf 24 Monate eine monatliche Rate von 230 €. Nataschas Einkommen reicht zur Finanzierung des Kredits.
5. Es handelt sich um einen Ratenkredit oder Konsumenten-, Klein- oder Privatkredit. Die Kredithöhe liegt bei bis zu 50 000 €, die Laufzeit bei bis zu 72 Monaten, die Tilgung erfolgt in gleichen Monatsraten.
6. Der Kreditvertrag kann rechtsmäßig abgeschlossen werden, da volle Geschäftsfähigkeit besteht.

1. Welche Aussage ist richtig? ×

A) ☐ Unter der Liquidität versteht man die Sicherheit der Geldanlage.
B) ☐ Rentabilität gibt an, wie schnell das Geld verfügbar ist.
C) ☐ Beim Zwecksparen sorgt man für das Alter vor.
D) ☐ Die Riester-Rente ist eine Form des Vorsorgesparens.
E) ☐ Die Bildung von Vermögen kann durch Sparen nicht erreicht werden.

2. Welche Aussage ist richtig? ×

A) ☐ Wenn man sein Geld auf einem Sparbuch anspart, hat man sehr hohe Erträge.
B) ☐ Sparbriefe sind jederzeit verfügbar.
C) ☐ Vom Sparbuch können pro Monat maximal 2 000 € abgehoben werden, sonst muss man Vorschusszinsen bezahlen.
D) ☐ Investiert man in Aktien, ist das eine sehr sichere Geldanlage.
E) ☐ Hat man in Zertifikaten sein Geld angelegt, kann man während der Laufzeit kaum darauf zurückgreifen.

3. Welche beiden Aussagen sind richtig? ××

A) ☐ Beim Dispositionskredit ist der Zinssatz immer gleichbleibend niedrig.
B) ☐ Der Effektivzins ist der tatsächlich zu zahlende Zins.
C) ☐ Um ein Haus zu finanzieren, beantragt man ein Anschaffungsdarlehen bei der Bank.
D) ☐ Kredite zur Finanzierung eines Hauses laufen in der Regel bis zu fünf Jahre.
E) ☐ Beim Kredit handelt es sich um eine zeitlich begrenzte Überlassung von Geld.
F) ☐ Tilgung ist ein anderer Ausdruck für Zinszahlung.

4. Welche Aussagekombination ist richtig? ×

1 Durch Abschluss eines Bausparvertrags erwirbt der Sparer den Anspruch auf ein Bauspardarlehen.
2 Ein Bausparvertrag wird über zehn Jahre angespart und muss dann sofort ausbezahlt werden.
3 Der Bausparvertrag ist von Zinsschwankungen am Kapitalmarkt unabhängig, da von Anfang an ein fester Zins vereinbart wird.
4 Die Zinsen des Bauspardarlehens sind sehr hoch und unterliegen starken Schwankungen.
5 Der Staat fördert den Abschluss eines Bausparvertrags durch Zahlung einer Bausparprämie für Sparer mit niedrigem Einkommen.

A) ☐ Alle Aussagen sind richtig.
B) ☐ Nur die Aussagen 2, 4 und 5 sind richtig.
C) ☐ Nur die Aussagen 1, 3 und 5 sind richtig.
D) ☐ Nur die Aussagen 2 und 4 sind richtig.
E) ☐ Nur die Aussagen 4 und 5 sind richtig.

5. Welche Aussage zum Verbraucherdarlehensvertrag ist richtig? ×

A) ☐ Ein Rücktrittsrecht besteht jederzeit.
B) ☐ Der im Vertrag angegebene Zinssatz bezieht sich in der Regel auf einen Monat.
C) ☐ Die Darlehenshöhe kann während der Laufzeit verändert werden.
D) ☐ Das elterliche Einkommen stellt eine Kreditsicherheit dar.
E) ☐ Monatliche Tilgung verringert den Effektivzins.

6. Welche Zuordnung ist richtig? ×

A) ☐ Sparbuch → hohe Rendite möglich
B) ☐ Festgeld → Rendite je nach Laufzeit
C) ☐ Bausparen → jederzeit verfügbar
D) ☐ Aktienfonds → geringes Risiko
E) ☐ Versicherungssparen → hohes Risiko

7. Welche Aussage zur Riester-Förderung ist richtig? ×

A) ☐ Bei der Riester-Förderung handelt es sich um eine Kreditform.
B) ☐ Bemessungsgrundlage ist das Nettoeinkommen.
C) ☐ Die Förderung gibt es ab dem 50. Lebensjahr.
D) ☐ Der staatliche Zuschuss wird einmal gewährt.
E) ☐ Solange Kindergeld bezogen wird, erhält man noch eine Zulage.

8. Ordnen Sie zu. ×

A	Rendite	1	Rückzahlung
B	Schufa	2	Ertrag
C	Liquidität	3	Schutzgemeinschaft für allgemeine Kreditsicherung
D	Tilgung	4	Verfügbarkeit

A) ☐ A3, B4, C2, D1
B) ☐ A2, B3, C4, D1
C) ☐ A1, B4, C2, D3
D) ☐ A4, B2, C3, D1
E) ☐ A2, B4, C1, D3

**9. Welche Aussage ist falsch?
Vermögenswirksame Leistungen …** ×

A) ☐ werden staatlich gefördert.
B) ☐ muss jeder Arbeitnehmer abschließen.
C) ☐ kann der Arbeitgeber mit bis zu 40 € monatlich unterstützen.
D) ☐ können auf einen Bausparvertrag laufen.
E) ☐ sind auch als Fondssparplan möglich.

1. D	2. C	3. B, E
4. C	5. B	6. B
7. E	8. B	9. B

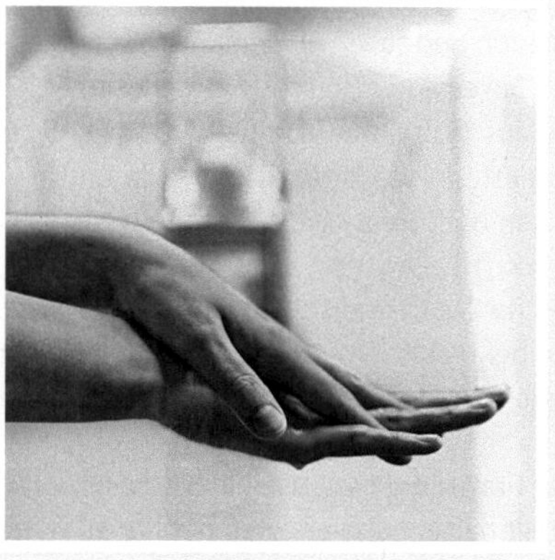

Praktische Prüfung

Prüfungsfälle

Prüfungsfall 1: Gesundheitsuntersuchung

Praxisdaten: Frau Dr. med. Anna Malden, Fachärztin für Allgemeinmedizin, Hügelstr. 23, 35621 Niedertal, BSNR 161453900, LANR 365944101, Tel. 02932/50002

Patientendaten: Jens Korte, geb. 14.05.19xx (40 Jahre alt), Jahnstr. 20, 35621 Niedertal, versichert bei der Techniker Krankenkasse, WOP-Kennzeichen 46, Kostenträgerkennung 101015755, Versichertennummer D253956730, Gültigkeit der eGK 03/xx, Status mitgliedversichert, keine Gebührenbefreiung

Situationsbeschreibung: Herr Korte hat telefonisch für heute, Donnerstag, 26.06.20xx, um 8:00 Uhr einen Termin für eine Gesundheitsuntersuchung bei Frau Dr. Malden vereinbart. Er war zuvor noch nie in ihrer Praxis. Sie empfangen Herrn Korte, der 30 Minuten zu spät kommt, nehmen seine Patientendaten auf und geben ihm einen Anamnesebogen. Nachdem er Ihnen den Anamnesebogen ausgefüllt zurückgegeben hat, erklären Sie ihm den Ablauf der Gesundheitsuntersuchung und die Untersuchungsintervalle. Danach messen Sie Herrn Kortes Blutdruck, Pulsfrequenz, Körpergröße und Körpergewicht und berechnen seinen Body-Mass-Index. Anschließend bitten Sie ihn um eine Urinprobe, erklären ihm dazu die Gewinnung von Mittelstrahlurin und füllen die Laborkarte/das Laborbuch aus. Nach der Untersuchung der Urinprobe mit einem Teststreifen machen Sie eine hygienische Händedesinfektion und führen eine venöse Blutentnahme bei Herrn Korte durch. Dann stellen Sie aus dem entnommenen Blut zwei Serum- und eine Plasmaprobe her. Für das Cholesterin, das HDL- und das LDL-Cholesterin sowie die Triglyzeride und die Plasmaglukose bereiten Sie einen Anforderungsschein für Laboruntersuchungen bei Laborgemeinschaften (Muster 10A) vor. Für das Hepatitis-B- und Hepatitis-C-Screening durch Bestimmung von HBs-Ag und HCV-Antikörpern im Serum hingegen füllen Sie einen Anforderungsschein für in-vitro-diagnostische Auftragsleistungen (Muster 10) aus. Nun verabschieden Sie Herrn Korte, nachdem Sie zuvor mit ihm einen Termin bei Frau Dr. Malden am gleichen Nachmittag für die körperliche Untersuchung und die Besprechung der Laborergebnisse ausgemacht haben. Dann machen Sie das Labor abholfertig und rechnen die erbrachten Leistungen ab.
Frau Meier hat am Recall-Verfahren Ihrer Praxis Interesse. Sie händigen ihr ein von Ihnen entworfenes Formular aus, das Sie im Auftrag von Frau Dr. Malden erstellt hatten, und erklären der Patientin die wichtigsten Punkte.

Bearbeitung des Prüfungsfalls

Herr Korte kommt erst um 8:30 Uhr in die Praxis. Er sagt, dass er verschlafen habe. Sie reagieren der Situation entsprechend und nehmen seine Patientendaten auf.

1. Patientenempfang bei Verspätung
- Begrüßung mit eigener Vorstellung bei dem neuen Patienten
- korrekte, dem Patientenalter entsprechende Ansprache
- Grund des Praxisbesuchs ansprechen
- Verspätung ansprechen (z. B. „Schade, dass Sie nicht rechtzeitig kommen konnten …")
- Problem des verpassten Termins lösen, z. B. über jetzt etwas längere Wartezeit oder Angebot einer neuen Terminvergabe
- nächsten Schritt einleiten, z. B. ins Wartezimmer schicken oder neuen Termin vergeben

2. Patientenaufnahme bei unbekanntem Patienten
- Identitätskontrolle (z. B. mit elektronischer Gesundheitskarte, Personalausweis oder Reisepass)
- Einlesen der Versichertenkarte
- Karteikarte anlegen: Patientendaten, Telefonnummer (auch tagsüber), Krankenkasse, Versichertenstatus, Entfernungszone für Hausbesuche, Vorerkrankungen und Allergien abklären (ggf. mit Anamnesebogen)

Herr Korte gibt auf dem Anamnesebogen an, keine wesentlichen Vorerkrankungen und keine Allergien zu haben. Sie erklären ihm dann zunächst, was alles zu einer Gesundheitsuntersuchung gehört und welche Untersuchungsabstände zwischen zwei Gesundheitsuntersuchungen einzuhalten sind.

3. Gesundheitsuntersuchung erklären
- GKV-Leistung einmal zwischen dem 18. und dem 35. Geburtstag, ab dann jedes dritte Kalenderjahr möglich
- dient zur Früherkennung von Herz-Kreislauf-Erkrankungen, der Zuckerkrankheit (Diabetes mellitus) und – einmalig – auch Hepatitis B und C.
- Untersuchungsumfang ab dem 35. Geburtstag:
  - Befragung (Anamnese einschließlich Familienanamnese) auf Vorerkrankungen und Risikofaktoren
  - Impfberatung

- Untersuchung es ganzen Körpers (Ganzkörperstatus)
- Blutuntersuchung auf Gesamtcholesterin, HDL und LDL-Cholesterin und Triglyzeride im Serum, Glukose im Plasma sowie – einmalig – HBs-Ag und HCV-Antikörper im Serum.
- Urinuntersuchung mit Harnstreifentest auf Eiweiß, Glukose, Erythrozyten und/oder Hämoglobin, Leukozyten und Nitrit
- Abschlussberatung

Dann messen Sie zunächst Puls und Blutdruck bei ihm.

4. Pulsmessung
- Auffinden des Radialispulses an der daumenseitig gelegenen Speichenarterie
- Tasten mit dem 2., 3. und 4. Finger, nicht mit dem Daumen
- Pulsschläge 15 Sekunden zählen und mit 4 multiplizieren
- bei unregelmäßigem Puls: Pulsschläge eine Minute zählen
- gemessenen Wert mit Maßeinheit dokumentieren

5. Blutdruckmessung bei neuem Patienten
- Patienten fünf Minuten lang ruhig sitzen lassen
- Manschette passend zum Oberarmumfang des Patienten auswählen (Breite ca. 40% des Oberarmumfangs)
- luftleere Manschette fest um den Oberarm ca. 2,5 cm oberhalb der Ellenbeuge in Herzhöhe anlegen (zwei Finger dürfen zwischen Arm und Manschette passen)
- Manometerschraube schließen
- Radialispuls aufsuchen
- Manschette zügig aufpumpen bis 30 mmHg über dem Verschwinden des Radialispulses
- Stethoskop in der Ellenbeuge über der Arterie anlegen
- Manschettendruck langsam (2–3 mmHg pro Sekunde) durch Öffnen der Manometerschraube ablassen
- systolischen (Auftreten der ersten Korotkow-Töne) und diastolischen Blutdruckwert (Verschwinden der Korotkow-Töne) am Manometer ablesen
- Luft ganz ablassen und die Manschette abnehmen
- Messwerte dokumentieren
- Besonderheit bei neuem Patienten:
  - Messung und Dokumentation des systolischen und diastolischen Blutdrucks an beiden Oberarmen;
  - zu dokumentieren ist der höhere diastolische und systolische Wert

Jetzt messen Sie Körpergröße und Körpergewicht.

6. Körpergröße messen
- Schuhe ausziehen lassen
- aufrecht stehen lassen mit Fersen an der Wand
- Patient soll beim Messen den Kopf gerade halten und geradeaus blicken
- Messung am oberen Rand des Kopfes (nicht der Frisur!)
- gemessenen Wert mit Maßeinheit dokumentieren

7. Körpergewicht messen
- Nullpunkt der Waage einstellen
- Messung des leicht bekleideten Patienten ohne Schuhe
- gemessenen Wert mit Maßeinheit dokumentieren

Ihre Messungen bei Herrn Korte ergeben eine Körpergröße von 1,82 m und ein Gewicht von 115 kg. Daraus errechnen Sie nun seinen Body-Mass-Index und tragen den Wert in die Patientenakte ein.

8. Body-Mass-Index (BMI) berechnen
- BMI = Körpergewicht in Kilogramm geteilt durch Körpergröße in Meter zum Quadrat
- 115 kg : (1,82 m x 1,82 m) = 34,71 kg/m^2
- gemessenen Wert mit Maßeinheit dokumentieren

Sie bitten ihn jetzt um eine Harnprobe und erklären ihm dazu die Gewinnung von Mittelstrahlurin. Danach füllen Sie die Laborkarte bzw. das Laborbuch aus.

9. Urinprobe gewinnen
- Beschriften des Bechers
- Erklären der Gewinnung von Mittelstrahlurin:
  - Becher nicht von innen berühren
  - Genitale säubern
  - erste Urinportion in Toilette laufen lassen
  - zweite Urinportion in Becher auffangen
  - dritte Urinportion in Toilette laufen lassen

10. Laborkarte/Laborbuch ausfüllen
- Patientendaten und Geschlecht eintragen
- Barcode einkleben (derselbe, der für die Röhrchen verwendet wurde)
- Abnahmedatum und Abnahmezeit notieren
- entnommenes bzw. zu untersuchendes Material angeben
- Gebührenordnung notieren

Anschließend führen Sie eine Urinuntersuchung mit einem Teststreifen durch.

11. Urinuntersuchung mit Teststreifen
- Verfallsdatum der Teststreifen überprüfen
- Handschuhe anziehen
- Teststreifen richtig entnehmen:
  - Dose öffnen und so kippen, dass Teststreifen nach vorne rutschen
  - Teststreifen entnehmen
  - Dose danach sofort wieder verschließen
- Harn ggf. durch Schwenken im Becher gut durchmischen
- Teststreifen kurz so in den Urin eintauchen, dass alle Testfelder bedeckt sind
- Teststreifen seitlich am Gefäßrand abstreifen, damit keine Flüssigkeitsbrücken zwischen Testfeldern entstehen
- Ablesezeiten nach Angaben auf der Dose genau einhalten
- Dokumentation der Ergebnisse

Nach einer hygienischen Händedesinfektion nehmen Sie jetzt Herrn Korte mit zwei Serumröhrchen und einem Fluoridröhrchen Blut ab.

12. Hygienische Händedesinfektion

- Entnahme von 3–5 mL Desinfektionslösung aus einem Wandspender mit Ellenbogenbedienung
- Desinfektionsmittel in die sauberen, trockenen Hände geben und die gesamten Handflächen gründlich benetzen
- Handflächen und Handgelenke nach Herstellerangaben (z. B. 30 Sek.) einschl. Nägeln, Nagelfalzen, Zwischenfingerräumen, Fingerkuppen und Daumen feucht halten
- Lufttrocknung

13. Venöse Blutentnahme

- Vorbereitung der Materialien
  - Armpolster
  - nichtsterile Handschuhe
  - Hautdesinfektionsmittel
  - Staubinde
  - Blutentnahmeröhrchen und Kanülen (Kennzeichnung: Name/Geburtsdatum bzw. Barcode)
  - Abwurfbehälter
  - keimarme Tupfer
  - Pflaster
- Durchführung
  - Anlegen nichtsteriler Handschuhe
  - Arm des Patienten auf Polster lagern
  - Staubinde anlegen
  - Stauen (Radialispuls bleibt tastbar)
  - Palpation der Vene
  - Lösen der Stauung
  - Hautdesinfektion der vorgesehenen Injektionsstelle (Einwirkzeit nach Herstellerangaben, Trocknung des Desinfektionsmittels)
  - erneut stauen
  - Einstich (angeschliffene Kanülenseite nach oben)
  - Lösen der Stauung, sobald Blut fließt
  - Blutentnahmeröhrchen in der richtigen Reihenfolge füllen (z. B. Serum-Citrat-EDTA-Fluorid)
  - Röhrcheninhalt durch Schwenken mischen
  - Kanüle herausziehen
  - Punktionsstelle mit einem keimarmen Tupfer einige Minuten komprimieren (durch Patienten)
  - Entsorgung der Kanüle (Abwurfbehälter)
  - Pflaster aufkleben (Abklärung Pflasterallergie)

Nun stellen Sie aus der Blutprobe zwei Serum- und eine Plasmaprobe her.

14. Serum- und Plasmagewinnung

- nichtsterile Handschuhe anziehen
- Serumherstellung: Blut im aufrecht stehenden Serum-Röhrchen ca. 30 Minuten gerinnen lassen und erst dann zentrifugieren
- Plasmaherstellung: Blut in antikoagulanzienhaltigem Röhrchen (hier: Röhrchen mit Fluorid-Zusatz, das zusätzlich den Abbau der Glukose im Röhrchen hemmt) abnehmen und dann zentrifugieren
- Blutprobe in Zentrifuge einbringen, dabei zur Vermeidung von Unwuchten auf gleichmäßige Beladung achten, ggf. durch zusätzliches Einbringen von wassergefüllten Zentrifugenröhrchen
- Blutprobe zentrifugieren (z. B. für 10 Minuten bei 2000 g oder ca. 3000 Umdrehungen/Minute)
- Serum und Plasma in separate Röhrchen abpipettieren (kann danach im Kühlschrank bei +4 °C 1–2 Tage bis zur Analyse aufgehoben werden)
- Hinweis: Bei Verwendung eines Blutentnahmeröhrchens für das Serum mit Trennungsgel kann das Abpipettieren nach dem Zentrifugieren auch im analysierenden Labor erfolgen.

Nach dem Ablegen der Handschuhe und einer erneuten hygienischen Händedesinfektion füllen Sie für das Lipidprofil (für das Cholesterin, das HDL- und das LDL-Cholesterin sowie die Triglyzeride) und die Nüchternplasmaglukose eine Laborüberweisung für die Laborgemeinschaft (Muster 10A) aus sowie einen Anforderungsschein für in-vitro-diagnostische Auftragsleistungen (Muster 10) für das Hepatitis-B- und Hepatitis-C-Screening mit HBs-Ag und HCV-Antikörper im Serum.

15. Laborüberweisung Laborgemeinschaft (Muster 10A) ausfüllen

- Patientendaten eintragen
- kurativ/präventiv
- Geschlecht (Im aktuellen Muster 10A bei „Geschlecht" „M" für männlich, „W" für weiblich, „D" für divers bzw. „X" für unbestimmt eintragen — hier „M")
- Diagnose bzw. Verdachtsdiagnose
- ggf. Barcode aufkleben
- Abnahmedatum und Abnahmezeit
- Auftrag/Aufträge codieren
- ggf. Kennziffer, Unfall, Unfallfolgen und „Befund eilt"
- Eintrag ins Laborbuch (ggf. mit Barcode)

16. Laborüberweisung Laborarzt (Anforderungsschein für in-vitro-diagnostische Auftragsleistungen, Muster 10) ausfüllen

- ankreuzen: kurativ/präventiv; bei belegärztlicher Behandlung; Unfall, Unfallfolgen
- ggf. Kennziffer eintragen
- Geschlecht eintragen (Im aktuellen Muster 10A bei
- „Geschlecht" „M" für männlich, „W" für weiblich, „D" für divers bzw. „X" für unbestimmt eintragen — hier „M")
- Quartal eintragen
- Verdachtsdiagnose eintragen
- ggf. Barcode aufkleben
- Abnahmedatum und -zeit angeben
- Vertragsarztstempel, Unterschrift

Krankenkasse bzw. Kostenträger ~~Freigabe 06.05.2020~~

TK 46

Name, Vorname des Versicherten

Korte
Jens
Jahnstr. 20
D-35621 Niedertal

geb. am 14.05.19xx

Verbindliches Muster

Kostenträgerkennung	Versicherten-Nr.	Status
101015755	D253956730	1000000

Betriebsstätten-Nr.	Arzt-Nr.	Datum
161453900	365944101	26.06.20xx

Zusätzliche Angaben zu Untersuchungen

Gesundheitsuntersuchung

Anforderungsschein für Laboratoriums-untersuchungen bei Laborgemeinschaften

10A

☐ Kurativ ☒ Präventiv ☐ bei belegärztl. Behandlung ☐ Unfall, Unfallfolgen

Hier bitte sorgfältig Barcode-Etikett einkleben !

Knappschafts-kennziffer: ☐☐☐☐☐ Geschlecht: M SSW: ☐☐

Abnahmedatum: 2 6 0 6 X X Abnahmezeit: 0 9 1 5

	Serum / Plasma / Vollblut			Urin
○ Befund eilt 1	○ alkalische Phosphatase 13	○ Gamma GT 27	○ LDL-Cholesterin 42	○ Status 55
EDTA-Blut		○ Glukose 28	○ Lipase 43	○ Mikroalbumin 56
○ großes Blutbild 2	○ Amylase 14	○ GOT / ASAT 29	○ Natrium 44	○ Glukose 58
○ kleines Blutbild 3	○ ASL 15	○ GPT / ALAT 30	○ OP-Vorbereitung (32125) 45	○ Sediment 60
○ HbA1c 4	○ Bilirubin direkt 16	○ Harnsäure 31		**Citrat-Blut**
○ Retikulozyten 5	○ Bilirubin gesamt 17	○ Harnstoff 32	○ Phosphat, anorg. 46	○ Quick 8
○ Blutsenkung 6	○ Calcium 18	○ HDL-Cholesterin 34	○ Transferrin 47	○ Quick unter Marcumar-Therapie 9
Gesundheits-untersuchungen	○ Cholesterin 19	○ IgA 35	○ Triglyceride 48	
○ Harnstreifentest (32880) 62	○ Cholinesterase 20	○ IgG 36	○ TSH 49	
	○ CK 21	○ IgM 37		○ Thrombinzeit 10
● Nüchternplasma-glukose (32881) 63	○ CRP 23	○ Kalium 38	**Glukose-Profil**	○ PTT 11
	○ Eisen 24	○ Kreatinin 39	○ Glukose 1 51	
● Lipidprofil (32882) 64	○ Eiweiß Elektrophorese 25	○ Kreatinin Clearance 40	○ Glukose 2 52	○ Sonstiges 61
			○ Glukose 3 53	
	○ Eiweiß gesamt 26	○ LDH 41	○ Glukose 4 54	

Muster 10A (10.2020)

Krankenkasse bzw. Kostenträger ~~Freigabe 15.11.2023~~

TK 46

Name, Vorname des Versicherten

Korte
Jens
Jahnstr. 20
D-35621 Niedertal

geb. am 14.05.19xx

Kostenträgerkennung	Versicherten-Nr.	Status
101015755	D253956730	1000000

Betriebsstätten-Nr.	Arzt-Nr.	Datum
161453900	365944101	26.06.20xx

Eintrag nur bei Weiterüberweisung!
Betriebsstätten-Nr. des Erstveranlassers ☐☐☐☐☐☐☐☐☐ Arzt-Nr. des Erstveranlassers ☐☐☐☐☐☐☐☐☐

☐ **Befund eilt,** Übermittlung an ☐ Telefon ☐ Fax Nr. ________

Überweisungsschein für in-vitro-diagnostische Auftragsleistungen

10

☐ Kurativ ☒ Präventiv ☐ bei belegärztl. Behandlung ☐ Unfall, Unfallfolgen

Auftragsnummer des Labors

Hier bitte sorgfältig Barcode-Etikett einkleben!

Knappschafts-kennziffer: ☐☐☐☐☐ Quartal: 2 X X

Geschlecht: M

☐ Kontrolluntersuchung bekannte Infektion

eingeschränkter Leistungsanspruch

☐ SER ☐ gemäß § 16 Abs. 3a SGB V

☐ Empfängnisregelung, Sterilisation, Schwangerschaftsabbruch

Abnahmedatum: 2 6 0 6 X X Abnahmezeit: 0 9 1 5

SSW ☐☐

Diagnose/Verdachtsdiagnose

Hephatitis-B und -C-Screening bei Gesundheitsuntersuchung

Befund/Medikation

Auftrag

HBs-AG, HCV-Antikörper erbeten

Verbindliches Muster

Vertragsarztstempel / Unterschrift überw. Arzt

Nicht zu verwenden bei Arbeitsunfällen, Berufskrankheiten und Schülerunfällen

Muster 10 (4.2024)

Nun verabschieden Sie den Patienten, nachdem Sie mit ihm einen Termin für die körperliche Untersuchung und die Besprechung der Laborergebnisse am Nachmittag bei Frau Dr. Malden vereinbart haben.

17. Verabschiedung des Patienten
- Ist der Patient mit allem versorgt?
- Hat der Patient alle Informationen?
  - ggf. neue Terminvereinbarung
  - ggf. Informationsbroschüren
- Genesungswünsche
- Verabschiedung

Danach machen Sie das Blut abholfertig und rechnen die erbrachten Leistungen ab.

18. Blut abholfertig machen
- Handschuhe anziehen
- Füllhöhe der Röhrchen beachten
- Kennzeichnung der Röhrchen (Beschriftung: Name, Geburtsdatum bzw. Barcode) kontrollieren
- Material bruch- und auslaufsicher verpacken
- Laborauftrag beilegen
- Kennzeichnung infektiöser Proben (z. B. „Vorsicht: infektiöses Untersuchungsmaterial")
- bei Postversand: Porto des frankierten Umschlags kontrollieren und Versandtasche/-karton mit dem Hinweis „menschliches Untersuchungsmaterial" kennzeichnen

19. Abrechnung (EBM) (nicht KV-spezifisch)
- Diagnosen: Z00.0 Gesundheitsuntersuchung, E66.9G Ernährungsbedingte Adipositas
- 01732 Gesundheitsuntersuchung
- 32880 Laborpauschale für Harnstreifenuntersuchung bei Gesundheitsuntersuchung
- 01734 Zuschlag zur GOP 01732 für Screening auf Hepatitis-B- und/oder Hepatitis-C-Virusinfektion
- 03000 Versichertenpauschale
- Anmerkung:
  - Die Abrechnung des weiteren Labors erfolgt mit GOP 32881 für die Bestimmung der Plasma-Glukose und 32882 für die Bestimmung des Lipidprofils mit Gesamtcholesterin, HDL- und LDL-Cholesterin sowie Triglyzeriden im Serum durch die analysierende Stelle, in diesem Fall der mit Muster 10A beauftragten Laborgemeinschaft.
  - Die mit Muster 10 beauftragte Laborpraxis rechnet die 01865 für den Nachweis von HBs-AG und/oder HCV-Antikörpern im Serum ab; bei positiven Befunden aus derselben Serumprobe zusätzlich die 01866 für die Bestimmung der Hepatitis-B-Virus-DNA und/oder die 01867 für die Hepatitis-C-Virus-RNA.

Frau Meier hat am Recall-Verfahren Ihrer Praxis Interesse. Sie händigen ihr ein von Ihnen entworfenes Formular aus, das Sie im Auftrag von Frau Dr. Malden erstellt hatten, und erklären der Patientin die wichtigsten Punkte.

20. Verwaltung Recall-Vereinbarung

Enthalten sein sollten unter anderem:
- Eintragung Art des Termins (z. B. Gesundheitsvorsorge, Krebsvorsorge, DMP, Terminerinnerung, Impftermin)
- Form bzw. Weg der Erinnerung (E-Mail, Fax, SMS, telefonisch, per Post)
- Hinweis auf Widerrufsmöglichkeit
- Unterschrift und Datum

Einwilligungserklärung

Zur Erinnerung an Präventionsleistungen, Untersuchungen oder Termine

☐ DMP
☐ Impfung
☐ Gesundheitsvorsorge
☐ ____________________
☐ ____________________

Bitte informieren Sie mich auf folgendem Weg:

☐ E-Mail ____________________
☐ SMS ____________________
☐ Telefon ____________________
☐ postalisch ____________________

Ich erkläre mich einverstanden, dass die Praxis mich nach festgelegten Zeitabständen an o. g. Untersuchungen erinnert. Alle Fragen dazu wurden mir beantwortet.
Mir ist bekannt, dass ich diese Erklärung über die Erinnerung an Präventionsleistungen jederzeit mit Wirkung für die Zukunft widerrufen kann.

____________________ ____________________
Datum Unterschrift

Mögliche Fragen im Fachgespräch der praktischen Prüfung

Die Gesundheitsuntersuchung dient der Früherkennung von Herz-Kreislauf-Erkrankungen. Welche Blutgefäßerkrankung der Arterien führt dazu und welche Risikofaktoren dafür kennen Sie?

- *Arteriosklerose = degenerative Arterienerkrankung, die zur Verhärtung der Arterienwände und zur Einengung des Innenraums der Schlagadern führt.*
- *Risikofaktoren dafür sind Hypertonie, Hyperlipidämie, Diabetes mellitus, Nikotin, Stress, Alter und erbliche Veranlagung.*

Cornelsen „Behandlungsassistenz“, Lernfeld 5, Kapitel 8 bzw. „Medizinische Fachangestellte“, Band 2, Lernfeld 5, Kapitel 8

Bei Herrn Korte wurde eine Urinuntersuchung auf Eiweiß, Glukose, Erythrozyten u./o. Hämoglobin, Leukozyten und Nitrit durchgeführt. Bei welchen Erkrankungen sind diese Harnbestandteile nachweisbar?

- *Eiweiß: Nierenschädigung*
- *Glukose: Diabetes mellitus*
- *Erythrozyten u./o. Hämoglobin: Entzündungen oder Tumore von Niere und/oder ableitenden Harnwegen*
- *Leukozyten: Entzündungen oder Tumore von Niere und/oder ableitenden Harnwegen*
- *Nitrit: bakteriell bedingte Entzündungen von Niere und/oder ableitenden Harnwegen*

Cornelsen „Behandlungsassistenz“, Lernfeld 8, Kapitel 3 bzw. „Medizinische Fachangestellte“, Band 2, Lernfeld 8, Kapitel 2

Bei venösen Blutentnahmen mit Monovetten® ist es wichtig die SCHEF-Regel zu beachten. Was versteht man darunter?

- *Jede Blutentnahme mit und sogar ohne Stauung beeinflusst die Laborwerte. Um diesen Messfehler klein zu halten, legt die SCHEF-Regel die Reihenfolge der Blutröhrchen bei der Blutentnahme fest.*
- *S steht für das zuerst zu verwendende Serumröhrchen.*
- *C steht für das darauffolgende Citratröhrchen. Wenn zwei Citratröhrchen abzunehmen sind, dann sollte immer zuerst dasjenige für einen Blutgerinnungstest und erst danach das für die Blut(körperchen)senkungsgeschwindigkeit (BSG/BKS) abgenommen werden.*
- *H steht für das Heparinröhrchen,*
- *E für das EDTA-Röhrchen und schließlich*
- *F für das zuletzt abzunehmende Fluoridröhrchen.*

Cornelsen „Behandlungsassistenz“, Lernfeld 5, Kapitel 5 bzw. „Medizinische Fachangestellte“, Band 2, Lernfeld 5, Kapitel 5

Was versteht man jeweils unter Vollblut, Plasma und Serum und welche Röhrchen für die Blutentnahme sind dafür erforderlich?

- *Vollblut besteht aus den korpuskulären Blutbestandteilen wie Erythrozyten, Leukozyten und Thrombozyten sowie dem Blutplasma. Entnahme mit dem EDTA-Röhrchen.*
- *Unter Plasma versteht man die Gesamtheit aller flüssigen Blutbestandteile inclusive der Blutgerinnungsfaktoren. Man erhält es mit einem Blutentnahmeröhrchen mit Antikoagulanzienzusatz, wie z. B. Citrat, Heparin oder Fluorid, und anschließender Zentrifugierung.*
- *Als Serum werden die flüssigen Bestandteile des geronnenen Blutes bezeichnet, es enthält deshalb keine Blutgerinnungsfaktoren wie z. B. Fibrinogen mehr.
Bei der Blutentnahme wird dafür ein Serumröhrchen ohne gerinnungshemmende Zusätze benutzt. Hierin belässt man das Blut für etwa 30 Minuten, damit es vor der anschließenden Zentrifugierung gerinnen kann.*

Cornelsen „Behandlungsassistenz“, Lernfeld 5, Kap. 2 bzw. „Medizinische Fachangestellte“, Band 2, Lernfeld 5, Kap. 2

Welche Früherkennungsuntersuchungen gibt es außer der GU noch für Erwachsene, ab welchem Patientengeburtstag können sie erstmals abgerechnet werden?

- *Vorsorge Gebärmutterhalskrebs bei der Frau ab 20*
- *Brustkrebsvorsorge bei der Frau mit Inspektion und Abtasten ab 30*
- *Hautkrebsvorsorge für Frauen und Männer ab 35*
- *Krebsvorsorge Prostata u. äußeres Genitale, Mann ab 45*
- *Brustkrebsvorsorge bei der Frau mit Mammografie-Screening ab 50*
- *Darmkrebsvorsorge für Männer und Frauen mit immunologischem Stuhltest (iFOBT) ab 50*
- *Darmkrebsvorsorge für Männer mit Koloskopie ab 50*
- *Darmkrebsvorsorge für Frauen mit Koloskopie ab 50*
- *Bauchaortenaneurysma-Screening mit Ultraschall für Männer ab 65*

Cornelsen „Leistungsabrechnung“, Lernfeld 11 bzw. „Medizinische Fachangestellte“, Band 3, Lernfeld 11, Kapitel 8

Welche Instrumente des QMs kennen Sie?

Checklisten, Organigramme, Arbeitsanweisungen, Patientenbefragungen, Teambesprechungen

Unterscheiden Sie Aufbau- und Ablauforganisation.

Die Aufbauorganisation ist die statische Struktur eines Unternehmens, die Ablauforganisation definiert die dynamischen Arbeitsprozesse innerhalb der Struktur.

Prüfungsfall 2: Diabetes mellitus Typ 2

Praxisdaten: Frau Dr. med. Melanie Schmitt, Fachärztin für Allgemeinmedizin, Heroldweg 25, 35251 Bad Hersfeld, BSNR 181953600, LANR 265344191, Tel. 04236/38629

Patientendaten: Inge Schröder, geb. 18.11.19xx (63 Jahre alt), Weinallee 32, 36251 Bad Hersfeld, mitgliedversichert bei der AOK Bad Hersfeld, WOP-Kennzeichen 46, Kostenträgerkennung 101423762, Versichertennummer D765987765, Gültigkeit der eGK 06/xx, keine Gebührenbefreiung; Frau Schröder nimmt am Disease-Management-Programm Diabetes mellitus Typ 2 teil.

Situationsbeschreibung: Frau Schröder ist langjährige Patientin der Hausarztpraxis Dr. Melanie Schmitt. Sie leidet seit 21 Jahren an Diabetes mellitus Typ 2 und ist seit drei Jahren insulinpflichtig. Frau Schröder kommt heute, am 12.04.20xx, zum ersten Mal im Quartal zur vierteljährlichen Routinekontrolle im Rahmen des DMP Diabetes mellitus Typ 2 in die Praxis und erscheint pünktlich zum vereinbarten Termin. Sie begrüßen die Ihnen bekannte Patientin. Nachdem Sie die erforderlichen Verwaltungsarbeiten erledigt haben, bitten Sie Frau Schröder in das Untersuchungszimmer. Sie führen eine hygienische Händedesinfektion durch, wiegen die Patientin und messen ihren Blutdruck. Die ermittelten Werte tragen Sie in die Karteikarte und den DMP-Dokumentationsbogen ein. Danach gehen Sie mit Frau Schröder ins Labor. Noch vor der vorgesehenen Blutentnahme klagt Frau Schröder über Übelkeit und Herzrasen. Sie ist kaltschweißig, ungewöhnlich zittrig und wirkt auf Sie leicht verwirrt. Sie lagern Frau Schröder auf der Patientenliege und informieren telefonisch Frau Dr. Schmitt, die Sie anweist, zunächst den Puls zu messen und danach einen Blutzuckerschnelltest durchzuführen. Die von Ihnen ermittelte Pulsfrequenz von Frau Schröder liegt bei 128 Schlägen/Minute, der Glukosewert bei 50 mg/dL. Frau Dr. Schmitt kommt nun ins Labor und befragt Frau Schröder über ihre heutigen Insulingaben und die letzten Mahlzeiten. Frau Dr. Schmitt weist Sie an, vier Täfelchen Traubenzucker für Frau Schröder bereitzulegen. Außerdem sollen Sie eine 40%-Glukoselösung (20 mL) zur intravenösen Injektion vorbereiten, die Frau Dr. Schmitt verabreichen will, falls die Beschwerden weiterhin bestehen bleiben. Nach kurzer Zeit geht es Frau Schröder wieder besser. Sie führen nun die venöse Blutentnahme durch und fordern die dem DMP entsprechenden Blutwerte (HbA_{1c} und Kreatinin) in der Laborgemeinschaft an. Sie füllen den erforderlichen Anforderungsbogen aus und bereiten die Blutproben für den Versand vor. Anschließend begleiten Sie Frau Schröder ins Untersuchungszimmer und bitten sie, Schuhe und Strümpfe auszuziehen. Sie bereiten alles für die neurologische Untersuchung vor, die Frau Dr. Schmitt anschließend bei Frau Schröder durchführt. Danach erfragt Frau Dr. Schmitt die im Rahmen des DMP erforderlichen Informationen von Frau Schröder und bespricht mit ihr 10 Minuten, wie sie künftige Unterzuckerungen vermeiden kann. Sie tragen alle ermittelten Werte und Patientenangaben in den DMP-Dokumentationsbogen ein. Die Blutwerte werden erst nach der Übermittlung der Laborgemeinschaft eingetragen. Anschließend geben Sie Frau Schröder einen Termin für die Besprechung der Blutwerte für den nächsten Tag. Sie verabschieden die Patientin und erledigen alle erforderlichen Verwaltungsarbeiten. Sie kontrollieren den Zahlungseingang und stellen fest, dass der Privatpatient Herr Schlömer die Rechnung mit der Rechnungsnummer 15678-22 vom 12.01.20xx noch nicht bezahlt hat. Heute, 21.02.20xx, fertigen Sie ein entsprechendes Erinnerungsschreiben unter Beachtung der DIN 5008 an. Am Abend werden die Blutwerte von der Laborgemeinschaft übermittelt. Sie ergänzen den DMP-Dokumentationsbogen Frau Schröders entsprechend.

Bearbeitung des Prüfungsfalls

Sie begrüßen die Ihnen bekannte Patientin.

1. Patientenempfang bei vereinbartem Termin
- freundliche Begrüßung mit Blickkontakt
- korrekte, dem Patientenalter entsprechende Ansprache
- Grund des Praxisbesuchs ansprechen

2. Patientenaufnahme bekannte Patientin
- Einlesen der elektronischen Gesundheitskarte
- Patientenkartei aufrufen oder bereitlegen, ggf. Aktualisierung des Anamnesebogens
- nächsten Schritt einleiten, z. B. Patientin bitten, im Wartezimmer Platz zu nehmen

Sie begleiten Frau Schröder ins Untersuchungszimmer und führen eine hygienische Händedesinfektion durch.

3. Hygienische Händedesinfektion
- Entnahme von 3–5 mL Desinfektionslösung aus einem Wandspender (Ellenbogenbedienung oder Sensor)
- Desinfektionsmittel in die sauberen, trockenen Hände geben und diese gründlich benetzen
- Handflächen und Handgelenke nach Herstellerangaben (z. B. 30 Sek.) einschl. Nägeln, Nagelfalzen, Zwischenfingerräumen, Fingerkuppen und Daumen feucht halten
- Lufttrocknung

Sie wiegen die Patientin und messen ihren Blutdruck.

4. Körpergewicht messen
- Nullpunkt der Waage einstellen
- Messung der leicht bekleideten Patientin ohne Schuhe
- gemessenen Wert mit Maßeinheit dokumentieren

5. Blutdruckmessung bei bekannter Patientin
- Patientin fünf Minuten lang ruhig sitzen lassen
- Manschette passend zum Oberarmumfang der Patientin auswählen (Breite ca. 40% des Oberarmumfangs)
- luftleere Manschette fest um den Oberarm ca. 2,5 cm oberhalb der Ellenbeuge in Herzhöhe anlegen (zwei Finger dürfen zwischen Arm und Manschette passen)
- Manometerschraube schließen
- Radialispuls aufsuchen
- Manschette zügig aufpumpen bis 30 mmHg über dem Verschwinden des Radialispulses
- Stethoskop in der Ellenbeuge über der Arterie anlegen
- Manschettendruck langsam (2–3 mmHg pro Sekunde) durch Öffnen der Manometerschraube ablassen
- systolischen Blutdruckwert (Auftreten der ersten Korotkow-Töne) und diastolischen Blutdruckwert (Verschwinden der Korotkow-Töne) am Manometer ablesen
- Luft ganz ablassen und die Manschette abnehmen
- Messwerte dokumentieren

Frau Schröder klagt über Übelkeit und Herzrasen. Sie lagern sie auf der Untersuchungsliege und informieren Frau Dr. Schmitt. Diese weist Sie an, den Puls zu messen und einen Blutzuckerschnelltest durchzuführen.

6. Pulsmessung
- Auffinden des Radialispulses an der daumenseitig gelegenen Speichenarterie
- Tasten mit dem 2., 3. und 4. Finger, nicht mit dem Daumen
- Pulsschläge 15 Sekunden zählen und mit 4 multiplizieren
- bei unregelmäßigem Puls: Pulsschläge eine Minute zählen
- gemessenen Wert mit Maßeinheit dokumentieren

7. Kapillarblutentnahme und Blutzuckerschnelltest durchführen
- Verfallsdatum der Teststreifen kontrollieren
- Codierung überprüfen
- Dose öffnen und Teststreifen nach vorne gleiten lassen
- Teststreifen entnehmen und Dose sofort wieder verschließen
- Teststreifen in das Messgerät einführen
- Punktionsstelle desinfizieren (seitlich der Fingerbeere des Mittel- oder Ringfingers)
- nichtsterile Handschuhe anziehen
- mit Lanzette oder Einmalstechhilfe einstechen
- den ersten austretenden Blutstropfen mit einem Tupfer aufnehmen
- den zweiten austretenden Blutstropfen in das Testfeld des Teststreifens aufnehmen
- Wattetupfer zur Kompression der Punktionsstelle der Patientin geben
- Pflaster aufkleben
- Ablesen des angezeigten Messergebnisses

Die von Ihnen ermittelte Pulsfrequenz von Frau Schröder liegt bei 128 Schlägen/Minute, der Glukosewert bei 50 mg/dL. Frau Dr. Schmitt weist Sie an, vier Täfelchen Traubenzucker für Frau Schröder bereitzulegen.

8. Orale Glukosegabe
- Traubenzucker bereitstellen (1–4 Täfelchen)
- Verabreichung der Traubenzuckertäfelchen nacheinander in die Wangentaschen der Patientin

Außerdem sollen Sie eine 40%-Glukoselösung (20 mL) zur intravenösen Injektion vorbereiten

9. i.v.-Injektion vorbereiten
- Vorbereitung der Materialien: Armpolster, Staubinde, Hautdesinfektionsmittel, nichtsterile Handschuhe für die Ärztin, Medikament (Verfallsdatum überprüfen), zwei Kanülen (Aufziehkanüle und Injektionskanüle), Abwurfbehälter, keimarme Tupfer, Pflaster
- Vorbereitung der Injektionslösung
  - Verfallsdatum und Zustand der Medikamentenampulle auf Beschädigungen oder Trübungen überprüfen
  - Aufziehen der Injektionslösung mit einer Aufziehkanüle
  - Aufziehkanüle im Abwurfbehälter entsorgen
  - Injektionskanüle aufsetzen
  - vorbereitete Spritze und Ampulle zusammen ablegen (z. B. in Nierenschale)

Nach kurzer Zeit geht es Frau Schröder wieder besser. Sie führen nun die venöse Blutentnahme durch.

10. Venöse Blutentnahme
- Vorbereitung der Materialien: Armpolster, Staubinde, Hautdesinfektionsmittel, nichtsterile Handschuhe für die Ärztin, Blutentnahmeröhrchen und Kanülen (Kennzeichnung: Name/Geburtsdatum bzw. Barcode), Abwurfbehälter, keimarme Tupfer, Pflaster

- Durchführung
  - Anlegen nichtsteriler Handschuhe
  - Arm der Patientin auf Polster lagern
  - Staubinde anlegen
  - Stauen (Radialispuls bleibt tastbar)
  - Palpation der Vene
  - Lösen der Stauung
  - Hautdesinfektion der vorgesehenen Injektionsstelle (Einwirkzeit nach Herstellerangaben, Trocknung des Desinfektionsmittels)
  - erneut stauen
  - Einstich (angeschliffene Kanülenseite nach oben)
  - Lösen der Stauung sobald Blut fließt
  - Blutentnahmeröhrchen in der richtigen Reihenfolge füllen (z. B. Serum – Citrat – EDTA – Fluorid), hier zuerst Serumröhrchen für Kreatinin, dann EDTA-Röhrchen für HbA_{1c}
  - Röhrcheninhalt durch Schwenken mischen
  - Kanüle herausziehen
  - Punktionsstelle mit einem keimarmen Tupfer einige Minuten komprimieren (durch Patientin)
  - Entsorgung der Kanüle (Abwurfbehälter)
  - Pflaster aufkleben (Abklärung Pflasterallergie)

Die dem DMP entsprechenden Blutwerte (HbA_{1c} und Kreatinin) fordern Sie in der Laborgemeinschaft an. Dazu füllen Sie den erforderlichen Anforderungsbogen aus und bereiten die Blutproben für den Versand vor.

11. Laborüberweisung Laborgemeinschaft (Muster 10A) ausfüllen

- Patientendaten eintragen
- kurativ/präventiv
- Geschlecht (Im aktuellen Muster 10A bei „Geschlecht“: „M“ für männlich, „W“ für weiblich, „D“ für divers bzw. „X“ für unbestimmt eintragen — hier „W“)
- Diagnose bzw. Verdachtsdiagnose
- ggf. Barcode aufkleben
- Abnahmedatum und Abnahmezeit
- Auftrag/Aufträge codieren, hier: HbA_{1c} und Kreatinin
- ggf. Kennziffer
- ggf. Unfall, Unfallfolgen
- ggf. „Befund eilt“
- Eintrag ins Laborbuch (ggf. mit Barcode)

Freigabe 06.05.2020

Anforderungsschein für Laboratoriums-untersuchungen bei Laborgemeinschaften **10A**

Krankenkasse bzw. Kostenträger
AOK Bad Hersfeld 46

Name, Vorname des Versicherten
Schröder
Inge
Weinallee 32
D-36251 Bad Hersfeld

geb. am
18.11.19xx
06/xx

Unverbindliches Muster

Kostenträgerkennung: 101423762 | Versicherten-Nr.: D765987765 | Status: 1000100

Betriebsstätten-Nr.: 181953600 | Arzt-Nr.: 265344191 | Datum: 12.04.20xx

☐ Kurativ [X] Präventiv ☐ bei belegärztl. Behandlung ☐ Unfall, Unfallfolgen

Hier bitte sorgfältig Barcode-Etikett einkleben !

Knappschafts-kennziffer ☐☐☐☐☐ Geschlecht [X] SSW ☐☐

Zusätzliche Angaben zu Untersuchungen
Diabetes mellitus Typ 2

Abnahmedatum 1 2 0 4 x x Abnahmezeit 0 8 1 5

Befund eilt 1	**Serum / Plasma / Vollblut**			**Urin**
EDTA-Blut	alkalische Phosphatase 13	Gamma GT 27	LDL-Cholesterin 42	Status 55
großes Blutbild 2		Glukose 28	Lipase 43	Mikroalbumin 56
kleines Blutbild 3	Amylase 14	GOT / ASAT 29	Natrium 44	Glukose 58
● HbA1c 4	ASL 15	GPT / ALAT 30	OP-Vorbereitung (32125) 45	Sediment 60
Retikulozyten 5	Bilirubin direkt 16	Harnsäure 31		**Citrat-Blut**
Blutsenkung 6	Bilirubin gesamt 17	Harnstoff 32	Phosphat, anorg. 46	Quick 8
Gesundheits-untersuchungen	Calcium 18	HDL-Cholesterin 34	Transferrin 47	Quick unter Marcumar-Therapie 9
	Cholesterin 19	IgA 35	Triglyceride 48	
Harnstreifentest (32880) 62	Cholinesterase 20	IgG 36	TSH 49	
	CK 21	IgM 37		Thrombinzeit 10
Nüchternplasma-glukose (32881) 63	CRP 23	Kalium 38	**Glukose-Profil**	PTT 11
	Eisen 24	● Kreatinin 39	Glukose 1 51	
Lipidprofil (32882) 64	Eiweiß Elektrophorese 25	Kreatinin Clearance 40	Glukose 2 52	Sonstiges 61
			Glukose 3 53	
	Eiweiß gesamt 26	LDH 41	Glukose 4 54	

Muster 10A (10.2020)

12. Blut abholfertig machen

- Handschuhe anziehen
- Füllhöhe der Röhrchen beachten
- Kennzeichnung der Röhrchen (Beschriftung: Name, Geburtsdatum bzw. Barcode) kontrollieren
- Material bruch- und auslaufsicher verpacken
- Laborauftrag beilegen
- Kennzeichnung infektiöser Proben (z. B. „Vorsicht: infektiöses Untersuchungsmaterial“)
- bei Postversand: Porto kontrollieren und Versandtasche/-karton mit dem Hinweis „menschliches Untersuchungsmaterial“ kennzeichnen

13. Laborkarte/Laborbuch ausfüllen
- Patientendaten und Geschlecht eintragen
- Barcode einkleben (derselbe, der für die Röhrchen verwendet wurde)
- Abnahmedatum und Abnahmezeit notieren
- entnommenes bzw. zu untersuchendes Material angeben
- Gebührenordnung notieren

Anschließend begleiten Sie Frau Schröder ins Untersuchungszimmer und bereiten alles für die neurologische Untersuchung vor.

14. Neurologische Untersuchungen beim Diabetiker durchführen
- Inspektion der Füße
- Überprüfung:
  - Fußpulse
  - Reflexe (Reflexhammer)
  - Sensibilität (Mikrofilament)
  - Berührungs- und Druckempfindlichkeit (Monofilament)
  - Tiefensensibilität (Stimmgabel)
  - Temperatursinn (Tip Therm®)

Danach erfragt Frau Dr. Schmitt die im Rahmen des DMP erforderlichen Informationen von Frau Schröder. Sie tragen alle ermittelten Werte und Patientenangaben in den DMP-Dokumentationsbogen ein. Die Blutwerte ergänzen Sie nach der Übermittlung der Laborgemeinschaft.

15. DMP-Dokumentationsbogen ausfüllen (Auswahl)
- Patientendaten entsprechend elektronischer Gesundheitskarte
- Anamnese
  - diabetestypische Symptome (ja/nein)
  - neu aufgetretene Begleit- oder Folgeerkrankungen (z. B. KHK, pAVK, Nephropathie)
  - Raucher (ja/nein)
    - aktuelle Befunde
  - Körpergewicht
  - peripherer Pulsstatus
  - Sensibilitätsprüfung
  - Fußstatus
  - Blutdruck
  - HbA_{1c}
  - Serum-Kreatinin
- relevante Ereignisse seit letzter Dokumentation
  - schwere Hypoglykämie
  - stationäre Aufenthalte wegen Hypoglykämie
  - Lasertherapie der Netzhaut
- aktuelle Medikation
  - diagnosespezifisch
  - blutzuckersenkend
- Schulungen
  - Diabetes-Schulung
  - Hypertonie-Schulung
- Behandlungsplanung/vereinbarte Ziele
  - Aufgabe Tabakkonsum
  - Ernährungsberatung
  - Zielvereinbarung HbA_{1c}
  - Zielvereinbarung Blutdruck
  - ophthalmologische Netzhautuntersuchung
  - indikationsbezogene Über- bzw. Einweisung erforderlich?

Sie geben Frau Schröder einen Termin für die Besprechung der Blutwerte für den nächsten Tag und verabschieden die Patientin.

16. Verabschiedung der Patientin
- Ist die Patientin mit allem versorgt?
- Hat die Patientin alle Informationen?
  - ggf. neue Terminvereinbarung
  - ggf. Informationsbroschüren
- Genesungswünsche
- Verabschiedung

Dann rechnen Sie die erbrachten Leistungen ab.

17. Abrechnung (EBM) (nicht KV-spezifisch)
- Diagnose: E11.91G
- 03000 Versichertenpauschale (Hinweis: Die intravenöse Injektion ist als fakultativer Bestandteil der Versichertenpauschale hier nicht gesondert abrechenbar.)
- 03220 Zuschlag für die Behandlung und Betreuung eines Patienten mit mindestens einer lebensverändernden chronischen Erkrankung
- 32025 Glukosebestimmung in der Arztpraxis
- 03230 Problemorientiertes Gespräch im Zusammenhang mit einer lebensverändernden Erkrankung, einmal je vollendete 10 Minuten
- KV-spezifische Ziffer für Folgedokumentation DMP Diabetes mellitus Typ 2
- 32022 Ausnahmekennziffer Diab. mell. (Angabe bei Abrechnung verhindert Anrechnung der beauftragten Laborwerte auf das Laborbudget der Ärztin)
- Die mit Muster 10A beauftragten Laboruntersuchungen werden von der Laborgemeinschaft abgerechnet (32094 HbA_{1c}, je nach Labormethode 32066 oder 32067 für Kreatinin).

Sie fertigen ein Erinnerungsschreiben unter Beachtung der DIN 5008 an.

18. Verwaltungsarbeiten: Erinnerungsschreiben
- Freundliche Formulierung, z. B.: „Sicher haben Sie im Trubel des Alltags übersehen, die noch fällige Rechnung vom 12.01.20xx, Rg.-Nr. 15678-22 zu bezahlen."
- Frist nochmals 30 Tage
- Anlage: Kopie der Rechnung.

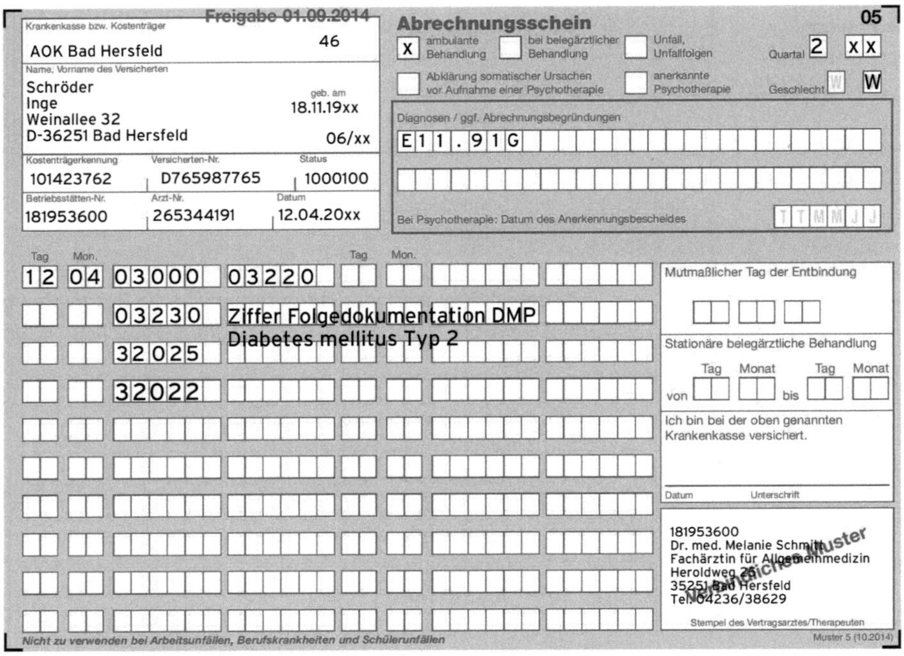
Freigabe 01.09.2014

Abrechnungsschein 05

Krankenkasse bzw. Kostenträger: AOK Bad Hersfeld 46

Name, Vorname des Versicherten: Schröder Inge, Weinallee 32, D-36251 Bad Hersfeld — geb. am 18.11.19xx — 06/xx

Kostenträgerkennung: 101423762 | Versicherten-Nr.: D765987765 | Status: 1000100

Betriebsstätten-Nr.: 181953600 | Arzt-Nr.: 265344191 | Datum: 12.04.20xx

[X] ambulante Behandlung [ ] bei belegärztlicher Behandlung [ ] Unfall, Unfallfolgen — Quartal 2 XX

[ ] Abklärung somatischer Ursachen vor Aufnahme einer Psychotherapie [ ] anerkannte Psychotherapie — Geschlecht W

Diagnosen / ggf. Abrechnungsbegründungen: E11.91G

Bei Psychotherapie: Datum des Anerkennungsbescheides TTMMJJ

Tag	Mon.			
12	04	03000	03220	
		03230	Ziffer Folgedokumentation DMP Diabetes mellitus Typ 2	
		32025		
		32022		

Mutmaßlicher Tag der Entbindung

Stationäre belegärztliche Behandlung von Tag Monat bis Tag Monat

Ich bin bei der oben genannten Krankenkasse versichert.

Datum Unterschrift

181953600
Dr. med. Melanie Schmitt
Fachärztin für Allgemeinmedizin
Heroldweg 25
35251 Bad Hersfeld
Tel. 04236/38629
Stempel des Vertragsarztes/Therapeuten

Nicht zu verwenden bei Arbeitsunfällen, Berufskrankheiten und Schülerunfällen

Muster 5 (10.2014)

Mögliche Fragen im Fachgespräch der praktischen Prüfung

Nennen Sie Risikofaktoren, die die Entstehung eines Diabetes mellitus Typ 2 begünstigen.

- *genetische Veranlagung*
- *Übergewicht/Adipositas*

Welche diabetesbedingte Blutgefäßschäden und daraus resultierende Folgeerkrankungen können bei einem langjährig bestehenden Diabetes mellitus Typ 2 auftreten?

- *Verengung großer Arterien (Makroangiopathie): Myokardinfarkt, Schlaganfall, pAVK*
- *Verengung kleiner Blutgefäße (Mikroangiopathie): diabetische Retinopathie (Schädigung der Netzhaut bis zur Erblindung), diabetische Nephropathie (Schädigung der Nieren bis zum Nierenversagen), diabetische Neuropathie (Schädigungen von Nervenzellen führen zu Kribbeln, Taubheitsgefühl und fehlende Schmerzwahrnehmung)*

Cornelsen „Behandlungsassistenz“, Lernfeld 9, Kapitel 5 bzw. „Medizinische Fachangestellte“, Band 3, Lernfeld 9, Kapitel 5

Welche Vorteile hat die Teilnahme am DMP Diabetes mellitus Typ 2?

Das DMP-Programm Diabetes mellitus Typ 2 führt zu einer verbesserten und standardisierten Versorgung von Diabetikerinnen. Durch regelmäßige Kontrolluntersuchungen, klinische Untersuchungen und Zielvereinbarung für eine gesundheitsorientierte Lebensweise können Folge- oder Spätschäden rechtzeitig erkannt und behandelt oder verhindert werden.

Cornelsen „Leistungsabrechnung“, Lernfeld 11, Kapitel 1 bzw. „Medizinische Fachangestellte“, Band 3, Lernfeld 11, Kapitel 8

Wie ist die Vorgehensweise beim kaufmännisches Mahnverfahren?

Zahlungserinnerung, 1. Mahnung und 2. Mahnung

Welche Schritte werden beim gerichtlichen Mahnverfahren festgelegt.

- *Beantragung Mahnbescheid*
- *Beantragung Zwangsvollstreckung*
- *Eidesstattliche Versicherung*

Cornelsen „Organisation und Verwaltung“, Lernfeld 11, Kapitel 1 bzw. „Medizinische Fachangestellte“, Band 3, Lernfeld 11, Kapitel 5

Prüfungsfall 3: KHK/Angina pectoris

Praxisdaten: Herr Dr. med. Josef-Carl Mayer, Facharzt für Allgemeinmedizin, Baumstr. 12, 35482 Unterrodhausen, BSNR 468450910, LANR 164949103, Tel. 46324/2857

Patientendaten: Wilhelm Kraft, geb. 27.06.19xx (59 Jahre alt), Rosenstr. 29, 35482 Oberrodhausen, mitgliedversichert bei der Barmer, WOP-Kennzeichen 46, Kostenträgerkennung 101311785, Versichertennummer G258956230, Gültigkeit der eGK 03/xx, Status mitgliedversichert, keine Gebührenbefreiung

Situationsbeschreibung: Herr Kraft ist ein langjähriger, Ihnen bekannter Patient der Praxis Dr. Mayer. Bei Herrn Kraft wurde vor drei Jahren eine arterielle Hypertonie festgestellt, die mit einem Antihypertonikum behandelt wird. Er ist starker Raucher (35 Zigaretten/Tag), sein BMI beträgt 32,6.
Herr Kraft hat vor zwei Wochen aufgrund ausstrahlender Schmerzen in den linken Arm zum ersten Mal in diesem Quartal einen Termin vereinbart, den er aber unentschuldigt nicht wahrgenommen hat. Den heutigen Termin am 02. April hat Herr Kraft kurzfristig um 8 Uhr telefonisch vereinbart, da in der Nacht zuvor für eine Stunde die gleichen Beschwerden wie vor zwei Wochen aufgetreten sind. Er erscheint pünktlich um 8:30 Uhr. Nach der Begrüßung des Patienten sprechen Sie mit Herrn Kraft wegen des versäumten Termins und erledigen dann die anfallenden Verwaltungsarbeiten. Sie legen Dr. Mayer die Karteikarte des Patienten vor. Dr. Mayer weist Sie an, zunächst den Puls und Blutdruck zu messen und danach ein Ruhe-EKG anzufertigen. Dafür bitten Sie Herrn Kraft ins Untersuchungszimmer und fordern ihn auf, seinen Oberkörper frei zu machen und die Schuhe auszuziehen. Sie dokumentieren die ermittelten Werte der Puls- und Blutdruckmessung.
Nach dem Schreiben des EKGs stellen Sie fest, dass die EKG-Kurve verzittert ist und die Grundlinie abweicht. Sie klären und beheben die Ursachen und erstellen eine fehlerfreie EKG-Aufzeichnung. Kurz danach klagt Herr Kraft über Luftnot, ein Engegefühl im Brustbereich und Schmerzen, die in die linke Schulter ausstrahlen. Sie lagern Herrn Kraft seinen Beschwerden entsprechend auf der Untersuchungsliege und informieren umgehend Dr. Mayer.
Nachdem sich Dr. Mayer über die heutigen Untersuchungsergebnisse von Herrn Kraft informiert und ausführlich 15 Minuten mit dem Patienten gesprochen hat, weist Dr. Mayer Sie an, nach einer nochmaligen Blutdruckmessung Herrn Kraft zwei Hübe Nitrolingual akut® Spray unter die Zunge zu verabreichen. Danach sollen Sie den Blutdruck erneut messen. Kurze Zeit später geht es Herrn Kraft wieder besser. Nach dem erneuten Schreiben eines EKGs bittet Sie nun Dr. Mayer einen Troponin-T-Test durchzuführen und ein eRezept für Nitrolingual akut® Spray (N1) vorzubereiten. Sie nehmen Herrn Kraft Kapillarblut ab und führen den Troponin-T-Test durch. Sie kümmern sich um Herrn Kraft bis das Ergebnis des Troponin-T-Tests vorliegt. Dieses ist negativ. Da auch das zweite Ruhe-EKG unauffällig war und somit keine Verdachtsmomente für einen Herzinfarkt vorliegen, bittet Sie Dr. Mayer, Herrn Kraft einen Termin für 12 Uhr zur erneuten Messung des Troponins und die Aufzeichnung eines weiteren Ruhe-EKGs zu geben und ihm eine Überweisung zum Kardiologen als Mit-/Weiterbehandlung auszustellen, um die Ursache der Beschwerden abzuklären. Sie händigen Herrn Kraft die für ihn vorgesehenen Papiere aus und verabschieden ihn.
Die Arztpraxis möchte zur Verkürzung der Wartezeit Zeitschriften anmieten. Sie sollen Dr. Mayer bei der Entscheidungsfindung unter Hinzunahme des PDCA-Zyklus unterstützen.

Bearbeitung des Prüfungsfalls

Nach versäumtem Termin kommt Herr Kraft heute pünktlich zum vereinbarten Termin.

1. Patientenempfang nach vorher versäumtem Termin
- freundliche Begrüßung mit Blickkontakt
- korrekte, dem Patientenalter entsprechende Ansprache
- Grund des Praxisbesuchs ansprechen
- den versäumten Termin ansprechen (z. B. „Schade, dass Sie erst jetzt kommen konnten …")

2. Patientenaufnahme bekannter Patient
- Einlesen der elektronischen Gesundheitskarte
- Patientenkartei aufrufen oder bereitlegen, ggf. Aktualisierung des Anamnesebogens
- Patienten bitten, im Wartezimmer Platz zu nehmen

Sie sollen bei Herrn Kraft Puls und Blutruck messen.

3. Hygienische Händedesinfektion
- Entnahme von 3–5 mL Desinfektionslösung aus einem Wandspender (Ellenbogenbedienung oder Sensor)
- Desinfektionsmittel in die sauberen, trockenen Hände geben und die gesamten Handflächen gründlich benetzen
- Handflächen und Handgelenke nach Herstellerangaben (z. B. 30 Sek.) einschl. Nägeln, Nagelfalzen, Zwischenfingerräumen, Fingerkuppen und Daumen feucht halten
- Lufttrocknung

4. Pulsmessung
- Auffinden des Radialispulses an der daumenseitig gelegenen Speichenarterie
- Tasten mit dem 2., 3. und 4. Finger, nicht mit dem Daumen
- Pulsschläge 15 Sekunden zählen und mit 4 multiplizieren
- bei unregelmäßigem Puls: Pulsschläge eine Minute zählen
- gemessenen Wert mit Maßeinheit dokumentieren

5. Blutdruckmessung
- Patienten fünf Minuten lang ruhig sitzen lassen
- Manschette passend zum Oberarmumfang des Patienten auswählen (Breite ca. 40% des Oberarmumfangs)
- luftleere Manschette fest um den Oberarm ca. 2,5 cm oberhalb der Ellenbeuge in Herzhöhe anlegen (zwei Finger dürfen zwischen Arm und Manschette passen)
- Manometerschraube schließen
- Radialispuls aufsuchen
- Manschette zügig aufpumpen bis 30 mmHg über dem Verschwinden des Radialispulses
- Stethoskop in der Ellenbeuge über der Arterie anlegen
- Manschettendruck langsam (2–3 mmHg pro Sekunde) durch Öffnen der Manometerschraube ablassen
- systolischen Blutdruckwert (Auftreten der ersten Korotkow-Töne) und diastolischen Blutdruckwert (Verschwinden der Korotkow-Töne) am Manometer ablesen
- Luft ganz ablassen und die Manschette abnehmen
- Messwerte dokumentieren

Sie fertigen ein Ruhe-EKG von Herrn Kraft an. Sie stellen fest, dass die EKG-Kurve verzittert ist und die Grundlinie abweicht. Sie klären und beheben die Ursachen und erstellen eine fehlerfreie EKG-Aufzeichnung.

6. Ruhe-EKG anfertigen
- Vorbereitung des Untersuchungsraums: Ruhe, Raumtemperatur ausreichend warm
- Vorbereitung des Patienten: Handy ausschalten, Oberkörper frei machen, Schuhe und Socken ausziehen, ggf. Brusthaare mit Spezialgerät rasieren, ggf. Schmuck ablegen
- Elektroden auswählen und vorbereiten
  - ggf. Elektrodenpapier, -gel oder -spray
  - ggf. Klebeelektroden
- Elektroden für Extremitätenableitungen anlegen; Kabelfarben beachten („Ampelschema“)
- Elektroden für Brustwandableitungen anlegen
- Elektrodenlage kontrollieren, ggf. korrigieren
- Patienten bitten, während der Aufzeichnung ruhig zu liegen und nicht zu sprechen
- EKG-Streifen mit Patienten- und Aufzeichnungsdaten versehen (falls nicht automatisch mit ausgedruckt): Patientenname, Geburtsdatum, Aufzeichnungsdatum und ggf. Uhrzeit

7. EKG-Aufzeichnungsstörungen erkennen und beheben
- bei Wandern der Nulllinie:
  - Elektrodensitz überprüfen
  - Patienten um Bewegungslosigkeit bitten (nicht sprechen, husten o. Ä.)
- bei unregelmäßiger Verzitterung (Muskelzittern):
  - bei Angst des Patienten empathisch und beruhigend auf den Patienten einwirken
  - bei Frieren Patienten zudecken, Raum mehr heizen
- bei Sägezahngrundlinie (Wechselstromüberlagerung):
  - andere Elektrogeräte in der EKG-Gerät-Nähe abstellen

Auf Anweisung des Arztes verabreichen Sie Herrn Kraft zwei Hübe Nitrolingual akut® Spray unter die Zunge.

8. Verabreichung eines Aerosols sublingual
- Zungenspitze an den Gaumen legen lassen
- Sprühstoß unter die Zunge sprühen
- Medikament möglichst lange einwirken lassen

Danach sollen Sie den Blutdruck erneut messen.

9. Blutdruckmessung nach Medikamentengabe
- luftleere Manschette, die vor der Medikamenteneinnahme am Patienten verwendet wurde, fest um den Oberarm in Herzhöhe anlegen (zwei Finger dürfen zwischen Arm und Manschette passen)
- Manometerschraube schließen
- Radialispuls aufsuchen
- Manschette zügig aufpumpen bis 30 mmHg über dem Verschwinden des Radialispulses
- Stethoskop in der Ellenbeuge über der Arterie anlegen
- Manschettendruck langsam (2–3 mmHg pro Sekunde) durch Öffnen der Manometerschraube ablassen
- systolischen Blutdruckwert (Auftreten der ersten Korotkow-Töne) und diastolischen Blutdruckwert (Verschwinden der Korotkow-Töne) am Manometer ablesen
- Luft ganz ablassen und die Manschette abnehmen
- Messwerte dokumentieren

Nach dem erneuten Schreiben eines Ruhe-EKGs bittet Sie Dr. Mayer bei Herrn Kraft Kapillarblut zu entnehmen und einen Troponin-T-Test durchzuführen.

10. Ruhe-EKG anfertigen
- wie oben: Schritt 6.

11. Kapillarblutentnahme
- Punktionsstelle desinfizieren (seitlich der Fingerbeere des Mittel- oder Ringfingers)
- Anlegen nichtsteriler Handschuhe
- mit Lanzette oder Einmalstechhilfe einstechen
- den austretenden Blutstropfen in ein Kapillarröhrchen aufnehmen

12. Troponin-Test durchführen
- Verfallsdatum des Tests kontrollieren
- nichtsterile Handschuhe anziehen
- Probenmaterial in die Auftragsöffnung geben
- Öffnung ggf. mit Hygieneschutzetikett verschließen
- Dokumentationsetikett mit Patientendaten, Datum und Startzeit versehen
- Testergebnis nach 10 Minuten ablesen (Herstellerangaben beachten)
- Dokumentation des Testergebnisses (Eintrag auf dem Dokumentationsetikett)

Danach erstellen Sie das Rezept über Nitrolingual akut® Spray (N1) für Herrn Kraft aus und lassen es von Dr. Mayer mit dessen Signatur versehen.

13. eRezept erstellen
- Patientendaten eintragen
- ankreuzen:
  - Gebühr frei/Geb.-pfl., hier: Geb.-pfl.
  - ggf. noctu: Bei Rezeptausstellung außerhalb der Ladenschlusszeit ist die Nachttaxe der Apotheke nicht zu bezahlen.
  - ggf. Unfall/Arbeitsunfall
  - ggf. aut idem: Apotheker darf nur genau das verordnete Medikament herausgeben (hier der Fall)
- verordnetes Medikament, Darreichungsform, Packungsgröße eintragen, ggf. auch Dosieranweisung
- Datum,Signatur des Arztes

Dr. Mayer bittet Sie, für Herrn Kraft eine Überweisung zum Kardiologen auszustellen als Mit-Weiterbehandlung zum Ausschluss einer koronaren Herzerkrankung bei linksthorakalen Beschwerden mit Ausstrahlung in den linken Arm und Besserung auf Nitrospray bei unauffälligem Ruhe-EKG und negativem Troponin-Test.

14. Überweisungsschein (Muster 6) ausfüllen
- Ankreuzfelder beachten:
  - kurativ/präventiv
  - Behandlung gemäß § 116b SGB V (bei ambulanter Behandlung im Krankenhaus)
  - bei belegärztlicher Behandlung
  - Unfall/Unfallfolgen
  - Geschlecht „M"
  - Ausführung von Auftragsleistungen/Konsiliaruntersuchung/Mit-/Weiterbehandlung (hier: Mit-/Weiterbehandlung)
  - eingeschränkter Leistungsanspruch gemäß § 16 Abs. 3a SGB V (bei Beitragsrückständen)
- eintragen: Quartal, ggf. Datum einer geplanten OP, Überweisung an, AU bis, Diagnose bzw. Verdachtsdiagnose, ggf. Befund/Medikation, ggf. Auftrag
- Vertragsarztstempel und -unterschrift

Sie händigen Herrn Kraft die für ihn vorgesehenen Papiere aus und verabschieden ihn.

15. Verabschiedung des Patienten
- Ist der Patient mit allem versorgt?
- Hat der Patient alle Informationen?
  - ggf. neue Terminvereinbarung
  - ggf. Informationsbroschüren
- Genesungswünsche
- Verabschiedung

Die Arztpraxis möchte Zeitschriften anmieten. Sie sollen den Arzt bei der Entscheidungsfindung unter Hinzunahme des PDCA-Zyklus unterstützen.

16. PDCA-Zyklus durchlaufen
- Plan: beliebte Zeitschriften recherchieren, Angebote einholen
- Do: einen Anbieter auswählen und ggf. Mietvertrag abschließen
- Check: Kontrollieren, inwiefern das Angebot genutzt wird
- Act: wenn es genutzt wird, ggf. weitere Zeitungen mieten, oder wenn es wenig genutzt wird, ausdünnen

Nun rechnen Sie die heute erbrachten Leistungen ab.

17. Abrechnung (EBM) (nicht KV-spezifisch)
- Diagnosen: ICD E66.00 G (Adipositas, Grad 1), ICD I10.90 G (Arterielle Hypertonie), R07.4 GL (Brustschmerzen links)
- 03000 Versichertenpauschale
- 03230 Problemorientiertes ärztliches Gespräch
- 32150 Troponin-Test
- Anmerkung: Die Ruhe-EKG-Untersuchungen sind als Bestandteil der Versichertenpauschale durch den Hausarzt nicht abrechenbar

Ausdruck zur Einlösung Ihres E-Rezeptes

für
Wilhelm Kraft

geboren am
27.06.19xx

ausgestellt von
Dr. med. Josef-Carl Mayer
Facharzt für Allgemeinmedizin
46324/2857
praxis-meyer@beispiel.de

ausgestellt am
02.04.20xx

Sammelcode zur Einlösung aller Verordnungen

MUSTER

Nitrolingual akut® Spray N 1

E-Rezept
Die App zum E-Rezept
Einfach – Schnell – Flexibel
E-Rezepte jetzt papierlos empfangen

Die Voraussetzungen und weitere Informationen finden Sie online auf www.das-e-rezept-fuer-deutschland.de und bei der technischen Hotline 0800 277 377 7

Tokenausdruck DIN A5 (4.2021)

Bildquelle: Gematik – Nationale Agentur für Digitale Medizin

~~Freigabe 15.04.2019~~

Überweisungsschein

Krankenkasse bzw. Kostenträger
Barmer 46

Name, Vorname des Versicherten
Kraft
Wilhelm
Rosenstr. 29
D-35482 Oberrodhausen

geb. am 27.06.19xx

Kostenträgerkennung	Versicherten-Nr.	Status
101311785	G258956230	1000000

Betriebsstätten-Nr.	Arzt-Nr.	Datum
468450910	164949103	02.04.20xx

06 Quartal 2 x x

[X] Kurativ [ ] Präventiv [ ] Behandl. gemäß § 116b SGB V [ ] bei belegärztl. Behandlung

[ ] Unfall Unfallfolgen — Datum der OP bei Leistungen nach Abschnitt 31.2 T T M M J J

Geschlecht M

Überweisung an: Kardiologie

[ ] Ausführung von Auftragsleistungen [ ] Konsiliaruntersuchung [X] Mit-/Weiterbehandlung — AU bis T T M M J J

[ ] eingeschränkter Leistungsanspruch gemäß § 16 Abs. 3a SGB V

Diagnose/Verdachtsdiagnose
Abklärung linksthorakaler Beschwerden mit Ausstrahlung in den linken Arm

Befund/Medikation

Auftrag
Ausschluss KHK

468450910
Dr. med. Josef-Carl Mayer
Facharzt für Allgemeinmedizin
Baumstr. 12
35482 Unterrodhausen
Tel. 46324/2857

Verbindliches Muster

Vertragsarztstempel / Unterschrift des Arztes

Muster 6 (10.2019)

Mögliche Fragen im Fachgespräch der praktischen Prüfung

Herr Kraft klagt über Luftnot sowie eine plötzlich auftretende Brustenge mit ausstrahlenden Schmerzen in die linke Schulter. Wie lautet der medizinische Fachbegriff für eine derartig anfallsartig auftretende Brustenge?

Angina pectoris (Sauerstoffmangel des Myokards, meist in Zusammenhang mit einer koronaren Herzkrankheit = KHK)

Sie applizieren Herrn Kraft zwei Hübe Nitrolingual akut® Spray unter die Zunge. Welche Wirkung hat dieses Medikament?

Erweiterung der Arterien und somit auch der Herzkranzgefäße, was kurzfristig zu einer besseren Sauerstoffversorgung des Myokards führt.

Dr. Mayer bittet Sie, einen Troponin-T-Test durchzuführen. Aus welchen Gründen sollen Sie diesen Test bei Herrn Kraft durchführen?

- *Durch den Troponin-T-Test kann eine Myokardschädigung, d. h. das Absterben von Herzmuskelzellen, im Blut nachgewiesen werden.*
- *Der Nachweis des Herzmuskelproteins (Troponin T/I) ist bereits ca. 3 bis 8 Stunden nach dem Infarkt möglich.*

Bei Herrn Kraft liegen keine Verdachtsmomente für einen Herzinfarkt vor. Nennen Sie die Ursache für die Entstehung eines Herzinfarkts und beschreiben Sie die pathologischen Folgen für das Herz.

- *Ursache: akuter Verschluss einer Koronararterie*
- *Folge: Sauerstoff- und Nährstoffmangel des nicht mehr durchbluteten Myokardbezirks, der unbehandelt abstirbt, d. h., er wird nekrotisch.*

Cornelsen „Behandlungsassistenz“, Lernfeld 5, Kapitel 8 bzw. „Medizinische Fachangestellte“, Band 2, Lernfeld 5, Kapitel 8

Was versteht man unter einem akuten Koronarsyndrom?

Es ist ein lebensgefährlicher Notfall, der alle Zustände umfasst, bei denen bei koronarer Herzkrankheit (KHK) der akute Gefäßverschluss einer Koronararterie droht oder schon eingetreten ist, wie z.B. bei einem Herzinfarkt.

Cornelsen „Behandlungsassistenz“, Lernfeld 5, Kapitel 8 bzw. „Medizinische Fachangestellte“, Band 2, Lernfeld 5, Kapitel 8

Welche Bedeutung hat auf dem eRezept der Vermerk „aut idem“?

Es darf nur genau das Medikament der Firma abgegeben werden, das rezeptiert wurde und nicht etwa ein wirkstoffgleiches Präparat einer anderen Firma.

Cornelsen „Leistungsabrechnung“, Lernfeld 2, Kapitel 4 bzw. „Medizinische Fachangestellte“, Band 1, Lernfeld 2, Kapitel 11

Welche Instrumente des Qualitätsmanagements sind Ihnen geläufig?

- *Checkliste*
- *Organigramm*
- *Arbeitsanweisungen*
- *Patientenfragebögen*
- *Teambesprechungen*
- *Beschwerdemanagement*

Cornelsen „Organisation & Verwaltung“, Lernfeld 7, Kapitel 1 bzw. „Medizinische Fachangestellte“, Band 2, Lernfeld 7, Kapitel 1

Was zeichnet das Corporate Identity (CI) in der Praxis aus?

Einheitliches äußeres Erscheinungsbild der Praxis, z. B. über das Tragen der gleichfarbigen Arbeitskleidung oder die farbliche Abstimmung der Inneneinrichtung mit dem Briefkopf des Praxis für den Briefverkehr

Im Prüfungsfall ging es um die Vertragsart Mietvertrag. Nennen Sie weitere Arten von Verträgen, die in einer Arztpraxis abgeschlossen werden.

- *Pachtvertrag für die Praxisräume*
- *Behandlungsvertrag mit den Patienten*
- *Kaufverträge durch Einkauf von z. B. Postwertzeichen*
- *Schenkungsvertrag durch z. B. kostenfreie Proben von kosmetischen Cremes*
- *Leihvertrag, z. B. durch Abgabe eines 24-Stunden-EKGs*

Cornelsen „Organisation & Verwaltung“, Lernfeld 2, Kapitel 1 bzw. „Medizinische Fachangestellte“, Band 1, Lernfeld 2, Kapitel 3

Prüfungsfall 4: Asthma bronchiale

Praxisdaten: Herr Dr. med. Ulrich Schäffauer, Facharzt für Allgemeinmedizin, Bergstr. 42, 89584 Ehingen, BSNR 900300500, LANR 700300100, Tel. 09463/67678

Patientendaten: Hannelore Starz, geb. 10.10.19xx (52 Jahre alt), Hüttenweg 15, 89584 Kirchbierlingen, versichert bei der Daimler BKK, WOP-Kennzeichen 71, Kostenträgerkennung 106821698, Versichertennummer C636251098, Gültigkeit der eGK 03/xx, Status mitgliedversichert, gebührenpflichtig

Situationsbeschreibung: Frau Starz leidet seit ihrem 19. Lebensjahr an Asthma bronchiale. Bisher nimmt sie bei Bedarf 2 Hübe eines Salbutamol Dosieraerosols. Sie hat zum ersten Mal in diesem Quartal am 22.05.20xx um 10:00 Uhr einen Termin zur Kontrolle der Lungenfunktion bei ihrem Hausarzt.
Frau Starz kommt pünktlich in die Praxis. Sie nehmen die Patientendaten korrekt auf und geben ihr einen Anamnesebogen mit ins Wartezimmer. Frau Starz gibt darauf an, dass sich ihre Atemnot zunehmend verschlechtert habe, nachdem sie an einem Infekt gelitten habe. Im Sprechzimmer diagnostiziert Dr. Schäffauer eine bronchiale Spastik mit Giemen und Brummen bei der Lungenauskultation. Eine Spirometrie soll von Ihnen durchgeführt werden. Nach der Spirometrie legt der Arzt eine Infusion mit Bronchospasmin® an. Während diese läuft, sollen Sie den Puls der Patientin kontrollieren. Nach Ende der Infusion sollen Sie die Ausatmung von Frau Starz mittels deren Peak-Flow-Meter überprüfen. Dr. Schäffauer beauftragt Sie, ein eRezept über Budenosid 0,2 mg SK Dosieraerosol mit der Dosierungsanweisung „2x2 Sprühstöße" signierfertig vorzubereiten. Sie sollen der Patientin danach nochmals die korrekte Verabreichung des Dosieraerosols und den richtigen Umgang mit dem Peak-Flow-Meter erklären. Damit Frau Starz sich erholen kann und eine Besserung eintritt, wird sie vom Arzt für eine Woche krankgeschrieben. Außerdem nimmt er sich 10 Minuten Zeit, um mit ihr Maßnahmen zu besprechen, mit denen sie das Risiko weiterer Asthmaanfälle verringern kann. Frau Starz soll in vier Tagen nochmals in die Sprechstunde kommen, dazu vereinbaren Sie einen Termin.
Am 26.05.20xx kommt Frau Starz pünktlich zu ihrem Termin. Sie gibt an, dass es ihr immer noch nicht viel besser gehe. Sie bitten die Patientin, noch im Wartezimmer Platz zu nehmen, bis das nächste Zimmer frei wird. Plötzlich ertönt ein Hilferuf aus dem Wartezimmer. Sie eilen dorthin und sehen, dass Frau Starz stark hustet und dabei nach Luft ringt. Sie veranlassen alle Notfallmaßnahmen bei einem Asthmaanfall und rufen nach Dr. Schäffauer, der nach Gabe von 2 Hüben Salbutamol 250 mg Prednisolon i. v. verabreicht, das Sie zuvor für die Injektion vorbereitet haben. Danach geht es der Patientin deutlich besser. Frau Starz bleibt noch für eine Stunde zur Überwachung in der Praxis. Da es ihr dann deutlich besser geht, wird sie nach einem 10-minütigen Abschlussgespräch mit Dr. Schäffauer entlassen. Nachdem Frau Starz gegangen ist, kontrollieren Sie das Spirometer und stellen fest, dass nur noch wenige Mundstücke vorhanden sind. Sie bestellen 500 Mundstücke telefonisch für das Spirometer und führen anschließend die Abrechnung durch.
Ihre Kollegin ist schwanger. Herr Dr. Schäffauer bittet Sie, ihn über relevante Mutterschutzregelungen wie z. B. Mutterschutzfristen, Kündigungsschutz, Elterngeld und Elternzeit zu informieren. Sie recherchieren die Informationen.

Bearbeitung des Prüfungsfalls

Sie nehmen die Patientendaten auf.

1. Patientenempfang bei vereinbartem Termin
- Begrüßung mit Blickkontakt
- korrekte, dem Patientenalter entsprechende Ansprache
- Grund des Praxisbesuchs ansprechen

2. Patientenaufnahme bei bekannter Patientin
- Einlesen der elektronischen Gesundheitskarte
- ggf. Aktualisierung der Patientendaten und des Anamnesebogens

Sie sollen eine Spirometrie durchführen.

3. Lungenfunktionsprüfung/Spirometrie durchführen
- Patientendaten (Name, Adresse, Größe, Gewicht, Alter, Geschlecht, Raucher ja/nein) in das Gerät eingeben
- vor der Messung der Patientin die Durchführung erklären:
  - Nasenklammer aufsetzen
  - Mundstück in den Mund nehmen und mit den Lippen fest umschließen
  - mehrmals normal ein- und ausatmen
  - ganz tief einatmen
  - ganz tief ausatmen
  - normal ein- und ausatmen

- zur Messung der Einsekundenkapazität (= FEV_1 = Forciertes exspiratorisches Volumen in einer Sekunde) so tief wie möglich einatmen und dann so schnell und so tief wie möglich ausatmen lassen
- Messung evtl. wiederholen (je nach Patientenmitarbeit)
- Messung speichern bzw. ausdrucken
- gebrauchtes Mundstück entsorgen
- Gerät desinfizieren

Nach der Vorbereitung durch Sie legt der Arzt eine Infusion mit Bronchospasmin® an. Während diese läuft, sollen Sie den Puls der Patientin kontrollieren.

4. Infusion mit Medikamentenzugabe vorbereiten
- Spritze und Kanüle verbinden
- Ampulle öffnen
- Medikament aufziehen
- Infusionsflasche öffnen
- Medikament in die Infusionsflasche spritzen
- Medikamentenzusatz auf der Infusionsflasche vermerken
- Infusionsbesteck aus der Verpackung nehmen und Durchflussregler (Rädchen) zudrehen
- Dorn des Infusionsbestecks einstechen
- Flasche auf Ständer hängen
- Tropfkammer halb füllen
- Entlüftungsventil öffnen
- Schlauchsystem blasenfrei füllen
- Durchflussregler schließen
- Handschuhe, Desinfektionsmittel, Venenverweilkanüle oder Butterfly-Kanüle, Pflaster, Staubinde für den Arzt bereitlegen

5. Pulsmessung
- Auffinden des Radialispulses an der daumenseitig gelegenen Speichenarterie
- Tasten mit dem 2., 3. und 4. Finger, nicht mit dem Daumen
- Pulsschläge 15 Sekunden zählen und mit 4 multiplizieren
- bei unregelmäßigem Puls: Pulsschläge eine Minute zählen
- gemessenen Wert mit Maßeinheit dokumentieren

Nach Ende der Infusion sollen Sie die Ausatmung von Frau Starz mittels Peak-Flow-Meter überprüfen.

6. Ausatemkontrolle durch Peak-Flow-Meter
- Messgerät in den Mund nehmen und mit den Lippen fest umschließen
- ganz tief einatmen
- ganz schnell maximal ausatmen
- Markierungspunkt auf der Skala steigt an
- gemessenen Wert im Asthma-Tagebuch vermerken
- dreimal täglich messen und vergleichen
- Bei absinkenden Werten Arzt aufsuchen

Sie sollen der Patientin die korrekte Verabreichung des Dosieraerosols erklären.

7. Verabreichung eines Aerosols zur Inhalation und Patientenanleitung
- Dose mit dem Mundstück nach unten halten
- Aerosol kurz schütteln
- Patientin muss tief ein- und ausatmen
- Mundstück mit den Lippen fest umschließen
- tief einatmen, dabei Sprühstoß auslösen
- Luft anhalten, solange es geht
- Langsam durch Mund oder Nase ausatmen

Dr. Schäffauer beauftragt Sie ein elektronisches Rezept über Budenosid 0,2 mg SK Dosieraerosol mit der Dosierungsanweisung "2 x 2 Sprühstöße" signierfertig vorzubereiten. Frau Starz wird vom Arzt für eine Woche krankgeschrieben.

8. eRezept vorbereiten
- Patientendaten eintragen
- Gebühr frei/pfl; hier: gebührenpflichtig
- ggf. noctu
- ggf. Unfall/Arbeitsunfall
- ggf. aut idem
- verordnetes Medikament, Darreichungsform, Packungsgröße eintragen
- Datum, Signatur des Arztes

9. eAU vorbereiten ausfüllen
- Patientendaten eintragen
- Erst- oder Folgebescheinigung ankreuzen
- Dauer der Arbeitsunfähigkeit eintragen
- ICD-verschlüsselte Diagnose ergänzen

Frau Starz soll in vier Tagen nochmals zur Kontrolle und Besprechung der weiteren Therapie in die Sprechstunde kommen, dazu vereinbaren Sie einen Termin.

10. Terminvereinbarung
- Patientin fragen, ob der Termin vormittags oder nachmittags besser ist
- Abgleich mit den Terminen der Praxis
- Eintrag im Terminbuch bzw. Computer
- Termin für die Patientin notieren

11. Verabschiedung der Patientin
- Hat die Patientin alle Informationen? (neuer Termin)
- Genesungswünsche
- Verabschiedung

Krankenkasse bzw. Kostenträger
Daimler BKK 71

Name, Vorname des Versicherten
Starz
Hannelore
Hüttenweg 15
D-89584 Kirchbierlingen

geb. am
10.10.19xx
03/xx

Kostenträgerkennung	Versicherten-Nr.	Status
106821698	C636251098	1000000

Betriebsstätten-Nr.	Arzt-Nr.	Datum
900300500	700300100	22.05.20xx

Arbeitsunfähigkeitsbescheinigung 1

[X] **Erstbescheinigung**

[ ] **Folgebescheinigung**

[ ] Arbeitsunfall, Arbeitsunfallfolgen, Berufskrankheit

[ ] dem Durchgangsarzt zugewiesen

arbeitsunfähig seit 2205xx

voraussichtlich arbeitsunfähig bis einschließlich oder letzter Tag der Arbeitsunfähigkeit 2905xx

festgestellt am 2205xx

eAU mit digitaler Signatur

Vertragsarztstempel / Unterschrift des Arztes

Ausfertigung zur Vorlage bei der Krankenkasse

AU-begründende Diagnose(n) *(ICD-10)*

ICD-10 - Code	ICD-10 - Code	ICD-10 - Code
J45.9 G		
ICD-10 - Code	ICD-10 - Code	ICD-10 - Code

[ ] sonstiger Unfall, Unfallfolgen

[ ] Versorgungsleiden (z.B. BVG)

Es wird die Einleitung folgender besonderer Maßnahmen für erforderlich gehalten

[ ] Leistungen zur medizinischen Rehabilitation

[ ] stufenweise Wiedereingliederung

[ ] Sonstige

Im Krankengeldfall [ ] ab 7. AU-Woche oder sonstiger Krankengeldfall [ ] Endbescheinigung

Hinweis für Versicherte zum Krankengeld

Wird Ihnen in der Arztpraxis die Bescheinigung über die Arbeitsunfähigkeit für die Krankenkasse ausgehändigt, leiten Sie diese bitte an Ihre Krankenkasse weiter. Dadurch können zeitliche Verzögerungen bei der Gewährung von Kranken- bzw. Verletztengeld vermieden werden.

Dokumentenversion: 1.0.2
Dokumententyp: e010

PRF.NR. KBV-Pruefnummer

Ausdruck zur Einlösung Ihres E-Rezeptes

für
Hannelore Starz

geboren am
10.10.19xx

ausgestellt von
Dr. med. Ulrich Schäffauer
Facharzt für Allgemeinmedizin
09463/67678
praxis-schaeffauer@beispiel.de

ausgestellt am
22.05.20xx

Sammelcode zur Einlösung aller Verordnungen

MUSTER

Budesonid 0,2 mg SK
Dosieraerosol
2 x 2 Sprühstöße

E-Rezept

Die App zum E-Rezept
Einfach – Schnell – Flexibel
E-Rezepte jetzt papierlos empfangen

Die Voraussetzungen und weitere Informationen finden Sie online auf www.das-e-rezept-fuer-deutschland.de und bei der technischen Hotline 0800 277 377 7

Tokenausdruck DIN A5 (4.2021)

Bildquelle: Gematik – Nationale Agentur für Digitale Medizin

Am 26.05.20xx kommt Frau Starz pünktlich zu ihrem Termin. Während sie wartet hat sie einen Asthmaanfall. Sie veranlassen alle Notfallmaßnahmen bei einem Asthmaanfall und rufen nach Dr. Schäffauer.

12. Sofortmaßnahmen bei Asthmaanfall anleiten (Lippenbremse, Kutschersitz)
- Lippenbremse:
  - Patientin durch die Nase einatmen lassen
  - Ähnlich wie beim Pfeifen soll die Patientin beim Ausatmen die Lippen fest schließen.
- Kutschersitz:
  - Patientin soll locker mit geöffneten Oberschenkeln sitzen und den Oberkörper vorne überbeugen
  - Zur Fixierung des Schultergürtels sollen die Ellenbogen auf den Knien abgestützt werden.

Dr. Schäffauer spritzt nach Gabe von 2 Hüben Salbutamol 250 mg Prednisolon intravenös, nachdem Sie zuvor die Injektion vorbereitet haben.

13. Injektion mit Trockensubstanz vorbereiten
- Lösungsmittel aus der Ampulle in Spritze aufziehen
- Lösungsmittel in Injektionsflasche mit der Trockensubstanz spritzen
- Trockensubstanz im Lösungsmittel durch Hin- und Herbewegen der Injektionsflasche auflösen
- Aufgelöstes Medikament luftblasenfrei in Spritze aufziehen bzw. nach dem Aufziehen Luft entfernen
- Spritze mit neuer Kanüle versehen
- Spritze zusammen mit leerer Injektionsflasche (zur Kontrolle), Staubinde, keimarmem Tupfer, Hautdesinfektionsmittel und Pflaster auf Tablett o.ä. anreichen

Nach einem 10-minütigen Abschlussgespräch mit Dr. Schäffauer wird Frau Starz entlassen.

14. Verabschiedung der Patientin
- Genesungswünsche
- Verabschiedung

Nachdem Frau Starz gegangen ist, kontrollieren Sie das Spirometer und stellen fest, dass nur noch wenige Mundstücke vorhanden sind. Sie bestellen 500 Stück und führen anschließend die Abrechnung durch.

15. Telefonische Bestellung
- Anruf bei der Herstellerfirma
- Angabe der Artikelnummer, der Menge und des Preises
- Rabattkonditionen erfragen
- Liefertermin erfragen

16. Abrechnung (EBM) (nicht KV-spezifisch)
Diagnose: Asthma bronchiale ICD J45.9 G
- 22.5.:
  - 03000 Versichertenpauschale
  - 03330 Spirografische Untersuchung (Lungenfunktionstestung)
  - 03230 Problemorientiertes ärztliches Gespräch
- Anmerkung: Intravenöse Injektion und Infusion gehören zur hausärztlichen Versichertenpauschale 03000 und können nicht gesondert abgerechnet werden.
- 26.5.: 03230 Problemorientiertes ärztliches Gespräch

Ihre Kollegin Frau Turhan ist schwanger. Herr Dr. Schäffauer bittet Sie, ihn über relevante Mutterschutzregelungen zu informieren.

17. Recherche Mutter- und Kündigungsschutzregelungen, Elterngeld- und Elternzeitregelungen
- Mutterschutzfristen: Beginn 6 Wochen vor und Ende 8 Wochen nach der Niederkunft
- Kündigungsschutz: ab Feststellung der Schwangerschaft bis 4 Monate nach der Entbindung
- Elterngeld: Anspruch erwerbstätiger Arbeitnehmer mindestens 300€ bis 65–67% des letzten Nettogehaltes bis maximal 1800€ für 12 Monate oder Elterngeld plus 24 Monate 50% des Anspruchs
- Elternzeit: 3 Jahre maximal (2 Jahre zusammenhängend und das 3. Jahr bis zum 8. Lebensjahr des Kindes)

Mögliche Fragen im Fachgespräch der praktischen Prüfung

Was ist Asthma bronchiale?

Es handelt sich um eine chronisch entzündliche Atemwegserkrankung mit Verengung der Bronchien.

Welche pathogenetischen Prozesse führen dazu?

Die Bronchien reagieren auf bestimmte Dinge, wie z. B. Pollen, sehr stark, wodurch eine entzündliche Schwellung der Bronchialschleimhaut entsteht. Außerdem kommt es zur Verkrampfung der Bronchialmuskulatur und zur Bildung eines zähen Schleims.

Für Asthma bronchiale gibt es verschiedene Auslöser. Welche Asthmaformen sind Ihnen bekannt?

- *allergisches Asthma: durch die Inhalation von Allergen wie z. B. Pollen*
- *Infektasthma: tritt in Verbindung mit einer Atemwegsinfektion auf*

- *Anstrengungsasthma: tritt während/nach dem Sport auf*
- *Analgetikaasthma: nach der Einnahme von ASS oder NSAR*
- *Asthma durch Refluxkrankheit: Reizung der Bronchien durch Reflux von Magensaft*
- *Mischformen*

Cornelsen „Behandlungsassistenz", Lernfeld 5, Kapitel 12 bzw. „Medizinische Fachangestellte", Band 2, Lernfeld 5, Kapitel 12

Welche Symptome sind bei Frau Starz aufgetreten?

- *zunehmende Atemnot nach einem Infekt*
- *beim Asthmaanfall Hustenanfall mit Atemnot*

Welche Komplikationen können beim akuten Asthmaanfall und auch langfristig auftreten?

- *Bei einem Asthmaanfall kann es durch den Atemwegsverschluss zum Erstickungstod kommen.*
- *Langfristig kann ein Lungenemphysem entstehen, da in der Lunge durch die chronischen Entzündungsprozesse Umbauvorgänge stattfinden.*

Welche im weiteren Sinne prophylaktischen Möglichkeiten gibt es beim Asthma bronchiale?

- *Die Wohnung sollte möglichst staubarm und frei von Haustierhaaren und Zigarettenrauch sein.*
- *Impfungen gegen Verursacher von Atemwegserkrankungen (z. B. Grippeviren, Pneumokokken) sollten durchgeführt werden.*
- *Maßvoller Sport hilft, die Bronchien unempfindlicher zu machen.*

Welche therapeutische Wirkung hat Cortison?

Cortison hat eine antientzündliche und abschwellende Wirkung

Um welche Ventilationsstörung handelt es sich beim Asthma bronchiale und wie sieht die Kurve, die bei der Spirometrie erstellt wird, aus?

- *Es handelt sich um eine obstruktive Ventilationsstörung.*
- *Bei der Fluss-Volumen-Kurve erscheint eine Delle, da die Ausatmung durch Verengung der Bronchien erschwert ist.*

Was ist eine Bodyplethysmografie?

Es handelt sich um eine sehr genaue Lungenfunktionsuntersuchung, bei der der Patient in einer luftdichten, gläsernen Kabine sitzt. Der Druck ändert sich beim Ein- und Ausatmen, dadurch lassen sich das gesamte Gasvolumen im Brustkorb, und die totale Lungenkapazität ermitteln.

Welche Lungenvolumina gibt es?

- *Atemzugvolumen: Luftmenge bei normaler Ein- und Ausatmung*
- *Inspiratorisches Reservevolumen: Luftmenge, die maximal nach normaler Einatmung eingeatmet kann*
- *Exspiratorisches Reservevolumen: Luftmenge, die maximal nach normaler Ausatmung ausgeatmet werden kann*
- *Vitalkapazität: Luftvolumen zwischen höchster Einatmung und tiefster Ausatmung = Atemzugvolumen + inspiratorisches Reservevolumen + exspiratorisches Reservevolumen*
- *Residualvolumen: Luftmenge, die nach normaler Ausatmung in der Lunge verbleibt*
- *Totalkapazität: Gesamtes Lungenvolumen, d. h. Vitalkapazität und Residualvolumen*
- *Einsekundenkapazität = Sekundenkapazität = forciertes exspiratorisches Volumen in einer Sekunde (FEV_1) (Angabe in Prozent der Vitalkapazität)*
- *Peak Flow = exspiratorischer Spitzenfluss = maximale Atemstromstärke bei stärkster Exspiration (Messung durch Patienten mit Peak-Flow-Meter)*

Cornelsen „Behandlungsassistenz", Lernfeld 5, Kapitel 11 bzw. „Medizinische Fachangestellte", Band 2, Lernfeld 5, Kapitel 11

Wie lange darf eine Arbeitsunfähigkeitsbescheinigung höchstens rückwirkend ausgestellt werden?

3 Tage

Cornelsen „Leistungsabrechnung", Lernfeld 2, Kapitel 4 bzw. „Medizinische Fachangestellte", Band 1, Lernfeld 2, Kapitel 11

Für welche Arbeiten dürfen Schwangere in der Praxis nicht mehr eingesetzt werden?

- *Arbeiten mit kontaminiertem Material (Labortätigkeit)*
- *Arbeiten, bei denen sie sich oft strecken, bücken oder in die Hocke gehen müssen*
- *Arbeiten, bei denen die Schwangere mit Strahlen, Staub, Gasen oder Dämpfen in Berührung kommt*

Ist eine Kündigung in der Probezeit rechtens, wenn die Arbeitnehmerin erst zwei Wochen später von der Schwangerschaft erfährt?

Nein, sofern sie ihren Arbeitgeber umgehend über die Schwangerschaft informiert. Es besteht rückwirkend Kündigungsschutz, auch in der Probezeit.

Cornelsen „Organisation und Verwaltung", Lernfeld 1, Kapitel 2 bzw. „Medizinische Fachangestellte", Band 1, Lernfeld 2, Kapitel 2

Prüfungsfall 5: Zystitis (Harnwegsinfekt)

Praxisdaten: Frau Dr. Karin Gorben, Fachärztin für Allgemeinmedizin, Ärztehaus am Kümmelweg 41 (Parterre), 38945 Mellstadt, BSNR 425638700, LANR 324756201, Tel. 02453/44X33, Fax 02453/44X55

Patientendaten: Hugo Marek, geb. 16.02.19xx (84 Jahre alt), An der Hofreite 1, 38945 Mellstadt, Tel. 02453/895X2, krankenversichert bei der Techniker Krankenkasse, WOP 17, Kostenträgerkennung 101015755, Versichertennummer C645378952, Gültigkeit der eGK 03/xx, Status selbstversichert, kein Teilnehmer eines Hausarztmodells oder Disease-Management-Programms

Situationsbeschreibung: Hausbesuch bei Herrn Marek im Pflegeheim zur Mittagszeit am Dienstag, dem 24.06.xx. Der Besuch wurde am Vormittag von den Pflegekräften bestellt, da Herr Marek über Schmerzen im Unterleib bei bekanntem benignem Prostatasyndrom klagt und bei ihm eine axillare Temperatur von 38,5 °C gemessen wurde. Da Frau Dr. Gorben noch kurz nach einem anderen Patienten im Pflegeheim schaut, hat sie Sie schon vorausgeschickt. Bei der körperlichen Untersuchung des leicht erkälteten Herrn Marek hat Frau Dr. Gorben den Verdacht auf eine gestaute Harnblase mit zusätzlicher fieberhafter Zystitis. Sie sollen gleich vor Ort eine Einmalkatheterisierung zur Entlastung der gestauten Harnblase vorbereiten und dabei assistieren. Mit einer Probe des dabei gewonnenen Harns sollen Sie anschließend am Krankenbett eine Urinuntersuchung auf Erythrozyten/Hämoglobin, Leukozyten, Protein und Nitrit durchführen. Direkt nach dem Besuch sollen Sie mit weiteren, bei der Katheterisierung gewonnenen Proben im Praxislabor eine Keimzahlbestimmung vornehmen, ein Harnsediment anfertigen und Letzteres gleich befunden. Danach rechnen Sie die erbrachten Leistungen ab. Das Sonografiegerät ist defekt und der Elektroniker kommt erst in zwei Tagen. Sie sollen die anstehenden Termine für die Sonografie-Untersuchungen verschieben. Hierzu verfassen Sie eine kurze E-Mail.

Bearbeitung des Prüfungsfalls

Begrüßung und Laborkarte ausfüllen

1. Patientenempfang zum vereinbarten Termin
- freundliche Begrüßung mit Blickkontakt
- korrekte, dem Patientenalter entsprechende Ansprache

2. Laborkarte/Laborbuch ausfüllen
- Patientendaten u. Geschlecht eintragen, Barcode einkleben (derselbe, der für die Röhrchen verwendet wurde)
- Abnahmedatum und Abnahmezeit notieren
- entnommenes bzw. zu untersuchendes Material angeben
- Gebührenordnung notieren

Sie bereiten die Einmalkatheterisierung Herrn Mareks vor.

3. Hygienische Händedesinfektion
- Entnahme von 3–5 mL Desinfektionslösung aus einem Wandspender mit Ellenbogenbedienung
- Desinfektionsmittel in die sauberen, trockenen Hände geben und diese gründlich benetzen
- Handflächen und Handgelenke nach Herstellerangaben (z. B. 30 Sek.) einschl. Nägeln, Nagelfalzen, Zwischenfingerräumen, Fingerkuppen und Daumen feucht halten
- Lufttrocknung

4. Einmalkatheterisierung: Vorbereitung
- vor Umgang mit Sterilgut hygienische Händedesinfektion

Materialien:
- steriles Tuch als Arbeitsunterlage
- bei Frauen: zusätzlich steriles Tuch, das unter das Becken gelegt wird, bei Männern: zusätzlich steriles Schlitzlochtuch, das um den Penis platziert wird
- sechs sterile Tupfer, zwei sterile (stumpfe) Pinzetten
- Urinauffanggefäß oder -beutel (Hinweis: muss für Keimzahlbestimmung steril sein)
- Abwurfgefäß (z. B. Nierenschale)
- geeigneter steriler Einmal- und Dauerkatheter für Frauen ist der Nélaton-Katheter (Lumen von 12 bis 14 Ch [= Charrière], 15 cm Länge), für Männer der Mercier-Katheter als Einmalkatheter und der Tiemann-Katheter als Dauerkatheter (Lumen von 14 bis 18 Ch, 40 cm Länge)

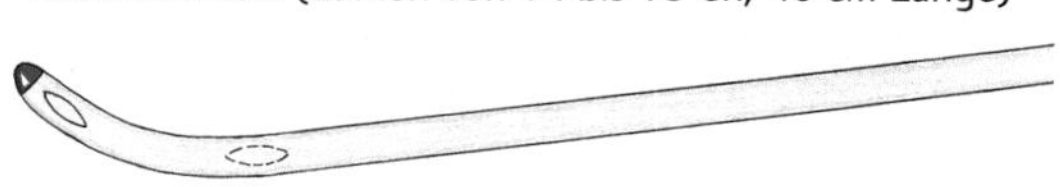
Mercier-Katheter

Tiemann-Katheter

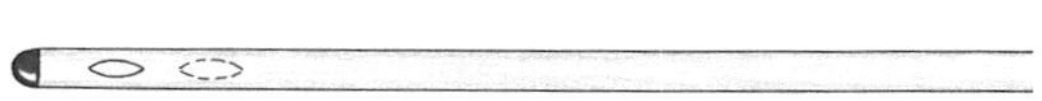
Nélaton-Katheter

- unsterile Handschuhe (für Assistenz), sterile Handschuhe (für Ärztin)
- Schleimhautdesinfektionsmittel
- Gleitmittel
- evtl. Schürze, Haube und Mundschutz

Mit dem gewonnenen Urin führen Sie mit einem Teststreifen eine Untersuchung auf Erythrozyten/Hämoglobin, Leukozyten, Protein und Nitrit durch.

5. Urinuntersuchung mit Teststreifen
- Verfallsdatum der Teststäbchen überprüfen
- Handschuhe anziehen
- Teststreifen richtig entnehmen:
  - Dose öffnen und so kippen, dass Teststreifen nach vorne rutschen
  - Teststreifen entnehmen
- Dose danach sofort wieder verschließen
- Harn ggf. durch Schwenken im Becher gut durchmischen
- Teststreifen kurz so in den Urin eintauchen, dass alle Testfelder bedeckt sind
- Teststreifen seitlich am Gefäßrand abstreifen, damit keine Flüssigkeitsbrücken zwischen Testfeldern entstehen
- Ablesezeiten nach Angaben auf der Dose genau einhalten
- Dokumentation der Ergebnisse

Nach der Untersuchung verabschieden sie sich von Herrn Marek. In der Praxis sollen Sie nach dem Besuch weitere Urinuntersuchungen vornehmen und dafür mit der Keimzahlbestimmung anfangen.

6. Verabschiedung des Patienten
- Ist der Patient mit allem versorgt?
- Hat der Patient alle Informationen?
- ggf. neue Terminvereinbarung
- ggf. Informationsbroschüren
- Genesungswünsche

7. Keimzahlbestimmung im Urin
- vor Ort Verfallsdaten der sterilen Urinprobengefäße und des Nährbodenträgers überprüfen und diese beschriften
- Wenn kein Katheterurin verwendet wird, dann Patienten über Harngewinnungsmethode (Mittelstrahlurin) und richtigen Umgang mit sterilem Probengefäß informieren (kein Kontakt der Innenseite mit etwas anderem außer Urin)
- nichtsterile Handschuhe anziehen
- Urinprobe mit Hin- und Herbewegen durchmischen
- Nährböden ganz in Urin eintauchen oder vollständig mit Urin benetzen
- Nährböden senkrecht auf saugender Unterlage (z. B. Tupfer oder Papiertuch) abtupfen, ohne Nährböden dabei zu berühren
- Röhrchen mit Nährböden luftdicht verschließen, beschriften und bei 37 °C 16 bis 24 Stunden in einem Brutschrank bebrüten
- danach Röhrchen öffnen und die Zahl der Bakterien pro

Frau Dr. Gorben hat Sie auch beauftragt ein Harnsediment herzustellen und zu beurteilen.

8. Harnsediment herstellen und beurteilen
- nichtsterile Handschuhe anziehen
- Urinprobe mit Hin- und Herbewegen durchmischen
- Zentrifugenröhrchen zu 3⁄4 mit Urin füllen (optimal: Sedimentröhrchen, das unten spitz zuläuft)
- mit Gegengewicht in Zentrifuge stellen (z. B. mit weiterem mit Urin oder Wasser gefülltem Zentrifugenröhrchen gegenüber), dann Zentrifugendeckel schließen
- zentrifugieren, z. B. 5 Minuten bei 750 g oder ca. 2 000 Umdrehungen pro Minute
- Überstand in einem Schwung abgießen
- Bodensatz durch Aufschütteln mit dem restlichen Urin wieder in Lösung bringen und vorsichtig zur Öffnung des Zentrifugenröhrchens gießen
- mit der Kolbenhubpipette 20 Mikroliter des Sediments entnehmen, auf einen Objektträger pipettieren und mit einem Deckgläschen bedecken
- Objektträger in Mikroskop einbringen, zentrieren, stark abblenden und mit Objektiv 10 scharf stellen
- wenn in der Urinuntersuchung mit Teststreifen zuvor Eiweiß nachgewiesen wurde, dann mit dem Objektiv 10 zunächst das ganze Präparat mäanderförmig nach Zylindern durchsuchen und deren Anzahl pro gesamtem Deckglas dokumentieren (bei mehr als 10 Zylindern pro Deckglas erfolgt Eintrag mit „> 10 Zylinder/Deckglas")
- Differenzierung und Auszählung der anderen Harnsedimentbestandteile mit dem Objektiv 40; wenn keine Normabweichungen bestehen, werden 10 bis 15 Gesichtsfelder beurteilt, andernfalls 20 bis 30
- kodierte Dokumentation der durchschnittlichen Sedimentbestandteile pro Gesichtsfeld bei Kristallen, Salzen, ggf. Bakterien, Pilzen und anderen Bestandteilen
- Kodierung: negativ = Ø, ganz vereinzelt = (+), vereinzelt = +, vermehrt = ++, massenhaft = +++
- Dokumentation mit Zahlen bei Zellen, wie z. B. Erythrozyten, mit der niedrigsten und höchsten Menge pro Gesichtsfeld, z. B. Erythrozyten 1–5 (bei mehr als 40 Zellen erfolgt Dokumentation mit „> 40")

Danach rechnen Sie alle erbrachten Leistungen ab.

9. Abrechnung (EBM) (nicht KV-spezifisch)
- Diagnose: N30.0G Akute Zystitis
- 03000 Versichertenpauschale
- 03220 Chronikerpauschale beim ersten persönlichen Arzt-Patient-Kontakt

- 01415 Dringender Besuch eines Patienten in beschützenden Wohnheimen bzw. Einrichtungen bzw. Pflege- oder Altenheimen mit Pflegepersonal wegen der Erkrankung, noch am Tag der Bestellung ausgeführt
- Wegegeld entsprechend den KV-spezifischen Entfernungsbereichen
- 32033 Orientierende Untersuchung mit visueller Auswertung mittels vorgefertigter Reagenzträger; Hinweis: Wenn verschiedene Bestandteile des Harns sowohl mit Mehrfachreagenzträgern als auch mit Einfachreagenzträgern bestimmt werden können, dann kann für alle diese Bestimmungen zusammen nur einmal pro Urinprobe die GOP 32033 abgerechnet werden.
- 32031 Mikroskopische Untersuchung des Harns auf morphologische Bestandteile (Harnsediment)
- 32151 Kulturelle bakteriologische und/oder mykologische Untersuchung

Das Sonografiegerät ist defekt und der Elektroniker kommt erst in zwei Tagen. Frau Dr. Gorben bittet Sie, die anstehenden Termine für die Sonografie-Untersuchungen zu verschieben. Hierzu verfassen Sie eine kurze E-Mail

10. E-Mail verfassen
Sehr geehrter/r Patient/in,
aufgrund eines Defekts am Sonografiegerät kann die anstehende Ultraschalluntersuchung nicht durchgeführt werden. Die Reparatur wird voraussichtlich drei Tage in Anspruch nehmen. Bitte melden Sie sich in unserer Praxis zwecks neuer Terminvergabe. Danke für Ihr Verständnis.
Mit freundlichen Grüßen
Ihr Praxisteam

Mögliche Fragen im Fachgespräch der praktischen Prüfung

Nennen Sie alle ableitenden Harnwege.

- *Nierenbecken*
- *Harnleiter = Ureter*
- *Harnblase*
- *Harnröhre = Urethra*

Cornelsen „Behandlungsassistenz", Lernfeld 8, Kapitel 1 bzw. „Medizinische Fachangestellte", Band 2, Lernfeld 8, Kapitel 1

Was versteht man unter einer Nephritis, einer Pyelonephritis, einer Zystitis und einer Urethritis?

- *Nephritis = Nierenentzündung*
- *Pyelonephritis = Entzündung von Nierenbecken und Niere*
- *Zystitis = Harnblasenentzündung*
- *Urethritis = Entzündung der Harnröhre*

Weshalb kommt es bei Frauen häufiger zu einer Entzündung der ableitenden Harnwege?

Bakterien können durch die bei Frauen kürzere Harnröhre leichter in den ableitenden Harnwegen aufsteigen als durch die längere Harnröhre der Männer.

Weshalb kann es bei Männern mit einer Vergrößerung der Prostata, wie bei Herrn Marek, häufiger zu einer Entzündung der ableitenden Harnwege kommen?

Durch die Vergrößerung der Prostata kann es trotz vorherigen Wasserlassens zu verbleibendem Restharn in der Harnblase kommen, wodurch sich Bakterien besser vermehren können und eine Entzündung hervorgerufen werden kann.

Neben Fieber können auch die Symptome Algurie, Dysurie, Pollakisurie, imperativer Harndrang und Dranginkontinenz auf eine Entzündung der ableitenden Harnwege hinweisen. Was bedeuten die genannten Symptome?

- *Algurie = schmerzhaftes Wasserlassen, z. B. mit einem brennenden und schneidenden Gefühl*
- *Dysurie = erschwertes und eventuell zusätzlich schmerzhaftes Wasserlassen*
- *Pollakisurie = häufiges Wasserlassen jeweils kleiner Harnmengen*
- *Imperativer Harndrang = unaufschiebbarer Harndrang*
- *Dranginkontinenz = unwillkürlicher Harnabgang bei gestärkt und gehäuft auftretendem Harndrang*

Cornelsen „Behandlungsassistenz", Lernfeld 8, Kapitel 3 bzw. „Medizinische Fachangestellte", Band 2, Lernfeld 8, Kapitel 3

Die bevorzugte Harngewinnungsmethode ohne Katheter ist die Gewinnung von Mittelstrahlurin. Warum wird dabei nur die zweite Harnportion untersucht?

- *Die erste Harnportion enthält viele Bakterien aus der Harnröhre.*
- *Die dritte Harnportion enthält ebenfalls viele Bakterien, weil der Urin zuletzt langsamer fließt und dabei Bakterien von der Haut aufnimmt.*

Wie erklären Sie einem Patienten die Gewinnung von Mittelstrahlurin?

- *Patient soll sich die Hände und, wenn möglich, das äußere Genitale waschen*
- *etwas Urin in die Toilette laufen lassen und aus dem laufenden Harnstrahl, ohne abzusetzen, den Urinbecher bis etwa zur Mitte füllen*
- *den restlichen Urin in die Toilette laufen lassen*

Welche Felder auf einem Harnteststreifen können einen Hinweis auf eine Entzündung der ableitenden Harnwege geben?

- *Leukozyten*
- *Erythrozyten/Hämoglobin*
- *Nitrit*

Weshalb ist die Keimzahlbestimmung im Urin bei normaler Trinkmenge wichtig für die Therapie einer Entzündung der ableitenden Harnwege?

Weil erst ab einer bestimmten Bakterienkonzentration im Urin sicher von einem bakteriell verursachten Harnwegsinfekt ausgegangen werden kann, bei Erwachsenen meist ab 10000 Kolonien/mL.

Weshalb wird bei der Untersuchung eines Harnsediments besonders auf das Vorhandensein von Zylindern geachtet?

Zylinder entstehen in den Nierenkanälchen und belegen damit, dass der Harnwegsinfekt in die Nieren aufgestiegen ist, was eine verstärkte Therapie erfordert.

Cornelsen „Behandlungsassistenz“, Lernfeld 8, Kapitel 2 bzw. „Medizinische Fachangestellte“, Band 2, Lernfeld 8, Kapitel 2

Mit welchen zwei Maßnahmen kann ein bakterieller Infekt der ableitenden Harnwege behandelt werden?

- *Hohe Trinkmenge*
- *Einnahme von Antibiotika*

Cornelsen „Behandlungsassistenz“, Lernfeld 8, Kapitel 3 bzw. „Medizinische Fachangestellte“, Band 2, Lernfeld 8, Kapitel 3

Welche weiteren Laboruntersuchungen sollten durchgeführt werden, wenn eine Entzündung der ableitenden Harnwege trotz Therapie nicht ausheilt?

- *Erregerbestimmung*
- *Resistenztestung*

Cornelsen „Behandlungsassistenz“, Lernfeld 8, Kapitel 2 bzw. „Medizinische Fachangestellte“, Band 2, Lernfeld 8, Kapitel 2

Nach welcher DIN wird ein Geschäftsbrief geschrieben und welche Kommunikationswege sind denkbar?

- *DIN 5008*
- *Informationen per Telefon, Fax oder E-Mail*

Cornelsen „Organisation und Verwaltung“, Lernfeld 12, Kapitel 6 bzw. „Medizinische Fachangestellte“, Band 3, Lernfeld 12, Kapitel 6

Prüfungsfall 6: Schnittwunde (Arbeitsunfall)

Praxisdaten: Herr Dr. med. Frank Langenbeck, Facharzt für Chirurgie und Durchgangsarzt, Bergstr. 23, 35621 Oberberg, BSNR 592850100, LANR 273918463, Tel. 02821/53872

Patientendaten: Timo Wilp, geb. 12.02.19xx (52 Jahre alt), Friedrichstr. 56, 35631 Auflangen, Tel. 08425/436289 versichert bei der AOK Oberberg, WOP-Kennzeichen 42, Kostenträgerkennung 201462649, Versichertennummer D439672138, Gültigkeit der eGK 12/xx, Status selbstversichert, keine Gebührenbefreiung, beschäftigt seit 01.01.20xx als angestellter Schlosser bei der Schlosserei Hartmann, Kobaltweg 43, 35621 Oberberg, Tel. 08423/32758, gesetzlich unfallversichert bei der BG Holz und Metall, Isaac-Fulda-Allee 18, 55124 Mainz

Situationsbeschreibung: Herr Wilp kommt heute am 18.08.20xx um 12:50 Uhr zum ersten Mal in Ihre Praxis, wohin er von seinem Betrieb geschickt wurde, da er sich bei der Arbeit um 12:10 Uhr beim Aufschneiden von Paketen mit dem Teppichmesser am linken Unterarm geschnitten habe. Ein Arbeitskollege habe ihn verbunden. Herr Wilp arbeite normalerweise immer von 07:00 Uhr bis 15:00 Uhr. Auf dem Weg zu ihnen habe er noch von sich Zuhause seinen Impfpass mitgenommen, den er Ihnen nun vorlegt. Sie tragen seine Patientendaten und die Angaben über seinen Arbeitsunfall in den Kopf des Vordrucks F 1000 Durchgangsarztbericht ein. Dann gehen Sie mit ihm in den Verbandsraum, messen zunächst Puls und Blutdruck und entfernen dann den in der Firma angelegten Verband. Darunter befindet sich eine 5 Zentimeter lange glattrandige Schnittwunde an der Streckseite des linken Unterarmes, die bereits nicht mehr blutet. Dr. Langenbeck beauftragt Sie eine Fotodokumentation der Wunde durchzuführen und dann alles für eine Wundnaht mit vorheriger Infiltrationsanästhesie vorzubereiten. Nach der Naht sollen Sie einen sterilen Verband anlegen und seinen Impfschutz gegen Wundstarrkrampf überprüfen. Dies ergibt die Notwendigkeit einer Impfung gegen Tetanus, Diphtherie und Pertussis mit einem Tdap-Impfstoff, die Dr. Langenbeck an Sie delegiert. Dann sollen Sie ein eRezept über Ibuprofen 600 mg Tabletten N1 mit der Dosierungsvorschrift 3 x 1 und eine eAU von heute an für zunächst 1 Woche vorbereiten und mit ihm einen Termin für eine Wundnachschau in 3 Tagen vereinbaren. Nach der Verabschiedung des Patienten rechnen Sie die erbrachten Leistungen und die dabei angefallenen Sachkosten nach der UV-GOÄ ab.
Dr. Langenbeck bittet Sie, die Überweisung für die Firma Andrakop GmbH, Betrag 2155,00€ abzüglich 3% Skonto, Kd.-Nr. 15689, Rg.-Nr. 46598-22, Prüfziffer 56, Kontonummer 5687872 und BLZ 90020566 umgehend unterschriftsfertig auszufüllen, um die Skontoregelung ausnutzen zu können. Die Bankverbindung der Praxis lautet: Dr. Langenbeck, IBAN: DE56 9682 7894 2323 4587 23

Bearbeitung des Prüfungsfalls

Sie begrüßen Herrn Wilp und nehmen seine Patientendaten auf.

1. Patientenaufnahme bei unbekanntem Patienten
- Identitätskontrolle (z. B. mit elektronischer Gesundheitskarte, Personalausweis oder Reisepass)
- Einlesen der Versichertenkarte
- Karteikarte anlegen:
- Patientendaten
- Telefonnummer (auch tagsüber)
- Krankenkasse
- Versichertenstatus
- Entfernungszone für Hausbesuche
- Vorerkrankungen und Allergien abklären (ggf. mit Anamnesebogen)

Sie tragen die Angaben Herrn Wilps in den oberen Teil des Durchgangsarztberichts F 1000 ein.

2. Patientenaufnahme bei einem Arbeitsunfall

- Vordruck F 1000 Durchgangsarztbericht (bei Allgemeinarzt: F 1050 Ärztliche Unfallmeldung)
- Name, Vorname, Geburtsdatum und Adresse des Patienten erfragen
- Arbeitgeber mit Anschrift notieren
- zuständige BG feststellen
- Unfallzeit, Unfallort, Unfallhergang notieren

Durchgangsarztbericht – **UV-Träger** –

Lfd. Nr.

Unfallversicherungsträger: BG Holz und Metall

Eingetroffen am: 18.08.20xx | Uhrzeit: 12:50 Uhr

Name der versicherten Person: Wilp | Vorname: Timo | Geburtsdatum: 12.02.19xx

Krankenkasse: Barmer | Familienversichert: [X] Nein ☐ Ja: keine Kopie an Kasse | Name des Mitglieds

Vollständige Anschrift: Friedrichstr. 56, 35631 Auflangen

Bei Pflegeunfall Pflegekasse der pflegebedürftigen Person

Beschäftigt als: Schlosser | Seit: 01.01.20xx

Telefon-Nr.: 08425/436289 | Staatsangehörigkeit: Deutsch | Geschlecht: m

Unfallbetrieb (Name, Anschrift und Telefon-Nr. des Arbeitgebers, der Kita, der (Hoch-)Schule, der pflegebedürftigenPerson): Schlosserei Hartmann, Kobaltweg 43, 35621 Oberberg, Tel. 08423/32758

1 Unfalltag: 18.08.20xx | Uhrzeit: 12:10 | Unfallort: Schlosserei Hartmann | Beginn der Arbeitszeit: 07:00 Uhr | Ende der Arbeitszeit: 15:00 Uhr

2 Angaben der versicherten Personzum Unfallhergang und zur Tätigkeit, beider der Unfall eingetreten ist: Aufschneiden von Paketen mit dem Teppichmesser

3 Verhalten der versicherten Personnach dem Unfall: Kollegen gebeten, ihn zu verbinden

4.1 Art der ersten (nicht durchgangsärztlichen) Versorgung: Verband | 4.2 Erstmalig ärztlich behandelt am durch: 18.08.20xx Dr. Langenbeck

5 Befund — Verdacht auf Alkohol-, Drogen-, Medikamenteneinfluss? ☐ Nein ☐ Ja — Welche Anzeichen? — Blutentnahme? ☐ Nein ☐ Ja

5.1 Beschwerden/Klagen

Bei Handverletzung

Gebrauchshand ☐ Rechts ☐ Links

5.2 Klinische Untersuchungsbefunde

Ergänzungsbericht beigefügt wegen

☐ Kopfverletzung
☐ Knieverletzung
☐ Schulterverletzung
☐ Verbrennung

Bei Polytrauma/weiteren schweren Verletzungen **ISS**

6 Ergebnis bildgebender Diagnostik

7 Erstdiagnose **- Freitext -**
(Änderungen/Konkretisierungen **unverzüglich** nachmelden, bei Frakturen zwingend AO-Klassifikation angeben.)

AO-Klassifikation

ICD 10

8 Art der durchgangsärztlichen Versorgung

9 Vom Unfall unabhängige gesundheitliche Beeinträchtigungen, die für die Beurteilung des Arbeitsunfalls von Bedeutung sein können

10 Ergeben sich aus Hergang und Befund Zweifel an einemArbeitsunfall?Wenn ja, ist eine Kopie des Durchgangsarztberichts auszuhändigen.
☐ Nein ☐ Ja, weil

11 **Art der Heilbehandlung**
☐ Ambulant
☐ Allgemeine Heilbehandlung
☐ Besondere Heilbehandlung
☐ Stationär(besondere Heilbehandlung)

Liegt eine Verletzung nach dem Verletzungsartenverzeichnis vor?
☐ Nein
☐ Ja
☐ VAV nach Ziffer
☐ SAV nach Ziffer

☐ Es wird keine Heilbehandlung zu Lasten der UV durchgeführt, weil

12 **Weiterbehandlung erfolgt**
☐ durch mich
☐ durch andere Ärztin/anderen Arzt (auch Verlegung/Vorstellung), bitte Name und Anschrift angeben

13 **Beurteilung der Arbeitsfähigkeit**
☐ Arbeitsfähig
☐ Arbeitsunfähig ab
☐ Voraussichtlich wieder arbeitsfähig ab
☐ Voraussichtlich länger als 3 Monate arbeitsunfähig

14 **Ist die Zuziehung weiterer Ärztinnen/Ärzte zur Klärung der Diagnose und/oder Mitbehandlung erforderlich?**
☐ Nein ☐ Ja, zugezogen wird

15 Wiedervorstellung ist erforderlich, **sofern dann noch AU oder Behandlungsbedürftigkeit vorliegen sollte**, am ; bei Verschlimmerung sofort.
Der Termin wurde der versicherten Person bekannt gegeben.

16 Bemerkungen (z. B. Beratungsbedarf durch Reha-Management des UV-Trägers, Kontextfaktoren, besondere Umstände)

Datum | Name und Anschrift der Durchgangsärztin/des Durchgangsarztes

Sie gehen mit Herrn Wilp in den Verbandsraum, wo Sie bei ihm zunächst Puls und Blutdruck messen.

3. Pulsmessung
- Auffinden des Radialispulses an der daumenseitig gelegenen Speichenarterie
- Tasten mit dem 2., 3. und 4. Finger, nicht mit dem Daumen
- Pulsschläge 15 Sekunden zählen und mit 4 multiplizieren
- bei unregelmäßigem Puls: Pulsschläge eine Minute zählen
- gemessenen Wert mit Maßeinheit dokumentieren

4. Blutdruckmessung bei neuem Patienten
- Patienten fünf Minuten lang ruhig sitzen lassen
- Manschette passend zum Oberarmumfang des Patienten auswählen (Breite ca. 40% des Oberarmumfangs)
- luftleere Manschette fest um den Oberarm ca. 2,5 cm oberhalb der Ellenbeuge in Herzhöhe anlegen (zwei Finger dürfen zwischen Arm und Manschette passen)
- Manometerschraube schließen
- Radialispuls aufsuchen
- Manschette zügig aufpumpen bis 30 mmHg über dem Verschwinden des Radialispulses
- Stethoskop in der Ellenbeuge über der Arterie anlegen
- Manschettendruck langsam (2–3 mmHg pro Sekunde) durch Öffnen der Manometerschraube ablassen
- systolischen Blutdruckwert (Auftreten der ersten Korotkow-Töne) und diastolischen Blutdruckwert (Verschwinden der Korotkow-Töne) am Manometer ablesen
- Luft ganz ablassen und die Manschette abnehmen
- Messwerte dokumentieren
- Besonderheit bei neuem Patienten:
  Messung und Dokumentation des systolischen und diastolischen Blutdrucks an beiden Oberarmen; zu dokumentieren ist der höhere diastolische und systolische Wert.

Nach einer hygienischen Händedesinfektion entfernen Sie den Wundverband von Herrn Wilp.

5. Hygienische Händedesinfektion
- Entnahme von 3–5 mL Desinfektionslösung aus einem Wandspender mit Ellenbogenbedienung
- Desinfektionsmittel in die sauberen, trockenen Hände geben und die gesamten Handflächen gründlich benetzen
- Handflächen und Handgelenke nach Herstellerangaben (z. B. 30 Sek.) einschl. Nägeln, Nagelfalzen, Zwischenfingerräumen, Fingerkuppen und Daumen feucht halten
- Lufttrocknung

6. Wundverband entfernen
- nichtsterile Handschuhe anlegen
- Abnahme des alten Verbandes durch Abwickeln (Bindenende in der Hand behalten) oder wundfern mit Verbandschere aufschneiden; falls der Verband mit der Wunde verklebt ist, diesen mit steriler NaCl-Lösung vorsichtig ablösen
- Entsorgung von Verbandmaterial und Handschuhen in reißfestem, dichtem Abwurfbeutel für Laborabfälle, anschließend im Praxismüll entsorgen

Zum Vorschein kommt eine glattrandige Schnittwunde von 5 Zentimeter Länge an der Streckseite des linken Unterarms. Sie blutet nicht mehr. Dr. Langenbeck beauftragt Sie eine Fotodokumentation durchzuführen und eine Wundnaht mit vorheriger Infiltrationsanästhesie vorzubereiten.

7. Fotodokumentation
- Maßband neben der Wunde auflegen
- mit einer Fotokamera Fotos aus verschiedenen Positionen machen

8. Wundnaht vorbereiten
- steriles Lochtuch, sterile Handschuhe, Ampulle mit Lokalanästhetikum, Spritze, zwei Kanülen, Pulsoxymeter
- sterile chirurgische Pinzette, steriles Skalpell
- sterile Nadeln mit Nahtmaterial, steriler Nadelhalter
- sterile Tupfer und Kompressen, sterile chirurgische Schere
- steriles Pflaster
- Hautdesinfektionsmittel (z. B. Octenisept®)

Nach der Naht sollen Sie für Herrn Wilp einen sterilen Verband vorbereiten und ihn selbst anlegen.

9. Sterilen Wundverband vorbereiten
- nichtsterile Handschuhe
- sterile Wundauflage
- sterile Pinzette
- Hautdesinfektionsmittel
- ggf. sterile Tupfer
- ggf. Abmessen und Zuschneiden von Mullbinde, Schlauchverband oder Rollenpflaster

10. Sterilen Wundverband anlegen
- hygienische Händedesinfektion (siehe oben)
- nichtsterile Handschuhe anlegen
- ggf. Wunde reinigen (ggf. mit steriler Pinzette und/oder mit hautdesinfektionsmittelgetränktem sterilem Tupfer)
- sterile Wundauflage platzieren, mittels Verband fixieren
- nichtsterile Handschuhe ablegen
- wieder hygienische Händedesinfektion (siehe oben)

Die Überprüfung des Impfpasses von Herrn Wilp ergibt, dass seine letzte Tetanusimpfung mehr als 10 Jahre zurückliegt, weshalb Dr. Langenbeck eine kombinierte Impfung gegen Tetanus, Diphtherie und Pertussis mit einem Tdap-Impfstoff anordnet, die Sie durchführen sollen.

11. Impfungen i. m. durchführen

- Impfstatus überprüfen
- Impfstoffe aus dem Kühlschrank holen
- Verfallsdaten aller Materialien überprüfen
- Impfstoff in Fertigspritze in der Hand anwärmen und schwenken
- patientengeeignete (Gewicht, Geschlecht, Alter) Kanüle auswählen
- Hautdesinfektion der geplanten Einstichstelle
- hygienische Händedesinfektion (siehe oben)
- nichtsterile Handschuhe anziehen
- nach Trocknung der Haut senkrechter Einstich in den M. deltoideus des nichtdominanten Arms oder die außenseitliche Oberschenkelmuskulatur
- langsame Injektion
- Kanüle danach rasch entfernen
- mit keimarmem Tupfer auf Injektionsstelle drücken
- Pflaster, wenn keine Pflasterallergie vorliegt
- nichtsterile Handschuhe ausziehen
- hygienische Händedesinfektion (siehe oben)
- Eintragung im Impfpass und eImpfpass der elektronischen Patientenakte (ePA): Datum, Stempel, Unterschrift des Arztes im Impfpass, Impfstoff-Chargennummer und Handelsname; Angabe der Krankheiten, gegen die geimpft wurde
- Dokumentation über Patientenkartei oder PC

Jetzt sollen Sie ein Rezept über Ibuprofen 600 Tabletten N 1 vorbereiten.

12. eRezept erstellen

- Kostenträger eintragen, hier: BG Holz und Metall
- Patientendaten eintragen
- ankreuzen: Gebühr frei/Geb.-pfl., hier: Geb.-frei
- ggf. noctu: Außerhalb der Ladenschlusszeit ist die Nachttaxe der Apotheke nicht zu bezahlen
- ggf. Unfall/Arbeitsunfall (hier: Arbeitsunfall)
- Unfalltag und Unfallbetrieb eintragen (hier: 17.08.20xx und Schlosserei Hartmann, Oberberg)
- ggf. aut idem: Apotheker darf nur genau das verordnete Medikament herausgeben
- verordnetes Medikament, Darreichungsform, Packungsgröße eintragen, ggf. auch Dosieranweisung

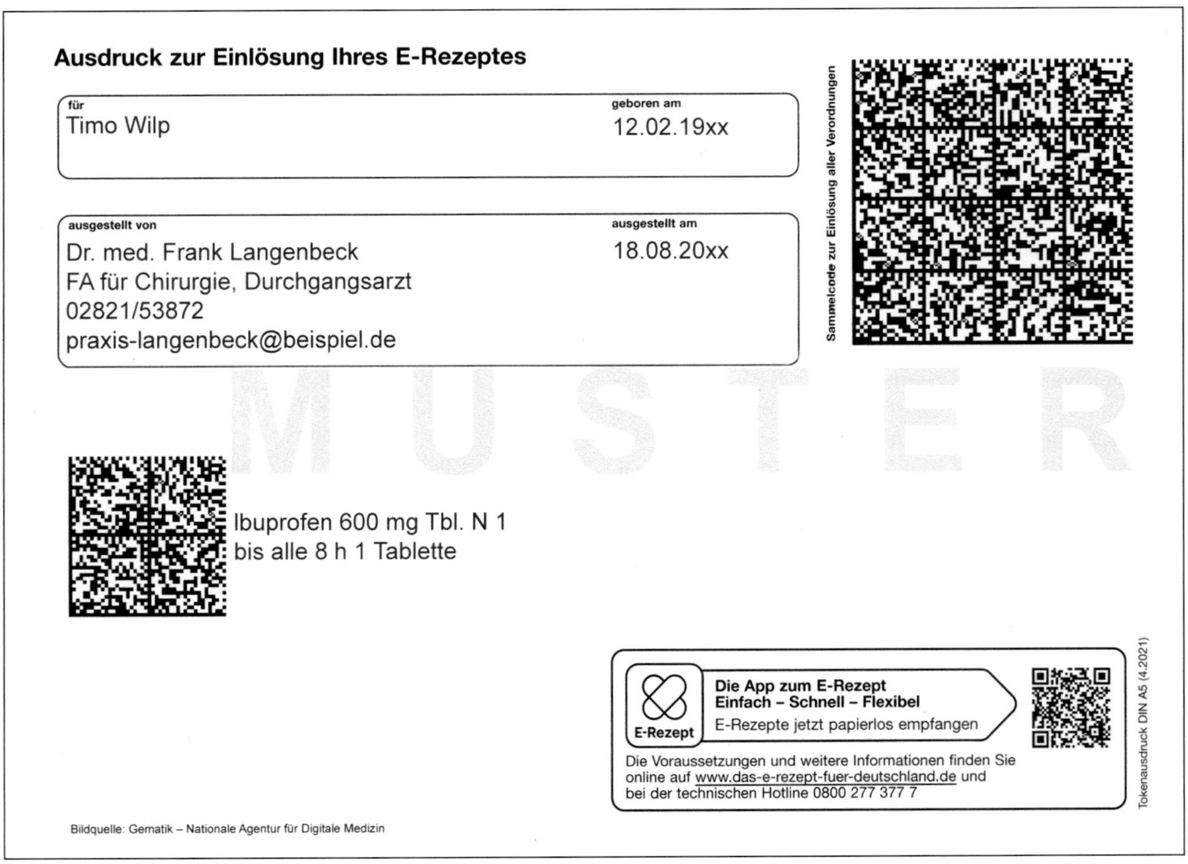

Ausdruck zur Einlösung Ihres E-Rezeptes

für
Timo Wilp

geboren am
12.02.19xx

ausgestellt von
Dr. med. Frank Langenbeck
FA für Chirurgie, Durchgangsarzt
02821/53872
praxis-langenbeck@beispiel.de

ausgestellt am
18.08.20xx

Sammelcode zur Einlösung aller Verordnungen

MUSTER

Ibuprofen 600 mg Tbl. N 1
bis alle 8 h 1 Tablette

E-Rezept
Die App zum E-Rezept
Einfach – Schnell – Flexibel
E-Rezepte jetzt papierlos empfangen

Die Voraussetzungen und weitere Informationen finden Sie online auf www.das-e-rezept-fuer-deutschland.de und bei der technischen Hotline 0800 277 377 7

Tokenausdruck DIN A5 (4.2021)

Bildquelle: Gematik – Nationale Agentur für Digitale Medizin

Zusätzlich sollen Sie eine eAU vorbereiten. Sie soll von heute an für 1 Woche gelten.

13. eAU (Vordruck e01) vorbereiten

- Kostenträger eintragen, hier: Barmer Ersatzkasse! (Bei gesetzlich Krankenversicherten wie Herrn Wilp wird die Krankenversicherung eingetragen, da diese in den ersten 6 Wochen nach Ende der Lohnfortzahlung das Krankengeld übernimmt.)
- Patientendaten eintragen
- Datum eintragen
- Erstbescheinigung bzw. Folgebescheinigung ankreuzen (hier: Erstbescheinigung)
- hier: Feld „Arbeitsunfall, Arbeitsunfallfolgen, Berufskrankheit" ankreuzen
- nur bei Erstbescheinigung: Beginn der Arbeitsunfähigkeit eintragen
- Dauer der Arbeitsunfähigkeit eintragen
- ICD-verschlüsselte Diagnose ergänzen

Krankenkasse bzw. Kostenträger
Barmer Ersatzkasse 42
Name, Vorname des Versicherten
Wilp
Timo
Friedrichtr. 56
D-35631 Auflangen
geb. am 12.02.19xx
012/xx

Kostenträgerkennung	Versicherten-Nr.	Status
201462649	D439672138	1000000

Betriebsstätten-Nr.	Arzt-Nr.	Datum
592850100	273918463	18.08.20xx

Arbeitsunfähigkeitsbescheinigung 1

[X] Erstbescheinigung

[ ] Folgebescheinigung

[ ] Arbeitsunfall, Arbeitsunfallfolgen, Berufskrankheit

[ ] dem Durchgangsarzt zugewiesen

arbeitsunfähig seit 1808xx

voraussichtlich arbeitsunfähig bis einschließlich oder letzter Tag der Arbeitsunfähigkeit 2507xx

festgestellt am 1808xx

eAU mit digitaler Signatur
Vertragsarztstempel / Unterschrift des Arztes

Ausfertigung zur Vorlage bei der Krankenkasse

AU-begründende Diagnose(n) *(ICD-10)*

ICD-10 - Code: T14.1
ICD-10 - Code
ICD-10 - Code
ICD-10 - Code
ICD-10 - Code
ICD-10 - Code

[ ] sonstiger Unfall, Unfallfolgen
[ ] Versorgungsleiden (z.B. BVG)

Es wird die Einleitung folgender besonderer Maßnahmen für erforderlich gehalten

[ ] Leistungen zur medizinischen Rehabilitation
[ ] stufenweise Wiedereingliederung
[ ] Sonstige

Im Krankengeldfall [ ] ab 7. AU-Woche oder sonstiger Krankengeldfall [ ] Endbescheinigung

Hinweis für Versicherte zum Krankengeld
Wird Ihnen in der Arztpraxis die Bescheinigung über die Arbeitsunfähigkeit für die Krankenkasse ausgehändigt, leiten Sie diese bitte an Ihre Krankenkasse weiter. Dadurch können zeitliche Verzögerungen bei der Gewährung von Kranken- bzw. Verletztengeld vermieden werden.

Dokumentenversion: 1.0.2
Dokumententyp: e010

PRF.NR. KBV-Pruefnummer
08b97c0c-6b65-4f33-a985-66ffd6fb2322

Anschließend vereinbaren mit Herrn Wilp einen Termin zur Wundnachschau in drei Tagen und verabschieden ihn.

14. Verabschiedung des Patienten
- Ist der Patient mit allem versorgt?
- Hat der Patient alle Informationen?
- ggf. neue Terminvereinbarung
- ggf. Informationsbroschüren
- Genesungswünsche
- Verabschiedung

Danach rechnen Sie die erbrachten Leistungen ab.

15. Abrechnung mit UV-GOÄ
- Es gelten die Eurobeträge für die Besondere BG-Heilbehandlung
- 1, Symptomzentrierte Untersuchung einschließlich Beratung, 9,99€, Sachkosten 1,67€
- 491, Infiltrationsanästhesie großer Bezirke, 13,42€, Sachkosten 7,13€
- 2004, Versorgung einer großen Wunde einschließlich Naht, 26,64€, Sachkosten 19,74€
- 200, Verband, 0,00€, weil nicht zulässig neben 2000–2005, Sachkosten 4,42€ jedoch berechenbar
- 378, Simultanimpfung (gegen Tetanus), 13,30€, Sachkosten 4,90€
- 132, Berichtsgebühr für Vordruck F 1000 Durchgangsarztbericht, 21,89€

Dr. Langenbeck bittet Sie, die Überweisung für die Firma Andrakop GmbH, Betrag 2155€, abzüglich 3% Skonto, umgehend unterschriftsfertig auszufüllen, um die Skontoregelung ausnutzen zu können.

16. Überweisungsträger ausfüllen:
- IBAN Empfänger DE56 9002 0566 0005 6878 72
- Betrag: Rechnungsbetrag abzüglich Skonto (64,65€): 2090,35€

SEPA-Überweisung/Zahlschein

Nur für Überweisungen in Deutschland, in andere EU-/EWR-Staaten und in die Schweiz, sowie nach Monaco in Euro. Bitte Meldepflicht gemäß Außenwirtschaftsverordnung beachten!

Name und Sitz des überweisenden Kreditinstituts — BIC

Angaben zum Zahlungsempfänger: Name, Vorname/Firma (max. 27 Stellen, bei maschineller beschriftung max. 35 Stellen)
ANDRAKOP GMBH

IBAN
DE56900205660005687872

BIC des Kreditinstituts/Zahlungsdienstleisters (8 oder 11 Stellen)

Betrag: Euro, Cent
2090,35

Kunden Referenznummer Verwendungszweck, ggf. Name und Anschrift des Zahlers - (Nur für Zahlungsempfänger)
Kd.-Nr.15689, Rg.-Nr. 46598-22

noch Verwendungszweck (insgesamt max. 2 Zeilen á 27 Stellen, bei maschineller Beschriftung max. 2 Zeilen á 35 Stellen)

Angaben zum Kontoinhaber/Zahler: Name, Vorname/Forma, Ort (max 27 Stellen, keine Straßen oder Postfachangaben)
DR. LANGENBECK

IBAN — Prüfziffer — Bankleitzahl des Kontoinhaber — Kontonummer (ggf. links mit Nullen auffüllen)
DE5696827894232345872З

08

Datum — Unterschrift(en)

Mögliche Fragen im Fachgespräch der praktischen Prüfung

Wie lautet der Name des gesetzlichen Unfallversicherungsträgers für Arztpraxen?

Berufsgenossenschaft für Gesundheitsdienst und Wohlfahrtspflege

Welche zwei Arten von Berufsgenossenschaftlichen Heilbehandlungen werden unterschieden und wer darf sie jeweils durchführen?

- *Die Allgemeine Heilbehandlung; durch Hausärzte*
- *Die Besondere Heilbehandlung; durch Durchgangsärzte, Hautärzte, HNO-Ärzte und Augenärzte.*

Welche Facharztbezeichnungen kommen bei Durchgangsärzten vor?

- *Facharzt für Chirurgie (Allgemeinchirurgie bzw. Unfallchirurgie)*
- *Facharzt für Orthopädie*

Nennen Sie die vier Gründe, bei denen die Allgemeine Heilbehandlung, ggf. nach einer Erstversorgung beim Hausarzt, abzubrechen und eine Vorstellung beim Durchgangsarzt vorzunehmen ist.

- *Die Verletzung führt zu einer Arbeitsunfähigkeit über den Tag der Verletzung hinaus und/oder*
- *die Behandlungsdauer der Verletzung dauert voraussichtlich länger als eine Woche und/oder*
- *eine Verordnung von Heil- oder Hilfsmitteln ist erforderlich und/oder*
- *es handelt sich um eine Wiedererkrankung an den Unfallfolgen.*

Welche vertragsärztlichen Vordrucke dürfen im Rahmen der Allgemeinen und Besonderen Heilbehandlung benutzt werden und was ist dabei jeweils zu beachten?

- *Vordruck e01 = elektronische Arbeitsunfähigkeitsbescheinigung: Kostenträgerfeld mit Angabe der gesetzlichen Krankenkasse bei gesetzlich Krankenversicherten, Angabe der BG im Kostenträgerfeld nur bei privat Krankenversicherten, Ankreuzen der Felder „Arbeitsunfall/Arbeitsunfallfolge/Berufskrankheit“ und eventuell „Dem D-Arzt zugewiesen“*
- *Muster 4 = Krankenbeförderung: Kostenträgerfeld mit BG-Angabe, Ankreuzen der Felder „Gebühr frei“ und „Arbeitsunfall“*
- *eRezept oder Muster 16 = Arzneiverordnungsblatt: Zulässig für Verordnung von Arznei- und Verbandmitteln, Kostenträgerfeld mit BG-Angabe, unten Unfalltag und Unfallbetrieb, Ankreuzen der Felder „Gebühr frei“ und „Arbeitsunfall“*

Cornelsen „Leistungsabrechnung“, Lernfeld 2, Kapitel 7 bzw. „Medizinische Fachangestellte“, Band 1, Lernfeld 2, Kapitel 14

Welche vier Fragen klären, ob die Behandlung einer Verletzung überhaupt in die Leistungspflicht der gesetzlichen Unfallversicherung fällt?

- *Ereignete sich der Unfall auf dem Hin- oder Rückweg zur Arbeit?*
- *Ereignete sich der Unfall während der Arbeitszeit während einer versicherten Tätigkeit?*
- *Handelte es sich um ein begrenztes Ereignis von außen, das zu einem Unfall führte?*
- *War es dieser Unfall, der zu der Verletzung führte?*

Cornelsen „Leistungsabrechnung“, Lernfeld 2, Kapitel 3 bzw. „Medizinische Fachangestellte“, Band 1, Lernfeld 2, Kapitel 10

Wie kann eine MFA die gesetzliche Unfallversicherung eines Patienten bei einem Arbeits- oder Wegeunfall herausfinden?

- *Patienten fragen*
- *Arbeitgeber des Patienten fragen.*
- *Auf der Internetseite der Deutschen gesetzlichen Unfallversicherung (DGUV) nachsehen*

www.dguv.de/de/bg-uk-lv/index.jsp

Was versteht man in der UV-GOÄ unter einem Behandlungsfall und wann ist der letzte Tag eines UV-GOÄ-Behandlungsfalls, der am 22. April begonnen hat?

- *UV-GOÄ-Behandlungsfall = die gesamte ambulante Versorgung durch denselben Arzt an demselben Patienten innerhalb eines Zeitraums von drei Monaten nach der ersten Inanspruchnahme zulasten desselben gesetzlichen Unfallversicherungsträgers*
- *Der UV-GOÄ-Behandlungsfall, der am 22. April begonnen hat, hat seinen letzten Tag am 22. Juli*

Cornelsen „Leistungsabrechnung“, Lernfeld 2, Kapitel 7 bzw. „Medizinische Fachangestellte“, Band 1, Lernfeld 2, Kapitel 14

Die Definition großer und kleiner Wunden gilt einheitlich für EBM, GOÄ und UV-GOÄ. Erklären Sie, wann Wunden als „groß“ bezeichnet und folglich als „große Wunden“ abgerechnet werden können?

Eine Wunde gilt dann als „groß“, wenn sie
- *mehr als 3 Zentimeter Länge hat und/oder*
- *mehr als 4 Quadratzentimeter Fläche aufweist und/oder*
- *mehr als 1 Kubikzentimeter Volumen hat und/oder*
- *an Kopf oder Hals auftritt und/oder*
- *an Hand oder Handgelenken gelegen ist und/oder*
- *bei Säuglingen, Kleinkindern oder Kindern bis 12 Jahren auftritt*

Cornelsen „Leistungsabrechnung“, Lernfeld 10, Kapitel 1 bzw. „Medizinische Fachangestellte“, Band 3, Lernfeld 10, Kapitel 6

Welche Zweige der Sozialversicherung kennen Sie?

- *Krankenversicherung*
- *Unfallversicherung*
- *Rentenversicherung*
- *Arbeitslosenversicherung*
- *Pflegeversicherung*
- *(Merkhilfe: KURAP)*

Für welchen Schadenereignisse kommt die Unfallversicherung auf?

- *Arbeitsunfall*
- *Wegeunfall*
- *Berufskrankheit*

In welche drei Zweige untergliedert man die Individualversicherung?

- *Personenversicherungen*
- *Vermögensversicherungen*
- *Sachversicherungen*

Können Individualversicherungen auch gesetzlich vorgeschrieben sein?

Ja, die KFZ- Haftpflichtversicherung ist gesetzlich vorgeschrieben.

Cornelsen „Organisation und Verwaltung", Lernfeld 12, Kapitel 2 bzw. „Medizinische Fachangestellte", Band 3, Lernfeld 12, Kapitel 2

Nennen Sie die Arten des Zahlungsverkehrs.

- *Barzahlung*
- *bargeldlose Zahlung*
- *halbbare Zahlung*

Wie ist die IBAN aufgebaut?

Die IBAN besteht aus Prüfziffer, Bankleitzahl und Kontonummer. Sie hat insgesamt 22 Stellen.

Wofür steht die Abkürzung SEPA?

Single Euro Payment Area

Cornelsen „Organisation und Verwaltung", Lernfeld 6, Kapitel 4 bzw. „Medizinische Fachangestellte", Band 2, Lernfeld 6, Kapitel 4

Welche Preisnachlassarten sind Ihnen bekannt und wann erhält man welche?

- *Skonto: Preisnachlass bei vorzeitiger Zahlung*
- *Bonus: Rückvergütung auf den Umsatz am Ende des Jahres*
- *Rabatt: Preisnachlass aufgrund der Menge oder zum Beispiel der Treue*

Cornelsen „Organisation und Verwaltung", Lernfeld 6, Kapitel 5 bzw. „Medizinische Fachangestellte", Band 2, Lernfeld 6, Kapitel 5

Prüfungsfall 7: Schwangerschaft

Praxisdaten: Frau Dr. Stefanie Semmelweis, Fachärztin für Gynäkologie, Feuerbachstr. 24, 75634 Rottenstetten, BSNR 804528600, LANR 463245715, Tel. 09345/66699, Fax 09345/99966, E-Mail praxis@semmelweis.example

Patientendaten: Rita Zittler, geb. 23.07.20xx (21 Jahre alt), Hinter den Wiesen 7, 75634 Rottenstetten, Tel. 09345/45317, als Mitglied krankenversichert bei der AOK Rottenstetten, WOP 61, Kostenträgerkennung 104736458, Versichertennummer D432769345, Gültigkeit der eGK bis 03/xx, keine Teilnehmerin eines Hausarztmodells oder eines Disease-Management-Programms

Situationsbeschreibung: Am Montagnachmittag, dem 04.08.20xx, kommt die 21-jährige Frau Zittler pünktlich um 17:00 Uhr zum vereinbarten Termin in die gynäkologische Praxis ihrer Frauenärztin Frau Dr. Semmelweis, in der Sie als MFA arbeiten. Sie eröffnet der Ärztin, dass sie seit zwei Wochen mehrmals täglich eine starke Übelkeit verspüre, die gelegentlich auch zum Erbrechen führe. Zusätzlich habe sie seit dieser Zeit auch ein Spannungsgefühl in beiden Brüsten. Ihre sonst sehr regelmäßig einsetzende Periodenblutung sei seit drei Wochen überfällig – die letzte Periodenblutung habe am 15.06. begonnen und wie immer vier Tage gedauert. Deshalb habe die Patientin vor drei Tagen einen Schwangerschaftstest gemacht, den sie in einer Apotheke gekauft habe – mit positivem Ergebnis. Sie und ihr Freund freuten sich zwar, doch sie habe gehört, dass es auch fehlerhafte Messungen gebe, weshalb sie jetzt ganz sichergehen wolle.

Sie begrüßen die Patientin, die auch früher schon in Ihrer Praxis war. Nach der Patientenaufnahme bereiten Sie alles für die gynäkologische Untersuchung vor. Nach der Untersuchung führen Sie einen Schwangerschaftstest bei Frau Zittler durch und bereiten auf Anweisung von Frau Dr. Semmelweis ein Privatrezept vor über 180 Folsäure 400 + Jodid 100 Kapseln mit Dosierungsanweisung 1 x 1. Nach dem Anlegen des analogen und elektronischen Mutterpasses erklären Sie der Patientin die darin vorkommenden Untersuchungen, messen Puls, Blutdruck und Körpergröße bei ihr und tragen diese Werte in den Mutterpass ein. Nachdem Frau Dr. Semmelweis ihre Eintragungen in den Mutterpass vorgenommen und das Privatrezept unterschrieben hat, geben Sie beides der Patientin mit und vereinbaren mit ihr einen Termin für den nächsten Vormittag für weitere Laboruntersuchungen. Nachdem Sie die Patientin verabschiedet haben, erklären Sie der fragenden Auszubildenden Ihrer Praxis, wann, wie und zu welchem Zweck im Verlauf der Schwangerschaft die Bescheinigung über den mutmaßlichen Tag der Entbindung (Muster 3) ausgestellt wird. Zur Veranschaulichung zeigen Sie der Auszubildenden dabei, wie der Vordruck sieben Wochen vor dem erwarteten Geburtstermin für Frau Zittler ausgefüllt werden würde. Anschließend rechnen Sie die bisher für Frau Zittler erbrachten Leistungen ab.

Frau Dr. Semmelweis hat von der Firma Stericorb, Bahnhofstraße 35, 52353 Düren, einen neuen Autoklaven, Typ Luxozid, Bestellnummer 5684, gekauft. Ab einer erreichten Temperatur von 110 Grad Celsius baut er jedoch keinen Druck mehr auf. Sie sollen eine Mängelrüge mit den vorrangigen Rechten und nach der DIN 5008 erstellen.

Bearbeitung des Prüfungsfalls

Sie begrüßen Frau Zittler, lesen deren elektronische Gesundheitskarte in das Praxisverwaltungssystem ein und aktualisieren ihre Gesundheitsdaten.

1. Patientenempfang zum vereinbarten Termin
- freundliche Begrüßung mit Blickkontakt
- eigene Vorstellung bei neuer Patientin
- korrekte, dem Patientenalter entsprechende Ansprache
- Grund des Praxisbesuchs ansprechen

2. Patientenaufnahme bei bekannter Patientin
- Einlesen der elektronischen Gesundheitskarte
- Patientenkartei aufrufen oder bereitlegen, ggf. Aktualisierung des Anamnesebogens
- nächsten Schritt einleiten, z. B. ins Wartezimmer schicken oder in den Untersuchungsraum bitten

Dann bereiten Sie alles für eine gynäkologische Untersuchung der Patientin vor.

3. Gynäkologische Untersuchung vorbereiten
- hygienischen Zustand des gynäkologischen Stuhls und/oder der gynäkologischen Untersuchungsliege sicherstellen
- hygienisch einwandfreie und angewärmte Spekula bereitlegen
- ggf. zusätzlich nach ärztlicher Anweisung bzw. geplantem Untersuchungsumfang weitere hygienisch einwandfreie Instrumente, Tücher und Materialien zur Probennahme vorbereiten
- Ablagebehältnisse für gebrauchte Instrumente und/oder Tücher bereitstellen

Frau Dr. Semmelweis untersucht Frau Zittler gynäkologisch und bittet sie um eine Urinprobe, die von Ihnen gleich analysiert wird und die die Schwangerschaft bestätigt.

4. Schwangerschaftstest durchführen
- Testprinzip: Nachweis des Schwangerschaftshormons HCG im Urin mittels Kassettentest
- Urinprobe nehmen (optimal: Morgenurin)
- in Testanleitung vorgeschriebene Urinmenge mittels Einmalpipette auf das Testfeld der Kassette aufbringen (z. B. drei Tropfen)
- Urin einwirken lassen für die Zeitdauer, die auf der Testanleitung angegeben ist (z. B. fünf Minuten)
- Test ablesen: entstandenes Linienmuster mit Gebrauchsanleitung vergleichen; Test nur positiv, wenn Testlinie und Kontrolllinie gefärbt sind
- Testergebnis dokumentieren

Frau Zittler freut sich sehr über den positiven Schwangerschaftstest. Frau Dr. Semmelweis bespricht mit ihr Verhaltensmaßregeln für die Schwangerschaft und empfiehlt ihr die tägliche Einnahme eines kombinierten Folsäure- und Jodpräparates. Dafür sollen Sie ein Privatrezept über 180 Folsäure 400 und Jodid 100 Kapseln vorbereiten mit der Dosierunganweisung 1 x 1.

5. Privatrezept vorbereiten
- Ein Privatrezept sollte bei ansonsten freier Gestaltungsmöglichkeit folgende Informationen enthalten:
- Name, Geburtsdatum und Anschrift der Patientin
- Ausstellungsdatum
- Arzneimittel-Name, Darreichungsform und Packungsgröße (hier: Rp. Folsäure 400 + Jod 100 Kapseln 180 Stk.), darunter die Dosierungsanweisung (hier: „S. 1 x 1")
- Privatarztstempel oder -aufdruck
- ärztliche Unterschrift
- Anstelle des Privatrezepts kann hier auch ein Grünes Rezept verwendet werden.

Privat

Name, Vorname des Versicherten
Zittler
Rita
Hinter den Wiesen 7
D-75634 Rottenstetten

geb. am 23.07.20xx

Datum 04.08.20xx

Bezugsdatum | Apotheken-Nummer/IK
Gesamt Brutto
Arzneimittel-/Hilfsmitte-/Heilmittel-Nr. | Faktor | Taxe

Rp. (Bitte Leerräume durchstreichen)

Folsäure 400 + Jodid 100 Kapseln 180 Stk.
S. 1 x 1

Dr. med. Stefanie Semmelweis
Fachärztin für Gynäkologie
Feuerbachstr. 24
75634 Rottenstetten
Tel. 09345/66699

Dieses Rezept können Sie bei vielen gesetzl. Krankenkassen zur Voll- oder Teilerstattung als Satzungsleistung einreichen.

Unterschrift des Arztes

Dann legen Sie den analogen und elektronischen Mutterpass für Frau Zittler an und erklären ihr die darin zu dokumentierenden Untersuchungen.

6. Mutterpass anlegen und erklären

- Der Mutterpass dokumentiert die Untersuchungsbefunde der Mutterschaftsvorsorgeuntersuchungen nach der Richtlinie des Gemeinsamen Bundesausschusses (G-BA) über die ärztliche Betreuung während der Schwangerschaft und nach der Entbindung.
- Zu dokumentieren sind:
  - Anamnesebefunde
  - Laboruntersuchungen
  - Ultraschalluntersuchungen
  - Angaben zum Geburtsverlauf
  - Befund der Nachuntersuchung
- Link zum Aufbau des Mutterpasses: https://www.g-ba.de/downloads/83-691-707/2021-08-19_G-BA_Mutterpass_web.pdf

Danach messen Sie Puls und Blutdruck sowie Körpergröße und Gewicht von Frau Zittler und tragen die Werte in den Mutterpass ein.

7. Pulsmessung

- Auffinden des Radialispulses an der daumenseitig gelegenen Speichenarterie
- Tasten mit dem 2., 3. und 4. Finger, nicht mit dem Daumen
- Pulsschläge 15 Sekunden zählen und mit 4 multiplizieren
- bei unregelmäßigem Puls: Pulsschläge eine Minute zählen
- gemessenen Wert mit Maßeinheit dokumentieren

8. Blutdruckmessung bei bekannter Patientin

- Patientin fünf Minuten lang ruhig sitzen lassen
- Manschette passend zum Oberarmumfang der Patientin auswählen (Breite ca. 40% des Oberarmumfangs)
- luftleere Manschette fest um den Oberarm ca. 2,5 cm oberhalb der Ellenbeuge in Herzhöhe anlegen (zwei Finger dürfen zwischen Arm und Manschette passen)
- Manometerschraube schließen
- Radialispuls aufsuchen
- Manschette zügig aufpumpen bis 30 mmHg über dem Verschwinden des Radialispulses
- Stethoskop in der Ellenbeuge über der Arterie anlegen
- Manschettendruck langsam (2–3 mmHg pro Sekunde) durch Öffnen der Manometerschraube ablassen
- systolischen Blutdruckwert (Auftreten der ersten Korotkow-Töne) und diastolischen Blutdruckwert (Verschwinden der Korotkow-Töne) am Manometer ablesen
- Luft ganz ablassen und die Manschette abnehmen
- Messwerte dokumentieren

Nachdem Frau Dr. Semmelweis ihre Eintragungen in den Mutterpass vorgenommen und das Privatrezept unterschrieben hat, geben Sie beides der Patientin mit und vereinbaren mit ihr einen Termin für den nächsten Vormittag für ein ausführliches Gespräch mit Frau Dr. Semmelweis und weitere Laboruntersuchungen.

9. Verabschiedung der Patientin

- Ist die Patientin mit allem versorgt?
- Privatrezept und Mutterpass aushändigen
- Hat die Patientin alle Informationen?
- ggf. neue Terminvereinbarung
- ggf. Informationsbroschüren
- Verabschiedung

Nachdem Sie die Patientin verabschiedet haben, erklären Sie der fragenden Auszubildenden Ihrer Praxis, wann, wie und zu welchem Zweck im Verlauf der Schwangerschaft die Bescheinigung über den mutmaßlichen Tag der Entbindung (Muster 3) ausgestellt wird. Zur Veranschaulichung zeigen Sie der Auszubildenden dabei, wie der Vordruck sieben Wochen vor dem erwarteten Geburtstermin für Frau Zittler ausgefüllt werden würde.

10. Bescheinigung über den mutmaßlichen Tag der Entbindung (Muster 3) ausfüllen und erklären

- nur innerhalb von sieben Wochen vor dem mutmaßlichen Zeitpunkt der Entbindung ausstellbar
- Eintragungen vornehmen:
  - Personalienfeld mittels Versichertenkarte ausfüllen
  - den mutmaßlichen Tag der Entbindung nach der Naegele-Regel eintragen: erster Tag der letzten Periode (hier: 15.06.20xx) minus drei Monate (hier: 15.03.20xx), plus sieben Tage (hier: 22.03.20xx), plus ein Jahr (hier: 22.03.20xx)
  - das der Bescheinigung zugrunde liegende Untersuchungsdatum eintragen
- dient zum Nachweis gegenüber der Krankenkasse für die Gewährung von Mutterschaftsgeld und als Durchschlag für den Arbeitgeber als Nachweis für die Mutterschutzfristen

Freigabe 01.09.2014

Krankenkasse bzw. Kostenträger		
AOK Rottenstetten		61
Name, Vorname des Versicherten		
Zittler Rita Hinter den Wiesen 7 D-75634 Rottenstetten		geb. am 23.07.20xx 03/xx
Kostenträgerkennung	Versicherten-Nr.	Status
104736458	D432769345	1000000
Betriebsstätten-Nr.	Arzt-Nr.	Datum
804528600	463245715	01.02.20xx

Zeugnis über den mutmaßlichen Tag der Entbindung **3**

Ausfertigung für die Krankenkasse

Zum Nachweis gegenüber der Krankenkasse (Beantragung von Mutterschaftsgeld) bescheinige ich, dass die oben bezeichnete Versicherte voraussichtlich entbinden wird am 2 2 0 3 X X

Die Bescheinigung erteile ich auf Grund der von mir vorgenommenen Untersuchung am 0 1 0 2 X X

Ggf. besondere Feststellungen

804528600
Dr. med. Stefanie Semmelweis
Fachärztin für Gynäkologie
Feuerbachstr. 24
75634 Rottenstetten
Tel. 09345/66699
Verbindliches Muster

Vertragsarztstempel / Unterschrift des Arztes

Muster 3a (10.2014)

Danach rechnen Sie die heute für Frau Zittler erbrachten Leistungen ab.

11. Abrechnung (EBM)

- Diagnose: Z34 normale Schwangerschaft
- 01770 Betreuung einer Schwangeren gemäß den Richtlinien des Gemeinsamen Bundesausschusses über die ärztliche Betreuung während der Schwangerschaft und nach der Entbindung
- 32132 Schwangerschaftsnachweis

Frau Dr. Semmelweis hat von der Firma Stericorb einen neuen Autoklaven, Typ Luxozid, Bestellnummer 5684, gekauft. Ab einer erreichten Temperatur von 110 Grad Celsius baut er jedoch keinen Druck mehr auf. Sie sollen eine Mängelrüge mit den vorrangigen Rechten und nach der DIN 5008 erstellen.

12. Mängelrüge schreiben

Praxis Dr. Semmelweis
Fachärztin für Gynäkologie, Feuerbachstr. 24, 75634 Rottenstetten

Dr. Semmelweis, Feuerbachstr. 24, 75634 Rottenstetten

Firma Stericorb
Bahnhofstraße 35
52353 Düren

Unsere Zeichen: M.D.
Telefon: 09345/66699
Fax: 09345/99966

Sprechzeiten:
Mo, Do, Fr: 9–12 Uhr
15–19 Uhr
Di, Mi: 9–12 Uhr
Di: 18–20 Uhr

E-Mail: praxis@semmelweis.example

Mängelrüge Datum: 04.08.20xx

Sehr geehrte Damen und Herren,

Sie lieferten meiner Praxis am 30.07.20xx den bestellten Sterilisator Luxozid, Bestellnummer: 5684.

Nach mehrfacher Inbetriebnahme musste ich feststellen, dass er ab einer erreichten Temperatur von 110 Grad Celsius keinen Druck mehr aufbaut.

Es handelt sich offensichtlich um einen versteckten Mangel.

Ich mache von meinen vorrangigen Rechten Gebrauch und fordere Sie auf, den Sterilisator zu reparieren oder dieses Gerät gegen ein neues auszutauschen.

Da ich auf dieses Gerät angewiesen bin, bitte ich um Erledigung innerhalb von 7 Tagen.

Rückfragen sind jederzeit zu den angegeben Sprechstunden willkommen.

Mit freundlichen Grüßen

Dr. Semmelweis

Mögliche Fragen im Fachgespräch der praktischen Prüfung

Erklären Sie, was man unter dem Pearl-Index versteht und was er aussagt.

- *Der Pearl-Index gibt an, wie viel Prozent von 100 sexuell aktiven Frauen, die ein Jahr lang eine Methode zur Schwangerschaftsverhütung anwenden, in dieser Zeit schwanger werden.*
- *Je geringer der Pearl-Index ist, desto sicherer ist eine Verhütungsmethode.*

Cornelsen „Behandlungsassistenz", Lernfeld 8, Kapitel 8, bzw. „Medizinische Fachangestellte", Band 2, Lernfeld 8, Kapitel 8

Was versteht man unter einer Extrauteringravidität, auf welche Weise kann sie das Leben der Mutter gefährden und welche Therapie ist erforderlich?

- *Unter einer Extrauteringravidität versteht man eine Schwangerschaft außerhalb der Gebärmutter.*
- *Sie entsteht, wenn das Ei nach der Befruchtung im Eileiter verbleibt oder über das offene Tubenende in den freien Bauchraum fällt. Man spricht dann von einer Eileiterschwangerschaft bzw. von einer Bauchhöhlenschwangerschaft.*
- *Ein Kind kann sich dabei nicht entwickeln, doch da sich das befruchtete Ei in das Gewebe von Eileiter oder Bauchhöhle einnisten will, kann es zu Gewebeverletzungen und lebensgefährlichen inneren Blutungen kommen.*
- *Die Therapie besteht in der operativen Entfernung des betroffenen Eileiters bzw. der operativen Entfernung des befruchteten Eis aus der Bauchhöhlenwand.*

Nennen Sie vier schwangerschaftstypische Beschwerden und wodurch diese in der Schwangerschaft entstehen.

- *Müdigkeit; entsteht durch Hormonumstellung zu Beginn und Kreislaufbelastung gegen Ende der Schwangerschaft*
- *Ödeme durch die Wirkung des Progesterons, das die Wasser- und Salzeinlagerung fördert*
- *Sodbrennen infolge Säurerückfluss aus dem Magen durch progesteronbedingte Lockerung der Muskulatur der unteren Speiseröhre*
- *Hypotonie durch unter Progesteron erweiterte Blutgefäße*

Nennen Sie vier schwangerschaftsbedingte Erkrankungen und deren Ursache.

- *Anämie wegen erhöhtem Bedarf und folgendem Mangel an Eisen, Folsäure und Vitamin B12 sowie wegen Verdünnung des Blutes durch den erhöhten Wassergehalt des Körpers*
- *Varikose durch progesteronbedingte Erweiterung der Venen und dem im Schwangerschaftsverlauf zunehmend erschwerten venösen Rückfluss*
- *Gestationsdiabetes durch Schwangerschaftshormone bei genetischer Disposition für eine Insulinresistenz*
- *Hypertensive Schwangerschaftserkrankung, auch EPH-Gestose genannt; durch Schwangerschaftshormone und vermehrten Wassergehalt des Körpers hervorgerufene Hypertonie mit möglichen Folgesymptomen wie Proteinurie und Ödemen und/oder Folgeerkrankungen wie epileptischen Anfällen, Nieren- und/oder Leberversagen, die zum Tod von Mutter und Kind führen können*

Nennen Sie die zwei Definitionen für die Schwangerschaftsdauer. Welche davon liegt der Naegele-Regel zugrunde, nach der der Tag der erwarteten Geburt berechnet und auf Muster 3 bescheinigt wird?

- *Die Schwangerschaftsdauer nach dem ersten Tag der letzten Monatsblutung wird „p. m." (post menstruationem) abgekürzt und beträgt 40 Wochen = 280 Tage. Sie liegt der Naegele-Regel zugrunde.*
- *Die Schwangerschaftsdauer nach der Konzeption (Befruchtung) wird „p. c." (post conceptionem) abgekürzt und beträgt 38 Wochen = 266 Tage*

Was versteht man unter den Begriffen Trimenon, Embryo und Embryopathie sowie Fetus und Fetopathie?

- *Unter Trimenon versteht man einen Dreimonatsabschnitt in der Schwangerschaft.*
- *Im ersten Trimenon, also in den ersten drei Schwangerschaftsmonaten, bezeichnet man das ungeborene Kind als Embryo, Erkrankungen durch vorgeburtliche Schädigungen in dieser Zeit nennt man Embryopathie.*
- *Im zweiten und dritten Trimenon wird das Ungeborene Fetus genannt und Fetopathien sind vorgeburtliche Erkrankungen durch Schädigungen in dieser Phase.*

Cornelsen „Behandlungsassistenz", Lernfeld 8, Kapitel 6 bzw. „Medizinische Fachangestellte", Band 2, Lernfeld 8, Kapitel 6

An welchen Symptomen erkennt man eine Fetale Alkoholspektrum-Störung und wie kann sie sicher verhindert werden?

- *Symptome: veränderte Gesichtszüge (kurze Lidspalte, verstrichene vertikale Rinne zwischen Nase und Oberlippe, schmale Oberlippe), Wachstums- und Entwicklungsrückstand, Intelligenzminderungen sowie Lern- und Verhaltensstörungen.*
- *Die Fetale Alkoholspektrum-Störung kann durch einen völligen Verzicht auf Alkohol während der Schwangerschaft sicher verhindert werden.*

Wie kann es bei Schwangerschaften zu einer Rhesus-Unverträglichkeit kommen, wie kann man herausfinden, ob sie vorliegen könnte und welche Vorbeugungsmaßnahme ist dann erforderlich?

- *Hat eine Schwangere Rhesus-negatives Blut und ihr Kind Rhesus-positives Blut, dann kann es vor, während und nach der Geburt zum Übertritt kindlicher Erythrozyten in das Blut der Mutter kommen. Das Immunsystem der Mutter bildet daraufhin dauerhaft Rhesus-Antikörper, die bei einer weiteren Schwangerschaft in das Blut des Ungeborenen gelangen, dessen Erythrozyten verklumpen und zerstören können. Diese Rhesus-Unverträglichkeit gefährdet das Leben des Ungeborenen.*
- *Ist der von der Rhesus-negativen Mutter angegebene Vater Rhesus-positiv oder bestehen Unsicherheiten, wer der Vater sein könnte, dann kann ein Bluttest die Blutgruppe kindlicher Erythrozyten im Blut der Mutter herausfinden.*
- *Sind die so bestimmten Erythrozyten des Kindes im Mutterleib Rhesus-positiv, dann wird eine Anti-D-Prophylaxe bei der Mutter durchgeführt. Dabei werden der Mutter vor, während und nach der Geburt kleinste Dosen von Rhesus-Antikörpern gespritzt. Sie sind so gering, dass sie dem Kind nicht schaden; sie verhindern aber, dass das Immunsystem der Mutter Rhesus-Antikörper bildet.*
- *Diese Rhesus-Prophylaxe wird bei Rhesusnegativen Frauen auch nach Fehlgeburten oder Schwangerschaftsabbrüchen durchgeführt.*

Cornelsen „Behandlungsassistenz“, Lernfeld 8, Kapitel 6 bzw. „Medizinische Fachangestellte“, Band 2, Lernfeld 8, Kapitel 6

Wie viele Ultraschalluntersuchungen gehören bei einer normal verlaufenden Schwangerschaft zu den Mutterschaftsvorsorgeuntersuchungen und wann finden sie statt?

Wenn keine Auffälligkeiten weitere Untersuchungen erforderlich machen, gehören nach den Mutterschaftsvorsorgerichtlinien drei Ultraschalluntersuchungen zur Mutterschaftsvorsorge. Sie finden statt
- *von der 8. bis zur 11. Schwangerschaftswoche*
- *von der 18. bis zur 21. Schwangerschaftswoche*
- *von der 28. bis zur 31. Schwangerschaftswoche*

Cornelsen „Behandlungsassistenz“, Lernfeld 8, Kapitel 6 bzw. „Medizinische Fachangestellte“, Band 2, Lernfeld 8, Kapitel 6

Was versteht man unter einem CTG?

- *CTG steht für Cardiotokogramm. Dabei handelt es sich um die gleichzeitige Aufzeichnung der Wehentätigkeit der Mutter und der kindlichen Herzfrequenz mit einem Messfühler, der mit einer Binde auf den Bauch der Mutter gebunden wird.*
- *Ein CTG gibt Auskunft über die Art und Stärke der Wehen und lässt über die Herzfrequenz des Kindes vor, während und nach den Wehen Rückschlüsse auf den aktuellen Gesundheitszustand des Kindes zu.*

Was versteht man unter einem Abort und welche Formen werden dabei unterschieden?

- *Als Abort wird eine Fehlgeburt bezeichnet, also das Ende einer Schwangerschaft, bevor das Kind lebensfähig ist.*
- *Man unterscheidet den häufiger vorkommenden Frühabort in den ersten zwölf Schwangerschaftswochen vom Spätabort nach dieser Zeit.*

Nennen Sie die drei Geburtsphasen und wann diese jeweils beginnen und enden.

- *Die erste Geburtsphase ist die Eröffnungsphase: Sie kann mit dem Abgang des Schleimpfropfes vom Muttermund (dem „Zeichnen“) und/oder dem Sprung der Fruchtblase („Blasensprung“) und/oder den Geburtswehen beginnen.*
- *Die zweite Geburtsphase ist die Austreibungsphase. Sie beginnt mit der vollständigen Eröffnung des Muttermundes und dem Einsetzen der Presswehen und endet mit der Geburt des Kindes.*
- *Die dritte Geburtsphase ist die Nachgeburtsphase. Sie endet mit dem Ausstoßen der Plazenta (des Mutterkuchens) aus der Gebärmutter.*

Cornelsen „Behandlungsassistenz“, Lernfeld 8, Kapitel 6 bzw. „Medizinische Fachangestellte“, Band 2, Lernfeld 8, Kapitel 6

Welche Schlechtleistungen hat der Verkäufer zu verantworten?

- *mangelhafte Lieferung: Falschlieferung, Zuweniglieferung*
- *mangelhafte Verwendbarkeit: Ware ungleich Werbung, mangelhafte Beschaffenheit*
- *Nicht-Rechtzeitig-Lieferung*

Nennen Sie die Schlechtleistungen aufseiten des Käufers.

Annahmeverzug und Zahlungsverzug

Welche nachrangigen Rechte haben Sie in Bezug auf einen Mangel?

- *Reduzierung des Preises*
- *Rücktritt vom Kaufvertrag*

Cornelsen „Organisation und Verwaltung“, Lernfeld 6, Kapitel 2 bzw. „Medizinische Fachangestellte“, Band 2, Lernfeld 6, Kapitel 2

Prüfungsfall 8: Thrombose, Ulcus cruris, Varikose

Praxisdaten: Frau Dr. med. Birgit Saalfeld, Fachärztin für Allgemeinmedizin und Phlebologie, Hummelweg 3, 89134 Blaustein, BSNR 986432700, LANR 621026000, Tel. 08538/7834

Patientendaten: Maria Woosmann, geb. 09.09.19xx (75 Jahre alt), Breite Straße 12, 89134 Blaustein, versichert bei der Daimler BKK, WOP-Kennzeichen 61, Kostenträgerkennung 106821698, Versichertennummer C873921657, Gültigkeit der eGK 03/xx, Status Rentner, keine Gebührenbefreiung

Situationsbeschreibung: Die langjährige Patientin Frau Woosmann kommt am 17.09.20xx gestützt von ihrer Nachbarin ohne Termin um 08:30 Uhr in die Praxis und bittet, so schnell wie möglich behandelt zu werden, da sie starke Schmerzen in der rechten Wade habe. Sie leidet seit Jahren unter einer chronischen massiven Varikose an beiden Beinen und hat seit vier Monaten ein Ulcus cruris am linken Unterschenkel, der vom ambulanten Pflegedienst behandelt wird. Es ist der zweite persönliche Arzt-Patient-Kontakt im Quartal. Frau Woosmann gibt an, seit dem frühen Morgen sehr starke Schmerzen in der rechten Wade zu haben. Sie war am Tag davor 8 Stunden unterwegs. Dr. Saalfeld inspiziert und palpiert das Bein. Waden- und Fußsohlendruckschmerz sind positiv. Die Ärztin äußert den Verdacht auf eine Thrombose. Sie führt eine Farbduplexsonografie durch, welche den Verdacht auf eine Unterschenkelthrombose bestätigt. Zur Dokumentation sollen Sie die Unterschenkelumfänge messen. Außerdem soll ein D-Dimer-Test durchgeführt werden.
Auch der linke Unterschenkel, an dem sich ein Ulcus cruris befindet, wird von Frau Dr. Saalfeld begutachtet. In dem 10-minütigen Gespräch mit der Patientin zeigt sich die Ärztin sehr zufrieden mit dem Heilungsverlauf. Frau Dr. Saalfeld verordnet nun die Anlage eines Unterschenkelkompressionsverbands am rechten Bein sowie eine s.c.-Injektion mit Mono-Embolex® 8000 I.E. Therapie Sicherheitsspritze. Auch der linke Unterschenkel soll nun mit einem Wundverband sowie einem Kompressionsverband versorgt werden. Frau Woosmann soll vom ambulanten Pflegedienst 2 x täglich für weitere 14 Tage eine Mono-Embolex®-Fertigspritze verabreicht bekommen. Außerdem muss in dieser Zeit nicht nur täglich am linken, sondern auch am rechten Bein ein Kompressionsverband angelegt werden. Die Patientin erhält ein eRezept über Monoembolex 0,8 ml Injektionslösung, Fertigspritzen N3 sowie eine Verordnung häuslicher Krankenpflege für den ambulanten Pflegedienst von Ihnen. Sie soll in zwei Tagen wieder kommen. Dazu muss ein Termin vereinbart werden. Nachdem die Patientin gegangen ist, führen Sie die Abrechnung durch und beachten dabei, dass Frau Woosmann die Voraussetzungen zur Abrechnung einer Chronikerpauschale erfüllt.
Sie haben bemerkt, dass einige Materialien und Formulare zur Neige gehen. Sie sollen diese entsprechend der benötigten Bezugsquelle notieren und entscheiden, was zum Sprechstundenbedarf zählt: Vinylhandschuhe, Impfpässe, Hautdesinfektionsmittel, Zellstofftücher, Muster 16, Mullbinden, Tetagam, Diazepam, Rezepte BtM, Muster 10A

Bearbeitung des Prüfungsfalls

Frau Woosmann kommt als Notfall ohne Termin in die Praxis.

1. Patientenempfang ohne Termin
- Begrüßung
- Ansprache und Grund des Eintreffens ohne Termin erfragen
- Aufklärung darüber, dass Patientin eingeschoben werden muss und evtl. warten muss

2. Patientenaufnahme bei bekannter Patientin
- Einlesen der Versichertenkarte
- Patientenkartei aufrufen oder bereitlegen
- Patientin ins Wartezimmer schicken

Frau Dr. Saalfeld vermutet, dass die Patientin eine Thrombose hat. Die Farbduplexsonografie bestätigt den Verdacht. Zur Dokumentation sollen Sie die Unterschenkelumfänge messen. Außerdem soll ein D-Dimer-Test durchgeführt werden.

3. Messung der Unterschenkelumfänge
- flexibles Maßband bei der stehenden Patientin um die stärkste Stelle der rechten und linken Wade legen und ablesen
- weitere Messungen rechts und links unterhalb des Knies und um den Knöchel durchführen und ablesen
- gemessene Werte dokumentieren und vergleichen

4. D-Dimer-Test
- EDTA-Blutentnahme
- Testkassette aus dem Beutel nehmen, auf eine saubere Unterlage legen und mit den Patientendaten versehen
- 1 Tropfen EDTA-Blut mit der Pipette auf die Testkassette tropfen
- 1 Tropfen Pufferlösung auf das Testfeld geben
- Ergebnis nach 10 Minuten ablesen: Bei positivem Test, also Vorliegen einer Thrombose, erscheinen zwei Linien. Negativ ist der Test, wenn ein Strich erscheint.

Frau Dr. Saalfeld verordnet die Anlage eines Unterschenkelkompressionsverbands am rechten Bein, eine s.c.-Injektion mit Mono-Embolex® 8000 I.E. Therapie Sicherheitsspritze sowie einen Wund- und Kompressionsverband am linken Unterschenkel.

5. Wundverband anlegen
- die von der Ärztin verordnete Wundauflage (Salbe, Tinktur, Alginat ...) auf die Wunde bringen
- Kompressen bzw. Saugkompressen bei stark nässenden Wunden
- Fixierung mit einer Mull- oder Haftbinde

6. Kompressionsverband am Unterschenkel anlegen
- 2 Kurzzugbinden
- richtige Breite auswählen: Breite = Durchmesser der Extremität (Fuß 6–8 cm Breite, Unterschenkel 8–10 cm Breite)
- Binde richtig halten und führen („in die Binde reinschauen")
- Binden überlappend wickeln
- Fußstellung im 90°-Winkel
- Beginn am Zehengrundgelenk, Ferse einschließen
- beim Oberschenkelkompressionsverband Ende am proximalen Oberschenkel, beim Unterschenkelkompressionsverband Ende am Fibulaköpfchen
- Anpressdruck nach proximal abnehmend
- keine Druck- und Schnürstellen, kein Schmerz, Sensibilität und Durchblutung werden an den Zehen getestet

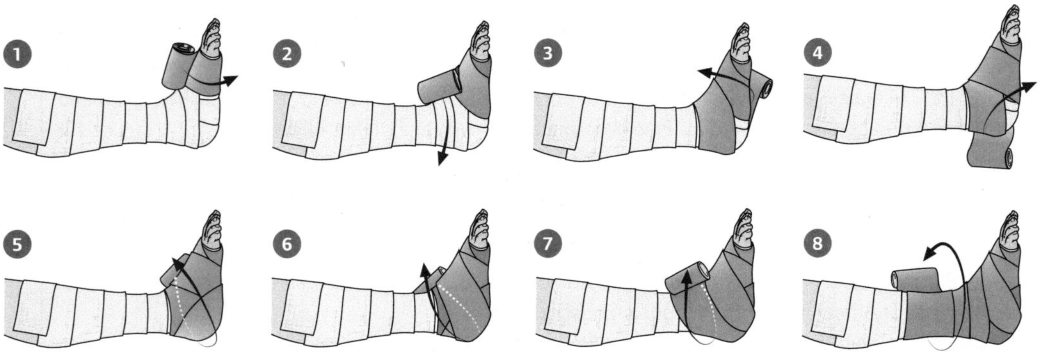

7. s.c.-Injektion vorbereiten und durchführen
- Verfallsdatum und Zustand der Injektionslösung bzw. Fertigspritze überprüfen
- Handschuhe anziehen
- Oberschenkel oder Bauch desinfizieren und Desinfektionsmittel einwirken lassen
- Kappe der Fertigspritze abnehmen
- Hautfalte bilden
- Kanüle der Fertigspritze im 90°-Winkel einstechen und Medikament injizieren
- Kanüle entfernen und Hautfalte loslassen
- evtl. Pflaster auf die Einstichstelle kleben

Frau Woosmann soll vom ambulanten Pflegedienst 2 x täglich für weitere 14 Tage eine Mono-Embolex®-Fertigspritze verabreicht werden. Außerdem muss in dieser Zeit nicht nur täglich am linken, sondern auch am rechten Bein ein Kompressionsverband angelegt werden. Die Patientin erhält ein Rezept sowie das Verordnungsblatt für den ambulanten Pflegedienst von Ihnen.

8. eRezept erstellen
- Patientendaten und Datum eintragen
- Gebühr frei/pfl., hier: gebührenpflichtig
- ggf. noctu, Unfall/Arbeitsunfall
- aut idem
- verordnetes Medikament, Darreichungsform, Packungsgröße eintragen (hier: Mono-Embolex® 0,8 ml Injektionslösung, Fertigspritzen N3)

9. Verordnung häusliche Krankenpflege (Muster 12)
- Patientendaten eintragen
- Diagnose: Ulcus cruris links, Unterschenkelthrombose rechts, Varikose bds.
- Folgeverordnung
- Verordnetes Medikament: Mono-Embolex® 0,8 ml Fertigspritze 2 x täglich für 14 Tage
- Injektion s. c.
- Kompressionsverbände bds. anlegen 1 x tgl. f. 14 Tage
- Datum, Stempel, Unterschrift der Ärztin

Freigabe 15.11.2023

Verordnung häuslicher Krankenpflege 12

Krankenkasse bzw. Kostenträger
Daimler BKK 61

Name, Vorname des Versicherten
Woosmann
Maria
Breite Straße 12
D-89134 Blaustein
geb. am 09.09.19xx
03/xx

Kostenträgerkennung	Versicherten-Nr.	Status
106821698	C873921657	5000000

Betriebsstätten-Nr.	Arzt-Nr.	Datum
986432700	621026000	17.09.20xx

☐ Erstverordnung ☒ Folgeverordnung ☐ Unfall ☐ SER

Verordnungsrelevante Diagnose(n) *(ICD-10-Code)*: 180.2R | 187.21L | 183.-B

Einschränkungen, die häusliche Krankenpflege erforderlich machen *(vgl. auch Leistungsverzeichnis HKP-Richtlinie)*

Nur bei ärztlicher Festlegung von Häufigkeit und Dauer
vom 1708XX bis 0110XX

Behandlungspflege

Medikamentengabe, *Präparate*: Mono-Embolex 0,8 ml s.c.

Häufigkeit/Dauer von Pflegefachkraft

Dauer nur anzugeben bei Abweichung von Dauer der gesamten Verordnung

Maßnahme	tgl.	wtl.	mtl.	vom	bis
☐ Herrichten der Medikamentenbox	2			17.09.	01.10.
☐ Medikamentengabe					
☒ Injektionen ☐ herrichten ☐ intramuskulär ☒ subkutan					
Blutzuckermessung					
☐ Erst- oder Neueinstellung *(max. 4 Wochen und max. 3x täglich)* ☐ bei intensivierter Insulintherapie	1			17.09.	01.10.
Kompressionsbehandlung ☐ rechts ☐ links ☒ beidseits					
☐ Kompressionsstrümpfe anziehen ☐ Kompressionsstrümpfe ausziehen					
☒ Kompressionsverbände anlegen ☐ Kompressionsverbände abnehmen					
☐ stützende und stabilisierende Verbände, Art					

Wundversorgung

Wundart

Lokalisation | aktuelle Größe *(Länge, Breite, Tiefe)* | aktueller Grad

Präparate, Verbandmaterialien

☐ Wundversorgung akut
☐ Wundversorgung chronisch

Sonstige Maßnahmen der Behandlungspflege

Anleitung zur Behandlungspflege *für Patient/Angehörige (z.B. Injektionen, Wundbehandlung)* Anzahl

Grundpflege und hauswirtschaftliche Versorgung

☐ Unterstützungspflege nach § 37 (1a) SGB V
☐ Krankenhausvermeidungsp[...] nach § 37 (1) SGB V
☐ Grundpflege
☐ hauswirtschaftliche Ve[...]

Weitere Hinweise

Ausfertigung für die Krank[...]

Ausdruck zur Einlösung Ihres E-Rezeptes

für: Maria Woosmann
geboren am: 09.09.19xx

ausgestellt von: Dr. med. Birgit Saalfeld
FA für Allgemeinmedizin, Phlebologie
08538/7834
praxis-saalfeld@beispiel.de
ausgestellt am: 17.09.20xx

Sammelcode zur Einlösung aller Verordnungen

MUSTER

Mono-Embolex 0,8 ml
Injektionslösung
Fertigspritzen N3
2 x tägl

E-Rezept
Die App zum E-Rezept
Einfach – Schnell – Flexibel
E-Rezepte jetzt papierlos empfangen
Die Voraussetzungen und weitere Informationen finden Sie online auf www.das-e-rezept-fuer-deutschland.de und bei der technischen Hotline 0800 277 377 7

Tokenausdruck DIN A5 (4.2021)

Bildquelle: Gematik – Nationale Agentur für Digitale Medizin

Die Patientin soll in zwei Tagen wieder kommen. Dazu muss ein Termin vereinbart werden.

10. Terminvereinbarung
- Patientin fragen, ob der Termin vormittags oder nachmittags besser ist
- Abgleich mit den Terminen der Praxis
- Eintrag im Terminbuch bzw. Praxisverwaltungssystem
- Termin für die Patientin notieren

Nachdem die Patientin gegangen ist, führen Sie die Abrechnung durch und beachten dabei, dass Frau Woosmann die Voraussetzungen zur Abrechnung einer Chronikerpauschale erfüllt.

11. Patientenverabschiedung
- Formulare aushändigen (Behandlungspflegeverordnung)
- Hat die Patientin alle Informationen? (neuer Termin)
- Genesungswünsche
- Verabschiedung

12. Abrechnung (EBM)
- Diagnosen: Tiefe Unterschenkelthrombose rechts ICD I80.2GR, Ulcus cruris links ICD I87.21GL, Varikose beidseits I83.-GB
- 03000 Versichertenpauschale
- 03221 Chronikerzuschlag beim 2. persönlichen Arzt-Patient-Kontakt
- 33032 Duplex-Sonografie von Extremitätengefäßen
- 32027 D-Dimer
- 03230 Problemorientiertes ärztliches Gespräch
- 02312 Behandlungskomplex eines chronisch-venösen Ulcus cruris
- 2 x 02313 Kompressionstherapie (1x je Bein)

Sie sollen Bezugsquellen für einige Materialien und Formulare ermitteln und entscheiden, was zum Sprechstundenbedarf zählt.

13. Sprechstundenbedarf bestimmen, Bezugsquelle-nermittlung
- Sprechstundenbedarf: Hautdesinfektionsmittel, Mullbinden

Bezugsquellen:
- Vinylhandschuhe: Apotheke/Großhandel
- Impfpässe: KV
- Hautdesinfektionsmittel: Apotheke/Großhandel
- Zellstofftücher: Großhandel
- Muster 16: KBV
- Mullbinden: Apotheke/Großhandel
- Tetagam: Apotheke
- Diazepam: Apotheke
- Rezepte BtM: Bundesopiumstelle
- Muster 10A: KBV

Mögliche Fragen im Fachgespräch der praktischen Prüfung

Was ist eine Thrombose?

Verschluss eines Blutgefäßes durch ein Blutgerinnsel

Welche Faktoren können zur Entstehung einer Thrombose beitragen?

- *Gefäßwandschäden*
- *verstärkte Gerinnungsneigung des Bluts*
- *verlangsamter Blutstrom*

Eine gefürchtete Komplikation einer Thrombose ist die Embolie. Wie kann es zu einer Embolie kommen?

Wenn sich das Blutgerinnsel, also der Thrombus, der bei einer Thrombose gebildet wurde, löst, mit dem Blutstrom weggeschwemmt wird und in einem anderen Blutgefäß stecken bleibt, spricht man von einer Embolie oder Thromboembolie.

Welche Unterschiede gibt es zwischen einer arteriellen Thromboembolie und einer venösen Thromboembolie?

Arterielle Thromboembolien werden über die Arterien verschleppt, z. B. nach Thrombenbildung bei Vorhofflimmern. Nach einer tiefen Beinvenenthrombose entsteht, wenn sich ein Thrombus löst, eine Lungenembolie.

Welche Risikofaktoren können zum Entstehen einer Thrombose beitragen?

- *Nikotinabusus*
- *Bettlägerigkeit*
- *langes Sitzen*
- *Einnahme der Anti-Baby-Pille*
- *angeborene Gerinnungsstörungen*
- *erhöhtes Risiko in der der Schwangerschaft und in den ersten Wochen nach einer Schwangerschaft*
- *Karzinome*

Welche Symptome treten typischerweise bei einer Thrombose auf?

- *Schwellung des Beins*
- *Überwärmung und evtl. Rötung des Beins*
- *Wadenschmerzen*

Wie kann eine Thrombose diagnostiziert werden?

- *Inspektion*
- *Palpation*
- *Sonografie*
- *D-Dimer-Test (eher unspezifisch)*

Cornelsen „Behandlungsassistenz", Lernfeld 5, Kapitel 8 bzw. „Medizinische Fachangestellte", Band 2, Lernfeld 5, Kapitel 8

Was ist ein Ulcus cruris?

Es handelt sich um ein Unterschenkelgeschwür, ein Gewebedefekt, bei dem tiefe Hautschichten betroffen sind und der als meist nässende, schlecht heilende Wunde erscheint. Durch eine chronisch venöse Insuffizienz kann es dazu kommen.

Erklären Sie die Zusammenhänge zwischen Varikose, Thrombose und Ulcus cruris venosum.

Bei einer Varikose sind Venen insuffizient, Venenklappen schließen nicht mehr, die Venenwand ist dünn und es kommt zum Versacken des Blutes in den Beinvenen der Unterschenkel. Durch die insuffizienten Venen tritt Blutplasma aus und es kommt zur Ödembildung. Als Komplikation können ein Ulcus cruris oder eine Thrombose auftreten. Verletzt sich der Patient im Knöchelbereich, so kann die entstehende Wunde durch die insuffizienten Venen schlecht heilen, wodurch ein Ulcus cruris entstehen kann. Eine Thrombose kann entstehen, da die Gefäßwände der tiefen Beinvenen geschädigt sind. Die Blutgerinnungsneigung ist durch den verlangsamten Blutfluss erhöht, wodurch die Entstehung einer Thrombose begünstigt wird.

Wie wird ein Ulcus cruris vernosum behandelt?

Damit ein Ulcus cruris abheilen kann, müssen alle Nekrosen auf dem Ulkus regelmäßig abgetragen werden (Debridement). Anschließend wird die vom Arzt verordnete Wundauflage auf die Wunde gelegt und fixiert. Darüber muss ein Kompressionsverband angelegt werden.

Wann ist ein Kompressionsverband kontraindiziert?

Bei einer peripheren arteriellen Verschlusskrankheit (pAVK) und einem arteriellen Unterschenkelgeschwür (Ulcus cruris arteriosum)

Nennen Sie Risikofaktoren für eine Varikose.

- *genetische Veranlagung (Bindegewebsschwäche)*
- *stehende und sitzende Tätigkeiten*
- *Übergewicht*
- *Schwangerschaft*

Weshalb kann der Nachweis von D-Dimeren im Blut Hinweis auf eine Thrombose sein?

Bei einer Thrombose oder bei Lungenembolien, aber auch bei z. B. Hämatomen oder einer Covid-19-Infektion, versucht der Körper, entstandene Blutgerinnsel wieder aufzulösen. Dabei entstehen Thrombusbruchstücke, die man D-Dimere nennt.

Welche Voraussetzungen müssen Patienten erfüllen, damit die Chronikerzuschläge nach EBM-GOP 03220 und 03221 als Zuschläge zur Versichertenpauschale 03000 abgerechnet werden dürfen?

1. Vorliegen mindestens einer lang andauernden, lebensverändernden Erkrankung
- *Die chronische(n) Erkrankung(en) muss/müssen bei der Abrechnung als gesicherte Diagnose(n) im ICD-Code angegeben werden.*

2. Notwendigkeit einer kontinuierlichen ärztlichen Behandlung und Betreuung liegt vor
- *wenn in jedem der letzten vier Quartale wegen derselben gesicherten chronischen Erkrankung mindestens ein Arzt-Patient-Kontakt stattgefunden hat und zusätzlich*
- *drei dieser vier APK in derselben Praxis stattgefunden haben (der vierte Kontakt in einer anderen Praxis nach Hausarztwechsel ist von der neuen Praxis beim Patienten zu erfragen und zu dokumentieren) und zusätzlich*
- *mindestens zwei der vier APK in den letzten vier Quartalen persönliche APK waren.*

Hinweis: Bei Neugeborenen und Säuglingen (= bis zum vollendeten 12. Lebensmonat, auch bei Nichtgestillten) ist die Voraussetzung der kontinuierlichen ärztlichen Betreuung und Behandlung nicht erforderlich.

www.g-ba.de, Suchbegriff: „Chroniker-Richtlinie"

Cornelsen „Leistungsabrechnung", Lernfeld 2, Kapitel 5 bzw. „Medizinische Fachangestellte", Band 1, Lernfeld 2, Kapitel 12

Was ist Meldebestand, was Mindestbestand?

Der Meldebestand ist der Warenbestand, ab dem eine neue Bestellung erfolgen soll. Der Mindestbestand, die sog. eiserne Reserve, ist der Lagerbestand, der nicht unterschritten werden darf.

Unterscheiden Sie Praxis- und Sprechstundenbedarf.

Praxisbedarf muss auf eigene Kosten angeschafft werden, z. B. Handschuhe, Flächendesinfektionsmittel, Instrumente. SBB (Ersatzbedarf, nicht Erstanschaffung) wird von den Krankenkassen bezahlt und umfasst Mittel, die bei mehr als einem Patienten im Rahmen der Behandlung oder bei Notfällen für mehr als einen Patienten zur Verfügung stehen müssen.

Prüfungsfall 9: Arthrose und Arthritis

Praxisdaten: Herr Dr. med. Christoph Kölle, Facharzt für Orthopädie, Friedrichstraße 50, 72432 Aalen, BSNR 17654900, LANR 655947654, Tel. 07481/72727; Dr. Kölle gehört keiner Laborgemeinschaft an.

Patientendaten: Thomas Egetemaier, geb. 20.06.19xx (58 Jahre alt), Linne-Str. 8, 73460 Hüttlingen, versichert bei der AOK Baden-Württemberg, WOP-Kennzeichen 41, Kostenträgerkennung 106745066, Versichertennummer D7654398, Gültigkeit der eGK 03/xx, Status mitgliedversichert, keine Gebührenbefreiung

Situationsbeschreibung: Herr Egetemaier hat telefonisch bei seinem Orthopäden einen Termin für Dienstag, 18.01.20xx, um 8:00 Uhr, zum ersten Mal in diesem Quartal, vereinbart. Er ist langjähriger Patient in der Praxis, bei ihm wurde vor fünf Jahren eine Koxarthrose rechts diagnostiziert und bis jetzt konservativ behandelt. Jetzt klagt er über zunehmende Schmerzen mit Schwellung am linken Knie. Herr Egetemaier ist selbstständiger KfZ-Meister und spielt in seiner Freizeit gerne Handball oder fährt Ski.
Nach dem Patientenempfang geben Sie aufgrund der neu aufgetretenen Schmerzen im linken Knie Herrn Egetemaier einen Anamnesebogen mit ins Wartezimmer. Bald darauf wird Herr Egetemaier von Dr. Kölle untersucht. Dieser stellt einen Erguss im linken Knie sowie eine Bewegungseinschränkung fest und äußert den Verdacht auf eine Arthritis im linken Kniegelenk. Im rechten Hüftgelenk stellt Dr. Kölle keine Veränderungen zum Vorbefund fest. Der Patient gibt an, dass die physikalische Therapie in Form der Mikrowellentherapie sehr gut war und bittet um weitere Mikrowellenbehandlungen für die rechte Hüfte. Sie sollen eine venöse Blutentnahme durchführen zur Bestimmung von BSG, CRP, kleinem Blutbild sowie Harnsäure, Ferritin, Kreatinin, Rheumafaktor und Anti-CCP-Antikörper. Das Serum aus der Blutprobe stellen Sie selbst her und geben es zusammen mit den anderen Blutröhrchen zur Analyse mit dem entsprechenden Vordruck in eine Laborpraxis. Danach sollen Sie einen Termin für ein MRT des linken Kniegelenks vereinbaren und dem Patienten dafür eine Überweisung in die Radiologie vorbereiten. Anschließend führen Sie auf Anweisung von Dr. Kölle eine Mikrowellenbehandlung des rechten Hüftgelenks durch und bereiten ein eRezept mit Diclofenac 75 mg Retardkapseln N2 vor. Dann vereinbaren Sie mit Herrn Egetemaier noch einen neuen Termin bei Dr. Kölle zur Kontrolle und zur Besprechung des MRT-Befundes, verabschieden ihn und rechnen die erbrachten Leistungen ab.
Nachmittags fällt Ihnen auf, dass Ihre Kollegin die Karteikarten der Patienten des heutigen Tages noch nicht nach der DIN 5007 sortiert hat. Folgende Karteikarten sortieren Sie richtig: Aßel, Dieter – Schmid, Susanne – Schaller, Wilhelm – Walther, Friedrich – Waller, Sebastian – Wiese von der, Beatrix – Schmidt, Ursel – Schmidt, Walter – Bayer, Tom – Bayerle, Tina – Müller, Sandra – Dr. Müller, Stefan – Schmitt, Rebecca – Assler, Günther – Arndt, Heiko – Ewald, Richard – Endres, Erno. Gerade als Sie damit fertig sind, spricht die Auszubildende im zweiten Ausbildungsjahr Sie an. Vor ein paar Tagen sei anlässlich der bevorstehenden Zwischenprüfung das Thema i.m.-Injektionen im Unterricht aufgekommen. Die Auszubildenden sollen sich die Durchführung einer i.m.-Injektion in ihrer Praxis noch einmal erläutern lassen.

Bearbeitung des Prüfungsfalls

Herr Egetemaier kommt in die Sprechstunde, da er zunehmende Schmerzen im linken Knie habe. Außerdem möchte er die bekannte Koxarthrose rechts kontrollieren lassen.

1. Patientenempfang
- Begrüßung
- korrekte, dem Patientenalter entsprechende Ansprache
- Grund des Praxisbesuchs ansprechen

2. Patientenaufnahme im neuen Quartal
- Einlesen der Versichertenkarte
  - Datenabgleich: Patientendaten, Telefonnummer (auch tagsüber), Krankenkasse, Versichertenstatus

Nach der Untersuchung des Patienten durch Dr. Kölle sollen Sie Herrn Egetemaier venöses Blut entnehmen.

3. Hygienische Händedesinfektion
- Entnahme von 3–5 mL Desinfektionslösung aus einem Wandspender mit Ellenbogenbedienung
- Desinfektionsmittel in die sauberen, trockenen Hände geben und diese gründlich benetzen
- Handflächen und Handgelenke nach Herstellerangaben (z. B. 30 Sek.) einschl. Nägeln, Nagelfalzen, Zwischenfingerräumen, Fingerkuppen und Daumen feucht halten
- Lufttrocknung

4. Venöse Blutentnahme

- Vorbereitung der Materialien:
  - Armpolster
  - nichtsterile Handschuhe
  - Hautdesinfektionsmittel
  - Staubinde
  - Blutentnahmeröhrchen (hier: Serum-, Citrat- und EDTA-Röhrchen) und Kanülen (Kennzeichnung: Name/ Geburtsdatum bzw. Barcode)
  - Abwurfbehälter
  - keimarme Tupfer
  - Pflaster
- Durchführung:
  - Anlegen nichtsteriler Handschuhe
  - Arm des Patienten auf Polster lagern
  - Staubinde anlegen
  - stauen (Radialispuls bleibt tastbar)
  - Palpation der Vene
  - Stauung lösen
  - Hautdesinfektion der vorgesehenen Injektionsstelle (Einwirkzeit nach Herstellerangaben, Trocknung des Desinfektionsmittels)
  - erneut stauen
  - Einstich (angeschliffene Kanülenseite nach oben)
  - Lösen der Stauung, sobald Blut fließt
  - Blutentnahmeröhrchen in der richtigen Reihenfolge füllen (hier: Serum – Citrat – EDTA)
- Röhrcheninhalt durch Schwenken mischen
- Kanüle herausziehen
- Punktionsstelle mit einem keimarmen Tupfer einige Minuten komprimieren (durch Patient)
- Entsorgung der Kanüle (Abwurfbehälter)
- Pflaster aufkleben (nach Abklärung Pflasterallergie)

Danach stellen Sie aus dem entnommenen Blut Serum her.

5. Serumherstellung

- nichtsterile Handschuhe anziehen
- Serumherstellung: Blut im aufrecht stehenden Serum-Röhrchen ca. 30 Minuten gerinnen lassen und erst dann zentrifugieren
- Blutprobe in Zentrifuge einbringen, dabei zur Vermeidung von Unwuchten auf gleichmäßige Beladung achten, ggf. durch zusätzliches Einbringen von wassergefüllten Zentrifugenröhrchen
- Blutprobe zentrifugieren (z. B. für 10 Minuten bei 2000 g oder ca. 3000 Umdrehungen/Minute)
- Serum in separate Röhrchen abpipettieren (kann danach im Kühlschrank bei +4 °C 1–2 Tage bis zur Analyse aufgehoben werden)
- Hinweis: Bei Verwendung eines Blutentnahmeröhrchens für das Serum mit Trennungsgel kann das Abpipettieren nach dem Zentrifugieren auch im analysierenden Labor erfolgen.

Nach dem Ablegen der Handschuhe und einer erneuten hygienischen Händedesinfektion beauftragen Sie eine Laborpraxis mit der Bestimmung von BSG, CRP, kleinem Blutbild sowie Harnsäure, Ferritin, Kreatinin, Rheumafaktor und Anti-CCP-Antikörper mit dem passenden Überweisungsvordruck und machen das gesamte Blut abholfertig.

6. Muster 10 ausfüllen

- ankreuzen: kurativ/präventiv; bei belegärztlicher Behandlung; Unfall, Unfallfolgen; hier: kurativ
- ggf. Kennziffer eintragen
- Geschlecht eintragen (im aktuellen Muster 10A bei „Geschlecht" „M" für männlich, „W" für weiblich, „D" für divers bzw. „X" für unbestimmt eintragen; hier „M")
- Quartal eintragen
- Verdachtsdiagnose eintragen; hier: Gonarthritis li.
- ggf. Barcode aufkleben
- Abnahmedatum und -zeit angeben, hier: 18.01.20xx, 8:30 Uhr.
- Laborwerte, die bestimmt werden sollen unter „Auftrag" eintragen (siehe oben)
- Vertragsarztstempel, Unterschrift

7. Blut abholfertig machen

- Handschuhe anziehen
- Füllhöhe der Röhrchen beachten
- Kennzeichnung der Röhrchen (Beschriftung: Name, Geburtsdatum bzw. Barcode) kontrollieren
- Material bruch- und auslaufsicher verpacken
- Laborauftrag beilegen
- Kennzeichnung infektiöser Proben (z. B. „Vorsicht: infektiöses Untersuchungsmaterial")
- bei Postversand: Porto des frankierten Umschlags kontrollieren und Versandtasche/-karton mit dem Hinweis „menschliches Untersuchungsmaterial" kennzeichnen

Nun sollen Sie einen Termin für ein MRT des linken Kniegelenks vereinbaren und dem Patienten dafür eine Überweisung in die Radiologie ausstellen.

8. Telefonische Terminvereinbarung

- in der Facharztpraxis anrufen und um einen dringenden Termin für den Patienten bitten
- Terminvorschlag mit dem Patienten abgleichen
- Patientendaten durchgeben
- Verabschiedung und Dank

~~Freigabe 15.11.2023~~

Überweisungsschein für in-vitro-diagnostische Auftragsleistungen **10**

Krankenkasse bzw. Kostenträger
AOK Baden-Würtemberg 41

Name, Vorname des Versicherten
Egetemaier
Thomas
Linne-Str. 8
D-73460 Hüttlingen
geb. am 20.06.19xx
03/xx

Kostenträgerkennung	Versicherten-Nr.	Status
106745066	D7654398	1000000

Betriebsstätten-Nr.	Arzt-Nr.	Datum
17654900	655947654	18.01.20xx

Eintrag nur bei Weiterüberweisung!
Betriebsstätten-Nr. des Erstveranlassers | Arzt-Nr. des Erstveranlassers

☐ **Befund eilt,** Übermittlung an ☐ Telefon ☐ Fax Nr.

☒ Kurativ ☐ Präventiv ☐ bei belegärztl. Behandlung ☐ Unfall, Unfallfolgen

Auftragsnummer des Labors
Hier bitte sorgfältig Barcode-Etikett einkleben!

Knappschafts-kennziffer

Quartal: 1 X X

Geschlecht: M

☐ Kontrolluntersuchung bekannte Infektion

☐ SER

☐ eingeschränkter Leistungsanspruch gemäß § 16 Abs. 3a SGB V

Abnahmedatum: 1 8 0 1 X X
Abnahmezeit: 0 8 3 0
SSW

☐ Empfängnisregelung, Sterilisation, Schwangerschaftsabbruch

Diagnose/Verdachtsdiagnose
Gonarthritis links

Befund/Medikation

Auftrag
BSG, CRP, kleines Blutbild, Harnsäure, Ferritin,
Kreatinin, Rheumafaktor, Anti-CCP-Antikörper erbeten

Verbindliches Muster

Vertragsarztstempel / Unterschrift überw. Arzt

Nicht zu verwenden bei Arbeitsunfällen, Berufskrankheiten und Schülerunfällen

Muster 10 (4.2024)

~~Freigabe 15.04.2019~~

Überweisungsschein **06**

Krankenkasse bzw. Kostenträger
AOK Baden-Württemberg 41

Name, Vorname des Versicherten
Egetemaier
Thomas
Linne-Str. 8
D-73460 Hüttlingen
geb. am 20.06.19xx
03/xx

Kostenträgerkennung	Versicherten-Nr.	Status
106745066	D7654398	1000000

Betriebsstätten-Nr.	Arzt-Nr.	Datum
17654900	655947654	18.01.20xx

☒ Kurativ ☐ Präventiv ☐ Behandl. gemäß § 116b SGB V ☐ bei belegärztl. Behandlung

Quartal: 1 X X

Geschlecht: M

☐ Unfall Unfallfolgen — Datum der OP bei Leistungen nach Abschnitt 31.2: T T M M J J

Überweisung an: Radiologie

☒ Ausführung von Auftragsleistungen ☐ Konsiliar-untersuchung ☐ Mit-/Weiter-behandlung — AU bis: T T M M J J

☐ eingeschränkter Leistungsanspruch gemäß § 16 Abs. 3a SGB V

Diagnose/Verdachtsdiagnose
Gonarthritis links

Befund/Medikation

Auftrag
MRT li. Kniegelenk

17654900
Dr. med. Christoph Kölle
Facharzt für Orthopädie
Friedrichstr. 50
73432 Aalen
Tel. 07481/72727

Verbindliches Muster

Vertragsarztstempel / Unterschrift des Arztes

Muster 6 (10.2019)

9. Überweisungsschein (Muster 6) ausfüllen

- Ankreuzfelder beachten:
  - kurativ/präventiv (hier: kurativ)
  - Behandlung gemäß § 116b SGB V (bei ambulanter Behandlung im Krankenhaus)
  - bei belegärztlicher Behandlung
  - Geschlecht M
  - Ausführung von Auftragsleistungen/Konsiliaruntersuchung/Mit-/Weiterbehandlung (hier: Ausführung von Auftragsleistungen)
  - eingeschränkter Leistungsanspruch gemäß §16 Abs. 3a SGB V
- Eintragen:
  - Quartal (hier: 1xx)
  - Überweisung an (hier: Radiologie)
  - Diagnose (hier: Gonarthritis links)
  - ggf. Befund/Medikation
  - ggf. Auftrag
  - Vertragsarztstempel und Unterschrift

Anschließend führen Sie die Mikrowellenbehandlung bei Herrn Egetemaier durch.

10. Physikalische Therapie (Mikrowelle)

- Patienten auf Behandlungsliege liegen lassen
- Gerät einschalten und prüfen
- richtigen Aufsatz wählen und Elektroden anbringen
- richtige Dosis und Zeit wählen
- Patienten beobachten und während der Behandlung nach Wohlergehen befragen

Dr. Kölle verordnet zur Schmerz- und Entzündungslinderung noch Diclofenac 75 mg Retardkapseln N2.

11. eRezept

- Patientendaten eintragen
- Gebühr frei/pfl.; hier: gebührenpflichtig
- verordnetes Medikament, Darreichungsform, Packungsgröße eintragen
- ungenutzten Raum entwerten
- Datum, Signatur des Arztes

Nun vereinbaren Sie einen Termin zur Kontrolle und zur Besprechung des MRT-Befundes.

12. Terminvereinbarung

- Patienten fragen, ob es eher vormittags oder nachmittags geht
- hier: Datum des MRT abwarten
- Terminzettel ausfüllen

Ausdruck zur Einlösung Ihres E-Rezeptes

für
Thomas Egetemaier

geboren am
20.06.19xx

ausgestellt von
Dr. med. Christoph Kölle
Facharzt für Orthopädie
07481/72727
praxis-koelle@beispiel.de

ausgestellt am
18.01.20xx

Sammelcode zur Einlösung aller Verordnungen

MUSTER

Diclofenac 75 mg
Retardkapseln N 2

E-Rezept
Die App zum E-Rezept
Einfach – Schnell – Flexibel
E-Rezepte jetzt papierlos empfangen

Die Voraussetzungen und weitere Informationen finden Sie online auf www.das-e-rezept-fuer-deutschland.de und bei der technischen Hotline 0800 277 377 7

Tokenausdruck DIN A5 (4.2021)

Bildquelle: Gematik – Nationale Agentur für Digitale Medizin

Zuletzt verabschieden Sie den Patienten und führen anschließend die Abrechnung durch.

13. Verabschiedung des Patienten

- Formulare aushändigen (z. B. Überweisung, Terminzettel)
- Genesungswünsche
- Verabschiedung

14. Abrechnung (EBM)

- Diagnosen: M13.86GL (gesicherte Gonarthritis links), M16.1GR (gesicherte Koxarthrose rechts)
- 18211 Orthopädische Grundpauschale für Versicherte ab Beginn des 6. bis zum vollendeten 59. Lebensjahr
- 02510 Wärmetherapie (auch mit Mikrowelle)
- Anmerkung: 32042 BSG, 32128 CRP, 32120 kleines Blutbild, 32064 Harnsäure, 32325 Ferritin, 32066 oder 32067 Kreatinin (je nach Bestimmungsmethode), 32461 Rheumafaktor und 32489 Anti-CCP-Ak werden von der beauftragten Laborpraxis abgerechnet.

Nachmittags fällt Ihnen auf, dass Ihre Kollegin die Karteikarten der Patienten des heutigen Tages noch nicht nach der DIN 5007 sortiert hat.

15. DIN 5007 Sortierung

Arndt – Aßel – Assler – Bayer – Bayerle – Endres – Ewald – Müller, Sandra – Dr. Müller – Schaller – Schmid – Schmidt, Ursel – Schmidt, Walter – Schmitt – Waller – Walther – Wiese

Die Auszubildende bittet Sie, das Vorgehen bei i.m.-Injektionen zu schildern.

16. i.m-Injektion (Durchführung)

- Verfallsdaten der Ampullen und sämtlicher anderer Materialien überprüfen
- Kanüle auf Spritze aufsetzen
- Ampulle öffnen
- Kanülenkappe entfernen
- mit einer Hand die Ampulle halten, währenddessen mit der anderen Hand den Ampulleninhalt aufziehen, ggf. danach Luftblasen aus der Spritze entfernen
- Kanüle, mit der Ampulleninhalt aufgezogen wurde, entfernen und ohne Kanülenkappe in durchstich- und bruchsicherem, flüssigkeitsfestem und verschließbarem Behälter entsorgen
- Einmalspritze bereitlegen
- zwei Kanülen bereitlegen
  - eine zum Aufziehen des Medikaments
  - eine für die Injektion (Größe abhängig von Medikament und Statur des Patienten)
- neue Kanüle mit Kappe auf Spritze aufstecken
- Hautdesinfektionsmittel bereitlegen
- Hautdesinfektion durchführen (Einwirkzeit nach Herstellerangabe beachten, Desinfektionsmittel auf der Haut trocknen lassen, kein Nachtasten)
- Schutzhandschuhe anziehen
- Kanülenkappe abziehen
- i.m.-Injektion durchführen:
  - Mögliche Injektionsorte für i.m. Injektionen sind der M. deltoideus am Oberarm, der M. vastus lateralis des M. quadriceps femoris am seitlichen Oberschenkel und der vordere M. glutaeus über dem seitlichen Becken (ventrogluteale Injektion: dabei Zeigefinger auf vorderen Darmbeinstachel, Mittelfinger auf Beckenkamm; Einstich in das untere Ende des „V", das Zeige- und Mittelfinger jetzt bilden).
  - senkrecht in den Muskel einstechen
  - aspirieren (nur bei Injektionen in den Gesäßmuskel)
  - wenn kein Blut aspirierbar: Mittel injizieren
  - Kanüle herausziehen
- einen keimarmen Tupfer auf die Injektionsstelle drücken
- wenn keine Pflasterallergie vorliegt: Wundpflaster über Injektionsstelle anbringen
- Kanüle entfernen und ohne Kanülenkappe in durchstich- und bruchsicherem, flüssigkeitsfestem und verschließbarem Behälter entsorgen
- Spritze und Schutzhandschuhe in Praxismüll entsorgen
- Dokumentation in analoger oder digitaler Patientenkartei

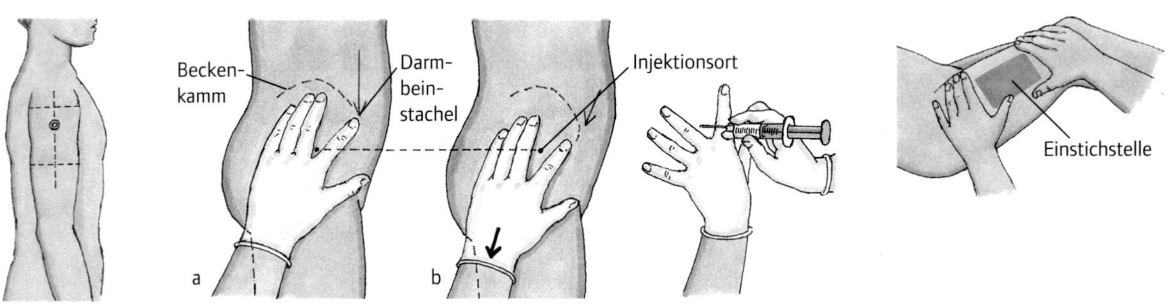

Mögliche Fragen im Fachgespräch der praktischen Prüfung

Welche Unterschiede gibt es zwischen einer Arthrose und einer Arthritis?

Bei einer Arthrose handelt es sich um eine Gelenkabnutzung, während eine Arthritis eine Gelenkentzündung ist.

Welche Risikofaktoren spielen bei der Entstehung einer Arthrose eine Rolle

- *Gelenkfehlstellung*
- *Übergewicht*
- *Verletzungen und/oder Fehlhaltungen mit daraus folgenden Knorpelschäden*
- *zu hohe Belastungen durch bestimmte Sportarten oder Tätigkeiten*
- *genetisch bedingt schlechte Knorpel- und/oder Knochensubstanz*
- *mangelnde Bewegung, z. B. durch Bettlägerigkeit*

Erklären Sie, wie eine Arthrose entsteht.

Durch das Vorhandensein bestimmter Risikofaktoren kommt es zur Knorpelschädigung, wodurch nicht mehr genügend Druck abgefedert wird, sodass mehr Druck auf den Knochen ausgeübt wird. Dadurch verdickt sich der Knochen und bildet Osteophyten, das sind dornartige Knochensporne. Sie stören die normale Beweglichkeit des Gelenks.

Erläutern Sie, zu welchem Teufelskreis es bei einer Arthrose kommen kann.

Liegt bei übergewichtigen Patienten eine Arthrose vor, so kommt es v. a. zu Anlaufschmerzen, wie z. B. beim Aufstehen. Dadurch vermeidet der Patient die Bewegungen immer mehr, wodurch das Übergewicht verstärkt wird und sich außerdem Muskelverspannungen einstellen. Dadurch wird die Arthrose weiter verstärkt. Dieser Teufelskreis kann sich auch bei Patienten mit Normalgewicht einstellen.

Erklären Sie, welche Ursachen eine Arthritis hervorrufen können.

- *degenerativ: Knorpelabrieb bei arthrotisch veränderten Gelenken*
- *Gichtarthritis: Durch erhöhte Harnsäurespiegel kommt es zur Ablagerung von Harnsäurekristallen in den Gelenken.*
- *immunologisch: Bei rheumatischen Krankheiten können Autoantikörper gegen Gelenkantigene gebildet werden.*
- *infektiös: Nach Eingriffen, Verletzungen oder auf dem Blutweg können Bakterien in die Gelenke gelangen und Entzündungen verursachen.*
- *reaktive Arthritis: Arthritis nach gelenkferner Infektion im Rahmen der Immunreaktion*

Welche Diagnostik wird bei Verdacht auf chronische Polyarthritis durchgeführt?

- *Anamnese*
- *Bestimmung des Rheumafaktors und der Anti-CCP-Antikörper*
- *Röntgen*

Cornelsen „Behandlungsassistenz“, Lernfeld 4, Kapitel 2 bzw. „Medizinische Fachangestellte“, Band 1, Lernfeld 4, Kapitel 2

Bei Herrn Egetemaier sollten BSG, CRP, kleines Blutbild, Harnsäure, Ferritin, Kreatinin, Rheumafaktor sowie die Anti-CCP-Antikörper bestimmt werden. Nennen Sie für jede dieser Laborwerte das richtige Blutentnahmeröhrchen und geben Sie die optimale Reihenfolge dieser Röhrchen bei der Blutentnahme an.

- *BSG: Wenn mit Citratröhrchen, dann zweites Röhrchen bei der Blutentnahme; wenn mit EDTA-Röhrchen, dann nach dem Serumröhrchen*
- *CRP: Serumröhrchen, erstes Röhrchen bei der Blutentnahme*
- *kleines Blutbild: EDTA-Röhrchen, drittes Röhrchen bei der Blutentnahme, wenn BSG mit dem Citratröhrchen bestimmt wird*
- *Harnsäure: Serumröhrchen, erstes Röhrchen bei der Blutentnahme*
- *Ferritin: Serumröhrchen, erstes Röhrchen bei der Blutentnahme*
- *Kreatinin: Serumröhrchen, erstes Röhrchen bei der Blutentnahme*
- *Rheumafaktor: Serumröhrchen, erstes Röhrchen bei der Blutentnahme*
- *Anti-CCP-Antikörper: Serumröhrchen, erstes Röhrchen bei der Blutentnahme*

Cornelsen „Behandlungsassistenz“, Lernfeld 5, Kapitel 5 bzw. „Medizinische Fachangestellte“, Band 2, Lernfeld 5, Kapitel 5

Nennen Sie physikalische Therapiemaßnahmen bei Arthrose.

- *Wärmetherapie, z. B. in Form einer Wärmflasche oder einer Infrarotlampe*
- *therapeutischer Ultraschall*
- *Hochfrequenztherapie, z. B. Mikrowellentherapie*
- *Elektrotherapie, z. B. Reizstromtherapie*
- *Phototherapie, z. B. durch Licht oder UV-Licht*
- *Lasertherapie*

Bei Herrn Egetemaier wird zur Linderung seiner Arthrosebeschwerden eine Mikrowellentherapie durchgeführt. Welche Kontraindikationen gibt es für diese Therapie?

- *Varizen*
- *Metallimplantate*
- *Herzschrittmacher*
- *akute Entzündungen*
- *Blutungen*
- *Sensibilitätsstörungen*
- *Schwangerschaft*

Erläutern Sie, welche weiteren therapeutischen Möglichkeiten bei einer Arthrose zur Verfügung stehen.

Um die Gelenkfunktion noch möglichst lange zu erhalten, sollte das Gelenk regelmäßig bewegt werden. Am besten sind Sportarten wie Nordic Walking, Schwimmen, Wassergymnastik oder Radfahren. Unterstützend kann eine Physiotherapie durchgeführt werden. Ist die Arthrose schon sehr weit fortgeschritten, so kann eine Totalendoprothese (TEP) in ein Hüft- oder Kniegelenk operativ eingesetzt werden.

Nennen Sie sechs unterschiedliche Formen der Physiotherapie.

- *Krankengymnastik*
- *manuelle Therapie*
- *Chirotherapie*
- *Osteopathie*
- *Massage*
- *Lymphdrainage*

Cornelsen „Behandlungsassistenz", Lernfeld 4, Kapitel 3 bzw. „Medizinische Fachangestellte", Band 1, Lernfeld 4, Kapitel 3

Erklären Sie, was ein MRT ist.

Die Magnetresonanztomografie wird auch als Kernspintomografie bezeichnet. Der Patient wird in eine Röhre geschoben. Dabei kreist ein Magnetfeld um den Körper und bringt die Moleküle des Körpers unterschiedlich stark zum Schwingen. Der Computer erzeugt daraus Schichtbilder. Der Patient bleibt ca. 20 Minuten in der Röhre, muss ruhig liegen. Die Untersuchung erzeugt keine Strahlenbelastung. Auftretender Lärm wird durch persönlichen Schallschutz minimiert. Für den Fall von Gefühlen wie Unwohlsein und/oder Platzangst erhalten die Patienten eine Klingel, um sich bemerkbar machen zu können.

Cornelsen „Behandlungsassistenz", Lernfeld 4, Kapitel 2 bzw. „Medizinische Fachangestellte", Band 1, Lernfeld 4, Kapitel 2

Erläutern Sie für das Muster 6 „Überweisungsschein" in welchen Fällen die Felder „Ausführung von Auftragsleistungen", „Konsiliaruntersuchung" und „Mit-/Weiterbehandlung" angekreuzt werden?

- *Ausführung von Auftragsleistungen: Hier gilt die Überweisung nur für eine bestimmte Leistung, die im Auftragsfeld eingetragen wird, wie zum Beispiel eine Ultraschalluntersuchung (Sonografie) des Oberbauchs.*
- *Konsiliaruntersuchung: Hier möchte der überweisende Arzt eine Diagnose erhalten und überlässt die Art und Anzahl der dafür notwendigen Untersuchungen dem Arzt, der die Überweisung erhält. Im Diagnosefeld könnte dann zum Beispiel „Unklare Oberbauchbeschwerden" stehen.*
- *Mit-/Weiterbehandlung: Hier wird dem beauftragten Arzt die komplette Diagnostik aber zusätzlich auch die Therapie übertragen.*

Cornelsen „Leistungsabrechnung", Lernfeld 2, Kapitel 4) bzw. „Medizinische Fachangestellte", Band 1, Lernfeld 2, Kapitel 11

Wie lange ist ein Überweisungsschein (Muster 6) ab dem Ausstellungsdatum gültig?

Er gilt für das aktuelle und das darauffolgende Quartal

Cornelsen „Leistungsabrechnung", Lernfeld 2, Kapitel 4) bzw. „Medizinische Fachangestellte", Band 1, Lernfeld 2, Kapitel 11

Wie lange müssen Ärzte, die eine Überweisung (Muster 6) erhalten, diese mindestens aufbewahren?

1 Jahr

Cornelsen „Leistungsabrechnung", Lernfeld 1, Kapitel 4) bzw. „Medizinische Fachangestellte", Band 1, Lernfeld 1, Kapitel 7

Nach welchen Kriterien können Sie Schriftgut sortieren? Erklären Sie diese und geben Sie zu jeder Art ein Beispiel an.

- *mnemotechnische Sortierung: nach Farben oder Abkürzungen, z. B. Klassenbezeichnung in der Berufsschule; 12MFA111*
- *alpha-numerische Sortierung: sowohl nach Anfangsbuchstabe als auch nach Ziffer, z. B. Röntgenbild; Trau0322*
- *mumerische Sortierung: nach Ziffern, z. B. Rechnungsnummer; 0503/22*
- *chronologische Sortierung: z. B. beim Geburtsdatum; 16.07.1972*

Cornelsen „Organisation und Verwaltung", Lernfeld 2, Kapitel 5 bzw. „Medizinische Fachangestellte", Band 1, Lernfeld 2, Kapitel 7

Prüfungsfall 10: Krebsfrüherkennung Frau

Praxisdaten: Gynäkologische Praxis in der Scharnhorststr. 23, 43267 Fernstetten, mit Frau Dr. med. Tina Liacometti, Fachärztin für Gynäkologie und Geburtshilfe, BSNR 197352100, LANR 376542215, Tel. 02432/65652, Fax 02432/86734, Kreissparkasse Fernstetten, IBAN DE11997288330055466776.

Patientendaten: Annegret Schüller, geb. 12.02.19xx (55 Jahre alt), krankenversichert bei der Techniker Krankenkasse, WOP 20, Kostenträgerkennung 103456781, Versichertennummer E387694562, Gültigkeit der eGK 03/xx, keine Teilnehmerin eines Hausarzt- oder Disease-Management-Programms, wohnhaft in der Traubenstr. 49, 43267 Fernstetten

Situationsbeschreibung: Sie arbeiten als MFA in der Praxisgemeinschaft von Frau Dr. Liacometti und begrüßen am heutigen Dienstag, dem 01.04.20xx, zum vorab vereinbarten Termin um 10:00 Uhr Frau Schüller, die schon mehrfach in ihrer Praxis war. Heute kommt sie zur Krebsvorsorgeuntersuchung und zu einem Test auf verborgenes Blut im Stuhl. Sie bereiten die Krebsfrüherkennung bei Frau Schüller vor und übertragen die Personalien für die Krebsvorsorgeuntersuchung von Frau Schüller und weitere Informationen aus deren Anamnese auf das dafür vorgesehene Muster 39a und b „Krebsfrüherkennung Zervix-Karzinom". Dann bereiten Sie alle Instrumente und Materialien für die gynäkologische Untersuchung mit zytologischen Abstrichen und Abstrichen auf Humane Papilloma-Viren vor. Anschließend legen Sie die Laborkarte an. Sie erklären danach Frau Schüller die Probengewinnung des immunologischen Stuhltests auf okkultes Blut (iFOBT) und überreichen ihr dazu ein Stuhlprobenentnahmesystem, das sie in den nächsten Tagen nach der Probengewinnung zurückbringen soll. Die um 10:30 Uhr entnommenen Abstriche von Portio und Zervix auf Humane Papilloma-Viren schicken Sie anschließend mit einem Anforderungsschein für in-vitro-diagnostische Auftragsleistungen (Muster 10) zur Befundung in eine Laborpraxis, die zytologischen Präparate senden Sie zusammen mit dem bereits ausgefüllten Muster 39a und b zur zytologischen Beurteilung. Nachdem Sie Frau Schüller nach den Untersuchungen verabschiedet haben, rechnen Sie die erbrachten Leistungen ab.
Frau Dr. Liacometti überlegt, eine weitere Auszubildende einzustellen. Sie bittet Sie die nötigen Dokumente, die Ausbildung betreffend, von der Internetseite der Landesärztekammer herunterzuladen. Diese Informationen sollen Sie im Ordner „Ausbildung-Admin" auf dem Desktop speichern. Des Weiteren sollen Sie gesetzliche und tarifliche Bestimmungen eines Arbeitsvertrags für eine MFA recherchieren und Frau Dr. Liacometti einen Überblick zur Dauer von Arbeitsverträgen, Beendigung von Arbeitsverhältnissen, Probezeit und Urlaubsregelungen geben.

Bearbeitung des Prüfungsfalls

Sie begrüßen Frau Schüller und nehmen ihre Daten auf.

1. Patientenempfang bei vereinbartem Termin
- freundliche Begrüßung mit Blickkontakt
- korrekte, dem Patientenalter entsprechende Ansprache
- Grund des Praxisbesuchs ansprechen

2. Patientenaufnahme bekannte Patientin
- Einlesen der elektronischen Gesundheitskarte
- Patientenkartei aufrufen oder bereitlegen, ggf. Aktualisierung des Anamnesebogens
- nächsten Schritt einleiten, z. B. ins Wartezimmer schicken oder in den Untersuchungsraum bitten

Sie bereiten die Krebsfrüherkennungsuntersuchung bei Frau Schüller vor und übertragen die Personalien der Patientin auf das Muster 39a und b.

3. Krebsfrüherkennung bei der Frau vorbereiten
- Untersuchungsalter und -intervall überprüfen: ab dem vollendeten 20. Lebensjahr maximal einmal im Kalenderjahr.
- Bei der weiteren Vorbereitung den altersabhängigen und intervallgerechten Untersuchungsumfang beachten.
- ab dem vollendetem 20. Lebensjahr Untersuchung des Genitales mit zusätzlichen Zellabstrichen von Portio und Zervikalkanal (mit nachfolgender Befundung)
- ab dem vollendeten 30. Lebensjahr zusätzlich Untersuchung der Brustdrüsen und der regionären Lymphknoten
- bei auffälligen Befunden vom vollendeten 30. Lebensjahr bis zum vollendeten 35. Lebensjahr kann zusätzlich eine Untersuchung von Portio- und Zervixabstrichen auf HPV (Humane Papilloma-Viren) durchgeführt werden

- ab dem vollendeten 35. Lebensjahr alle bisherigen Untersuchungsinhalte weiter jedes Kalenderjahr, jedoch nur jedes 3. Kalenderjahr die zytologische Untersuchung von Portio- und Zervixabstrichen sowie die Untersuchung der Abstriche auf HPV
- ab dem vollendeten 50. Lebensjahr zusätzlich digitale Untersuchung des Rektums
- Muster 39 a und b Krebsfrüherkennung Zervix-Karzinom so weit wie möglich ausfüllen, hier: Personalienfeld ausfüllen, „ab 35 Jahre" ankreuzen

Sie bereiten die gynäkologische Untersuchung mit zytologischen Abstrichen und Abstrichen vor und legen die Laborkarte an.

4. Hygienische Händedesinfektion
- Entnahme von 3–5 mL Desinfektionslösung aus einem Wandspender mit Ellenbogenbedienung
- Desinfektionsmittel in die sauberen, trockenen Hände geben und diese gründlich benetzen
- Handflächen und Handgelenke nach Herstellerangaben (z. B. 30 Sek.) einschl. Nägeln, Nagelfalzen, Zwischenfingerräumen, Fingerkuppen und Daumen feucht halten
- Lufttrocknung

5. Gynäkologische Untersuchung mit Abstrichentnahme vorbereiten
- gynäkologischen Untersuchungsstuhl vorbereiten
- Sauberkeit sicherstellen
- Unterlage erneuern
- keimarme Handschuhe bereitlegen
- einhändig zu bedienendes Spekulum (ohne spätere MFA-Assistenz) oder beidhändig zu bedienende Spekula (mit späterer MFA-Assistenz) bereitstellen
- Spekulum bzw. Spekula anwärmen
- Nierenschale für gebrauchte Instrumente
- Abfalleimer
- Watteträger und/oder Abstrichbürsten
- Objektträger
- Fixierspray für zytologische Präparate
- Versand- bzw. Aufbewahrungsgefäß für die zytologischen Präparate
- Entnahmeset für HPV-Abstriche

6. Laborkarte/Laborbuch ausfüllen
- Patientendaten und Geschlecht eintragen
- Barcode einkleben (derselbe, der für die Röhrchen verwendet wurde)
- Abnahmedatum und Abnahmezeit notieren
- entnommenes bzw. zu untersuchendes Material angeben
- Gebührenordnung notieren

Sie erklären Frau Schüller die Probengewinnnung für den immunologischen Stuhltest auf okkultes Blut (iFOBT) und überreichen ihr dazu ein Probenentnahmesystem.

7. Stuhlprobenentnahmesystem des quantitativen immunologischen Stuhltests (iFOBT) erklären
- Verwendung des Tests erklären:
- Diätmaßnahmen nicht erforderlich
  - das Bürstchen aus dem flüssigkeitsgefüllten Röhrchen herausschrauben
  - danach das Bürstchen mit seinen Borsten an zwei verschiedenen Stellen eines Stuhlgangs einstechen
  - das Bürstchen anschließend wieder in das flüssigkeitsgefüllte Röhrchen fest einschrauben und dann das Röhrchen leicht schütteln
- das flüssigkeitsgefüllte Röhrchen am nächsten Tag in der Praxis abgeben

Die um 10:30 Uhr entnommenen Abstriche von Portio und Zervix auf Humane Papilloma-Viren schicken Sie mit dem Anforderungsschein für in-vitro-diagnostische Auftragsleistungen (Muster 10) zur Befundung in eine Laborpraxis, die zytologischen Präparate senden Sie zusammen mit dem bereits ausgefüllten Muster 39a und b zur zytologischen Beurteilung.

8. Laborüberweisung Laborarzt (Anforderungsschein für in-vitro-diagnostische Auftragsleistungen Muster 10) ausfüllen
- ankreuzen: kurativ/präventiv; bei belegärztlicher Behandlung; Unfall, Unfallfolgen
- Kennziffer nur bei Knappschaftsversicherten eintragen: 87777
- Geschlecht eintragen (Im aktuellen Muster 10A bei „Geschlecht" „M" für männlich, „W" für weiblich, „D" für divers bzw. „X" für unbestimmt eintragen; hier „M")
- Quartal eintragen
- Verdachtsdiagnose eintragen
- ggf. Barcode aufkleben
- Abnahmedatum und -zeit angeben
- Vertragsarztstempel, Unterschrift

Nachdem Sie die Patientin nach den Untersuchungen verabschiedet haben, rechnen Sie die erbrachten Leistungen nach dem Einheitlichen Bewertungsmaßstab (EBM) ab.

9. Verabschiedung der Patientin
- ggf. neue Terminvereinbarung
- Genesungswünsche und Verabschiedung

10. Abrechnung (EBM)
- Diagnose: Z12.9
- 01761 Untersuchung zur Früherkennung des Zervixkarzinoms
- 01737 Ausgabe und Weiterleitung eines Stuhlprobenentnahmesystems (iFOBT), inclusive Beratung

Frau Dr. Liacometti überlegt, eine weitere Auszubildende einzustellen. Sie bittet Sie die nötigen Dokumente, die Ausbildung betreffend, von der Internetseite der Landesärztekammer herunterzuladen. Sie sollen ferner gesetzliche und tarifliche Bestimmungen eines Arbeitsvertrags für eine MFA recherchieren und einen Überblick zu Dauer von Arbeitsverträgen, Beendigung von Arbeitsverhältnissen, Probezeit und Urlaubsregelungen geben.

11. Ordner auf dem PC erstellen

Website der LÄK aufrufen, z. B. www.laekh.de, und erforderliche Dokumente unter Reiter „Für MFA, Berufsausbildung/Berufsausbildungsvertrag und Vorschriften" herunterladen und anschließend rechte Maustaste Befehl Speichern unter im neu erstellten Ordner abspeichern.

12. Recherche

- Dauer von Arbeitsverträgen für eine MFA: befristet oder unbefristet
- Beendigung von Arbeitsverhältnissen: Kündigung innerhalb der Probezeit jederzeit ohne Angabe von Gründen, ordentliche Kündigung (gesetzlich vier Wochen Frist) und außerordentliche fristlose Kündigung bei wichtigem Grund
- Probezeit: Probezeit 3 Monate bei Tarifverträgen (Möglichkeit der Verlängerung auf 6 Monate), gesetzliche Probezeit 6 Monate
- Urlaubsregelungen: Bundesurlaubsgesetz (24 Werktage/20 Arbeitstage), Manteltarifvertrag für Medizinische Fachangestellte (34 Werktage/28 Arbeitstage)

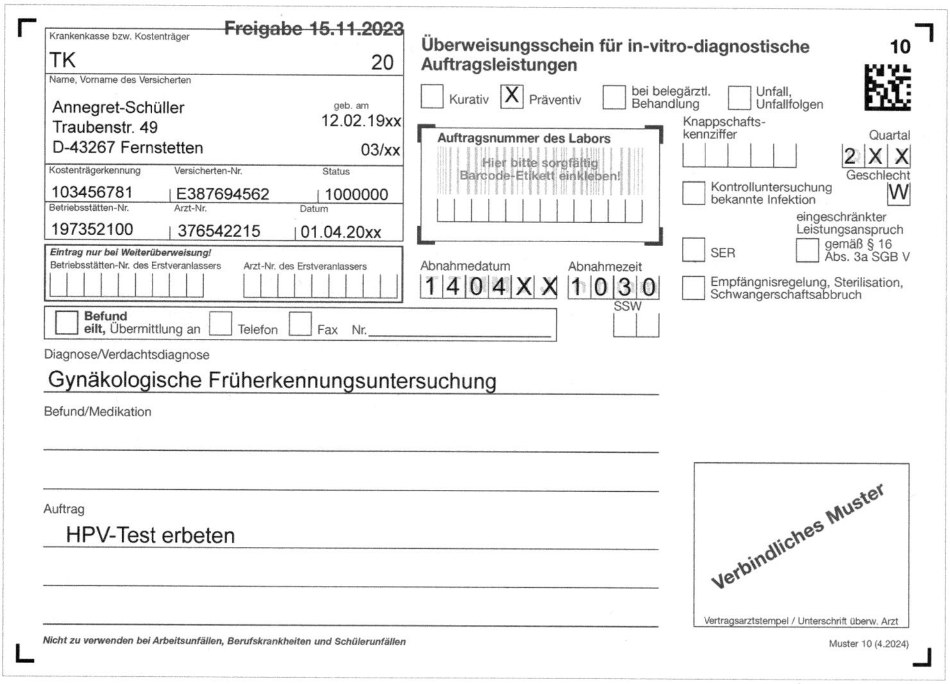
Freigabe 15.11.2023

Krankenkasse bzw. Kostenträger: TK 20

Name, Vorname des Versicherten: Annegret-Schüller, Traubenstr. 49, D-43267 Fernstetten; geb. am 12.02.19xx; 03/xx

Kostenträgerkennung: 103456781 | Versicherten-Nr.: E387694562 | Status: 1000000

Betriebsstätten-Nr.: 197352100 | Arzt-Nr.: 376542215 | Datum: 01.04.20xx

Eintrag nur bei Weiterüberweisung! Betriebsstätten-Nr. des Erstveranlassers | Arzt-Nr. des Erstveranlassers

Befund eilt, Übermittlung an ☐ Telefon ☐ Fax Nr.

Überweisungsschein für in-vitro-diagnostische Auftragsleistungen 10

☐ Kurativ ☒ Präventiv ☐ bei belegärztl. Behandlung ☐ Unfall, Unfallfolgen

Auftragsnummer des Labors – Hier bitte sorgfältig Barcode-Etikett einkleben!

Knappschaftskennziffer | Quartal 2XX | Geschlecht W

☐ Kontrolluntersuchung bekannte Infektion

☐ SER ☐ eingeschränkter Leistungsanspruch gemäß § 16 Abs. 3a SGB V

Abnahmedatum 1404XX | Abnahmezeit 1030 | SSW

☐ Empfängnisregelung, Sterilisation, Schwangerschaftsabbruch

Diagnose/Verdachtsdiagnose: Gynäkologische Früherkennungsuntersuchung

Befund/Medikation

Auftrag: HPV-Test erbeten

Verbindliches Muster

Vertragsarztstempel / Unterschrift überw. Arzt

Nicht zu verwenden bei Arbeitsunfällen, Berufskrankheiten und Schülerunfällen

Muster 10 (4.2024)

Mögliche Fragen im Fachgespräch der praktischen Prüfung

Nennen Sie die deutsche Bezeichnung für die Fachbegriffe Portio und Zervix uteri.

- *Portio = der Teil der Gebärmutter, der in die Scheide hineinragt*
- *Zervix uteri = Gebärmutterhals*

Cornelsen „Behandlungsassistenz", Lernfeld 8, Kapitel 7 bzw. „Medizinische Fachangestellte", Band 2, Lernfeld 8, Kapitel 7

Nennen Sie zwei Risikofaktoren für das Entstehen eines Zervixkarzinoms.

- *Infektion mit dem Humanen Papilloma-Virus (HPV), besonders bei Raucherinnen*
- *häufiger Partnerwechsel*

Cornelsen „Behandlungsassistenz", Lernfeld 8, Kapitel 5 bzw. „Medizinische Fachangestellte", Band 2, Lernfeld 8, Kapitel 5

Die Impfung gegen das Humane Papilloma-Virus (HPV) – Wann sollte die Erstimpfung stattfinden und welche Impfschemata gibt es für verschiedene Altersklassen?

- *Die erste Impfung sollte vor dem ersten Geschlechtsverkehr stattfinden oder nach negativem HPV-Test.*
- *Impfschema für 9- bis 14-Jährige: 2 Impfungen: 0 Monate – 5 Monate*
- *Impfschema für 15-Jährige und Ältere: 3 Impfungen: 0 Monate – 1 bis 2 Monate (je nach Impfstoff) – 6 Monate*

Cornelsen „Behandlungsassistenz", Lernfeld 3, Kapitel 7 bzw. „Medizinische Fachangestellte", Band 1, Lernfeld 3, Kapitel 7

www.rki.de > Themen > Infektionskrankheiten > Impfen > Informationsmaterialien zum Impfen > Faktenblätter zum Impfen > HPV-Impfung

Welche zwei Behandlungsmethoden der Gebärmutter gibt es, wenn die Beurteilung der Zellabstriche bei der Krebsfrüherkennung Zervix-Karzinom einen sicher bösartigen Tumor ergeben hat und keine Metastasen außerhalb des Uterus vorliegen?

- *Konisation = chirurgische Entfernung eines keilförmigen Teils der Zervix*
- *Hysterektomie = operative Entnahme des gesamten Uterus*

Cornelsen „Behandlungsassistenz", Lernfeld 8, Kapitel 7 bzw. „Medizinische Fachangestellte", Band 2, Lernfeld 8, Kapitel 7

Wie erfolgt im vorliegenden Fall die Beauftragung der Zytologin/des Zytologen zur Untersuchung der zytologischen Abstriche, wie wird der einsendenden Praxis das Ergebnis der zytologischen Untersuchung mitgeteilt und welche Aufbewahrungspflichten sind dabei jeweils zu beachten?

- *Der ausgefüllte Dokumentationsbogen Muster 39a und b wird von der untersuchenden Ärztin zusammen mit dem Untersuchungsmaterial (= den Zellpräparaten aus den Portio- und Zervix-Abstrichen) an die Zytologin/den Zytologen (Fachärztin/Facharzt für Zelluntersuchungen) gesandt.*
- *Anmerkung: Dafür darf von der einsendenden Ärztin nicht (!) die GOP 40100 (Kostenpauschale für Versandmaterial und Versandkosten) abgerechnet werden.*
- *Die Zytologin/der Zytologe trägt die Untersuchungsergebnisse und eine Empfehlung für das weitere Vorgehen auf Muster 39 a und b ein. Zu den Empfehlungen gehören beispielsweise ein HPV-Test oder ein Ko-Test (Kombinierte Abstrichuntersuchung auf Krebszellen und HPV) oder eine Kolposkopie (Untersuchung von Scheide, Portio und Zervixkanal mit einem Spezialmikroskop).*
- *Die Zytologin/der Zytologe behält selbst Muster 39 b (Aufbewahrungspflicht 10 Jahre) und die Zellpräparate (Aufbewahrungspflicht 10 Jahre) und schickt Muster 39 a zurück an den untersuchenden Arzt (Aufbewahrungspflicht 10 Jahre).*

Anmerkung: Die Zytologin/der Zytologe kann den Befund mit Empfehlung auch als elektronischen Arztbrief an die untersuchende Ärztin schicken.

www.kbv.de/media/sp/02_Erlaeuterungen.pdf

Cornelsen „Leistungsabrechnung", Lernfeld 11, Kapitel 1 bzw. „Medizinische Fachangestellte", Band 3, Lernfeld 11, Kapitel 8

Ab wann und wie oft darf bei gesetzlich krankenversicherten bei Männern und Frauen die EBM-GOP 01737 für die Ausgabe, Rücknahme und Beratung im Zusammenhang mit dem quantitativen immunologischen Test zum Nachweis von okkultem Blut im Stuhl (quantitativer iFOBT) abgerechnet werden?

- *Vom vollendeten 50. bis zum vollendeten 55. Lebensjahr ist der iFOBT einmal pro Kalenderjahr als Früherkennungsuntersuchung abrechenbar, auch ohne dass dabei andere Krebsvorsorgeuntersuchungen abgerechnet werden müssen.*
- *Ab dem vollendeten 55. Lebensjahr ist der iFOBT jedes zweite Kalenderjahr abrechenbar.*

Hinweise:

- *Erfolgt eine Früherkennungskoloskopie nach EBM-GOP 01741, zulässig für Männer und Frauen ab dem vollendeten 50. Lebensjahr, dann kann erst 10 Jahre später jedes zweite Kalenderjahr wieder ein präventiver iFOBT nach EBM-GOP 01737 abgerechnet werden.*
- *Erfolgt dann jedoch eine erneute Früherkennungskoloskopie, kann erst weitere 10 Jahre später wieder jedes zweite Kalenderjahr ein präventiver iFOBT abgerechnet werden.*

www.kbv.de/html/online-ebm.php

Prüfungsfall 11: Appendizitis

Praxisdaten: Herr Dr. med. Albert Curius, Facharzt Allgemeinmedizin, Im Graben 12, 97437 Haßfurt, BSNR 820208700, LANR 664756X01, Tel. 09521/31550, Fax 09521/31552

Patientendaten: Linus Maggs, geb. 16.02. 20xx (9 Jahre alt), Thomastraße 44, 97437 Haßfurt; familienversichert über die Mutter bei der Barmer

Situationsbeschreibung: Die Mutter hat in der Aufregung die eGK vergessen. Mutter und Sohn sind Patienten von Dr. Curius, waren aber in diesem Quartal noch nicht in Behandlung gewesen. Sie nehmen Linus auf, leiten erste Maßnahmen ein und messen auch noch einmal Fieber mit dem Ohrthermometer. Dr. Curius untersucht den 9-Jährigen, äußert den Verdacht auf eine Appendizitis. Sie sollen eine Abdomensonografie vorbereiten. Die notwendigen Laboruntersuchungen übernimmt Ihre Kollegin. Dr. Curius erklärt Mutter und Sohn, dass er Linus ins Krankenhaus einweisen möchte. Daraufhin ist der Junge so aufgeregt, dass er Nasenbluten bekommt. Etwas Blut tropft auf den Boden. Sie beruhigen und versorgen ihn. Der Arzt bittet Sie auch Blutdruck zu messen. Der Arzt lässt Sie die Krankenhauseinweisung vorbereiten. Die Untersuchungsergebnisse, mitgegebene Befunde usw. wird er Ihnen diktieren. Die nächsterreichbaren, geeigneten Krankenhäuser sind das Leopoldina-Krankenhaus, Gustav-Adolf-Straße 6–8, 97422 Schweinfurt und die Sozialstiftung Bamberg, Buger Straße 80, 96049 Bamberg. Für die Vorbereitung der Krankenhauseinweisung verlassen Sie das Behandlungszimmer. Während Sie das Formular vorbereiten, ruft der Arbeitgeber von Frau Maggs an. Er möchte wissen, wie lange es wohl noch dauern werde, bis seine Angestellte zur Arbeit kommen könne. Als Mutter und Sohn wieder an die Anmeldung kommen, übergeben Sie die Krankenhauseinweisung und verabschieden sich.
Ab dem kommenden Montag hat die Praxis 14 Tage wegen Urlaub geschlossen. Ihr Chef bittet Sie den Anrufbeantworter zu besprechen und einen entsprechenden Aushang für die Praxis vorzubereiten. Vertretung übernehmen die Kollegen Dr. Fierling, Eichenhorststr. 11, 97437 Haßfurt, Tel. 09521/71556 und Dr. Zühler, Am Mainwinkel 5, 97437 Haßfurt, Tel. 09521/31714. Ihrer Kollegin Frau Frank ist aufgefallen, dass ihre Gehaltsabrechnung fehlerhaft ist. Sie berechnet ihren Nettolohn erneut, informiert telefonisch den Steuerberater und fragt Sie, was denn Ihrer Meinung nach an der Abrechnung falsch sein könnte. Eckdaten: Steuerklasse V, evangelisch, 24 Jahre alt, Zusatzbeitrag Krankenkasse: 1,8%, Lohnsteuerfreibetrag: 1200 EUR jährlich, Bruttolohn lt. Arbeitsvertrag: 2315,33€, AG-Anteil an den Vermögenswirksamen Leistungen: 23,00€, SV-pflichtiger Bruttolohn: 2338,33€, Lohnsteuerfreibetrag: 100,00€, lohnsteuerpflichtiger Bruttolohn: 2238,33€, Lohnsteuer lt. Lohnsteuertabelle: 468,00€, Kirchensteuer 9%: 42,12€, Rentenversicherung (18,6%, AN-Anteil 9,3%): 208,16€, Krankenversicherung (14,6%, AN-Anteil 7,3%): 163,40€, Zusatzbeitrag Krankenversicherung (1,8%, AN-Anteil 0,9%): 20,14€, Pflegeversicherung (3,05%, AN-Anteil 1,525%): 34,13€, Zusatzbeitrag PV kinderlos ab 23 J (0,35%): 7,83€, Arbeitslosenversicherung (2,4%, AN-Anteil 1,2%): 26,86€, Summe Sozialversicherungsbeiträge: 460,54€, Abzüge gesamt: 970,66€, Nettolohn: 1367,67€, Sparrate VL: 45,00€, auszuzahlender Betrag: 1322,67€

Bearbeitung des Prüfungsfalls

Sie empfangen Mutter und Sohn.

1. Begrüßung Patient ohne Termin

- Beruhigung der aufgeregten Mutter
- Begrüßung des Kindes mit dem Alter angemessener Ansprache; sich selbst vorstellen
- Grund des Praxisbesuchs erfragen, angemessen reagieren
- Patientenkarteikarte aufrufen
- Hinweis an Mutter, dass der Arzt sich so bald wie möglich um den Sohn kümmert und dass sie eine Bescheinigung bekommt, dass sie mit dem Sohn krankheitsbedingt in der Praxis war

2. Fehlende eGK bei bekanntem Patienten

- Die Mutter bitten über die App ihrer Krankenkasse eine eErsatzbescheinigung zu besorgen, dafür die KIM-Adresse der Praxis zur Verfügung stellen.
- Alternativ anbieten, diese Beantragung zu übernehmen (Einwilligung der Patientin erforderlich)
- Aber keine Ablehnung der Behandlung; Möglichkeit, die eGK innerhalb von 10 Tagen nachzureichen (spätestens jedoch bis zum Quartalsende), sonst können die Leistungen noch privat in Rechnung gestellt werden

Sie nehmen Linus auf und leiten erste Maßnahmen ein. Sie messen auch noch einmal Fieber (Ohrthermometer).

3. Patienten direkt in freies Behandlungszimmer bringen
- Patienten lagern (z. B. mit angezogenen Beinen auf der Seite)
- Einweg-Nierenschale bereithalten falls erneutes Erbrechen

4. Temperaturmessung im Ohr
- elektronisches Thermometer auf seine Funktionsfähigkeit prüfen und vorbereiten (u. a. Einmalschutzkappe)
- in beiden Ohren messen, dazu die Ohren leicht nach oben und hinten ziehen
- Mittelwert der Messungen als Ergebnis dokumentieren
- Einmalschutzkappe nach dem Messen entsorgen

Dr. Curius untersucht den 9-Jährigen, äußert den Verdacht auf eine Appendizitis. Sie bereiten die Abdomensonografie vor. Die notwendigen Laboruntersuchungen und deren Abrechnung übernimmt ihre Kollegin.

5. Sonografie vorbereiten
- Raum abdunkeln
- Gerät vorbereiten
- Kontaktgel bereitstellen
- Zellstoff zum Entfernen des Gels bereitstellen

Dr. Curius erklärt Mutter und Sohn, dass er Linus ins Krankenhaus einweisen möchte. Daraufhin ist der Junge so aufgeregt, dass er Nasenbluten bekommt. Etwas Blut tropft auf den Boden. Sie beruhigen und versorgen ihn. Der Arzt bittet Sie auch Blutdruck zu messen.

6. Kind beruhigen
- altersangemessen
- keine Floskeln verwenden

7. Nasenbluten stillen
- Handschuhe anziehen
- Kühlpackung in den Nacken legen (z. B. in ein Handtuch gewickelt)
- Nierenschale und Zellstoff bereitstellen
- Kind bitten, den Kopf nach vorne hängen zu lassen und gegen die Nasenflügel zu drücken
- anschließend Handschuhe ausziehen

8. Blutdruckmessen beim Kind
- Blutdruck sofort messen
- passende Kindermanschette wählen (40% des Oberarmumfangs)
- sicherstellen, dass die Manschette luftleer ist
- Arm auflegen lassen
- Manschette fest um den unbekleideten Oberarm legen, knapp oberhalb der Ellenbeuge in Herzhöhe
- Stethoskop anlegen
- Radialispuls aufsuchen
- zügig aufpumpen (bis Radialispuls verschwindet + 30 mmHg)
- Stethoskop an der ulnaren Ellenbeugenseite anlegen
- Luft langsam ablassen
- systolischen und diastolischen Wert dem Arzt mitteilen und dokumentieren

9. Verunreinigten Boden säubern
- chemikalienfeste Handschuhe anziehen
- Blut mit desinfektionsmittelgetränktem Zellstoff vom Boden entfernen
- nicht wischen, sondern aufsaugen lassen
- Wischdesinfektion mit geeignetem Flächendesinfektionsmittel und Einmaltuch durchführen:
  - ausreichend Druck ausüben
  - vollständig benetzen
- Entsorgung des verwendeten Materials in einem reißfesten, dichten Behälter, anschließend im Praxismüll

Sie sollen die Krankenhauseinweisung vorbereiten. Die Untersuchungsergebnisse, mitgegebene Befunde usw. wird der Arzt Ihnen diktieren. Die nächsterreichbaren, geeigneten Krankenhäuser sind das Leopoldina-Krankenhaus, Gustav-Adolf-Straße 6–8, 97422 Schweinfurt und die Sozialstiftung Bamberg, Buger Straße 80, 96049 Bamberg. Für die Vorbereitung der Krankenhauseinweisung verlassen Sie das Behandlungszimmer.

10. Hygienische Händedesinfektion vor Verlassen des Behandlungszimmers
- Desinfektionsmittel dem Wandspender in die trockenen Hände entnehmen
- Dauer der Durchführung: 30 Sekunden
- keine Stelle vergessen: Daumen, Zwischenfingerräume, Nagelbetten, Fingerkuppen, Handflächen, Handgelenke, Handrücken
- lufttrocknen lassen
- (Hände ohne Schmuck, Nagellack, künstliche Fingernägel)

11. Krankenhauseinweisung (Muster 2) vorbereiten (Daten zum Patienten trotz fehlender eGK in PVS vorhanden)
- Personalienfeld mit den Daten aus dem Praxisverwaltungssystem
- „Notfall" ankreuzen
- nächsterreichbare geeignete Krankenhäuser angeben
- Verdachtsdiagnose: V. a. Appendizitis; Diagnose, bisherige Maßnahmen, Befunde: nach Angaben des Arztes, ggf. Hinweise wie Allergie (lt. Dokumentation)

Während Sie das Formular vorbereiten, ruft der Arbeitgeber von Frau Maggs an. Er möchte wissen, wie lange es wohl noch dauern werde, bis seine Angestellte zur Arbeit kommen könne.

12. Schweigepflicht bei Telefonat mit Arbeitgeber

- Begrüßung, Praxis und eigenen Namen nennen
- nach Grund des Anrufs fragen
- freundlicher Hinweis auf Schweigepflicht, z. B.: „Leider darf ich Ihnen dazu keine Auskunft geben."
- Verabschiedung

Freigabe 01.09.2014

Krankenkasse bzw. Kostenträger
Barmer

Name, Vorname des Versicherten
Maggs
Linus
Thomastraße 44
D-97437 Haßfurt
geb. am 16.02.20xx

Kostenträgerkennung	Versicherten-Nr.	Status

Betriebsstätten-Nr.	Arzt-Nr.	Datum
820208700	664756X01	27.04.20xx

Verordnung von Krankenhausbehandlung 2
(Nur bei medizinischer Notwendigkeit zulässig)

☐ Belegarzt-behandlung ☒ Notfall
☐ Unfall, Unfallfolgen ☐ Versorgungs-leiden (BVG)

Nächsterreichbare, geeignete Krankenhäuser
Leopoldina-Krankenhaus, Schweinfurt
Sozialstiftung, Bamberg

Diagnose
V. a. Appendizitis

820208700
Dr. med. Albert Curius
Facharzt für Allgemeinmedizin
Im Graben 12
97437 Haßfurt
Tel. 09521/31550

Verbindliches Muster

Vertragsarztstempel / Unterschrift des Arztes

Bitte dem Patienten gesondert mitgeben!

Untersuchungsergebnisse

Bisherige Maßnahmen (z. B. Medikation)

Fragestellung/Hinweise (z. B. Allergie)

Mitgegebene Befunde

Ausfertigung für den Krankenhausarzt! Vertraulich!

Muster 2b (10.2014)

Als Mutter und Sohn wieder an die Anmeldung kommen, übergeben Sie die Krankenhauseinweisung und verabschieden sich.

13. Übergabe der Verordnung von Krankenhausbehandlung (Muster 2)

14. Verabschiedung Mutter und Sohn
- Brauchen der Patient und seine Mutter noch irgendetwas (z. B. Informationen)?
- Genesungswünsche
- Abschiedsgruß

15. Abrechnung (EBM)
- GOP 03000 (Versichertenpauschale)
- GOP 33042 (Abdomensonografie)

Ab dem kommenden Montag hat die Praxis 14 Tage wegen Urlaub geschlossen. Ihr Chef bittet Sie den Anrufbeantworter zu besprechen und einen entsprechenden Aushang für die Praxis vorzubereiten.

16. Besprechung Anrufbeantworter
Zum Beispiel:
- „Sie sind mit dem Anrufbeantworter der Praxis Dr. Curius verbunden. Vom 2.5.20xx bis zum 15.5.20xx ist unsere Praxis wegen Urlaubs geschlossen.
- Die Vertretung übernehmen die Praxis Dr. Fierling, Eichenhorststr. 11, 97437 Haßfurt, Tel. 09521/71556 und die Praxis Dr. Zühler, Am Mainwinkel 5, 97437 Haßfurt, Tel. 09521/31714.
- In Notfällen können Sie sich an den Ärztlichen Bereitschaftsdienst unter der allgemeinen Rufnummer 116117 wenden.
- Ab Montag, den 16.5.20xx steht unser Praxisteam wieder für Sie zur Verfügung."

langsam, deutlich, laut genug sprechen

17. Aushang
Zum Beispiel:

„Wir haben Urlaub!
Unsere Praxis hat vom 02.05.20xx bis zum 15.05.20xx geschlossen.
Die Vertretung übernehmen die Praxis Dr. Fierling, Eichenhorststr. 11, 97437 Haßfurt, Tel. 09521/71556, und die Praxis Dr. Zühler, Am Mainwinkel 5, 97437 Haßfurt, Tel. 09521/31714."

Wichtig sind: gut leserliche Schrift, ausreichend groß, gleichmäßige Verteilung des Textes auf dem Papier

Ihrer Kollegin ist aufgefallen, dass ihre Gehaltsabrechnung fehlerhaft ist. Sie fragt Sie, was Ihrer Meinung nach für ein Fehler vorliegt.

18. Gehaltsabrechnung kontrollieren
- Der Fehler liegt darin, dass nicht der sozialversicherungspflichtige Bruttolohn zur Berechnung der Sozialbeiträge genommen wurde, sondern dass der lohnsteuerpflichtige Bruttolohn die Rechenbasis war.
- Somit stimmt auch das Nettogehalt nicht.

Korrekt ist:

Bruttolohn lt. Arbeitsvertrag	2315,33
AG-Anteil an den VL	23,00
= SV-pflichtiger Bruttolohn	2338,33
Lohnsteuerfreibetrag	-100,00
= lohnsteuerpflichtiger Bruttolohn	2238,33
Lohnsteuer lt. Lohnsteuertabelle	-468,00
Kirchensteuer 9%	-42,12
Rentenversicherung	-217,46
Krankenversicherung	-170,70
Zusatzbeitrag Krankenversicherung	-21,04
Pflegeversicherung	-35,66
Zusatzbeitrag PV kinderlos ab 23 J	-8,18
Arbeitslosenversicherung	-28,06
Summe Sozialversicherungsbeiträge	-481,11
Abzüge gesamt	-991,23
Nettolohn	1347,10
Sparrate VL	-45,00
auszuzahlender Betrag	1302,10

Mögliche Fragen im Fachgespräch der praktischen Prüfung

Wie lagern Sie Patienten mit Bauchschmerzen und warum?

mit angewinkelten Beinen zur Entlastung der Bauchdecke

Cornelsen „Behandlungsassistenz", Lernfeld 9, Kapitel 4 bzw. „Medizinische Fachangestellte", Band 3, Lernfeld 9, Kapitel 4

Warum ist die Temperaturmessung im Ohr für den Praxisalltag gut geeignet?

- *Sie ist einfacher als z. B. die rektale Messung, schnell, kaum invasiv, sie ist schmerzfrei.*
- *Das Ergebnis ist genau, sodass sie auch z. B. bei ängstlichen oder unkooperativen Patienten sowie unter Zeitdruck gut durchführbar ist.*

Wieviel Grad Celsius Körperkerntemperatur sind normal?

36,5 °C bis 37,5 °C

Cornelsen „Behandlungsassistenz“, Lernfeld 3, Kapitel 3 bzw. „Medizinische Fachangestellte“, Band 1, Lernfeld 3, Kapitel 3

Geben Sie die Normwerte für den Ruhepuls und den Blutdruck bei einem Grundschulkind an.

- Ruhepuls: ca. 90 Schläge pro Minute
- Blutdruck: ca. 100/60 mmHg

Cornelsen „Behandlungsassistenz“, Lernfeld 5, Kapitel 7 bzw. „Medizinische Fachangestellte“, Band 2, Lernfeld 5, Kapitel 7

Warum benötigt der Arzt für die sonografische Untersuchung Ultraschallgel?

Weil ansonsten die Qualität der Bilder beeinträchtigt wird, durch Lufteinschlüsse zwischen Patientenhaut und Ultraschallkopf.

Cornelsen „Behandlungsassistenz“, Lernfeld 9, Kapitel 3 bzw. „Medizinische Fachangestellte“, Band 3, Lernfeld 9, Kapitel 3

Ihre Kollegin übernimmt in dem Fall Laboruntersuchungen. Welche Methoden bzw. Laborparameter kennen Sie, um labortechnisch eine Entzündung festzustellen?

- CRP = C-reaktives Protein
- PCT = Procalcitonin
- BSG bzw. BKS = Blut(körperchen)senkungsgeschwindigkeit
- Bestimmung der Leukozytenzahl
- Differenzialblutbild

Cornelsen „Behandlungsassistenz“, Lernfeld 3, Kapitel 4 bzw. „Medizinische Fachangestellte“, Band 1, Lernfeld 3, Kapitel 4

Auf den Formularen müssen Sie das genaue Geburtsdatum des Patienten angeben. In welchem Jahr ist Linus geboren, wenn er am 27.04.2025 9 Jahre alt ist?

16.02.2016

Nennen Sie zwei weitere Beispiele, wem gegenüber Sie, neben dem Arbeitgeber, als MFA eine Schweigepflicht haben.

- bei Erwachsenen gegenüber Familienangehörigen oder gegenüber Behörden
- bei Kindern auch gegenüber der Schule oder dem Kindergarten

Cornelsen „Leistungsabrechnung“, Lernfeld 2, Kapitel 4 bzw. „Medizinische Fachangestellte“, Band 1, Lernfeld 1, Kapitel 7

Welche Lohnsteuerklassen sind Ihnen bekannt und für welchen Personenkreis sind sie relevant?

- Lohnsteuerklasse I: Alleinstehende
- Lohnsteuerklasse II: Alleinerziehende mit Kind
- Lohnsteuerklasse III: Verheiratete, wenn der Ehepartner kein Arbeitseinkommen hat, oder bei zwei Verdienern derjenige, der mehr als 60% verdient
- Lohnsteuerklasse IV: Verheiratete, wenn beide Ehepartner annähernd das gleichhohe Gehalt haben
- Lohnsteuerklasse V: Verheiratete, die deutlich weniger Einkommen haben
- Lohnsteuerklasse VI: Steuerpflichtige, die mehr als ein Arbeitsverhältnis haben

Welche Beiträge zu den Sozialversicherungszweigen werden nicht zu gleichen Teilen zwischen Arbeitnehmer und Arbeitgeber aufgeteilt?

- Pflegeversicherung: ab 23 Jahren und kinderlos 0,35% Zusatzbeitrag
- Unfallversicherung: trägt der Arbeitgeber alleine

Welche Ausgaben sind steuerlich absetzbar? Geben Sie zu jedem Posten ein Beispiel.

- Werbungskosten, z. B. Fahrtkosten zur Arbeit, Fachliteratur
- Sonderausgaben, z. B. Kirchensteuerbeiträge und Unterhaltszahlungen
- außergewöhnliche Belastungen, z. B. Beerdigungskosten und Krankheitskosten

Cornelsen „Organisation und Verwaltung“, Lernfeld 12, Kapitel 4 bzw. „Medizinische Fachangestellte“, Band 3, Lernfeld 12, Kapitel 4

Prüfungsfall 12: Verstauchung oberes Sprunggelenk

Praxisdaten: Frau Dr. med. Monika Schneider, Fachärztin für Allgemeinmedizin, Wiesenweg 18, 35620 Klingenberg, Tel. 07434/334556, BSNR 961470913, LANR 184249619

Patientendaten: Carl Renner, geb. 24.09.19xx (29 Jahre alt), Waldeyer-Str. 26, 35620 Klingenberg, privat krankenversichert bei der Debeka

Situationsbeschreibung: Herr Renner ist ein Ihnen bekannter Patient der Praxis Dr. Schneider. Herr Renner arbeitet als Lehrer an der örtlichen Gesamtschule und war zuletzt vor 8 Monaten zur Aktualisierung seines Impfstatus in der Praxis. Herr Renner erscheint am 7.5.20xx in Sportkleidung am Nachmittag ohne Termin in der Praxis. Er kann aufgrund starker Schmerzen mit dem rechten Fuß nicht auftreten und wird von einem Freund gestützt. Zudem ist sein rechtes Ellenbogengelenk notdürftig mit einer Mullbinde abgedeckt.
Sie begrüßen Herrn Renner und fragen, was mit ihm passiert ist. Herr Renner gibt an, dass er heute an seinem freien Nachmittag beim Joggen im Wald auf eine Wurzel getreten, mit dem rechten Fuß umgeknickt und gestolpert sei. Dabei sei er gestürzt und auf den rechten Ellenbogen gefallen. Die blutende Schürfwunde am Ellenbogen habe dann sein Freund am Parkplatz provisorisch verbunden.
Sie bitten eine Kollegin, dass diese für eine kurze Zeit Ihren Arbeitsplatz an der Anmeldung übernimmt, und begleiten Herrn Renner umgehend in das Untersuchungszimmer. Sie lagern ihn vorsichtig auf der Patientenliege und legen ihm einen Kühlbeutel an. Danach rufen Sie die Karteikarte von Herrn Renner auf und informieren Frau Dr. Schneider.
Frau Dr. Schneider untersucht das schmerzhafte Fußgelenk von Herrn Renner und diagnostiziert eine Verstauchung des rechten oberen Sprunggelenks. Frau Dr. Schneider bittet Sie, Herrn Renner einen Stützverband anzulegen und ein Rezept über Diclofenac-ratiopharm® 75 mg SL Retardkapseln 20 St. N1, Dosierung 1-0-1 auszustellen.
Zudem sollen Sie eine Arbeitsunfähigkeitsbescheinigung für drei Tage vorbereiten und Herrn Renner über Verhaltensregeln nach einer Verstauchung informieren. Hierzu erläutern Sie Herrn Renner die PECH-Regel.
Nach der Entfernung des alten Verbandes untersucht, reinigt und desinfiziert Frau Dr. Schneider die etwa fünf Zentimeter lange und drei Zentimeter breite Schürfwunde am rechten Ellenbogen. Frau Dr. Schneider bittet Sie, die Wunde mit einer sterilen Kompresse zu versorgen. Zudem sollen Sie mit Herrn Renner für morgen Nachmittag einen Kontrolltermin vereinbaren. Sie händigen Herrn Renner einen Terminzettel aus und verabschieden den Patienten. Danach rechnen Sie die erbrachten Leistungen ab.
Da die Instrumentenwanne noch leer ist, müssen Sie nach dem Hygieneplan Ihrer Praxis zur Wiederaufbereitung der verwendeten Instrumente noch 2,5 Liter einer 1,5%-igen Desinfektionslösung ansetzen. Frau Dr. Schneider bittet Sie, die Rechnung der Firma PraMaline GmbH auf Richtigkeit hin zu überprüfen, da in der Vergangenheit des Öfteren Ungenauigkeiten im Rechnungsbetrag aufgefallen sind.

Position	Bezeichnung	Menge	Einheit	Einzelpreis	Gesamtpreis
1	Damen-Kasak	4	Stück	24,95€	99,80€
2	Armhebelspender	2	Stück	52,69€	125,38€
3	Instrumentendesinfektionswanne	1	Stück	21,98€	21,89€
4	Blutdruckmanschette L	1	Stück	24,56€	24,56€

Nettobetrag	271,63€
zzgl. 19% Umsatzsteuer	51,61€
Rechnungsbetrag	323,24€

Bearbeitung des Prüfungsfalls

Herr Renner erscheint in Sportkleidung am Nachmittag ohne Termin in der Praxis. Er kann aufgrund starker Schmerzen mit dem rechten Fuß nicht auftreten und wird von einem Freund gestützt. Zudem ist sein rechtes Ellenbogengelenk notdürftig mit einer Mullbinde abgedeckt. Sie begrüßen Herrn Renner und fragen, was mit ihm passiert ist.

1. Patientenempfang im Notfall
- freundliche Begrüßung mit Blickkontakt
- korrekte, dem Patientenalter entsprechende Ansprache
- auf die Ausnahmesituation eingehen
- Einfühlungsvermögen zeigen
- weiteres Vorgehen einleiten

Sie bitten eine Kollegin, dass diese für eine kurze Zeit Ihren Arbeitsplatz an der Anmeldung übernimmt, und begleiten Herrn Renner umgehend in das Untersuchungszimmer.

2. Hygienische Händedesinfektion
- Entnahme von 3–5 mL Desinfektionslösung aus einem Wandspender (Ellenbogenbedienung oder Sensor)
- Desinfektionsmittel in die sauberen, trockenen Hände geben und die gesamten Handflächen gründlich benetzen
- Handflächen und Handgelenke nach Herstellerangaben (z. B. 30 Sek.) einschl. Nägeln, Nagelfalzen, Zwischenfingerräumen, Fingerkuppen und Daumen feucht halten
- Lufttrocknung

Sie lagern Herrn Renner vorsichtig auf der Patientenliege und legen ihm einen Kühlbeutel an.

3. Kühlbeutel anlegen
- Kühlbeutel aus dem Kühlschrank entnehmen
- beim Anlegen direkten Hautkontakt (z.B. durch Umwicklung des Kühlelements mit einem Tuch) vermeiden
- nach Abgabe des Kühlbeutels diesen desinfizieren, bevor der Beutel erneut in den Kühlschrank gelegt wird

Frau Dr. Schneider diagnostiziert eine Verstauchung des rechten oberen Sprunggelenks und bittet Sie, Herrn Renner einen Stützverband anzulegen sowie ein Rezept über Diclofenac-ratiopharm® 75 mg SL Retardkapseln 20 St. N1, Dosierung 1-0-1 auszustellen.

4. Stützverband anlegen
- richtige Bindenbreite ermitteln
- Binde am Bindenkopf halten und auf richtiges Abwickeln achten („in die Binde schauen")
- am Zehengrundgelenk beginnen, Ferse einschließen
- Binden überlappend wickeln
- Binde am Sprunggelenk rechtwinklig wickeln
- bis zu Ende des Fibulaköpfchens wickeln
- der Anpressdruck nimmt nach proximal ab
- abschließende Überprüfung: keine Druckstellen, keine Schnürstellen, kein Schmerz, Sensibilität und Durchblutung werden an den Zehen getestet

5. Privatrezept vorbereiten
- Ein Privatrezept sollte bei ansonsten freier Gestaltungsmöglichkeit folgende Informationen enthalten:
  - Name, Geburtsdatum und Anschrift des Patienten
  - Ausstellungsdatum
  - Arzneimittelname, Darreichungsform und Packungsgröße (hier: Rp. Diclofenac-ratiopharm® 75 mg SL Retardkapseln 20 St. N1, 1-0-1
  - Privatarztstempel oder -aufdruck
  - ärztliche Unterschrift

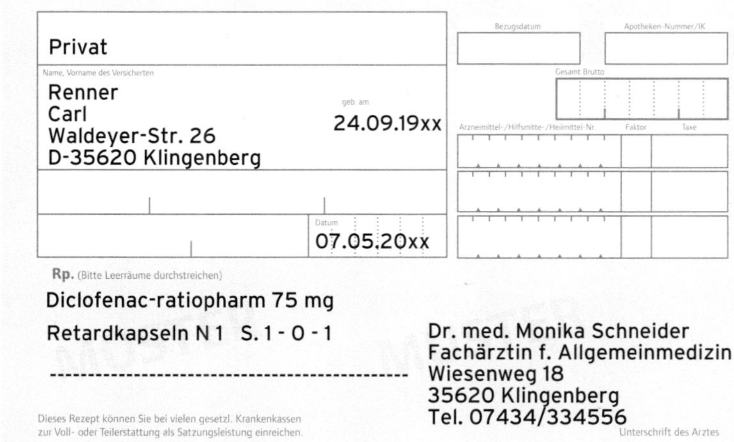
Privat
Name, Vorname des Versicherten
Renner
Carl
Waldeyer-Str. 26
D-35620 Klingenberg
geb. am 24.09.19xx
Datum 07.05.20xx
Bezugsdatum | Apotheken-Nummer/IK
Gesamt Brutto
Arzneimittel-/Hilfsmittel-/Heilmittel-Nr. | Faktor | Taxe
Rp. (Bitte Leerräume durchstreichen)
Diclofenac-ratiopharm 75 mg
Retardkapseln N 1 S. 1 - 0 - 1
Dr. med. Monika Schneider
Fachärztin f. Allgemeinmedizin
Wiesenweg 18
35620 Klingenberg
Tel. 07434/334556
Unterschrift des Arztes
Dieses Rezept können Sie bei vielen gesetzl. Krankenkassen zur Voll- oder Teilerstattung als Satzungsleistung einreichen.

Zudem sollen Sie eine Arbeitsunfähigkeitsbescheinigung für drei Tage vorbereiten und Herrn Renner über Verhaltensregeln nach einer Verstauchung informieren. Hierzu erläutern Sie Herrn Renner die PECH-Regel.

Krankenkasse bzw. Kostenträger
Privat

Name, Vorname des Versicherten
Renner
Car
Waldeyer-Str. 26
D-35620 Klingenberg
geb. am

Kostenträgerkennung | Versicherten-Nr. | Status

Betriebsstätten-Nr. | Arzt-Nr. | Datum 07.05.20xx

Arbeitsunfähigkeits-bescheinigung **1**

[X] Erstbescheinigung

[ ] Folgebescheinigung

[ ] Arbeitsunfall, Arbeitsunfallfolgen, Berufskrankheit

[ ] dem Durchgangsarzt zugewiesen

arbeitsunfähig seit: 0705XX

voraussichtlich arbeitsunfähig bis einschließlich oder letzter Tag der Arbeitsunfähigkeit: 1005XX

festgestellt am: 0705XX

eAU mit digitaler Signatur

Vertragsarztstempel / Unterschrift des Arztes

Ausfertigung zur Vorlage bei der Krankenkasse

AU-begründende Diagnose(n) *(ICD-10)*

ICD-10 - Code | ICD-10 - Code | ICD-10 - Code

ICD-10 - Code | ICD-10 - Code | ICD-10 - Code

[ ] sonstiger Unfall, Unfallfolgen

[ ] Versorgungsleiden (z.B. BVG)

Es wird die Einleitung folgender besonderer Maßnahmen für erforderlich gehalten

[ ] Leistungen zur medizinischen Rehabilitation

[ ] stufenweise Wiedereingliederung

[ ] Sonstige

Im Krankengeldfall [ ] ab 7. AU-Woche oder sonstiger Krankengeldfall [ ] Endbescheinigung

Hinweis für Versicherte zum Krankengeld

Wird Ihnen in der Arztpraxis die Bescheinigung über die Arbeitsunfähigkeit für die Krankenkasse ausgehändigt, leiten Sie diese bitte an Ihre Krankenkasse weiter. Dadurch können zeitliche Verzögerungen bei der Gewährung von Kranken- bzw. Verletztengeld vermieden werden.

Dokumentenversion: 1.0.2
Dokumententyp: e010

PRF.NR. KBV-Pruefnummer
08b97c0c-6b65-4f33-a985-66ffd6fb2322

6. Arbeitsunfähigkeitsbescheinigung vorbereiten

- Eine AU sollte bei ansonsten freier Gestaltungsmöglichkeit folgende Informationen enthalten:
  - Name, Geburtsdatum und Anschrift des Patienten
  - Ausstellungsdatum
  - Arbeitsunfähigkeitsbescheinigung – Der Patient ... ist vom ... bis einschließlich ... arbeitsunfähig erkrankt.
  - Privatarztstempel oder -aufdruck
  - ärztliche Unterschrift

7. PECH-Regel

- Sofortmaßnahmen bei geschlossenen Verletzungen des Bewegungsapparates, um die Ödembildung zu minimieren
- **P**ause – Stoppen der körperlichen Aktivität
- **E**is – Kühlung der verletzten Region
- **C**ompression – Anlegen eines Druckverbandes
- **H**ochlagern – der betroffenen Extremität

Nach der Entfernung des alten Verbandes untersucht, reinigt und desinfiziert Frau Dr. Schneider die Schürfwunde am rechten Ellenbogen.

8. Wundverband entfernen

- nichtsterile Handschuhe anlegen
- Abnahme des alten Verbandes durch Abwickeln (Bindenende in der Hand behalten) oder wundfern mit Verbandschere aufschneiden
- Entsorgung von Verbandmaterial und Handschuhen in reißfesten, dichten Behälter, anschließend im Praxismüll

9. Chirurgische Händedesinfektion

- Hände waschen
- Hände mit Einmaltuch trocknen
- kontaktlose Entnahme von Händedesinfektionsmittel in die hohle Handfläche (Wandspenderbetätigung mit dem Ellenbogen oder durch Sensor)
- gründliche Desinfektion der Hände und Unterarme
- erneute kontaktlose Entnahme von Händedesinfektionsmittel und Durchführung der Händedesinfektion gemäß DIN EN 1500
  - Handfläche auf Handfläche reiben
  - Finger verschränken mit rechter Handfläche auf linkem Handrücken und umgekehrt
  - Handfläche auf Handfläche legen mit verschränkten Fingern
  - Außenseite der Finger in der gegenüberliegenden Handfläche
  - kreisend Daumen reiben in der Handfläche der anderen Hand
  - kreisend Fingerkuppen in der Handfläche reiben
- Beachten: Einwirkzeit des Händedesinfektionsmittels nach Herstellerangaben

10. Vorbereitung Wundversorgung und Fremdkörperentfernung

- Wunddesinfektionsmittel
- Wundreinigungsmittel
- sterile Handschuhe
- sterile Tupfer und Kompressen
- zwei Nierenschalen für Abfall und für die wiederaufzubereitenden Instrumente
- sterile chirurgische, anatomische und Splitter-Pinzette, sterile Schere
- ggf. physiologische Kochsalzlösung zum Spülen
- je ein steriles Abdecktuch für Arbeitsplatz und Patienten

Frau Dr. Schneider bittet Sie, die Wunde mit einer sterilen Kompresse zu versorgen.

11. Sterilen Wundverband vorbereiten

- nichtsterile Handschuhe
- sterile Kompressen
- sterile Pinzette
- ggf. sterile Tupfer
- Befestigungsmaterial (Pflasterstreifen/Fixierpflaster/Wundschnellverband/Mullbinde)

12. Sterilen Wundverband anlegen

- hygienische Händedesinfektion (s. oben)
- nichtsterile Handschuhe anlegen
- sterile Wundauflage platzieren
- Wundauflage fixieren (hier. z. B. mittels Fixierpflaster)
- nichtsterile Handschuhe ablegen
- hygienische Händedesinfektion (s. oben)

Sie händigen Herrn Renner einen Terminzettel aus und verabschieden den Patienten.

13. Verabschiedung des Patienten

- Ist der Patient mit allem versorgt?
  - Terminzettel aushändigen
- Hat der Patient alle Informationen?
  - ggf. neue Terminvereinbarung
  - ggf. Informationsbroschüren
- Genesungswünsche
- Verabschiedung

Danach rechnen Sie die erbrachten Leistungen ab.

14. Abrechnung

- Diagnosen: Sprunggelenkdistorsion rechts, große Schürfwunde am rechten Ellbogen
- GOÄ-Nr. 1, Beratung (2,3-fach; 10,73€)
- GOÄ-Nr. 5, Symptombezogene Untersuchung (2,3-fach; 10,73€)
- GOÄ-Nr. 70, Arbeitsunfähigkeitsbescheinigung (2,3-fach; 5,36€
- GOÄ-Nr. 204, Kompressionsverband (2,3-fach; 12,74€)
- GOÄ-Nr. 2003, Erstversorgung einer großen und/oder stark verunreinigten Wunde (2,3-fach; 17,43€)
- Kosten für Verbandmaterialien

Da die Instrumentenwanne noch leer ist, müssen Sie nach dem Hygieneplan Ihrer Praxis zur Wiederaufbereitung der verwendeten Instrumente noch 2,5 Liter einer 1,5%-igen Desinfektionslösung ansetzen.

15. Mischen einer Desinfektionsmittellösung

- Schutzkleidung, chemikalienfeste Handschuhe, Mundschutz und Schutzbrille
- Mischen nach Gebrauchsanweisung; immer zuerst Wasser (hier: 2462,5 mL), dann Konzentrat (hier: 37,5 mL) zufügen
- Beschriftung: Ansetztag und zulässige Standzeit

16. Wiederaufbereitung der benutzten Instrumente

- zuerst Sammeln der gebrauchten Instrumente in durchstichsicheren Behältnissen
- Die Anforderung an die Aufbereitung von Instrumenten/Medizinprodukten erfolgt nach deren verwendungsabhängiger Risikoeinstufung nach der Europäischen Medizinprodukteverordnung und dem Medizinprodukterecht-Durchführungsgesetz (MPDG) in die Kategorien unkritisch, semikritisch A und B sowie kritisch A, B und C. Voraussetzung für jede Wiederaufbereitung: Zulassung der Medizinprodukte für die Mehrfachverwendung.
- Reinigung und Desinfektion:
  - Schutzbekleidung, chemikalienfeste Handschuhe, Mundschutz und Schutzbrille
  - Vorreinigung nur bei sichtbarer, grober Verschmutzung, z. B. mit desinfektionsmittelgetränktem Einmaltuch oder im Ultraschallbad (mit dafür zugelassenem Reinigungs- und Desinfektionsmittel)
  - Einlegen der geöffneten oder zerlegten Instrumente in die Desinfektions- und Reinigungslösung, die alles bedecken und Hohlräume vollständig ausfüllen muss; Einwirkzeit nach Herstellerangabe
  - danach Entnahme, Spülung mit entmineralisiertem Wasser
  - Trocknung
  - alternativ: Einbringen der geöffneten und zerlegten Instrumente in thermisches oder chemothermisches Reinigungs- und Desinfektionsgerät (RDG), das Reinigung, Desinfektion, Spülung und Trocknung ausführt
- optische Kontrolle auf sichtbare Verschmutzung, ggf. Wiederholung von Reinigung und Desinfektion
- ggf. Pflege und Instandsetzung bzw. Zusammensetzen zuvor zerlegter Instrumente
- Verpackung mit Indikator für Sterilisationsvorgang:
  - Folienverpackung
  - Verpackung in Sterilpapier
  - Verpackung in Sterilkasten
- Sterilisation, vorzugsweise im Autoklaven
- Beschriftung der Sterilgutverpackungen mit Sterilisationsdatum, Chargennummer und Lagerfrist
- Hinweis: Umgang mit Sterilverpackungen nur nach hygienischer Händedesinfektion
- Lagerung des Sterilgutes trocken, dunkel, kühl und staubfrei in regelmäßig flächendesinfizierten und geschlossenen Schrankfächern oder Spezialschrank

Frau Dr. Schneider bittet Sie, die Rechnung der Firma PraMaline GmbH zu überprüfen.

17. Rechnungsprüfung

- Der Gesamtpreis der Armhebelspender ist mit 125,38€ falsch (korrekt: 105,38€).
- Damit ändern sich zu Ungunsten der Praxis
  - Nettobetrag (271,63€ statt richtigerweise 251,72€),
  - Umsatzsteuer (51,61€ statt 47,83€) und
  - Rechnungsbetrag (323,24€ statt 299,55€).

Mögliche Fragen im Fachgespräch der praktischen Prüfung

Nennen Sie den allgemeinen Fachbegriff für eine Verstauchung und erklären Sie den Fachbegriff Supinationstrauma.

- *Verstauchung: Distorsion*
- *Supinationstrauma: Umknicken des Fußes über die Fußaußenkante (mit Überdehnung bzw. Bandruptur lateral am oberen Sprunggelenk)*

Cornelsen „Behandlungsassistenz", Lernfeld 4, Kapitel 2 bzw. „Medizinische Fachangestellte", Band 1, Lernfeld 4, Kapitel 2

Die Risikobewertung von kontaminierten Medizinprodukten erfolgt vor der Aufbereitung. Nennen und erklären Sie, in welche Gruppen die aufzubereitenden Instrumente eingeteilt werden und nehmen Sie Bezug auf die Unterteilung A, B und C.

1. unkritische Medizinprodukte: kommen nur mit intakter Haut in Berührung
2. semikritische Medizinprodukte: kommen mit Schleimhaut oder krankhaft veränderter Haut in Berührung
- *A = ohne besondere Anforderungen an die Aufbereitung*
- *B = mit erhöhten Anforderungen an die Aufbereitung*

3. kritische Medizinprodukte: durchdringen Haut oder Schleimhaut und haben dabei Kontakt mit Blut oder inneren Geweben oder Organen
- *A = ohne besondere Anforderungen an die Aufbereitung*
- *B = mit erhöhten Anforderungen an die Aufbereitung*
- *C = mit besonders hohen Anforderungen an die Aufbereitung*

Wie werden Instrumente der Risikobewertung kritisch B vor der Sterilisation gereinigt und desinfiziert?

Die Reinigung und Desinfektion von Instrumenten der Risikobewertung kritisch B muss maschinell in einem Reinigungs- und Desinfektionsgerät (RDG) erfolgen.

Cornelsen „Behandlungsassistenz", Lernfeld 3, Kapitel 8 bzw. „Medizinische Fachangestellte", Band 3, Lernfeld 3, Kapitel 8

Welche Bedingungen muss eine Wunde erfüllen, damit sie bei der Abrechnung privat krankenversicherter Patienten als „große Wunde" berechnet werden kann?

- *Länge größer als 3 Zentimeter und/oder Fläche größer als 4 Quadratzentimeter und/oder Volumen größer als 1 Kubikzentimeter*
- *Unabhängig von den Ausmaßen der Wunde sind alle Wunden als groß anzusehen, die sich am Kopf, Hals, Händen und Handgelenken befinden.*
- *Bei Säuglingen, Kleinkindern und Kindern bis 12 Jahren handelt es sich immer um große Wunden.*

Warum wurde das Anlegen des Verbandes am rechten Ellbogen nicht mit der GOÄ-Nummer 200 (Verband) abgerechnet?

- *Neben der Erstversorgung von Wunden nach den GOÄ-Nummern 2000 bis 2005 ist das Abrechnen eines Verbandes nach GOÄ-Nummer 200 (Verband) nicht zulässig, da diese Leistung zur Erstversorgung von Wunden gehört.*
- *Abgerechnet werden können bei der Erstversorgung von Wunden nach den GOÄ-Nummern 2000 bis 2005 jedoch die Kosten für Verbandmaterialien.*

Cornelsen „Leistungsabrechnung", Lernfeld 10, Kapitel 1 bzw. „Medizinische Fachangestellte", Band 3, Lernfeld 10, Kapitel 6

Welche DIN regelt den für die Textverarbeitung grundlegenden Gebrauch?

DIN 5008

Cornelsen „Organisation und Verwaltung", Lernfeld 12, Kapitel 6 bzw. „Medizinische Fachangestellte", Band 3, Lernfeld 12, Kapitel 6

Nennen Sie unterschiedliche Preisnachlassarten

- *Skonto*
- *Bonus*
- *Rabatt*

Cornelsen „Organisation und Verwaltung", Lernfeld 6, Kapitel 5 bzw. „Medizinische Fachangestellte", Band 2, Lernfeld 6, Kapitel 5

Worin unterscheidet sich die Gewährleistung von der Garantie?

- *Die Gewährleistung ist gesetzlich auf zwei Jahre vorgeschrieben.*
- *Garantie ist eine Kulanz des Anbieters.*

Cornelsen „Organisation und Verwaltung", Lernfeld 6, Kapitel 2 bzw. „Medizinische Fachangestellte", Band 2, Lernfeld 6, Kapitel 2

Welche Versandart ist für den Verbraucher am günstigsten?

Lieferung frei Haus, weil der Versender die Versandkosten trägt

Cornelsen „Organisation und Verwaltung", Lernfeld 7, Kapitel 3 bzw. „Medizinische Fachangestellte", Band 2, Lernfeld 7, Kapitel 3

Prüfungsfall 13: Grippaler Infekt, Ausschluss Covid-19

Praxisdaten: Herr Dr. med. Helmut Großpeter, Facharzt für Allgemeinmedizin, Untere Allee 20, 89129 Langenau, Tel. 09261/43432, BSNR 876502100, LANR 5439670654.
Patientendaten: Uwe Geiger, geb. 17.04.19xx (52 Jahre alt), Friedrich-Fröbel-Str. 15, 89176 Asselfingen, beamteter Lehrer, privat versichert als Mitglied bei der Debeka

Situationsbeschreibung: Herr Geiger leidet seit seinem 25. Lebensjahr an Diabetes mellitus Typ 1. Er ruft am 23.12.20xx um 08:30 Uhr in der Praxis Dr. Großpeter an und möchte möglichst schnell kommen, da er sich seit ein paar Tagen nicht wohl fühle und seit gestern Hals-, Kopf- und Gliederschmerzen habe. Einen Covid-19-Schnelltest habe er nicht machen können, weil sie ihm ausgegangen seien und eine Apotheke noch nicht geöffnet habe.
Herr Geiger kommt zu seinem vereinbarten Termin. Sie setzen ihn sofort in ein Isolierzimmer. Er ist sehr aufgeregt und ängstlich, da er als Lehrer viel Kontakt sowohl zu Lernenden als auch Kollegen und Kolleginnen und Eltern hat. Da er schon sehr lange an einem Diabetes mellitus Typ 1 leidet, hat er Angst vor einem schweren Verlauf, falls er sich mit dem Coronavirus infiziert hat, obwohl er mehrfach gegen SARS-CoV-2 geimpft ist. Sie gehen zunächst beruhigend auf den ängstlichen Patienten ein. Im Isolierzimmer führen Sie einen Schnelltest zum Nachweis von SARS-CoV-2 durch und messen die Körpertemperatur. Herr Geiger ist erleichtert, als das Ergebnis des Schnelltests negativ ist. Die Körpertemperatur beträgt 38,2 °C. Die Halsschmerzen beunruhigen Herrn Geiger. Dr. Großpeter inspiziert den Rachen von Herrn Geiger, wobei ihm die geschwollenen Gaumenmandeln auffallen. Er beauftragt Sie mit der Durchführung eines Strep-A-Schnelltestes bei Herrn Geiger. Auch sollen Sie zur Kontrolle des Diabetes mellitus eine Urinuntersuchung mit Mehrfachteststreifen und einen Test auf Mikroalbuminurie mittels der Bestimmung des Albumin-Kreatinin-Verhältnisses im Urin durchführen. Herr Geiger weiß von vorangegangenen Untersuchungen noch, wie er Mittelstrahlurin gewinnt. Nach einer weiteren hygienischen Händedesinfektion sollen Sie bei Herrn Geiger eine venöse Blutentnahme zur Bestimmung des HbA_{1c}- und des Kreatinin-Wertes im Serum durchführen und die Proben dazu abholbereit machen. Während Sie das Labor abholfertig gemacht haben, hat sich Dr. Großpeter eine Viertelstunde lang mit Herrn Geiger über die bisher vorliegenden negativen Testergebnisse und den Umgang mit dessen Blutzuckerwerten bei seinem grippalen Infekt unterhalten. Sie vereinbaren zur Besprechung der ausstehenden Laborwerte einen weiteren Termin und verabschieden den Patienten. Anschließend räumen Sie das Isolierzimmer auf und desinfizieren es. Schließlich rechnen Sie die erbrachten Leistungen zu den zulässigen Schwellenwerten ab.
Herr Dr. Großpeter überlegt einen neuen Arztsessel zu kaufen. Sie haben folgende Angebote vorliegen (Preise exklusive USt.). Sie sollen einen Angebotsvergleich durchführen.

Angebotsinhalte (Karteischrank BVG 345 K3)	Angebot 1	Angebot 2	Angebot 3
Listenpreis	1075,00€	1092,00€	1125,00€
Rabatt	6%	keinen	7%
Lieferkosten	85€ pauschal	3,5% vom Listeneinkaufspreis	keine
Skonto	2%	2,5%	4%
Lieferzeit	sofort	2 Wochen	ca. 4 Wochen
Garantie	2 Jahre	2 Jahre	5 Jahre

Bearbeitung des Prüfungsfalls

Herr Geiger ruft am 23.12.20xx um 08:30 Uhr in der Praxis Dr. Großpeter an und möchte möglichst schnell kommen, da er sich seit ein paar Tagen nicht wohl fühle und seit gestern Hals-, Kopf- und Gliederschmerzen habe. Einen Covid-19-Schnelltest habe er nicht machen können.

1. Anruf entgegennehmen
- Begrüßung
- Grund des Terminwunsches erfragen
- Ansteckungsgefahr bei V. a. Covid-19 erfragen
- Dringlichkeit des Praxisbesuches erkennen
- Termin einschieben (Pufferzeiten)
- Hinweise auf Wartezeiten

Herr Geiger kommt zu seinem vereinbarten Termin. Sie setzen ihn sofort in ein Isolierzimmer.

2. Patientenempfang und -aufnahme bei bekanntem Patienten mit V. a. Covid-19-Erkrankung

- Patienten ins Isolierzimmer setzen
- Selbstschutz mit Schutzkleidung, FFP2-Maske und Schild, Schutzbrille und Handschuhe
- Begrüßung mit Blickkontakt
- ggf. Aktualisierung der Patientendaten und des Anamnesebogens

Herr Geiger ist sehr aufgeregt und ängstlich, da er als Lehrer viel Kontakt sowohl zu Lernenden als auch Kollegen und Kolleginnen und Eltern hat. Da er schon sehr lange an einem Diabetes mellitus Typ 1 leidet, hat er Angst vor einem schweren Verlauf, falls er sich mit dem Coronavirus infiziert hat, obwohl er mehrfach gegen SARS-CoV-2 geimpft ist. Sie gehen zunächst beruhigend auf den ängstlichen Patienten ein.

3. Umgang mit ängstlichen Patienten

- ruhig und entspannt bleiben
- mit ruhiger Stimme sprechen
- die Angst des Patienten konkret ansprechen, fragen, wovor er genau Angst hat
- verdeutlichen, dass dem Patienten in der Praxis geholfen wird

Im Isolierzimmer führen Sie einen Schnelltest zum Nachweis von SARS-CoV-2 durch und messen die Körpertemperatur.

4. Schnelltest zum Nachweis von SARS-CoV-2

- Testkassette aus der Verpackung nehmen
- Stäbchen tief in die Nase der Patienten einführen und fünf Umdrehungen machen
- Stäbchen in die Flüssigkeit eintauchen und gut ausdrücken
- Aus der Flüssigkeit 2–3 Tropfen (je nach Hersteller) auf die Testkassette tropfen
- 10–20 Minuten (je nach Herstellerangabe) abwarten: positiv bei 2 Linien, negativ bei einer Linie, Test defekt bei keiner Linie

5. Temperaturmessung im Ohr

- Schutzhülle auf den Messbereich des Thermometers streifen
- Ohrthermometer einschalten
- Ohr nach hinten und oben ziehen
- Thermometer in den Gehörgang einlegen
- Start des Messvorgangs durch Drücken der Starttaste
- bei Ertönen des Signaltons Temperatur auf dem Gerät ablesen

Die Körpertemperatur beträgt 38,2 °C. Die Halsschmerzen beunruhigen Herrn Geiger. Dr. Großpeter inspiziert den Rachen von Herrn Geiger, wobei ihm die geschwollenen Gaumenmandeln auffallen. Er beauftragt Sie mit der Durchführung eines Strep-A-Schnelltestes.

6. Tonsillarabstrich vorbereiten

- Handschuhe
- Mundspatel, Lichtquelle
- steriler Watteträger mit Versandbehälter und Kulturmedium

7. Hygienische Händedesinfektion

- Entnahme von 3–5 mL Desinfektionslösung aus einem Wandspender mit Ellenbogenbedienung
- Desinfektionsmittel in die sauberen, trockenen Hände geben und die gesamten Handflächen gründlich benetzen
- Handflächen und Handgelenke nach Herstellerangaben (z. B. 30 Sek.) einschl. Nägeln, Nagelfalzen, Zwischenfingerräumen, Fingerkuppen und Daumen feucht halten
- Lufttrocknung

8. Strep-A-Schnelltest durchführen

1. Voraussetzungen abklären (z. B. Patient hat nicht getrunken bzw. gegurgelt)
2. Material bereit stellen:
- Handschuhe
- Extraktionsgefäß für Patienten
- Extraktionsgefäß für Kontrolle
- Rachenabstrichtupfer
- Reagenzien (Raumtemperatur)
3. Probenmaterial mit Abstrichtupfer entnehmen (am Ort der Entzündung)
4. Probe und Reagenzien laut Anweisung vermischen
5. Teststreifen eintauchen
6. nach vorgeschriebener Zeit ablesen

Sie sollen eine Urinuntersuchung mit Mehrfachteststreifen und einen Test auf Mikroalbuminurie durchführen.

9. Urinuntersuchung mit Teststreifen

- Verfallsdatum der Teststreifen überprüfen
- Handschuhe anziehen
- Teststreifen richtig entnehmen:
  - Dose öffnen und so kippen, dass Teststreifen nach vorne rutschen
  - Teststreifen entnehmen
  - Dose danach sofort wieder verschließen
- Harn ggf. durch Schwenken im Becher gut durchmischen
- Teststreifen kurz so in den Urin eintauchen, dass alle Testfelder bedeckt sind
- Teststreifen seitlich am Gefäßrand abstreifen, damit keine Flüssigkeitsbrücken zwischen Testfeldern entstehen
- Ablesezeiten nach Angaben auf der Dose genau einhalten
- Dokumentation der Ergebnisse

10. Test auf Mikroalbuminurie mittels Bestimmung des Albumin-Kreatinin-Verhältnisses im Urin

- Handschuhe anziehen
- Urinprobe des Patienten nach Vorgaben des Herstellers mittels Testsystem und Analysegerät testen
- Dokumentation des Testergebnisses

Nach einer weiteren hygienischen Händedesinfektion sollen Sie bei Herrn Geiger eine venöse Blutentnahme zur Bestimmung des HbA_{1c}- und des Kreatinin-Wertes im Serum durchführen und die Proben dazu abholbereit machen.

11. Venöse Blutentnahme

- Vorbereitung der Materialien
  - Armpolster
  - nichtsterile Handschuhe
  - Hautdesinfektionsmittel
  - Staubinde
  - Blutentnahmeröhrchen und Kanülen (Kennzeichnung: Name/Geburtsdatum bzw. Barcode)
  - Abwurfbehälter
  - keimarme Tupfer
  - Pflaster
- Durchführung
  - Hygienische Händedesinfektion durchführen (siehe oben)
  - Anlegen nichtsteriler Handschuhe
  - Arm des Patienten auf Polster lagern
  - Staubinde anlegen
  - Stauen (Radialispuls bleibt tastbar)
  - Palpation der Vene
  - Lösen der Stauung
  - Hautdesinfektion der vorgesehenen Injektionsstelle (Einwirkzeit nach Herstellerangaben, Trocknung des Desinfektionsmittels)
  - erneut stauen
  - Einstich (angeschliffene Kanülenseite nach oben)
  - Lösen der Stauung, sobald Blut fließt
  - Blutentnahmeröhrchen in der richtigen Reihenfolge füllen (hier: Serum – EDTA)
- Röhrcheninhalt durch Schwenken mischen
- Kanüle herausziehen
- Punktionsstelle mit einem keimarmen Tupfer einige Minuten komprimieren (durch Patient)
- Entsorgung der Kanüle (Abwurfbehälter)

12. Serumherstellung

- nichtsterile Handschuhe anziehen
- Serumherstellung: Blut im aufrecht stehenden Serum-Röhrchen ca. 30 Minuten gerinnen lassen und erst dann zentrifugieren
- Blutprobe in Zentrifuge einbringen, dabei zur Vermeidung von Unwuchten auf gleichmäßige Beladung achten, ggf. durch zusätzliches Einbringen von wassergefüllten Zentrifugenröhrchen
- Blutprobe zentrifugieren (z. B. für 10 Minuten bei 2000 g oder ca. 3000 Umdrehungen/Minute)
- Serum und Plasma in separate Röhrchen abpipettieren (kann danach im Kühlschrank bei +4 °C 1–2 Tage bis zur Analyse aufgehoben werden)
- Hinweis: Bei Verwendung eines Blutentnahmeröhrchens für das Serum mit Trennungsgel kann das Abpipettieren nach dem Zentrifugieren auch im analysierenden Labor erfolgen.

13. Blut abholfertig machen

- Handschuhe anziehen
- Füllhöhe der Röhrchen beachten
- Kennzeichnung der Röhrchen (Beschriftung: Name, Geburtsdatum bzw. Barcode) kontrollieren
- Material bruch- und auslaufsicher verpacken
- Laborauftrag beilegen
- Kennzeichnung infektiöser Proben (z. B. „Vorsicht: infektiöses Untersuchungsmaterial")
- bei Postversand: Porto des frankierten Umschlags kontrollieren und Versandtasche/-karton mit dem Hinweis „menschliches Untersuchungsmaterial" kennzeichnen

Sie vereinbaren zur Besprechung der ausstehenden Laborwerte einen weiteren Termin und verabschieden den Patienten.

14. Verabschiedung des Patienten

- Vereinbarung eines neuen Termins zur Besprechung der Laborwerte der Blutentnahme
- Genesungswünsche
- Verabschiedung

Anschließend räumen Sie das Isolierzimmer auf und desinfizieren es.

15. Flächendesinfektion

- dickwandige Handschuhe zum Selbstschutz anziehen
- Flächen mit Desinfektionswischtüchern abwischen (Herstellerangaben beachten)
- Einwirkzeit des Desinfektionsmittels beachten
- Sprühdesinfektion nur bei schlecht zugänglichen Stellen (z. B. Waschbeckenabfluss) anwenden, da der Anwender durch Sprühen schädliche Stoffe einatmet

Schließlich rechnen Sie die erbrachten Leistungen zu den zulässigen Schwellenwerten ab.

16. Abrechnung (GOÄ)

- Diagnosen: Grippaler Infekt, Diabetes mellitus Typ 1
- A 4648, SARS-CoV2-Antigen-Schnelltest (1,15-fach; 16,76€)
- 5, symptombezogene Untersuchung (2,3-fach; 10,73€)
- A 4504, Strep-A-Test (1,15-fach; 8,71€)
- 3652, Streifentest im Urin mit Mehrfachteststreifen (1,15-fach; 2,35€)
- 3736, Mikroalbuminurie-Test (1,15-fach; 8,04€)
- 250, venöse Blutentnahme (1,8-fach; 4,20€)
- 3585.H1, Kreatinin im Serum (1,15-fach; 2,86€)
- 3561, HbA_{1c} (1,15-fach; 13,41€)
- 3, eingehende Beratung, Mindestdauer 10 Minuten (2,3-fach; 34,86€)

Sie sollen einen Angebotsvergleich durchführen.

17. Angebotsvergleich durchführen

Berechnung des Bezugspreises abzüglich Rabatt und Skonto zuzüglich Umsatzsteuer

	Angebot 1	Angebot 2	Angebot 3
Listeneinkaufspreis	1075,00€	1092,00€	1125,00€
Rabatt	64,50€	0,00€	78,75€
Zieleinkaufspreis	1010,50€	1092,00€	1046,25€
Skonto	20,21€	27,30€	41,85€
Bezugskosten	85,00€	38,22€	0,00€
Bezugspreis netto	1075,29€	1102,92€	1004,40€
Umsatzsteuer	204,31€	209,55€	190,84€
Bezugspreis brutto	**1279,60€**	**1312,47€**	**1195,24€**

Mögliche Fragen im Fachgespräch der praktischen Prüfung

Was ist ein grippaler Infekt?

Es handelt sich um einen Atemwegsinfekt oder eine Erkältung, die durch das Eindringen verschiedener Viren, z. B. Rhinoviren, verursacht werden kann.

Stellen Sie die Unterschiede zwischen einem grippalen Infekt und einer Virusgrippe dar.

grippaler Infekt:
- *Tröpfcheninfektion mit Erkältungsviren*
- *Allgemeinsymptome mit Schnupfen, Niesen, Halsschmerzen, Husten, Kopf-Gliederschmerzen*
- *häufige Neuerkrankungen, da sich die Viren immer wieder ändern und daher die Immunität nicht vorhanden ist*

Virusgrippe:
- *Tröpfchen- oder Kontaktinfektion mit Influenzaviren*
- *plötzlicher und heftiger Beginn mit starken Muskel-, Glieder- und Kopfschmerzen, Fieber, schmerzhafter Husten*
- *Komplikationen wie Herz-Kreislauf-Versagen und tödliche Verläufe können bei chronisch Kranken vorkommen.*
- *Prophylaxe durch Impfung ist möglich, jedoch ändert sich jährlich das Virus, sodass die Impfungen nur bedingt schützen.*

Cornelsen „Behandlungsassistenz“, Lernfeld 3, Kapitel 6 bzw. „Medizinische Fachangestellte“, Band 1, Lernfeld 3, Kapitel 6

Herr Geiger hat Angst vor einer Covid-19-Infektion. Erklären Sie die Infektionswege des Virus im Zusammenhang mit Herrn Geigers Tätigkeit als Lehrer.

SARS-CoV-2-Viren können aerogen über Tröpfchen und Aerosole übertragen werden. Aerosole schweben lange in der Raumluft, wodurch die Viren eingeatmet werden können. Beim Singen, Schreien und körperlicher Anstrengung schweben viele Aerosole im Raum und die Ansteckungsgefahr ist deutlich erhöht. Herr Geiger ist Lehrer und deshalb mit vielen Lernenden den ganzen Tag in einem geschlossenen Raum, in dem viel gesprochen, evtl. auch gesungen und geschrien wird.

Cornelsen „Behandlungsassistenz“, Lernfeld 3, Kapitel 6 bzw. „Medizinische Fachangestellte“, Band 1, Lernfeld 3, Kapitel 6

Was versteht man unter einer Epidemie, was unter einer Pandemie?

Bei einer Epidemie kann ein kleiner, örtlich begrenzter Ausbruch einer Infektionskrankheit nicht gestoppt werden. Eine Pandemie ist ein weltweiter Ausbruch einer Infektionskrankheit.

Beschreiben Sie Aufbau und Eigenschaften von Viren.

Viren sind etwa 100-mal kleiner als Bakterien und daher nur mithilfe eines Elektronenmikroskops sichtbar. Sie bestehen aus Erbmaterial (DNA oder RNA) und einer Hülle. Um sich zu vermehren, benötigen Viren grundsätzlich eine Wirtszelle. Durch den Befall der Wirtszellen bilden diese neue Viren und gehen danach zugrunde.

Cornelsen „Behandlungsassistenz", Lernfeld 3, Kapitel 4 bzw. „Medizinische Fachangestellte", Band 1, Lernfeld 3, Kapitel 4

Welche prophylaktischen Möglichkeiten gibt es, um nicht an einer Covid-19-Infektion zu erkranken?

- *Tragen eines Mund-Nasen-Schutzes (FFP2-Maske)*
- *Abstand einhalten*
- *Impfung*

Welche Symptome/Komplikationen können bei einer Covid-19-Erkrankung auftreten? Nennen Sie häufige Symptome bzw. Komplikationen.

- *Symptomlosigkeit bei Kindern und Jugendlichen ist möglich.*
- *Schnupfen, verstopfte Nase*
- *Husten, Fieber*
- *Abgeschlagenheit, Kopfschmerzen*
- *Geruchs- und Geschmacksverlust*
- *Übelkeit und Erbrechen*
- *Diarrhö*
- *Atemnot*
- *Thrombosen, z. B. an Händen und Füßen*

Welche Risikofaktoren können schwere Verläufe von Covid-19 begünstigen?

- *Adipositas*
- *Diabetes mellitus*
- *Herz- und Lungenkrankheiten*
- *Alter über 50 Jahre*
- *Immunschwäche*
- *Alkohol- und Nikotinmissbrauch*

„Behandlungsassistenz", Lernfeld 3, Kapitel 6 bzw. „Medizinische Fachangestellte", Band 1, Lernfeld 3, Kapitel 6

www.rki.de

Erklären Sie, welche Unterschiede es zwischen einem Antigentest und einem PCR-Test gibt.

- *Antigentest: Nachweis der Erregerantigene mittels eines Nasen- oder Rachenabstrichs; innerhalb kurzer Zeit liegt ein Testergebnis vor.*
- *PCR-Test: Genmaterial der Erreger wird nachgewiesen, was eine frische Infektion beweist, Nachweis der Viruslast (Virusmenge in I.U./ml Blut), Ansteckungsfähigkeit kann nachgewiesen werden*

Erklären Sie, warum bestimmte Erkrankungen nach dem Infektionsschutzgesetz an das Gesundheitsamt gemeldet werden müssen und nennen Sie Beispiele für namentlich meldepflichtige Erkrankungen.

Bei besonders schweren Infektionskrankheiten muss der Verdacht oder Erregernachweis an das Gesundheitsamt gemeldet werden, um die gesunde Bevölkerung zu schützen. Beispiele sind Covid-19, Pest, Typhus, Masern, Mumps, Norovirus-Infektionen, Pertussis, Diphtherie, Gas- und Milzbrand

„Behandlungsassistenz", Lernfeld 3, Kapitel 4 bzw. „Medizinische Fachangestellte", Band 1, Lernfeld 3, Kapitel 4

Was wird bei der Bestimmung des HbA_{1c}-Wertes gemessen und in welcher Einheit wird der HbA_{1c}-Wert angegeben?

- *Der HbA_{1c}-Wert wird in mmol/mol oder in Prozent angegeben und gibt den verzuckerten Anteil einer Hämoglobin-Seitenkette an.*
- *Das Hämoglobin ist der rote Blutfarbstoff in den Erythrozyten und da diese eine Lebensdauer von ca. 90 bis 120 Tagen haben, gibt der HbA_{1c}-Wert Auskunft über die Blutzuckereinstellung in den letzten ca. 8–10 Wochen. Zusätzlich lässt sich mit dem HbA_{1c}-Wert das Risiko für durchblutungsbedingte Folgeerkrankungen bei den Patienten abschätzen.*

Warum ermöglicht HbA_{1c}-Wert eine bessere Aussage über die Blutzuckereinstellung als die kapillare Blutzuckerbestimmung beim nüchternen Patienten und welches Blutentnahmeröhrchen ist für die HbA_{1c}-Bestimung aus dem venösen Blut erforderlich?

- *Wird der HbA_{1c}-Wert nicht kapillar, sondern aus dem venösen Blut bestimmt, dann ist dafür ein EDTA-Röhrchen erforderlich.*
- *Die kapillär bestimmten HbA_{1c}-Werte nicht so zuverlässig wie die aus EDTA-Blut bestimmten HbA_{1c}-Werte.*

Cornelsen „Behandlungsassistenz", Lernfeld 9, Kapitel 5 bzw. „Medizinische Fachangestellte", Band 3, Lernfeld 9, Kapitel 5

Welchen Vorteil hat ein Test auf Mikroalbuminurie mittels Bestimmung des Albumin-Kreatinin-Verhältnisses im Spontanurin gegenüber dem Testfeld auf Protein bei einem üblichen Urin-Mehrstreifentest?

- Der Test weist kleinste Eiweißmengen als Ausdruck einer beginnenden Nierenschädigung nach, wie sie bei Diabetes mellitus nicht selten auftritt.
- Er ist wesentlich empfindlicher als ein üblicher Protein-Test auf einem Urin-Mehrfachteststreifen und lässt damit Nierenschädigungen so früh erkennen, dass eine Verschlimmerung mit der Gefahr einer schweren Niereninsuffizienz noch abgewendet werden kann.
- Durch die Verwendung des Albumin-Kreatinin-Verhältnisses wird die tageszeitlich schwankende Harndichte als Fehlerquelle für die Mikroalbumin-Bestimmung ausgeschaltet.

Cornelsen „Behandlungsassistenz", Lernfeld 8, Kapitel 2, Lernfeld 9, Kapitel 5 bzw. „Medizinische Fachangestellte", Band 2, Lernfeld 8, Kapitel 2, und Lernfeld 9, Kapitel 5

Was versteht man in der GOÄ unter Steigerungssatz, was unte Schwellenwert und was unter Höchstsatz?

- Der Steigerungssatz ist die Zahl, mit der der einfache Gebührensatz bei der Abrechnung multipliziert wird.
- Der Schwellenwert ist der Steigerungssatz, bis zu dem der einfache Gebührensatz multipliziert werden darf, ohne dass bei der Abrechnung eine besondere Begründung dafür erforderlich ist.
- Der Höchstsatz ist der auch mit Begründung höchstmögliche Steigerungssatz.

Welche Schwellenwerte und Höchstsätze gelten für die unterschiedlichen Leistungsarten der privatärztlichen Abrechnung im regulären Komforttarif?

- persönliche ärztliche Leistungen: 2,3-fach und 3,5-fach
- technische Leistungen: 1,8-fach und 2,5-fach
- Laborleistungen: 1,15-fach und 1,3-fach

Was ist Voraussetzung dafür, dass auf einer Privatrechnung mehr als der Höchstsatz in Rechnung gestellt werden darf?

- Vor Beginn der Behandlung muss eine vorherige schriftliche Vereinbarung von Patient und Arzt unterschrieben werden.
- Sie wird auch Honorarvereinbarung oder Abdingung genannt und regelt für die darin aufgeführten Leistungen den dafür jeweils abzurechnenden Steigerungssatz.
- Ein Überschreiten der Höchstsätze ist in dieser Vereinbarung nur für persönliche ärztliche Leistungen zulässig, nicht aber für technische Leistungen/Laborleistungen.

Cornelsen „Leistungsabrechnung", Lernfeld 2, Kapitel 6 bzw. „Medizinische Fachangestellte", Band 1, Lernfeld 2, Kapitel 13

Warum erstattet die Privatkrankenkasse Beamten wie Herrn Geiger nicht den vollen Betrag der Arztrechnung?

- Beamte sind in Deutschland per Gesetz beihilfeberechtigt. Deshalb reicht Herr Geiger die Arztrechnung bei der zuständigen Beihilfestelle seines Bundeslandes ein.
- Je nach Bundesland, Familienstand und Kinderanzahl übernimmt die Beihilfe jedoch nur zwischen 50% und 80% des Rechnungsbetrages.
- Den Restbetrag müssen Beamte selbst krankenversichern, entweder als freiwilliges Mitglied in der gesetzlichen Krankenversicherung oder in einer privaten Krankenversicherung.
- Deshalb ist Herr Geiger bei der Debeka privat krankenversichert, bei der er die Rechnung ebenfalls einreicht und die ihm den bei ihr versicherten Anteil an den Krankheitskosten erstattet.

Cornelsen „Leistungsabrechnung", Lernfeld 2, Kapitel 6 bzw. „Medizinische Fachangestellte", Band 1, Lernfeld 2, Kapitel 9

Welche Arten von Anfragen werden unterschieden?

- allgemeine Anfrage: liefert einen Überblick über das gesamte Produktsortiment
- spezielle Anfrage: bezieht sich auf ein spezielles Produkt aus dem Sortiment

Was ist der Unterschied zwischen Angebot und Anfrage?

Eine Anfrage ist immer unverbindlich. Demgegenüber ist das Angebot grundsätzlich verbindlich.

Cornelsen „Organisation und Verwaltung", Lernfeld 6, Kapitel 2 bzw. „Medizinische Fachangestellte", Band 2, Lernfeld 6, Kapitel 2

Welche Preisnachlassarten werden unterschieden?

Skonto, Bonus, Rabatt

Cornelsen „Organisation und Verwaltung", Lernfeld 6, Kapitel 5 bzw. „Medizinische Fachangestellte", Band 2, Lernfeld 6, Kapitel 5

Nennen Sie mindestens drei Angaben, die in einem Angebot enthalten sein sollten.

Produkt, Preis, Qualität, Menge, Gerichtsstand, Lieferbedingungen

Cornelsen „Organisation und Verwaltung", Lernfeld 6, Kapitel 2 bzw. „Medizinische Fachangestellte", Band 2, Lernfeld 6, Kapitel 2

Prüfungsfall 14: Jugendgesundheitsuntersuchung

Praxisdaten: Frau Dr. Katharina Melltop, Fachärztin für Kinder- und Jugendmedizin, Am Anger 3, 89435 Bayernalm, BSNR 642847100, LANR 472845240, Tel. 08978/77799.

Patientendaten: Josef Ainringer, geb. 17.01.20xx (14 Jahre alt), Klostergasse 8, 89435 Bayernalm, Tel. 08978/28435, Schüler, AOK Ludwigsruh, WOP 62, Kostenträgerkennung 101063240, Versichertennummer T362784980, Versichertenstatus familienversichert, Gültigkeit der eGK 03/xx

Situationsbeschreibung: Es ist Freitag, der 01.08.20xx, als der Schüler Josef Ainringer pünktlich zum vereinbarten Termin in den Ferien um 8:45 Uhr zur Jugendgesundheitsuntersuchung (J1) in Ihrer Praxis erscheint. Er war wegen eines grippalen Infektes vor drei Jahren schon einmal bei Frau Dr. Melltop und Sie haben ihn jetzt wegen der noch ausstehenden Jugendgesundheitsuntersuchung im Rahmen eines Recalls angeschrieben. Vereinbarungsgemäß hat er heute noch nicht gefrühstückt und bringt seine elektronische Gesundheitskarte, sein Kinderuntersuchungsheft und seinen Impfpass mit. Sie begrüßen Josef und während er den praxisinternen Anamnesebogen für die J1 ausfüllt, überprüfen Sie die Eintragungen in seinem Impfpass. Ihnen fällt auf, dass noch keine Impfungen gegen Varizellen, Meningokokken und Humane Papillomviren (HPV) vorliegen, was Sie der Ärztin mitteilen. Sie erklären Josef den Sinn und den Ablauf der Untersuchung. Danach messen Sie seinen Blutdruck (110/75 mmHg), die Körpergröße (1,71 m) und das Gewicht (61,3 kg) und dokumentieren diese Werte auf dem bereits von Ihnen mit seinen Personalien versehenen J1-Untersuchungsvordruck. Zusätzlich errechnen Sie seinen Body-Mass-Index, notieren diesen in der Karteikarte und bringen Josef mit allen Unterlagen ins Untersuchungszimmer zu Frau Dr. Melltop. Da es in der Familie von Josef Ainringer etliche Fälle von Blutfetterhöhungen gibt, beauftragt Sie Frau Dr. Melltop, Josef Blut abzunehmen und sein Gesamtcholesterin im Serum über die Laborgemeinschaft, der die Praxis angeschlossen ist, untersuchen zu lassen. Wegen einiger unklarer Symptome (Müdigkeit, Konzentrationsschwierigkeiten) soll außerdem das kleine Blutbild und TSH basal im Serum bestimmt werden, um eine Anämie und eine Schilddrüsenunterfunktion auszuschließen. Sie füllen dazu die entsprechenden Laborüberweisungsvordrucke aus (Diagnose: J1, Ausschluss Anämie und Hypothyreose; Abnahmezeit ist 09:30 Uhr). Mit dem Einverständnis von Josef hat Frau Dr. Melltop in seinem Beisein mit Josefs Mutter telefoniert und auch deren Zustimmung zu den Impfungen eingeholt. Sie sollen für die Impfungen und zur Besprechung seiner Laborwerte einen Termin mit Josef ausmachen. Als Sie danach Josef verabschieden, versucht er, Sie zu einem privaten Treffen zu sich einzuladen. Am Wochenende seien seine Eltern nicht da und er könne sehr gute Cocktails mixen. Sie wollen das nicht und reagieren der Situation entsprechend. Danach räumen Sie das Labor auf und rechnen die erbrachten Leistungen ab.
Heute bringt der Postzusteller verschiedene Briefe. Sie erklären der Auszubildenden, worauf man bei der Bearbeitung des Posteingangs achten muss. Des Weiteren bittet Sie Frau Dr. Melltop in der Postfiliale 100 85-Cent-Briefmarken zu kaufen.

Bearbeitung des Prüfungsfalls

Sie schreiben Josef Ainringer wegen der noch ausstehenden Jugendgesundheitsuntersuchung (J1) an.

1. Recall (Wiedereinbestellung)
- telefonische oder schriftliche Erinnerung an Impfung und/oder Vorsorgeuntersuchung
- Das schriftliche Einverständnis des Patienten bzw. der Erziehungsberechtigten des Patienten muss vorliegen.
- Die in Frage kommenden Patienten werden über die Praxis-EDV oder Karteikarten ausgewählt.

Josef Ainringer kommt zum vereinbarten Termin und bringt dazu, wie vorab besprochen, seine elektronische Gesundheitskarte, sein Kinderuntersuchungsheft und seinen Impfpass mit. Sie begrüßen ihn und nehmen den ihnen bekannten Patienten auf.

2. Patientenempfang bei vereinbartem Termin
- freundliche Begrüßung mit Blickkontakt
- eigene Vorstellung bei neuem Patienten
- korrekte, dem Patientenalter entsprechende Ansprache
- Grund des Praxisbesuchs ansprechen

3. Patientenaufnahme bekannter Patient
- Einlesen der elektronischen Gesundheitskarte
- Patientenkartei aufrufen oder bereitlegen, ggf. Aktualisierung des Anamnesebogens
- nächsten Schritt einleiten, z. B. ins Wartezimmer schicken oder in den Untersuchungsraum bitten

Während er den praxisinternen J1-Anamnesebogen für Jugendliche ausfüllt, überprüfen Sie sein Kinderuntersuchungsheft und seinen Impfpass.

4. U-Untersuchung (exemplarisch)
- zehn Kindervorsorgeuntersuchungen von Geburt (U1) bis 6. Lebensjahr (U9) (Achtung: U7 und U7a sind unterschiedliche Untersuchungen)
- Eintragung der Untersuchungsergebnisse ins Kinderuntersuchungsheft
- in einigen Bundesländern Untersuchungspflicht ab U4 (z. B. Hessen: Rückmeldung über stattgefundene Untersuchung an zentrale Erfassungsstelle)

5. Impfstatus des Patienten prüfen
- Eintragung im Impfpass prüfen
- mit aktueller STIKO-Impfempfehlung vergleichen
- ggf. Aufklärung des Patienten

Ihnen fällt auf, dass noch keine Impfungen gegen Varizellen, Meningokokken und Humane Papillomviren (HPV) vorliegen, was Sie der Ärztin mitteilen. Sie erklären Josef den Sinn und den Ablauf der Jugendgesundheitsuntersuchung.

6. Jugendgesundheitsuntersuchung (J1) erklären und vorbereiten
- Früherkennungsuntersuchung zwischen dem vollendeten 13. und 14. Lebensjahr (Toleranzzeit jeweils 12 Monate davor und danach = 12. bis 15. Geburtstag)
- dient der Früherkennung von Krankheiten, die die körperliche, geistige und soziale Entwicklung gefährden; zusätzlich muss der Impfschutz überprüft und eine ausreichende Jodzufuhr geprüft werden.
- Anamnese umfasst: auffällige seelische und schulische Entwicklung, gesundheitsgefährdendes Verhalten (Rauchen, Alkohol, Drogen), das Vorliegen chronischer Erkrankungen
- Dokumentation der körperlichen Untersuchung auf einem besonderen J1-Untersuchungsvordruck (Aufbewahrungsfrist 10 Jahre); sie umfasst: Körpermaße (Größe und Gewicht), Blutdruckmessung, Ganzkörperstatus, Beurteilung der Pubertätsentwicklung, veranlasste Maßnahmen

Danach messen Sie seinen Blutdruck (110/75 mmHg), die Körpergröße (1,71 m) und das Gewicht (61,3 kg) und dokumentieren diese Werte auf dem bereits von Ihnen mit seinen Personalien versehenen J1-Untersuchungsvordruck.

7. Blutdruckmessung bei bekanntem Patienten
- Patienten fünf Minuten lang ruhig sitzen lassen
- Manschette passend zum Oberarmumfang des Patienten auswählen (Breite ca. 40% des Oberarmumfangs)
- luftleere Manschette fest um den Oberarm ca. 2,5 cm oberhalb der Ellenbeuge in Herzhöhe anlegen (zwei Finger dürfen zwischen Arm und Manschette passen)
- Manometerschraube schließen
- Radialispuls aufsuchen
- Manschette zügig aufpumpen bis 30 mmHg über dem Verschwinden des Radialispulses
- Stethoskop in der Ellenbeuge über der Arterie anlegen
- Manschettendruck langsam (2–3 mmHg pro Sekunde) durch Öffnen der Manometerschraube ablassen
- systolischen Blutdruckwert (Auftreten der ersten Korotkow-Töne) und diastolischen Blutdruckwert (Verschwinden der Korotkow-Töne) am Manometer ablesen
- Luft ganz ablassen und die Manschette abnehmen
- Messwerte dokumentieren

8. Körpergröße messen
- Schuhe ausziehen lassen
- aufrecht stehen lassen mit Fersen an der Wand
- Patient soll beim Messen den Kopf gerade halten und geradeaus blicken
- Messung am oberen Rand des Kopfes (nicht der Frisur!)
- gemessenen Wert mit Maßeinheit dokumentieren

9. Körpergewicht messen
- Nullpunkt der Waage einstellen
- Messung des leicht bekleideten Patienten ohne Schuhe
- gemessenen Wert mit Maßeinheit dokumentieren

Zusätzlich errechnen Sie seinen Body-Mass-Index, notieren diesen in der Karteikarte und bringen Josef mit allen Unterlagen ins Untersuchungszimmer zu Frau Dr. Melltop.

10. Body-Mass-Index (BMI) berechnen
- BMI = Körpergewicht in Kilogramm geteilt durch Körpergröße in Meter zum Quadrat
- im vorliegenden Fall:
  61,3 kg: (1,71 m x 1,71 m) = 20,96 kg/m^2
- gemessenen Wert mit Maßeinheit dokumentieren

Krankenkasse bzw. Kostenträger			
AOK Ludwigsruh			62
Name, Vorname der/des Versicherten: Ainringer, Josef		geb. am 17.01.20xx	
Kostenträgerkennung: 101063240	Versicherten-Nr.: T362784980		Status: 3000000
Vertragsarzt-Nr.	eGK gültig bis: 03/xx		Datum: 01.08.20xx

Geschlecht weiblich ☐ männlich ☐ divers ☐

ANAMNESE

Bekannte Gesundheitsstörungen	ja	nein
1. chronische Erkrankung	☐	☐
2. körperliche Behinderung	☐	☐
3. seelische Störung	☐	☐
Impfstatus und Jodprophylaxe	**ja**	**nein**
4. Impfschutz vollständig	☐	☐
5. Jodprophylaxe wird durchgeführt	☐	☐
Familie	**ja**	**nein**
6. besondere Familiensituation	☐	☐
7. Hinweis auf fam. Hypercholesterinämie	☐	☐
Schulische Entwicklung	**ja**	**nein**
8. Schulleistungsprobleme	☐	☐
9. Besuch einer weiterführenden Schule!	☐	☐
Gesundheitsverhalten	**ja**	**nein**
10. regelmäßige Medikamenten-einnahme o. ärztl. Verordnung	☐	☐
11. Rauchen	☐	☐
12. Alkoholkonsum	☐	☐
13. Drogenkonsum	☐	☐
Motorik/Visuomotorik	**ja**	**nein**
14. motor./visuomotor. Auffälligkeiten	☐	☐
Seelische Entwicklung/Verhalten	**ja**	**nein**
15. Dissoziales Verhalten	☐	☐
16. Essstörungen	☐	☐
17. Affektive Störungen	☐	☐
Pubertätsentwicklung	**ja**	**nein**
18. Dissoziales Verhalten	☐	☐
19. Essstörungen	☐	☐
20. Affektive Störungen	☐	☐

KÖRPERLICHE UNTERSUCHUNG

1 7 1	0 6 1
Größe (cm)	Gewicht (kg)

BMI (kg/m²): 20,96

Blutdruck: 110/75 mmHg

normal ☒ kontrollbedürftig ☐

Labor (nur bei fam. Hypercholesterinämie) ☐☐☐ mg/dl

Körperliche Entwicklung in der Pubertät:

Tanner-Stadien

Knaben	☐ G	☐ Ph
Mädchen	☐ B	☐ Ph

BEFUNDE

	ja	nein
Struma	☐	☐
Skelettsystem		
Fehlhaltung	☐	☐
Skoliose	☐	☐
Bewegungseinschränkung der Hüfte	☐	☐

Sonstige

Überweisung

Impfung veranlasst ja ☐ nein ☐

Arztstempel

Da es in der Familie von Josef Ainringer etliche Fälle von Blutfetterhöhungen gibt, beauftragt Sie Frau Dr. Melltop, Josef Blut abzunehmen und sein Gesamtcholesterin im Serum über die Laborgemeinschaft, der die Praxis angeschlossen ist, untersuchen zu lassen. Wegen einiger unklarer Symptome (Müdigkeit, Konzentrationsschwierigkeiten) soll außerdem das kleine Blutbild und das TSH basal im Serum bestimmt werden, um eine Anämie und eine Schilddrüsenunterfunktion auszuschließen.

11. Laborkarte/Laborbuch ausfüllen
- Patientendaten und Geschlecht eintragen
- Barcode einkleben (derselbe, der für die Röhrchen verwendet wurde)
- Abnahmedatum und Abnahmezeit notieren
- entnommenes bzw. zu untersuchendes Material angeben
- Gebührenordnung notieren

12. Hygienische Händedesinfektion
- Entnahme von 3–5 mL Desinfektionslösung aus einem Wandspender mit Ellenbogenbedienung
- Desinfektionsmittel in die sauberen, trockenen Hände geben und die gesamten Handflächen gründlich benetzen
- Handflächen und Handgelenke nach Herstellerangaben (z. B. 30 Sek.) einschl. Nägeln, Nagelfalzen, Zwischenfingerräumen, Fingerkuppen und Daumen feucht halten
- Lufttrocknung

13. Venöse Blutentnahme

Vorbereitung der Materialien:
- Armpolster
- nichtsterile Handschuhe
- Hautdesinfektionsmittel
- Staubinde
- Blutentnahmeröhrchen und Kanülen (Kennzeichnung: Name/Geburtsdatum bzw. Barcode)
- Abwurfbehälter
- keimarme Tupfer
- Pflaster

Durchführung:
- Anlegen nichtsteriler Handschuhe
- Arm des Patienten auf Polster lagern
- Staubinde anlegen
- Stauen
- Palpation der Vene
- Lösen der Stauung
- Hautdesinfektion der vorgesehenen Injektionsstelle (Einwirkzeit nach Herstellerangaben, Trocknung des Desinfektionsmittels)
- erneut stauen
- Einstich (angeschliffene Kanülenseite nach oben)
- Lösen der Stauung, sobald Blut fließt
- Blutentnahmeröhrchen in der richtigen Reihenfolge füllen (z. B. Serum – Citrat – Heparin – EDTA – Fluorid); hier erst Serumröhrchen, dann EDTA-Röhrchen
- falls Röhrchen Antikoagulanzien enthalten: Röhrcheninhalt direkt nach Blutabnahme durch kurzes Schwenken mischen
- Kanüle herausziehen
- Punktionsstelle mit einem keimarmen Tupfer einige Minuten komprimieren (durch Patient)
- Entsorgung der Kanüle (fester Abwurfbehälter)
- Pflaster aufkleben (Abklärung Pflasterallergie)
- nach Ausziehen der Handschuhe hygienische Händedesinfektion (siehe oben)

14. Serumherstellung
- nichtsterile Handschuhe anziehen
- Blut im aufrechtstehenden Röhrchen ca. 30 Minuten gerinnen lassen
- Blutprobe in Zentrifuge einbringen, dabei zur Vermeidung von Unwuchten auf gleichmäßige Beladung achten, ggf. durch zusätzliches Einbringen von wassergefüllten Zentrifugenröhrchen
- Blutprobe zentrifugieren (z. B. für 10 Minuten bei 2000 g oder ca. 3000 Umdrehungen/Minute)
- Serum in separates Röhrchen abpipettieren (kann danach im Kühlschrank bei +4 °C 1–2 Tage bis zur Analyse aufgehoben werden)
- Hinweis: Bei Verwendung eines Blutentnahmeröhrchens mit Trennungsgel kann das Abpipettieren nach dem Zentrifugieren auch im analysierenden Labor erfolgen.

Sie füllen dazu die entsprechenden Laborüberweisungsvordrucke aus (Diagnose: J1, Ausschluss Anämie und Hypothyreose; Abnahmezeit ist 09:30 Uhr) und machen die Serumprobe abholfertig.

15. Laborüberweisung Laborgemeinschaft (Muster 10A) ausfüllen
- Achtung: Hier benötigt man zwei Muster 10A.
- Bei einem Muster 10A präventiv, bei dem anderen Muster 10A kurativ ankreuzen
- Geschlecht (Im aktuellen Muster 10A bei „Geschlecht" „M" für männlich, „W" für weiblich, „D" für divers bzw. „X" für unbestimmt eintragen — hier „M")
- Quartal
- Diagnose bzw. Verdachtsdiagnose – hier auf dem präventiven Muster 10A „J1" und auf dem kurativen Muster 10A „Ausschluss Anämie und Hypothyreose"
- ggf. Barcode aufkleben
- Abnahmedatum und Abnahmezeit – hier 01.08.20xx und 09:30 Uhr
- Auftrag/Aufträge codieren (hier: Cholesterin auf dem präventiven Muster 10A sowie kleines Blutbild und TSH auf dem kurativen Muster 10A)
- Eintrag ins Laborbuch (ggf. mit Barcode)

~~Freigabe 06.05.2020~~ Verbindliches Muster

Anforderungsschein für Laboratoriumsuntersuchungen bei Laborgemeinschaften 10A

Krankenkasse bzw. Kostenträger: AOK Ludwigsruh 62

Name, Vorname des Versicherten: Ainringer Josef, Klostergasse 8, D-89435 Bayernalm — geb. am 17.01.20xx 03/xx

Kostenträgerkennung	Versicherten-Nr.	Status
101063240	T362784980	3000000
Betriebsstätten-Nr.	**Arzt-Nr.**	**Datum**
642847100	472845240	01.08.20xx

☐ Kurativ ☒ Präventiv ☐ bei belegärztl. Behandlung ☐ Unfall, Unfallfolgen

Knappschaftskennziffer: | Geschlecht: M | SSW:

Hier bitte sorgfältig Barcode-Etikett einkleben!

Zusätzliche Angaben zu Untersuchungen: J 1

Abnahmedatum: 0108xx Abnahmezeit: 0930

Befund eilt 1	**Serum / Plasma / Vollblut**			**Urin**
EDTA-Blut	alkalische Phosphatase 13	Gamma GT 27	LDL-Cholesterin 42	Status 55
großes Blutbild 2		Glukose 28	Lipase 43	Mikroalbumin 56
kleines Blutbild 3	Amylase 14	GOT / ASAT 29	Natrium 44	Glukose 58
HbA1c 4	ASL 15	GPT / ALAT 30	OP-Vorbereitung (32125) 45	Sediment 60
Retikulozyten 5	Bilirubin direkt 16	Harnsäure 31		**Citrat-Blut**
Blutsenkung 6	Bilirubin gesamt 17	Harnstoff 32	Phosphat, anorg. 46	Quick 8
Gesundheits-untersuchungen	Calcium 18	HDL-Cholesterin 34	Transferrin 47	Quick unter Marcumar-Therapie 9
	● Cholesterin 19	IgA 35	Triglyceride 48	
Harnstreifentest (32880) 62	Cholinesterase 20	IgG 36	TSH 49	
	CK 21	IgM 37		Thrombinzeit 10
Nüchternplasmaglukose (32881) 63	CRP 23	Kalium 38	**Glukose-Profil**	PTT 11
	Eisen 24	Kreatinin 39	Glukose 1 51	
Lipidprofil (32882) 64	Eiweiß Elektrophorese 25	Kreatinin Clearance 40	Glukose 2 52	Sonstiges 61
			Glukose 3 53	
	Eiweiß gesamt 26	LDH 41	Glukose 4 54	

Muster 10A (10.2020)

~~Freigabe 06.05.2020~~ Verbindliches Muster

Anforderungsschein für Laboratoriumsuntersuchungen bei Laborgemeinschaften 10A

Krankenkasse bzw. Kostenträger: AOK Ludwigsruh 62

Name, Vorname des Versicherten: Ainringer Josef, Klostergasse 8, D-89435 Bayernalm — geb. am 17.01.20xx 03/xx

Kostenträgerkennung	Versicherten-Nr.	Status
101063240	T362784980	3000000
Betriebsstätten-Nr.	**Arzt-Nr.**	**Datum**
642847100	472845240	01.08.20xx

☒ Kurativ ☐ Präventiv ☐ bei belegärztl. Behandlung ☐ Unfall, Unfallfolgen

Knappschaftskennziffer: | Geschlecht: M | SSW:

Hier bitte sorgfältig Barcode-Etikett einkleben!

Zusätzliche Angaben zu Untersuchungen: Ausschluss Anämie und Hypothyreose

Abnahmedatum: 0108xx Abnahmezeit: 0930

Befund eilt 1	**Serum / Plasma / Vollblut**			**Urin**
EDTA-Blut	alkalische Phosphatase 13	Gamma GT 27	LDL-Cholesterin 42	Status 55
großes Blutbild 2		Glukose 28	Lipase 43	Mikroalbumin 56
● kleines Blutbild 3	Amylase 14	GOT / ASAT 29	Natrium 44	Glukose 58
HbA1c 4	ASL 15	GPT / ALAT 30	OP-Vorbereitung (32125) 45	Sediment 60
Retikulozyten 5	Bilirubin direkt 16	Harnsäure 31		**Citrat-Blut**
Blutsenkung 6	Bilirubin gesamt 17	Harnstoff 32	Phosphat, anorg. 46	Quick 8
Gesundheits-untersuchungen	Calcium 18	HDL-Cholesterin 34	Transferrin 47	Quick unter Marcumar-Therapie 9
	Cholesterin 19	IgA 35	Triglyceride 48	
Harnstreifentest (32880) 62	Cholinesterase 20	IgG 36	● TSH 49	
	CK 21	IgM 37		Thrombinzeit 10
Nüchternplasmaglukose (32881) 63	CRP 23	Kalium 38	**Glukose-Profil**	PTT 11
	Eisen 24	Kreatinin 39	Glukose 1 51	
Lipidprofil (32882) 64	Eiweiß Elektrophorese 25	Kreatinin Clearance 40	Glukose 2 52	Sonstiges 61
			Glukose 3 53	
	Eiweiß gesamt 26	LDH 41	Glukose 4 54	

Muster 10A (10.2020)

16. Blut abholfertig machen
- Handschuhe anziehen
- Füllhöhe der Röhrchen beachten
- Kennzeichnung der Röhrchen (Beschriftung: Name, Geburtsdatum bzw. Barcode) kontrollieren
- Material bruch- und auslaufsicher verpacken
- Laborauftrag und Laborüberweisung beilegen – hier zwei Laborüberweisungen Muster 10A
- Kennzeichnung infektiöser Proben (z. B. „Vorsicht: infektiöses Untersuchungsmaterial“)
- bei Postversand: Porto des frankierten Umschlags kontrollieren und Versandtasche/-karton mit dem Hinweis „menschliches Untersuchungsmaterial“ kennzeichnen

Sie sollen für die Impfungen und zur Besprechung seiner Laborwerte einen Termin mit Josef ausmachen.

17. Terminvereinbarung
- Patienten fragen, ob der Termin am Vormittag oder Nachmittag besser passt
- Abgleich mit den Terminen der Praxis
- Eintrag im Terminbuch bzw. im Computer
- Termin für den Patienten notieren

Sie wollen auf Josefs Einladung nicht eingehen und reagieren der Situation entsprechend.

18. Verabschiedung eines Patienten, der ein privates Treffen mit der MFA möchte
- höflich, aber bestimmt ablehnen
- ggf. Thema für beendet erklären
- hier zusätzlich: sicherstellen, dass das Kinderuntersuchungsheft und der Impfpass wieder mitgenommen werden
- Merkzettel für den nächsten Termin mitgeben

Danach räumen Sie das Labor auf und rechnen die erbrachten Leistungen ab.

19. Arbeitsplatzdesinfektion
- chemikalienfeste Handschuhe anziehen
- zunächst eventuelle Kontaminationen mit Tupfer oder Zellstoff entfernen
- Wischdesinfektion mit Flächendesinfektionsmittel und Einmaltuch
- Druck ausüben
- vollständige Benetzung der Fläche
- Einwirkzeit nach Herstellerangabe beachten
- verwendetes Material in Praxismüll entsorgen
- Sprühdesinfektion nur an Stellen, die mittels Wischdesinfektion nicht erreichbar sind

20. Abrechnung (EBM)
- Diagnose: Z01.3 (J1), R53 Unklare Müdigkeit
- 01720 Jugendgesundheitsuntersuchung
- 04000 Versichertenpauschale Kinderärzte
- Anmerkung: Die GOP 04000 darf hier nur wegen der kurativen Abklärung der unklaren Müdigkeit und der Konzentrationsstörungen abgerechnet werden.
- Die Laborwerte werden von der Laborgemeinschaft abgerechnet.

Sie erklären der Auszubildenden, worauf man bei der Bearbeitung des Posteingangs achten muss.

21. Posteingang bearbeiten
1. Adressabgleich
2. Irrläufer aussortieren
3. Post in Praxispost und in Privatpost unterscheiden
4. Praxispost öffnen und Leerkontrolle durchführen
5. Stempel mit Datum anbringen
6. Schriftgut nach Wertigkeitsstufen sortieren und ablegen
7. Dokumente mit Gesetzes- oder Dauerwert einscannen

Mögliche Fragen im Fachgespräch der praktischen Prüfung

Wie kommen Sie an den J1-Untersuchungsvordruck, wo können Sie Kinder-Untersuchungshefte für die U-Untersuchungen und wo die Arzneiverordnungsblätter (Muster 16) für die Praxis bestellen?

Der J1-Untersuchungsvordruck befindet sich im Praxisverwaltungssystem, Kinderuntersuchungshefte kann man bei der Firma Rieco bestellen, Arzneiverordnungsblätter (Muster 16) bei der Firma Swiss Post Solutions oder bei der KBV.

Zu den nachzuholenden Impfungen bei Josef Ainringer gehört die Impfung gegen Varizellen. Was wissen Sie über diese Erkrankung?

- *Varizellen sind Windpocken, hervorgerufen nach Tröpfcheninfektion mit dem Varizellen-Zoster-Virus*
- *Nach einer Inkubationszeit von 14 bis 21 Tagen kommt es nach grippalen Allgemeinsymptomen zu einem vom Kopf ausgehenden, stark juckenden Bläschenausschlag, der 5 Tage lang zunimmt und danach nur langsam abheilt.*
- *Komplikationen sind Narbenbildung nach Aufkratzen, Fruchtschädigung bei Schwangeren, lebensbedrohende Pneumonie und Enzephalitis.*
- *Besonderheit: Nach einer Erstinfektion verbleibt das Virus lebenslang in Nervenknoten im Körper und kann von dort im Fall einer Abwehrschwäche, z. B. im Alter oder bei Stress, eine schmerzhafte und langsam abheilende Gürtelrose auslösen.*

Auch gegen Meningokokken bestand noch kein Impfschutz. Um welche Erreger handelt es sich, wie werden sie übertragen und welche Erkrankung kann durch sie ausgelöst werden?

- *Meningokokken sind gramnegative Diplokokken (paarweise zusammenliegende runde Bakterien), die sich in der Gram-Färbung rot anfärben lassen.*
- *Sie werden durch Tröpfcheninfektion übertragen und bewirken nach wenigen Tagen eine Meningitis (Gehirnhautentzündung) mit rasch zunehmenden Kopf- und Nackenschmerzen, Nackensteifigkeit und Bewusstlosigkeit, die unbehandelt in kurzer Zeit zum Tod führen kann.*

Cornelsen „Behandlungsassistenz", Lernfeld 3, Kapitel 6) bzw. „Medizinische Fachangestellte", Band 1, Lernfeld 3, Kapitel 6

Welche zwei Erkrankungen können durch Humane Papillomviren ausgelöst werden?

- *Condylomata acuminata = Feigwarzen*
- *Zervixkarzinom = Bösartiger Krebs des Gebärmutterhalses*

Cornelsen „Behandlungsassistenz", Lernfeld 8, Kapitel 12) bzw. „Medizinische Fachangestellte", Band 2, Lernfeld 8, Kapitel 12

Nennen Sie die vier wichtigsten Blutfettwerte.

- *Cholesterin = Gesamtcholesterin*
- *LDL-Cholesterin*
- *HDL-Cholesterin*
- *Triglyzeride*

Was bedeutet der Begriff Hyperlipidämie und was ist der Unterschied zwischen einer einfachen und einer gemischten Hyperlipidämie und einer Hypercholesterinämie?

- *Hyperlipidämie = erhöhter Blutfettspiegel*
- *einfache Hyperlipidämie = nur Triglyzeride erhöht*
- *gemischte Hyperlipidämie = Triglyzeride und Cholesterin sind erhöht*
- *Hypercholesterinämie = nur der Cholesterinspiegel ist erhöht*

Cornelsen „Behandlungsassistenz", Lernfeld 9, Kapitel 5) bzw. „Medizinische Fachangestellte", Band 3, Lernfeld 9, Kapitel 5

Welcher Body-Mass-Index (BMI) ist bei Erwachsenen normal und wie werden Erhöhungen des Body-Mass-Index bei Erwachsenen beurteilt?

- *BMI 18–25 = Normalbefund*
- *BMI ≥ 25–29,9 = Übergewicht*
- *BMI ≥ 30–34,9 = Adipositas (Fettsucht) Grad I*
- *BMI ≥ 35–39,9 = Adipositas (Fettsucht) Grad II*
- *BMI ≥ 40 = Adipositas (Fettsucht) Grad III*

Fettstoffwechselstörungen können Bestandteil des metabolischen Syndroms sein. Welche vier weiteren Störungen gehören noch dazu?

- *Stammadipositas = Adipositas mit Fettansammlung am Bauch*
- *Hypertonie = Bluthochdruck*
- *Diabetes mellitus (Zuckerkrankheit) Typ 2*
- *Hyperurikämie/Gicht (erhöhte Harnsäurewerte im Blut mit möglichen Nieren- und Gelenkschäden)*

Cornelsen „Behandlungsassistenz", Lernfeld 9, Kapitel 5) bzw. „Medizinische Fachangestellte", Band 3, Lernfeld 9, Kapitel 5

Wo wird das Hormon TSH gebildet, was bewirkt es und wie verhielte es sich, wenn Josef eine Hypothyreose hätte?

- *TSH wird in der Hypophyse (Hirnanhangdrüse) gebildet und regt die Schilddrüse an, mehr Schilddrüsenhormone (T3 und T4) zu bilden.*
- *Wird bei einer Hypothyreose zu wenig T3 und/oder T4 gebildet, versucht die Hypophyse die Hormonproduktion in der Schilddrüse zu erhöhen, indem sie den TSH-Spiegel im Blut erhöht.*

Cornelsen „Behandlungsassistenz", Lernfeld 8, Kapitel 4) bzw. „Medizinische Fachangestellte", Band 2, Lernfeld 8, Kapitel 4

Beim Sortieren der Eingangspost spielen Wertigkeitsstufen eine Rolle. Welche Wertigkeitsstufen werden unterschieden? Nennen zu jeder Stufe ein Beispiel.

- *Tageswert, z. B. Angebotsflyer*
- *Prüfwert, z. B. Bewerbungsunterlagen*
- *Gesetzeswert, z. B. Diagnosebriefe*
- *Dauerwert, z. B. Schulungszertifikate*

Cornelsen „Organisation und Verwaltung", Lernfeld 7, Kapitel 3 bzw. „Medizinische Fachangestellte", Band 2, Lernfeld 7, Kapitel 3

Frau Dr. Melltop beauftragt Sie Briefmarken zu kaufen. Wie hoch ist die Mehrwertsteuer auf Postwertzeichen und warum?

Es gibt keine Mehrwertsteuer auf Postwertzeichen, da diese als Zahlungsmittel gelten.

Prüfungsfall 15: Hepatitis

Praxisdaten: Herr Dr. med. Johann Frederik Alhaus, Facharzt für Allgemeinmedizin, Goethestraße 32, 81362 Weilheim, BSNR 762250660, LANR 134061902, Tel. 083685/4444

Patientendaten: Maik Schmittke, geb. 13.07.19xx (56 Jahre alt), Bachgasse 19, 81362 Weilheim, versichert bei der AOK Weilheim, WOP-Kennzeichen 71, Kostenträgerkennung 181922542, Versichertennummer D745292638, Gültigkeit der eGK 03/xx, Status mitgliedversichert, keine Gebührenbefreiung; Herr Schmittke ist nicht Teilnehmer eines Hausarztmodells oder eines Disease-Management-Programms.

Situationsbeschreibung: Herr Schmittke ist langjähriger Patient der Praxis Dr. Alhaus. Herr Schmittke hat heute telefonisch einen Termin vereinbart, da er seit einer Woche unter Unwohlsein, Abgeschlagenheit und Appetitverlust leide. Zudem habe er seit gestern einen Druckschmerz im rechten Oberbauch und bei sich eine Gelbfärbung der Augen festgestellt. Herr Schmittke erscheint pünktlich zum vereinbarten Termin am 30.06.20xx. Er war in diesem Quartal noch nicht in der Praxis. Nach der Begrüßung des Patienten erledigen Sie die anfallenden Verwaltungsarbeiten und sorgen für eine Aktualisierung der Patientenunterlagen. Leider lässt sich die elektronische Gesundheitskarte von Herrn Schmittke nicht in das Praxisverwaltungssystem einlesen, weswegen Sie jetzt am Quartalsende für die Abrechnung mit der KV das Ersatzverfahren anwenden müssen. Sie begleiten Herrn Schmittke ins Untersuchungszimmer und messen routinemäßig den Puls und Blutdruck. Nach der Untersuchung bittet Sie Dr. Alhaus um eine venöse Blutentnahme für ein kleines Blutbild und die folgenden Leberwerte: Gamma-GT, ASAT, ALAT, alkalische Phosphatase sowie Bilirubin direkt und gesamt. Außerdem soll eine Hepatitis-Serologie (Anti-HAV, Anti-HBc, Anti-HCV und HBs-Ag) durchgeführt werden. Sie bitten Herrn Schmittke nun ins Labor und bereiten alle Materialien für die Blutentnahme vor. Die erforderlichen Unterlagen für die Laborgemeinschaft und den Laborarzt bereiten Sie dem Auftrag von Dr. Alhaus entsprechend vor. Nach der Blutentnahme stechen Sie sich um 15:20 Uhr unabsichtlich mit der bei Herrn Schmittke benutzten Kanüle in den linken Handballen. Sie führen unverzüglich die erforderlichen Sofortmaßnahmen durch. Danach informieren Sie Dr. Alhaus, der Sie auffordert, die Unfallmeldung vorzubereiten. Sie vereinbaren mit Herrn Schmittke einen neuen Termin zur Besprechung der Blutwerte in zwei Tagen und verabschieden den Patienten freundlich. Danach bereiten Sie dessen Blutproben für den Transport vor und dokumentieren die Blutentnahme im Laborbuch. Dann verlassen Sie den Laborarbeitsplatz den hygienischen Anweisungen Ihrer Praxis entsprechend. Anschließend rechnen Sie die bei Herrn Schmittke erbrachten Gebührenpositionen für Ihre Praxis ab. Zuletzt bereiten Sie die Ärztliche Unfallmeldung vor und lassen Dr. Alhaus die Angaben darin ergänzen und unterschreiben. Dann kopieren Sie die Ärztliche Unfallmeldung und stellen sich damit am gleichen Tag beim D-Arzt vor.
Ihre Kollegin bittet Sie, die folgenden Ausgaben im Kassenbuch nachzutragen.

Lfd. Nr.	Datum	Text	Eurobetrag
1	18.06.	Barbezahlung IGeL	356,44
2	15.06.	Briefmarkeneinkauf	112,60
3	15.06.	Kassenbestand 14.06.	748,56
4	16.06.	Zeitschriften fürs Wartezimmer	85,66
5	21.06.	Einzahlung auf das Bankkonto	566,99
6	21.06.	Benzin fürs Praxisauto	80,00

Bearbeitung des Prüfungsfalls

Sie empfangen den Patienten.

1. Patientenempfang bei vereinbartem Termin
- freundliche Begrüßung mit Blickkontakt
- korrekte, dem Patientenalter entsprechende Ansprache
- Grund des Praxisbesuchs ansprechen

2. Patientenaufnahme bekannter Patient
- Einlesen der elektronischen Gesundheitskarte
- Patientenkartei aufrufen oder bereitlegen, ggf. Aktualisierung des Anamnesebogens
- nächsten Schritt einleiten, z. B. Patienten in den Untersuchungsraum begleiten

Sie messen routinemäßig den Puls und Blutdruck.

3. Hygienische Händedesinfektion
- Entnahme von 3–5 mL Desinfektionslösung aus einem Wandspender (Ellenbogenbedienung oder Sensor)
- Desinfektionsmittel in die sauberen, trockenen Hände geben und die gesamten Handflächen gründlich benetzen
- Handflächen und Handgelenke nach Herstellerangaben (z. B. 30 Sek.) einschl. Nägeln, Nagelfalzen, Zwischenfingerräumen, Fingerkuppen und Daumen feucht halten
- Lufttrocknung

4. Pulsmessung
- Auffinden des Radialispulses an der daumenseitig gelegenen Speichenarterie
- Tasten mit dem 2., 3. und 4. Finger, nicht mit dem Daumen
- Pulsschläge 15 Sekunden zählen und mit 4 multiplizieren
- bei unregelmäßigem Puls: Pulsschläge eine Minute zählen
- gemessenen Wert mit Maßeinheit dokumentieren

5. Blutdruckmessung bei bekanntem Patienten
- Patienten fünf Minuten lang ruhig sitzen lassen
- Manschette passend zum Oberarmumfang des Patienten auswählen (Breite ca. 40% des Oberarmumfangs)
- luftleere Manschette fest um den Oberarm ca. 2,5 cm oberhalb der Ellenbeuge in Herzhöhe anlegen (zwei Finger dürfen zwischen Arm und Manschette passen)
- Manometerschraube schließen
- Radialispuls aufsuchen
- Manschette zügig aufpumpen bis 30 mmHg über dem Verschwinden des Radialispulses
- Stethoskop in der Ellenbeuge über der Arterie anlegen
- Manschettendruck langsam (2–3 mmHg pro Sekunde) durch Öffnen der Manometerschraube ablassen
- systolischen Blutdruckwert (Auftreten der ersten Korotkow-Töne) und diastolischen Blutdruckwert (Verschwinden der Korotkow-Töne) am Manometer ablesen
- Luft ganz ablassen und die Manschette abnehmen
- Messwerte dokumentieren

Nach der Untersuchung bittet Sie Dr. Alhaus um eine venöse Blutentnahme.

6. Venöse Blutentnahme

Vorbereitung der Materialien
- Armpolster und Staubinde
- Hautdesinfektionsmittel
- nichtsterile Handschuhe für den Arzt
- Blutentnahmeröhrchen und Kanülen (Kennzeichnung: Name/Geburtsdatum bzw. Barcode)
- Abwurfbehälter
- keimarme Tupfer, Pflaster

- Durchführung
  - Anlegen nichtsteriler Handschuhe
  - Arm der Patientin auf Polster lagern
  - Staubinde anlegen
  - Stauen (Radialispuls bleibt tastbar)
  - Palpation der Vene
  - Lösen der Stauung
  - Hautdesinfektion der vorgesehenen Injektionsstelle (Einwirkzeit nach Herstellerangaben, Trocknung des Desinfektionsmittels)
  - erneut stauen
  - Einstich (angeschliffene Kanülenseite nach oben)
  - Lösen der Stauung, sobald Blut fließt
  - Blutentnahmeröhrchen in der richtigen Reihenfolge füllen (z. B. hier Serum – Citrat – EDTA – Fluorid)
  - Röhrcheninhalt durch Schwenken mischen
  - Kanüle herausziehen
  - Punktionsstelle mit einem keimarmen Tupfer einige Minuten komprimieren (durch Patient)
  - Entsorgung der Kanüle (Abwurfbehälter)
  - Pflaster aufkleben (Abklärung Pflasterallergie)

7. Laborüberweisung Laborgemeinschaft (Muster 10A) ausfüllen
- Patientendaten eintragen
- kurativ/präventiv (hier: kurativ)
- Geschlecht (Im aktuellen Muster 10A bei „Geschlecht": „M" für männlich, „W" für weiblich, „D" für divers bzw. „X" für unbestimmt eintragen — hier „M")
- Diagnose bzw. Verdachtsdiagnose
- ggf. Barcode aufkleben
- Abnahmedatum und Abnahmezeit
- Auftrag/Aufträge codieren (hier: kleines Blutbild, Gamma-GT, ASAT, ALAT, alkalische Phosphatase sowie Bilirubin direkt und gesamt)
- Kennziffer nur bei Knappschaftsversicherten: 87777
- ggf. Unfall, Unfallfolgen
- ggf. „Befund eilt"
- Eintrag ins Laborbuch (ggf. mit Barcode)

8. Laborüberweisung Laborarzt (Überweisungsschein für in-vitro-diagnostische Auftragsleistungen, Muster 10) ausfüllen
- ankreuzen: kurativ/präventiv; bei belegärztlicher Behandlung: Unfall, Unfallfolgen
- Kennziffer nur bei Knappschaftsversicherten: 87777
- Geschlecht eintragen (im aktuellen Muster 10 bei „Geschlecht" „M" für männlich, „W" für weiblich, „D" für divers bzw. „X" für unbestimmt eintragen – hier „M")
- Quartal eintragen
- Verdachtsdiagnose eintragen
- ggf. Barcode aufkleben
- Abnahmedatum und -zeit angeben
- Vertragsarztstempel, Unterschrift
- hier: Auftrag – Hepatitis-Serologie erbeten: Anti-HAV, Anti-HBc, Anti-HCV, HBs-Ag bei V. a. Virushepatitis

Freigabe 06.05.2020

Anforderungsschein für Laboratoriumsuntersuchungen bei Laborgemeinschaften 10A

Krankenkasse bzw. Kostenträger: AOK Weilheim 71

Name, Vorname des Versicherten: Schmittke Maik, Bachgasse 19, D-81362 Weilheim — geb. am 13.07.19xx, 03/xx

Verbindliches Muster

Kostenträgerkennung	Versicherten-Nr.	Status
181922542	D745292638	1000000

Betriebsstätten-Nr.	Arzt-Nr.	Datum
762250660	134061902	30.06.20xx

[X] Kurativ [ ] Präventiv [ ] bei belegärztl. Behandlung [ ] Unfall, Unfallfolgen

Knappschaftskennziffer: | Geschlecht: M | SSW:

Hier bitte sorgfältig Barcode-Etikett einkleben !

Zusätzliche Angaben zu Untersuchungen

Abnahmedatum: 3006XX Abnahmezeit: 1520

○ Befund eilt 1	**Serum / Plasma / Vollblut**			**Urin**
EDTA-Blut	● alkalische Phosphatase 13	● Gamma GT 27	○ LDL-Cholesterin 42	○ Status 55
○ großes Blutbild 2		○ Glukose 28	○ Lipase 43	○ Mikroalbumin 56
● kleines Blutbild 3	○ Amylase 14	● GOT / ASAT 29	○ Natrium 44	○ Glukose 58
○ HbA1c 4	○ ASL 15	● GPT / ALAT 30	○ OP-Vorbereitung (32125) 45	○ Sediment 60
○ Retikulozyten 5	● Bilirubin direkt 16	○ Harnsäure 31		**Citrat-Blut**
○ Blutsenkung 6	● Bilirubin gesamt 17	○ Harnstoff 32	○ Phosphat, anorg. 46	○ Quick 8
Gesundheitsuntersuchungen	○ Calcium 18	○ HDL-Cholesterin 34	○ Transferrin 47	○ Quick unter Marcumar-Therapie 9
	○ Cholesterin 19	○ IgA 35	○ Triglyceride 48	
○ Harnstreifentest (32880) 62	○ Cholinesterase 20	○ IgG 36	○ TSH 49	
	○ CK 21	○ IgM 37		○ Thrombinzeit 10
○ Nüchternplasmaglukose (32881) 63	○ CRP 23	○ Kalium 38	**Glukose-Profil**	○ PTT 11
	○ Eisen 24	○ Kreatinin 39	○ Glukose 1 51	
○ Lipidprofil (32882) 64	○ Eiweiß Elektrophorese 25	○ Kreatinin Clearance 40	○ Glukose 2 52	○ Sonstiges 61
			○ Glukose 3 53	
	○ Eiweiß gesamt 26	○ LDH 41	○ Glukose 4 54	

Muster 10A (10.2020)

Freigabe 15.11.2023

Überweisungsschein für in-vitro-diagnostische Auftragsleistungen 10

Krankenkasse bzw. Kostenträger: AOK Weilheim 71

Name, Vorname des Versicherten: Schmittke Maik, Bachgasse 19, D-81362 Weilheim — geb. am 13.07.19xx, 03/xx

Kostenträgerkennung	Versicherten-Nr.	Status
181922542	D745292638	1000000

Betriebsstätten-Nr.	Arzt-Nr.	Datum
762250660	134061902	30.06.20xx

Eintrag nur bei Weiterüberweisung! Betriebsstätten-Nr. des Erstveranlassers | Arzt-Nr. des Erstveranlassers

[ ] **Befund eilt**, Übermittlung an [ ] Telefon [ ] Fax Nr.

[X] Kurativ [ ] Präventiv [ ] bei belegärztl. Behandlung [ ] Unfall, Unfallfolgen

Auftragsnummer des Labors — Hier bitte sorgfältig Barcode-Etikett einkleben!

Knappschaftskennziffer | Quartal: 2XX | Geschlecht: M

[ ] Kontrolluntersuchung bekannte Infektion

eingeschränkter Leistungsanspruch gemäß § 16 Abs. 3a SGB V [ ]

[ ] SER

[ ] Empfängnisregelung, Sterilisation, Schwangerschaftsabbruch

Abnahmedatum: 3006XX Abnahmezeit: 1520 SSW

Diagnose/Verdachtsdiagnose: V. a. Virushepatitis

Befund/Medikation

Auftrag: Hepatitis-Serologie erbeten: Anti-HAV, Anti-HBc, Anti-HCV, HBs-Ag

Verbindliches Muster

Vertragsarztstempel / Unterschrift überw. Arzt

Nicht zu verwenden bei Arbeitsunfällen, Berufskrankheiten und Schülerunfällen

Muster 10 (4.2024)

Nach der Blutentnahme stechen Sie sich um 15:20 Uhr unabsichtlich mit der bei Herrn Schmittke benutzten Kanüle in den linken Handballen. Sie führen unverzüglich die erforderlichen Sofortmaßnahmen durch.

9. Postexpositionsprophylaxe durchführen
- Blutung anregen (mindestens eine Minute)
- gründliche Desinfektion der Wunde
  - Eintauchen der Einstichstelle in Desinfektionsmittel
  - oder: stets feuchten Tupfer (desinfektionsmittelgetränkt) für 10 Minuten auf Einstichstelle legen
- Abdecken der Wunde mit einem sterilen Verband
- Benachrichtigung des Arztes/des Arbeitgebers
- ggf. Überweisung zum D-Arzt
  - Blutuntersuchung (Virus-Hepatitis-/HIV-Serologie)
  - ggf. Medikamenteneinnahme
- Dokumentation des Arbeitsunfalls im Verbandbuch

Danach informieren Sie Dr. Alhaus, der Sie auffordert, die Unfallmeldung vorzubereiten. Sie vereinbaren mit Herrn Schmittke einen neuen Termin zur Besprechung der Blutwerte in zwei Tagen und verabschieden den Patienten freundlich.

10. Termin vereinbaren
- Patienten fragen, ob der Termin am Vormittag oder Nachmittag besser passt
- Abgleich mit den Terminen der Praxis
- Eintrag im Terminbuch bzw. im Computer
- Termin für den Patienten notieren

11. Verabschiedung des Patienten
- Ist der Patient mit allem versorgt?
- Hat der Patient alle Informationen?
  - ggf. neue Terminvereinbarung
  - ggf. Informationsbroschüren
- Genesungswünsche
- Verabschiedung

Danach bereiten Sie die Blutproben für den Transport vor und dokumentieren die Blutentnahme im Laborbuch.

12. Blut abholfertig machen
- Handschuhe anziehen
- Füllhöhe der Röhrchen beachten
- Kennzeichnung der Röhrchen (Beschriftung: Name, Geburtsdatum bzw. Barcode) kontrollieren
- Material bruch- und auslaufsicher verpacken
- Laborauftrag beilegen
- Kennzeichnung infektiöser Proben (z. B. „Vorsicht: infektiöses Untersuchungsmaterial")
- bei Postversand: Porto des frankierten Umschlags kontrollieren und Versandtasche/-karton mit dem Hinweis „menschliches Untersuchungsmaterial" kennzeichnen

13. Laborkarte/Laborbuch ausfüllen
- Patientendaten und Geschlecht eintragen
- Barcode einkleben (derselbe, der für die Röhrchen verwendet wurde)
- Abnahmedatum und Abnahmezeit notieren
- entnommenes bzw. zu untersuchendes Material angeben
- Gebührenordnung notieren

Dann verlassen Sie den Laborarbeitsplatz den hygienischen Anweisungen Ihrer Praxis entsprechend.

14. Arbeitsplatzdesinfektion
- chemikalienfeste Handschuhe anziehen
- Wischdesinfektion mit Flächendesinfektionsmittel und Einmaltuch
  - Druck ausüben
  - vollständige Benetzung der Fläche
  - Einwirkzeit nach Herstellerangabe beachten
  - verwendetes Material in Praxismüll entsorgen
- Sprühdesinfektion nur an Stellen, die mittels Wischdesinfektion nicht erreichbar sind

Nun füllen Sie die Ärztliche Unfallmeldung samt Abrechnung aus und lassen die Angaben darin von Dr. Alhaus ergänzen und unterschreiben.

15. Ärztliche Unfallmeldung ausfüllen (F 1050)
- Personalien des Patienten eintragen
- Arbeitgeber mit Anschrift notieren
- Unfallversicherungsträger, Unfalltag und -zeitpunkt
- Unfallbericht schreiben
- ärztliche Maßnahmen beschreiben
- Abrechnen nach UV-GOÄ mit den Tarifen der Allgemeinen berufsgenossenschaftlichen Heilbehandlung auf Seite 2

Danach rechnen Sie die bei Herrn Schmittke erbrachten Gebührenpositionen für Ihre Praxis ab und tragen Sie im Rahmen des Ersatzverfahrens auf dem dafür vorgesehenen GKV-Muster ein.

16. Abrechnung (EBM)
- Abrechnung auf Abrechnungsschein (Muster 5)
- ICD: B18.9G (Chronische Hepatitis), K12.1G (Stomatitis = Mundschleimhautentzündung), U99.0!
- 03000 Versichertenpauschale
- Abrechnung durch Laborgemeinschaft: 32120 Kleines Blutbild, 32069 GOT (= ASAT), 32070 GPT (= ALAT), 32071 GGT, 32068 Alkalische Phosphatase, 32058 Bilirubin gesamt, 32059 Bilirubin direkt
- Abrechnung durch den Laborarzt: 32612 Anti-HAV, 32614 Anti-HBc, 32618 Anti-HCV, 32781 HBs-AG

Ärztliche Unfallmeldung

Lfd. Nr.

Unfallversicherungsträger: BG für Gesundheitsdienst und Wohlfahrtspflege

Eingetroffen am: 30.06.20xx Uhrzeit: 15:20 Uhr

Name der versicherten Person	Vorname	Geburtsdatum	Krankenkasse	Familienversichert	Name des Mitglieds
MFA-Nachname	MFA-Vorname	MFA-Geb.dat.	der MFA	☒ Nein ☐ Ja: keine Kopie an Kasse	

Vollständige Anschrift: MFA-Wohnanschrift

Bei Pflegeunfall Pflegekasse der pflegebedürftigen Person

Beschäftigt als	Seit	Telefon-Nr.	Staatsangehörigkeit	Geschlecht
MFA	Beschäftigungsbeginn	MFA-Tel.		

Unfallbetrieb (Name, Anschrift und Telefon-Nr. des Arbeitgebers, der Kita, der (Hoch-)Schule, der pflegebedürftigen Person)
Dr. J. F. Alhaus, Goethestraße 32, 81362 Weilheim

Unfalltag	Uhrzeit	Unfallort	Beginn der Arbeitszeit	Ende der Arbeitszeit
30.06.20xx	15:20	Laborraum der Arztpraxis	xx Uhr xx	xx Uhr xx

Vorstellungspflicht bei einer Durchgangsärztin/einem Durchgangsarzt

☒ Die versicherte Person wird am 30.06.20xx bei der D-Ärztin/dem D-Arzt (bitte genaue Anschrift angeben)
Name und Anschrift von Durchgangsarzt/-ärztin vorgestellt, weil

- ☐ die Unfallverletzung über den Unfalltag hinaus zur Arbeitsunfähigkeit führt,
- ☒ die Behandlungsbedürftigkeit voraussichtlich mehr als eine Woche beträgt,
- ☐ die Verordnung von Heilmitteln (z. B. Physiotherapie) oder Hilfsmitteln (z. B. Gehstützen) erforderlich ist,
- ☐ eine Wiedererkrankung an Unfallfolgen vorliegt.

☐ Eine Vorstellungspflicht bei einer D-Ärztin/einem D-Arzt besteht nicht, weil keine der oben aufgeführten Voraussetzungen erfüllt ist.

1. Angaben der versicherten Person zum Unfallhergang und zur Tätigkeit, bei der der Unfall eingetreten ist
Nadelstichverletzung nach venöser Blutabnahme bei Herrn Maik Schmittke, Bachgasse 19, 81362 Weilheim, geb. 13.07.19xx, mit unklarem Ikterus bei V. a. Hepatitis

2. Beschwerden/Klagen

3. Kurze Angabe des Befundes (ggf. mit Ergebnis bildgebender Diagnostik)

4. Diagnose

5. Art der Erstversorgung

6. Ist weitere **allgemeine Heilbehandlung** erforderlich?
☐ Nein
☐ Ja,
- ☐ durch mich
- ☐ durch andere Ärztin/anderen Arzt (auch Verlegung/Vorstellung), bitte Name und Anschrift angeben

Ort, Datum | Unterschrift | Anschrift/Stempel

Datenschutz:
Ich habe die Hinweise nach § 201 SGB VII gegeben.

- 2 -

Name, Vorname:	Geburtsdatum:	Unfalltag:	Lfd. Nr.
MFA-Nachname, MFA-Vorname	MFA-Geb.	30.06.20xx	

Abrechnung

						Besondere Kosten	
Berichtsgebühr	nach Nr. 125	UV-GOÄ	9,68	EUR			
Ärztliche Leistung	nach Nr. 1	UV-GOÄ	8,02	EUR		3,10	EUR
	nach Nr. 2000	UV-GOÄ	6,25	EUR		1,67	EUR
	nach Nr.	UV-GOÄ		EUR			EUR
	nach Nr.	UV-GOÄ		EUR			EUR
	nach Nr.	UV-GOÄ		EUR			EUR
	nach Nr.	UV-GOÄ		EUR			EUR
	nach Nr.	UV-GOÄ		EUR			EUR
	nach Nr.	UV-GOÄ		EUR			EUR
	nach Nr.	UV-GOÄ		EUR			EUR
	nach Nr.	UV-GOÄ		EUR			EUR
Summe Besondere Kosten			4,77	EUR	←		
Porto				EUR			
		zusammen	28,72	EUR			

Rechnungsnummer	**Institutionskennzeichen (IK)** **Falls kein IK** – Bankverbindung (IBAN) –

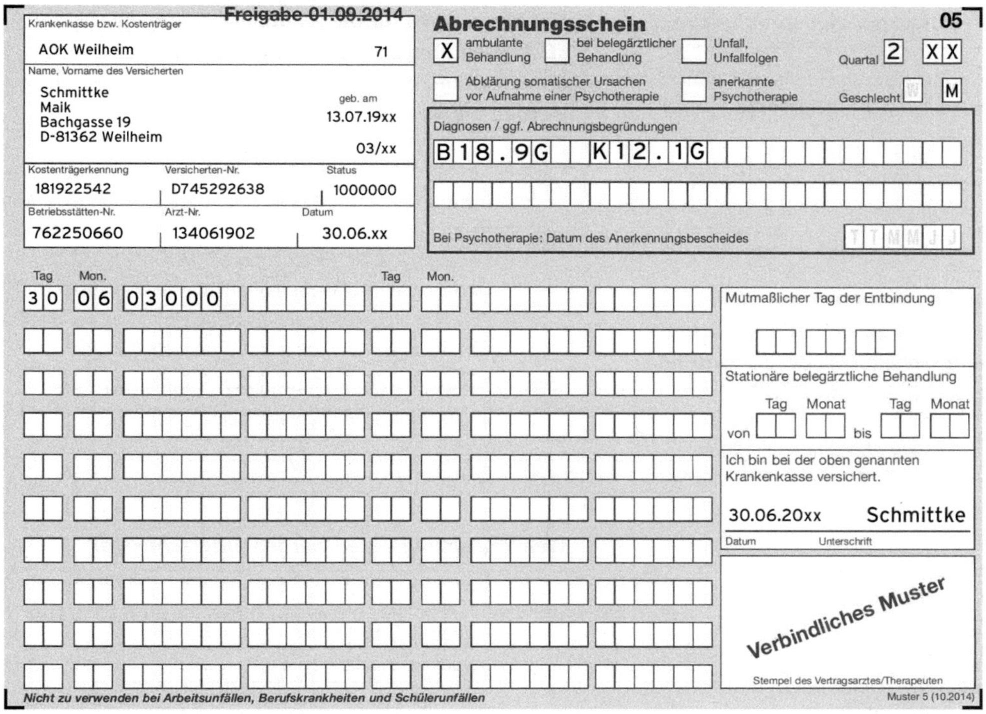
Freigabe 01.09.2014

Krankenkasse bzw. Kostenträger
AOK Weilheim 71

Name, Vorname des Versicherten
Schmittke
Maik
Bachgasse 19
D-81362 Weilheim
geb. am 13.07.19xx
03/xx

Kostenträgerkennung 181922542 | Versicherten-Nr. D745292638 | Status 1000000
Betriebsstätten-Nr. 762250660 | Arzt-Nr. 134061902 | Datum 30.06.xx

Abrechnungsschein 05

[X] ambulante Behandlung [ ] bei belegärztlicher Behandlung [ ] Unfall, Unfallfolgen Quartal 2 XX
[ ] Abklärung somatischer Ursachen vor Aufnahme einer Psychotherapie [ ] anerkannte Psychotherapie Geschlecht W [M]

Diagnosen / ggf. Abrechnungsbegründungen
B18.9G K12.1G

Bei Psychotherapie: Datum des Anerkennungsbescheides T T M M J J

Tag Mon. Tag Mon.
30 06 03000

Mutmaßlicher Tag der Entbindung

Stationäre belegärztliche Behandlung
von Tag Monat bis Tag Monat

Ich bin bei der oben genannten Krankenkasse versichert.
30.06.20xx Schmittke
Datum Unterschrift

Verbindliches Muster
Stempel des Vertragsarztes/Therapeuten

Nicht zu verwenden bei Arbeitsunfällen, Berufskrankheiten und Schülerunfällen
Muster 5 (10.2014)

Ihre Kollegin bittet Sie, die Ausgaben im Kassenbuch nachzutragen.

17. Kassenbuch führen
- chronologische Sortierung des Datums der einzelnen Ausgaben und Einnahmen
- Kassenbestand Beginn 748,56€, Endbestand 259,75€

Mögliche Fragen im Fachgespräch der praktischen Prüfung

Der Patient, Herr Schmittke, leidet möglicherweise an einer Virus-Hepatitis. Wie kann sich das Personal in der Praxis vor einer Hepatitisinfektion schützen.

- *Impfung gegen Hepatitis B (Anti-HB-Titer > 100 IU/L)*
- *bei Tätigkeiten mit Infektionsgefahr: Handschuhe, Mund-Nasenschutz und Schutzbrille tragen*
- *Beachtung aller hygienischen Sicherheitsvorschriften (z. B. kein Recapping)*

Cornelsen „Behandlungsassistenz“, Lernfeld 9, Kapitel 4 sowie Lernfeld 5, Kapitel 5 bzw. „Medizinische Fachangestellte“, Band 3, Kapitel 4 sowie Band 2, Lernfeld 5, Kapitel 5

Über welchen Infektionsweg erfolgt bei der Hepatitis A die Übertragung der Erreger?

Fäkal-orale Infektion: durch Verzehr von kontaminierten Lebensmitteln

Cornelsen „Behandlungsassistenz“, Lernfeld 3, Kap. 3 sowie Lernfeld 9, Kap. 4 bzw. „Medizinische Fachangestellte“, Band 1, Lernfeld 3, Kap. 3 sowie Band 3, Lernfeld 9, Kap. 4

Erläutern Sie, welche Folgen eine chronische Virushepatitis (Hepatitis B oder C) auf die Leber haben kann.

Im Verlauf einer chronischen Hepatitis (B oder C) kann sich eine Leberzirrhose (Leberverna rbung) entwickeln, bei der das geschädigte Lebergewebe durch Bindegewebe ersetzt wird. Die Leberzirrhose führt wiederum zu einem gehäuften Auftreten eines Leberzellkarzinoms.

Cornelsen „Behandlungsassistenz“, Lernfeld 9, Kap. 4 bzw. „Medizinische Fachangestellte“, Band 3, Lernfeld 9, Kap. 4

Erklären Sie den Begriff Postexpositionsprophylaxe.

alle Maßnahmen zur Vermeidung einer Infektionskrankheit nach einer möglicherweise erfolgten Infektion (z. B. nach einer Nadelstichverletzung

Cornelsen „Behandlungsassistenz", Lernfeld 5, Kapitel 5 bzw. „Medizinische Fachangestellte", Band 2, Lernfeld 5, Kapitel 5

Was versteht man unter dem Ersatzverfahren, in welchen Fällen kommt es zur Anwendung und warum muss auf dem Abrechnungsschein (Muster 5) zwar der Patient, nicht aber der Arzt unterschreiben?

Beim Ersatzverfahren muss zur Abrechnung der Abrechnungsschein (Muster 5) ausgefüllt und – je nach Vorschrift der zuständigen KV – bei der Abrechnung auch eingereicht werden.
Es kommt zur Anwendung, wenn
- *die elektronische Gesundheitskarte aus technischen Gründen nicht eingelesen werden kann und/oder*
- *Patienten aus Datenschutzgründen die elektronische Gesundheitskarte ablehnen und stattdessen einen Versicherungsnachweis ihrer Krankenkasse in Papierform vorlegen und/oder*
- *bei Patienten mit Beitragsrückstanden die elektronische Gesundheitskarte eingezogen wurde und sie stattdessen ein Muster 85 (Nachweis der Anspruchsberechtigung bei Ruhen der Mitgliedschaft) ihrer Krankenkasse vorlegen und/oder*
- *es sich um ein Neugeborenes handelt, für das noch keine elektronische Gesundheitskarte ausgestellt wurde.*

Patienten versichern mit ihrer Unterschrift auf dem Abrechnungsschein (Muster 5), dass sie in der Praxis behandelt wurden und sie bei der angegebenen Krankenkasse versichert sind.
Ärzte müssen nicht auf dem Abrechnungsschein unterschreiben, da sie bei der Einreichung der Abrechnung bei der KV auf der beigefügten Sammelerklärung für die Richtigkeit aller von ihnen abgerechneter Leistungen unterschreiben.

Cornelsen „Leistungsabrechnung", Lernfeld 2, Kapitel 4 bzw. „Medizinische Fachangestellte", Band 1, Lernfeld 2, Kapitel 11

Die Materialien für die Wundbehandlung der Nadelstichverletzung bei der MFA dürfen nicht über den Sprechstundenbedarf abgerechnet werden. Wie aber werden die Kosten dafür ersetzt?

- *Auf Seite 2 der Ärztlichen Unfallmeldung (F 1050) gibt es hinter jeder Leistung eine Rubrik der zugehörigen „Besonderen Kosten".*
- *Die dann jeweils abrechenbaren „Besonderen Kosten" sind im „Berufsgenossenschaftlichen Nebenkostentarif" (BG-NT) aufgeführt, der ursprünglich für die Behandlung von BG-Fällen in Krankenhäusern erstellt wurde.*

Cornelsen „Leistungsabrechnung", Lernfeld 10, Kapitel 2 bzw. „Medizinische Fachangestellte", Band 3, Lernfeld 10, Kapitel 7

www.dguv.de

Welche Zahlungsarten werden unterschieden?

- *Barzahlung*
- *halbbare Zahlung*
- *bargeldlose Zahlung*

Was bedeutet POS und ELV und worin unterscheiden sich beide Verfahren?

- *POS = Point of sale*
- *ELV = Elektronisches Lastschriftverfahren*
- *Unterschied: POS kostenpflichtig für den Anbieter, Überprüfung der Kontodeckung, Eingabe der PIN erforderlich; ELV: kostenfreie Nutzung, keine Überprüfung der Kontodeckung, keine Eingabe der PIN, Unterschrift genügt*

Cornelsen „Organisation und Verwaltung", Lernfeld 6, Kapitel 4 bzw. „Medizinische Fachangestellte", Band 2, Lernfeld 6, Kapitel 4

Prüfungsfall 16: Herzstillstand

Praxisdaten: Frau Dr. med. Karola Holzmüller, Fachärztin für Allgemeinmedizin, Talstr. 23, 58734 Ottersbruch, BSNR 281648400, LANR 62417845, Tel. 07523/85629

Patientendaten: Costa Makakis, geb. 14.05.19xx (58 Jahre alt), Schillerstr. 42, 58734 Ottersbruch, versichert bei der AOK Ottersbruch, WOP-Kennzeichen 35, Kostenträgerkennung 264732892, Versichertennummer D532497456, Gültigkeit der eGK 08/xx, mitgliedversichert, keine Gebührenbefreiung.

Situationsbeschreibung: Sie arbeiten heute am Samstag, 23.09.xx, zusammen mit Ihrer Chefin Frau Dr. Holzmüller und einer weiteren MFA im Rahmen des organisierten Notdienstes in der Notdienstzentrale von Ottersbruch. Frau Dr. Holzmüller befindet sich gerade auf einem Hausbesuch ganz in der Nähe der Notdienstzentrale, als um 13:35 Uhr ein deutlich übergewichtiger Mann die Anmeldung betritt. Er stellt sich Ihnen als Costa Makakis vor und nennt als Grund seines Kommens, dass er heute seit einigen Stunden ein unangenehmes Klopfen in der linken Brust verspüre, das ihn doch etwas beunruhige. Er sei schon lange nicht mehr bei seinem Hausarzt gewesen, auch gehe er nicht gern zu Ärzten. Jetzt aber habe ihn seine Ehefrau geschickt.
Sie haben gerade seine Patientendaten aufgenommen, als er unvermittelt die Augen verdreht und vor dem Empfangstresen zusammenbricht. Sie gehen sofort zu ihm und stellen fest, dass er das Bewusstsein verloren hat und dass zusätzlich weder Puls noch Atmung vorhanden sind. Sie beauftragen Ihre Kollegin, sofort einen Notruf abzusetzen und damit einen Notarztwagen anzufordern, den Notfallkoffer und den automatisierten elektrischen Defibrillator (AED) aus dem Behandlungszimmer zu holen und Frau Dr. Holzmüller per Mobiltelefon zu informieren. Dann beginnen Sie mit der kardiopulmonalen Reanimation des Patienten.
Noch bevor der Notarztwagen eintrifft, ist Frau Dr. Holzmüller wieder in der Notdienstzentrale. Während Ihre MFA-Kollegin Sie bei der kardiopulmonalen Reanimation ablöst und Frau Dr. Holzmüller Herrn Makakis intubiert, sollen Sie die Benutzung des AED und danach eine Infusion für einen intravenösen Zugang vorbereiten.
Bereits nach der ersten Defibrillation ist die Reanimation erfolgreich; gleich darauf trifft der Notarztwagen ein und der Notarzt und Frau Dr. Holzmüller versorgen zusammen Herrn Makakis.
Sie sollen inzwischen zunächst eine Krankenhauseinweisung vorbereiten sowie – zum späteren Nachreichen – anschließend die Verordnung einer Krankenbeförderung. Nachdem der Patient im Notarztwagen die Fahrt zum Kreiskrankenhaus Ottersbruch angetreten hat, räumen Sie den Platz vor der Anmeldung auf, desinfizieren ihn und überprüfen danach den Notfallkoffer. Anschließend rechnen Sie die erbrachten Leistungen auf einem Notfall-/Vertretungsschein (Muster 19) ab.

Bearbeitung des Prüfungsfalls

Sie nehmen die Patientendaten des unbekannten Patienten im organisierten Notdienst (= ärztlicher Bereitschaftsdienst) auf.

1. Patientenaufnahme bei unbekanntem Patienten
- Identitätskontrolle (z. B. mit elektronischer Gesundheitskarte, Personalausweis oder Reisepass)
- Einlesen der Versichertenkarte
- Karteikarte anlegen:
  - Patientendaten
  - Telefonnummer (auch tagsüber)
  - Krankenkasse
  - Versichertenstatus
  - Entfernungszone für Hausbesuche
  - Vorerkrankungen und Allergien abklären (ggf. mit Anamnesebogen)
- Im organisierten Notdienst zusätzlich: Hausärztin/Hausarzt mit Anschrift erfragen, falls Patient Hausarztexemplar des Notfall-/Vertretungsscheins (Muster 19) nicht selbst dorthin bringen kann

Sie haben gerade seine Patientendaten aufgenommen, als er unvermittelt die Augen verdreht und vor dem Empfangstresen zusammenbricht. Sie gehen sofort zu ihm und stellen fest, dass er das Bewusstsein verloren hat und dass zusätzlich weder Puls noch Atmung vorhanden sind. Sie beauftragen Ihre Kollegin, sofort einen Notruf abzusetzen und damit einen Notarztwagen anzufordern, den Notfallkoffer und den automatisierten elektrischen Defibrillator (AED) aus dem Behandlungszimmer zu holen und Frau Dr. Holzmüller per Mobiltelefon zu informieren.

2. Erste Maßnahmen bei einem bewusstlosen Patienten (Kreislaufstillstand, ohne Atmung) durchführen
- Kontrolle des Bewusstseins (Ansprechen, Rütteln)
- Hilfe rufen (Kollegin, Ärztin, Patientinnen)
- Kontrolle des Pulses (A. carotis)
- Kontrolle der Atmung
- Atemwege frei machen (mit Handschuhen)
- Kopf überstrecken
- Kinn anheben
- Kollegin/zweiten Helfer beauftragen, einen Notruf abzusetzen
- Kollegin/zweiten Helfer beauftragen, Notfallkoffer bzw. Defibrillator/AED bereitzustellen

3. Notruf absetzen
- Notrufnummer 112 wählen
- Melden mit Namen und Nennung der Praxis
- Wo ist der Notfall passiert?
- Was ist passiert?
- Wie viele Personen sind betroffen?
- Welche Art von Verletzung/Einschränkung der Vitalfunktionen liegt vor?
- Warten auf Rückfragen

Dann beginnen Sie mit der kardiopulmonalen Reanimation des Patienten.

4. Kardiopulmonale Reanimation (CPR) durchführen
- Patienten auf den Rücken legen (harte Unterlage)
- Druckpunkt aufsuchen (Mitte des Thorax)
- aufeinandergelegte Handballen auf den Druckpunkt anlegen
- Schultern senkrecht über dem Druckpunkt
- Ellenbogen durchgedrückt
- 30-malige feste Thoraxkompression
- Drucktiefe 5–6 cm
- Kompressions- und Entlastungsphase gleich lang
- Kompressionsfrequenz 100–120/Min
- Helferwechsel nach 2 Minuten (falls möglich)

5. Beatmung durchführen
- Kontrolle der Atmung
- Atemwege frei machen (mit Handschuhen)
- Kopf überstrecken
- Kinn anheben
- Mund-zu-Nase-Beatmung
  - Mund des Patienten ist durch Halten des Kinns geschlossen (Daumen drückt gegen Unterlippe)
  - mit dem Mund Nase des Patienten umschließen
- Atemspende durchführen
- Luft mit nicht zu großem Druck einblasen
- zwei Beatmungen
- Kontrolle der Thoraxbewegungen des Patienten
- mit 30-maliger Thoraxkompression fortfahren, wenn Patient weiterhin ohne Puls und Atmung
- bei Eigenatmung des Patienten: Unterbrechung der Wiederbelebung

Noch bevor der Notarztwagen eintrifft, ist Frau Dr. Holzmüller wieder in der Notdienstzentrale. Während Ihre MFA-Kollegin Sie bei der kardiopulmonalen Reanimation ablöst und Frau Dr. Holzmüller Herrn Makakis intubiert, sollen Sie die Benutzung des AED und danach eine Infusion für einen intravenösen Zugang vorbereiten.

6. Defibrillator/AED vorbereiten
- Oberkörper frei machen
- Elektroden anlegen
- erste Elektrode in der linken mittleren Axillarlinie (unterhalb der linken Achsel)
- zweite Elektrode unter dem rechten Schlüsselbein
- bei AED Sprachanweisung beachten; ggf. Drücken der Schocktaste
- während der Defibrillation den Patienten nicht berühren
- wenn Defibrillation nicht erfolgreich, danach mit der Herzdruckmassage und der Beatmung fortfahren

7. Infusion vorbereiten
- Vorbereitung der Materialien
  - Armpolster
  - nichtsterile Handschuhe
  - Staubinde
  - Hautdesinfektionsmittel
  - keimarme Tupfer
  - ggf. steriles Infusionspflaster
  - Infusionsflasche und -besteck (Verfallsdatum überprüfen)
  - geeignete Infusionskanüle
- Vorbereitung
  - Kappe der Infusionsflasche entfernen
  - Durchflussregler (Rädchen) am Infusionsbesteck schließen
  - Dorn des Infusionsbestecks einstechen (Verschlussgummi der Infusionsflasche weist nach oben)
  - Infusionsflasche an Infusionsständer aufhängen
  - Tropfkammer halb füllen
  - Entlüftungsventil öffnen
  - Durchflussregler öffnen und Schlauchsystem luftblasenfrei füllen
  - Durchflussregler schließen und Schlauchende am Infusionsständer aufhängen

Der mittlerweile eingetroffene Notarzt und Frau Dr. Holzmüller versorgen zusammen Herrn Makakis. Sie sollen inzwischen eine Krankenhauseinweisung ins Kreiskrankenhaus Ottersbruch vorbereiten sowie – zum späteren Nachreichen – anschließend die Verordnung einer Krankenbeförderung.

Freigabe 01.09.2014

Verordnung von Krankenhausbehandlung 2
(Nur bei medizinischer Notwendigkeit zulässig)

Krankenkasse bzw. Kostenträger
AOK Ottersbruch 35

Name, Vorname des Versicherten
Makakis
Costa
Schillerstr. 42
58734 Ottersbruch
geb. am 14.05.19xx
08/xx

Kostenträgerkennung	Versicherten-Nr.	Status
264732892	D532497456	1000000

Betriebsstätten-Nr.	Arzt-Nr.	Datum
281648400	62417845	23.09.20xx

☐ Belegarztbehandlung ☒ Notfall
☐ Unfall, Unfallfolgen ☐ Versorgungsleiden (BVG)

Nächsterreichbare, geeignete Krankenhäuser
Kreiskrankenhaus Ottersbruch

Diagnose
Z. n. Reanimation

281648400
Dr. med. Karola Holzmüller
Fachärztin für Allgemeinmedizin
Talstr. 23
58734 Ottersbruch
Tel. 07523/85629
Verbindliches Muster

Vertragsarztstempel / Unterschrift des Arztes

8. Formular Verordnung von Krankenhausbehandlung (Muster 2) vorbreiten

- Patientendaten eintragen: Name und Geburtsdatum des Patienten sowie Krankenkasse
- Angaben zur Krankenkasse ausfüllen:
  - Name
  - Kassennummer
  - Versichertennummer
  - Status
- Angaben zum Arzt und Datum eintragen:
  - Betriebsstättennummer
  - Arztnummer
  - Datum
- Ankreuzen (hier: Notfall)
- weitere Eintragungen vornehmen:
  - nächstes erreichbares Krankenhaus
  - Diagnose
  - Untersuchungsergebnisse
  - bisherige Maßnahmen
  - Hinweise (z. B. Allergien)
  - mitgegebene Befunde
- Stempel und Unterschrift

9. Formular Verordnung einer Krankenbeförderung (Muster 4) ausfüllen

- Patientendaten eintragen: Name und Geburtsdatum des Patienten sowie Krankenkasse
- Angaben zur Krankenkasse eintragen:
  - Name und Status
  - Kassennummer
  - Versichertennummer
- Angaben zum Arzt und Datum eintragen:
  - Betriebsstättennummer
  - Arztnummer
  - Datum
- Ankreuzen:
  - Zuzahlungspflicht
  - Hinfahrt
  - Eintrag bei Feld 1.c) anderer Grund: Notfall
  - Krankenhausbehandlung voll- oder teilstationär
  - NAW/NEF (Notarztwagen/Notarzteinsatzfahrzeug), ggf. mit Begründung (s. u.)
- bei Sonstiges eintragen: Z. n. Reanimation

Dann räumen Sie den Platz vor der Anmeldung auf, desinfizieren ihn und überprüfen danach den Notfallkoffer.

10. Arbeitsplatzdesinfektion

- chemikalienfeste Handschuhe anziehen
- zunächst eventuelle Kontaminationen, z. B. Blut oder Urin, mit basischem Reinigungsmittel mittels Tupfer oder Zellstoff entfernen
- Scheuer-Wisch-Desinfektion mit Flächendesinfektionsmittel und Einmaltuch
- Druck ausüben
- vollständige Benetzung der Fläche
- Einwirkzeit nach Herstellerangabe beachten
- verwendetes Material in Praxismüll entsorgen
- Sprühdesinfektion nur an Stellen, die mittels Scheuer-Wisch-Desinfektion nicht erreichbar sind

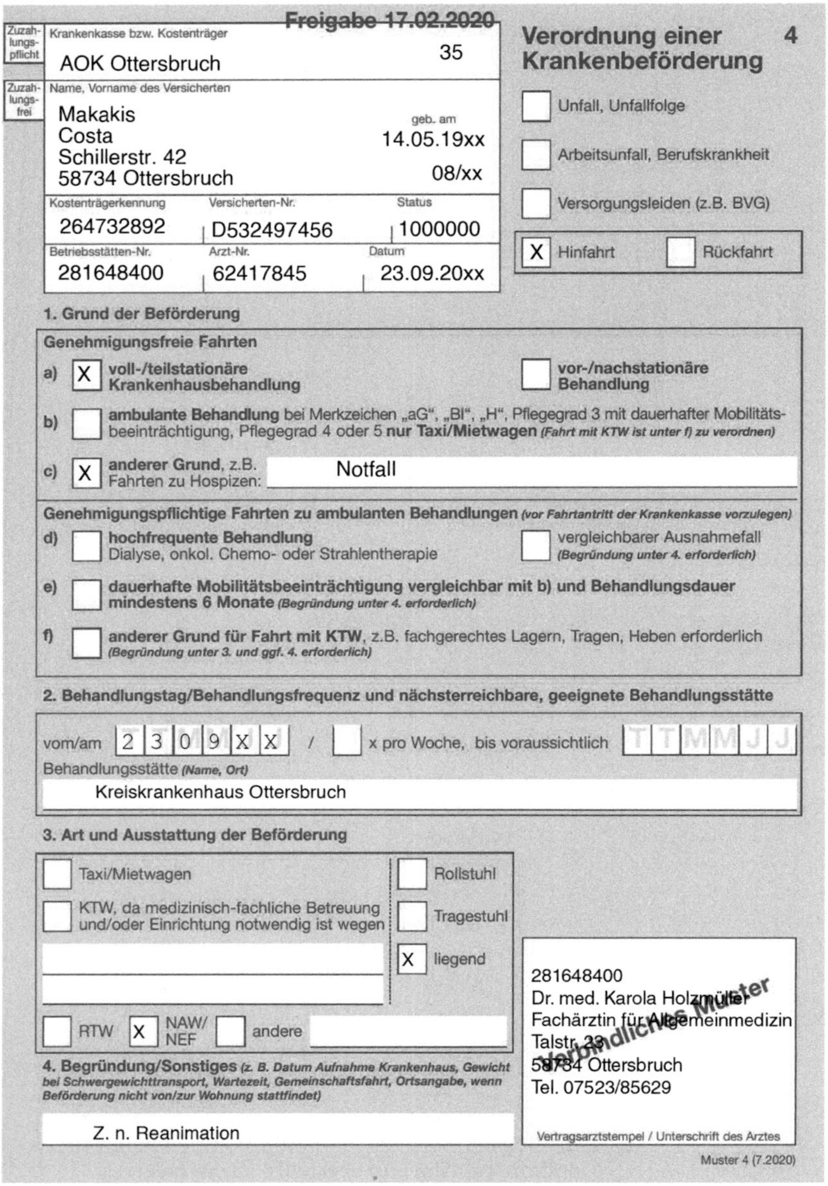

Freigabe 17.02.2020

Verordnung einer Krankenbeförderung 4

Zuzahlungspflicht | Zuzahlungsfrei

Krankenkasse bzw. Kostenträger: AOK Ottersbruch 35

Name, Vorname des Versicherten: Makakis Costa, Schillerstr. 42, 58734 Ottersbruch — geb. am 14.05.19xx — 08/xx

Kostenträgerkennung	Versicherten-Nr.	Status
264732892	D532497456	1000000
Betriebsstätten-Nr.	**Arzt-Nr.**	**Datum**
281648400	62417845	23.09.20xx

☐ Unfall, Unfallfolge
☐ Arbeitsunfall, Berufskrankheit
☐ Versorgungsleiden (z.B. BVG)
☒ Hinfahrt ☐ Rückfahrt

1. Grund der Beförderung

Genehmigungsfreie Fahrten

a) ☒ **voll-/teilstationäre Krankenhausbehandlung** ☐ **vor-/nachstationäre Behandlung**

b) ☐ **ambulante Behandlung** bei Merkzeichen „aG", „Bl", „H", Pflegegrad 3 mit dauerhafter Mobilitätsbeeinträchtigung, Pflegegrad 4 oder 5 **nur Taxi/Mietwagen** *(Fahrt mit KTW ist unter f) zu verordnen)*

c) ☒ **anderer Grund**, z.B. Fahrten zu Hospizen: Notfall

Genehmigungspflichtige Fahrten zu ambulanten Behandlungen *(vor Fahrtantritt der Krankenkasse vorzulegen)*

d) ☐ **hochfrequente Behandlung** Dialyse, onkol. Chemo- oder Strahlentherapie ☐ vergleichbarer Ausnahmefall *(Begründung unter 4. erforderlich)*

e) ☐ **dauerhafte Mobilitätsbeeinträchtigung vergleichbar mit b) und Behandlungsdauer mindestens 6 Monate** *(Begründung unter 4. erforderlich)*

f) ☐ **anderer Grund für Fahrt mit KTW**, z.B. fachgerechtes Lagern, Tragen, Heben erforderlich *(Begründung unter 3. und ggf. 4. erforderlich)*

2. Behandlungstag/Behandlungsfrequenz und nächsterreichbare, geeignete Behandlungsstätte

vom/am 2 3 0 9 X X / ☐ x pro Woche, bis voraussichtlich T T M M J J

Behandlungsstätte *(Name, Ort)*: Kreiskrankenhaus Ottersbruch

3. Art und Ausstattung der Beförderung

☐ Taxi/Mietwagen
☐ KTW, da medizinisch-fachliche Betreuung und/oder Einrichtung notwendig ist wegen
☐ Rollstuhl
☐ Tragestuhl
☒ liegend
☐ RTW ☒ NAW/NEF ☐ andere

4. Begründung/Sonstiges *(z. B. Datum Aufnahme Krankenhaus, Gewicht bei Schwergewichttransport, Wartezeit, Gemeinschaftsfahrt, Ortsangabe, wenn Beförderung nicht von/zur Wohnung stattfindet)*

Z. n. Reanimation

281648400
Dr. med. Karola Holzmüller
Fachärztin für Allgemeinmedizin
Talstr. 33
58734 Ottersbruch
Tel. 07523/85629

Verbindliches Muster

Vertragsarztstempel / Unterschrift des Arztes

Muster 4 (7.2020)

---

11. Überprüfung des Notfallkoffers

- verbrauchte/fehlende Materialien austauschen (z. B. Tubus, Laryngoskop und Magill-Zange nach Intubation)
- verbrauchte und/oder verfallene Medikamente ersetzen
- Geräte mit Wartungsintervallen kontrollieren
- Überprüfung der Funktionsfähigkeit von Geräten (hier: z. B. Batteriekontrolle des Laryngoskops)

Anschließend rechnen Sie die erbrachten Leistungen auf einem Notfall-/Vertretungsschein (Muster 19) ab.

---

12. Notfall-/Vertretungsschein ausfüllen

- Ankreuzfelder beachten: ärztlicher Notfalldienst; Urlaubs- bzw. Krankheitsvertretung: Notfall; Unfall, Unfallfolgen (hier: ärztlicher Notfalldienst)
- eintragen:
  - Patienten- und Arztdaten, Quartal
  - Geschlecht (bis zum Erscheinen neugestalteter Vordrucke, das Geschlecht immer in das rechte Geschlechterfeld eintragen mit „M" für männlich, „W" für weiblich, „D" für divers, „X" für unbestimmt)
  - Diagnose(n), Befunde und Therapie
  - ggf. Arbeitsunfähigkeit bescheinigt bis …
  - ggf. weiterbehandelnder Arzt
  - Behandlungsdaten und zugehörige Gebührenordnungspositionen

   - ggf. bei Hausbesuchen tatsächliche Fahrstrecke in Kilometern mit einer Nachkommastelle (links vom Stempelfeld)
- Datum mit Unterschrift des Patienten (oder seines gesetzlichen Vertreters), dass er in der von ihm benannten Krankenkasse versichert ist. – Hinweis: Entfällt hier im organisierten Notdienst.
- Vertragsarztstempel

13. Abrechnung

- Abrechnung nach EBM auf Formular Notfall-/Vertretungsschein (Muster 19)
- ICD-verschlüsselte Diagnose für Herzstillstand mit erfolgreicher Wiederbelebung und Zusatzkennzeichen für die Diagnosesicherheit (A = Ausgeschlossene Diagnose; V = Verdachtsdiagnose; G = Gesicherte Diagnose; Z = Symptomloser Zustand nach der betreffenden Diagnose); hier: I46.0 G
- Wichtig: Die Berechnung von Notfallpauschalen und Notfallkonsultationspauschalen im organisierten Notfalldienst setzt die Angabe der Uhrzeit der Inanspruchnahme voraus.
- 23.09.xx, 13:35 Uhr
   - 01212 Notfallpauschale
   - 01224 Notfallpauschalen-Schweregradzuschlag
   - 01220 Reanimationskomplex
   - 01221 Zuschlag zum Reanimationskomplex für endotracheale Intubation
   - 01222 Zuschlag zum Reanimationskomplex für Elektrodefibrillation

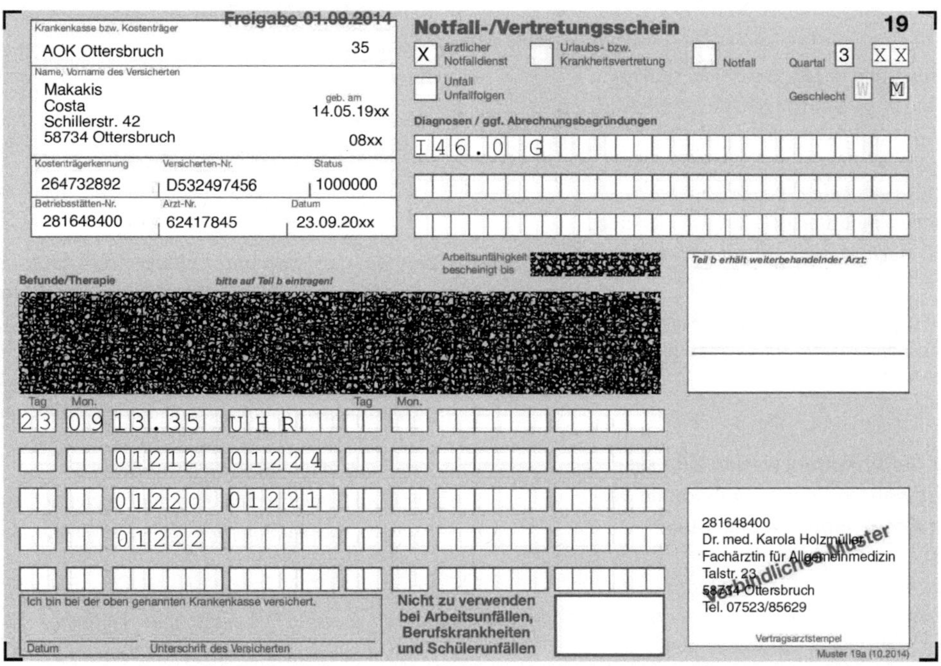

Freigabe 01.09.2014

Notfall-/Vertretungsschein 19

Krankenkasse bzw. Kostenträger: AOK Ottersbruch 35

Name, Vorname des Versicherten: Makakis Costa, Schillerstr. 42, 58734 Ottersbruch — geb. am 14.05.19xx — 08xx

Kostenträgerkennung: 264732892 | Versicherten-Nr.: D532497456 | Status: 1000000

Betriebsstätten-Nr.: 281648400 | Arzt-Nr.: 62417845 | Datum: 23.09.20xx

[X] ärztlicher Notfalldienst [ ] Urlaubs- bzw. Krankheitsvertretung [ ] Notfall — Quartal 3 XX

[ ] Unfall Unfallfolgen — Geschlecht W [M]

Diagnosen / ggf. Abrechnungsbegründungen: I46.0 G

Arbeitsunfähigkeit bescheinigt bis [redacted]

Befunde/Therapie — bitte auf Teil b eintragen!

[redacted]

Teil b erhält weiterbehandelnder Arzt:

Tag	Mon.			Tag	Mon.		
23	09	13.35	UHR				
		01212	01224				
		01220	01221				
		01222					

Ich bin bei der oben genannten Krankenkasse versichert.

Datum — Unterschrift des Versicherten

Nicht zu verwenden bei Arbeitsunfällen, Berufskrankheiten und Schülerunfällen

281648400
Dr. med. Karola Holzmüller
Fachärztin für Allgemeinmedizin
Talstr. 23
58734 Ottersbruch
Tel. 07523/85629
Verbindliches Muster

Vertragsarztstempel

Muster 19a (10.2014)

Mögliche Fragen im Fachgespräch der praktischen Prüfung

Ein Patient hat das Bewusstsein verloren. Sie haben zuerst direkt in der Praxis oder über die Notrufnummer 112 Hilfe angefordert. Welche weiteren Maßnahmen ergeben sich aus den von Ihnen erhobenen folgenden Befunden als Erste Hilfe? a) Atmung vorhanden, b) keine normale Atmung, aber Puls tastbar, c) keine Atmung vorhanden und kein Puls tastbar

a) Patienten in stabile Seitenlage bringen
b) Patienten beatmen, dazu Kopf überstrecken und Mund-Nase-Beatmung oder Beatmung mit Beatmungsbeutel beginnen
c) kardiopulmonale Reanimation (CPR) einleiten und dabei mit 30 Herzdruckmassagen beginnen, dann 2 Beatmungen durchführen, dann wieder 30 Herzdruckmassagen usw.

Cornelsen „Behandlungsassistenz", Lernfeld 5, Kapitel 9, bzw. „Medizinische Fachangestellte", Band 2, Lernfeld 5, Kapitel 9

Auf welche drei Arten können Sie die Atmung einer bewusstlosen Person ohne technische Hilfsmittel überprüfen?

- *beobachten, ob sich der Brustkorb beim Atmen hebt und senkt*
- *hören, ob Atemgeräusche über Mund, Nase oder Brustkorb feststellbar sind*
- *fühlen mit den Händen am Brustkorb der Patienten, ob dieser sich hebt und senkt, sowie fühlen mit den Fingerkuppen an Nase und Mund der Patienten, ob eine Luftströmung vorhanden ist*

Cornelsen „Behandlungsassistenz", Lernfeld 5, Kapitel 9, bzw. „Medizinische Fachangestellte", Band 2, Lernfeld 5, Kapitel 9

Vor welchen zwei Komplikationen werden Patienten geschützt, die Sie in die stabile Seitenlage gebracht haben?

- *Durch die Überstreckung des Kopfes bei der stabilen Seitenlage bleiben die Atemwege frei, da lagebedingt die Zunge nicht zurücksinken kann und so eine Verlegung der Atemwege unmöglich gemacht wird.*
- *Eine Aspiration wird verhindert: Da der Kopf bei der stabilen Seitenlage am tiefsten gelagert wird, können erbrochener, säurehaltiger Mageninhalt und andere Sekrete oder Blut nicht in die Lunge gelangen.*

Cornelsen „Behandlungsassistenz", Lernfeld 5, Kapitel 9, bzw. „Medizinische Fachangestellte", Band 2, Lernfeld 5, Kapitel 9

Was geschieht bei einer Defibrillation, warum wird sie durchgeführt und was ist während dieser Maßnahme bei einer kardiopulmonalen Reanimation zu beachten?

- *Die Defibrillation ist eine Elektroschocktherapie, bei der zwei Plattenelektroden in der Herzachse auf die Brust gedrückt werden und dann ein Stromstoß abgegeben wird.*
- *Ziel der Defibrillation ist die Wiederherstellung eines normalen Herzrhythmus.*
- *Während einer Defibrillation muss die kardiopulmonale Reanimation kurz unterbrochen werden. Die Ersthelfer dürfen den Patienten während dieser Unterbrechung nicht berühren damit sie keinen Stromschlag bekommen, der sie selbst gefährden könnte.*

Cornelsen „Behandlungsassistenz", Lernfeld 5, Kapitel 9, bzw. „Medizinische Fachangestellte", Band 2, Lernfeld 5, Kapitel 9

Was ist ein automatisierter elektrischer Defibrillator (AED) und wie funktioniert er?

- *Es handelt sich um leicht zu bedienende Defibrillatoren in Flughäfen und an anderen öffentlichen Plätzen, die nach Aufsetzen der Plattenelektroden auf die Brust der Patienten den Herzrhythmus analysieren und den anwendenden Helfern automatisch Anweisungen geben.*
- *AED ermöglichen dadurch eine frühe Defibrillation bereits durch die Ersthelfer und können so Leben retten.*

Cornelsen „Behandlungsassistenz", Lernfeld 5, Kapitel 9, bzw. „Medizinische Fachangestellte", Band 2, Lernfeld 5, Kapitel 9

Beschreiben Sie, was man unter einem Kreislaufstillstand versteht, welche zwei anderen Bezeichnungen es dafür gibt und welche drei Ursachen er haben kann.

- *Unter einem Kreislaufstillstand versteht man einen Stillstand der Herzaktion und damit des Blutkreislaufs.*
- *Der Kreislaufstillstand wird auch als Herzstillstand oder Herz-Kreislauf-Stillstand bezeichnet.*
- *Er kann kardial bedingt sein durch Herzrhythmusstörungen oder ein Pumpversagen des Herzens, z. B. nach einem Myokardinfarkt.*
- *Ursache kann auch ein Volumenmangel im Körper sein durch zu wenig Flüssigkeit in der Blutbahn, z. B. bei starken Blutungen oder Gefäßerweiterungen durch Allergien oder andere Schockauslöser.*
- *Auch ein Atemstillstand kann über eine Unterbrechung der Sauerstoffzufuhr zum Herzen zu einem Kreislaufstillstand führen, z. B. bei einer Verlegung der Atemwege (z. B. durch Speisebrocken oder künstliche Gebisse) oder infolge einer Atemlähmung (z. B. nach Drogenintoxikation).*

Cornelsen „Behandlungsassistenz", Lernfeld 5, Kapitel 9, bzw. „Medizinische Fachangestellte", Band 2, Lernfeld 5, Kapitel 9

An welchen Symptomen erkennen Sie einen Kreislaufstillstand und ab welcher Dauer muss ohne Behandlung mit unumkehrbaren Schäden gerechnet werden?

- *Symptome sind plötzliche Bewusstlosigkeit, fehlender Puls an beiden Karotisarterien, keine Atmung feststellbar, Haut wird zunehmend zyanotisch (graubläulich), dann weiten sich die Pupillen und reagieren nicht mehr auf Licht.*
- *Nach etwa drei Minuten Dauer des Kreislaufstillstands erleidet zuerst das Gehirn irreversible (nicht mehr rückgängig zu machende) Schäden, wenig später tritt der Tod ein.*

Cornelsen „Behandlungsassistenz", Lernfeld 5, Kapitel 9, bzw. „Medizinische Fachangestellte", Band 2, Lernfeld 5, Kapitel 9

Was bedeuten die Abkürzungen „KTW", „RTW", „NAW" und „NEF" auf dem Formular „Verordnung einer Krankenbeförderung" (Muster 4)?

- *KTW = Krankentransportwagen*
- *RTW = Rettungstransportwagen*
- *NAW = Notarztwagen*
- *NEF = Notarzteinsatzfahrzeug*

Cornelsen „Leistungsabrechnung", Lernfeld 2, Kapitel 4, bzw. „Medizinische Fachangestellte", Band 1, Lernfeld 2, Kapitel 11.

Wer erhält welche Teile des Formulars „Notfall-/ Vertretungsschein" (Muster 19)?

- *Muster 19a erhält die zuständige Kassenärztliche Vereinigung im Rahmen der vertragsärztlichen Abrechnung.*
- *Muster 19b dient der Mitteilung an den weiterbehandelnden Arzt; das ist in der Regel die Hausärztin bzw. der Hausarzt.*
- *Muster 19c verbleibt beim abrechnenden Arzt als „Karteiersatz" und zur Kontrolle der von der Kassenärztlichen Vereinigung bearbeiteten Abrechnung.*

Cornelsen „Leistungsabrechnung", Lernfeld 2, Kapitel 4, bzw. „Medizinische Fachangestellte", Band 1, Lernfeld 2, Kapitel 11.

Erklären Sie, wann im organisierten Notdienst die vier Notfallpauschalen und die drei Notfallkonsultationspauschalen zum Einsatz kommen.

Erster persönlicher Arzt-Patient-Kontakt im Quartal im organisierten Notdienst

A) Ärztl. Entscheidung, dass weder Notfalldiagnostik noch Notfalltherapie erforderlich ist:

- *Abklärungspauschale 1 (GOP 01205): Mo–Fr 7–19 Uhr*
- *Abklärungspauschale 2 (GOP 01207): Mo–Fr 19–7 Uhr, Sa, So, Feiertag, 24. u. 31.12. ganztags*

B) Ärztl. Entscheidung, dass Notfalldiagnostik und/oder Notfalltherapie erforderlich ist:

- *Notfallpauschale 1 (GOP 01210): Mo–Fr 7–19 Uhr*
- *Notfallpauschale 2 (GOP 01212): Mo–Fr 19–7 Uhr, Sa, So, Feiertag, 24. u. 31.12. ganztags*

Weitere persönliche oder andere (auch erste) Arzt-Patient-Kontakte (z. B. Telefonate) im Quartal im organisierten Notdienst

- *Notfallkonsultationspauschale I (GOP 01214): Mo–Fr 7–19 Uhr*
- *Notfallkonsultationspauschale II (GOP 01216): Mo–Fr 19–22 Uhr, Sa, So, Feiertag, 24. u. 31.12. 7–19 Uhr*
- *Notfallkonsultationspauschale III (GOP 01218): Mo–Fr 22–7 Uhr, Sa, So, Feiertag, 24. u. 31.12. 19–7 Uhr*

EBM unter https://www.kbv.de/html/online-ebm.php

Welche Schweregradzuschläge zu den Notfallpauschalen im organisierten Notdienst gibt es und was ist bei deren Abrechnung zu beachten?

A) Schweregradzuschläge für Patienten mit erhöhtem Behandlungsaufwand

- *Voraussetzung ist immer eine gesicherte Diagnose, z. B. Fraktur proximal der Mittelhand, Schädel-Hirn-Trauma mit Bewusstlosigkeit, akute tiefe Beinvenenthrombose, Angina pectoris, akute Divertikulitis*
- *Schweregradzuschlag zur GOP 01210 = GOP 01223*
- *Schweregradzuschlag zur GOP 01212 = GOP 01224*

B) Schweregradzuschlag für Patienten mit krankheitsbedingt erschwerter Kommunikation:

- *anwendbar z. B. bei Neugeborenen, Säuglingen, Kleinkindern, Krankheitsbildern mit komplexen kognitiven, emotionalen oder verhaltensbezogenen Beeinträchtigungen (jedoch nicht infolge psychotroper Substanzen!), Demenz, schwerem Parkinson-Syndrom*
- *Schweregradzuschlag zur GOP 01210 = GOP 01226*

Für alle Schweregradzuschläge gilt,

- *dass die korrekte ICD-10-GM-Kodierung mit Zusatzkennzeichen für die Diagnosesicherheit (z. B. „G" für gesicherte Diagnose) auf dem Formular „Notfall-/ Vertretungsschein" (Muster 19) eingetragen ist,*
- *dass immer nur ein Schweregradzuschlag pro Behandlungsfall abgerechnet werden kann.*

Cornelsen „Leistungsabrechnung", Lernfeld 5, Kapitel 1.5, bzw. „Medizinische Fachangestellte", Band 2, Lernfeld 5, Kapitel 13.5.

Stichwortverzeichnis

Bildquellenverzeichnis

Titelfoto: Cornelsen/Werner Krüper; **S. 8:** Cornelsen/PER Medien und Marketing GmbH; **S. 9 ob. l.:** Cornelsen/PER Medien und Marketing GmbH; **S. 9 un. l.:** Shutterstock.com/Antonio Guillem; **S. 9 un. r.:** Shutterstock.com/DGLimages; **S. 10:** Cornelsen/Werner Krüper; **S. 11:** Cornelsen/Werner Krüper; **S. 12 l.:** Shutterstock.com/Dean Drobot; **S. 12 mi.:** Shutterstock.com/Prostock-studio; **S. 12 r.:** Shutterstock.com/wavebreakmedia; **S. 13 l.:** Shutterstock.com/Evgeny Karandaev; **S. 13 r.:** Shutterstock.com/fizkes; **S. 14:** Shutterstock.com/byswat; **S. 15:** Cornelsen/Werner Krüper; **S. 16:** Cornelsen/Jörg Mair; **S. 20:** Cornelsen/Gerda Raichle; **S. 38/39/40/41/46/47:** Cornelsen/Jörg Mair; **S. 54:** Cornelsen/PER Medien und Marketing GmbH, Foto: Ratiopharm GmbH; **S. 62 l.:** Cornelsen/Jörg Mair; **S. 62 r.:** Cornelsen/Gerda Raichle; **S. 68/71/76:** Cornelsen/Jörg Mair; **S. 88:** Cornelsen/Gerda Raichle; **S. 89/91:** Cornelsen/Jörg Mair; **S. 92:** Cornelsen/PER Medien und Marketing GmbH, Foto: Shutterstock.com/RTimages; **S. 95:** Dr. med. Stefan Wistuba; **S. 100:** Cornelsen/Angelika Kramer; **S. 101/105:** Cornelsen/Jörg Mair; **S. 114:** Cornelsen/Gerda Raichle; **S. 116/117/140:** Cornelsen/Angelika Kramer; **S. 141:** Cornelsen/Jörg Mair; **S. 148/157/203:** Cornelsen/Werner Krüper; **S. 225**: Cornelsen/PER Medien und Marketing GmbH; **S.228:** Vorlage: Dr. Rebecca Traurig; Umsetzung: Cornelsen/PER Medien und Marketing GmbH; **S. 247:** Shutterstock.com/fizkes; **S. 248:** Cornelsen/Natascha Welz; **S. 254 ob. l.:** Shutterstock.com/Joey001; **S. 254 un. l.:** Shutterstock.com/Zoart Studio; **S. 254 un. r.:** Shutterstock.com/Technicsorn Stocker; **S. 281:** dpa Picture-Alliance/dpa-infografik/Globus/Grafik: Fred Bökelmann, Karen Losacker, Redaktion: Wolfgang Fink; **S. 299:** Cornelsen/Werner Krüper; **S. 303**: Bundesministerium für Gesundheit (BMG); **S. 304:** Vorlage: Dr. Rebecca Traurig; Umsetzung: Cornelsen/PER Medien und Marketing GmbH; **S. 308/310/314/318:** Bundesministerium für Gesundheit (BMG); **S. 321:** Cornelsen/Gabriele Heinisch; **S. 326:** Deutsche Gesetzliche Unfallversicherung e.V. (DGUV); **S. 328/329:** Bundesministerium für Gesundheit (BMG); **S. 330:** stock.adobe.com/nik0.0kin; **S. 334:** Bundesministerium für Gesundheit (BMG); Cornelsen/vitaledesign; **S. 336 ob.:** Bundesministerium für Gesundheit (BMG); **S. 336 un. r.:** Cornelsen/PER Medien und Marketing GmbH; **S. 340:** Cornelsen/Angelika Kramer; **S. 341:** Bundesministerium für Gesundheit (BMG); **S. 346/347:** Bundesministerium für Gesundheit (BMG); **S. 348:** Cornelsen/Gabriele Heinisch; **S. 353/357:** Bundesministerium für Gesundheit (BMG); **S. 361**: Bundesministerium für Gesundheit (BMG); Cornelsen/vitaledesign; **S. 362:** Bundesministerium für Gesundheit (BMG); **S. 374:** Cornelsen/vitaledesign; **S. 376:** Bundesministerium für Gesundheit (BMG); **S. 381:** Bundesministerium für Gesundheit (BMG); **S. 383/384:** Deutsche Gesetzliche Unfallversicherung e.V. (DGUV); **S. 385/389/390/391:** Bundesministerium für Gesundheit (BMG)